中医执业助理医师资格考试
医学综合通关题库

（具有规定学历 师承或确有专长）

（上册）

中国中医药出版社考试图书编辑部　编写

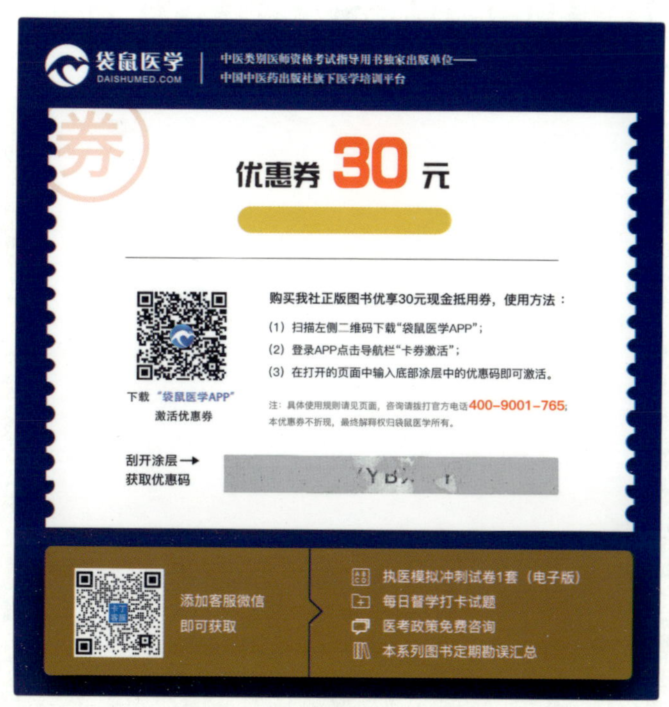

中国中医药出版社
·北　京·

图书在版编目（CIP）数据

中医执业助理医师资格考试医学综合通关题库：全二册/
中国中医药出版社考试图书编辑部编写．—北京：中国中医药出版社，2022. 12
ISBN 978-7-5132-7892-8

Ⅰ. ①中…　Ⅱ. ①中…　Ⅲ. ①中医师-资格考试-习题集　Ⅳ. ①R2-44

中国版本图书馆 CIP 数据核字（2022）第 207149 号

中国中医药出版社出版
北京经济技术开发区科创十三街 31 号院二区 8 号楼
邮政编码　100176
传真　010-64405721
三河市同力彩印有限公司印刷
各地新华书店经销

开本 889×1194　1/16　印张 50　字数 1266 千字
2022 年 12 月第 1 版　2022 年 12 月第 1 次印刷
书号　ISBN 978-7-5132-7892-8

定价　249. 00 元（上、下册）
网址　www. cptcm. com

服务热线　010-64405510
购书热线　010-89535836
维权打假　010-64405753

微信服务号　zgzyycbs
微商城网址　https://kdt. im/LIdUGr
官方微博　http://e. weibo. com/cptcm
天猫旗舰店网址　https://zgzyycbs. tmall. com

如有印装质量问题请与本社出版部联系（010-64405510）

编写说明

为帮助考生有效掌握执业所必须具备的基础理论、基本知识与基本技能，顺利通过医师资格考试，根据《医师资格考试大纲（中医、中西医结合）》（2020 年版）、中医执业（含助理）医师（具有规定学历、师承或确有专长）和中西医结合执业（含助理）医师实践技能考试和医学综合考试指导用书，中国中医药出版社考试图书编辑部组织专家编写了中医、中西医结合执业（含助理）医师资格考试医学综合通关题库。

本系列通关题库具有三个鲜明的特点：

1. 权威性：以医师资格准入基本要求为依据，紧扣《医师资格考试大纲（中医、中西医结合）》（2020 年版），由资深考试命题专家编写。他们不仅具有较高的理论和临床水平，而且长期研究考试及命题规律，是“学术”与“考试”双重专家，避免了只研究学术不会命题的现象。这可使本系列题库更好地符合考试规律，更加实用和适用。

2. 全面性：医学综合通关题库根据《医师资格考试大纲（中医、中西医结合）》（2020 年版）、中医执业（含助理）医师（具有规定学历、师承或确有专长）和中西医结合执业（含助理）医师实践技能考试和医学综合考试指导用书编写，考试大纲要求的知识点能较好地通过习题表现出来。

3. 实效性：本题库涉及的题型是现行考试所用的题型，即 A1、A2、A3/A4、B1 型题，A1 型题是单句型最佳选择题，A2 型题是病例摘要型最佳选择题，A3/A4 型题是临床情景型最佳选择题，B1 型题是标准配伍题。通过不同题型，全面检验考生对临床常见病、多发病的病因、病机、临床表现、诊断与鉴别诊断、治疗原则等知识的熟悉、了解和掌握程度，对必须掌握的基础知识、专业知识的理解能力以及运用所学知识处理临床实际问题的综合应用能力。

我们希望通关题库能助考生一臂之力，但是由于习题是以“点”的形式表达大纲，因此覆盖面有一定局限性。建议考生在认真系统学习考试指导用书过程中，突出理解和应用，通过练习做题检验复习效果，找出自己的薄弱环节，逐步消化吸收知识点，强化知识点的掌握，不放过难点和自身的弱项，适当拓展复习范围。

由于题库海量，难免出现错讹之处，希望广大读者在使用过程中提出宝贵意见和建议，以便我们改正或改进。

中国中医药出版社考试图书编辑部

2022 年 12 月

总目录

上　册

下　册

目　录

（上册）

中医学基础

中医基础理论

中医诊断学

中　药　学

方 剂 学

中医临床

中医内科学

中医外科学

中 医 学 基 础

中医基础理论

第一单元　中医学理论体系

A1 型题

1. 关于中医学的学科属性，以下哪项更准确
   A. 科学　B. 哲学
   C. 医学科学　D. 自然科学
   E. 自然哲学
2. 中医学的理论体系形成时间最迟为
   A. 夏朝　B. 商朝
   C. 春秋时期　D. 战国至秦汉时期
   E. 东汉时期
3. 中医学理论体系形成的实践基础为
   A. 长期医疗经验的丰富积累和总结
   B. 古代社会科学和自然科学的相互渗透
   C. 古代哲学思想的深刻影响
   D. 著名医家的努力
   E. 古代朴素唯物论的形成
4. 中医学理论体系的形成标志为
   A. 《五十二病方》　B. 《黄帝内经》
   C. 《难经》　D. 《伤寒杂病论》
   E. 《神农本草经》
5. 中医学理论体系的确立标志为
   A. 《五十二病方》《黄帝内经》《难经》《伤寒杂病论》
   B. 《黄帝内经》《难经》《伤寒杂病论》《神农本草经》
   C. 《五十二病方》《黄帝内经》《难经》《神农本草经》
   D. 《五十二病方》《黄帝内经》《伤寒杂病论》《神农本草经》
   E. 《五十二病方》《难经》《伤寒杂病论》《神农本草经》
6. 中医学的基本特点是
   A. 整体观念和阴阳五行
   B. 四诊八纲和辨证论治
   C. 同病异治和异病同治
   D. 整体观念和辨证论治
   E. 阴阳五行和五运六气
7. 中医学整体观念的含义是
   A. 人体是一个有机整体
   B. 人体自身以及人与环境之间的完整性
   C. 人体自身以及人与环境之间的统一性
   D. 人体自身以及人与环境之间的完整性、统一性和联系性
   E. 人体脏腑组织之间的整体联系性
8. 中医学理论体系的哲学基础是
   A. 精气学说　B. 阴阳学说
   C. 五行学说　D. 阴阳五行学说
   E. 精气、阴阳、五行学说
9. 中医学的指导思想是
   A. 整体观念　B. 辨证论治
   C. 形神合一　D. 理法方药
   E. 人体整体联系的统一性
10. 中医学的诊疗特点是

A. 望闻问切　B. 四诊八纲
C. 辨证论治　D. 治病求本
E. 审证求因

11. 人体整体联系的统一性表现为
A. 形体结构的统一性
B. 生命物质的统一性
C. 机能活动的统一性
D. 形体结构和生命物质的统一性
E. 形体结构、生命物质和机能活动的统一性

12. 人与外界环境的统一性表现为
A. 人与自然环境的统一性
B. 人与社会环境的统一性
C. 人与自然、社会环境的统一性
D. 人禀天地之气而生
E. 人与自然均受阴阳五行规律制约

13. 人类赖以生存和发展的自然环境是
A. 大气环境　B. 水环境
C. 土壤环境　D. 水和土壤环境
E. 大气、水和土壤环境

14. 中医学整体观念在诊断学上的具体体现为
A. 四诊合参
B. 审察内外
C. 辨证
D. 四诊合参与辨证
E. 四诊合参、审察内外与辨证

15. 中医学整体防治观的具体体现为
A. 治病求本
B. 异法方宜
C. 辨证论治
D. 治病求本与辨证论治
E. 治病求本、辨证论治与异法方宜

16. 中医认识疾病和进行辨证的主要依据是
A. 症状　B. 舌象
C. 脉象　D. 病史
E. 舌象和脉象

17. 中医学“证”的概念是
A. 疾病的症状与体征
B. 对疾病症状与体征的调查过程
C. 对疾病症状与体征的分析过程
D. 疾病发展过程中某一阶段的病理概括
E. 阴阳失调的具体表现

18. 证候的病理本质的内涵是
A. 病因
B. 病因与病性
C. 病位与邪正关系
D. 病性与邪正关系
E. 病因、病性、病位与邪正关系

19. 决定证候病理本质的因素是
A. 病因　B. 病性
C. 病机　D. 病位
E. 邪正关系

20. 构成疾病和证候临床表现的基本要素是
A. 四诊　B. 舌象
C. 脉象　D. 舌象和脉象
E. 症状

21. 同病异治之“异”，是指
A. 证候之异　B. 病因之异
C. 病因和证候之异　D. 病因和病位之异
E. 病性和病位之异

22. 异病同治之“同”，是指
A. 病因之同　B. 病性之同
C. 病位之同　D. 病因和病性之同
E. 证候之同

B1 型题

A. 整体观念　B. 辨证论治
C. 天人合一　D. 形神合一
E. 阴平阳秘

1. 中医学理论体系的指导思想是
2. 中医学的治疗特点是

A. 症状　B. 体征
C. 舌象　D. 脉象

E. 四诊

3. 认识疾病和进行辨证的主要依据是

4. 客观诊察获得的病人机体异常变化的现象是

参考答案

A1 型题

1. C　2. D　3. A　4. B　5. B

6. D　7. D　8. E　9. A　10. C

11. E　12. C　13. E　14. E　15. E

16. A　17. D　18. E　19. C　20. E

21. A　22. E

B1 型题

1. A　2. B　3. A　4. B

第二单元　精气学说

A1 型题

1. 构成世界的本源是

A. 天气　B. 精气

C. 阳气　D. 水精

E. 地气

2. 构成人体的基本物质是

A. 天气　B. 清气

C. 阳气　D. 水精

E. 精气

3. 天地万物相互联系的中介是

A. 天气　B. 地气

C. 精气　D. 阴阳

E. 阳气

4. 精的概念源自于

A. 阴阳说　B. 水地说

C. 五行说　D. 元气说

E. 云气说

5. 气的概念源自于

A. 阴阳说　B. 水地说

C. 五行说　D. 云气说

E. 元气说

6. “精”首见于下述的著作是

A.《吕氏春秋》　B.《论衡》

C.《老子》　D.《淮南子》

E.《道德经》

B1 型题

A. 阴阳说　B. 水地说

C. 五行说　D. 元气说

E. 云气说

1. 气的概念源自于

2. 精的概念源自于

参考答案

A1 型题

1. B　2. E　3. C　4. B　5. D

6. C

B1 型题

1. E　2. B

第三单元　阴阳学说

A1 型题

1. 阴阳的概念是
   A. 古代的两点论
   B. 相互对立的两个事物
   C. 一个事物内部相互对立的两个方面
   D. 矛盾
   E. 对自然界相互关联的某些事物和现象对立双方属性的概括
2. 阴阳属性的征兆是
   A. 寒与热　　B. 水与火
   C. 上与下　　D. 左与右
   E. 动与静
3. 属于“阴中之阳”的是
   A. 上午　　B. 中午
   C. 下午　　D. 前半夜
   E. 后半夜
4. 属于“阳中之阴”的是
   A. 前半夜　　B. 下午
   C. 上午　　D. 中午
   E. 后半夜
5. 属于“阳中之阳”的是
   A. 上午　　B. 下午
   C. 前半夜　　D. 中午
   E. 后半夜
6. 属于“阴中之阴”的是
   A. 上午　　B. 下午
   C. 前半夜　　D. 中午
   E. 后半夜
7. “阴盛者胜之以阳”所说明的阴阳关系是
   A. 阴阳交感　　B. 阴阳对立
   C. 阴阳互根　　D. 阴阳消长
   E. 阴阳转化
8. “动极者镇之以静”所说明的阴阳关系是
   A. 阴阳相互转化　　B. 阴阳互根互用
   C. 阴阳相互消长　　D. 阴阳对立制约
   E. 阴阳动态平衡
9. “阴在内，阳之守也”所说明的阴阳关系是
   A. 阴阳交感　　B. 阴阳互根
   C. 阴阳对立　　D. 阴阳消长
   E. 阴阳转化
10. “热者寒之”所体现的阴阳关系是
   A. 阴阳交感　　B. 阴阳互根
   C. 阴阳对立　　D. 阴阳消长
   E. 阴阳转化
11. “阴胜则阳病”所说明的阴阳关系是
   A. 阴阳转化　　B. 阴阳对立
   C. 阴阳互根　　D. 阴阳互藏
   E. 阴阳交感
12. “寒极生热”所说明的阴阳关系是
   A. 阴阳交感　　B. 阴阳对立
   C. 阴阳互根　　D. 阴阳消长
   E. 阴阳转化
13. “重阴必阳”所说明的阴阳关系是
   A. 阴阳交感　　B. 阴阳对立
   C. 阴阳互根　　D. 阴阳消长
   E. 阴阳转化
14. “阴中求阳”说明的阴阳关系是
   A. 阴阳交感　　B. 阴阳对立
   C. 阴阳互根　　D. 阴阳消长
   E. 阴阳转化
15. “阴损及阳”说明的阴阳关系是
   A. 阴阳交感　　B. 阴阳对立
   C. 阴阳互根　　D. 阴阳消长

E. 阴阳转化

16. “无阴则阳无以化” 所说明的阴阳关系是

A. 阴阳交感　B. 阴阳对立
C. 阴阳互根　D. 阴阳消长
E. 阴阳转化

17. “阴阳离决，精气乃绝” 是指

A. 阴阳平衡关系的破坏
B. 阴阳对立关系的破坏
C. 阴阳互根关系的破坏
D. 阴阳消长关系的破坏
E. 阴阳转化关系的破坏

18. “阴平阳秘，精神乃治” 是指

A. 阴阳对立消长关系的正常
B. 阴阳对立制约关系的正常
C. 阴阳互根互用关系的正常
D. 阴阳消长平衡关系的正常
E. 阴阳相互转化关系的正常

19. “阴根于阳，阳根于阴” 所说明的阴阳关系是

A. 阴阳交感　B. 阴阳对立
C. 阴阳互根　D. 阴阳消长
E. 阴阳转化

20. 阴阳的转化是

A. 有条件的　B. 无条件的
C. 绝对的　D. 相对的
E. 必然的

21. 下列选项，可用阴阳对立制约解释的是

A. 寒极生热　B. 阴损及阳
C. 寒者热之　D. 重阴必阳
E. 阴中求阳

22. 下列选项，可用阴阳相互转化解释的是

A. 寒极生热　B. 阴损及阳
C. 寒者热之　D. 阴病治阳
E. 阴中求阳

23. 下列选项，可用阴阳互根互用解释的是

A. 寒极生热　B. 阴病治阳
C. 寒者热之　D. 重阴必阳
E. 阴中求阳

24. 下列选项，可用阴阳对立制约解释的是

A. 寒极生热　B. 阴损及阳
C. 阳盛伤阴　D. 重阴必阳
E. 阴中求阳

25. 五脏分阴阳，肺的阴阳属性是

A. 阳中之阳　B. 阳中之阴
C. 阴中之阳　D. 阴中之阴
E. 阴中之至阴

26. 五脏分阴阳，心的阴阳属性是

A. 阴中之阴　B. 阴中之阳
C. 阳中之阴　D. 阳中之阳
E. 阴中之至阴

27. 五脏分阴阳，脾的阴阳属性是

A. 阳中之阳　B. 阳中之阴
C. 阴中之阳　D. 阴中之阴
E. 阴中之至阴

28. 五脏分阴阳，肝的阴阳属性是

A. 阳中之阳　B. 阳中之阴
C. 阴中之阳　D. 阴中之阴
E. 阴中之至阴

29. 五脏分阴阳，肾的阴阳属性是

A. 阳中之阳　B. 阳中之阴
C. 阴中之阳　D. 阴中之阴
E. 阴中之至阴

30. 导致实热证的阴阳失调是

A. 阳偏盛　B. 阳偏衰
C. 阴偏盛　D. 阴偏衰
E. 阴胜阳病

31. 导致虚热证的阴阳失调是

A. 阳偏盛　B. 阳偏衰
C. 阴偏盛　D. 阴偏衰
E. 阴胜阳病

32. 导致虚寒证的阴阳失调是

A. 阳偏盛　B. 阳偏衰
C. 阴偏盛　D. 阴偏衰
E. 阴胜阳病

33. 导致实寒证的阴阳失调是

A. 阳偏盛　B. 阳偏衰
C. 阴偏盛　D. 阴偏衰
E. 阳胜阴病

34. 属于阳的脉象是
A. 浮　B. 沉
C. 迟　D. 涩
E. 细

35. 属于阴的脉象是
A. 浮　B. 数
C. 迟　D. 滑
E. 洪

36. 属于阳证的是
A. 里证　B. 表证
C. 寒证　D. 虚证
E. 阴虚证

37. 属于阴证的是
A. 虚证　B. 表证
C. 热证　D. 实证
E. 阳亢证

38. 下列选项，属于阴的是
A. 浮脉　B. 面色鲜明
C. 迟脉　D. 背部
E. 声高气粗

39. 下列选项，属于阳的是
A. 面色晦暗　B. 声低无力
C. 脉象沉细　D. 心烦不宁
E. 精神萎靡

40. “阳病治阴”的病理基础是
A. 阴虚　B. 阳虚
C. 阴胜　D. 阳胜
E. 阴阳两虚

41. “阴病治阳”的病理基础是
A. 阴虚　B. 阳虚
C. 阴盛　D. 阳盛
E. 阴阳两虚

42. 适用于阴偏衰的治疗方法是
A. 阳病治阴　B. 阴病治阳
C. 阴中求阳　D. 阳病治阳
E. 阴病治阴

43. “阴中求阳”的治疗方法适用于
A. 阴虚　B. 阳虚
C. 阴盛　D. 阳盛
E. 阴阳两虚

44. “阳中求阴”的治疗方法适用于
A. 阴虚　B. 阳虚
C. 阴盛　D. 阳盛
E. 阴阳两虚

45. 补阴时适当配伍补阳药称为
A. 阴中求阳　B. 阳中求阴
C. 阴病治阳　D. 阳病治阴
E. 阴病治阴

46. 补阳时适当配伍补阴药称为
A. 阴中求阳　B. 阳中求阴
C. 阴病治阳　D. 阳病治阴
E. 阳病治阳

47. 阴阳偏衰的治疗原则是
A. 损其有余　B. 补其不足
C. 寒者热之　D. 热者寒之
E. 寒因寒用

48. 阴阳偏盛的治疗原则是
A. 损其有余　B. 补其不足
C. 寒者热之　D. 热者寒之
E. 热因热用

49. “益火之源，以消阴翳”适用于
A. 阴病治阳　B. 阳病治阴
C. 热者寒之　D. 寒者热之
E. 阳中求阴

50. “壮水之主，以制阳光”适用于
A. 阴病治阳　B. 阳病治阴
C. 热者寒之　D. 寒者热之
E. 阳中求阴

51. “热者寒之”适用于
A. 阴虚风动　B. 阳虚则寒
C. 阴盛则寒　D. 阳盛则热
E. 阴阳两虚

52. “寒者热之”适用于

A. 阴虚则热　　B. 阳虚水停
C. 阴盛则寒　　D. 阳盛则热
E. 阴阳两虚

53. “阴中求阳”适用于
A. 阴虚则热　　B. 阳虚则寒
C. 阴盛则寒　　D. 阳盛则热
E. 阴阳两虚

54. “阳中求阴”适用于
A. 阴虚则热　　B. 阳虚则寒
C. 阴盛则寒　　D. 阳盛则热
E. 阴阳两虚

55. 属于阳的五味是
A. 酸　　B. 苦
C. 咸　　D. 辛
E. 涩

56. 属于阴的五味是
A. 酸　　B. 甘
C. 淡　　D. 辛
E. 涩

57. 下列哪项不属于阴阳学说的基本内容
A. 阴阳的对立制约
B. 阴阳的消长
C. 阴阳的互根互用
D. 阴阳的胜复
E. 阴阳的转化

B1 型题

A. 阳中之阳　　B. 阳中之阴
C. 阴中之阴　　D. 阴中之阳
E. 阴中至阴

1. 在昼夜的阴阳属性中，下午属
2. 在五脏部位的阴阳属性中，肝为

A. 相关性　　B. 普遍性
C. 相对性　　D. 规定性
E. 转化性

3. 宇宙万物的发展与联系，反映了阴阳的
4. 阴中有阳，阳中有阴，反映了阴阳的

A. 阴阳对立　　B. 阴阳消长
C. 阴阳互藏　　D. 阴阳互根
E. 阴阳交感

5. 无寒就无所谓热，无热则无所谓寒，体现了
6. 天地氤氲，万物化醇，体现了

A. 实热证　　B. 虚热证
C. 实寒证　　D. 虚寒证
E. 真寒假热证

7. 阴虚所致的证候是
8. 阳盛所致的证候是

A. 实热证　　B. 实寒证
C. 虚热证　　D. 虚寒证
E. 真热假寒证

9. 阳虚所致的证候是
10. 阴盛所致的证候是

A. 阴不足则阳相对亢盛
B. 阳不足则阴相对有余
C. 阳有余则致阴液受损
D. 阴有余则致阳气受损
E. 阴欲消亡则阳无所依

11. “阴盛则阳病”的含义是
12. “阳盛则阴病”的含义是

A. 热极似寒，寒极似热
B. 寒极生热，热极生寒
C. 阴盛则寒，阳盛则热
D. 阴虚则热，阳虚则寒
E. 阴损及阳，阳损及阴

13. 可用阴阳互根解释的是
14. 可用阴阳转化解释的是

A. 实热证　　B. 实寒证
C. 虚寒证　　D. 虚热证

E. 寒热错杂证
15. “益火之源，以消阴翳”的适应证是
16. “壮水之主，以制阳光”的适应证是

A. 实热证　　B. 虚热证
C. 实寒证　　D. 虚寒证
E. 寒热错杂证
17. 阳病治阴的适应证为
18. 阴病治阳的适应证为

A. 阴中求阳　　B. 阳中求阴
C. 阳病治阴　　D. 阴病治阳
E. 补阴补阳
19. 补阴时适当配以补阳药为
20. 补阳时适当配以补阴药为

参考答案

A1 型题

1. E　2. B　3. E　4. B　5. A
6. C　7. B　8. D　9. B　10. C
11. B　12. E　13. E　14. C　15. C
16. C　17. C　18. D　19. C　20. A
21. C　22. A　23. E　24. C　25. B
26. D　27. E　28. C　29. D　30. A
31. D　32. B　33. C　34. A　35. C
36. B　37. A　38. C　39. D　40. A
41. B　42. A　43. B　44. A　45. B
46. A　47. B　48. A　49. A　50. B
51. D　52. C　53. B　54. A　55. D
56. A　57. D

B1 型题

1. B　2. D　3. B　4. C　5. D
6. E　7. B　8. A　9. D　10. B
11. D　12. C　13. E　14. B　15. C
16. D　17. B　18. D　19. B　20. A

第四单元　五行学说

A1 型题

1. 五行中具有“曲直”特性的是
A. 木　　B. 火
C. 土　　D. 金
E. 水
2. 五行中“木”的特性是
A. 炎上　　B. 润下
C. 稼穑　　D. 曲直
E. 从革
3. 五行中“土”的特性是
A. 炎上　　B. 润下
C. 稼穑　　D. 曲直
E. 从革
4. 五行中“金”的特性是
A. 炎上　　B. 润下
C. 稼穑　　D. 曲直
E. 从革
5. 五行中具有“润下”特性的是
A. 木　　B. 火
C. 土　　D. 金
E. 水
6. 属于五行之“火”的是

A. 宫音 B. 角音
C. 商音 D. 徵音
E. 羽音

7. 季节中属于五行之“土”的是
A. 春 B. 夏
C. 长夏 D. 秋
E. 冬

8. 五行中，“木”的“母”行是
A. 水 B. 火
C. 土 D. 金
E. 木

9. 五行中，“水”的“子”行是
A. 金 B. 木
C. 水 D. 火
E. 土

10. 五行中，“金”的“所不胜”之行是
A. 火 B. 水
C. 土 D. 木
E. 金

11. 五行中，“金”的“所胜”之行是
A. 火 B. 水
C. 土 D. 木
E. 金

12. 金是水的
A. 母 B. 子
C. 所胜 D. 所不胜
E. 相生

13. 火是水的
A. 母 B. 子
C. 所胜 D. 所不胜
E. 相生

14. 木是金的
A. 母 B. 子
C. 所胜 D. 所不胜
E. 相生

15. 土是金的
A. 母 B. 子
C. 所胜 D. 所不胜
E. 相克

16. 下列选项属五行之“土”的是
A. 目 B. 舌
C. 口 D. 鼻
E. 耳

17. 下列选项属五行之“金”的是
A. 筋 B. 脉
C. 肉 D. 皮
E. 骨

18. 下列选项属五行之“水”的是
A. 恐 B. 脉
C. 肉 D. 皮
E. 怒

19. 长夏的五行属性是
A. 木 B. 火
C. 土 D. 金
E. 水

20. 按五行生克关系，肝为脾之
A. 母 B. 子
C. 所胜 D. 所不胜
E. 相生

21. 按五行生克关系，木之所不胜是
A. 木 B. 火
C. 土 D. 金
E. 水

22. 按五行生克关系，肺的所不胜之脏是
A. 心 B. 肝
C. 脾 D. 肾
E. 肺

23. 按五行生克关系，肾的所不胜之脏是
A. 心 B. 肝
C. 脾 D. 肺
E. 肾

24. 按五行生克关系，心的所不胜之脏是
A. 肺 B. 脾
C. 肝 D. 肾
E. 心

25. 按五行生克关系，肝的所胜之脏是

A. 心　B. 肺
C. 脾　D. 肾
E. 肝

26. 肺病及肝的五行传变是
A. 母病及子　B. 相乘
C. 子病犯母　D. 相侮
E. 相克

27. 肺病及肾的五行传变是
A. 母病及子　B. 相乘
C. 子病犯母　D. 相侮
E. 相克

28. 肺病及脾的五行传变是
A. 母病及子　B. 相乘
C. 子病犯母　D. 相侮
E. 相克

29. 肺病及心的五行传变是
A. 母病及子　B. 相乘
C. 子病犯母　D. 相侮
E. 相克

30. 属于“五行相乘”的脏腑传变是
A. 心病及脾　B. 心病及肾
C. 心病及肺　D. 心病及肝
E. 心病及胃

31. 属于“五行相侮”的脏腑传变是
A. 心病及脾　B. 心病及肾
C. 心病及肺　D. 心病及肝
E. 心病及胃

32. 属于“母病及子”传变的是
A. 心病及脾　B. 心病及肾
C. 心病及肺　D. 心病及肝
E. 肺病及心

33. 属于“子病犯母”传变的是
A. 心病及脾　B. 心病及肾
C. 心病及肺　D. 心病及肝
E. 心病及胃

34. “亢则害，承乃制”说明了五行之间的
A. 相生关系　B. 相克关系
C. 制化关系　D. 相乘关系
E. 相侮关系

35. “见肝之病，知肝传脾”是指
A. 木克土　B. 木疏土
C. 木乘土　D. 木侮土
E. 木生土

36. “木火刑金”属于
A. 母病及子　B. 相乘
C. 子病犯母　D. 相侮
E. 相克

37. 五行学说认为病情较重的色脉关系是
A. 色与脉的五行属性相同
B. 色与脉的五行属性相生
C. 客色胜主色
D. 色与脉的五行属性相克
E. 主色胜客色

38. 五行学说认为病情较轻的色脉关系是
A. 色与脉的五行属性相同
B. 色与脉的五行属性相生
C. 客色胜主色
D. 色与脉的五行属性相克
E. 主色胜客色

39. 面见青色，脉见弦象的病证是
A. 肝病　B. 心病
C. 脾病　D. 肺病
E. 肾病

40. 面见赤色，脉见洪象的病证是
A. 肝病　B. 心病
C. 脾病　D. 肺病
E. 肾病

41. 培土生金法的理论基础是
A. 五行相生　B. 五行相克
C. 五行制化　D. 五行相乘
E. 五行相侮

42. 泻南补北法的理论基础是
A. 五行相生　B. 五行相克
C. 五行制化　D. 五行相乘
E. 五行相侮

43. 下列选项属于“实则泻其子”治则的是

A. 肝旺泻心　B. 肝旺泻胆
C. 肝旺泻肾　D. 肝旺泻肺
E. 肺旺泻胃

44. 根据五行相生规律确立的治法是
A. 泻南补北　B. 益火补土
C. 抑木扶土　D. 培土制水
E. 佐金平木

45. 根据五行相克规律确立的治法是
A. 金水相生　B. 益火补土
C. 抑木扶土　D. 滋水涵木
E. 培土生金

46. 根据五行相克规律，怒能胜
A. 喜　B. 思
C. 悲　D. 恐
E. 惊

47. 根据五行相克规律，思能胜
A. 喜　B. 怒
C. 悲　D. 恐
E. 惊

48. 下列选项属于五行相生规律传变的是
A. 木旺乘土　B. 土虚木乘
C. 木火刑金　D. 水不涵木
E. 土虚水侮

49. 泻南补北法的适应证是
A. 心肾阳虚证　B. 心肾不交证
C. 肝肾阴虚证　D. 心火上炎证
E. 肝火犯肺证

50. 滋水涵木法的适应证是
A. 肝阳偏亢证　B. 心肾不交证
C. 肺肾阴虚证　D. 肝阳不足证
E. 肾阴不足证

51. 佐金平木法的适应证是
A. 肝脾不调证　B. 肝火犯肺证
C. 肝肾阴虚证　D. 肝火上炎证
E. 肝胆湿热证

52. 金水相生法的适应证是
A. 肺阴虚证　B. 肾阴虚证
C. 肺肾阴虚证　D. 肺气虚证
E. 肺肾气虚证

53. 培土生金法的适应证是
A. 肺气虚证　B. 脾气虚证
C. 肺脾气虚证　D. 肺阴虚证
E. 肺气不宣证

B1 型题

A. 酸　B. 苦
C. 甘　D. 辛
E. 咸

1. 属于“金”之五味是
2. 属于“水”之五味是

A. 青　B. 赤
C. 黄　D. 白
E. 黑

3. 属于“土”之五色是
4. 属于“火”之五色是

A. 怒　B. 喜
C. 思　D. 悲
E. 恐

5. 属于“火”之五志是
6. 属于“木”之五志是

A. 肝　B. 心
C. 脾　D. 肺
E. 肾

7. 面青，嗜酸，脉弦，其病位多在
8. 面赤，口苦，脉数，其病位多在

A. 肺病及心　B. 肺病及肝
C. 肺病及肾　D. 肺病及脾
E. 脾病及肾

9. 属于母病及子的是

10. 属于子病犯母的是

A. 相乘　B. 相侮
C. 相克　D. 母病及子
E. 子病犯母

11. 脾病及肾属于
12. 肺病及心属于

A. 滋水涵木法　B. 益火补土法
C. 培土生金法　D. 抑木扶土法
E. 金水相生法

13. 温肾阳以补脾阳的治法是
14. 用于治疗肝旺脾虚的治法是

参考答案

A1 型题

1. A　2. D　3. C　4. E　5. E
6. D　7. C　8. A　9. B　10. A
11. D　12. A　13. C　14. C　15. A
16. C　17. D　18. A　19. C　20. D
21. D　22. A　23. C　24. D　25. C
26. B　27. A　28. C　29. D　30. C
31. B　32. A　33. D　34. C　35. C
36. D　37. D　38. B　39. A　40. B
41. A　42. B　43. A　44. B　45. C
46. B　47. D　48. D　49. B　50. A
51. B　52. C　53. C

B1 型题

1. D　2. E　3. C　4. B　5. B
6. A　7. A　8. B　9. C　10. D
11. A　12. B　13. B　14. D

第五单元　藏象学说

A1 型题

1. 藏象的基本含义是
   A. 以五脏为中心的整体观
   B. 内脏的解剖形象
   C. 脏腑的生理功能
   D. 脏腑的病理表现
   E. 内脏及表现于外的生理病理现象
2. 藏象学说的主要思维方法是
   A. 逻辑　B. 辨证
   C. 演绎　D. 反证
   E. 以象定脏
3. 五脏共同的生理特点是
   A. 传化物　B. 满而不实
   C. 实而不满　D. 泻而不藏
   E. 受盛水谷
4. 区分五脏、六腑和奇恒之腑的最主要依据是
   A. 分布部位的不同　B. 解剖形态的不同
   C. 功能特点的不同　D. 阴阳属性的不同
   E. 表里联络的不同
5. 具有“藏而不泻”特点的是
   A. 五脏　B. 六腑
   C. 奇恒之腑　D. 五官
   E. 五体
6. 藏象学说的核心内容是
   A. 五脏　B. 六腑

C. 脏腑　D. 奇恒之腑
E. 官窍

7. 下列哪项不是中医学藏象系统的特点
A. 脏腑分阴阳为一整体
B. 五脏与形体诸窍联结成一个整体
C. 五脏的生理活动与精神情志密切相关
D. 五脏相互之间是一整体
E. 五脏与自然之间是一整体

参考答案

A1 型题

1. E　2. E　3. B　4. C　5. A
6. C　7. E

第六单元　五　脏

A1 型题

1. 心的生理特性是
A. 主通明　B. 主升清
C. 主通降　D. 主疏泄
E. 主宣发肃降

2. 下列哪项不属于肺的生理特性
A. 华盖　B. 娇脏
C. 宣发　D. 升清
E. 肃降

3. 肾的生理特性是
A. 宣发肃降　B. 升清降浊
C. 主蛰守位　D. 喜燥恶湿
E. 喜润恶燥

4. 脾的生理特性是
A. 宣发肃降　B. 喜条达恶抑郁
C. 喜润恶燥　D. 喜燥恶湿
E. 喜热恶寒

5. 肝的生理特性是
A. 娇脏　B. 柔脏
C. 刚脏　D. 孤脏
E. 阳脏

6. 下列哪项不属于肝主疏泄功能的体现
A. 调畅情志
B. 促进脾胃的运化
C. 促进血津液的运行
D. 调节汗液的排泄
E. 调节男子的排精

7. 五脏阴阳的根本是
A. 心阴与心阳　B. 脾阴与脾阳
C. 肝阴与肝阳　D. 肾阴与肾阳
E. 肺阴与肺阳

8. 心为“君主之官”的理论基础是
A. 心主血脉　B. 心主神明
C. 心在五行属火　D. 心开窍于舌
E. 心在志为喜

9. 心为“五脏六腑之大主”的理论基础是
A. 心主血脉　B. 心主神明
C. 心开窍于舌　D. 心其华在面
E. 心在志为喜

10. 具有主神明功能的是
A. 肝　B. 肺
C. 心　D. 脾
E. 肾

11. 具有主血脉功能的是
A. 肝　B. 肺
C. 心　D. 脾
E. 肾

12. 肺主一身之气体现在

A. 吸入清气　　B. 宣发卫气
C. 生成宗气　　D. 助心行血
E. 呼出浊气

13. 有“华盖”之称的是
A. 肝　　B. 心
C. 脾　　D. 肺
E. 肾

14. “水之上源”是
A. 肝　　B. 心
C. 脾　　D. 肺
E. 肾

15. “气之本”是
A. 肝　　B. 心
C. 脾　　D. 肺
E. 肾

16. 具有助心行血功能的是
A. 肝　　B. 心
C. 脾　　D. 肺
E. 肾

17. 具有主一身之气功能的是
A. 肝　　B. 心
C. 脾　　D. 肺
E. 肾

18. “通调水道”依赖于肺功能的
A. 主一身之气　　B. 司呼吸之气
C. 朝百脉　　D. 主治节
E. 宣发肃降

19. 肺之“门户”是
A. 鼻　　B. 口
C. 喉　　D. 皮毛
E. 汗孔

20. “气血生化之源”指的是
A. 肝　　B. 心
C. 脾　　D. 肺
E. 肾

21. “后天之本”指的是
A. 肝　　B. 心
C. 脾　　D. 肺
E. 肾

22. 主升清的脏是
A. 肝　　B. 心
C. 脾　　D. 肺
E. 肾

23. 主统血的脏是
A. 肝　　B. 心
C. 脾　　D. 肺
E. 肾

24. 主四肢的脏是
A. 肝　　B. 心
C. 脾　　D. 肺
E. 肾

25. 主运化水液的脏是
A. 肝　　B. 心
C. 脾　　D. 肺
E. 肾

26. 主疏泄的脏是
A. 肝　　B. 心
C. 脾　　D. 肺
E. 肾

27. 与情志调畅密切相关的脏是
A. 肝　　B. 心
C. 脾　　D. 肺
E. 肾

28. 能够促进脾胃运化的脏是
A. 肝　　B. 心
C. 肠　　D. 肺
E. 肾

29. 调节血量的脏是
A. 肝　　B. 心
C. 脾　　D. 肺
E. 肾

30. “刚脏”指的是
A. 肝　　B. 心
C. 脾　　D. 肺
E. 肾

31. 具有体阴用阳特性的脏是

A. 肝　　B. 心
C. 脾　　D. 肺
E. 肾

32. 主管一身阴阳的脏是
A. 肝　　B. 心
C. 脾　　D. 肺
E. 肾

33. “先天之本”是
A. 肝　　B. 心
C. 脾　　D. 肺
E. 肾

34. 化生“天癸”的物质基础是
A. 肝血　　B. 肾精
C. 脾气　　D. 肺阴
E. 肾阳

35. 促进机体滋润、宁静、成形和制约阳热功能的物质是
A. 肾精　　B. 肾气
C. 肾阴　　D. 肾阳
E. 肾血

36. 主纳气的脏是
A. 肝　　B. 心
C. 脾　　D. 肺
E. 肾

37. 与肾主水液有关的是
A. 肾精的作用　　B. 天癸的作用
C. 肾阴的作用　　D. 肾阳的作用
E. 肾血的作用

38. “胃之关”指的是
A. 贲门　　B. 幽门
C. 膀胱　　D. 大肠
E. 肾

39. “肾为气之根”与下列功能有关的是
A. 藏精　　B. 主水
C. 主纳气　　D. 化生元气
E. 司二便

40. 主管生长发育的脏是
A. 肝　　B. 心
C. 脾　　D. 肺
E. 肾

41. 主管生殖的脏是
A. 肝　　B. 心
C. 脾　　D. 肺
E. 肾

42. 肝主疏泄中最重要的是
A. 调畅气机
B. 促进脾胃运化
C. 调畅情志
D. 促进血液津液运行
E. 对月经的影响

43. 五脏关系中主要体现在气血方面的两脏是
A. 心与肺　　B. 心与肾
C. 肺与脾　　D. 脾与肾
E. 肺与肾

44. 与气的生成关系密切的两脏是
A. 心与肺　　B. 心与肾
C. 肺与脾　　D. 脾与肝
E. 肺与肝

45. 具有化生天癸功能的脏是
A. 肝　　B. 心
C. 脾　　D. 肺
E. 肾

46. 具有贮藏血液功能的脏是
A. 肝　　B. 心
C. 脾　　D. 肺
E. 肾

47. “贮痰之器”指的脏是
A. 肝　　B. 心
C. 脾　　D. 肺
E. 肾

48. 与气机升降调节关系密切的两脏是
A. 心与肺　　B. 心与肾
C. 肺与脾　　D. 脾与肝
E. 肺与肝

49. 与血液生成及运行关系密切的两脏是

A. 心与肺　B. 心与肾
C. 心与脾　D. 脾与肝
E. 肺与肝

50. 多发气血两虚病变的两脏是
A. 心与肺　B. 心与肾
C. 心与脾　D. 脾与肝
E. 肺与肝

51. 血虚的病变多见的两脏是
A. 心与肺　B. 心与肾
C. 心与脾　D. 心与肝
E. 脾与肝

52. 两脏同病多表现为气血两亏的是
A. 脾肺两虚　B. 心肝两虚
C. 心脾两虚　D. 肺肾两虚
E. 脾肾两虚

53. “水火既济”指的是
A. 心肺关系　B. 肺肝关系
C. 肝脾关系　D. 脾肾关系
E. 心肾关系

54. “精血同源”指的是
A. 心肺关系　B. 肺肝关系
C. 肝脾关系　D. 肝肾关系
E. 心肾关系

55. “乙癸同源”指的是
A. 心肺关系　B. 肺肝关系
C. 肝脾关系　D. 肝肾关系
E. 心肾关系

56. “气之主”指的脏是
A. 肝　B. 心
C. 脾　D. 肺
E. 肾

57. “气之根”指的脏是
A. 肝　B. 心
C. 脾　D. 肺
E. 肾

58. 与维持正常呼吸关系最密切的两脏是
A. 心与脾　B. 脾与肾
C. 肾与肝　D. 肝与肺
E. 肺与肾

59. 具有藏泄互用关系的两脏是
A. 心与肺　B. 肺与肾
C. 肾与肝　D. 肝与脾
E. 脾与心

60. 具有先后天关系的两脏是
A. 心与肺　B. 肺与肾
C. 肾与肝　D. 肝与脾
E. 脾与肾

61. 与肾相合的是
A. 脉　B. 筋
C. 骨　D. 皮
E. 肉

62. 与肺相合的是
A. 脉　B. 筋
C. 骨　D. 皮
E. 肉

63. “肝在体”为
A. 脉　B. 筋
C. 骨　D. 皮
E. 肉

64. “脾在体”为
A. 脉　B. 筋
C. 骨　D. 皮
E. 肉

65. “心在志”为
A. 喜　B. 怒
C. 思　D. 忧
E. 恐

66. “肾在志”为
A. 喜　B. 怒
C. 思　D. 忧
E. 恐

67. 下述五志与脾关系密切的是
A. 喜　B. 怒
C. 思　D. 忧
E. 恐

68. 肾所化生的液是

A. 泪　　B. 汗
C. 涎　　D. 涕
E. 唾

69. “在液为汗”的是
A. 肝　　B. 心
C. 脾　　D. 肺
E. 肾

70. “在液为涎”的是
A. 肝　　B. 心
C. 脾　　D. 肺
E. 肾

71. “在窍为目”的是
A. 肝　　B. 心
C. 脾　　D. 肺
E. 肾

72. “在窍为二阴”的是
A. 肝　　B. 心
C. 脾　　D. 肺
E. 肾

73. 脾开窍于
A. 目　　B. 舌
C. 口　　D. 鼻
E. 耳

74. 心开窍于
A. 目　　B. 舌
C. 口　　D. 鼻
E. 耳

75. 肺开窍于
A. 目　　B. 舌
C. 口　　D. 鼻
E. 耳

76. 主司二便的脏是
A. 肝　　B. 心
C. 脾　　D. 肺
E. 肾

77. 肾的“外华”是
A. 发　　B. 爪
C. 毛　　D. 唇
E. 面

78. 其华在唇的脏是
A. 肝　　B. 心
C. 脾　　D. 肺
E. 肾

79. 心的“外华”是
A. 发　　B. 爪
C. 毛　　D. 唇
E. 面

80. 其华在爪的脏是
A. 肝　　B. 心
C. 脾　　D. 肺
E. 肾

81. “血之余”是
A. 发　　B. 爪
C. 毛　　D. 唇
E. 面

82. “筋之余”是
A. 发　　B. 爪
C. 毛　　D. 唇
E. 面

B1 型题

A. 心　　B. 肝
C. 脾　　D. 肺
E. 肾

1. 具有藏神功能的脏是
2. 维持内脏位置相对恒定的脏是

A. 心　　B. 肝
C. 脾　　D. 肺
E. 肾

3. 具有朝百脉功能的脏是
4. 具有女子先天之称的脏是

A. 心　　B. 肝
C. 脾　　D. 肺

E. 肾
5. 生命活动的主宰是
6. 具有调畅气机作用的脏是

A. 心 B. 肝
C. 脾 D. 肺
E. 肾
7. 具有通调水道功能的脏是
8. 具有统血功能的脏是

A. 心 B. 肝
C. 脾 D. 肺
E. 肾
9. 先天之本是
10. 后天之本是

A. 目 B. 舌
C. 口 D. 鼻
E. 耳
11. 心之窍在
12. 肝之窍在

A. 脉 B. 筋
C. 肉 D. 皮
E. 骨
13. 肺在体合
14. 肝在体合

A. 爪 B. 毛
C. 唇 D. 发
E. 面
15. 脾其华在
16. 肾其华在

A. 心 B. 肝
C. 脾 D. 肺
E. 肾
17. 呼吸运动中的气之主是
18. 呼吸运动中的气之根是

A. 心 B. 肝
C. 脾 D. 肺
E. 肾
19. 称之为刚脏的脏是
20. 司汗孔开合的脏是

A. 爪 B. 毛
C. 唇 D. 发
E. 面
21. 筋之余是
22. 血之余是

A. 心与肺 B. 心与脾
C. 心与肝 D. 心与肾
E. 肝与肾
23. 具有精血同源关系的是
24. 具有水火既济关系的是

A. 心与肺 B. 心与脾
C. 心与肝 D. 心与肾
E. 肝与肾
25. 主要体现为气与血关系的是
26. 主要表现为血液生成和运行关系的是

A. 心与肺 B. 心与脾
C. 心与肝 D. 心与肾
E. 肝与脾
27. 主要表现为血液和消化方面关系的是
28. 主要表现为血液和神志方面关系的是

A. 心 B. 脾
C. 肝 D. 肾
E. 肺
29. 称为“罢极之本”的脏是
30. “气血生化之源”是

A. 神　B. 魄
C. 魂　D. 意
E. 志
31. 心藏脉，脉舍
32. 肝藏血，血舍

A. 神　B. 魄
C. 魂　D. 意
E. 志
33. 肺藏气，气舍
34. 脾藏营，营舍

A. 肝　B. 心
C. 脾　D. 肺
E. 肾
35. 与春气相应
36. 与夏气相应

A. 肝　B. 心
C. 脾　D. 肺
E. 肾
37. 与秋气相应
38. 与冬气相应

参考答案

A1 型题

1. A　2. D　3. C　4. D　5. C
6. D　7. D　8. B　9. B　10. C
11. C　12. C　13. D　14. D　15. D
16. D　17. D　18. E　19. C　20. C
21. C　22. C　23. C　24. C　25. C
26. A　27. A　28. A　29. A　30. A
31. A　32. E　33. E　34. B　35. C
36. E　37. D　38. E　39. C　40. E
41. E　42. A　43. A　44. C　45. E
46. A　47. D　48. E　49. C　50. C
51. D　52. C　53. E　54. D　55. D
56. D　57. E　58. E　59. C　60. E
61. C　62. D　63. B　64. E　65. A
66. E　67. C　68. E　69. B　70. C
71. A　72. E　73. C　74. B　75. D
76. E　77. A　78. C　79. E　80. A
81. A　82. B

B1 型题

1. A　2. C　3. D　4. B　5. A
6. B　7. D　8. C　9. E　10. C
11. B　12. A　13. D　14. B　15. C
16. D　17. D　18. E　19. B　20. D
21. A　22. D　23. E　24. D　25. A
26. B　27. E　28. C　29. C　30. B
31. A　32. C　33. B　34. D　35. A
36. B　37. D　38. E

第七单元　六　腑

A1 型题

1. 六腑共同的生理特点是
A. 化生精气　B. 贮藏精气
C. 实而不满　D. 藏而不泻
E. 满而不实
2. “户门”是
A. 唇　B. 齿
C. 胃上口　D. 会厌

E. 肛门

3. “飞门”是

A. 唇　B. 齿

C. 胃上口　D. 会厌

E. 肛门

4. “吸门”是

A. 唇　B. 齿

C. 胃上口　D. 会厌

E. 肛门

5. 大肠小肠之会为

A. 飞门　B. 户门

C. 幽门　D. 阑门

E. 贲门

6. 下列选项既属六腑又属奇恒之腑的是

A. 胆　B. 胃

C. 膀胱　D. 三焦

E. 大肠

7. 胃的生理功能是

A. 受盛化物　B. 传化糟粕

C. 主持诸气　D. 受纳腐熟

E. 通调水道

8. 小肠的功能是

A. 受盛化物　B. 排泄糟粕

C. 受纳腐熟　D. 运行水液

E. 通调水道

9. “中精之腑”是

A. 胆　B. 胃

C. 小肠　D. 大肠

E. 膀胱

10. “中正之官”是

A. 胆　B. 胃

C. 小肠　D. 大肠

E. 膀胱

11. 大肠的功能是

A. 受纳　B. 和降

C. 化物　D. 传导

E. 受盛

12. “主液”的腑是

A. 胆　B. 胃

C. 小肠　D. 大肠

E. 膀胱

13. 具有“受盛化物”功能的腑是

A. 胆　B. 胃

C. 小肠　D. 大肠

E. 膀胱

14. “主津”的腑是

A. 胆　B. 胃

C. 小肠　D. 大肠

E. 膀胱

15. “水谷之海”是

A. 胆　B. 胃

C. 小肠　D. 大肠

E. 膀胱

16. “受盛之官”是

A. 胆　B. 胃

C. 小肠　D. 大肠

E. 膀胱

17. “州都之官”是

A. 胆　B. 胃

C. 小肠　D. 大肠

E. 膀胱

18. 泌别清浊是

A. 胆的功能　B. 胃的功能

C. 小肠的功能　D. 大肠的功能

E. 膀胱的功能

19. 三焦的生理功能是

A. 通行元气　B. 传化水谷

C. 化生精气　D. 调畅气机

E. 助心行血

20. 水液运行的通道是

A. 胆　B. 胃

C. 小肠　D. 三焦

E. 膀胱

21. 具有主决断功能的腑是

A. 胆　B. 胃

C. 小肠　D. 大肠

E. 膀胱

22. “水谷之海”是

A. 胆 B. 胃

C. 冲脉 D. 肝

E. 肾

23. 主通降的腑是

A. 小肠 B. 大肠

C. 胃 D. 胆

E. 膀胱

24. 喜润恶燥的是

A. 脾 B. 三焦

C. 膀胱 D. 胃

E. 小肠

25. 膀胱的贮尿、排尿功能依赖于

A. 脾胃的气化

B. 膀胱的开合

C. 肾的气化与固摄

D. 三焦的气化

E. 肺的宣发与肃降

26. “孤腑”是

A. 胃 B. 胆

C. 三焦 D. 膀胱

E. 小肠

27. 上焦的功能特点是

A. 如雾 B. 如沤

C. 如渎 D. 开发

E. 宣化

28. 中焦的功能特点是

A. 如雾 B. 如沤

C. 如渎 D. 开发

E. 宣化

29. 下焦的功能特点是

A. 如雾 B. 如沤

C. 如渎 D. 开发

E. 宣化

30. 具有通行元气和运行水液功能的是

A. 肾 B. 肺

C. 肝 D. 三焦

E. 脾

31. 下列说法正确的是

A. 心与小肠相表里

B. 心与心包相表里

C. 心与肾相表里

D. 心与肝相表里

E. 心与脾相表里

32. 下列说法错误的是

A. 脾主升 B. 胃主降

C. 脾属阴 D. 脾喜燥

E. 胃喜燥

33. 肝与胆的关系表现在

A. 共主小便 B. 共主悲喜

C. 共主勇怯 D. 共主升降

E. 共主生殖

B1 型题

A. 膀胱 B. 三焦

C. 小肠 D. 大肠

E. 胆

1. 主受盛化物的脏腑是

2. 主吸收水分和排泄糟粕的脏腑是

A. 膀胱 B. 三焦

C. 小肠 D. 大肠

E. 胆

3. 主决断的腑是

4. 通行元气的腑是

A. 飞门 B. 户门

C. 吸门 D. 阑门

E. 魄门

5. 会厌被称为

6. 唇被称为

A. 飞门 B. 户门

C. 吸门 D. 阑门

E. 魄门

7. 下极被称为

8. 齿被称为

A. 中精之府　　B. 精明之府
C. 神明之府　　D. 津液之府
E. 孤腑

9. 胆为

10. 三焦为

参考答案

A1 型题

1. C　2. B　3. A　4. D　5. D
6. A　7. D　8. A　9. A　10. A
11. D　12. C　13. C　14. D　15. B
16. C　17. E　18. C　19. A　20. D
21. A　22. B　23. C　24. D　25. C
26. C　27. A　28. B　29. C　30. D
31. A　32. E　33. C

B1 型题

1. C　2. D　3. E　4. B　5. C
6. A　7. E　8. B　9. A　10. E

第八单元　奇恒之腑

A1 型题

1. 既属六腑又属奇恒之腑的脏腑是
A. 肝　　B. 胆
C. 脑　　D. 髓
E. 女子胞

2. 称为“髓海”的是
A. 骨　　B. 胆
C. 髓　　D. 脑
E. 女子胞

3. 称为“元神之府”的是
A. 脑　　B. 胆
C. 骨　　D. 髓
E. 女子胞

4. 与脑的功能活动关系密切的是
A. 心肝脾　　B. 肺肝肾
C. 肺脾肾　　D. 肝脾肾
E. 心肝肾

5. 与女子胞功能活动关系密切的是
A. 心、肝、脾、冲脉、督脉
B. 心、肝、肾、冲脉、带脉
C. 心、肝、肾、冲脉、督脉
D. 冲脉、带脉、任脉、心、脾
E. 心、肝、脾、肾、冲脉、任脉

参考答案

A1 型题

1. B　2. D　3. A　4. E　5. E

第九单元　精、气、血、津液、神

A1 型题

1. 与气的生成密切相关的脏是
A. 心、肝、脾　B. 肺、肝、肾
C. 肺、脾、肾　D. 肝、脾、肾
E. 心、肺、肾

2. 维持血液不逸出于脉外是气的
A. 推动作用　B. 温煦作用
C. 防御作用　D. 固摄作用
E. 气化作用

3. 自汗、多尿表现为气之功能减退的是
A. 推动作用　B. 温煦作用
C. 防御作用　D. 固摄作用
E. 气化作用

4. 易于感冒表现为气之功能减退的是
A. 推动作用　B. 温煦作用
C. 防御作用　D. 固摄作用
E. 气化作用

5. 主管人体生长发育是气的
A. 推动作用　B. 温煦作用
C. 防御作用　D. 固摄作用
E. 气化作用

6. 能促进脏腑功能活动的是气的
A. 推动作用　B. 温煦作用
C. 防御作用　D. 固摄作用
E. 气化作用

7. 精气血津液之间相互转化依靠气的
A. 推动作用　B. 温煦作用
C. 防御作用　D. 固摄作用
E. 气化作用

8. 推动人体生长发育，激发各脏腑经络等组织生理功能是气的
A. 推动作用　B. 温煦作用
C. 防御作用　D. 固摄作用
E. 气化作用

9. 元气生成的主要物质来源是
A. 肾中精气　B. 水谷精气
C. 自然界的清气　D. 脏腑之精气
E. 脉中的血气

10. 人体最根本最重要的气是
A. 元气　B. 宗气
C. 营气　D. 卫气
E. 血气

11. 胸中之气是
A. 元气　B. 宗气
C. 营气　D. 卫气
E. 肺气

12. 行于脉内的气是
A. 元气　B. 宗气
C. 营气　D. 卫气
E. 经气

13. 行于脉外的气是
A. 元气　B. 宗气
C. 营气　D. 卫气
E. 脾气

14. 清气与水谷之气结合关系到
A. 元气的生成　B. 宗气的生成
C. 营气的生成　D. 卫气的生成
E. 经气的生成

15. 与语言、声音、呼吸强弱有关的气是
A. 元气　B. 宗气
C. 营气　D. 卫气
E. 经气

16. 与生长发育有关的气是
A. 元气　B. 宗气

C. 营气　　D. 卫气
E. 经气

17. 具有营养全身和化生血液作用的气是
A. 元气　　B. 宗气
C. 营气　　D. 卫气
E. 经气

18. 具有调节汗孔开合作用的气是
A. 元气　　B. 宗气
C. 营气　　D. 卫气
E. 经气

19. 具有行气血作用的气是
A. 元气　　B. 宗气
C. 营气　　D. 卫气
E. 经气

20. 具有司呼吸作用的气是
A. 元气　　B. 宗气
C. 营气　　D. 卫气
E. 经气

21. 具有温养全身作用的气是
A. 元气　　B. 宗气
C. 营气　　D. 卫气
E. 经气

22. 有“悍气”之称的气是
A. 元气　　B. 宗气
C. 营气　　D. 卫气
E. 经气

23. 元气运行的道路是
A. 心脉　　B. 胸腔
C. 全身　　D. 脉外
E. 三焦

24. 宗气的分布是
A. 行于脉外　　B. 散于胸腹
C. 熏于肓膜　　D. 贯注心肺
E. 布散肌表

25. 营气的循行分布是
A. 贯注心肺　　B. 行于脉外
C. 行于脉中　　D. 下注气街
E. 布于分肉

26. 卫气的循行分布是
A. 行于脉中　　B. 行于脉外
C. 下走气街　　D. 走于息道
E. 布散胸中

27. 与血液运行关系密切的脏腑是
A. 心脾肝肾　　B. 心脾肝肺
C. 心肝肺肾　　D. 脾肺肾肝
E. 心脾肺肾

28. 下列哪项不属于机体精神活动的物质基础
A. 精　　B. 气
C. 血　　D. 天癸
E. 津液

29. 与血液生成关系最为密切的脏腑是
A. 肝　　B. 心
C. 脾　　D. 肺
E. 肾

30. 灌注于骨节、脏腑、脑髓的是
A. 精　　B. 气
C. 血　　D. 津
E. 液

31. 与津液代谢关系最为密切的脏腑是
A. 肝脾肾　　B. 脾肺肾
C. 心肝脾　　D. 脾肺心
E. 肝肺肾

32. 对水液代谢起主宰作用的是
A. 心主血脉　　B. 肺主宣发
C. 脾主运化　　D. 肝主疏泄
E. 肾阳气化

33. 气随血脱的生理基础是
A. 气能生血　　B. 气能行血
C. 气能摄血　　D. 血能载气
E. 血能化气

34. 治疗血虚配伍补气药的理论基础是
A. 气能生血　　B. 气能行血
C. 气能摄血　　D. 血能载气
E. 血能化气

35. 气虚引起血虚的理论基础是

A. 气能生血　B. 气能行血
C. 气能摄血　D. 血能载气
E. 血能化气

36. 治疗大出血时用益气固脱法的理论基础是
A. 气能生血　B. 气能行血
C. 气能摄血　D. 血能载气
E. 血能化气

37. “吐下之余，定无完气”的生理基础是
A. 气能生津　B. 气能化津
C. 气能摄津　D. 津能载气
E. 血能化气

38. “夺血者无汗，夺汗者无血”的理论依据是
A. 气能生血　B. 气能化津
C. 气能摄血　D. 津能载气
E. 津血同源

39. 气随汗脱的理论依据是
A. 气能生津　B. 气能化津
C. 气能摄津　D. 津能载气
E. 津能化气

40. 人体一切正常水液的总称是
A. 体液　B. 阴液
C. 津液　D. 津
E. 液

41. 津与血同源于
A. 营气　B. 血
C. 水谷精微　D. 精
E. 阴液

42. 与精的生成密切相关的脏腑是
A. 心、肾　B. 心、肺
C. 脾胃、肾　D. 心、脾胃
E. 肺、肾

43. 生命活动的主宰及总体的外在表现是
A. 精　B. 气
C. 血　D. 津液
E. 神

44. 神分属五脏，肝藏
A. 魂　B. 神
C. 意　D. 魄
E. 志

45. 神分属五脏，肾藏
A. 魂　B. 神
C. 意　D. 魄
E. 志

B1 型题

A. 脾胃肾　B. 脾肝肾
C. 心肺脾　D. 肺脾肝
E. 肺脾肾

1. 与气的生成关系最密切的是
2. 与血的生成关系最密切的是

A. 元气　B. 宗气
C. 卫气　D. 营气
E. 经气

3. 贯心肺以行气血，走息道以行呼吸的气是
4. 根源于肾，通过三焦而布散全身的气是

A. 元气　B. 宗气
C. 营气　D. 卫气
E. 经气

5. 上贯心肺下注气街的气是
6. 具有“慓疾滑利”特性的气是

A. 心　B. 肺
C. 脾胃　D. 肝
E. 肾

7. 与津液生成关系最为密切的是
8. 对津液输布排泄起主宰作用的是

A. 心肺脾肝　B. 心肺脾肾
C. 心肝脾肾　D. 肺脾肝肾
E. 心肺肝肾

9. 与血液循行关系密切的脏腑是
10. 与津液输布关系密切的脏腑是

参考答案

A1 型题

1. C 2. D 3. D 4. C 5. A
6. A 7. E 8. A 9. A 10. A
11. B 12. C 13. D 14. B 15. B
16. A 17. C 18. D 19. B 20. B
21. D 22. D 23. E 24. D 25. C
26. B 27. B 28. D 29. C 30. E
31. B 32. E 33. D 34. A 35. A
36. C 37. D 38. E 39. D 40. C
41. C 42. C 43. E 44. A 45. E

B1 型题

1. E 2. A 3. B 4. A 5. B
6. D 7. C 8. E 9. A 10. D

第十单元　经　络

A1 型题

1. 下列关于十二经脉错误的说法是
   A. 有一定的起止
   B. 与脏腑有直接络属关系
   C. 相互之间有表里关系
   D. 没有交接次序
   E. 气血运行的主要通道
2. 足三阴经的走向规律是
   A. 从足走头　B. 从头走足
   C. 从胸走手　D. 从手走头
   E. 从足走腹
3. 手三阴经的走向规律是
   A. 从足走头　B. 从头走足
   C. 从胸走手　D. 从手走头
   E. 从足走腹
4. 足三阳经的走向规律是
   A. 从足走头　B. 从头走足
   C. 从胸走手　D. 从手走头
   E. 从足走腹
5. 手足三阳经交于
   A. 手　B. 足
   C. 头　D. 腹
   E. 胸
6. 手足三阴经交于
   A. 手　B. 足
   C. 头　D. 腹
   E. 胸
7. 手太阳经分布在
   A. 上肢内侧前缘　B. 上肢外侧前缘
   C. 上肢内侧后缘　D. 上肢外侧中线
   E. 上肢外侧后缘
8. 手厥阴经分布在
   A. 上肢内侧前缘　B. 上肢外侧前缘
   C. 上肢内侧中线　D. 上肢外侧中线
   E. 上肢外侧后缘
9. 手太阴经分布在
   A. 上肢内侧前缘　B. 上肢外侧前缘
   C. 上肢内侧后缘　D. 上肢外侧中线
   E. 上肢外侧后缘
10. 循行于上肢内侧中线的是
    A. 手少阴心经　B. 手厥阴心包经
    C. 手太阳小肠经　D. 手少阳三焦经
    E. 手太阴肺经
11. 循行于上肢外侧中线的是
    A. 手少阴心经　B. 手厥阴心包经
    C. 手太阳小肠经　D. 手少阳三焦经

E. 手太阴肺经

12. 循行于上肢内侧后缘的是

A. 手少阴心经　B. 手厥阴心包经

C. 手太阳小肠经　D. 手少阳三焦经

E. 手太阴肺经

13. 循行于下肢内侧后缘的是

A. 足少阳胆经　B. 足少阴肾经

C. 足厥阴肝经　D. 足太阴脾经

E. 足阳明胃经

14. 在内踝上 8 寸以上，循行于下肢内侧前缘的是

A. 足少阳胆经　B. 足少阴肾经

C. 足厥阴肝经　D. 足太阴脾经

E. 足阳明胃经

15. 循行于下肢外侧中线的是

A. 足少阳胆经　B. 足少阴肾经

C. 足厥阴肝经　D. 足太阴脾经

E. 足阳明胃经

16. 循行于下肢外侧前缘的是

A. 足少阳胆经　B. 足少阴肾经

C. 足厥阴肝经　D. 足太阴脾经

E. 足阳明胃经

17. 躯干部手三阳经分布在

A. 胸部　B. 腹部

C. 背部　D. 肩胛部

E. 侧面

18. 分布在头部两侧的经脉是

A. 太阳经　B. 阳明经

C. 少阳经　D. 厥阴经

E. 太阴经

19. 分布在面额部的经脉是

A. 太阳经　B. 阳明经

C. 少阳经　D. 厥阴经

E. 太阴经

20. 分布在后头部的经脉是

A. 太阳经　B. 阳明经

C. 少阳经　D. 厥阴经

E. 太阴经

21. 分布在胸腹部的经脉是

A. 足少阳胆经　B. 手少阴心经

C. 手太阴肺经　D. 足太阳膀胱

E. 足阳明胃经

22. 手太阴肺经与他经相交的处所是

A. 在足大趾交于足厥阴肝经

B. 在足大趾端交于足太阴脾经

C. 在食指端交于手阳明大肠经

D. 在无名指端交于手少阳三焦经

E. 在小指端交于手太阳小肠经

23. 手太阳小肠经与足太阳膀胱经的交接处是

A. 目外眦　B. 鼻根部

C. 小指端　D. 目内眦

E. 食指端

24. 根据十二经脉气血流注次序，心包经下交的经脉是

A. 手少阳三焦经　B. 手少阴心经

C. 足厥阴肝经　D. 足少阳胆经

E. 足少阴肾经

25. 根据十二经脉气血流注次序，肾经上交的经脉是

A. 足厥阴肝经　B. 足少阳胆经

C. 足阳明胃经　D. 手太阳小肠经

E. 足太阳膀胱经

26. 根据十二经脉气血流注次序，大肠经下交的经脉是

A. 足厥阴肝经　B. 足少阳胆经

C. 足阳明胃经　D. 手太阳小肠经

E. 足太阳膀胱经

27. 与手厥阴相表里的经脉是

A. 足厥阴　B. 足少阳

C. 足阳明　D. 手太阳

E. 手少阳

28. 与足太阴相表里的经脉是

A. 足厥阴　B. 足少阳

C. 足阳明　D. 手太阳

E. 手少阳

29. 均起于胞中的奇经是
A. 任脉、督脉、带脉
B. 阴维脉、阴跷脉
C. 阳维脉、阳跷脉
D. 冲脉、任脉、督脉
E. 任脉、冲脉、带脉

30. 督脉的主要生理功能是
A. 总督一身之阴经
B. 总督一身之阳经
C. 分主一身左右之阴阳
D. 约束诸条经脉
E. 调节十二经气血

31. 任脉又称
A. 阳脉之海　B. 阴脉之海
C. 气海　D. 血海
E. 髓海

32. 督脉又称
A. 阳脉之海　B. 阴脉之海
C. 气海　D. 血海
E. 髓海

33. 主胞胎的是
A. 冲脉　B. 带脉
C. 督脉　D. 阴维脉
E. 任脉

34. 称为“阴脉之海”的经脉是
A. 冲脉　B. 带脉
C. 督脉　D. 阴维脉
E. 任脉

35. 称为“血海”的经脉是
A. 冲脉　B. 带脉
C. 督脉　D. 阴维脉
E. 任脉

36. 手三阴经在上肢的分布规律是
A. 太阴在前，厥阴在中，少阴在后
B. 太阴在前，少阴在中，厥阴在后
C. 厥阴在前，太阴在中，少阴在后
D. 少阴在前，厥阴在中，太阴在后
E. 厥阴在前，少阴在中，太阴在后

37. 手足三阳经在四肢的分布规律是
A. 阳明在前，少阳在中，太阳在后
B. 阳明在前，太阳在中，少阳在后
C. 少阳在前，阳明在中，太阳在后
D. 少阳在前，太阳在中，少阳在后
E. 太阳在前，阳明在中，少阳在后

38. 称为“一源三歧”的经脉是
A. 冲脉、任脉、带脉
B. 任脉、督脉、带脉
C. 冲脉、任脉、督脉
D. 督脉、冲脉、带脉
E. 冲脉、任脉、跷脉

39. 奇经八脉中，与脑、髓、肾关系密切的经脉是
A. 带脉　B. 任脉
C. 冲脉　D. 督脉
E. 维脉

40. 从十二经脉分出的最大分支称之为
A. 奇经八脉　B. 经别
C. 络脉　D. 皮部
E. 经筋

41. 具有约束骨骼，主司关节运动的是
A. 奇经八脉　B. 经别
C. 别络　D. 皮部
E. 经筋

42. 用梅花针进行局部叩刺治疗的理论基础是
A. 奇经八脉　B. 经别
C. 别络　D. 皮部
E. 经筋

43. 加强十二经脉表里两经在体表联系的是
A. 奇经八脉　B. 经别
C. 别络　D. 皮部
E. 经筋

44. 别络有
A. 12 条　B. 13 条
C. 8 条　D. 15 条
E. 14 条

45. 下列哪项不属于经脉的生理机能
A. 沟通联系　B. 感应传导
C. 运输渗灌　D. 气血化生
E. 双向调节

B1 型题

A. 冲脉　B. 任脉
C. 督脉　D. 带脉
E. 阴维脉
1. “总督一身阳经”的是
2. “总任诸阴”的是

A. 冲脉　B. 督脉
C. 任脉　D. 带脉
E. 阳维脉
3. 称为“五脏六腑之海”的经脉是
4. 具有约束纵行诸脉作用的经脉是

A. 足厥阴肝经　B. 足太阴脾经
C. 足少阴肾经　D. 足太阳膀胱经
E. 足少阳胆经
5. 起于足大趾爪甲后丛毛处的经脉是
6. 起于足小趾下，斜行足心的经脉是

A. 头面部　B. 面颊部
C. 侧头部　D. 头后部
E. 颠顶部
7. 手足阳明经分布于
8. 手足少阳经分布于

A. 手太阳小肠经　B. 手阳明大肠经
C. 足阳明胃经　D. 手少阳三焦经
E. 足少阳胆经
9. 其循行入上齿中的经脉是
10. 其循行入下齿中的经脉是

参考答案

A1 型题

1. D	2. E	3. C	4. B	5. C
6. E	7. E	8. C	9. A	10. B
11. D	12. A	13. B	14. D	15. A
16. E	17. D	18. C	19. B	20. A
21. E	22. C	23. D	24. A	25. E
26. C	27. E	28. C	29. D	30. B
31. B	32. A	33. E	34. E	35. A
36. A	37. A	38. C	39. D	40. B
41. E	42. D	43. C	44. D	45. D

B1 型题

1. C	2. B	3. A	4. D	5. A
6. C	7. A	8. C	9. C	10. B

第十一单元　体　质

A1 型题

1. 体质是指人体的
A. 身体素质　B. 心理素质
C. 身心特性　D. 遗传特质
E. 形态结构
2. 健康人的理想体质类型应是
A. 肥胖质　B. 偏阳质
C. 偏阴质　D. 阴阳平和质
E. 瘦小质
3. 嗜食肥甘厚味，易形成

A. 火旺体质　B. 痰湿体质
C. 气虚体质　D. 肝郁体质
E. 血瘀体质

4. 先天禀赋决定着体质的相对
A. 可变性　B. 连续性
C. 复杂性　D. 普遍性
E. 稳定性

5. 体质的构成是
A. 形态结构
B. 生理机能
C. 心理活动
D. 生理机能和心理活动的差异性
E. 形态结构、生理机能和心理活动的差异性

6. 反映体质的标志之一是
A. 体型　B. 体重
C. 体格　D. 体态
E. 体姿

7. 朱丹溪提出体型与发病的观点是
A. 肥人多火　B. 肥人多郁
C. 肥人多寒　D. 肥人多湿
E. 肥人多热

8. 下列哪项不属于体质的特点
A. 先天遗传性　B. 形神一体性
C. 相对稳定性　D. 不可预测性
E. 动态可变性

9. 体质形成的基础是
A. 后天营养　B. 先天禀赋
C. 饮食结构　D. 运动锻炼
E. 养生保健

10. 小儿的体质特点是
A. 气血郁滞　B. 代谢缓慢
C. 稚阴稚阳　D. 脏腑衰退
E. 阴阳失调

11. 过度劳作易形成
A. 痰湿体质　B. 瘀血体质
C. 虚性体质　D. 火热体质
E. 痰瘀体质

12. 素体津亏血耗者，易致邪从
A. 寒化　B. 实化
C. 虚化　D. 湿化
E. 燥化

参考答案

A1 型题

1. C　2. D　3. B　4. E　5. E
6. C　7. D　8. D　9. B　10. C
11. C　12. E

第十二单元　病　因

A1 型题

1. 六淫是指
A. 六气
B. 六气不及
C. 六种毒气
D. 六种外感病邪的统称
E. 风寒暑湿燥火

2. 下列各项非为六淫致病特点的是
A. 季节性　B. 环境性
C. 传染性　D. 外感性
E. 转化性

3. 被称为“百病之长”的是
A. 风邪　B. 寒邪
C. 暑邪　D. 湿邪

E. 燥邪

4. 易袭阳位，具有轻扬向上特性的邪气是

A. 暑邪　　B. 风邪

C. 火邪　　D. 燥邪

E. 寒邪

5. 致病最易出现发热、恶风、汗出症状的病邪是

A. 暑邪　　B. 火邪

C. 风邪　　D. 燥邪

E. 湿邪

6. 风邪伤人，病位移行无定处的特性是

A. 风性善行　　B. 风性数变

C. 风为阳邪　　D. 风性开泄

E. 风性轻扬

7. 六淫致病，具有动摇不定特点的邪气是

A. 寒邪　　B. 热邪

C. 暑邪　　D. 燥邪

E. 风邪

8. 其性开泄，易袭阳位的邪气是

A. 风邪　　B. 寒邪

C. 火邪　　D. 湿邪

E. 燥邪

9. 风邪的致病特点是

A. 易伤肌表　　B. 易伤津液

C. 易伤阳气　　D. 易袭阳位

E. 易致肿疡

10. 能够体现病邪致病具有发病急、变化快特点的是

A. 风为阳邪　　B. 风性轻扬

C. 风性善行　　D. 风性数变

E. 风性主动

11. 寒邪的性质和致病特点是

A. 易伤阳气　　B. 重浊，黏滞

C. 易于伤肺　　D. 病难速愈

E. 易伤津液

12. 肢体屈伸不利与寒邪性质和致病特点有关的是

A. 寒为阴邪，易伤阳气

B. 寒性凝滞，气血不畅

C. 寒伤肌表，肢体失于温养

D. 寒性收引，经脉拘急

E. 寒为阴邪，易袭阴位

13. 寒邪的性质和致病特点是

A. 凝滞　　B. 黏滞

C. 数变　　D. 重浊

E. 升散

14. 寒邪致病，多见疼痛症状的主要原因是

A. 寒为阴邪，伤阳失于温煦而痛

B. 寒性收引，气机收敛而疼痛

C. 寒主收引，经脉拘急而疼痛

D. 寒客肌表，卫阳被郁而疼痛

E. 寒性凝滞，气血阻滞而疼痛

15. 寒邪伤人，出现脘腹冷痛、呕吐等症的主要原因是

A. 寒性凝滞，气血不利

B. 寒为阴邪，易伤阳气

C. 寒性收引，气血凝滞

D. 寒性收引，经脉拘急

E. 寒为阴邪，易袭阴位

16. 六淫致病，容易引起冷痛的邪气是

A. 热邪　　B. 寒邪

C. 火邪　　D. 湿邪

E. 燥邪

17. 寒邪的性质和致病特点是

A. 其性重浊　　B. 其性黏滞

C. 其性干涩　　D. 其性趋下

E. 其性凝滞

18. 易袭人体阴位的邪气是

A. 风邪　　B. 寒邪

C. 暑邪　　D. 湿邪

E. 燥邪

19. 湿邪致病出现小便浑浊、大便不爽等症的主要原因是

A. 湿性重浊　　B. 湿为阴邪

C. 湿性黏滞　　D. 湿性趋下

E. 湿性困脾

20. 湿邪致病缠绵难愈的主要原因是
A. 湿为阴邪，易阻遏气机，病难速愈
B. 湿邪损伤阳气，病难速愈
C. 湿性黏滞，不易祛除，病难速愈
D. 湿性重浊，留滞于体内，病难速愈
E. 湿性趋下，易袭阴位，病难速愈

21. 易阻滞气机，损伤阳气的邪气是
A. 风邪　B. 热邪
C. 暑邪　D. 寒邪
E. 湿邪

22. 侵犯人体，阻滞经络，引发关节疼痛重着的邪气是
A. 暑邪　B. 热邪
C. 湿邪　D. 寒邪
E. 燥邪

23. 湿邪致病最易困阻的是
A. 心阳　B. 肺阳
C. 脾阳　D. 肝阳
E. 肾阳

24. 湿邪伤人易见尿少、水肿等症的主要原因是
A. 湿性趋下，易伤人体下部
B. 湿性重浊，分泌物阻滞不利
C. 湿邪外袭，困遏清阳
D. 湿性黏滞，排泄物涩滞不畅
E. 湿邪阻滞经络关节

25. 最易伤肺的邪气是
A. 风邪　B. 寒邪
C. 暑邪　D. 燥邪
E. 火邪

26. 六淫邪气中，最易伤津的是
A. 寒　B. 燥
C. 湿　D. 风
E. 疠气

27. 易于导致干咳少痰，或痰黏难咯，或喘息胸痛等症状的邪气是
A. 风邪　B. 寒邪
C. 暑邪　D. 燥邪
E. 湿邪

28. 火邪的性质和致病特点是
A. 为阳邪，其性升发向上
B. 为阳邪，其性轻扬开泄
C. 为阳邪，其性燔灼趋上
D. 为阳邪，多夹湿邪
E. 为阳邪，其性炎热

29. 常引起心烦失眠、狂躁妄动等症的邪气是
A. 风邪　B. 暑邪
C. 湿邪　D. 寒邪
E. 火邪

30. 最易生风动血的邪气是
A. 热邪　B. 暑邪
C. 燥邪　D. 风邪
E. 湿邪

31. 暑邪伤人出现气短乏力症状的主要原因是
A. 暑为阳邪，其性炎热
B. 暑邪伤人，损伤脾胃
C. 暑多夹湿，阻遏气机
D. 暑性升散，伤津耗气
E. 暑性升发，易扰心神

32. 暑邪伤人，常见胸闷、四肢困倦等症状的主要原因是
A. 暑邪夹湿，气阻湿滞
B. 暑性升散，汗多伤津，肢体失养
C. 暑性升散，伤津耗气
D. 暑性炎热，高热伤阴
E. 暑性升散，易扰心神

33. 暑、火、燥三邪的共同致病特点是
A. 纳少　B. 发热
C. 伤津　D. 动血
E. 生风

34. 疠气致病最重要的特点是
A. 病情重，预后差
B. 高热持续不退
C. 易伤津耗气

D. 易扰动心神
E. 传染性强

35. 常易使肝的疏泄功能失调的情志异常
A. 过喜　B. 过思
C. 过怒　D. 过恐
E. 过悲

36. 可导致心悸、惊恐不安的情志因素是
A. 过度愤怒　B. 喜乐过度
C. 过度悲忧　D. 突然受惊
E. 思虑过度

37. 七情内伤致病多损伤的脏腑是
A. 心、肝、脾　B. 心、肺、脾
C. 心、肝、肾　D. 心、肺、肝
E. 肺、脾、肾

38. 过怒常可影响的脏腑功能是
A. 呼吸功能　B. 藏血功能
C. 疏泄功能　D. 纳气功能
E. 运化功能

39. 过度恐惧对气机的影响是
A. 气消　B. 气结
C. 气上　D. 气下
E. 气乱

40. 过度悲伤对气机的影响是
A. 气消　B. 气结
C. 气上　D. 气下
E. 气乱

41. 过度愤怒对气机的影响是
A. 气消　B. 气结
C. 气上　D. 气下
E. 气乱

42. 暴喜过度，临床常见症状是
A. 神无所归，虑无所定
B. 心悸、失眠、健忘、多梦
C. 面红目赤
D. 精神不能集中，甚则失神狂乱
E. 意志消沉，面色惨淡

43. 下列情志异常可引起二便失禁的是
A. 过度悲忧　B. 过度恐惧
C. 思虑不解　D. 过度愤怒
E. 突然受惊

44. 思虑过度对气机的影响是
A. 气乱　B. 气陷
C. 气上　D. 气结
E. 气收

45. 惊悸不安，慌乱失措的情志内伤是
A. 喜则气缓　B. 怒则气上
C. 恐则气下　D. 悲则气消
E. 惊则气乱

46. 劳神过度，临床常见的症状是
A. 腰酸腿软，精神萎靡
B. 气少力衰，神疲消瘦
C. 心悸、失眠、纳呆、腹胀、便溏
D. 动则心悸，气喘汗出
E. 烦躁不安，神志失常

47. 久卧则
A. 伤气　B. 伤血
C. 伤肉　D. 伤筋
E. 伤骨

48. 最易导致脘腹胀满，嗳腐泛酸，厌食的因素是
A. 摄食不足　B. 饮食不洁
C. 暴饮暴食　D. 饮食偏寒偏热
E. 饮食五味偏嗜

49. 思虑过久，易致
A. 肝失疏泄　B. 心气紊乱
C. 脾失健运　D. 肺失宣肃
E. 肾失摄纳

50. 过食肥甘厚味，易于
A. 阻滞气机　B. 损伤胃肠
C. 化热生痰　D. 营养不良
E. 寒湿内生

51. 劳力过度主要伤及
A. 气　B. 血
C. 精　D. 神
E. 津液

52. 与水湿、痰饮形成关系密切的脏腑是

A. 心、肺、脾　B. 肺、脾、肝
C. 脾、肝、肾　D. 肝、肾、心
E. 肺、脾、肾

53. 瘀血所致疼痛的特点是
A. 胀痛　B. 窜痛
C. 灼痛　D. 刺痛
E. 重痛

54. 瘀血所致出血的特点是
A. 出血量多　B. 出血不畅
C. 出血夹有血块　D. 出血伴有疼痛
E. 出血量少

55. 饮在肠间的是
A. 痰饮　B. 悬饮
C. 溢饮　D. 支饮
E. 水饮

56. 饮在胸胁的是
A. 痰饮　B. 悬饮
C. 溢饮　D. 支饮
E. 水饮

57. 饮在皮肤的是
A. 痰饮　B. 悬饮
C. 溢饮　D. 支饮
E. 水饮

58. 在六淫中，独见于夏季的邪气是
A. 风邪　B. 寒邪
C. 暑邪　D. 湿邪
E. 火邪

59. 只有外感而无内生的邪气是
A. 寒邪　B. 湿邪
C. 燥邪　D. 暑邪
E. 火邪

60. 致病具有“一气一病”特征的邪气是
A. 风邪　B. 火邪
C. 疠气　D. 暑邪
E. 燥邪

B1 型题

A. 寒邪伤于脏腑　B. 寒邪伤于肌表
C. 寒邪伤于筋脉　D. 寒邪伤于血分
E. 寒邪伤于关节

1. “伤寒”是指
2. “中寒”是指

A. 风邪　B. 湿邪
C. 火邪　D. 燥邪
E. 暑邪

3. 六淫中最易导致肿疡的是
4. 六淫中最易导致出血的是

A. 开泄　B. 收引
C. 干涩　D. 重浊
E. 生风

5. 燥邪的性质是
6. 湿邪的性质是

A. 风邪　B. 寒邪
C. 湿邪　D. 燥邪
E. 火邪

7. 易致颜面肌肉抽掣的邪气是
8. 易致胸闷苔腻的邪气是

A. 风邪　B. 寒邪
C. 湿邪　D. 燥邪
E. 火邪

9. 易于阻遏气机的邪气是
10. 易于耗气伤津的邪气是

A. 肝脾　B. 肺脾
C. 心脾　D. 心肾
E. 肾精

11. 劳神过度主要伤及
12. 房劳过度主要伤及

A. 心　B. 肝
C. 脾　D. 肺
E. 肾

13. 恐伤
14. 忧伤

参考答案

A1 型题

1. D 2. C 3. A 4. B 5. C
6. A 7. E 8. A 9. D 10. D
11. A 12. D 13. A 14. E 15. B
16. B 17. E 18. D 19. A 20. C
21. E 22. C 23. C 24. A 25. D
26. B 27. D 28. C 29. E 30. A
31. D 32. A 33. C 34. E 35. C
36. D 37. A 38. C 39. D 40. A
41. C 42. D 43. B 44. D 45. E
46. C 47. A 48. C 49. C 50. C
51. A 52. E 53. D 54. C 55. A
56. B 57. C 58. C 59. D 60. C

B1 型题

1. B 2. A 3. C 4. C 5. C
6. D 7. A 8. C 9. C 10. E
11. C 12. E 13. E 14. D

第十三单元 发 病

A1 型题

1. 疾病发生的重要条件是
A. 邪气亢盛 B. 正气受损
C. 邪气不足 D. 正气不足
E. 正气抗邪
2. 疾病发生的内在根据是
A. 正气旺盛 B. 正气不足
C. 邪气伤害 D. 邪气亢盛
E. 邪气损正
3. 机体感受邪气，迅速发病，属于
A. 感而即发 B. 伏而后发
C. 徐发 D. 继发
E. 复发
4. 病邪侵入体内潜伏一定时间而发病，属于
A. 感而即发 B. 伏而后发
C. 徐发 D. 继发
E. 复发
5. 原有疾病再度发作或反复发作，属于
A. 感而即发 B. 伏而后发
C. 徐发 D. 继发
E. 复发
6. 肝病胁痛，黄疸，久治不愈，渐成“癥积”，属于
A. 感而即发 B. 伏而后发
C. 徐发 D. 继发
E. 复发
7. 湿邪为病，多为
A. 感而即发 B. 伏而后发
C. 徐发 D. 继发
E. 复发
8. 六淫致病，大多为
A. 感而即发 B. 伏而后发
C. 徐发 D. 继发
E. 复发
9. 疠气致病，多属于
A. 感而即发 B. 伏而后发
C. 徐发 D. 继发
E. 复发
10. 情志骤变致病，多为
A. 卒发 B. 伏而后发

C. 徐发　　D. 继发
E. 复发

11. 下列选项，一般不见于卒发的是
A. 中毒　　B. 暴怒
C. 思虑过度　　D. 新感外邪
E. 外伤

12. 下列选项致病多为徐发者
A. 疠气致病　　B. 六淫致病
C. 暴怒　　D. 思虑过度
E. 大悲

13. 下列选项不属于复发诱因的是
A. 劳复　　B. 正复
C. 食复　　D. 药复
E. 复感新邪

14. 下列选项不属于影响发病的主要因素是
A. 气候　　B. 体质
C. 地域　　D. 身高
E. 精神状态

15. 合病是指
A. 两经或两经以上同时受邪
B. 某一部位的证候未了，又出现另一部位的证候
C. 疾病再度发作
D. 在原发病的基础上又发生新的疾病
E. 复感新邪

B1 型题

A. 卒发　　B. 伏而后发
C. 徐发　　D. 继发
E. 复发

1. 艾滋病的发病，属于
2. 思虑过度为病，多属

A. 卒发　　B. 伏而后发
C. 徐发　　D. 继发
E. 复发

3. 破伤风发病，属于
4. 毒物伤及人体而迅即发病，属于

参考答案

A1 型题

1. A　2. B　3. A　4. B　5. E
6. D　7. C　8. A　9. A　10. A
11. C　12. D　13. B　14. D　15. A

B1 型题

1. B　2. C　3. B　4. A

第十四单元　病　机

A1 型题

1. 决定病证虚实变化的主要病机是
A. 脏腑的盛衰　　B. 阴精的盛衰
C. 气血的盛衰　　D. 正邪的盛衰
E. 阳气的盛衰

2. 邪正盛衰决定着
A. 病证的寒热　　B. 病位的表里
C. 气血的盛衰　　D. 病证的虚实
E. 病势的轻重

3. 实证常见于外感的
A. 病证末期　　B. 发病初期
C. 各个阶段　　D. 初期或中期
E. 病证中期

4. 虚证的概念是

A. 以正气不足，抗病能力低下为主的病理变化
B. 正气不足，邪气亢盛的病理变化
C. 邪气亢盛，正气日衰，脏腑机能减退的病理变化
D. 正虚邪恋的病理变化
E. 邪正相持的病理变化

5. 下列选项属虚证临床表现的是
A. 二便不通　B. 精神亢奋
C. 烦躁不宁　D. 二便失禁
E. 疼痛剧烈

6. 下列选项属实证临床表现的是
A. 二便不通　B. 神疲体倦
C. 五心烦热　D. 面容无华
E. 气短懒言

7. 下列选项属实证临床表现的是
A. 脉实有力　B. 二便失禁
C. 自汗盗汗　D. 疼痛喜按
E. 遗精早泄

8. 下列选项属病变虚实变化决定因素的是
A. 邪气亢盛与否
B. 正气旺盛与否
C. 脏腑功能的盛衰
D. 正邪力量的盛衰
E. 气血旺盛与否

9. “实”的病机是
A. 邪盛正衰同时存在
B. 邪气亢盛，正气未衰
C. 正气旺盛，抗邪有力
D. 正气旺盛，邪气不盛
E. 邪气已退，正气未复

10. “大实有羸状”的病机是
A. 由实转虚　B. 实中夹虚
C. 真实假虚　D. 真虚假实
E. 虚实夹杂

11. “至虚有盛候”的病机是
A. 实中兼虚　B. 虚中夹实
C. 虚实夹杂　D. 真实假虚
E. 真虚假实

12. “大实有羸状”的证候性质是
A. 实证　B. 虚证
C. 真虚假实证　D. 真实假虚证
E. 虚实夹杂证

13. 病势处于迁延状态的病机是
A. 邪正相持　B. 正虚邪恋
C. 邪盛正衰　D. 邪去正虚
E. 正盛邪退

14. 遗留某些后遗症的机制是
A. 正盛邪退　B. 邪去正虚
C. 邪盛正虚　D. 邪正相持
E. 正虚邪恋

15. 下列不属于阴阳失调病机的是
A. 阴阳偏盛　B. 阴阳偏衰
C. 气血不和　D. 阴阳互损
E. 阴阳格拒

16. 下列有关阴阳失调的叙述，其错误的是
A. 阳虚则寒，虚而有寒，以虚为主
B. 阴盛则寒，以寒为主，虚象明显
C. 阳气虚衰，气虚为基础
D. 阳气不足，多责脾肾之阳
E. 阳相对亢盛，多由阴虚

17. 阳偏盛的主要病机特点是
A. 脏腑机能障碍
B. 病理性代谢产物聚积
C. 机能抑制，代谢减退
D. 阴不制阳，阳气偏亢
E. 阳盛而阴未虚，实热内生

18. 阴偏盛的主要病机特点是
A. 阴液不足，阳气偏亢
B. 阳气亢盛，机能亢奋
C. 阳气亢盛，耗伤阴液
D. 阴寒于内，阳越于外
E. 阴盛而阳未虚，寒从中生

19. “阳胜则热”的证候性质是
A. 虚热证　B. 假热证
C. 实热证　D. 寒热错杂证

E. 真热假寒证

20. “阴胜则寒”的证候性质是

A. 假热证　B. 假寒证
C. 虚寒证　D. 实寒证
E. 寒热错杂证

21. 阳偏衰，表现为主的两脏是

A. 脾肾　B. 心肾
C. 肺肾　D. 肝肾
E. 心脾

22. 阴偏衰常表现于密切相关的脏腑是

A. 心与肾　B. 肺与脾
C. 脾与肾　D. 脾与肝
E. 肝与肾

23. 阴偏衰的主要病机是

A. 阳气亢盛，阴气受损
B. 阳热盛极，格阴于外
C. 阳热亢盛，消耗阴液
D. 阴液不足，阴不制阳
E. 阴液亏损，阳亦不足

24. 与阳偏衰关系最密切的脏腑是

A. 心包　B. 肺
C. 胆　D. 肝
E. 肾

25. 阴偏衰最不常见于

A. 胃　B. 肾
C. 胆　D. 心
E. 肝

26. 阴阳偏衰最为根本的脏腑是

A. 心　B. 肝
C. 肾　D. 脾
E. 肺

27. 阴损及阳是指

A. 阴液亏损，不能制阳
B. 阴盛于内，格阳于外
C. 阴虚阳无以生，阳气随之亏虚
D. 阴盛伤阳，阳气受损
E. 阴液不足，相对阳亢

28. 易发生阴阳互损的脏腑是

A. 心　B. 肝
C. 肾　D. 脾
E. 肺

29. 阴阳互损病机的理论基础是

A. 阴阳相互转化　B. 阴阳相互消长
C. 阴阳互根互用　D. 阴阳相互制约
E. 阴阳相互对立

30. 邪热内伏，反见四肢厥冷的病机是

A. 阳盛则阴病　B. 阴盛则寒
C. 阳虚则寒　D. 阴损及阳
E. 阳盛格阴

31. 真热假寒的病机是

A. 阴盛格阳　B. 阳盛格阴
C. 阳虚阴盛　D. 阴虚阳盛
E. 阴损及阳

32. 阴寒之邪壅盛于内，逼迫阳气浮越于外的病机是

A. 阴盛格阳　B. 阴损及阳
C. 阳盛格阴　D. 阳损及阴
E. 阴阳两盛

33. 阳盛格阴的证候是

A. 真热假寒证　B. 阴虚内热证
C. 真寒假热证　D. 阳虚内寒证
E. 寒热错杂证

34. 阴盛格阳的证候是

A. 真热假寒证　B. 真寒假热证
C. 实寒证　D. 实热证
E. 寒热错杂证

35. 与气虚病变形成密切相关的脏腑是

A. 心脾肾　B. 肺肝脾
C. 肺脾肾　D. 心肺肾
E. 肺肝肾

36. 与气陷病变密切相关的脏腑是

A. 心　B. 肺
C. 脾　D. 肝
E. 肾

37. 气逆病变多见于

A. 肝脾肾　B. 肺脾肾

C. 脾胃肾　D. 肺肝胃
E. 肺肝肾

38. 气的升发太过或下降不及，称之为
A. 气滞　B. 气闭
C. 气逆　D. 气陷
E. 气脱

39. 下列选项，非属气机失调的是
A. 气虚　B. 气陷
C. 气滞　D. 气逆
E. 气闭

40. 血虚病变多见的脏腑是
A. 心肺　B. 心脾
C. 心肾　D. 心肝
E. 肝肾

41. 阴寒内盛而出现热象者，其病变多为
A. 阴盛则阳病　B. 阴盛格阳
C. 阴盛阳衰　D. 阴损及阳
E. 阳盛则热

42. 重阴必阳的病机是
A. 阴盛格阳　B. 阳损及阴
C. 阳盛格阴　D. 由阴转阳
E. 由阳转阴

43. 亡阳迅速导致亡阴的主要病机是
A. 阳不生阴　B. 阳不摄阴
C. 阳损及阴　D. 由阳转阴
E. 重阳必阴

44. 亡阴迅速导致亡阳的主要病机是
A. 阴不生阳　B. 阳无所附
C. 阴损及阳　D. 由阴转阳
E. 重阴必阳

45. 内生五邪不包括下列哪项
A. 内寒　B. 内热
C. 内湿　D. 内风
E. 内暑

46. 内风的病机不包括下列哪项
A. 肝阳化风　B. 热极生风
C. 阴虚生风　D. 阳虚生风
E. 血虚生风

47. 手足蠕动，筋挛肉瞤，伴低热、舌光少津的病机是
A. 肝阳化风　B. 热极生风
C. 阴虚风动　D. 阳虚生风
E. 血虚生风

48. 与内寒的病机关系最密切的是
A. 肝肾阴虚　B. 脾肾阳虚
C. 心肝血虚　D. 肺脾气虚
E. 肺肾阳虚

49. 内生之湿多因
A. 肝虚　B. 肺虚
C. 心虚　D. 脾虚
E. 肾虚

50. 内燥多见于
A. 肝肺心　B. 脾肺肾
C. 肺胃大肠　D. 心肝脾
E. 心肝肾

51. 下列哪项不属于火热内生的病机
A. 气虚化火　B. 邪郁化火
C. 阴虚火旺　D. 阳盛化火
E. 五志过极化火

52. 外感病的基本传变形式是
A. 脏腑传变　B. 寒热传变
C. 表里传变　D. 上下传变
E. 阴阳传变

53. 温热病过程中由卫分直接深入营分，属于
A. 顺传　B. 脏传
C. 里传　D. 逆传
E. 腑传

B1 型题

A. 实证　B. 虚证
C. 虚实夹杂证　D. 真虚假实证
E. 真实假虚证

1. 正气不足，邪气亢盛的证候是
2. 邪气亢盛，正气不衰的证候是

A. 实证　　B. 虚证
C. 虚实夹杂证　　D. 真虚假实证
E. 真实假虚证

3. 正气不足，邪气已尽，易形成的证候是
4. 瘀血结聚，阻滞经络，易形成的证候是

A. 真寒假热证　　B. 真热假寒证
C. 虚寒证　　D. 虚热证
E. 阴阳两虚证

5. 阴盛格阳证属于
6. 阳盛格阴证属于

A. 实寒证　　B. 虚寒证
C. 虚热证　　D. 实热证
E. 寒热错杂证

7. 阳虚则寒的病证是
8. 阳胜则热的病证是

A. 实寒证　　B. 虚寒证
C. 虚热证　　D. 实热证
E. 寒热错杂证

9. 阴虚则热易致
10. 阴胜则盛易致

A. 阳偏盛　　B. 阴偏盛
C. 阳偏衰　　D. 阴偏衰
E. 阴阳两虚

11. 外感寒邪易致
12. 嗜食生冷易致

A. 阴盛则寒　　B. 阴损及阳
C. 阳虚则寒　　D. 阴盛格阳
E. 阳盛格阴

13. 邪热内盛，逼阴于外，易致
14. 阴寒内盛，逼阳于外，易致

A. 阴液不足，阳气偏亢
B. 阳热亢盛，阴液受损
C. 阴液骤失，阳无所附
D. 阳气不足，阴寒内盛
E. 阴邪为病，阳气受损

15. “阴胜则阳病”的含义是
16. “阳胜则阴病”的含义是

A. 阳盛则热　　B. 阴盛则寒
C. 阳虚则寒　　D. 阴虚则热
E. 阳损及阴

17. 阴液不足，不能制阳则为
18. 阳邪致病，阳气偏盛则为

A. 实热证　　B. 虚热证
C. 实寒证　　D. 虚寒证
E. 寒热错杂证

19. 阳偏盛所导致的证候是
20. 阳偏衰所导致的证候是

A. 虚寒证　　B. 虚热证
C. 实热证　　D. 假热证
E. 实寒证

21. 阴偏衰所形成的证候是
22. 阴偏盛所形成的证候是

A. 闷胀疼痛
B. 面红目赤
C. 少腹胀满重坠
D. 突然昏厥，不省人事
E. 汗出不止

23. 气脱病变，常见
24. 气滞病变，常见

A. 闷胀疼痛
B. 面红目赤
C. 少腹胀满重坠
D. 突然昏厥，不省人事
E. 汗出不止

25. 气闭可见

26. 气陷可见

A. 气逆　　B. 气滞
C. 气陷　　D. 气虚
E. 气脱

27. 气升举无力易于导致
28. 脏腑功能低下或衰退，易于导致

A. 气的升降失常
B. 气的外出受阻
C. 气虚至极而不内守
D. 元气耗损机能减退
E. 宗气不足推动无力

29. 气脱属
30. 气闭属

A. 元气耗损，功能衰退
B. 气机不畅，经气郁滞
C. 气机升降失常
D. 营卫虚损，肌表不固
E. 气的出入异常

31. 气闭与气脱的病机，是指
32. 气逆与气陷病机，是指

A. 血液不足，功能减退
B. 血行迟缓，涩滞不畅
C. 血分有热，迫血妄行
D. 气血失和，经脉失荣
E. 血随气逆，咯血呕血

33. 血热易致
34. 血瘀易致

A. 血液不足，功能减退
B. 血行迟缓，瘀阻停滞
C. 血分有热，血行加速
D. 气血失和，经脉失荣
E. 血随气逆，咯血呕血

35. 血虚是指
36. 血瘀是指

A. 刺痛难忍，固定不移
B. 头晕眼花，心悸怔忡
C. 闷胀疼痛
D. 胀痛刺痛
E. 面白乏力，皮下出血

37. 气滞可见
38. 气不摄血可见

参考答案

A1 型题

1. D　2. D　3. D　4. A　5. D
6. A　7. A　8. D　9. B　10. C
11. E　12. D　13. A　14. E　15. C
16. B　17. E　18. E　19. C　20. D
21. A　22. E　23. D　24. E　25. C
26. C　27. C　28. C　29. C　30. E
31. B　32. A　33. A　34. B　35. C
36. C　37. D　38. C　39. A　40. D
41. B　42. D　43. B　44. B　45. E
46. D　47. C　48. B　49. D　50. C
51. A　52. C　53. D

B1 型题

1. C　2. A　3. B　4. A　5. A
6. B　7. B　8. D　9. C　10. A
11. B　12. C　13. E　14. D　15. E
16. B　17. D　18. A　19. A　20. D
21. B　22. E　23. E　24. A　25. D
26. C　27. C　28. D　29. C　30. B
31. E　32. C　33. C　34. B　35. A
36. B　37. C　38. E

第十五单元　防治原则

A1 型题

1. 属于既病防变的是
A. 调摄精神　B. 锻炼身体
C. 起居有节　D. 药物预防
E. 早期诊治

2. 先安未受邪气之地属于
A. 治病求本　B. 急则治标
C. 未病先防　D. 既病防变
E. 因时制宜

3. 正治指的是
A. 正确的治疗法则
B. 顺从疾病的某些假象而治的法则
C. 逆其疾病证候性质而治的法则
D. 扶助正气的治疗法则
E. 祛除邪气的治疗法则

4. 属于正治的是
A. 热因热用　B. 以通治通
C. 热者寒之　D. 用热远热
E. 以补开塞

5. 属于正治的是
A. 以寒治寒　B. 热因热用
C. 用寒远寒　D. 以补开塞
E. 以寒治热

6. 反治法是
A. 顺从疾病本质而治
B. 逆其疾病本质而治
C. 逆其疾病现象而治
D. 顺从疾病假象而治
E. 反常的治疗方法

7. 属于反治的是
A. 寒者热之　B. 以寒治寒
C. 以寒治热　D. 以热治寒
E. 热者寒之

8. 虚则补之属于
A. 逆治法　B. 从治法
C. 治标法　D. 反治法
E. 治本法

9. 热者寒之属于
A. 正治法　B. 反治法
C. 治标法　D. 从治法
E. 治本法

10. 属于从治的是
A. 治热以寒　B. 寒者热之
C. 阳病治阴　D. 用热远热
E. 以通治通

11. 寒因寒用适用于
A. 真寒假热证　B. 表热里寒证
C. 真热假寒证　D. 寒热错杂证
E. 表寒里热证

12. 热因热用适用于
A. 实热证　B. 虚热证
C. 真热假寒证　D. 真寒假热证
E. 寒热错杂证

13. 塞因塞用适用于
A. 食滞腹泻　B. 肠热便结
C. 瘀血闭经　D. 脾虚腹胀
E. 热结旁流

14. 脾虚运化无力引起的腹部胀满，治疗应选用的法则是
A. 通因通用　B. 寒因寒用
C. 热因热用　D. 塞因塞用
E. 寒者热之

15. 瘀血引起的崩漏，治疗应选用的法则是
A. 塞因塞用　B. 通因通用

C. 补气摄血　　D. 清热凉血

E. 热者寒之

16. 下列选项应采用急则治其标的方法是

A. 二便不通　　B. 脾虚泄泻

C. 阳虚外寒　　D. 阴虚内热

E. 气血两亏

17. 对腹水臌胀应选用的治疗原则是

A. 治标　　B. 治本

C. 标本兼治　　D. 先治本后治标

E. 反治

18. 肺痨咳嗽，咳嗽不甚时应采取治疗法则的是

A. 治标　　B. 治本

C. 标本兼治　　D. 先治标后治本

E. 反治

19. 虚人感受外邪，其治疗应采用的法则是

A. 治标　　B. 治本

C. 标本兼治　　D. 先治本后治标

E. 反治

20. 《内经》指出，对大小便不利应采用的治疗法则是

A. 治标　　B. 治本

C. 标本兼治　　D. 先治本后治标

E. 反治

21. 扶正与祛邪兼用适用于

A. 邪气盛，正气未衰

B. 正气虚，邪气也不盛

C. 邪气盛，正气也虚

D. 邪盛正虚，但正气尚耐攻伐

E. 邪盛正虚，正气不耐攻伐

22. 用寒远寒，用热远热法则属于

A. 扶正祛邪　　B. 因地制宜

C. 因人制宜　　D. 因时制宜

E. 未病先防

23. 下列选项符合“用寒远寒”治疗法则的是

A. 阳虚之人慎用寒凉药物

B. 寒冬季节慎用寒凉药物

C. 阳虚证慎用寒凉药物

D. 寒热错杂证慎用寒凉药物

E. 寒热真假证慎用寒凉药物

24. 下列选项不属于“因人制宜”治则的是

A. 因性别不同而用药各异

B. 因居处环境不同而用药各异

C. 团体质不同而用药各异

D. 因年龄长幼不同而用药各异

E. 因生活习惯不同而用药各异

25. 《素问·五常政大论》所说“西北之气，散而寒之”，体现的原则是

A. 既病防变　　B. 治病求本

C. 因人制宜　　D. 因时制宜

E. 因地制宜

B1 型题

A. 治病求本　　B. 未病先防

C. 既病防变　　D. 因地制宜

E. 因时制宜

1. 调摄精神属于

2. 先安未受邪之地属于

A. 治病求本　　B. 未病先防

C. 既病防变　　D. 因地制宜

E. 因时制宜

3. 反治法属于

4. 正治法属于

A. 治病求本　　B. 未病先防

C. 既病防变　　D. 因地制宜

E. 因时制宜

5. 热因热用亦属于

6. 通因通用亦属于

A. 热因热用　　B. 寒因寒用

C. 塞因塞用　　D. 通因通用

E. 虚则补之

7. 对热结旁流应采用的治疗法则是
8. 对真寒假热应采用的治疗法则是

A. 正治　B. 从治
C. 标本兼治　D. 反治
E. 治标

9. 对大出血患者应采用的治疗法则是
10. 热病见热象应采用的治疗法则是

A. 急则治其标　B. 缓则治其本
C. 标本同治　D. 先扶正后祛邪
E. 先祛邪后扶正

11. 虚人感冒应选用的方法是
12. 二便不利应选用的方法是

A. 实证　B. 虚证
C. 虚实夹杂　D. 虚中夹实
E. 实中夹虚

13. 扶正法适用于
14. 祛邪法适用于

A. 因人制宜　B. 因时制宜
C. 因地制宜　D. 治未病
E. 扶助正气

15. 治病时考虑年龄属于
16. 用寒远寒，用热远热属于

A. 热因热用　B. 寒因寒用
C. 塞因塞用　D. 通因通用
E. 热者寒之

17. 用补益药治疗闭塞不通病症的法则是
18. 用热性药治疗假热病症的法则是

参考答案

A1 型题

1. E　2. D　3. C　4. C　5. E
6. D　7. B　8. A　9. A　10. E
11. C　12. D　13. D　14. D　15. B
16. A　17. A　18. B　19. C　20. A
21. C　22. D　23. B　24. B　25. E

B1 型题

1. B　2. C　3. A　4. A　5. A
6. A　7. D　8. A　9. E　10. A
11. C　12. A　13. B　14. A　15. A
16. B　17. C　18. A

第十六单元　养生与寿夭

A1 型题

1. 养生的原则不包括
A. 顺应自然　B. 形神兼养
C. 调养脾肾　D. 因人而宜
E. 饮食偏嗜

2. 《素问·上古天真论》中的“恬淡虚无”是指
A. 顺应自然　B. 外避邪气
C. 调摄精神　D. 劳逸结合
E. 饮食有节

3. 《灵枢·天年》中关于人体生命的产生是
A. 阴阳交感，万物化生
B. 以母为基，以父为楯
C. 天地氤氲，万物化生
D. 天地合气，命之曰人
E. 以母为楯，以父为基

4.《素问·上古天真论》中女子天癸至的年龄是

A. 二七　　B. 三七

C. 二八　　D. 三八

E. 四七

5. 根据《素问·上古天真论》所述以下何项不属于女子七七的生命特征

A. 地道不通　　B. 任脉虚

C. 太冲脉衰　　D. 胃气虚

E. 天癸竭

6.《素问·上古天真论》对人体生长发育起决定性作用的是

A. 脾气　　B. 肾气

C. 天癸　　D. 胃气

E. 肺气

7.《灵枢·天年》描述人体生命活动的进程和发展变化规律是以

A. 七岁为纪　　B. 八岁为纪

C. 十岁为纪　　D. 十二岁为纪

E. 十五岁为纪

8.《内经》中提出决定人之寿夭的基本因素是

A. 脏腑机能协调者寿

B. 饮食五味调和者寿

C. 锻炼身体者寿

D. 药物调养者寿

E. 药膳保健者寿

参考答案

A1 型题

1. E　2. C　3. B　4. A　5. D
6. B　7. C　8. A

中医诊断学

第一单元　绪　论

A 型题

1. 中医诊断的基本原则是
   A. 整体审察，四诊合参，病证结合
   B. 辨证求因，审因论治，脉症合参
   C. 司外揣内，见微知著，以常衡变
   D. 证候转化，病证结合，辨证求因
   E. 证候真假，证候错杂，四诊合参
2. 下列各项，属于中医诊断基本原则的是
   A. 审症求因　B. 四诊合参
   C. 司外揣内　D. 治病求本
   E. 脏腑经络
3. 下列各项，属于中医诊断基本原则的是
   A. 整体审察　B. 司外揣内
   C. 辨病论治　D. 辨证论治
   E. 望闻问切

参考答案

1. A　2. B　3. A

第二单元　望　诊

A 型题

1. 下列各项，不属于得神表现的是
   A. 目光精彩　B. 神志清楚
   C. 颧赤如妆　D. 面色荣润
   E. 呼吸调匀
2. 下列各项，不属于失神表现的是
   A. 神志昏迷　B. 形羸色败
   C. 呼吸微弱　D. 目无精彩
   E. 壮热面赤
3. 病人表现为得神提示的是
   A. 痰迷心窍，或痰火扰心，精神失常
   B. 精气充足，体健神旺
   C. 精气大伤，机能衰减，或邪气亢盛，功能障碍
   D. 精气不足，机能减退
   E. 精气衰竭，阴不敛阳，虚阳外越
4. 神气不足的表现是
   A. 形体羸瘦　B. 精神不振
   C. 两目晦暗　D. 面色无华
   E. 动作艰难

5. 下列各项，不是精亏神衰失神表现的是
A. 动作艰难　B. 呼吸气微
C. 肌肉瘦削　D. 神昏谵语
E. 面色无华

6. 区别假神与病情好转的最主要依据是
A. 突然神识清醒，目光转亮
B. 局部症状好转与整体病情恶化不相符合
C. 欲进饮食，想见亲人
D. 面色无华，两颧泛红如妆
E. 言语不休，语声清亮

7. 病人表现为假神的临床意义是
A. 脏腑虚衰，功能低下
B. 阴盛于内，格阳于外
C. 气血不足，精神亏损
D. 精气衰竭，虚阳外越
E. 机体阴阳严重失调

8. 病人表情淡漠，神识痴呆，喃喃自语，哭笑无常属于
A. 狂病　B. 脏躁
C. 痫病　D. 惊风
E. 癫病

9. 病人狂躁妄动，胡言乱语，少寐多梦，打人毁物，不避亲疏属
A. 狂病　B. 脏躁
C. 痫病　D. 惊风
E. 癫病

10. 病人表情淡漠，神识痴呆，喃喃自语，哭笑无常，悲观失望，其临床意义是
A. 温病邪热入于心包
B. 阳明热盛，扰乱神明
C. 肝风挟痰，蒙蔽清窍
D. 痰气郁结，蒙蔽心神
E. 气郁化火，痰火扰心

11. 下列各项，属痫病表现的是
A. 精神痴呆，喃喃自语
B. 突然昏倒，口吐涎沫
C. 烦躁不安，神昏谵语
D. 精神不振，健忘嗜睡
E. 疯狂怒骂，打人毁物

12. 下列各项不属于邪盛神乱失神表现的是
A. 撮空理线　B. 循衣摸床
C. 两手握固　D. 呼吸气微
E. 高热神昏

13. 病人言语失伦，瞳神呆滞，面色晦暗，反应迟钝属于
A. 假神　B. 失神
C. 精神异常　D. 神气不足
E. 无神

14. 午后颧红的临床意义是
A. 真寒假热　B. 阴虚内热
C. 外感风热　D. 气虚发热
E. 阳明实热

15. 小儿鼻柱、眉间及口唇四周青紫的临床意义是
A. 肝脾不调　B. 瘀血内阻
C. 小儿惊风　D. 疼痛剧烈
E. 寒凝气滞

16. 下列各项，不属于黑色所主病证的是
A. 寒证　B. 水饮
C. 瘀血　D. 肾虚
E. 脾虚

17. 面色黧黑，肌肤甲错的临床意义是
A. 痛证　B. 水饮
C. 寒证　D. 瘀血
E. 肾虚

18. 脾胃气虚的面色表现是
A. 面色青灰　B. 面色萎黄
C. 面目一身俱黄　D. 面色青黄
E. 面黄虚浮

19. 满面通红的临床意义是
A. 真寒假热　B. 虚阳上越
C. 邪热亢盛　D. 阴虚火旺
E. 阳气暴脱

20. 阳气暴脱病人的面色表现是
A. 面色青黑　B. 面色淡白

C. 面色苍白　　D. 面色青紫
E. 面白无华

21. 下列各项，不属于面色发黑临床意义的是
A. 血瘀　　B. 痰浊
C. 肾虚　　D. 寒证
E. 水饮

22. 下列各项，不属于面色发青临床意义的是
A. 血瘀　　B. 寒证
C. 惊风　　D. 痰饮
E. 痛证

23. 病人面色淡白无华，唇舌色淡多属于
A. 阳气暴脱　　B. 血虚
C. 阳虚　　D. 阳虚水泛
E. 气虚

24. 病人面色白虚浮多属
A. 阳气暴脱　　B. 血虚
C. 阳虚　　D. 阳虚水泛
E. 气虚

25. 阳气暴脱的病人多表现
A. 面色青黑　　B. 面色白
C. 面色白虚浮　　D. 面色苍白
E. 面色淡白无华

26. 一般面色白不见于以下何证
A. 亡阳证　　B. 血虚证
C. 阴虚证　　D. 阳虚证
E. 气虚证

27. 下列何种病人多见面黄虚浮
A. 阴黄　　B. 脾虚湿蕴
C. 肝脾不调　　D. 阳黄
E. 脾胃气虚

28. 下列各项，多见面目一身俱黄、色鲜明如橘皮色的是
A. 脾胃气虚　　B. 脾虚湿蕴
C. 肝脾不调　　D. 阳黄
E. 阴黄

29. 不会出现面黄的是
A. 阴黄　　B. 脾虚湿蕴
C. 阳黄　　D. 脾胃气虚
E. 肾虚

30. 面色苍白时而泛红如妆可见于
A. 亡阳证　　B. 阴虚证
C. 肝胆湿热　　D. 戴阳证
E. 实热证

31. 下列各项不属于面赤临床意义的是
A. 肝火上炎　　B. 阴虚证
C. 戴阳证　　D. 实热证
E. 肾精久耗

32. 面色黄而无华，两目不黄属于
A. 焦黄　　B. 阳黄
C. 萎黄　　D. 淡黄
E. 阴黄

33. 肾精久耗，阴虚火旺病人的面色可见
A. 面色黧黑，肌肤甲错
B. 面黑干焦
C. 眼眶周围发黑
D. 面色青黑
E. 面黑暗淡

34. 可见面黑表现的是
A. 惊风　　B. 湿热
C. 风湿　　D. 水饮
E. 热极

35. 人的面色随着四季时令的不同而变化，按照五行理论，夏季面色应
A. 稍黑　　B. 稍红
C. 稍黄　　D. 稍白
E. 稍青

36. 根据阴阳五行和脏象学说理论，五脏应五色，白色内应
A. 肾　　B. 心
C. 脾　　D. 肺
E. 肝

37. 下列各项，不属病色的是
A. 面色红赤　　B. 面青颊赤
C. 面色淡白　　D. 红黄隐隐

E. 面黄虚浮

38. 下列各项，不是常色表现的是

A. 面色长夏稍黄　B. 面色明润含蓄

C. 面色隐约微黄　D. 面色红黄隐隐

E. 面色潮红娇嫩

39. 下列各项，都属于正常生理现象的是

A. 主色与客色　B. 主色与善色

C. 善色与恶色　D. 客色与善色

E. 常色与善色

40. 面现青色的临床意义是

A. 寒凝气滞，经脉瘀阻

B. 心脾气血虚，气血虚衰

C. 脾失健运，水湿内停

D. 肾阳虚衰，水饮不化

E. 邪热亢盛，血色上荣

41. 出现戴阳证的临床意义是

A. 阴虚火旺　B. 虚阳浮越

C. 脏腑实热　D. 外感风热

E. 阴虚内热

42. 面黄虚浮，称为

A. 黄胖　B. 苍黄

C. 阳黄　D. 阴黄

E. 萎黄

43. 下列各项，不属于白色主病的是

A. 夺气　B. 寒证

C. 水饮　D. 脱血

E. 虚证

44. 下列各项，是青色和黑色共同所主之病证的是

A. 寒证　B. 惊风

C. 水饮　D. 肾虚

E. 气滞

45. 虚证病人少见

A. 面色嫩红　B. 满面通红

C. 面色淡白　D. 面色萎黄

E. 面色黧黑

46. 形盛气衰的表现是

A. 体胖能食，肌肉坚实

B. 体胖食少，神疲乏力

C. 形瘦能食，舌红苔黄

D. 形瘦颧红，皮肤干焦

E. 卧床不起，骨瘦如柴

47. 病人卧时向外，躁动不安属

A. 阳证　B. 阴证

C. 寒证　D. 虚证

E. 虚寒证

48. 病人但卧不能坐，坐则晕眩属

A. 哮病　B. 肺胀

C. 肝阳化风　D. 痰饮停肺

E. 水气凌心

49. 病人肢体软弱，行动不便属

A. 瘫痪　B. 痹病

C. 痿病　D. 痫病

E. 中风后遗症

50. 病人体胖能食，肌肉坚实者多为

A. 形气有余　B. 形气不足

C. 胃火亢盛　D. 阴虚火旺

E. 形盛气虚

51. 阴虚的表现是

A. 形瘦气短，头晕眼花

B. 形瘦食少，舌淡苔白

C. 形瘦颧红，皮肤干皱

D. 卧床不起，骨瘦如柴

E. 形瘦能食，舌红苔黄

52. 形瘦食多属

A. 形盛气虚　B. 形气有余

C. 阴虚火旺　D. 胃火亢盛

E. 脏腑精气衰竭

53. 胃火亢盛可表现为

A. 形瘦食少，舌淡苔白

B. 卧床不起，骨瘦如柴

C. 形瘦颧红，皮肤干焦

D. 形瘦能食，舌红苔黄

E. 形瘦气短，头晕眼花

54. 不耐久站，欲倚他物多见于

A. 胃火亢盛　B. 形盛气虚

C. 阴虚火旺 D. 气虚血衰
E. 形盛气弱

55. 肺气壅滞多表现为
A. 坐而仰首
B. 神倦俯卧
C. 但卧不得坐，坐则昏眩
D. 蜷卧缩足，喜加衣被
E. 坐而喜俯

56. 卧不能坐，坐则晕眩多为
A. 肺气壅滞 B. 脱血夺气
C. 肺虚少气 D. 体弱气虚
E. 中气下陷

57. 坐而喜俯者多为
A. 肺气壅滞 B. 体弱气虚
C. 咳喘肺胀 D. 水饮内停气逆
E. 肝火上炎

58. 阳证、热证、实证表现为
A. 蜷卧缩足，喜加衣被
B. 卧时面常向外，身轻自能转侧
C. 但卧不得坐、坐则昏眩
D. 卧时面常向内，身重不能转侧
E. 喜静懒动，动之觉舒

59. 阴证、寒证、虚证表现为
A. 卧时面常向内，身重不能转侧
B. 卧时面常向外，身轻自能转侧
C. 但坐不得卧，卧则气逆
D. 神昏谵语，鼾声不止
E. 仰卧伸足，掀去衣被

60. “肥人多痰”是指
A. 形盛有余 B. 形体健壮
C. 形盛气虚 D. 骨骼粗大
E. 肌肉充实

61. “中焦有火”的表现是
A. 形瘦少食 B. 形体消瘦
C. 形瘦多食 D. 胸廓狭窄
E. 皮肤枯槁

62. 下列各项，不是病色的特征是
A. 鲜明暴露 B. 晦暗枯槁
C. 不应时应位 D. 某色独见
E. 因季节因素而变

63. 下列各项，不是面肿临床意义的是
A. 肺失宣降 B. 脾肾阳虚
C. 水湿泛滥 D. 心肾阳虚
E. 肺肾阴虚

64. 手足软弱无力，行动不灵而无痛者为
A. 痫证 B. 偏枯
C. 痿证 D. 痹证
E. 偏瘫

65. 手足蠕动多属于
A. 热极生风 B. 虚风内动
C. 狂犬病 D. 痫证
E. 破伤风

66. 卒然昏倒，不省人事，半身不遂，此属
A. 中风 B. 厥证
C. 中暑 D. 痫证
E. 瘫痪

67. 头发成斑片状脱落的临床意义是
A. 气血两虚 B. 肾精亏损
C. 久病体弱 D. 血虚受风
E. 血热

68. 小儿发结如穗，枯黄稀疏属于
A. 血热 B. 疳积
C. 先天不足 D. 肾精亏损
E. 血虚

69. 按“五轮学说”上、下眼睑所属脏腑是
A. 肺 B. 心
C. 脾 D. 肝
E. 肾

70. 按“五轮学说”之两目白睛是
A. 风轮 B. 血轮
C. 肉轮 D. 气轮
E. 水轮

71. 全目赤肿的病因是
A. 心脾积热 B. 肝经风热
C. 脾胃湿热 D. 肺热壅盛
E. 肾经虚火

72. 久病重病眼窝深陷，甚则视不见人，其临床意义是

A. 气血两虚 B. 吐泻伤津
C. 阴阳竭绝 D. 邪热炽盛
E. 肝肾阴亏

73. 小儿昏睡露睛的临床意义是

A. 肝胆火炽 B. 肺经郁热
C. 肾精不足 D. 心阴亏损
E. 脾胃虚衰

74. 新生儿脐风，上下口唇紧聚称为

A. 口㖞 B. 口撮
C. 口噤 D. 口振
E. 口动

75. 口腔肌膜灰白色小溃疡，周围红晕，局部灼痛者称为

A. 口疮 B. 鹅口疮
C. 口糜 D. 口撮
E. 口㖞

76. 瞳孔缩小可见于

A. 颅脑外伤 B. 青风内障
C. 颅内肿瘤 D. 川乌中毒
E. 杏仁中毒

77. 唇色深红是因

A. 煤气中毒 B. 热盛
C. 胃气充足 D. 血瘀
E. 寒凝血脉

78. 唇边生疮，红肿疼痛是因

A. 阴虚火旺 B. 燥热津伤
C. 心脾积热 D. 胃火亢盛
E. 肺热炽盛

79. 患者双侧瞳孔散大属

A. 颅脑外伤 B. 肝火上炎
C. 颅内肿瘤 D. 绿风内障
E. 有机磷中毒

80. 牙龈红肿疼痛而兼出血是因

A. 胃火上炎 B. 脾不统血
C. 肾虚火旺 D. 胃阴不足
E. 脾肾气虚

81. 温病牙齿光燥如石是因

A. 胃阴不足 B. 阳明热盛
C. 肾阴枯竭 D. 胃肾阴虚
E. 肺阴亏虚

82. 咽部溃烂成片或凹陷是因

A. 肺胃热盛 B. 肺胃热轻
C. 肺胃热毒 D. 阴虚火旺
E. 痰浊凝聚

83. 病人发黄干枯，稀疏易落的临床意义是

A. 精血不足 B. 肾虚或血热
C. 血虚受风 D. 疳积
E. 禀赋所致

84. 病人一侧或两侧腮部以耳垂为中心肿起，边缘不清，按之柔韧者，临床意义是

A. 托腮痈 B. 抱头火丹
C. 痄腮 D. 发颐
E. 腮肿

85. 根据五轮学说，瞳仁属

A. 肺 B. 心
C. 脾 D. 肝
E. 肾

86. 根据五轮学说，黑睛属

A. 肺 B. 心
C. 脾 D. 肝
E. 肾

87. 根据五轮学说，白睛属

A. 脾 B. 肺
C. 心 D. 肝
E. 肾

88. 根据五轮学说，两眦血络属

A. 心 B. 脾
C. 肺 D. 肝
E. 肾

89. 病人目胞浮肿的临床意义是

A. 水肿病
B. 肝胆火炽
C. 吐泻伤津或气血不足
D. 肾精耗竭

E. 脾胃虚衰

90. 病人眼窝凹陷的临床意义是

A. 水肿病

B. 吐泻伤津或气血不足

C. 肾精耗竭

D. 肝胆火炽

E. 脾胃虚衰

91. 下列各项，多见于血瘀证唇色的是

A. 樱红　　B. 淡白

C. 深红　　D. 青紫

E. 青黑

92. 下列各项，口闭而难开、牙关紧闭属于

A. 口噤　　B. 口僻

C. 口撮　　D. 口振

E. 口动

93. 下列各项，口角向一侧歪斜的是

A. 口撮　　B. 口噤

C. 口僻　　D. 口振

E. 口动

94. 下列各项，病人战栗鼓颔，口唇振摇的是

A. 口僻　　B. 口撮

C. 口噤　　D. 口振

E. 口动

95. 牙齿燥如枯骨的临床意义是

A. 阳明热甚，津液大伤

B. 胃阴已伤

C. 肾阴枯竭，精不上荣

D. 肾虚，虚火上炎

E. 肝阳上亢

96. 眼胞皮红湿烂，是

A. 脾火　　B. 心火

C. 肺火　　D. 胃火

E. 肝胆湿热

97. 肝在五轮学说中为

A. 气轮　　B. 风轮

C. 水轮　　D. 血轮

E. 肉轮

98. 肺在五轮学说中为

A. 风轮　　B. 水轮

C. 气轮　　D. 血轮

E. 肉轮

99. 齿缝出血，不痛不红微肿者的临床意义是

A. 肾火伤络　　B. 血热证

C. 心火亢盛　　D. 胃火盛

E. 肝胆热盛

100. 咽喉色鲜红娇嫩，肿痛不甚者的临床意义是

A. 痰湿停滞　　B. 肺胃积热

C. 寒凝咽喉　　D. 阴虚火旺

E. 胃中有热

101. 咽喉漫肿，色淡红者的临床意义是

A. 肾火上炎　　B. 肺胃积热

C. 阳虚火浮　　D. 痰湿凝聚

E. 胃火上攻

102. 突然出现片状脱发的临床意义是

A. 精血不足　　B. 血虚受风

C. 肾虚　　D. 阴虚火旺

E. 津液亏损

103. 手足蠕动的临床意义是

A. 热极生风　　B. 血虚生风

C. 阴虚动风　　D. 寒凝筋脉

E. 肝阳化风

104. 斑与疹的主要区别是

A. 是否时现时隐　　B. 是否色红成片

C. 是否抚之碍手　　D. 是否压之褪色

E. 是否伴有身热

105. 不属于疹的表现的是

A. 点小如粟　　B. 色红

C. 高出皮肤　　D. 抚之碍手

E. 压之不褪色

106. 不属于斑的表现的是

A. 点大成片　　B. 色深红或青紫

C. 平铺于皮肤　　D. 抚之碍手

E. 压之不褪色

107. 下列各项，不属于斑的特点的是
A. 点大成片　B. 色红
C. 平摊于皮肤　D. 擦破流水
E. 摸不应手

108. 外感热病中出现斑疹的临床意义是
A. 气不摄血　B. 热毒内盛
C. 营血热炽　D. 肝火动血
E. 痰湿阻于血络

109. 咯痰白滑，量多易出者，属
A. 燥痰　B. 寒痰
C. 热痰　D. 湿痰
E. 肺痈之痰

110. 咯痰白而清稀者属
A. 寒痰　B. 燥痰
C. 湿痰　D. 热痰
E. 肺痈之痰

111. 鼻流浊涕，质稠量多，气味腥臭的临床意义是
A. 外感风热　B. 湿热蕴阻
C. 外感风寒　D. 风寒束肺
E. 燥邪犯肺

112. 小儿食指络脉偏红的临床意义是
A. 疳积　B. 里热
C. 表证　D. 疼痛
E. 惊风

113. 小儿食指络脉紫黑的临床意义是
A. 实寒证　B. 实热证
C. 虚热证　D. 血虚证
E. 血络闭郁

114. 小儿食指络脉浮露的临床意义是
A. 惊风　B. 外感表证
C. 疳积　D. 脾虚证
E. 内伤里证

115. 小儿食指络脉紫红的临床意义是
A. 外感表证　B. 里实热证
C. 血络闭郁　D. 痛证
E. 惊风

116. 小儿食指络脉色青的临床意义是
A. 里实热证　B. 外感表证
C. 痛证惊风　D. 血络闭郁
E. 脾虚疳积

117. 小儿食指络脉达于气关的临床意义是
A. 邪气入络　B. 邪气入经
C. 病情凶险　D. 邪入脏腑
E. 外感初起

118. 小儿食指络脉透关射甲的临床意义是
A. 邪气入经　B. 邪气入络
C. 邪入脏腑　D. 邪深病重
E. 病情凶险

119. 湿痰的特点是
A. 痰黄黏稠有块　B. 痰白清稀
C. 痰少而黏难咯　D. 脓血痰味腥臭
E. 痰白量多易咯

120. 小儿食指络脉显于风关的临床意义是
A. 正常表现
B. 邪气入络，邪浅病轻
C. 病情凶险，预后不良
D. 邪入脏腑，病情严重
E. 邪气入经，邪深病重

121. 小儿食指络脉达于命关的临床意义是
A. 正常表现
B. 邪气入经，邪深病重
C. 邪气入络，邪浅病轻
D. 邪入脏腑，病情严重
E. 病情凶险，预后不良

122. 小儿食指络脉沉隐的临床意义是
A. 表证　B. 里证
C. 实证　D. 虚证
E. 热证

123. 小儿食指络脉淡白的临床意义是
A. 里实热证　B. 外感表证
C. 痛证惊风　D. 血络郁闭
E. 脾虚疳积

124. 望小儿络脉，“透关射甲”是指
A. 风关透至气关　B. 显于风关
C. 风关透至命关　D. 直达指端

E. 在风关与气关之间

125. 痰白而清稀，或有灰黑点的临床意义是
A. 湿痰　B. 寒痰
C. 燥痰　D. 热痰
E. 风痰

126. 邪热犯胃而致呕吐，呕吐物的特点是
A. 呕吐物清稀　B. 呕吐物酸臭
C. 伴食物残渣　D. 伴暗红色血
E. 呕吐黄绿苦水

127. 不属于神乱常见临床表现的是
A. 焦虑恐惧　B. 狂躁不安
C. 淡漠痴呆　D. 猝然昏倒
E. 倦怠乏力

128. 精神萎靡，意识模糊，反应迟钝，面色无华，目无精彩，呼吸微弱，或喘促无力，动作艰难，属于
A. 精亏神衰　B. 邪盛神乱
C. 假神　D. 少神
E. 神乱

129. 久病患者，本已神昏，突然神识清楚，想见亲人，言语不休，但精神烦躁不安，属于
A. 精亏神衰　B. 邪盛神乱
C. 假神　D. 少神
E. 神乱

130. 神昏谵语，躁扰不宁，循衣摸床，撮空理线，属于
A. 精亏神衰　B. 邪盛神乱
C. 假神　D. 少神
E. 神乱

131. 病色大致可以分成的五种是
A. 赤白黄青黑　B. 赤白黄青紫
C. 灰白黄青黑　D. 赤白淡青黑
E. 灰白黄青紫

132. 病色的特点是
A. 晦暗，红黄隐隐
B. 晦暗，暴露
C. 晦暗，含蓄
D. 红黄隐隐，无光泽
E. 红黄隐隐，枯槁

133. 面色青黄多见于
A. 肝脾不调
B. 小儿惊风或惊风先兆
C. 寒盛，疼痛
D. 心阳暴脱，心血瘀阻
E. 脾虚湿盛

134. 面目一身俱黄，晦暗如烟熏者的临床意义是
A. 湿热熏蒸　B. 脾虚湿盛
C. 脾胃气虚　D. 肾虚水饮
E. 寒湿郁阻

135. 下列各项，不属于体强临床表现的是
A. 胸廓宽厚　B. 肌肉充实
C. 皮肤滑润　D. 食欲旺盛
E. 筋细骨弱

136. 下列各项，体弱的临床意义是
A. 容易患病，且病后预后较差
B. 容易患病，但病后预后较好
C. 不易患病，但病后预后较差
D. 不易患病，即使病后亦预后较好
E. 不易患病，但患病即成重症

137. 坐而喜俯，少气懒言的临床意义是
A. 气血俱虚　B. 精神衰败
C. 体弱气虚　D. 中焦有寒
E. 水饮内停

138. 不属于咳逆倚息不得卧，卧则气逆的临床意义是
A. 肺气壅塞　B. 心阳不足
C. 水气凌心　D. 中气虚弱
E. 肺有伏饮

139. 青少年白发，且伴有失眠健忘的临床意义是
A. 劳神伤血　B. 肾虚
C. 肝阴亏虚　D. 脾肾阳虚
E. 阳明热盛

140. 黄疸的主要标志是
A. 白睛发黄　B. 黑睛发黄

C. 目胞发黄　D. 血络发黄
E. 眼球突出

141. 睡眠露睛的表现是
A. 两眼固定，不能转动
B. 昏昏欲睡，睡后胞睑未闭，而睛珠外露
C. 胞睑无力张开，而上睑下垂
D. 睑缘肿起结节
E. 目胞浮肿

142. 口撮的临床意义是
A. 肺气将绝　B. 心脾积热
C. 脾虚生风　D. 阳虚寒盛
E. 小儿脐风

143. 丹毒发于头面者称为
A. 赤游丹　B. 流火
C. 抱头火丹　D. 白驳风
E. 瘾疹

144. 丹毒发于小腿者称为
A. 赤游丹　B. 流火
C. 抱头火丹　D. 白驳风
E. 瘾疹

145. 湿疹的临床意义是
A. 湿热蕴结，复感风邪，郁于肌肤所致
B. 外感湿热，郁于肌肤，汗出不彻而发
C. 外感风邪或过敏所致
D. 外感风热或肺胃蕴热上熏所致
E. 外感火毒，或肝经湿热，浸淫肌肤

146. 患部形小而圆，红肿热痛不甚，根浅脓出即愈者称为
A. 痈　B. 疽
C. 疔　D. 疖
E. 疮

147. 小儿惊风的指纹表现是
A. 食指络脉偏红　B. 食指络脉紫红
C. 食指络脉青色　D. 食指络脉淡白
E. 食指络脉紫黑

148. 小儿血络郁闭的食指络脉表现是
A. 食指络脉偏红　B. 食指络脉紫红
C. 食指络脉青色　D. 食指络脉淡白
E. 食指络脉紫黑

149. 下列各项，不属于小儿病理食指络脉主要观察内容的是
A. 纹位　B. 纹态
C. 纹色　D. 纹形
E. 纹质

150. 寒盛、痛剧的临床表现是
A. 面色淡青
B. 面色青灰
C. 面色与口唇青紫
D. 面色青黄
E. 眉间、鼻柱、唇周色青

B 型题

A. 正气未伤，精气未衰
B. 正气不足，神气不旺
C. 精亏气损神衰
D. 精充气足神旺
E. 阴阳离决的危候

1. 假神的临床意义是
2. 失神的临床意义是

A. 面色荣润，目光精彩
B. 精神不振，健忘嗜睡
C. 精神萎靡，两目晦暗
D. 淡漠寡言，闷闷不乐
E. 焦虑不安，心悸气促

3. 失神的表现是
4. 得神的表现是

A. 形体羸瘦，精神萎靡
B. 神识清醒，颧赤如妆
C. 神昏谵语，循衣摸床
D. 精神不振，倦怠乏力

E. 神志清楚，两目精彩

5. 邪盛神乱的表现是
6. 少神的表现是
7. 假神的表现是

A. 正气不足，神气不旺
B. 精充气足神旺，或虽病精气未伤
C. 精气大伤，机能衰减
D. 热扰神明，邪陷心包
E. 精气衰竭，阴不敛阳，虚阳浮越

8. 假神的表现提示
9. 精亏神衰的表现提示

A. 青色、赤色　　B. 青色、黑色
C. 黄色、黑色　　D. 赤色、白色
E. 赤色、黑色

10. 主瘀血证的面色有
11. 主水湿内停证的面色有

A. 阳气不足　　B. 营血亏虚
C. 阳气暴脱　　D. 虚阳上越
E. 中寒腹痛

12. 面色淡白无华的临床意义是
13. 面色㿠白的临床意义是

A. 客色　　B. 常色
C. 恶色　　D. 善色
E. 主色

14. 人之种族皮肤的正常色泽，称为
15. 病人面有光泽，称为
16. 随季节气候不同而微有相应变化的正常肤色，称为
17. 病人面色枯槁晦暗，称为

A. 面白浮肿　　B. 面色苍黄
C. 面黄虚浮　　D. 面目黄而鲜明
E. 面目黄而晦暗

18. 阳虚水泛的病人多表现为
19. 阴黄病人多表现为

A. 面黑焦干　　B. 面唇青紫
C. 面青脉微　　D. 面色暗淡
E. 眉间、唇周发青

20. 心阳虚衰，血行瘀阻的病人多表现为
21. 心阳暴脱，心血瘀阻的病人多表现为
22. 小儿惊风多表现为

A. 面色暗淡
B. 面色萎黄
C. 眼周发黑
D. 面色黧黑，肌肤甲错
E. 面色青黄

23. 肾阳虚病人多表现为
24. 肾虚水饮或寒湿带下的病人多表现为
25. 血瘀日久的病人多表现为

A. 病色　　B. 主色
C. 客色　　D. 常色
E. 善色

26. 其面色、肤色一生不变的称为
27. 其面色随气候生活条件的改变而改变的称为

A. 阳气不足　　B. 营血亏损
C. 阳气暴脱　　D. 虚阳上越
E. 肺胃虚寒

28. 面色㿠白的临床意义是
29. 面色苍白的临床意义是

A. 萎黄　　B. 黄胖
C. 阳黄　　D. 淡黄
E. 阴黄

30. 脾虚湿阻面色多表现为
31. 脾胃气虚面色多表现为

A. 白色　　B. 黄色

C. 赤色　　D. 黑色
E. 青色

32. 虚证、湿证常见面色是
33. 虚证、寒证、脱血、夺气常见面色是

A. 面色白而无华　　B. 面色黄而无华
C. 面色淡黄枯槁　　D. 面色黑而干焦
E. 面色青黑

34. 肾精亏耗者面色最常见是
35. 阴寒内盛者面色最常见是

A. 面黑而干焦　　B. 面色黄而虚浮
C. 面色淡黄枯槁　　D. 面黄晦暗如烟熏
E. 面色青灰，口唇青紫

36. 心血瘀阻证面色的临床表现是
37. 脾虚湿阻证面色的临床表现是

A. 面黄枯槁无光　　B. 面黄虚浮
C. 面黄鲜明　　D. 面黄而肿
E. 面黄晦暗

38. 黄胖的临床表现是
39. 萎黄的临床表现是

A. 阳气虚衰，气血阻滞
B. 肺气闭塞，呼吸不利
C. 脾气虚衰，湿邪内阻
D. 肾阳虚衰，血失濡养
E. 心阳暴脱，心血瘀阻

40. 面色青灰的临床意义是
41. 面色黑而暗淡的临床意义是

A. 赤色、白色　　B. 黑色、青色
C. 黄色、黑色　　D. 青色、赤色
E. 赤色、黑色

42. 瘀血内阻证时，面色的表现是
43. 水湿内停证时，面色的表现是

A. 肢体痿废　　B. 四肢抽搐
C. 手足拘急　　D. 手足颤动
E. 手足蠕动

44. 手足筋肉挛急不舒，屈伸不利者称为
45. 肢体肌肉萎缩，筋脉弛缓，痿废不用者称为

A. 形瘦食少　　B. 肥而食少
C. 形瘦食多　　D. 胖而能食
E. 肉削著骨

46. 脾虚有痰的临床表现是
47. 中焦有火的临床表现是

A. 横目斜视　　B. 目睛微定
C. 瞳孔散大　　D. 昏睡露睛
E. 双睑下垂

48. 脾肾亏虚的表现是
49. 肝风内动的表现是

A. 风轮　　B. 血轮
C. 气轮　　D. 水轮
E. 肉轮

50. 眼胞属脾称为
51. 瞳仁属肾称为

A. 目睛微定　　B. 横目斜视
C. 睡眠露睛　　D. 双睑下垂
E. 单睑下垂

52. 小儿慢脾风可见
53. 先天不足，脾肾双亏可见

A. 胃火上攻　　B. 肾火伤络
C. 湿热上蒸　　D. 肝火上炎
E. 胃阴不足

54. 齿龈流血，红肿疼痛为
55. 齿龈流血，不痛不红微肿为

A. 咽红肿色娇嫩，肿痛不甚
B. 咽喉红肿疼痛，甚则溃烂

C. 咽喉淡红不肿，微痛反复发作
D. 咽喉漫肿，周围红肿
E. 咽喉出现白色假膜，刮之不去或随即复生

56. 肾阴亏虚，虚火上浮可见
57. 肺胃热毒伤阴重证可见

A. 目眦赤　　B. 眼睑红肿湿烂
C. 白睛黄　　D. 白睛赤
E. 全目赤肿，迎风流泪

58. 肝经风热可见
59. 心火上炎可见

A. 口唇淡白　　B. 口唇深红
C. 口唇樱桃红色　　D. 口唇晦暗
E. 口唇青黑

60. 心火炽盛病人可见
61. 煤气中毒病人可见
62. 寒盛痛极病人可见

A. 口腔糜烂　　B. 口唇干裂
C. 口唇糜烂　　D. 口角流涎
E. 口唇青黑

63. 津液亏虚病人可见
64. 小儿脾虚湿盛可见
65. 脾胃积热上蒸可见

A. 血虚失血　　B. 胃火亢盛
C. 胃阴不足　　D. 虚火上炎
E. 脾不摄血

66. 齿龈红肿疼痛，出血，口渴，脉滑数的临床意义是
67. 齿龈淡白，舌淡脉弱的临床意义是

A. 平铺于皮下，抚之不碍手
B. 高出皮肤，抚之碍手
C. 皮肤起晶莹如粟的透明小疱疹
D. 范围较小，红肿热痛
E. 初起如粟，根脚坚硬

68. 疹的特点是
69. 斑的特点是

A. 痰白滑量多　　B. 痰黄质稠
C. 痰白清稀　　D. 痰少黏稠
E. 痰黏难咯

70. 燥痰的特征是
71. 寒痰的特征是

A. 湿痰　　B. 热痰
C. 燥痰　　D. 肺痈
E. 寒痰

72. 痰少而黏，难于咯出者，多属
73. 发热而痰黄稠有块者，多属
74. 痰白滑量多，易于咯出者，多属
75. 痰白清稀者，多属

A. 食指络脉透关射甲
B. 食指络脉未超风关
C. 食指络脉达于气关
D. 食指络脉达于命关
E. 食指络脉显于风关

76. 邪入脏腑，病情较重可表现出
77. 病情凶险，重危可表现出

A. 痰黄黏稠　　B. 痰多易咯
C. 痰少难咯　　D. 痰如泡沫
E. 痰稀白，夹有灰黑点

78. 寒痰的特点是
79. 燥痰的特点是

A. 咳吐清水痰涎　　B. 咳吐黏痰黄水
C. 咳吐黏稠痰液　　D. 咳吐清稀泡沫
E. 咳吐白滑痰液

80. 实热证可见
81. 虚寒证可见

A. 肝风夹痰
B. 热邪煎熬，炼液成痰
C. 寒伤阳气，气不化津
D. 脾虚生湿，湿聚成痰
E. 外感风寒，肺失宣肃

82. 湿痰的临床意义是
83. 寒痰的临床意义是

A. 精亏神衰　　B. 邪盛神乱
C. 得神　　D. 少神
E. 神乱

84. 神志清楚，目光明亮，面色荣润含蓄，动作灵活自如的临床意义是
85. 病人突然昏倒，口吐白沫，目睛上视，四肢抽搐，移时苏醒，醒后如常的临床意义是
86. 精神不振，面色少华，少气懒言，动作迟缓的临床意义是

A. 赤色　　B. 白色
C. 黄色　　D. 青色
E. 黑色

87. 外感发热的面色表现是
88. 小儿惊风或惊风先兆的面色表现是
89. 大失血及寒证的面色表现是

A. 阳证，热证　　B. 阴证，寒证
C. 虚寒证　　D. 实热证
E. 寒热夹杂

90. 卧时常向外，躁动不安，身轻能自转侧的临床意义是
91. 卧时常向里，喜静懒言，身重不能转侧的临床意义是
92. 蜷卧缩足，喜加衣被的临床意义是

A. 肺气将绝　　B. 痉病，惊风
C. 新生儿脐风　　D. 中风
E. 疟疾

93. 口张可见于
94. 口僻可见于
95. 口噤可见于

A. 口唇淡白　　B. 口唇深红
C. 口唇樱桃红色　　D. 口唇青紫
E. 口唇青黑

96. 实热证病人可见
97. 煤气中毒病人可见
98. 寒盛、痛极病人可见于

A. 食指络脉偏红　　B. 食指络脉紫红
C. 食指络脉青色　　D. 食指络脉淡白
E. 食指络脉紫黑

99. 小儿里热炽盛多见
100. 小儿外感表证，寒证多见
101. 小儿脾虚，疳积者多见

参考答案

A 型题

1. C	2. E	3. B	4. B	5. D
6. B	7. D	8. E	9. A	10. D
11. B	12. D	13. B	14. B	15. C
16. E	17. D	18. B	19. C	20. C
21. B	22. D	23. B	24. D	25. D
26. C	27. B	28. D	29. E	30. D
31. E	32. C	33. B	34. D	35. B
36. D	37. D	38. E	39. A	40. A
41. B	42. A	43. C	44. A	45. B
46. B	47. A	48. C	49. C	50. A
51. C	52. D	53. D	54. D	55. A
56. B	57. B	58. B	59. A	60. C
61. C	62. E	63. E	64. C	65. B
66. A	67. D	68. B	69. C	70. D
71. B	72. C	73. E	74. B	75. A
76. D	77. B	78. C	79. D	80. A

81. B 82. C 83. A 84. C 85. E
86. D 87. B 88. A 89. A 90. B
91. D 92. A 93. C 94. D 95. C
96. A 97. B 98. C 99. A 100. D
101. D 102. B 103. C 104. C 105. E
106. D 107. D 108. C 109. D 110. A
111. B 112. C 113. E 114. B 115. B
116. C 117. B 118. E 119. E 120. B
121. D 122. B 123. E 124. D 125. B
126. B 127. E 128. A 129. C 130. B
131. A 132. B 133. A 134. E 135. E
136. A 137. C 138. D 139. A 140. A
141. B 142. E 143. C 144. B 145. A
146. D 147. C 148. E 149. E 150. A

B 型题

1. E 2. C 3. C 4. A 5. C
6. D 7. B 8. E 9. C 10. B
11. C 12. B 13. A 14. E 15. D
16. A 17. C 18. A 19. E 20. B
21. C 22. E 23. A 24. C 25. D
26. B 27. C 28. A 29. C 30. B
31. A 32. B 33. A 34. D 35. E
36. E 37. B 38. B 39. A 40. E
41. D 42. B 43. C 44. C 45. A
46. B 47. C 48. E 49. A 50. E
51. D 52. C 53. D 54. A 55. B
56. A 57. E 58. E 59. A 60. B
61. C 62. E 63. B 64. D 65. C
66. B 67. A 68. B 69. A 70. E
71. C 72. C 73. B 74. A 75. E
76. D 77. A 78. E 79. C 80. C
81. A 82. D 83. C 84. C 85. E
86. D 87. A 88. D 89. B 90. A
91. B 92. C 93. A 94. D 95. B
96. B 97. C 98. E 99. B 100. A
101. D

第三单元　望　舌

A 型题

1. 舌尖所候的脏腑是
A. 肝胆　B. 肾
C. 心肺　D. 脾胃
E. 三焦

2. 舌根所候的脏腑是
A. 肝胆　B. 肾
C. 三焦　D. 脾胃
E. 心肺

3. 候脾胃病变时，观察舌的部位是
A. 舌尖　B. 舌面
C. 舌中　D. 舌边
E. 舌根

4. 络舌本的经脉是
A. 手少阴心经　B. 足厥阴肝经
C. 足少阴肾经　D. 足太阴脾经
E. 手太阴肺经

5. 挟舌本的经脉是
A. 手太阴经　B. 手少阴经
C. 足太阴经　D. 足少阴经
E. 足厥阴经

6. 属于望舌体内容的是
A. 有根无根　B. 腻腐
C. 舌下络脉　D. 黄或灰黑
E. 剥落偏全

7. 下列各项，不会造成虚假舌象的是

A. 牙齿残缺　B. 自然光线
C. 饮用牛奶　D. 进食辛热食物
E. 服带色药物

8. 不属于正常舌象的是
A. 苔质干湿适中　B. 舌体柔软
C. 舌质淡嫩少苔　D. 舌质淡红
E. 舌苔薄白

9. 可能使舌苔染白的食物、药物是
A. 橘子　B. 蛋黄
C. 牛乳　D. 吸烟
E. 核黄素

10. 可能使舌苔染黄的食物是
A. 牛乳　B. 橘子
C. 巧克力　D. 稀饭
E. 烧酒

11. 下列各项，是正常舌象表现的是
A. 舌质红　B. 舌体瘦薄
C. 舌体淡嫩少苔　D. 舌苔薄白
E. 舌体短缩

12. 下列各项，不会引起舌象生理变异的是
A. 年龄因素　B. 呕吐腹泻
C. 禀赋体质　D. 性别因素
E. 气候变化

13. 阳热有余，蒸腾胃中秽浊之邪上泛，其舌苔表现是
A. 糙苔　B. 滑苔
C. 腻苔　D. 腐苔
E. 无根苔

14. 观察舌苔以辨别病邪深浅，主要依据是
A. 舌苔的有无　B. 舌苔的厚薄
C. 舌苔的颜色　D. 舌苔的润燥
E. 舌苔的真假

15. 阴寒内盛的舌色是
A. 淡紫舌　B. 淡白舌
C. 绛紫舌　D. 青紫舌
E. 淡红舌

16. 舌绛少苔或无苔的临床意义是
A. 阴虚火旺　B. 气分实热
C. 热入营血　D. 阳明热盛
E. 瘀血阻滞

17. 外感秽浊与热毒之邪相合的舌象表现是
A. 黄腻苔　B. 白腻苔
C. 积粉苔　D. 灰黑苔
E. 腐苔

18. 舌体肿胀，舌色红绛的临床意义是
A. 气血壅滞将要发斑
B. 心脾热盛
C. 脾胃湿热
D. 湿热酒毒
E. 中毒

19. 舌短缩色青紫而湿润的临床意义是
A. 痰湿内阻　B. 寒凝筋脉
C. 热盛津伤　D. 热入心包
E. 脾虚不运

20. 舌有点刺色绛紫的临床意义是
A. 阴虚火旺　B. 热入营血
C. 气滞血瘀　D. 痰浊凝滞
E. 脾虚湿盛

21. 舌中部芒刺的临床意义是
A. 心火亢盛　B. 肝胆火盛
C. 肺热壅盛　D. 胃肠热盛
E. 膀胱湿热

22. 舌苔脱落处舌面不光滑，仍有新生苔质颗粒者称
A. 地图舌　B. 花剥苔
C. 镜面舌　D. 光滑舌
E. 类剥苔

23. 镜面舌色红绛的临床意义是
A. 胃阴枯竭　B. 营血大虚
C. 气血两虚　D. 气虚痰浊未化
E. 阳气虚衰

24. 下列各项，不属于瘀血舌象的是
A. 舌上紫斑　B. 全舌紫暗
C. 舌上紫点　D. 舌绛而干
E. 舌质青紫

25. 舌苔淡黄而湿润的临床意义是

A. 湿热盛　B. 邪热盛
C. 食积化热　D. 痰饮化热
E. 阳虚水湿

26. 舌苔薄黄的临床意义是
A. 湿热盛　B. 上焦热盛
C. 胃肠有热　D. 风热表证
E. 热盛津伤

27. 阴寒内盛，血行凝滞的舌象是
A. 舌红有裂纹　B. 舌红而干
C. 舌红肿胀　D. 舌淡紫湿润
E. 舌绛紫而干

28. 舌质胖嫩，淡白湿润并有齿痕的临床意义是
A. 气虚　B. 脾虚
C. 湿热痰浊　D. 阳虚水湿
E. 血虚不润

29. 舌痿软而淡白无华的临床意义是
A. 气血俱虚　B. 肝肾阴亏
C. 风痰阻络　D. 热极伤阴
E. 阴虚火旺

30. 舌体强硬，语言謇涩，伴肢体麻木的临床意义是
A. 热入心包　B. 热邪炽盛
C. 心脾热盛　D. 气血亏虚
E. 中风先兆

31. 舌苔由薄转厚提示
A. 内伤病轻　B. 正气胜邪
C. 邪气渐盛　D. 胃气暴绝
E. 外感初起

32. 舌色淡白湿润，舌体胖嫩的临床意义是
A. 脾虚湿热　B. 阳虚水湿
C. 食积胃肠　D. 营分有热
E. 瘀血内阻

33. 下列各项，不会出现淡白舌的是
A. 久病大病　B. 大失血后
C. 禀赋不足　D. 水湿内停
E. 瘀血阻滞

34. 舌绛少苔或有裂纹的临床意义是
A. 痰饮内停　B. 寒邪直中
C. 湿热困脾　D. 阴虚火旺
E. 瘀血内停

35. 邪热深入营血所表现的舌象是
A. 红舌　B. 青舌
C. 绛舌　D. 淡舌
E. 紫舌

36. 舌色淡白的临床意义是
A. 心火上炎证　B. 外感表热证
C. 外感表寒证　D. 阳虚水湿内停
E. 阴虚火旺证

37. 紫舌的临床意义是
A. 湿困　B. 血瘀
C. 痰阻　D. 中毒
E. 津亏

38. 热盛伤津、气血壅滞的舌象是
A. 红绛舌　B. 淡红舌
C. 青紫舌　D. 舌绛紫而干
E. 舌红而燥

39. 提示邪气渐盛的舌苔变化是
A. 苔由厚变薄　B. 苔由薄变厚
C. 苔由润变燥　D. 苔骤然退去
E. 苔由多变少

40. 舌苔干燥的临床意义是
A. 食滞胃肠　B. 风寒表证
C. 瘀血内阻　D. 湿浊壅滞
E. 津液亏耗

41. 热极津枯的舌象表现是
A. 舌光无苔少津　B. 舌苔由润变燥
C. 舌苔由燥变润　D. 舌苔由白转黄
E. 舌苔焦黑而燥裂

42. 热渐盛而津渐伤的舌象表现是
A. 舌光无苔　B. 舌苔由白转黄
C. 舌苔由润变燥　D. 舌苔由厚变薄
E. 舌苔焦黑起裂

43. 滑苔的临床意义是
A. 气滞　B. 阳虚
C. 血瘀　D. 痰湿

E. 实热

44. 燥苔的临床意义是

A. 湿热蕴结　B. 气血亏虚

C. 津液已伤　D. 外感风寒

E. 食积停滞

45. 舌绛少苔的临床意义是

A. 血瘀　B. 热盛

C. 气虚　D. 阴虚

E. 痰火

46. 淡白舌黄腻苔的临床意义是

A. 本虚标实　B. 暑湿

C. 脾胃虚寒　D. 脾胃湿热

E. 食积

47. 下列各项，不出现舌苔薄白的是

A. 外感初起　B. 正常人

C. 气血亏虚　D. 痰浊内阻

E. 里邪不甚

48. 下列各项，不出现厚苔的是

A. 痰浊停滞　B. 胃肠食滞

C. 病位在里　D. 外感风寒

E. 肠热腑实

49. 下列各项，不属于观察苔质的内容是

A. 燥苔　B. 厚苔

C. 腐苔　D. 黄苔

E. 剥苔

50. 属于望苔质内容的是

A. 点刺　B. 红绛

C. 裂纹　D. 剥脱

E. 僵硬

51. 病人舌苔厚腻如积粉的临床意义是

A. 食积内停　B. 湿邪夹热毒

C. 痰饮上泛　D. 湿浊内盛

E. 痰湿化热

52. 病人舌苔白腻而滑的临床意义是

A. 外感风寒　B. 时邪夹湿

C. 食积内停　D. 痰饮内阻

E. 痰湿化热

53. 下列各项，不属于剥苔的是

A. 根剥苔　B. 前剥苔

C. 中剥苔　D. 花剥苔

E. 类剥苔

54. 腻苔不具备的特征是

A. 颗粒细小致密　B. 苔质疏松浮浅

C. 中间厚边周薄　D. 舌苔融合成片

E. 紧贴不易揩除

55. 病人痰饮内停时的舌象表现是

A. 积粉苔　B. 腻滑苔

C. 厚黏苔　D. 白霉苔

E. 薄干苔

56. 腐苔不具备的特征是

A. 舌苔根底松浮　B. 舌苔颗粒粗大

C. 如豆腐渣堆铺　D. 舌罩稠厚黏苔

E. 舌苔揩之可去

57. 不属于剥苔的特征是

A. 剥落处界限清楚　B. 剥落处时常转移

C. 剥落处边缘突起　D. 剥落处光滑无苔

E. 剥落处有新生苔

58. 下列各项，不属于地图舌特征的是

A. 剥落部位时时转移

B. 剥落处舌面光滑无苔

C. 舌苔大片剥落

D. 界限清楚

E. 边缘突起

59. 病人舌淡白胖嫩，舌苔水滑的临床意义是

A. 气虚夹湿　B. 阳虚水停

C. 热痰内蕴　D. 瘀血内停

E. 气分有湿

60. 不出现滑苔的病证是

A. 饮邪恋肺　B. 脾阳不振

C. 蓄水证　D. 寒湿内生

E. 血瘀气滞

61. 舌苔苔质颗粒细腻致密，不易刮去，上有黏液属

A. 滑苔　B. 腐苔

C. 腻苔　D. 垢苔

E. 浊腻苔

62. 不表现出腻苔的病证是
A. 痰浊 B. 湿热
C. 食积 D. 阴虚
E. 脾虚湿困

63. 镜面舌的临床意义是
A. 水湿上泛 B. 胃无生气
C. 热盛伤津 D. 胃肠热结
E. 热入营分

64. 胃气渐复的舌象表现是
A. 舌苔从全到剥落
B. 舌苔剥脱部位时时移动
C. 舌苔剥落后复生薄白苔
D. 剥脱处全无舌苔
E. 未剥落处仍有滑苔

65. 脓腐苔的临床意义是
A. 内痈 B. 痰浊
C. 食积 D. 脾虚湿困
E. 阴虚

66. 正气渐衰的舌象表现是
A. 舌苔从全到剥落
B. 舌苔剥落后复生薄白
C. 未剥落处有腻滑苔
D. 舌苔剥脱部位时时移动
E. 舌苔呈乳白色

67. 病人舌红绛苔白滑腻的临床意义是
A. 阴虚夹痰 B. 血热阴虚
C. 阴虚内热 D. 阳虚水泛
E. 气虚夹湿

68. 下列各项，不出现舌苔薄白而润的是
A. 正常舌象 B. 表证初起
C. 阳虚内寒 D. 瘀血内停
E. 阴虚津伤

69. 痰浊、寒湿内阻的舌象表现是
A. 白厚腻干苔 B. 苔如积粉
C. 黄腻滑苔 D. 薄白润苔
E. 白腻滑苔

70. 虚寒者，复感湿热之邪的舌象表现是
A. 红舌苔黄 B. 青舌苔白
C. 绛舌苔白 D. 苔黄白而腻
E. 舌淡苔黄腻

71. 下列各项，不是阳虚寒湿、痰饮内停的舌象表现是
A. 舌苔滑润 B. 白腻灰黑苔
C. 舌质淡白胖嫩 D. 舌红苔白滑
E. 舌淡苔黄

72. 湿邪与热毒相结的舌苔表现是
A. 黄腻苔 B. 白腻苔
C. 白如积粉 D. 灰苔而润
E. 黑苔而水滑

73. 苔黄而质腻的临床意义是
A. 食积化腐 B. 热入营分
C. 寒湿内停 D. 外感风寒
E. 痰饮阻滞

74. 黄厚腻苔的临床意义不包括
A. 食积化腐 B. 痰热内蕴
C. 感受湿热 D. 痰浊化热
E. 寒湿内结

75. 黄燥苔的临床意义是
A. 表热证 B. 实热证
C. 湿热证 D. 假热证
E. 虚热证

76. 苔黑而滑润的临床意义是
A. 阴虚火旺 B. 湿热郁蒸
C. 热盛伤津 D. 痰火内蕴
E. 阳虚寒盛

77. 气虚证的舌象表现是
A. 舌淡瘦苔白腻 B. 舌淡红苔薄白
C. 舌淡胖苔水滑 D. 舌淡苔薄白
E. 舌紫暗苔少

78. 舌绛苔黄黏腻的临床意义是
A. 气营两燔 B. 湿热兼痰饮
C. 营热兼痰饮 D. 气虚夹痰湿
E. 胃肠燥热

79. 属于危重舌象的是
A. 裂纹舌 B. 歪斜舌

C. 镜面舌　　D. 胖嫩舌
E. 红星舌

80. 舌苔有根无根的临床意义是
A. 气血盈亏　　B. 邪气盛衰
C. 津液存亡　　D. 胃气有无
E. 脏腑虚实

81. 病人素体脾胃虚寒，复感湿热之邪的舌象表现是
A. 红瘦舌，薄白苔
B. 红绛舌，黄燥苔
C. 绛舌，黄白苔
D. 红舌，苍老滑苔
E. 淡白舌，黄腻苔

82. 苔少无津的临床意义是
A. 寒湿证　　B. 里热证
C. 表寒证　　D. 虚寒证
E. 阴虚证

83. 白厚腻苔的临床意义是
A. 里热证　　B. 寒湿证
C. 表寒证　　D. 阴虚证
E. 虚寒证

84. 肝胆湿热的舌象表现是
A. 舌淡，苔白润　　B. 舌红，苔黄厚
C. 舌红，苔黄腻　　D. 舌淡红，苔薄
E. 舌红绛

85. 里实热证的舌象表现是
A. 舌红，苔黄厚　　B. 舌淡，苔白润
C. 舌红，苔黄腻　　D. 舌红绛
E. 舌淡红，苔薄

86. 阴虚火旺的舌象表现是
A. 舌淡，苔白润　　B. 舌红，苔黄厚
C. 舌红，苔黄腻　　D. 舌淡红，苔薄
E. 舌红绛

87. 气营两燔的舌象表现是
A. 绛舌，薄白苔　　B. 红瘦舌，黑苔
C. 绛舌，黄白苔　　D. 淡舌，黄裂苔
E. 红舌，白滑苔

88. 阴虚复感风寒的舌象表现是
A. 红瘦舌，黑苔　　B. 绛舌，薄白苔
C. 绛舌，黄白苔　　D. 红舌，白滑苔
E. 淡舌，黄裂苔

89. 阴虚里热炽盛的舌象表现是
A. 红瘦舌，黑苔　　B. 绛舌，薄白苔
C. 绛舌，黄白苔　　D. 红舌，白滑苔
E. 淡舌，黄裂苔

90. 病人热入营分，气分有湿的舌象表现是
A. 舌红绛，苔黄腻　B. 舌红绛，苔黄燥
C. 舌红绛，苔白滑　D. 舌红绛，少苔
E. 舌红绛，苔黄白

91. 病人热入营血，营阴被耗的舌象表现是
A. 舌红绛，苔黄腻　B. 舌红绛，苔黄燥
C. 舌红绛，苔白滑　D. 舌红绛，少苔
E. 舌红绛，苔黄白

92. 推断气血盛衰的主要依据是
A. 舌体的颜色　　B. 舌苔的厚薄
C. 舌体的动态　　D. 舌下络脉
E. 舌苔的颜色

93. 区别病邪性质的主要依据是
A. 舌体的动态　　B. 舌苔的厚薄
C. 舌体的颜色　　D. 舌苔的颜色
E. 舌下络脉

94. 观察舌苔以辨别病邪性质的主要依据是
A. 舌苔的有无　　B. 舌苔的颜色
C. 舌苔的消长　　D. 舌苔的润燥
E. 舌苔的厚薄

95. 腻苔的主要特征是
A. 苔质颗粒细腻致密
B. 苔质颗粒疏松，粗大而厚
C. 舌苔水分过多，扪之湿而滑
D. 苔质燥裂如沙石，扪之粗糙
E. 苔质颗粒不清

96. 下列各项，不出现腻苔的是
A. 痰饮　　B. 食积
C. 阳虚　　D. 湿热
E. 顽痰

97. 外感秽浊不正之气，热毒内盛初期的舌

苔表现是

A. 黄腻苔　　B. 白腻苔
C. 积粉苔　　D. 灰黑苔
E. 白燥苔

98. 舌淡胖嫩，苔白滑润的临床意义是

A. 阳虚水泛　　B. 外感风热
C. 湿热内蕴　　D. 气血两虚
E. 痰瘀阻络

99. 苔黑而滑润的临床意义是

A. 阴虚火旺　　B. 寒盛阳衰
C. 热盛伤津　　D. 痰火内蕴
E. 湿热郁蒸

100. 花剥苔的临床意义是

A. 脾肾阳虚　　B. 脾虚湿盛
C. 湿遏热郁　　D. 胃阴大伤
E. 肝肾阴亏

101. 舌体胖大有齿痕的临床意义是

A. 肝血亏虚　　B. 心血不足
C. 肺阴不足　　D. 肾阴不足
E. 脾虚湿盛

102. 表示热极津枯的舌象表现是

A. 苔灰而干　　B. 苔黄干燥
C. 苔灰而润　　D. 苔黑燥裂
E. 苔黑而润

103. 舌红绛，苔白腻的临床意义是

A. 邪热入营，湿浊未化
B. 痰热互阻
C. 饮停胸胁
D. 气虚发热
E. 阴虚内热

104. 舌红苔黄腻的临床意义是

A. 胃肠热结　　B. 肝阳上亢
C. 心火亢盛　　D. 肺热壅盛
E. 湿热内蕴

105. 阴虚内热的舌象表现是

A. 舌红绛苔黄腻
B. 舌红绛苔灰而干
C. 舌红绛苔黄而燥
D. 舌红绛苔黑而干
E. 舌红绛少苔或无苔

106 新病出现假苔的临床意义是

A. 邪浊渐聚，病情较轻
B. 胃气匮乏，病情危重
C. 胃气壅实，病邪深重
D. 邪去正胜，胃气渐复
E. 气阴不足，正气衰败

107. 枯白舌的临床意义是

A. 夺气脱血　　B. 阳虚水停
C. 外感风寒　　D. 气血两亏
E. 阳虚寒凝

108. 全身性血行瘀滞时，多见的舌象表现是

A. 全舌青紫
B. 舌有紫色斑点
C. 舌色淡红中泛现青紫
D. 舌色淡紫而湿润
E. 舌色紫红或绛紫而干枯少津

109. 瘀血阻滞于机体某些局部时，多见的舌象表现是

A. 全舌青紫
B. 舌有紫色斑点
C. 舌色淡红中泛现青紫
D. 舌色淡紫而湿润
E. 舌色紫红或绛紫而干枯少津

110. 气血不足，舌体脉络不充时，多见的舌象表现是

A. 老舌　　B. 嫩舌
C. 胖舌　　D. 瘦舌
E. 点、刺舌

111. 阴寒内盛，阳气被遏，血行凝滞时，多见的舌象表现是

A. 全舌青紫
B. 舌有紫色斑点
C. 舌色淡红中泛现青紫
D. 舌色淡紫而湿润
E. 舌色紫红或绛紫而干枯少津

112. 湿浊内蕴，阳气被遏，湿浊痰饮停聚于

舌面时，常见的舌象表现是

A. 厚苔　　B. 偏苔

C. 全苔　　D. 腻苔

E. 腐苔

113. 热毒炽盛，内入营血，营阴受灼，津液耗损，气血壅滞的舌象表现是

A. 全舌青紫

B. 舌有紫色斑点

C. 舌色淡红中泛现青紫

D. 舌色淡紫而湿润

E. 舌色紫红或绛紫而干枯少津

114. 实邪亢盛，充斥体内，而正气未衰，邪正交争，邪气壅滞于上时的舌象表现是

A. 老舌　　B. 嫩舌

C. 胖舌　　D. 瘦舌

E. 点、刺舌

115. 肺气壅滞或肝郁血瘀，或气虚无力推动血液运行，使血流缓慢时的舌象表现是

A. 全舌青紫

B. 舌有紫色斑点

C. 舌色淡红中泛现青紫

D. 舌色淡紫而湿润

E. 舌色紫红或绛紫而干枯少津

116. 阳气亏虚，运血无力，寒湿内生时的舌象表现是

A. 老舌　　B. 嫩舌

C. 淡胖舌　　D. 瘦舌

E. 点、刺舌

117. 脾肾阳虚，津液输布障碍，水湿之邪停滞于体内时的舌象表现是

A. 老舌　　B. 嫩舌

C. 淡胖舌　　D. 瘦舌

E. 点、刺舌

118. 阳气虚衰，气血运行不畅，血行瘀滞时的舌象表现是

A. 全舌青紫

B. 舌有紫色斑点

C. 舌色淡红中泛现青紫

D. 舌色淡紫而湿润

E. 舌色紫红或绛紫而干枯少津

119. 心脾热盛，热毒上壅时的舌象表现是

A. 老舌　　B. 嫩舌

C. 瘦舌　　D. 红绛肿胀舌

E. 点、刺舌

120. 邪热内蕴，营热郁结，舌络充斥时的舌象表现是

A. 老舌　　B. 嫩舌

C. 胖舌　　D. 瘦舌

E. 点、刺舌

121. 胃气夹湿浊、痰浊、食浊、热邪等熏蒸，积滞舌面时的舌象表现是

A. 厚苔　　B. 偏苔

C. 全苔　　D. 腻苔

E. 腐苔

122. 湿热或痰热内蕴，湿热上泛时的舌象表现是

A. 老舌　　B. 嫩舌

C. 红胖舌　　D. 瘦舌

E. 点、刺舌

123. 患者舌短缩，色淡白而胖嫩的临床意义是

A. 寒凝筋脉　　B. 气血俱虚

C. 痰湿内蕴　　D. 热盛伤津

E. 动风先兆

124. 痰热、湿热、暑湿等邪内蕴的舌象表现是

A. 燥苔　　B. 偏苔

C. 全苔　　D. 腻苔

E. 腐苔

125. 患者舌短缩，色淡白或青紫而湿润的临床意义是

A. 寒凝筋脉　　B. 气血俱虚

C. 痰湿内蕴　　D. 热盛伤津

E. 动风先兆

126. 阳热有余，蒸腾胃中秽浊之邪上泛时的舌象表现是

A. 厚苔　B. 偏苔
C. 全苔　D. 腻苔
E. 腐苔

127. 患者舌短缩，体胖而苔滑腻的临床意义是
A. 寒凝筋脉　B. 气血俱虚
C. 痰湿内蕴　D. 热盛伤津
E. 动风先兆

128. 患者舌短缩，色红绛而干的临床意义是
A. 寒凝筋脉　B. 气血俱虚
C. 痰湿内蕴　D. 热盛伤津
E. 动风先兆

B 型题

A. 舌中　B. 舌尖
C. 舌根　D. 舌边
E. 舌底

1. 肾在舌上的分属部位是
2. 肝在舌上的分属部位是

A. 舌尖　B. 舌中
C. 舌根　D. 舌面
E. 舌边

3. 肾在舌上分属部位是
4. 心肺在舌上分属部位是

A. 肾　B. 脾胃
C. 心肺　D. 肝胆
E. 三焦

5. 根据脏腑在舌上的分部理论，舌中属
6. 根据脏腑在舌上的分部理论，舌边属

A. 手太阴经　B. 手少阴经
C. 足太阴经　D. 足少阴经
E. 足厥阴经

7. 循喉咙，挟舌本的经络是
8. 络于舌本的经络是

A. 剥苔　B. 黄腻苔
C. 灰黑而干苔　D. 灰黑而润苔
E. 薄白苔

9. 痰热内蕴可见
10. 胃气不足，胃阴枯竭可见

A. 花剥苔　B. 类剥苔
C. 燥苔　D. 糙苔
E. 地图舌

11. 舌苔不规则脱落，边缘突起，界限清楚的是
12. 舌苔干燥，粗糙，津液全无的是

A. 腐苔　B. 黄腻苔
C. 积粉苔　D. 光滑舌
E. 水滑苔

13. 水湿内停舌苔表现是
14. 湿热内阻舌苔表现是

A. 痰浊内蕴　B. 阴虚火旺
C. 热入心包　D. 心脾热盛
E. 中风先兆

15. 歪斜舌的临床意义是
16. 舌体强硬而胖大，舌苔厚腻的临床意义是

A. 肝阳化风　B. 热极生风
C. 阴虚动风　D. 疫毒攻心
E. 血虚动风

17. 舌红少津而颤动的临床意义是
18. 新病舌绛而颤动的临床意义是

A. 胖大舌　B. 瘦薄舌
C. 点刺舌　D. 强硬舌
E. 老舌

19. 气血两虚的舌象是
20. 水湿内停的舌象是

A. 湿邪郁蒸　B. 阴虚火旺

C. 痰热壅盛　D. 寒湿内盛
E. 里热炽盛

21. 苔灰黑干燥的临床意义是
22. 苔灰黑润滑的临床意义是

A. 寒湿困脾　B. 气机不畅
C. 内有瘀血　D. 津液亏乏
E. 痰饮内停

23. 病人舌青紫，口燥而漱水不欲咽的临床意义是
24. 病人舌质红而少津的临床意义是
25. 病人舌色紫暗或舌上有斑点的临床意义是

A. 正气胜邪，病退好转
B. 病情由虚转实
C. 正不胜邪，胃气暴绝
D. 邪气由表入里
E. 热势加重，津液耗伤

26. 病人舌苔厚腻骤然消退的临床意义是
27. 病人舌苔厚腻逐渐消退的临床意义是
28. 病人舌苔由薄转厚的临床意义是

A. 苔厚干　B. 舌苔滑
C. 苔黄腻　D. 苔剥落
E. 苔无根

29. 水湿内停的舌象表现是
30. 湿热内阻的舌象表现是

A. 舌苔有根无根　B. 舌苔的润燥
C. 舌苔的厚薄　D. 舌苔的颜色
E. 舌苔的腻腐

31. 辨别病邪的性质可依据
32. 辨别邪气的深浅可依据
33. 辨别津液的存亡可依据

A. 薄白苔　B. 苔白而湿润
C. 积粉苔　D. 苔白糙裂
E. 白腻苔

34. 温病秽浊与热毒内结的舌象表现是
35. 温病化热，津液暴伤的舌象表现是

A. 舌苔花剥　B. 舌苔水滑
C. 舌苔厚腻　D. 舌苔干厚
E. 舌苔霉腐

36. 湿热内阻的舌象表现是
37. 痰饮水湿内停的舌象表现是

A. 正气渐复　B. 邪气入里
C. 胃阴衰亡　D. 由虚转实
E. 由实转虚

38. 舌苔由薄转厚的临床意义是
39. 舌苔全无的临床意义是

A. 舌苔由白转黄　B. 舌苔由厚转薄
C. 舌苔由薄转厚　D. 舌苔由燥变润
E. 舌苔由润变燥

40. 提示邪气入里的舌象表现是
41. 提示正气渐复的舌象表现是

A. 镜面舌　B. 肿胀舌
C. 齿痕舌　D. 瘦薄舌
E. 吐弄舌

42. 心脾有热的舌象表现是
43. 脾虚湿盛的舌象表现是

A. 薄白苔　B. 白润苔
C. 白粉苔　D. 白砂苔
E. 黄腻苔

44. 热结津伤的舌象表现是
45. 湿热蕴脾的舌象表现是

A. 绛舌薄白苔　B. 红瘦舌黑苔
C. 绛舌黄白苔　D. 绛舌黏腻苔
E. 绛舌黄润苔

46. 气营两燔的舌象表现是
47. 营热夹湿的舌象表现是

A. 舌红苔黄腻　B. 舌红绛少苔
C. 舌红苔薄黄　D. 舌红有裂纹
E. 舌红绛有芒刺

48. 阴虚内热证的舌象表现是
49. 邪热内结证的舌象表现是

A. 舌体歪斜　B. 舌体痿软
C. 舌体颤抖　D. 舌体板硬
E. 吐弄舌

50. 风痰阻络，导致中风的舌象表现是
51. 心脾有热，动风耗津的舌象表现是

A. 心火亢盛　B. 脾胃火盛
C. 肝胆火热　D. 肺热壅盛
E. 肾水将涸

52. 舌边生芒刺的临床意义是
53. 舌中生芒刺的临床意义是

A. 花剥兼腻苔　B. 薄白苔
C. 黄腻苔　D. 黑燥苔
E. 黑润苔

54. 热极津枯的舌象表现是
55. 痰浊未化，正气已伤的舌象表现是

A. 血虚　B. 阴亏
C. 血寒　D. 脾虚
E. 津伤

56. 舌色淡白，有裂纹的临床意义是
57. 舌色淡白，舌体胖大有裂纹的临床意义是

A. 上焦心肺的病变
B. 中焦脾胃的病变
C. 下焦肾的病变
D. 肝胆的病变
E. 五脏的病变

58. 舌尖多反映
59. 舌中多反映

A. 上焦心肺的病变
B. 中焦脾胃的病变
C. 下焦肾的病变
D. 肝胆的病变
E. 五脏的病变

60. 舌根多反映
61. 舌边多反映

A. 上焦心肺的病变
B. 中焦脾胃的病变
C. 下焦肾的病变
D. 五脏病变
E. 六腑病变

62. 舌质侧重血分，多候
63. 舌苔侧重气分，多候

A. 阳虚水停　B. 气血两亏
C. 气血调和　D. 外感风热初期
E. 实热证

64. 舌质淡白湿润，舌体胖嫩的临床意义是
65. 舌质淡白光莹，舌体瘦薄的临床意义是
66. 舌质淡红润泽，白中透红的临床意义是

A. 虚热证　B. 肝经有热
C. 心火上炎　D. 外感风热初期
E. 实热证

67. 舌色稍红，或舌边尖略红的临床意义是
68. 舌体小，舌色鲜红而少苔，或有裂纹，或光红无苔的临床意义是
69. 舌色鲜红，舌体不小，或兼黄苔的临床意义是

参考答案

A 型题

1. C　2. B　3. C　4. B　5. D

6. C 7. B 8. C 9. C 10. B
11. D 12. B 13. D 14. B 15. A
16. A 17. C 18. B 19. B 20. B
21. D 22. E 23. A 24. D 25. D
26. D 27. D 28. D 29. A 30. E
31. C 32. B 33. E 34. D 35. C
36. D 37. B 38. D 39. B 40. E
41. E 42. C 43. D 44. C 45. D
46. A 47. D 48. D 49. D 50. D
51. B 52. D 53. E 54. B 55. B
56. D 57. E 58. A 59. B 60. E
61. C 62. D 63. B 64. C 65. A
66. A 67. A 68. E 69. E 70. E
71. D 72. C 73. A 74. E 75. B
76. E 77. D 78. C 79. C 80. D
81. E 82. E 83. B 84. C 85. A
86. E 87. C 88. B 89. A 90. C
91. D 92. A 93. D 94. B 95. A
96. C 97. C 98. A 99. B 100. D
101. E 102. D 103. A 104. E 105. E
106. A 107. A 108. A 109. B 110. B
111. D 112. D 113. E 114. A 115. C
116. B 117. C 118. D 119. D 120. E
121. A 122. C 123. B 124. D 125. A
126. E 127. C 128. D

B 型题

1. C 2. D 3. C 4. A 5. B
6. D 7. D 8. E 9. B 10. A
11. E 12. D 13. E 14. B 15. E
16. A 17. C 18. B 19. B 20. A
21. E 22. D 23. C 24. D 25. C
26. C 27. A 28. D 29. B 30. C
31. D 32. C 33. B 34. C 35. D
36. C 37. B 38. B 39. C 40. C
41. B 42. E 43. C 44. D 45. E
46. C 47. D 48. B 49. E 50. A
51. E 52. C 53. B 54. D 55. A
56. A 57. D 58. A 59. B 60. C
61. D 62. D 63. E 64. A 65. B
66. C 67. D 68. A 69. E

第四单元　闻　诊

A 型题

1. 由于情志抑郁不舒而发出长吁或短叹声音称为

A. 呃逆　B. 嗳气
C. 太息　D. 短气
E. 呵欠

2. 咳声短促，连续不断，咳后有鸡鸣样回声称为

A. 顿咳　B. 肺痨
C. 肺痈　D. 白喉
E. 肺痿

3. 寒湿痰浊停肺咳嗽的特点是

A. 咳声轻清低微　B. 咳声重浊紧闷
C. 咳声不扬痰黄稠　D. 干咳无痰或少痰
E. 阵发性痉挛性咳嗽

4. 不属于喘证临床表现的是

A. 鼻翼扇动　B. 呼吸困难
C. 张口抬肩　D. 喉中痰鸣
E. 难以平卧

5. 神志不清，语言重复，声音低微，时断时续称为

A. 错语　B. 独语

C. 狂言　　D. 谵语
E. 郑声

6. 神识不清，语无伦次，声高有力称为
A. 狂言　　B. 错语
C. 郑声　　D. 谵语
E. 独语

7. 郑声的临床意义是
A. 心气虚弱　　B. 宗气大虚
C. 神气不足　　D. 痰扰神明
E. 脏气衰微，心神散乱

8. 下列各项，不属实喘特征的是
A. 呼吸深长　　B. 发作急骤
C. 息粗声高　　D. 动则喘甚
E. 呼出为快

9. 呼吸短浅，息微声低，动则喘甚者称为
A. 短气　　B. 少气
C. 虚喘　　D. 夺气
E. 太息

10. “金破不鸣”是指
A. 久病失音　　B. 少气
C. 肺虚咳嗽　　D. 抑郁太息
E. 肾虚作喘

11. 呕吐呈喷射状的临床意义是
A. 脾胃阳虚　　B. 热伤胃肠
C. 热扰神明　　D. 食滞胃脘
E. 饮邪犯胃

12. 热邪犯胃的呕吐特点是
A. 呕声壮厉，吐黏稠黄水
B. 呕吐呈喷射状
C. 呕吐酸腐食糜
D. 呕吐物清稀
E. 吐势徐缓，声音微弱

13. 久病、重病呃逆不止，声低气怯的临床意义是
A. 胃气衰败　　B. 脾胃气虚
C. 脾胃阳虚　　D. 热邪客胃
E. 寒邪客胃

14. 嗳气频作响亮，嗳后脘腹胀减，发作与情志相关的临床意义是
A. 胃阳虚　　B. 宿食内停
C. 寒邪犯胃　　D. 肝气犯胃
E. 胃虚气逆

15. 咳声不扬，痰黄难咯的临床意义是
A. 痰湿阻肺　　B. 热邪犯肺
C. 燥邪犯肺　　D. 寒邪犯肺
E. 肺肾阳虚

16. “金实不鸣”是指
A. 咳声不扬　　B. 咳声嘶哑
C. 新病音哑失音　　D. 肺实作喘
E. 咳声紧闷

17. 咳声如犬吠，声音嘶哑，吸气困难的临床意义是
A. 久病肺气虚损　　B. 风邪与痰热搏结
C. 燥邪犯肺　　D. 寒痰湿浊停肺
E. 肺肾阴虚疫毒攻喉

18. 哮的临床意义是
A. 痰饮内伏，复感外邪
B. 寒邪、热邪袭肺
C. 水气上凌心肺
D. 肺肾亏虚，气失摄纳
E. 肺脾气虚，内生痰湿

19. 病人口气酸臭，脘腹胀满的临床意义是
A. 胃肠蕴热　　B. 肝胃蕴热
C. 食积胃肠　　D. 内有脓疡
E. 口腔不洁

20. 病人口气腐臭或吐脓血的临床意义是
A. 牙疳　　B. 内有脓疡
C. 胃热　　D. 龋齿
E. 口腔不洁

21. 当瘟疫类疾病发生时病室中嗅到的气味是
A. 腐臭气　　B. 臭气触人
C. 尿臊气　　D. 烂苹果气
E. 蒜臭气

22. 病室中有尸臭气的临床意义是
A. 瘟疫发作　　B. 患者失血

C. 脏腑衰败　　D. 肾衰
E. 消渴病重

23. 古代所称“噫气”是
A. 呃逆　　B. 嗳气
C. 少气　　D. 矢气
E. 呵气

24. 下列各项，表现为思维正常，吐字不清，吐字困难的是
A. 独语　　B. 错语
C. 谵语　　D. 言謇
E. 郑声

25. 下列与虚喘发作关系密切的是
A. 肝肺　　B. 心肺
C. 肺肾　　D. 脾肺
E. 脾肾

26. 引起哮病发作最常见的诱因是
A. 瘀血内阻　　B. 感受外邪
C. 劳倦过度　　D. 情志失调
E. 过食辛辣

27. 喘声低微，呼吸短促难续，得一长息为快，动则喘甚的临床意义是
A. 痰湿阻肺　　B. 风寒袭肺
C. 痰热壅肺　　D. 肺肾气虚
E. 肺脾气虚

28. 咳嗽是指
A. 有痰无声　　B. 呼吸急促
C. 有痰有声　　D. 无痰无声
E. 有声无痰

29. 咳声轻清低微的临床意义是
A. 风热犯肺证　　B. 风寒束表证
C. 肺气虚证　　D. 肺阴虚证
E. 燥邪犯肺证

30. 干咳无痰或少痰而黏的临床意义是
A. 风热犯肺证　　B. 燥邪犯肺证
C. 热邪犯肺证　　D. 痰热壅肺证
E. 痰湿阻肺证

31. 久病体虚之人出现嗳气的特点是
A. 嗳气频作，声音响亮
B. 嗳气频作，脘腹冷痛
C. 嗳气声低而断续
D. 嗳气有酸腐味
E. 饱食之后偶有嗳气

32. 水逆证的呕吐特点是
A. 饮后即吐　　B. 吐利并作
C. 吐物酸腐　　D. 朝食暮吐
E. 呕吐如喷

33. “金实不鸣”的临床意义是
A. 风寒犯肺　　B. 虚火灼肺
C. 肺气不足　　D. 燥邪犯肺
E. 气阴耗伤

34. 谵语的临床表现为
A. 语无伦次，笑骂不定
B. 语无伦次，神志不清
C. 语言重复，声音低微
D. 自言自语，见人则止
E. 语言错乱，说后自知

35. 咳声重浊，痰白清稀的临床意义是
A. 肺热咳嗽　　B. 肺燥咳嗽
C. 痰湿咳嗽　　D. 外感风寒
E. 寒湿咳嗽

36. 咳嗽阵发，连声不绝，咳嗽终止时有一声深吸气声，如鹭鸶叫者属
A. 白喉　　B. 顿咳
C. 燥咳　　D. 痰饮
E. 寒咳

37. 下列各项，不是哮证临床意义的是
A. 感受外寒　　B. 内有痰饮
C. 伏饮引动　　D. 肺有实热
E. 感受风热

38. 白喉咳嗽的特点是
A. 咳声紧闷　　B. 咳声如犬吠
C. 咳声重浊　　D. 咳声清脆
E. 咳声低微

39. 嗳气、呃逆、呕吐的共同临床意义是
A. 肝气上逆　　B. 肺气上逆
C. 胃气上逆　　D. 肝郁气滞

E. 脾失健运

40. 食后嗳气酸腐的临床意义是

A. 寒邪客胃　B. 食滞胃脘

C. 胃热上逆　D. 湿困脾胃

E. 肝气犯胃

41. 下列各项，不属于口臭临床意义的是

A. 胃有寒湿　B. 胃中有热

C. 口腔溃腐　D. 口腔不洁

E. 内有宿食

42. 水肿病晚期病人病室的气味是

A. 腐臭味　B. 尸臭味

C. 血腥味　D. 尿臊味

E. 烂苹果样气味

43. 寒痰湿浊停聚于肺，肺失肃降时的临床表现是

A. 咳声重浊沉闷

B. 咳声轻清低微

C. 咳声不扬，痰臭色黄，不易咯出

D. 咳有痰声，痰多容易咯出

E. 干咳无痰或少痰

44. 久病肺气虚损，失于宣降时的临床表现是

A. 咳声重浊沉闷

B. 咳声轻清低微

C. 咳声不扬，痰臭色黄，不易咯出

D. 咳有痰声，痰多容易咯出

E. 干咳无痰或少痰

45. 风邪与痰热搏结，导致小儿顿咳时的临床表现是

A. 咳声短促，呈阵发性，痉挛性，连续不断，咳后有鸡鸣样回音，并反复发作

B. 咳声轻清低微

C. 咳声不扬，痰臭色黄，不易咯出

D. 咳有痰声，痰多容易咯出

E. 干咳无痰或少痰

46. 痰湿阻肺时的临床表现是

A. 咳声重浊沉闷

B. 咳声轻清低微

C. 咳声不扬，痰臭色黄，不易咯出

D. 咳有痰声，痰多容易咯出

E. 干咳无痰或少痰

47. 热伤胃津，胃失濡养时的临床表现是

A. 吐势徐缓，声音微弱，呕吐物清稀

B. 吐势较猛，声音壮厉，呕吐出黏稠黄水，或酸或苦

C. 呕吐呈喷射状

D. 呕吐酸腐味食糜

E. 口干欲饮，饮后则吐

48. 热邪犯肺，肺津被灼时的临床表现是

A. 咳声重浊沉闷

B. 咳声轻清低微

C. 咳声不扬，痰臭色黄，不易咯出

D. 咳有痰声，痰多容易咯出

E. 干咳无痰或少痰

49. 肺肾阴虚，疫毒攻喉所致白喉的临床表现是

A. 咳声重浊沉闷

B. 咳声如犬吠，伴声音嘶哑，吸气困难

C. 咳声不扬，痰臭色黄，不易咯出

D. 咳有痰声，痰多容易咯出

E. 干咳无痰或少痰

50. 脾胃阳虚，脾失健运，胃失和降，胃气上逆时的临床表现是

A. 吐势徐缓，声音微弱，呕吐物清稀

B. 吐势较猛，声音壮厉，呕吐出黏稠黄水，或酸或苦

C. 呕吐呈喷射状

D. 呕吐酸腐味食糜

E. 口干欲饮，饮后则吐

51. 燥邪犯肺或阴虚肺燥时的临床表现是

A. 咳声重浊沉闷

B. 咳声轻清低微

C. 咳声不扬，痰臭色黄，不易咯出

D. 咳有痰声，痰多容易咯出

E. 干咳无痰或少痰

52. 热扰神明，或颅内压增高时的临床表现是

A. 吐势徐缓，声音微弱，呕吐物清稀

B. 吐势较猛，声音壮厉，呕吐出黏稠黄水，或酸或苦

C. 呕吐呈喷射状

D. 呕吐酸腐味食糜

E. 口干欲饮，饮后则吐

53. 口气臭秽者的临床意义是

A. 食积胃肠　　B. 胃中有热

C. 内有溃腐脓疡　　D. 牙疳

E. 寒邪犯胃

54. 饮停于胃，胃气上逆时的临床表现是

A. 吐势徐缓，声音微弱，呕吐物清稀

B. 吐势较猛，声音壮厉，呕吐出黏稠黄水，或酸或苦

C. 呕吐呈喷射状

D. 呕吐酸腐味食糜

E. 口干欲饮，饮后则吐

55. 脾胃阳虚证的临床表现是

A. 朝食暮吐，暮食朝吐

B. 吐势较猛，声音壮厉，呕吐出黏稠黄水，或酸或苦

C. 呕吐呈喷射状

D. 呕吐酸腐味食糜

E. 口干欲饮，饮后则吐

56. 口气酸臭，并伴食欲不振，脘腹胀满的临床表现是

A. 食积胃肠　　B. 胃中有热

C. 内有溃腐脓疡　　D. 牙疳

E. 寒邪犯胃

57. 暴饮暴食或过食肥甘厚味，食滞胃脘，为胃失和降，胃气上逆时的临床表现是

A. 吐势徐缓，声音微弱，呕吐物清稀

B. 吐势较猛，声音壮厉，呕吐出黏稠黄水，或酸或苦

C. 呕吐呈喷射状

D. 呕吐酸腐味食糜

E. 口干欲饮，饮后则吐

58. 患者食积化腐而下趋的临床表现是

A. 大便酸臭难闻

B. 大便溏泄而腥

C. 大便泄泻，臭如败卵，或夹有未消化食物，矢气酸臭

D. 小便黄赤浑浊，有臊臭味

E. 小便味甜并散发烂苹果样气味

59. 口气臭秽难闻，牙龈腐烂的临床意义是

A. 食积胃肠　　B. 胃中有热

C. 内有溃腐脓疡　　D. 牙疳

E. 寒邪犯胃

60. 患者肠有郁热的临床表现是

A. 大便酸臭难闻

B. 大便溏泄而腥

C. 大便泄泻，臭如败卵，或夹有未消化食物，矢气酸臭

D. 小便黄赤浑浊，有臊臭味

E. 小便味甜并散发烂苹果样气味

61. 患者脾胃虚寒的临床表现是

A. 大便酸臭难闻

B. 大便溏泄而腥

C. 大便泄泻，臭如败卵，或夹有未消化食物，矢气酸臭

D. 小便黄赤浑浊，有臊臭味

E. 小便味甜并散发烂苹果样气味

62. 口气腐臭者，或兼咳吐脓血的临床意义是

A. 食积胃肠　　B. 胃中有热

C. 内有溃腐脓疡　　D. 牙疳

E. 寒邪犯胃

63. 患者膀胱湿热的临床表现是

A. 大便酸臭难闻

B. 大便溏泄而腥

C. 大便泄泻，臭如败卵，或夹有未消化食物，矢气酸臭

D. 小便黄赤浑浊，有臊臭味

E. 小便味甜并散发烂苹果样气味

64. 消渴病患者的临床表现是
A. 大便酸臭难闻
B. 大便溏泄而腥
C. 大便泄泻，臭如败卵，或夹有未消化食物，矢气酸臭
D. 小便黄赤浑浊，有臊臭味
E. 小便味甜并散发烂苹果样气味

B 型题

A. 痰热扰心　B. 热扰心神
C. 心气虚弱　D. 脏气衰微
E. 宗气大虚

1. 语言时有错乱，语后自知言错的临床意义是
2. 自言自语，见人便止，首尾不续的临床意义是

A. 咳声重浊紧闷
B. 咳声不扬，痰黄质稠
C. 干咳少痰无痰
D. 咳有痰声，痰多易咯
E. 咳声如犬吠，声音嘶哑

3. 痰湿阻肺的特征是
4. 燥邪犯肺的特征是

A. 胃热津伤　B. 暴饮暴食
C. 脾胃虚寒　D. 颅内肿瘤
E. 饮停于胃

5. 呕吐酸腐味食糜的临床意义是
6. 吐势徐缓，吐物清稀的临床意义是

A. 消渴晚期　B. 肾衰
C. 有机磷中毒　D. 脏腑衰败
E. 溃腐疮疡

7. 病室尿臊气的临床意义是
8. 病室烂苹果气味的临床意义是

A. 口气酸臭　B. 口气腥臭
C. 口气腐臭　D. 口气臊臭
E. 口气臭秽

9. 胃肠积滞，口气的临床表现是
10. 体内有溃腐脓疡，口气的临床表现是

A. 咳声低微　B. 干咳少痰
C. 咳声不扬　D. 咳如犬吠
E. 咳声紧闷

11. 白喉病人咳嗽的特点是
12. 热邪犯肺病人咳嗽的特点是

A. 谵语　B. 郑声
C. 独语　D. 失语
E. 错语

13. 热扰心神可见
14. 心气大伤，精神散乱可见

A. 实喘　B. 上气
C. 虚喘　D. 哮证
E. 少气

15. 喘息气粗，声高息涌是
16. 呼吸急促，声高断续，喉间痰鸣是

A. 呕吐清水　B. 呕吐酸臭
C. 呕吐痰涎　D. 呕吐黄水
E. 呕吐酸腐

17. 热伤胃津的临床表现是
18. 食滞胃脘的临床表现是

A. 喘证　B. 哮证
C. 少气　D. 短气
E. 上气

19. 出现呼吸困难，短促急迫的临床表现是
20. 出现呼吸气急而短，不足以息，数而不能接续的临床表现是

A. 秽浊上犯　B. 肝气郁结
C. 肺气上冲　D. 胃气上逆
E. 痰气交阻

21. 太息的临床意义是

22. 呃逆的临床意义是

参考答案

A 型题

1. C 2. A 3. B 4. D 5. E
6. D 7. E 8. D 9. C 10. A
11. C 12. A 13. A 14. D 15. B
16. C 17. E 18. A 19. C 20. B
21. B 22. C 23. B 24. D 25. C
26. B 27. D 28. C 29. C 30. B
31. C 32. A 33. A 34. B 35. D
36. B 37. D 38. B 39. C 40. B
41. A 42. D 43. A 44. B 45. A
46. D 47. B 48. C 49. B 50. A
51. E 52. C 53. B 54. E 55. A
56. A 57. D 58. C 59. D 60. A
61. B 62. C 63. D 64. E

B 型题

1. C 2. C 3. D 4. C 5. B
6. C 7. B 8. A 9. A 10. C
11. D 12. C 13. A 14. B 15. A
16. D 17. D 18. E 19. A 20. D
21. B 22. D

第五单元　问　诊

A 型题

1. 发热为午后夜间低热的临床意义是
A. 阳明腑实　B. 阴虚火旺
C. 湿温内蕴　D. 温病入营
E. 热邪客表

2. 小儿夏季长期发热，秋凉自愈的临床意义是
A. 血虚　B. 气虚
C. 阴虚　D. 气血两虚
E. 气阴两虚

3. 长期微热，兼疲乏、少气、自汗的临床意义是
A. 气虚　B. 阴虚
C. 血虚　D. 阳虚
E. 气阴两虚

4. 恶寒战栗与高热交替发作，发有定时，属于
A. 少阳病　B. 疟疾
C. 热入血室　D. 表寒证
E. 阳明病

5. 自汗的临床意义是
A. 气虚　B. 阴虚
C. 血虚　D. 气滞
E. 痰盛

6. 手足心汗出量多的临床意义是
A. 阴经郁热　B. 阳经郁热
C. 阴虚　D. 阳虚
E. 气虚

7. 下列各项，与微热临床意义无关的是
A. 血虚　B. 阴虚
C. 气虚　D. 胃肠热盛
E. 气阴两虚

8. 阴虚潮热的特点是
A. 热势较高，日晡热甚
B. 身热不扬
C. 午后夜间低热
D. 腹满便秘
E. 午后热甚

9. 下列各项，不属头汗临床意义的是
A. 进食辛辣　B. 气阴两虚

C. 上焦热盛　　D. 虚阳上越
E. 中焦湿热

10. 久病畏寒的临床意义是
A. 寒邪表证　　B. 风邪表证
C. 内湿证　　D. 里虚寒证
E. 里虚热证

11. 下列各项，不属微热临床意义的是
A. 情志不舒　　B. 气虚
C. 阳明热盛　　D. 阴液亏虚
E. 血虚

12. 以“十问”来概括问诊内容的医家是
A. 张仲景　　B. 扁鹊
C. 张景岳　　D. 喻嘉言
E. 赵晴初

13. 外感风寒之邪初期的临床表现为
A. 寒热俱重
B. 寒热俱轻
C. 恶寒重而发热轻
D. 发热重而恶寒轻
E. 但寒不热

14. 表证必要的临床表现是
A. 恶寒　　B. 发热
C. 恶风　　D. 汗出
E. 畏寒

15. 久病畏寒的临床意义是
A. 寒邪内侵　　B. 风寒袭表
C. 感受风邪　　D. 风湿外袭
E. 阳气虚衰

16. 气郁发热的临床表现特点是
A. 时有低热，兼面白、头晕、舌淡、脉细
B. 长期微热，劳累则甚，兼疲乏、少气、自汗
C. 长期低热，兼颧红、五心烦热
D. 每因情志不舒而时有微热，兼胸闷，急躁易怒
E. 小儿于夏季气候炎热时长期发热，兼有烦渴、多尿、无汗，至秋凉自愈

17. 下列各项，不属于疟疾发作临床表现的是
A. 寒热往来有定时
B. 寒热往来无定时
C. 剧烈头痛
D. 多汗
E. 口渴

18. 下列各项，属于病理性汗出的是
A. 气候炎热而汗出
B. 衣被过厚而汗出
C. 体力活动时汗出
D. 睡眠时汗出不止
E. 进食辛辣时汗出

19. 汗出过多的临床意义是
A. 里热证　　B. 表热证
C. 里寒证　　D. 虚热证
E. 表寒证

20. 出现自汗、盗汗的临床意义是
A. 津血不足证　　B. 阳气亏虚证
C. 阴液亏虚证　　D. 气阴两虚证
E. 气血两虚证

21. 不属于但头汗出的临床意义是
A. 中焦湿热蕴结
B. 上焦热盛
C. 元气将脱，虚阳上越
D. 进食辛辣、热汤、饮酒
E. 里热蒸迫

22. 风寒表证之恶寒的临床意义是
A. 风性开泄，腠理疏松
B. 外邪束表，卫阳被遏
C. 阳气虚衰，失其温煦
D. 亡阳
E. 肺卫气虚，宣降失常

23. 自觉身冷，得衣近火则缓解的是
A. 恶寒　　B. 寒厥
C. 畏寒　　D. 寒栗
E. 寒战

24. 湿温潮热的临床表现是

A. 至夏则热，秋凉则止
B. 身热不扬，午后热甚
C. 午后发热，入夜尤甚
D. 长期发热，劳必益甚
E. 入夜发热，天明热退

25. 午后或入夜发热，似有热发自骨内之感，伴颧红、盗汗等症的临床意义是

A. 湿温潮热　B. 日晡潮热
C. 气虚发热　D. 阴虚潮热
E. 热入营血

26. 寒热往来，发无定时，伴口苦、咽干、目眩、胁痛、脉弦的临床意义是

A. 湿温病　B. 疟疾
C. 少阳病　D. 外感表证
E. 阳明病

27. 自汗的临床意义是

A. 阳气暴脱于外　B. 气虚卫阳不固
C. 阴虚阳亢于上　D. 血虚阴亏于里
E. 邪正相争剧烈

28. 睡时汗出，醒则汗止，属于

A. 盗汗　B. 绝汗
C. 自汗　D. 战汗
E. 大汗

29. 手足心汗出，与之相关的脏是

A. 肝　B. 心
C. 脾　D. 肾
E. 肺

30. 下列各项，不会导致“但头汗出”的是

A. 中焦湿热上蒸　B. 上焦邪热郁蒸
C. 久病伴随阳泄　D. 病危虚阳上越
E. 阳虚不能固表

31. 酸痛的临床意义是

A. 寒邪阻滞经络　B. 火邪窜至经络
C. 湿侵肌肉关节　D. 气血亏虚
E. 风邪偏胜

32. 疼痛兼有空虚感的临床意义是

A. 湿邪困阻气机　B. 气机阻滞
C. 风邪偏盛　D. 气血阴精不足
E. 瘀血阻滞

33. 疼痛不剧，尚可忍耐，绵绵不休，属于

A. 酸痛　B. 隐痛
C. 空痛　D. 胀痛
E. 窜痛

34. 阳气精血亏虚所致疼痛的临床表现是

A. 隐隐作痛　B. 痛如刀绞
C. 胀满疼痛　D. 游走窜痛
E. 刺痛固定

35. 血瘀致痛的临床表现是

A. 胀痛　B. 刺痛
C. 重痛　D. 走窜痛
E. 空痛

36. 前额头痛连及眉棱骨属于

A. 阳明头痛　B. 少阳头痛
C. 太阳头痛　D. 厥阴头痛
E. 太阴头痛

37. 颠顶部位头痛属于

A. 阳明头痛　B. 太阳头痛
C. 少阳头痛　D. 厥阴头痛
E. 少阴头痛

38. 下列各项，与胁痛无关的是

A. 肝郁气滞　B. 饮停胸胁
C. 肝阴亏虚　D. 胃阴亏虚
E. 肝胆湿热

39. 腰痛剧烈，向小腹放射，尿血的临床意义是

A. 寒湿　B. 肾虚
C. 带脉损伤　D. 瘀血阻络
E. 结石阻滞

40. 结石阻滞胆管所引起上腹痛的疼痛性质属于

A. 刺痛　B. 胀痛
C. 绞痛　D. 掣痛
E. 灼痛

41. 胃脘剧痛暴作，出现压痛及反跳痛的临床意义是

A. 气滞　B. 寒邪凝滞

C. 食积　　D. 胃脘穿孔
E. 胃癌

42. 头痛晕沉，腹泻自汗者，属于
A. 太阴经　　B. 少阴经
C. 阳明经　　D. 厥阴经
E. 少阳经

43. 头痛连齿者，病在
A. 太阳经　　B. 少阴经
C. 阳明经　　D. 厥阴经
E. 少阳经

44. 病人头痛眩晕，面色苍白，属于
A. 风湿头痛　　B. 肾虚头痛
C. 风寒头痛　　D. 气虚头痛
E. 血虚头痛

45. 肝阳上亢头痛的临床表现是
A. 头痛如裹　　B. 头晕胀痛
C. 头痛如刺　　D. 昏沉重痛
E. 头痛绵绵

46. 下列各项，不是眩晕临床意义的是
A. 肺阴不足　　B. 肾精不足
C. 痰湿内阻　　D. 肝阳上亢
E. 气血两亏

47. 头晕而重，如物缠裹的临床意义是
A. 肝阳上亢　　B. 肝火上炎
C. 痰湿内阻　　D. 肾精亏虚
E. 气血亏虚

48. 下列各项，不属头晕临床意义的是
A. 肝阳上亢　　B. 瘀阻脑络
C. 痰湿内阻　　D. 外感风寒
E. 肾虚精亏

49. 下列各项，不属目眩临床意义的是
A. 风热上袭　　B. 痰湿上蒙
C. 肝火上炎　　D. 肝阳化风
E. 阴精不足

50. 突发耳鸣，声大如潮，按之不减的临床意义是
A. 阴虚火旺　　B. 肾精亏损
C. 肝肾阴虚　　D. 肝胆火盛
E. 肝血不足

51. 下列各项，不会导致失眠的是
A. 营血亏虚　　B. 痰湿困脾
C. 心胆气虚　　D. 阴虚火旺
E. 食积胃脘

52. 精神疲惫，神识朦胧，困倦嗜睡的临床意义是
A. 心肾阳虚　　B. 痰湿困脾
C. 脾虚不运　　D. 营血亏虚
E. 邪闭心神

53. 头晕而重，如物缠裹，痰多苔腻的临床意义是
A. 气血亏虚　　B. 肝阳上亢
C. 痰湿内阻　　D. 肾虚精亏
E. 瘀血阻滞

54. 胸闷，壮热，鼻翼扇动的临床意义是
A. 心气虚
B. 热邪或痰热壅肺
C. 痰饮停滞
D. 肺肾气虚
E. 寒邪客肺

55. 肢体困重，嗜卧，疲乏的临床意义是
A. 水湿泛溢
B. 湿困脾阳
C. 脾气虚，不能运化
D. 热伤气阴
E. 气血亏虚

56. 下列各项，不属于失眠临床表现的是
A. 睡中容易惊醒　　B. 彻夜不能入眠
C. 经常不易入睡　　D. 睡中时而做梦
E. 易醒不能再睡

57. 下列各项，不属于失眠临床意义的是
A. 肝郁化火　　B. 食积胃脘
C. 阴虚火旺　　D. 心胆气虚
E. 痰火扰心

58. 胸痛憋闷，痛引肩臂的临床意义是
A. 胸痹　　B. 真心痛
C. 肺痈　　D. 肺痨

E. 肺胀

59. 脘闷纳呆，兼头身困重，便溏苔腻的临床意义是

A. 寒邪犯胃　B. 脾肾阳虚
C. 脾胃气虚　D. 湿邪困脾
E. 热邪犯胃

60. 耳聋逐渐加重且有腰酸眩晕的临床意义是

A. 温病耳聋　B. 伤寒耳聋
C. 肾虚耳聋　D. 痰浊耳聋
E. 血瘀耳聋

61 下列各项，不会导致头晕目眩的是

A. 血虚　B. 气虚
C. 阴虚　D. 阳虚
E. 肝阳

62. 口干，但欲漱水不欲咽的临床意义是

A. 湿热内蕴　B. 营分热盛
C. 阴虚津亏　D. 痰饮内停
E. 瘀血内停

63. 常见饭后嗜睡的临床意义是

A. 脾气虚弱　B. 湿邪困脾
C. 心肾阳虚　D. 痰热内扰
E. 邪闭心神

64. 患者饥不欲食的临床意义是

A. 胃寒　B. 胃热
C. 食积　D. 脾气虚
E. 胃阴虚

65. 渴喜热饮而量不多，或水入即吐的临床意义是

A. 湿热内蕴　B. 痰饮内停
C. 营分热盛　D. 瘀血内阻
E. 阴虚津亏

66. 厌食油腻，脘闷呕恶，便溏不爽的临床意义是

A. 湿热蕴脾　B. 食滞胃脘
C. 肝胆湿热　D. 寒湿困脾
E. 妊娠反应

67. 厌食，脘腹胀痛，嗳腐食臭的临床意义是

A. 脾胃气虚　B. 湿邪困脾
C. 食滞胃脘　D. 肝胆湿热
E. 脾胃阳虚

68. 大便时干时稀的临床意义是

A. 脾阳虚　B. 脾气虚
C. 脾肾阳虚　D. 肝脾不调
E. 食滞胃肠

69. 大便先干而后稀的临床意义是

A. 命门火衰　B. 脾气虚
C. 脾阳虚　D. 肝脾不调
E. 湿邪困脾

70. 下列各项，不会导致便秘的是

A. 胃肠积热　B. 食滞胃肠
C. 阳虚寒凝　D. 腹内癥块
E. 阴津亏损

71. 下列各项，不会导致泄泻的是

A. 脾气虚弱　B. 脾肾阳虚
C. 肠道湿热　D. 肝肾阴虚
E. 肝脾不调

72. 脾虚、肾虚大便的临床表现是

A. 泻下黄糜　B. 完谷不化
C. 泻下腐臭　D. 便下脓血
E. 溏结不调

73. 尿后余沥不尽的临床意义是

A. 肾阴亏虚　B. 肾精亏虚
C. 肾气不固　D. 膀胱湿热
E. 肾虚水泛

74. 久病小便频数，色清量多，夜间明显的临床意义是

A. 热盛伤津　B. 膀胱湿热
C. 中气下陷　D. 肾气不固
E. 肾虚水泛

75. 下列各项，不会导致小儿遗尿的是

A. 肾气亏虚　B. 膀胱虚寒
C. 脾虚气陷　D. 肝经湿热下迫
E. 先天禀赋不足

76. 多食易饥，兼见大便溏泻的临床意义是

A. 胃火亢盛　　B. 胃阴不足
C. 脾胃湿热　　D. 湿邪困脾
E. 胃强脾弱

77. 肾阳虚导致的小便改变是
A. 小便短赤　　B. 小便频数而清
C. 小便浑浊　　D. 小便频数短少
E. 小便涩痛

78. 发热恶寒，口微渴的临床意义是
A. 里热炽盛　　B. 外感风热
C. 湿热内蕴　　D. 痰饮内停
E. 热入营血

79. 下列各项，消渴病不会出现的临床表现是
A. 多饮　　B. 消谷善饥
C. 多尿　　D. 形体消瘦
E. 大便溏泻

80. 除中的临床表现是
A. 食量渐增　　B. 食欲渐复
C. 食量渐减　　D. 饥不欲食
E. 久病突然暴食

81. 心火上炎，心烦失眠患者的临床表现是
A. 口酸　　B. 口甜
C. 口苦　　D. 口涩
E. 口咸

82. 泻下黄糜，肛门灼热的临床意义是
A. 热结旁流　　B. 食滞胃肠
C. 肾阳虚衰　　D. 大肠湿热
E. 寒湿困脾

83. 肝脾不调的临床表现是
A. 便夹脓血　　B. 泻下黄糜
C. 溏结不调　　D. 肛门灼热
E. 里急后重

84. 湿热蕴结膀胱不会出现的临床表现是
A. 尿急　　B. 尿痛
C. 小便频数　　D. 小便短赤
E. 小便频数，色清量多，夜间明显

85. 下列各项，不会导致余溺不尽的是
A. 肾阳不足　　B. 肾阴亏损
C. 久病体弱　　D. 湿热留著
E. 肾气不固

86. 下列各项，不属于排尿感异常的临床表现是
A. 遗尿　　B. 尿道涩痛
C. 余溺不尽　　D. 小便失禁
E. 小便频数

87. 下列各项，不属于肾气不固的临床表现是
A. 小便失禁　　B. 尿道涩痛
C. 遗尿　　D. 余溺不尽
E. 小便频数

88. 口干但不欲饮，兼见潮热、盗汗、颧红的临床意义是
A. 内有痰饮　　B. 内有瘀血
C. 内有食积　　D. 阴液耗伤
E. 内有积热

89. 消渴病的临床表现是
A. 口渴不欲饮
B. 大渴引饮，小便量多
C. 口渴喜冷饮
D. 口渴漱水不欲咽
E. 口渴喜热饮

90. 消谷善饥的临床意义是
A. 胃火炽盛　　B. 胃阴不足
C. 脾胃虚弱　　D. 脾胃湿热
E. 脾阳虚衰

91. “除中”是指
A. 久病食入不消　　B. 久病胃脘痞满
C. 久病不能进食　　D. 久病突然能食
E. 胃热消谷善饥

92. 妇女怀孕厌食、呕恶称为
A. 少食　　B. 厌食
C. 恶阻　　D. 恶食
E. 纳呆

93. 口中泛酸的临床意义是
A. 胃肠积滞　　B. 脾胃湿热
C. 宿食不化　　D. 肝胆湿热

E. 肝胃郁热

94. 口中甜而黏腻的临床意义是

A. 痰饮内停　B. 脾虚湿阻

C. 饮食停滞　D. 肝胆湿热

E. 脾胃湿热

95. 下列各项，不属于失眠临床意义的是

A. 心脾气血虚　B. 心气不足

C. 胆郁痰扰　D. 食滞内停

E. 肺阴不足

96. 失眠易惊醒，兼眩晕、心烦、口苦的临床意义是

A. 肝血不足　B. 心肾不交

C. 心肝血虚　D. 胆郁痰扰

E. 食滞内停

97. 久病或产后便秘的临床意义是

A. 阴寒内结　B. 热盛伤津

C. 阴液亏虚　D. 气血两亏

E. 肾阴不足

98. 情志抑郁，腹痛作泻，泻后痛减的临床意义是

A. 伤食积滞　B. 大肠湿热

C. 肝脾不调　D. 脾胃气虚

E. 湿困脾胃

99. 完谷不化的临床意义是

A. 伤食　B. 肝脾不调

C. 湿热下注　D. 痢疾

E. 脾肾阳虚

100. 先便后血，其色紫暗，神疲乏力的临床意义是

A. 脾胃虚寒　B. 脾胃湿热

C. 肠风下血　D. 大肠湿热

E. 肛裂

101. 下列各项，与水液代谢无关的是

A. 膀胱　B. 肺

C. 肝　D. 脾

E. 肾

102. 下列各项，不属于阳虚小便临床表现的是

A. 夜尿频数　B. 尿清而长

C. 尿急而痛　D. 多尿遗尿

E. 尿少浮肿

103. 小便频数，量少，色赤，刺痛的临床意义是

A. 膀胱湿热　B. 肾阳不足

C. 肾气不固　D. 结石阻塞

E. 膀胱失约

104. 下列各项，不会导致癃闭的是

A. 瘀血内结

B. 湿热蕴结膀胱

C. 结石阻塞

D. 肾阳不足，气化不利

E. 肾气不固

105. 临床表现为小便不畅，点滴而出的是

A. 癃证　B. 闭证

C. 尿少　D. 淋证

E. 遗尿

106. 下列各项，不属于膀胱湿热临床表现的是

A. 尿急　B. 尿频

C. 遗尿　D. 尿痛

E. 尿黄

107. 下列各项，不会导致月经先期的是

A. 阳气虚衰　B. 脾气亏虚

C. 肾气不足　D. 肝郁化热

E. 阳盛血热

108. 妇女带下色白，清稀如涕，无臭味的临床意义是

A. 脾虚气弱　B. 冲任亏虚

C. 寒湿下注　D. 湿热下注

E. 肝经郁热

109. 妇女月经先期而至，量多，色深质稠的临床意义是

A. 肝气郁滞　B. 气不摄血

C. 瘀血积滞　D. 阳盛血热

E. 寒邪凝滞

110. 带下色黄，质黏臭秽的临床意义是

A. 脾气虚弱　B. 湿热下注
C. 脾肾阳虚　D. 肝肾阴虚
E. 寒湿下注

111. 下列各项，不属于月经先期临床意义的是
A. 肾气不足　B. 脾气亏虚
C. 阴虚火旺　D. 寒凝血瘀
E. 阳盛血热

112. 下列各项，不属于月经后期临床意义的是
A. 肾精不足　B. 营血亏虚
C. 阴虚火旺　D. 阳气虚衰
E. 痰湿阻滞

113. 月经淡红、质稀、量少的临床意义是
A. 气虚　B. 血虚
C. 血热　D. 寒凝
E. 气郁

114. 带下色白、量多、质清稀的临床意义是
A. 湿热下注　B. 冲任亏虚
C. 肝肾阴虚　D. 寒湿下注
E. 肝经郁热

115. 心脉阻滞型胸痹的临床表现是
A. 左胸心前区憋闷作痛，时痛时止
B. 胸痛剧烈，面色青灰，手足青冷
C. 胸痛，壮热面赤，喘促鼻扇
D. 胸痛，颧赤盗汗，午后潮热，咳痰带血
E. 胸痛，壮热，咳吐脓血腥臭痰

116. 心脉急骤闭塞不通的真心痛的临床表现是
A. 左胸心前区憋闷作痛，时痛时止
B. 胸痛剧烈，面色青灰，手足青冷
C. 胸痛，壮热面赤，喘促鼻扇
D. 胸痛，颧赤盗汗，午后潮热，咳痰带血
E. 胸痛，壮热，咳吐脓血腥臭痰

117. 侧头部痛，痛在两侧太阳穴附近为甚者，多属
A. 阳明经头痛　B. 少阳经头痛
C. 太阳经头痛　D. 厥阴经头痛
E. 太阴经头痛

118. 肺阴亏虚，虚火灼络的肺痨病的临床表现是
A. 左胸心前区憋闷作痛，时痛时止
B. 胸痛剧烈，面色青灰，手足青冷
C. 胸痛，壮热面赤，喘促鼻扇
D. 胸痛，颧赤盗汗，午后潮热，咳痰带血
E. 胸痛，壮热，咳吐脓血腥臭痰

119. 痰热阻肺，热壅血瘀的肺痈病的临床表现是
A. 左胸心前区憋闷作痛，时痛时止
B. 胸痛剧烈，面色青灰，手足青冷
C. 胸痛，壮热面赤，喘促鼻扇
D. 胸痛，颧赤盗汗，午后潮热，咳痰带血
E. 胸痛，壮热，咳吐脓血腥臭痰

120. 前额部连眉棱骨痛，多属
A. 阳明经头痛　B. 少阳经头痛
C. 太阳经头痛　D. 厥阴经头痛
E. 太阴经头痛

121. 热邪壅肺，脉络不利的肺热病的临床表现是
A. 左胸心前区憋闷作痛，时痛时止
B. 胸痛剧烈，面色青灰，手足青冷
C. 胸痛，壮热面赤，喘促鼻扇
D. 胸痛，颧赤盗汗，午后潮热，咳痰带血
E. 胸痛，壮热，咳吐脓血腥臭痰

122. 后头部连项痛者，多属
A. 阳明经头痛　B. 少阳经头痛
C. 太阳经头痛　D. 厥阴经头痛
E. 太阴经头痛

123. 胃失和降，气机不畅的临床表现是
A. 胁的一侧或两侧疼痛
B. 胃脘痛

C. 全腹痛，伴压痛，反跳痛
D. 脐外侧及下腹部突然剧烈绞痛，向大腿内侧及阴部放射，尿血
E. 腹部持续性疼痛，阵发性加剧，伴腹胀，呕吐，便闭

124. 全头重痛者，多属
A. 阳明经头痛　B. 少阳经头痛
C. 太阳经头痛　D. 厥阴经头痛
E. 太阴经头痛

125. 肝气郁滞、肝胆湿热、肝胆火盛、肝血瘀阻及饮停胸胁的临床表现是
A. 胁的一侧或两侧疼痛
B. 胃脘痛
C. 全腹痛，伴压痛，反跳痛
D. 脐外侧及下腹部突然剧烈绞痛，向大腿内侧及阴部放射，尿血
E. 腹部持续性疼痛，阵发性加剧，伴腹胀，呕吐，便闭

126. 颠顶痛者，多属
A. 阳明经头痛　B. 少阳经头痛
C. 太阳经头痛　D. 厥阴经头痛
E. 太阴经头痛

127. 肠痹或肠结时，肠道麻痹，梗阻，扭转或套叠，气机闭塞不通可导致的临床表现是
A. 胁的一侧或两侧疼痛
B. 胃脘痛
C. 全腹痛，伴压痛，反跳痛
D. 脐外侧及下腹部突然剧烈绞痛，向大腿内侧及阴部放射，尿血
E. 腹部持续性疼痛，阵发性加剧，伴腹胀，呕吐，便闭

128. 腰部刺痛或痛连下肢的临床意义是
A. 肾虚　B. 寒湿
C. 瘀血阻络　D. 结石阻滞
E. 带脉损伤

129. 尿路结石的临床表现是
A. 胁的一侧或两侧疼痛
B. 胃脘痛
C. 全腹痛，伴压痛，反跳痛
D. 脐外侧及下腹部突然剧烈绞痛，向大腿内侧及阴部放射，尿血
E. 腹部持续性疼痛，阵发性加剧，伴腹胀，呕吐，便闭

130. 腰部经常酸软而痛的临床意义是
A. 肾虚　B. 寒湿
C. 瘀血阻络　D. 结石阻滞
E. 带脉损伤

131. 腰部冷痛沉重，阴雨天加重的临床意义是
A. 肾虚　B. 寒湿
C. 瘀血阻络　D. 结石阻滞
E. 带脉损伤

132. 腹部脏器穿孔或热毒弥漫的临床表现是
A. 胁的一侧或两侧疼痛
B. 胃脘痛
C. 全腹痛，伴压痛，反跳痛
D. 脐外侧及下腹部突然剧烈绞痛，向大腿内侧及阴部放射，尿血
E. 腹部持续性疼痛，阵发性加剧，伴腹胀，呕吐，便闭

133. 腰部突然剧痛，向少腹部放射，尿血的临床意义是
A. 肾虚　B. 寒湿
C. 瘀血阻络　D. 结石阻滞
E. 带脉损伤

134. 心气不足，或心阳不足的临床表现是
A. 胸闷，心悸气短
B. 胸闷，咳喘痰多
C. 胸闷，壮热，鼻翼扇动
D. 胸闷气喘，畏寒肢冷
E. 胸闷气喘，少气不足以息

135. 痰饮停肺的临床表现是
A. 胸闷，心悸气短
B. 胸闷，咳喘痰多
C. 胸闷，壮热，鼻翼扇动
D. 胸闷气喘，畏寒肢冷

E. 胸闷气喘，少气不足以息

136. 热邪或痰热壅肺的临床表现是
A. 胸闷，心悸气短
B. 胸闷，咳喘痰多
C. 胸闷，壮热，鼻翼扇动
D. 胸闷气喘，畏寒肢冷
E. 胸闷气喘，少气不足以息

137. 气血亏虚的临床表现是
A. 头晕而胀，烦躁易怒，舌红苔黄，脉弦数
B. 头晕胀痛，头重脚轻，舌红少津，脉弦细
C. 头晕面白，神疲乏力，舌淡，脉细弱
D. 头晕且重，如物裹缠，痰多苔腻
E. 头晕耳鸣，腰酸遗精

138. 肺气虚或肾气虚的临床表现是
A. 胸闷，心悸气短
B. 胸闷，咳喘痰多
C. 胸闷，壮热，鼻翼扇动
D. 胸闷气喘，畏寒肢冷
E. 胸闷气喘，少气不足以息

139. 肝火上炎的临床表现是
A. 头晕而胀，烦躁易怒，舌红苔黄，脉弦数
B. 头晕胀痛，头重脚轻，舌红少津，脉弦细
C. 头晕面白，神疲乏力，舌淡，脉细弱
D. 头晕且重，如物裹缠，痰多苔腻
E. 头晕耳鸣，腰酸遗精

140. 肝阳上亢的临床表现是
A. 头晕而胀，烦躁易怒，舌红苔黄，脉弦数
B. 头晕胀痛，头重脚轻，舌红少津，脉弦细
C. 头晕面白，神疲乏力，舌淡，脉细弱
D. 头晕且重，如物裹缠，痰多苔腻
E. 头晕耳鸣，腰酸遗精

141. 寒邪客肺的临床表现是
A. 胸闷，心悸气短
B. 胸闷，咳喘痰多
C. 胸闷，壮热，鼻翼扇动
D. 胸闷气喘，畏寒肢冷
E. 胸闷气喘，少气不足以息

142. 痰湿内阻的临床表现是
A. 头晕而胀，烦躁易怒，舌红苔黄，脉弦数
B. 头晕胀痛，头重脚轻，舌红少津，脉弦细
C. 头晕面白，神疲乏力，舌淡，脉细弱
D. 头晕且重，如物裹缠，痰多苔腻
E. 头晕耳鸣，腰酸遗精

143. 脾胃气虚的临床表现是
A. 脘痞，嗳腐吞酸
B. 脘痞，食少，便溏
C. 脘痞，纳呆，呕恶，苔腻
D. 脘痞，胃脘有振水声
E. 脘痞，饥不欲食，干呕

144. 外伤后，瘀血阻络的临床表现是
A. 头晕而刺痛
B. 头晕胀痛，头重脚轻，舌红少津，脉弦细
C. 头晕面白，神疲乏力，舌淡，脉细弱
D. 头晕且重，如物裹缠，痰多苔腻
E. 头晕耳鸣，腰酸遗精

145. 食积胃脘的临床表现是
A. 脘痞，嗳腐吞酸
B. 脘痞，食少，便溏
C. 脘痞，纳呆，呕恶，苔腻
D. 脘痞，胃脘有振水声
E. 脘痞，饥不欲食，干呕

146. 肾虚精亏的临床表现是

A. 头晕而胀，烦躁易怒，舌红苔黄，脉弦数
B. 头晕胀痛，头重脚轻，舌红少津，脉弦细
C. 头晕面白，神疲乏力，舌淡，脉细弱
D. 头晕且重，如物裹缠，痰多苔腻
E. 头晕耳鸣，腰酸遗精

147. 湿邪困脾的临床表现是
A. 脘痞，嗳腐吞酸
B. 脘痞，食少，便溏
C. 脘痞，纳呆，呕恶，苔腻
D. 脘痞，胃脘有振水声
E. 脘痞，饥不欲食，干呕

148. 腹部持续胀满不减而拒按的临床意义是
A. 脾胃虚弱，健运失司
B. 食积胃肠或实热内结，气机阻滞
C. 酒食不节，情志内伤或房劳太过，致使肝脾肾功能失常，气血水等邪结聚于腹内
D. 气血亏虚，风寒入络，风痰阻络，痰湿或瘀血阻络，肌肤、经脉失养
E. 气血亏虚，阳气虚衰或脾虚湿困

149. 胃阴亏虚的临床表现是
A. 脘痞，嗳腐吞酸
B. 脘痞，食少，便溏
C. 脘痞，纳呆，呕恶，苔腻
D. 脘痞，胃脘有振水声
E. 脘痞，饥不欲食，干呕

150. 腹部时胀时减而喜按的临床意义是
A. 脾胃虚弱，健运失司
B. 食积胃肠或实热内结，气机阻滞
C. 酒食不节，情志内伤或房劳太过，致使肝脾肾功能失常，气血水等邪结聚于腹内
D. 气血亏虚，风寒入络，风痰阻络，痰湿或瘀血阻络，肌肤、经脉失养
E. 气血亏虚，阳气虚衰或脾虚湿困

151. 饮邪停胃的临床表现是
A. 脘痞，嗳腐吞酸
B. 脘痞，食少，便溏
C. 脘痞，纳呆，呕恶，苔腻
D. 脘痞，胃脘有振水声
E. 脘痞，饥不欲食，干呕

152. 腹部胀大如鼓，皮色苍黄，腹部青筋暴露的临床意义是
A. 脾胃虚弱，健运失司
B. 食积胃肠或实热内结，气机阻滞
C. 酒食不节，情志内伤或房劳太过，致使肝脾肾功能失常，气血水等邪结聚于腹内
D. 气血亏虚，风寒入络，风痰阻络，痰湿或瘀血阻络，肌肤、经脉失养
E. 气血亏虚，阳气虚衰或脾虚湿困

153. 患者睡后易醒，不易再睡，兼心悸、便溏的临床意义是
A. 心肾不交　B. 心脾气血虚
C. 胆郁痰扰　D. 食滞内停
E. 痰湿内盛

154. 脘痞腹胀，呕恶痰涎者，多为
A. 脾胃虚弱　B. 食滞胃脘
C. 饮停于胃　D. 湿热蕴脾
E. 痰湿中阻

155. 患者不易入睡，甚至彻夜难眠，兼心烦不寐的临床意义是
A. 心肾不交　B. 心脾气血虚
C. 胆郁痰扰　D. 食滞内停
E. 痰湿内盛

156. 胸闷，心悸气短者多为
A. 心气不足　B. 肝气郁结
C. 肺气亏虚　D. 脾气亏虚
E. 气血亏虚

157. 患者睡眠时时惊醒，不易安卧的临床意义是
A. 心肾不交　B. 心脾气血虚
C. 胆郁痰扰　D. 食滞内停

E. 痰湿内盛

158. 患者夜寐不安，腹胀，嗳气酸腐的临床意义是

A. 心肾不交　　B. 心脾气血虚
C. 胆郁痰扰　　D. 食滞内停
E. 痰湿内盛

159. 患者困倦嗜睡，伴头目昏沉，胸闷脘痞，肢体困重的临床意义是

A. 心肾不交
B. 痰湿困脾，清阳不升
C. 脾失健运，清阳不升
D. 正气未复
E. 心肾阳虚，神失温养

160. 患者饭后嗜睡，兼神疲倦怠，食少纳呆的临床意义是

A. 心肾不交
B. 痰湿困脾，清阳不升
C. 脾失健运，清阳不升
D. 正气未复
E. 心肾阳虚，神失温养

161. 患者精神极度疲惫，神识朦胧，困倦欲睡，肢冷脉微的临床意义是

A. 心肾不交
B. 痰湿困脾，清阳不升
C. 脾失健运，清阳不升
D. 正气未复
E. 心肾阳虚，神失温养

162. 目眩的临床表现是

A. 病人自觉视物旋转动荡，如在舟车之上，或眼前如有蚊蝇飞动
B. 病人视物不明，昏暗模糊
C. 病人白昼视物正常，每至黄昏视物不清
D. 病人视一物成两物
E. 病人眼睑、眦内或目珠有痒感，轻者揉拭则止，重者极痒难忍

163. 患者大病之后，精神疲乏而嗜睡的临床意义是

A. 心肾不交
B. 痰湿困脾，清阳不升
C. 脾失健运，清阳不升
D. 正气未复
E. 心肾阳虚，神失温养

164. 燥邪伤津的临床表现是

A. 口渴咽干，鼻干唇燥，发于秋季
B. 口干微渴，兼发热
C. 大渴，喜冷饮，兼见壮热面赤，汗出，脉洪数
D. 口渴多饮，伴小便量多，多食易饥，体渐消瘦
E. 口渴咽干，夜间尤甚，兼颧红盗汗，舌红少津

165. 外感温热病初期，伤津较轻的临床表现是

A. 口渴咽干，鼻干唇燥，发于秋季
B. 口干微渴，兼发热
C. 大渴，喜冷饮，兼见壮热面赤，汗出，脉洪数
D. 口渴多饮，伴小便量多，多食易饥，体渐消瘦
E. 口渴咽干，夜间尤甚，兼颧红盗汗，舌红少津

166. 患者口渴，饮水不多，兼身热夜甚，心烦不寐，舌红绛的临床意义是

A. 湿热证　　B. 温病营分证
C. 痰饮内停　　D. 瘀血内停
E. 阴虚证

167. 消渴病的临床表现是

A. 口渴咽干，鼻干唇燥，发于秋季
B. 口干微渴，兼发热
C. 大渴，喜冷饮，兼见壮热面赤，汗出，脉洪数
D. 口渴多饮，伴小便量多，多食易饥，体渐消瘦
E. 口渴咽干，夜间尤甚，兼颧红盗汗，舌红少津

168. 阴虚证患者的临床表现是
A. 口渴咽干，鼻干唇燥，发于秋季
B. 口干微渴，兼发热
C. 大渴，喜冷饮，兼见壮热面赤，汗出，脉洪数
D. 口渴多饮，伴小便量多，多食易饥，体渐消瘦
E. 口渴咽干，夜间尤甚，兼颧红盗汗，舌红少津

169. 患者渴不多饮，兼身热不扬，头身困重，苔黄腻的临床意义是
A. 湿热证 B. 温病营分证
C. 痰饮内停 D. 瘀血内停
E. 阴虚证

170. 里热炽盛，津液大伤的临床表现是
A. 口渴咽干，鼻干唇燥，发于秋季
B. 口干微渴，兼发热
C. 大渴，喜冷饮，兼见壮热面赤，汗出，脉洪数
D. 口渴多饮，伴小便量多，多食易饥，体渐消瘦
E. 口渴咽干，夜间尤甚，兼颧红盗汗，舌红少津

171. 患者渴喜热饮，饮水不多或饮入即吐的临床意义是
A. 湿热证 B. 温病营分证
C. 痰饮内停 D. 瘀血内停
E. 阴虚证

172. 患者口干，但欲漱水，不欲咽的临床意义是
A. 湿热证 B. 温病营分证
C. 痰饮内停 D. 瘀血内停
E. 阴虚证

173. 脾胃虚弱的临床表现是
A. 食欲减退，兼见面色萎黄，食后腹胀，疲乏无力
B. 纳呆少食，兼见脘闷腹胀，头身困重，便溏苔腻
C. 厌食，兼脘腹胀满，嗳气酸腐，舌苔厚腻
D. 厌食油腻之物，兼脘腹痞闷，呕恶便溏，肢体困重
E. 厌食油腻厚味，伴胁肋胀痛灼热，口苦泛呕，身目发黄

174. 湿邪困脾的临床表现是
A. 食欲减退，兼见面色萎黄，食后腹胀，疲乏无力
B. 纳呆少食，兼见脘闷腹胀，头身困重，便溏苔腻
C. 厌食，兼脘腹胀满，嗳气酸腐，舌苔厚腻
D. 厌食油腻之物，兼脘腹痞闷，呕恶便溏，肢体困重
E. 厌食油腻厚味，伴胁肋胀痛灼热，口苦泛呕，身目发黄

175. 病人自觉口中有甜味的临床意义是
A. 脾胃虚弱
B. 脾胃湿热或脾虚
C. 痰热内盛、湿热蕴脾或寒湿困脾
D. 肝胃郁热或饮食停滞
E. 燥热伤津或脏腑热盛

176. 湿热蕴脾的临床表现是
A. 食欲减退，兼见面色萎黄，食后腹胀，疲乏无力
B. 纳呆少食，兼见脘闷腹胀，头身困重，便溏苔腻
C. 厌食，兼脘腹胀满，嗳气酸腐，舌苔厚腻
D. 厌食油腻之物，兼脘腹痞闷，呕恶便溏，肢体困重
E. 厌食油腻厚味，伴胁肋胀痛灼热，口苦泛呕，身目发黄

177. 肝胆湿热的临床表现是
A. 食欲减退，兼见面色萎黄，食后腹胀，疲乏无力
B. 纳呆少食，兼见脘闷腹胀，头身困

重，便溏苔腻

C. 厌食，兼脘腹胀满，嗳气酸腐，舌苔厚腻

D. 厌食油腻之物，兼脘腹痞闷，呕恶便溏，肢体困重

E. 厌食油腻厚味，伴胁肋胀痛灼热，口苦泛呕，身目发黄

178. 病人味觉减退，口中乏味，甚至无味的临床意义是

A. 脾胃虚弱

B. 脾胃湿热或脾虚

C. 痰热内盛、湿热蕴脾或寒湿困脾

D. 肝胃郁热或饮食停滞

E. 燥热伤津或脏腑热盛

179. 食滞胃脘的临床表现是

A. 食欲减退，兼见面色萎黄，食后腹胀，疲乏无力

B. 纳呆少食，兼见脘闷腹胀，头身困重，便溏苔腻

C. 厌食，兼脘腹胀满，嗳气酸腐，舌苔厚腻

D. 厌食油腻之物，兼脘腹痞闷，呕恶便溏，肢体困重

E. 厌食油腻厚味，伴胁肋胀痛灼热，口苦泛呕，身目发黄

180. 病人自觉口中黏腻不爽的临床意义是

A. 脾胃虚弱

B. 脾胃湿热或脾虚

C. 痰热内盛、湿热蕴脾或寒湿困脾

D. 肝胃郁热或饮食停滞

E. 燥热伤津或脏腑热盛

181. 病人自觉口中有酸味或泛酸的临床意义是

A. 脾胃虚弱

B. 脾胃湿热或脾虚

C. 痰热内盛、湿热蕴脾或寒湿困脾

D. 肝胃郁热或饮食停滞

E. 燥热伤津或脏腑热盛

182. 病人自觉口中有涩味，如食生柿子的临床意义是

A. 脾胃虚弱

B. 脾胃湿热或脾虚

C. 痰热内盛、湿热蕴脾或寒湿困脾

D. 肝胃郁热或饮食停滞

E. 燥热伤津或脏腑热盛

183. 病人自觉口中有苦味的临床意义是

A. 心火上炎或肝胆火热

B. 肾病或寒水上泛

C. 痰热内盛、湿热蕴脾或寒湿困脾

D. 肝胃郁热或饮食停滞

E. 燥热伤津或脏腑热盛

184. 病人自觉口中有咸味的临床意义是

A. 心火上炎或肝胆火热

B. 肾病或寒水上泛

C. 痰热内盛、湿热蕴脾或寒湿困脾

D. 肝胃郁热或饮食停滞

E. 燥热伤津或脏腑热盛

185. 患者大便中含有较多未消化的食物的临床意义是

A. 脾虚、肾虚或食滞胃肠

B. 肝脾不调

C. 湿热疫毒，阻滞肠道，肠络受损

D. 气不摄血或胃肠积热、湿热蕴脾、气血瘀滞

E. 脾虚中气下陷

186. 患者腹痛窘迫，时时欲便，肛门重坠，便出不爽的临床意义是

A. 大肠湿热下注或大肠郁热下迫直肠

B. 湿热内阻，肠道气滞

C. 湿热蕴结或肝气犯脾，肠道气滞

D. 脾肾虚弱，肛门失约

E. 脾虚中气下陷

187. 患者大便中含有脓血黏液的临床意义是

A. 脾虚、肾虚或食滞胃肠

B. 肝脾不调

C. 湿热疫毒，阻滞肠道，肠络受损

D. 气不摄血或胃肠积热、湿热蕴脾、气血瘀滞

E. 脾虚中气下陷

188. 患者月经周期、经期基本正常，但经量较常量明显增多的临床意义是

A. 脾气亏虚，肾气不足，冲任不固；或阳盛血热，肝郁化热，阴虚火旺，热扰冲任，血海不宁

B. 营血亏虚，肾精不足，或阳气虚衰，生血不足，血海空虚；或气滞，寒凝血瘀，痰湿阻滞，冲任受阻

C. 肝气郁滞，脾肾亏虚，是冲任气血失调，血海蓄溢失常

D. 热伤冲任，迫血妄行；或气虚，冲任不固；或瘀阻胞络，络伤血溢

E. 精血亏虚，血海失充；寒凝瘀阻，痰湿阻滞，冲任气血不畅

189. 患者排便时有灼热感的临床意义是

A. 大肠湿热下注或大肠郁热下迫直肠

B. 湿热内阻，肠道气滞

C. 湿热蕴结或肝气犯脾，肠道气滞

D. 脾肾虚弱，肛门失约

E. 脾虚中气下陷

190. 患者大便时干时稀的临床意义是

A. 脾虚、肾虚或食滞胃肠

B. 肝脾不调

C. 湿热疫毒，阻滞肠道，肠络受损

D. 气不摄血或胃肠积热、湿热蕴脾、气血瘀滞

E. 脾虚中气下陷

191. 患者排便不通畅，有滞涩难尽之感的临床意义是

A. 大肠湿热下注或大肠郁热下迫直肠

B. 湿热内阻，肠道气滞

C. 湿热蕴结或肝气犯脾，肠道气滞

D. 脾肾虚弱，肛门失约

E. 脾虚中气下陷

192. 患者月经周期延后 7 天以上，并连续两个月经周期以上的临床意义是

A. 脾气亏虚，肾气不足，冲任不固；或阳盛血热，肝郁化热，阴虚火旺，热扰冲任，血海不宁

B. 营血亏虚，肾精不足，或阳气虚衰，生血不足，血海空虚；或气滞，寒凝血瘀，痰湿阻滞，冲任受阻

C. 肝气郁滞，脾肾亏虚，是冲任气血失调，血海蓄溢失常

D. 热伤冲任，迫血妄行；或气虚，冲任不固；或瘀阻胞络，络伤血溢

E. 精血亏虚，血海失充；寒凝瘀阻，痰湿阻滞，冲任气血不畅

193. 患者肛门有下坠之感的临床意义是

A. 大肠湿热下注或大肠郁热下迫直肠

B. 湿热内阻，肠道气滞

C. 湿热蕴结或肝气犯脾，肠道气滞

D. 脾肾虚弱，肛门失约

E. 脾虚中气下陷

194. 患者月经周期提前 7 天以上，并连续两个月经周期以上的临床意义是

A. 脾气亏虚，肾气不足，冲任不固；或阳盛血热，肝郁化热，阴虚火旺，热扰冲任，血海不宁

B. 营血亏虚，肾精不足，或阳气虚衰，生血不足，血海空虚；或气滞，寒凝血瘀，痰湿阻滞，冲任受阻

C. 肝气郁滞，脾肾亏虚，是冲任气血失调，血海蓄溢失常

D. 热伤冲任，迫血妄行；或气虚，冲任不固；或瘀阻胞络，络伤血溢

E. 精血亏虚，血海失充；寒凝瘀阻，痰湿阻滞，冲任气血不畅

195. 患者大便不能控制，滑出不禁，甚则便出而不自知的临床意义是

A. 大肠湿热下注或大肠郁热下迫直肠

B. 湿热内阻，肠道气滞

C. 湿热蕴结或肝气犯脾，肠道气滞

D. 脾肾虚弱，肛门失约

E. 脾虚中气下陷

196. 患者经期不定，月经或提前或延后 7 天以上，并连续两个月经周期以上的临床意义是

A. 脾气亏虚，肾气不足，冲任不固；或阳盛血热，肝郁化热，阴虚火旺，热扰冲任，血海不宁

B. 营血亏虚，肾精不足，或阳气虚衰，生血不足，血海空虚；或气滞，寒凝血瘀，痰湿阻滞，冲任受阻

C. 肝气郁滞，脾肾亏虚，是冲任气血失调，血海蓄溢失常

D. 热伤冲任，迫血妄行；或气虚，冲任不固；或瘀阻胞络，络伤血溢

E. 精血亏虚，血海失充；寒凝瘀阻，痰湿阻滞，冲任气血不畅

197. 患者大便带血，或便血相混，或便后滴血，或全为血便的临床意义是

A. 脾虚、肾虚或食滞胃肠

B. 肝脾不调

C. 湿热疫毒，阻滞肠道，肠络受损

D. 气不摄血或胃肠积热、湿热蕴脾、气血瘀滞

E. 脾虚中气下陷

198. 患者月经周期基本正常，但经量较常量明显减少，甚至点滴即净的临床意义是

A. 脾气亏虚，肾气不足，冲任不固；或阳盛血热，肝郁化热，阴虚火旺，热扰冲任，血海不宁

B. 营血亏虚，肾精不足，或阳气虚衰，生血不足，血海空虚；或气滞，寒凝血瘀，痰湿阻滞，冲任受阻

C. 肝气郁滞，脾肾亏虚，是冲任气血失调，血海蓄溢失常

D. 热伤冲任，迫血妄行；或气虚，冲任不固；或瘀阻胞络，络伤血溢

E. 精血亏虚，血海失充；寒凝瘀阻，痰湿阻滞，冲任气血不畅

B 型题

A. 盗汗　　B. 自汗
C. 半身汗　　D. 战汗
E. 头汗

1. 上焦热盛可见
2. 中焦湿热可见

A. 身热不扬　　B. 日晡潮热
C. 阴虚潮热　　D. 长期微热
E. 壮热汗出

3. 肠道燥热内结，腑气不通的热型是
4. 阴虚火旺的热型是

A. 恶寒重发热轻　　B. 发热轻而恶风
C. 发热重恶寒轻　　D. 但寒不热
E. 寒热往来

5. 风寒表证的特征是
6. 伤风表证的特征是
7. 风热表证的特征是

A. 恶寒发热　　B. 但寒不热
C. 但热不寒　　D. 无明显寒热症状
E. 寒热往来

8. 表证的寒热特征是
9. 里寒证的寒热特征是
10. 里热证的寒热特征是
11. 半表半里证的寒热特征是

A. 恶寒发热，鼻塞流涕，舌红苔薄白

B. 午后或入夜发热，伴见盗汗，颧红，舌干红

C. 日晡潮热，大便干结

D. 寒热往来，发无定时

E. 午后热甚，身热不扬

12. 湿温发热的特点是
13. 阳明腑实发热的特点是

A. 夜热早凉　　B. 日晡潮热
C. 持续高热　　D. 骨蒸发热
E. 身热不扬

14. 阴虚火旺发热的特点是
15. 余邪留伏发热的特点是

A. 经常自汗不止
B. 睡时汗出，醒则汗止
C. 蒸蒸汗出
D. 头额汗出
E. 手足心汗出

16. 中焦湿热上蒸而汗出的特点是
17. 脾虚运化失常而汗出的特点是

A. 胸痛颧赤盗汗　　B. 胸胁胀痛
C. 左胸憋闷疼痛　　D. 胸痛咳脓血痰
E. 胸痛咳喘咯痰

18. 胸痹的临床表现是
19. 肝郁气滞的临床表现是

A. 绞痛　　B. 窜痛
C. 灼痛　　D. 空痛
E. 重痛

20. 气滞致痛的表现是
21. 阴精不足致痛的表现是

A. 太阳经病　　B. 少阳经病
C. 少阴经病　　D. 阳明经病
E. 厥阴经病

22. 两侧头痛属
23. 后头痛连项属

A. 太阳经　　B. 少阳经
C. 阳明经　　D. 厥阴经
E. 少阴经

24. 两侧头痛属于
25. 前额连眉棱骨痛属于

A. 太阳经　　B. 少阳经
C. 阳明经　　D. 厥阴经
E. 少阴经

26. 颠顶痛属于
27. 头连项痛属于

A. 左胸心前区憋闷作痛，时痛时止
B. 胸痛剧烈，面色青灰，手足青冷
C. 胸痛，咳喘气粗，壮热面赤
D. 胸痛，颧赤盗汗，午后潮热
E. 胸痛，壮热，咳吐脓血腥臭痰

28. 真心痛的临床表现是
29. 胸痹的临床表现是

A. 左胸心前区憋闷作痛，时痛时止
B. 胸痛剧烈，面色青灰，手足青冷
C. 胸痛，咳喘气粗，壮热面赤
D. 胸痛，颧赤盗汗，午后潮热
E. 胸痛，壮热，咳吐脓血腥臭痰

30. 肺痈的临床表现是
31. 肺痨的临床表现是

A. 腹部疼痛隐隐，得温痛减
B. 全腹痛，有压痛及反跳痛
C. 小腹及少腹部胀痛
D. 脐外侧及下腹部突然剧烈绞痛，向大腿内侧及阴部放射，尿血
E. 腹部持续性疼痛，阵发性加剧，伴腹胀、呕吐、便闭

32. 肠痹或肠结的临床表现是
33. 腹部脏器穿孔的临床表现是
34. 腹部结石的临床表现是

A. 肾虚头痛　　B. 气虚头痛
C. 血虚头痛　　D. 痰浊头痛
E. 风湿头痛

35. 头痛绵绵，过劳则甚的临床意义是
36. 头痛眩晕，面色苍白的临床意义是

A. 关节疼痛重着不移
B. 四肢关节游走窜痛
C. 四肢关节红肿热痛
D. 关节疼痛剧烈
E. 关节酸胀麻木
37. 行痹的临床表现是
38. 寒痹的临床表现是

A. 胀痛　B. 刺痛
C. 重痛　D. 掣痛
E. 闷痛
39. 实邪闭阻气机疼痛的特点为
40. 湿邪困遏气机疼痛的特点为

A. 胸胀痛而走窜
B. 胸闷痛而痞满
C. 胸痛咳吐脓血
D. 胸背彻痛剧烈，面色青灰
E. 胸痛潮热，咳痰带血
41. 真心痛胸痛的特点是
42. 阴虚证胸痛的特点是

A. 胸痛，壮热，面赤，喘促鼻扇
B. 胸痛，潮热，盗汗，咳痰带血
C. 胸痛，身热，咳吐脓血腥臭痰
D. 胸部刺痛，痛处不移
E. 胸闷，咳喘，痰白量多
43. 肺痈胸痛的特点是
44. 邪热壅肺胸痛的特点是

A. 胁肋胀痛，太息易怒
B. 胁肋灼痛，面红目赤
C. 胁肋刺痛，固定不移
D. 胁痛，患侧肋间饱满
E. 胁肋胀痛，身目发黄
45. 肝火炽盛的临床表现是
46. 肝气郁结的临床表现是

A. 胃脘气滞　B. 胃火炽盛
C. 胃阴亏虚　D. 瘀血内停
E. 寒邪犯胃
47. 胃脘冷痛的临床意义是
48. 胃脘灼痛的临床意义是

A. 腰部隐隐作痛
B. 腰部酸软而痛
C. 腰部刺痛，痛连下肢
D. 腰部突然剧痛，向少腹部放射
E. 腰部冷痛沉重，阴雨天加重
49. 瘀血腰痛的特点为
50. 寒湿腰痛的特点为

A. 肝阳上亢　B. 痰湿内阻
C. 气虚血少　D. 肝火上炎
E. 肾精不足
51. 头晕昏沉，痰多苔腻的临床意义是
52. 头晕目眩，倦怠乏力的临床意义是

A. 肺脾气虚　B. 肝肾阴虚
C. 营血亏虚　D. 肾阳虚
E. 心脉痹阻
53. 嗜睡的临床意义是
54. 失眠的临床意义是

A. 心肾不交　B. 心脾气血虚
C. 胆郁痰扰　D. 痰湿困脾
E. 食滞内停
55. 不易入睡的临床意义是
56. 失眠时惊的临床意义是

A. 肝胃郁热　B. 脾胃虚弱
C. 湿热中阻　D. 燥热伤津
E. 寒水上泛
57. 口黏腻的临床意义是
58. 口中泛酸的临床意义是

A. 口苦　　B. 口淡
C. 口涩　　D. 口甜
E. 口咸
59. 燥热津伤，其口味是
60. 寒水上泛，其口味是

A. 纳呆少食，脘闷腹胀，头身困重，苔腻脉濡
B. 厌食油腻，脘闷呕恶，便溏不爽，肢体困重
C. 食欲减退，兼面色萎黄，食后腹胀，疲倦
D. 厌食油腻，胁肋灼热胀痛，口苦泛恶
E. 纳呆少食，脘腹胀闷，嗳腐食臭
61. 湿热蕴脾，运化机能障碍的临床表现是
62. 肝胆湿热，肝失疏泄，脾失健运的临床表现是

A. 热结便秘　　B. 气虚便秘
C. 阴虚便秘　　D. 寒凝便秘
E. 血虚便秘
63. 大便秘结，舌红少苔，脉细数者，属
64. 大便秘结，舌苔黄厚而燥，脉沉数者，属

A. 口渴喜冷饮　　B. 口渴饮水少
C. 口渴喜热饮　　D. 饮水即吐
E. 口干但欲漱水不欲咽
65. 热结津伤证口渴的特点为
66. 瘀血内阻证口渴的特点为

A. 咽干口燥，所饮不多
B. 口渴，饮水即吐
C. 口渴但欲漱水不欲咽
D. 口淡不渴
E. 口渴引饮
67. 阴虚内热证口渴的特点为
68. 饮停胃中证口渴的特点为

A. 饥不欲食　　B. 消谷善饥
C. 嗜食异物　　D. 除中
E. 厌食
69. 厌恶食物或恶闻食臭者，称为
70. 食欲旺盛，食后不久即感饥饿者，称为

A. 口淡乏味　　B. 口甜黏腻
C. 口中泛酸　　D. 口中酸馊
E. 口苦
71. 肝胃郁热证的口味可见
72. 脾胃湿热证的口味可见

A. 久泻不愈，大便滑出不禁
B. 便溏臭糜，泻下不爽
C. 肛门重坠，甚则脱出
D. 腹痛而排便不畅
E. 时时欲泻，便出不爽
73. 脾肾阳虚证的临床表现是
74. 脾虚中气下陷证的临床表现是

A. 便秘，嗳气，胸痞闷，胁胀满
B. 大便秘结，肢冷身凉，脉沉迟
C. 高热，腹满胀痛，舌红苔黄燥
D. 便干，舌红苔少，脉细数
E. 排便困难，便后疲惫
75. 阴寒内结便秘的临床表现是
76. 阴虚便秘的临床表现是

A. 肝郁乘脾　　B. 命门火衰
C. 食滞胃肠　　D. 脾阳虚衰
E. 大肠湿热
77. 黎明腹痛作泻，泻后痛减，完谷不化的临床意义是
78. 腹痛泄泻，脘闷嗳腐，泻后痛减的临床意义是

A. 余沥　　B. 闭证
C. 癃证　　D. 淋证

E. 遗尿

79. 小便不畅，点滴不尽者，称为
80. 小便不畅，点滴不出者，称为

A. 血热　　B. 气虚
C. 血瘀　　D. 血虚
E. 精血亏虚

81. 月经过多，色淡质稀的临床意义是
82. 月经过少，腰酸乏力的临床意义是

A. 血瘀　　B. 湿热蕴结
C. 阳虚寒凝　　D. 血虚
E. 气滞

83. 经前或经期小腹胀痛的临床意义是
84. 经前或经期小腹刺痛拒按的临床意义是
85. 小腹冷痛，遇暖则减的临床意义是

A. 白带　　B. 黄带
C. 赤带　　D. 赤白带
E. 五色带

86. 寒湿下注多见的临床表现是
87. 湿热下注多见的临床表现是

参考答案

A 型题

1. B	2. E	3. A	4. B	5. A
6. A	7. D	8. D	9. B	10. D
11. C	12. C	13. C	14. A	15. E
16. D	17. B	18. D	19. A	20. D
21. E	22. B	23. C	24. B	25. D
26. C	27. B	28. A	29. C	30. E
31. C	32. D	33. B	34. A	35. B
36. A	37. D	38. D	39. E	40. C
41. D	42. A	43. B	44. E	45. B
46. A	47. C	48. D	49. A	50. D
51. B	52. A	53. C	54. B	55. B
56. D	57. A	58. A	59. D	60. C
61. D	62. E	63. A	64. E	65. B
66. A	67. C	68. D	69. B	70. B
71. D	72. B	73. C	74. D	75. C
76. E	77. B	78. B	79. E	80. E
81. C	82. D	83. C	84. E	85. B
86. E	87. B	88. D	89. B	90. A
91. D	92. C	93. E	94. E	95. E
96. D	97. D	98. C	99. E	100. A
101. C	102. C	103. A	104. E	105. A
106. C	107. A	108. C	109. D	110. B
111. D	112. C	113. B	114. D	115. A
116. B	117. B	118. D	119. E	120. A
121. C	122. C	123. B	124. E	125. A
126. D	127. E	128. C	129. D	130. A
131. B	132. C	133. D	134. A	135. B
136. C	137. C	138. E	139. A	140. B
141. D	142. D	143. B	144. A	145. A
146. E	147. C	148. B	149. E	150. A
151. D	152. C	153. B	154. E	155. A
156. A	157. C	158. D	159. B	160. C
161. E	162. A	163. D	164. A	165. B
166. B	167. D	168. E	169. A	170. C
171. C	172. D	173. A	174. B	175. B
176. D	177. E	178. A	179. C	180. C
181. D	182. E	183. A	184. B	185. A
186. B	187. C	188. D	189. A	190. B
191. C	192. B	193. E	194. A	195. D
196. C	197. D	198. E		

B 型题

1. E	2. E	3. B	4. C	5. A
6. B	7. C	8. A	9. B	10. C
11. E	12. E	13. C	14. D	15. A
16. D	17. E	18. C	19. B	20. B
21. D	22. B	23. A	24. B	25. C
26. D	27. A	28. B	29. A	30. E

31. D 32. E 33. B 34. D 35. B
36. C 37. B 38. D 39. A 40. C
41. D 42. E 43. C 44. A 45. B
46. A 47. E 48. B 49. C 50. E
51. B 52. C 53. D 54. C 55. A
56. C 57. C 58. A 59. C 60. E

61. B 62. D 63. C 64. A 65. A
66. E 67. A 68. B 69. E 70. B
71. C 72. B 73. A 74. C 75. B
76. D 77. B 78. C 79. A 80. B
81. B 82. E 83. E 84. A 85. C
86. A 87. B

第六单元　脉　诊

A 型题

1. 脉诊的“寻”法是指
A. 轻按寸口
B. 重按寸口
C. 用力不轻不重按寸口
D. 一指按其寸口一部
E. 三指同按寸口

2. 根据《灵枢·终始》篇中的人迎、寸口诊法，若人迎脉大于寸口脉4倍者，称为
A. 内关　B. 外格
C. 表邪盛　D. 表邪入里
E. 寒邪在里

3. 仲景《伤寒杂病论》中的三部诊法是指诊
A. 人迎、寸口、太溪
B. 寸口、太溪、趺阳
C. 神门、寸口、太溪
D. 人迎、寸口、太冲
E. 人迎、寸口、趺阳

4. 遍诊法首见于
A. 《难经》
B. 《史记·扁鹊仓公列传》
C. 《内经》
D. 《脉经》
E. 《景岳全书》

5. “有神”之脉象的临床表现是
A. 不浮不沉　B. 从容和缓
C. 沉取有力　D. 有力柔和
E. 不大不小

6. 医生手指用力不轻不重，按至肌肉以体察脉象的方法称为
A. 总按　B. 浮取
C. 沉取　D. 中取
E. 单诊

7. 切脉指法中，不轻不重，委曲求之，称为
A. 总按　B. 举
C. 按　D. 寻
E. 单按

8. 受气候的影响，平脉在夏季的临床表现是
A. 稍弦　B. 稍洪
C. 稍浮　D. 稍缓
E. 稍沉

9. “有根”之脉象的临床表现是
A. 节律一致　B. 不浮不沉
C. 不快不慢　D. 和缓有力
E. 尺部沉取有力

10. “有神”之 脉象的临床表现是
A. 节律一致　B. 从容和缓
C. 柔和有力　D. 沉取有力
E. 不浮不沉

11. 三部脉举按均有力的是
A. 数脉　B. 促脉

C. 弦脉　　D. 实脉
E. 结脉

12. 濡脉与弱脉的临床表现不同之处是
A. 脉形粗细　　B. 脉位浮沉
C. 脉力强弱　　D. 脉之紧张程度
E. 脉之频率快慢

13. 下列各项，不主气血两虚证的脉象是
A. 缓脉　　B. 细脉
C. 微脉　　D. 虚脉
E. 弱脉

14. 气滞血瘀的痛证可以见到的脉象是
A. 虚脉　　B. 紧脉
C. 滑脉　　D. 实脉
E. 涩脉

15. 下列各项，与饮食停滞无关的脉象是
A. 促脉　　B. 紧脉
C. 滑脉　　D. 结脉
E. 涩脉

16. 脉来数而时有一止，止无定数，其脉是
A. 促脉　　B. 数脉
C. 结脉　　D. 代脉
E. 弦脉

17. 肝胆病常见的脉象是
A. 滑脉　　B. 紧脉
C. 细脉　　D. 弦脉
E. 促脉

18. 既主疼痛又主痰饮病的脉象是
A. 紧脉　　B. 滑脉
C. 涩脉　　D. 结脉
E. 弦脉

19. 具有脉形细特征的一组脉象是
A. 濡、弱、紧脉
B. 微、弱、弦脉
C. 濡、弱、虚脉
D. 微、弱、濡脉
E. 虚、弱、涩脉

20. 下列各项，不属于弦脉临床意义的是
A. 肝胆病　　B. 痰饮
C. 疼痛　　D. 血瘀
E. 老年健康者

21. 绷急弹指，如牵绳转索的脉象是
A. 沉脉　　B. 弦脉
C. 紧脉　　D. 虚脉
E. 弱脉

22. 三部脉举之无力，按之空虚的脉是
A. 动脉　　B. 细脉
C. 促脉　　D. 虚脉
E. 微脉

23. 结、代、促脉的共同特征是
A. 脉缓慢时有一止
B. 脉快时有一止
C. 脉来时有一止
D. 脉时有一止，止无定数
E. 脉时有一止，止有定数

24. 数脉的特征是
A. 一息五至
B. 一息四至
C. 一息五至以上，不足七至
D. 一息七至以上
E. 一息八至

25. 具有脉体阔大，来盛去衰特点的脉象是
A. 细脉　　B. 浮脉
C. 洪脉　　D. 实脉
E. 涩脉

26. 浮而细软无力的脉象是
A. 微脉　　B. 细脉
C. 弱脉　　D. 濡脉
E. 虚脉

27. 具有沉细无力特征的脉象是
A. 细脉　　B. 濡脉
C. 弱脉　　D. 微脉
E. 虚脉

28. 主惊恐、跌仆损伤的脉象是
A. 弦脉　　B. 涩脉
C. 紧脉　　D. 促脉
E. 代脉

29. 下列各项，不属于涩脉主病的是
A. 精伤　B. 血少
C. 血瘀　D. 痰食内停
E. 气虚

30. 下列各项，不属于结脉临床意义的是
A. 气血虚衰　B. 阴盛气结
C. 寒痰　D. 宿食
E. 瘀血

31. 下列各项，不属于代脉临床意义的是
A. 脏气衰微　B. 痰浊
C. 疼痛　D. 跌仆损伤
E. 惊恐

32. 具有极细极软，似有似无特征的脉象是
A. 微脉　B. 细脉
C. 弱脉　D. 虚脉
E. 濡脉

33. 缓脉的临床意义是
A. 瘀血　B. 热病
C. 湿病　D. 食积
E. 寒病

34. 代脉的脉象特征是
A. 数而时止，止无定数
B. 缓而时止，止无定数
C. 迟而时止，止有定数
D. 数而时止，止有定数
E. 脉来时止，止无定数

35. 湿邪为病时的脉象是
A. 缓脉、虚脉　B. 濡脉、弱脉
C. 缓脉、细脉　D. 细脉、弱脉
E. 虚脉、细脉

36. 痰饮证的脉象是
A. 弦脉　B. 濡脉
C. 细脉　D. 缓脉
E. 结脉

37. 促脉的临床意义是
A. 热证里虚　B. 阳盛实热
C. 脏气衰微　D. 寒痰瘀血
E. 阴盛气结

38. 弦脉的脉象特征是
A. 如按葱管　B. 如水漂木
C. 如按鼓皮　D. 如按琴弦
E. 如循刀刃

39. 濡脉与弱脉的相同特点是
A. 浮而无力　B. 浮而不聚
C. 细而无力　D. 浮而弦硬
E. 浮而细软

40. 迟脉的临床意义是
A. 痰饮　B. 虚热证
C. 寒证　D. 血瘀
E. 气滞

41. 下列各项，脉象表现为左寸脉洪数的是
A. 心火亢盛　B. 表热
C. 肝阳上亢　D. 肺热壅滞
E. 大肠湿热

42. 三岁以下小儿，平脉可见
A. 一息四五至　B. 一息三四至
C. 一息五六至　D. 一息六七至
E. 一息八九至

43. 下列各项，健康人不会出现的脉象是
A. 弦脉　B. 滑脉
C. 数脉　D. 迟脉
E. 微脉

44. 下列各项，不会出现迟脉的是
A. 虚寒证　B. 正常人
C. 实热证　D. 实寒证
E. 痰热证

45. 下列各项，不会出现数脉的是
A. 实热证　B. 虚热证
C. 运动以后　D. 三岁小儿
E. 阳气将绝

46. 虚脉的脉象特点是
A. 三部脉举之无力，按之空虚
B. 沉细而软，应指无力
C. 极细极软，若有若无
D. 浮细而软，应指少力
E. 脉细如线，细直而软

47. 弱脉脉象特征是
A. 沉细虚　B. 微细
C. 濡细　D. 沉缓
E. 细虚濡

48. 下列各项，不会出现滑脉的是
A. 气盛血涌　B. 阴虚火旺证
C. 食滞胃脘证　D. 痰热壅肺证
E. 妊娠恶阻

49. 下列各项，气滞血瘀的脉象是
A. 虚脉　B. 紧脉
C. 涩脉　D. 弦脉
E. 实脉

50. 濡脉的脉象特征是
A. 极软而沉细
B. 浮而细软
C. 极细极软
D. 浮大无根，应指散漫
E. 浮大中空

51. 邪热内结的脉象是
A. 沉脉　B. 濡脉
C. 滑脉　D. 紧脉
E. 迟脉

52. 气滞血瘀或精伤血少的脉象是
A. 弦脉　B. 涩脉
C. 细脉　D. 洪脉
E. 迟脉

53. 风寒表证最常见的脉象是
A. 右寸脉数　B. 浮缓
C. 浮紧　D. 浮数
E. 浮滑

54. 下列各项，不属于阳虚之脉的是
A. 虚脉　B. 微脉
C. 弱脉　D. 细脉
E. 促脉

55. 下列各项，不属于促脉临床意义的是
A. 痰饮阻滞　B. 实热证
C. 脏气衰败　D. 寒邪凝滞
E. 气血停滞

56. 弦脉的脉象特征是
A. 端直以长　B. 脉来紧急
C. 沉按实大　D. 脉体宽大
E. 状如波涛

57. 促脉的脉象是
A. 脉来数而时止，止无规律
B. 沉按弦
C. 脉形短
D. 脉来时止，有规律
E. 脉来缓而时一止，止有规律

58. 具有缓而有歇止，止无规律特征的脉象是
A. 代脉　B. 结脉
C. 弦脉　D. 涩脉
E. 促脉

59. 脉位表浅的脉是
A. 紧脉　B. 弱脉
C. 细脉　D. 濡脉
E. 弦脉

60. 既主寒证，又主热证的脉是
A. 滑脉　B. 洪脉
C. 迟脉　D. 弦脉
E. 代脉

61. 下列各项，不属于虚证脉象的是
A. 浮脉　B. 动脉
C. 微脉　D. 濡脉
E. 细脉

62. 下列各项，不见于正常人的脉象是
A. 濡脉　B. 缓脉
C. 迟脉　D. 滑脉
E. 沉脉

63. 下列各项，不属于痰饮脉象的是
A. 濡脉　B. 弦脉
C. 促脉　D. 结脉
E. 滑脉

64. 濡脉与弱脉的共同特点是
A. 脉细如线　B. 细而无力
C. 浮而无力　D. 迟而无力

E. 沉而无力

65. 下列各项，不属于涩脉临床意义的是

A. 血少　B. 伤精

C. 气滞　D. 痰食

E. 湿阻

66. 微脉具有的脉象特征是

A. 极细极软，按之欲绝，若有若无

B. 脉细如丝，应指明显

C. 极软而沉细

D. 浮大无根，应指散漫

E. 浮而细软

67. 主痛的脉象是

A. 紧脉　B. 细脉

C. 代脉　D. 滑脉

E. 促脉

68. 节律不整齐的脉象是

A. 弦脉　B. 促脉

C. 缓脉　D. 紧脉

E. 滑脉

69. 阳明气分热盛的脉象是

A. 弱脉　B. 弦脉

C. 滑脉　D. 洪脉

E. 细脉

70. 下列各项，不属于虚脉类的脉象是

A. 弱脉　B. 紧脉

C. 濡脉　D. 代脉

E. 散脉

71. 下列各项，不属于实脉类的脉象是

A. 濡脉　B. 紧脉

C. 滑脉　D. 弦脉

E. 洪脉

72. 脉形宽大，来盛去衰，脉位偏浮，滔滔满指，呈波涛之势，此脉是

A. 紧脉　B. 数脉

C. 滑脉　D. 实脉

E. 洪脉

73. 下列各项，不属于涩脉临床意义的是

A. 气滞血瘀　B. 痰食内停

C. 阴寒内盛　D. 伤精

E. 血少

74. 濡脉的脉象是

A. 浮数无根　B. 浮而细软

C. 浮大无力　D. 沉细而软

E. 脉细如线

75. 濡脉的临床意义是

A. 寒证　B. 痰证

C. 水饮　D. 虚证

E. 食滞

76. 洪脉的临床意义是

A. 气分热盛　B. 湿热蕴结

C. 外感表证　D. 宿食积滞

E. 肝失疏泄

77. 弦脉的脉象是

A. 脉气紧张，端直而长

B. 脉来绷急，状如牵绳

C. 浮而搏指，滑数有力

D. 状如波涛，来盛去衰

E. 沉按实大，弦长有力

78. 下列各项，不属于弦脉临床意义的是

A. 疟疾　B. 痛证

C. 胆病　D. 湿证

E. 痰饮

79. 滑脉的脉象是

A. 轻取即得，举之泛泛

B. 往来流利，应指圆滑

C. 厥厥动摇，滑数有力

D. 脉短如豆，滑数有力

E. 状如波涛，来盛去衰

80. 下列各项，不属于实热证脉象的是

A. 紧脉　B. 滑脉

C. 洪脉　D. 促脉

E. 数脉

81. 细脉的脉象是

A. 沉细而软，应指无力

B. 举之无力，按之空虚

C. 极细极软，似有似无

D. 脉体如线，应指明显
E. 浮而细软，应指无力

82. 微脉的临床意义是
A. 气虚有湿　B. 气虚血少
C. 阴阳气血俱虚　D. 诸虚诸湿
E. 阳气有余

83. 弱脉的脉象特征是
A. 脉极软而沉细　B. 脉细如线
C. 脉来绷急　D. 来盛去衰
E. 迟缓无为

84. 下列各项，以脉宽为主要特征的脉象是
A. 滑脉　B. 濡脉
C. 数脉　D. 促脉
E. 洪脉

85. 脉来急数而时一止，止无定数的脉象是指
A. 弦脉　B. 促脉
C. 结脉　D. 代脉
E. 滑脉

86. 脉率迟缓，时见一止，止无定数的脉象是指
A. 促脉　B. 代脉
C. 结脉　D. 弦脉
E. 涩脉

87. 下列各项，不属于代脉临床意义的是
A. 痛证　B. 跌仆损伤
C. 虚证　D. 惊恐
E. 食滞

88. 结脉、代脉、促脉的共同点是
A. 脉来较数　B. 脉来时止
C. 止无定数　D. 止有定数
E. 脉来缓慢

89. 脉沉细，应指无力的脉象是
A. 细脉　B. 微脉
C. 濡脉　D. 弱脉
E. 虚脉

90. 下列各项，不属于虚证脉象的是
A. 浮脉　B. 洪脉
C. 迟脉　D. 濡脉
E. 细脉

91. 下列各项，不属于痰饮脉象的是
A. 弦脉　B. 滑脉
C. 促脉　D. 结脉
E. 数脉

92. 外邪侵袭肌表，卫阳抗邪于外时的脉象是
A. 浮脉　B. 弦脉
C. 滑脉　D. 紧脉
E. 沉脉

93. 实邪内郁，正气尚盛，邪正相争于里时的脉象是
A. 浮脉　B. 紧脉
C. 弦脉　D. 滑脉
E. 沉脉

94. 气血不足，或阳虚气乏，无力升举鼓动时的脉象为
A. 浮脉　B. 散脉
C. 滑脉　D. 濡脉
E. 沉脉

95. 寒邪侵袭人体，困遏阳气，导致心动缓慢，气血凝滞，脉流不畅时的脉象是
A. 弦脉　B. 涩脉
C. 迟脉　D. 缓脉
E. 沉脉

96. 阳气亏虚，心阳不振，无力鼓动气血，脉流不畅时的脉象是
A. 结脉　B. 代脉
C. 迟脉　D. 缓脉
E. 沉脉

97. 邪热亢盛与糟粕相搏，热实互结时的脉象是
A. 结脉　B. 代脉
C. 迟脉　D. 缓脉
E. 沉脉

98. 脾胃虚弱，气血不足，脉管不充，亦无力鼓动时的脉象是

A. 濡脉　　B. 滑脉
C. 迟脉　　D. 缓脉
E. 沉脉

99. 湿邪阻遏脉道，气机被困，脉管弛纵，脉来怠慢不振时的脉象是

A. 濡脉　　B. 细脉
C. 迟脉　　D. 缓脉
E. 沉脉

100. 实热内盛，或外感病邪热亢盛时的脉象是

A. 数脉　　B. 促脉
C. 虚脉　　D. 弱脉
E. 实脉

101. 病久阴虚，虚热内生时的脉象是

A. 数脉　　B. 促脉
C. 虚脉　　D. 弱脉
E. 实脉

102. 若人体气血不足，为满足人体各脏腑组织生理功能的需要，心气勉力行之时的脉象是

A. 数脉　　B. 促脉
C. 虚脉　　D. 弱脉
E. 实脉

103. 阴血亏虚，不能充盈脉管，脉管充盈度减小时的脉象是

A. 洪脉　　B. 濡脉
C. 虚脉　　D. 细脉
E. 微脉

104. 气血亏虚，脉管不充且无力推动血液运行时的脉象是

A. 数脉　　B. 弦脉
C. 促脉　　D. 弱脉
E. 实脉

105. 邪气亢盛，而正气不虚，邪正相搏，气血壅盛时的脉象是

A. 数脉　　B. 促脉
C. 虚脉　　D. 弱脉
E. 实脉

106. 阳明气分证，邪热亢盛，充斥内外时的脉象是

A. 洪脉　　B. 促脉
C. 虚脉　　D. 细脉
E. 微脉

107. 胃气败绝时的脉象是

A. 促脉　　B. 弦脉
C. 濡脉　　D. 代脉
E. 紧脉

108. 气血两虚，无力推动血行，脉管松弛时的脉象是

A. 数脉　　B. 促脉
C. 虚脉　　D. 结脉
E. 实脉

109. 脉管受湿邪阻遏，气血运行不利时的脉象是

A. 洪脉　　B. 代脉
C. 虚脉　　D. 细脉
E. 微脉

110. 以按之欲绝，似有似无为主要表现的脉象是

A. 洪脉　　B. 代脉
C. 虚脉　　D. 细脉
E. 微脉

111. 痰湿留聚或食积时的脉象是

A. 弦脉　　B. 代脉
C. 滑脉　　D. 促脉
E. 涩脉

112. 肝胆疾病中的脉象是

A. 代脉　　B. 促脉
C. 弦脉　　D. 濡脉
E. 紧脉

113. 气滞血瘀，阻滞脉道时的脉象是

A. 代脉　　B. 弦脉
C. 滑脉　　D. 紧脉
E. 涩脉

114. 精伤血少时的脉象是

A. 长脉　　B. 短脉
C. 滑脉　　D. 代脉

E. 涩脉

115. 阴盛气结，脉气凝滞时的脉象是

A. 弦脉　　B. 紧脉

C. 濡脉　　D. 代脉

E. 结脉

116. 气虚而致脉管不敛，无力推动血行的脉象是

A. 弦脉　　B. 紧脉

C. 濡脉　　D. 代脉

E. 结脉

117. 湿困脾胃，阻遏阳气，脉气不振时的脉象是

A. 弦脉　　B. 紧脉

C. 濡脉　　D. 代脉

E. 结脉

118. 气血虚衰，脉气不续时的脉象是

A. 弦脉　　B. 紧脉

C. 濡脉　　D. 代脉

E. 结脉

119. 阳盛实热，脉来急数，脉气不相顺接时的脉象是

A. 弦脉　　B. 促脉

C. 濡脉　　D. 代脉

E. 紧脉

120. 气、血、痰、食等有形实邪停滞时的脉象是

A. 促脉　　B. 弦脉

C. 濡脉　　D. 代脉

E. 紧脉

121. 脏气衰败，脉气不相顺接时多见的脉象是

A. 弦脉　　B. 结脉

C. 濡脉　　D. 促脉

E. 紧脉

122. 脏气衰微，元气不足时的脉象是

A. 弦脉　　B. 结脉

C. 濡脉　　D. 代脉

E. 紧脉

123. 寒邪侵袭机体，正气未衰，正邪相争剧烈时的脉象是

A. 紧脉　　B. 促脉

C. 濡脉　　D. 弦脉

E. 代脉

124. 痰饮内停时的脉象是

A. 代脉　　B. 紧脉

C. 濡脉　　D. 促脉

E. 弦脉

B 型题

A. 医生手指用力从轻到重，按至肌肉，并调节适当指力左右推寻

B. 医生用轻取的指法取脉

C. 三指同时用力的诊脉方法

D. 用一指定三关的方法诊脉

E. 手指用力较重，甚至按到筋骨体察脉象

1. 寻法是

2. 按法是

3. 举法是

A. 洪脉　　B. 濡脉

C. 浮脉　　D. 虚脉

E. 细脉

4. 举之无力，按之空虚的脉象是

A. 洪脉、浮脉、濡脉

B. 洪脉、濡脉、紧脉

C. 洪脉、紧脉、细脉

D. 紧脉、弱脉、虚脉

E. 弱脉、濡脉、虚脉

5. 具有脉搏无力特点的脉象是

6. 具有脉位表浅特点的脉象是

A. 脉迟而时有一止，止无定数

B. 脉数而时有一止，止无定数

C. 脉短如豆，滑数有力
D. 脉来时有一止，止有定数，良久复来
E. 脉来绷急，状如绳索

7. 促脉的脉象特征是
8. 紧脉的脉象特征是

A. 沉脉　B. 促脉
C. 滑脉　D. 紧脉
E. 弦脉

9. 多见于肝肿瘤的脉象是
10. 里证的脉象是

A. 滑脉　B. 弦脉
C. 洪脉　D. 濡脉
E. 沉脉

11. 食积内停的脉象是
12. 痰热内停的脉象是

A. 脉体宽大，来盛去衰，滔滔满指
B. 举按充实而有力
C. 端直以长，如按琴弦
D. 绷急弹指，如牵绳转索
E. 脉来急促，时有一止，止无定数

13. 弦脉的脉象特征是
14. 实脉的脉象特征是
15. 紧脉的脉象特征是

A. 邪热亢盛　B. 阴寒阻碍阳气
C. 虚阳浮越于外　D. 气血两虚
E. 湿邪困阻阳气

16. 洪脉的临床意义是
17. 濡脉的临床意义是
18. 紧脉的临床意义是

A. 脉象无冲和之意，应指坚搏
B. 脉象虚大无根或微弱不应指
C. 脉象散乱，脉律无序
D. 脉细如线，应指明显
E. 脉来浮大中空，按之搏指如鼓皮

19. 无神之脉的脉象特征是
20. 无胃之脉的脉象特征是
21. 无根之脉的脉象特征是

A. 脉来时一止，止有定数
B. 脉来一息不足四至
C. 脉来艰涩，如轻刀刮竹
D. 一息四至，脉来怠缓
E. 脉来缓慢，时见一止，止无定数

22. 代脉的脉象是
23. 结脉的脉象是

A. 气血两虚　B. 阳衰气少
C. 湿阻脉道　D. 伤精血少
E. 失血伤阴

24. 虚脉的临床意义是
25. 微脉的临床意义是

A. 虚脉　B. 微脉
C. 紧脉　D. 弱脉
E. 濡脉

26. 脉象极软而沉细是
27. 脉象浮而细软无力是

A. 状如波涛汹涌，来盛去衰
B. 紧张有力，如转绳索
C. 脉来数，一息五至以上
D. 脉来流利，应指圆滑
E. 三部脉举按均有力

28. 实脉的脉象是
29. 洪脉的脉象是

A. 浮大无根，按之消失
B. 举之有余，按之不足
C. 浮大中空
D. 浮而弦硬
E. 浮而细软

30. 突然大出血时的脉象是
31. 长期慢性出血，导致气血不足的脉象是

A. 浮脉　　B. 细脉
C. 洪脉　　D. 虚脉
E. 濡脉

32. 脉象浮而细软，是
33. 三部脉举之无力，按之空虚，是

A. 举之有余，按之稍减不空
B. 三部脉举之无力，按之空虚
C. 极细极软，按之欲绝，若有若无
D. 浮散无根，至数不齐
E. 浮散无力，按之全无

34. 虚脉的脉象是
35. 微脉的脉象是

A. 流利圆滑，如珠走盘
B. 端直以长，如按琴弦
C. 首尾端直，超过本位
D. 脉短如豆，滑数有力
E. 紧张有力，如转绳索

36. 滑脉的脉象是
37. 弦脉的脉象是

参考答案

A 型题

1. C　2. B　3. B　4. C　5. D
6. D　7. D　8. B　9. E　10. C
11. D　12. B　13. A　14. E　15. D
16. A　17. D　18. E　19. D　20. D
21. C　22. D　23. C　24. C　25. C
26. D　27. C　28. E　29. E　30. D
31. B　32. A　33. C　34. C　35. C
36. A　37. B　38. D　39. C　40. C
41. A　42. D　43. E　44. E　45. E
46. A　47. A　48. B　49. C　50. B
51. E　52. B　53. C　54. E　55. D
56. A　57. A　58. B　59. D　60. C
61. B　62. A　63. A　64. B　65. E
66. A　67. A　68. B　69. D　70. B
71. A　72. E　73. C　74. B　75. D
76. A　77. A　78. D　79. B　80. A
81. D　82. C　83. A　84. E　85. B
86. C　87. E　88. B　89. D　90. B
91. E　92. A　93. E　94. E　95. C
96. C　97. C　98. D　99. D　100. A
101. A　102. A　103. D　104. D　105. E
106. A　107. B　108. C　109. D　110. E
111. C　112. C　113. E　114. E　115. E
116. C　117. C　118. E　119. B　120. A
121. D　122. D　123. A　124. E

B 型题

1. A　2. E　3. B　4. D　5. E
6. A　7. B　8. E　9. E　10. A
11. A　12. A　13. C　14. B　15. D
16. A　17. E　18. B　19. C　20. A
21. B　22. A　23. E　24. A　25. B
26. D　27. E　28. E　29. A　30. C
31. E　32. E　33. D　34. B　35. C
36. A　37. B

第七单元 按 诊

A 型题

1. 按肌肤尚温，汗出如油，脉躁疾无力的临床意义是

A. 亡阳证　B. 实热证
C. 亡阴证　D. 阴虚证
E. 气虚证

2. 按肌肤干瘪的临床意义是

A. 气血不足　B. 阳虚有寒
C. 津液不足　D. 湿热蕴结
E. 瘀血内停

3. 腹部肿块，痛无定处，时聚时散者称为

A. 痞满　B. 癥积
C. 瘕聚　D. 虫积
E. 水鼓

4. 腹部肿块，推之不移，痛有定处者是

A. 气鼓　B. 虫积
C. 水鼓　D. 癥积
E. 瘕聚

5. 久病肌肤枯涩的临床意义是

A. 气血两虚　B. 津液不足
C. 血虚不荣　D. 湿热蕴结
E. 瘀血内停

6. 以指掌稍用力寻抚局部的方法称

A. 触法　B. 摸法
C. 按法　D. 推法
E. 叩法

7. 诊断疼痛虚实的方法是

A. 疼痛的部位　B. 痛时姿势
C. 痛处喜按或拒按　D. 痛处的颜色
E. 痛处皮肤温度

8. 以手指用力按压局部的手法称为

A. 扣法　B. 触法
C. 按法　D. 摸法
E. 压法

9. 不属于按诊内容的是

A. 诊皮肤寒热　B. 诊皮肤颜色
C. 诊皮肤滑涩　D. 诊尺肤
E. 诊腧穴

10. 腹大如鼓，按之如囊裹水者是

A. 结胸　B. 气胀
C. 水鼓　D. 心下痞
E. 瘕聚

11. 尺肤诊病中，尺肤凉而脉细小的临床意义是

A. 气虚证　B. 阴虚证
C. 血虚证　D. 血燥证
E. 温热证

12. 气鼓的临床表现是

A. 腹部按之饱满充实而有弹性
B. 腹部胀大，叩击如击鼓之膨膨然
C. 腹大如鼓，按之如囊裹水
D. 腹部膨满而虚软，缺乏弹性
E. 腹部肿块柔软

13. 脘腹各部的划分，脐上部分称为

A. 胃脘　B. 心下
C. 大腹　D. 小腹
E. 少腹

14. 左少腹作痛，按之累累有硬块者是

A. 痛经　B. 肠痈
C. 瘕聚　D. 虫积
E. 宿粪

15. 身热初按热甚，久按热反轻者属于

A. 热在表　B. 虚阳外越
C. 热在里　D. 阴虚证

E. 热在半表半里

16. 皮肤不热，红肿不明显的临床意义是
A. 阴证　B. 阳证
C. 热证　D. 表证
E. 虚证

17. 按尺肤凹而不起的临床意义是
A. 泄泻　B. 热证
C. 瘀血　D. 鼓胀
E. 风水

18. 腹部高度胀大如鼓，称为
A. 虚痞　B. 结胸
C. 水饮　D. 食积
E. 鼓胀

B 型题

A. 血分　B. 痰饮
C. 水分　D. 寒凝
E. 气分

1. 腹部肿块推之不移，痛有定处的临床意义是
2. 腹部肿块推之可移，痛无定处的临床意义是

A. 真热假寒证　B. 表热里寒证
C. 真寒假热证　D. 表热证
E. 里热证

3. 皮肤无汗而灼热的临床意义是
4. 身灼热而肢厥的临床意义是

A. 额上热甚于手心热
B. 手心热甚于额上热
C. 手足俱冷
D. 尺肤部凉
E. 手足心热甚于手足背

5. 里热证的临床表现是
6. 表热证的临床表现是
7. 寒证的临床表现是

A. 腹中结块，按之聚散不定，或形如筋状久按转移不定
B. 腹中肿块，推之不移，痛有定处
C. 腹内肿块坚硬如石
D. 腹中肿块，推之可移，痛无定处
E. 右少腹痛而拒按，有包块应手

8. 瘕聚的临床表现是
9. 虫积的临床表现是
10. 癥积的临床表现是

A. 尺肤粗糙，如枯鱼之鳞
B. 尺肤润泽
C. 尺肤热甚
D. 尺肤凉
E. 尺肤肿胀，按之凹陷不起

11. 精血不足的临床表现是
12. 泄泻少气的临床表现是
13. 热证的临床表现是

A. 腹有结聚，按之如条索状
B. 腹内有块，按之坚硬，推之不移
C. 心下满，按之柔软无压痛
D. 肿块时聚时散，痛无定处
E. 胃脘胀闷，按之则痛

14. 痞的临床表现是
15. 聚的临床表现是

参考答案

A 型题

1. C　2. C　3. C　4. D　5. A
6. B　7. C　8. C　9. B　10. C
11. A　12. B　13. C　14. E　15. A
16. A　17. E　18. E

B 型题

1. A　2. E　3. E　4. A　5. B
6. A　7. C　8. D　9. A　10. B
11. A　12. D　13. C　14. C　15. D

第八单元　八纲辨证

A 型题

1. 不属于八纲范畴的是
   A. 阴阳　B. 标本
   C. 虚实　D. 寒热
   E. 表里
2. 表证的临床表现有
   A. 恶寒发热，头身疼痛，喷嚏，鼻塞，
   B. 喜暖，口淡不渴，肢冷蜷卧
   C. 恶热喜冷，口渴欲饮，面赤
   D. 手足厥冷，溺清长，便溏
   E. 形体消瘦，口燥咽干，两颧潮红
3. 表证多见于
   A. 内伤杂病　B. 外感病初期
   C. 皮肤疮疡类病证　D. 太阳病证
   E. 上焦病证
4. 下列各项，属于表证辨证要点的是
   A. 发热，恶热喜冷，口渴欲饮，面赤
   B. 畏寒，冷痛，喜暖，口淡不渴，肢冷蜷卧
   C. 寒热往来
   D. 但热不寒或但寒不热
   E. 新起恶寒，或恶寒发热并见，脉浮
5. 下列各项，不属于表证临床表现的是
   A. 恶寒发热　B. 咳嗽吐痰
   C. 脉浮苔白　D. 鼻塞喷嚏
   E. 头身疼痛
6. 下述各项，属于里证辨证要点的是
   A. 见于外感疾病的中、后期阶段
   B. 新起恶寒发热并见
   C. 一般病情较轻
   D. 病位较浅
   E. 病程较短
7. 下列各项，对里证认识正确的是
   A. 多见于内伤杂病
   B. 新起恶寒发热并见
   C. 内部脏腑的症状不明显
   D. 有胸胁苦满等特有表现
   E. 以头身疼痛、鼻塞或喷嚏等为常见症状
8. 表证与里证的鉴别要点是
   A. 脉浮与脉沉　B. 口渴与不渴
   C. 便溏与便结　D. 声高与声低
   E. 体质壮实与虚弱
9. 半表半里证的特有表现是
   A. 腹痛吐泻　B. 口渴喜饮
   C. 胸胁苦满　D. 鼻塞流涕
   E. 小便清长
10. “寒热”的鉴别要点是
    A. 对寒热的喜恶
    B. 脏腑症状是否突出
    C. 头痛与腹痛
    D. 脉之浮沉
    E. 舌苔之有无
11. 热证的辨证要点是
    A. 畏寒，冷痛，
    B. 口淡不渴，肢冷蜷卧
    C. 痰、涎、涕清稀，小便清长
    D. 面色白，舌淡，
    E. 恶热喜冷，口渴欲饮，面赤
12. 寒证的临床表现是
    A. 发热，恶热喜冷
    B. 口渴欲饮，面赤，烦躁不宁
    C. 痰、涕黄稠
    D. 小便短黄，大便干结
    E. 舌淡，苔白而润
13. 寒证的舌象表现是
    A. 舌淡红苔薄黄　B. 舌淡苔白润

C. 舌紫苔腻　D. 舌绛苔黄腻
E. 舌红苔白干

14. 下列各项，不属于热证临床表现的是
A. 便秘臭秽　B. 口干口苦
C. 面白尿清　D. 舌苔黄腻
E. 脉细而数

15. 热证的舌象表现是
A. 舌淡白苔干　B. 舌红苔黄腻
C. 舌淡红苔白腻　D. 舌青苔润
E. 舌紫干少苔

16. 热证的脉象表现是
A. 数脉　B. 沉脉
C. 伏脉　D. 代脉
E. 结脉

17. 下列各项中，不属于寒证与热证鉴别要点的是
A. 身热与身冷　B. 面赤与面白
C. 口渴与不渴　D. 舌苔黄与白
E. 头痛与不痛

18. 虚证的临床表现是
A. 久病、势缓　B. 新起、暴病
C. 病情急剧　D. 疼痛拒按
E. 声高气粗

19. 下列各项，不属于实证临床表现的是
A. 五心烦热　B. 大便秘结
C. 小便不通　D. 痰涎壅盛
E. 腹痛拒按

20. 下列各项，不属于虚证临床表现的是
A. 五心烦热　B. 舌嫩少苔
C. 腹胀满不减　D. 声低息微
E. 怕冷喜加衣

21. 下列各项，不属于实证辨证要点的是
A. 病势急　B. 久病
C. 体质壮实　D. 病情剧烈
E. 暴病

22. 下列各项，不属于虚证和实证鉴别要点的是
A. 汗出的有无　B. 病程的新久
C. 语声的高低　D. 脉象的虚实
E. 舌象的老嫩

23. 下列各项，不属于阳证表现的是
A. 面红目赤　B. 疼痛拒按
C. 烦躁不宁　D. 脉数有力
E. 舌淡胖嫩

24. 阳虚证的临床表现是
A. 畏寒肢冷　B. 形体消瘦
C. 口燥咽干　D. 五心烦热
E. 两颧潮红

25. 下列各项，是阴虚证临床表现的是
A. 口淡不渴
B. 两颧潮红
C. 无汗或自汗
D. 小便清长或尿少不利
E. 大便稀薄

26. 阴虚证的临床表现是
A. 五心烦热　B. 身热不扬
C. 日晡潮热　D. 夜热早凉
E. 易感冒

27. 阳虚证的舌象表现是
A. 舌淡红苔薄白　B. 舌红苔黄
C. 舌红脉数　D. 舌淡胖苔白滑
E. 舌绛红无苔

28. 阳虚证的临床表现是
A. 身灼肢温　B. 口渴饮冷
C. 面赤颧红　D. 大吐大泻
E. 畏寒喜暖

29. 亡阳汗出的临床表现是
A. 冷汗淋漓　B. 汗冷味咸
C. 汗热而黏　D. 汗出如油
E. 汗出恶风

30. 下列各项，不属于亡阴临床表现的是
A. 汗热味咸而黏　B. 汗出如油
C. 神情淡漠　D. 虚烦躁扰
E. 口渴饮冷

31. 亡阳的临床意义是
A. 热结肠胃

B. 外感寒邪未及时发散
C. 阳气偏盛，阳热内郁
D. 大失血等阴血消亡而阳随阴脱
E. 瘀血停蓄

32. 下列各项，不属于亡阳证临床表现的是
A. 手足厥冷　B. 面赤舌干
C. 冷汗淋漓　D. 呼吸气微
E. 脉微欲绝

33. 下列各项，不属于“证候相兼”的是
A. 表寒证　B. 表实寒证
C. 表实热证　D. 里实寒证
E. 里虚热证

34. 八纲中表里寒热虚实的错杂关系，可以表现为
A. 表实寒证、表实热证、里实寒证
B. 表实热证、里实寒证、里实热证
C. 里实寒证、里实热证、里虚寒证
D. 表寒里热证、上热下寒证、里虚表实证
E. 里实热证、里虚寒证、里虚热证

35. 寒证化热的临床意义是
A. 邪热毒气严重　B. 阳气耗散
C. 疫毒痢初期　D. 痰湿凝聚
E. 阳气旺盛

36. 热证转寒的临床意义是
A. 阳气偏盛，阳热内郁
B. 邪气过盛，耗伤正气
C. 痰湿凝聚
D. 实证入内
E. 寒包火证

37. 证候真假的所谓“真”主要是指
A. 患者真实的临床表现
B. 临床上常见的证候
C. 指与疾病内在本质相符的证候
D. 本病或者久病之症
E. 患者的病情完全真实

38. 证候真假常出现于疾病的
A. 初期阶段　B. 中期阶段
C. 后期阶段　D. 危重阶段
E. 过渡阶段

39. 真寒假热证的临床意义是
A. 阴盛格阳　B. 阳盛格阴
C. 阴不敛阳　D. 阳不敛阴
E. 表热里寒

40. 下列各项，不属于真寒假热证临床表现的是
A. 自觉发热反欲盖衣被
B. 面色浮红如妆
C. 口渴而喜饮
D. 咽痛而不红肿
E. 脉浮大按之无力

41. 患者咳嗽喘促，动则益甚，声低息微，腰膝酸软，舌淡，脉沉细无力，其临床意义是
A. 表证　B. 寒证
C. 虚证　D. 热证
E. 实证

42. 患者持续高热，咳嗽痰黄，左侧胸痛，舌红苔黄腻，脉滑数，其临床意义是
A. 表热证　B. 表寒证
C. 里虚证　D. 里热证
E. 里寒证

43. 患者恶寒甚，发热不重，鼻塞，舌淡红苔薄白，脉浮紧，其临床意义是
A. 里寒证　B. 表热证
C. 表寒证　D. 表里俱寒证
E. 半表半里证

44. 患者形寒肢冷，口淡不渴，小便清长，大便稀溏，舌淡苔白，脉沉，其临床意义是
A. 表寒证　B. 里寒证
C. 真寒假热证　D. 表里俱寒证
E. 真热假寒证

45. 患者突起胃脘疼痛，呕吐清涎，面色苍白，舌苔白润，脉沉紧，其临床意义是
A. 表实寒证　B. 表实热证
C. 里实寒证　D. 里虚寒证
E. 里虚热证

46. 患者面红身热，口渴心烦，烦躁多言，小便黄赤，大便干结，舌红苔黄，脉数，其临床意义是
A. 表热证　B. 里热证

C. 表里俱热证　D. 真寒假热证
E. 真热假寒证

47. 患者烦热，尿清长，头晕咽干，面浮红如妆，下肢厥冷，舌淡脉弱，其临床意义是
A. 寒热错杂证　B. 真热假寒证
C. 真寒假热证　D. 里实寒证
E. 里虚寒证

48. 患者淋雨后，出现喷嚏，鼻塞，流涕，恶寒发热，自服感冒药发热不解，日后体温39℃，口渴欲饮，尿黄短少，舌红苔黄，脉数，其临床意义是
A. 表里同病　B. 表证
C. 半表半里证　D. 里邪出表
E. 表证入里

49. 患者内热烦躁，继而汗出热解，烦躁减轻，其临床意义是
A. 由阳转阴　B. 邪退正虚
C. 里邪出表　D. 邪盛入里
E. 邪正相持

50. 患者心悸，失眠，盗汗，颧红，手足心发热，舌红少苔，脉细数，其临床意义是
A. 表实寒证　B. 表实热证
C. 里实寒证　D. 里虚寒证
E. 里虚热证

51. 患者新起恶寒，微发热，无汗，咳嗽气喘，舌红苔黄白相兼，脉浮数，其临床意义是
A. 表热证　B. 表寒证
C. 表寒里热证　D. 表热里寒证
E. 里实寒证

52. 患者发热微恶寒，头痛，咳嗽，咽喉肿痛，大便溏泻，小便清长，其临床意义是
A. 上热下寒　B. 真热假寒
C. 表热里寒　D. 表实里虚
E. 真寒假热

53. 患者恶寒发热，头痛无汗，脘腹冷痛，拒按，苔白，脉浮紧，其临床意义是
A. 表实寒里虚寒证
B. 表实寒里虚热证
C. 表里实寒证
D. 表里实热证
E. 表实寒里实热证

B 型题

A. 淡红舌薄白苔　B. 新起恶寒发热
C. 口渴饮水不多　D. 咳嗽吐白痰
E. 腹痛下利清谷

1. 表证的临床表现是
2. 里证的临床表现是

A. 是否恶寒发热　B. 是否胸胁苦满
C. 是否咳嗽气喘　D. 是否小便清长
E. 是否食欲下降

3. 辨别表证与里证的依据是
4. 辨别寒证与热证的依据是

A. 动则汗出　B. 蒸蒸汗出
C. 半身汗出　D. 汗出如油
E. 睡时汗出

5. 实热证汗出的临床特点是
6. 阴虚热证汗出的临床特点是

A. 寒证　B. 热证
C. 实证　D. 虚证
E. 表证

7. 患者胸腹胀满，按之疼痛，腹满不减，其临床意义是
8. 患者胸腹胀满，按之不痛，腹满时减，其临床意义是

A. 表热证　B. 表实证
C. 表虚证　D. 里实证
E. 里虚证

9. 患者微有发热恶风，有汗出，舌淡红，苔薄白，其临床意义是
10. 患者腹内有块，腹痛拒按，便秘，苔黄，脉伏，其临床意义是

A. 表热证　B. 表虚证
C. 实热证　D. 虚热证
E. 表寒证

11. 患者发热，口渴喜饮，咳喘痰黄，舌红

苔黄，脉滑数，其临床意义是

12. 患者发热微恶寒，头痛咽痛，口微渴，脉浮数，其临床意义是

A. 热证转寒　B. 寒热夹杂
C. 表里俱热　D. 真热假寒
E. 真寒假热

13. 患者平素心烦口苦，尿黄便结，昨起发热，微恶寒，头痛，有汗，舌尖红，苔薄黄，脉浮数，其临床意义是

14. 患者今突然发热，呕吐腹泻，泻少量脓血，继而神昏谵语，四肢厥冷，胸腹灼热，舌红苔黄，脉沉数，其临床意义是

A. 表实寒里虚热证
B. 表实热里虚寒证
C. 表实寒里虚寒证
D. 表实热里虚热证
E. 表里俱寒证

15. 平时常干咳，潮热，盗汗，颧红，现恶寒，低热，头痛，舌红苔白，脉浮细，其临床意义是

16. 平时畏寒肢冷，腹痛喜温，下肢微肿，今起恶寒头痛，无汗，舌淡胖，脉濡缓，其临床意义是

A. 大汗淋漓，四肢厥冷，面色苍白，神情淡漠，呼吸微弱，脉微欲绝
B. 形体消瘦，五心烦热，颧红盗汗，口燥咽干，皮肤干燥，脉象细数
C. 身热大汗，汗热质黏，面色潮红，躁扰不安，渴喜冷饮，脉细数疾
D. 高热肢厥，神识昏沉，胸腹灼热，口渴喜饮，面色紫暗，脉沉有力
E. 经常畏冷，四肢不温，渴喜热饮，常自汗出，尿清便溏，脉迟无力

17. 真热假寒证的临床表现是
18. 亡阳证的临床表现是

参考答案

A 型题

1. B	2. A	3. B	4. E	5. B
6. A	7. A	8. A	9. C	10. A
11. E	12. E	13. B	14. C	15. B
16. A	17. E	18. A	19. A	20. C
21. B	22. A	23. E	24. A	25. B
26. A	27. D	28. E	29. A	30. C
31. D	32. B	33. A	34. D	35. E
36. B	37. C	38. D	39. A	40. C
41. C	42. D	43. C	44. B	45. C
46. B	47. C	48. E	49. C	50. E
51. C	52. C	53. C		

B 型题

1. B	2. E	3. A	4. D	5. B
6. E	7. C	8. D	9. C	10. D
11. C	12. A	13. C	14. D	15. A
16. C	17. D	18. A		

第九单元　气血津液辨证

A 型题

1. 气虚证的临床意义是
A. 脏腑、经络的气机阻滞
B. 机体气生成不足，消耗太过
C. 元气亏虚已极，急骤外泄
D. 气虚固摄失职
E. 无力升举，清阳之气下陷

2. 下列各项，不属于气虚证临床意义的是

A. 年老体弱　　B. 五志过极
C. 劳累过度　　D. 久病重病
E. 先天不足

3. 下列各项，不属于气虚证临床表现的是
A. 脉无力　　B. 畏寒肢冷
C. 神疲乏力　　D. 少气懒言
E. 舌质淡嫩

4. 气虚证的临床表现是
A. 内脏下垂，脱肛，阴挺
B. 自汗，或大便、小便、经血、精液、胎元等不固
C. 呼吸微弱而不规则，汗出不止，口开目合，全身瘫软
D. 气短声低，少气懒言，精神疲惫，体倦乏力
E. 胸胁、脘腹等处或损伤部位的胀闷或疼痛

5. 气陷证的临床表现是
A. 畏寒肢冷　　B. 动则汗出
C. 少气懒言　　D. 脘腹坠胀
E. 舌淡苔白

6. 下列各项，不正确的是
A. 气陷多是气虚的发展
B. 气陷则清阳之气不升，自觉气短
C. 气陷是指脾气下陷
D. 气陷于下则下肢浮肿
E. 气陷无力升举，故脘腹坠胀

7. 不属于气不固证临床表现的是
A. 自汗　　B. 滑胎
C. 气短　　D. 遗精
E. 脱肛

8. 下列各项，不正确的是
A. 气不固证是指气虚失其固摄功能
B. 大小便失禁都属气不固证
C. 气不固证在女性月经病中只表现为急性出血不止
D. 流涎是气不固证的表现之一
E. 气不固证可以表现为多种体液的外泄

9. 气逆证的临床表现是
A. 胸胁、脘腹等处或损伤部位的胀闷或疼痛
B. 呼吸微弱而不规则，汗出不止，口开目合，全身瘫软
C. 咳嗽频作，呼吸喘促，呃逆，嗳气不止，或恶心呕吐、呕血
D. 妇女出现崩漏，或为滑胎、小产
E. 遗尿，余溺不尽，小便失禁

10. 气滞证的临床表现是
A. 头晕眼花　　B. 胀闷疼痛
C. 嗳气恶心　　D. 腹部坠胀
E. 手足发麻

11. 下列各项，不属于气滞证临床表现的是
A. 痛处按之有形　　B. 症状时轻时重
C. 随情绪而增减　　D. 部位多不固定
E. 嗳气、矢气可减轻

12. 下列各项，不属于血虚证临床表现的是
A. 面色淡白　　B. 唇甲色淡
C. 心悸多梦　　D. 手足发麻
E. 肢体浮肿

13. 血瘀证的临床表现是
A. 胀痛　　B. 冷痛
C. 灼痛　　D. 刺痛
E. 掣痛

14. 下列各项，不属于血虚证临床意义的是
A. 气机不调，升降失常
B. 脾失健运，生血乏源
C. 劳神太过，暗耗阴血
D. 瘀血内阻，新血不生
E. 大病久病，耗伤气血

15. 下列各项，不属于血虚证临床表现的是
A. 两颧潮红　　B. 头昏眼花
C. 心悸失眠　　D. 手足发麻
E. 舌淡脉细

16. 血虚证的辨证要点是
A. 心悸失眠　　B. 经少经闭
C. 肢体麻木　　D. 头晕眼花

E. 颜色淡白，脉细

17. 血虚证的临床表现是

A. 刺痛，痛久拒按，固定不移，常在夜间痛甚

B. 舌有紫色斑点，舌下络脉曲张

C. 出血反复不止，色紫黯或夹血块

D. 颜面、眼睑、口唇、舌质、爪甲的颜色淡白

E. 体表者包块色青紫，腹内者触及质硬而推之不移

18. 下列各项，不属于血瘀病因的是

A. 寒凝　　B. 气滞

C. 气虚　　D. 阴虚

E. 外伤

19. 血瘀证面色的临床表现是

A. 面色萎黄　　B. 面色青黑

C. 面色青黄　　D. 面色淡白

E. 面色黧黑

20. 下列各项，不属于血瘀证疼痛临床表现的是

A. 患处刺痛　　B. 时轻时重

C. 部位固定　　D. 夜间痛剧

E. 痛而拒按

21. 下列各项，不属于血瘀证临床表现的是

A. 出血反复不止　　B. 腹内肿块

C. 痛如针刺　　D. 手足发麻

E. 面色黧黑

22. 下列各项，不属于血热证临床表现的是

A. 月经量多色淡　　B. 迫血妄行而出血

C. 肌肤生疮疖疔痈　　D. 温热病之血分证

E. 身热面赤发斑

23. 下列各项，属于血寒证的是

A. 寒邪客肺证　　B. 寒凝胞宫证

C. 寒凝关节证　　D. 寒邪束表证

E. 寒凝肠胃证

24. 下列各项，与痰生成有关的是

A. 元气外脱

B. 脾的运化功能失常

C. 冲任不固

D. 气不摄血

E. 脏腑组织失养，机能活动减退

25. 痰证的临床表现是

A. 面色苍白，大汗淋漓，四肢厥冷

B. 统摄无权，血即离经

C. 脏腑组织失养，机能活动减退

D. 运血无力，血行缓慢

E. 咳吐痰多，胸闷，呕恶，眩晕，体胖

26. 下列各项，不属于痰证临床表现是

A. 头晕目眩

B. 某些部位出现圆滑柔韧的包块

C. 肢体瘫痪、麻木，结成癥瘕积聚时可触及肿块

D. 神昏而喉中痰鸣

E. 神志错乱而为癫、狂、痴、痫

27. 痰证的临床表现是

A. 突然面色苍白，大汗淋漓，四肢厥冷，呼吸微弱

B. 吐血，便血，崩漏，皮下瘀斑，鼻衄，神疲乏力，气短懒言

C. 头晕目眩，少气懒言，神疲乏力，自汗，面色淡白或萎黄

D. 咳嗽痰多，痰质黏稠，胸脘痞闷，呕恶，纳呆

E. 唇甲淡白，心悸失眠，形体消瘦，舌淡而嫩，脉细弱

28. 下列各项，不属于阳水临床表现的是

A. 头面部先肿　　B. 兼脾、肾阳虚

C. 起病急病程短　　D. 皮肤光亮而薄

E. 多夹风邪为患

29. 下列各项，不属于水停证临床表现的是

A. 全身浮肿，按之凹陷不能即起

B. 小便不利

C. 身体困重

D. 腹部胀满，叩之呈鼓音

E. 腹部膨隆按之如囊裹水

30. 津液不足证的临床表现是

A. 舌淡胖，苔白滑，脉濡缓
B. 小便短少不利，身体困重
C. 腹水而见腹部膨隆、叩之音浊
D. 头面、肢体甚或全身水肿，按之凹陷不易起
E. 口、鼻、唇、舌、咽喉、皮肤、大便等干燥

31. 下列各项，不属于津液不足证临床表现的是
A. 皮肤干燥　B. 舌红少津
C. 渴欲漱水不欲咽　D. 大便干燥
E. 小便短少

32. 津液亏虚的常见证有
A. 气不摄血证　B. 阳气虚脱证
C. 火淫证　D. 湿淫证
E. 肺燥津伤证

33. 患者少气懒言，神疲乏力，气短自汗，舌淡脉虚的临床意义是
A. 气虚证　B. 气陷证
C. 血虚证　D. 阳虚证
E. 气滞证

34. 患者泻痢日久，头晕目花，脱肛，气短疲乏，脘腹坠胀的临床意义是
A. 气虚证　B. 气陷证
C. 血虚证　D. 气滞证
E. 气逆证

35. 患者头晕眼花，气短疲乏，形体消瘦，阴挺，脉弱的临床意义是
A. 气陷证　B. 气滞证
C. 气逆证　D. 气虚证
E. 气不固证

36. 患者面色淡白，头晕眼花，心悸多梦，舌淡脉细的临床意义是
A. 气虚证　B. 津亏证
C. 阴虚证　D. 血虚证
E. 阳虚证

37. 患者胸胁胀闷，走窜疼痛的临床意义是
A. 气滞证　B. 气逆证
C. 血瘀证　D. 气虚证
E. 气陷证

38. 患者左胸前区刺痛，常于夜间发作，面色略黯，舌尖有紫色斑点，脉弦涩的临床意义是
A. 气逆证　B. 气滞证
C. 气虚证　D. 血热证
E. 血瘀证

39. 患者身热夜甚，烦躁不眠，舌红绛，脉细数，月经先期量多的临床意义是
A. 湿热证　B. 瘀热搏结证
C. 血热证　D. 阴虚证
E. 气虚发热证

40. 患者手足疼痛，肤色紫黯发凉，得温痛减，喜暖恶寒，月经愆期，经色黯紫，脉沉迟而涩的临床意义是
A. 气滞血瘀证　B. 血寒证
C. 血瘀证　D. 血虚证
E. 气虚证

41. 患者胸胁胀闷，窜痛，胁下痞块，性情急躁，刺痛拒按，舌紫黯，脉涩的临床意义是
A. 气虚血瘀证　B. 气滞血瘀证
C. 血瘀证　D. 血寒证
E. 气血两虚证

42. 患者身倦乏力，少气自汗，腹痛拒按，舌黯且有瘀斑的临床意义是
A. 血瘀兼血虚证　B. 气滞血瘀证
C. 气虚血瘀证　D. 气血两虚证
E. 气不摄血证

43. 患者面白无华，短气，身倦乏力，便血，舌淡，脉细弱的临床意义是
A. 气随血脱证　B. 气不摄血证
C. 气血两虚证　D. 血虚证
E. 气陷证

44. 患者大出血后出现气短，心悸，冷汗淋漓，四肢厥冷，脉微欲绝的临床意义是
A. 气虚失血　B. 气血两虚
C. 气随血脱　D. 气虚下陷
E. 阴虚阳亢

45. 患者头晕目眩，乏力少气，自汗，面色萎黄，心悸多梦，舌淡瘦薄，脉细无力的临床意义是

A. 气虚血瘀证　B. 气血两虚证
C. 气滞血瘀证　D. 气虚证
E. 血虚证

46. 患者腹内肿块，推之不移，刺痛拒按的临床意义是

A. 气滞证　B. 血热证
C. 血虚证　D. 血寒证
E. 血瘀证

47. 患者胸胁脘腹胀闷、胀痛、窜痛的临床意义是

A. 气虚证　B. 气滞证
C. 气逆证　D. 气陷证
E. 气滞血瘀证

48. 患者喉中有异物感，吞之不下，吐之不出，痰多，胸闷胁胀，苔白滑，脉弦的临床意义是

A. 痰阻胸阳　B. 痰气郁结
C. 寒痰阻肺　D. 痰浊犯肺
E. 痰蒙清窍

49. 患者口燥咽干，唇燥而裂，皮肤干枯无泽，小便短少，大便干结，舌红少津，脉细数的临床意义是

A. 温燥证　B. 血虚证
C. 阴虚证　D. 津液不足证
E. 阳虚证

50. 患者初起恶寒发热，咽喉疼痛，继之眼睑头面浮胀，小便量少的临床意义是

A. 痰饮　B. 悬饮
C. 支饮　D. 阳水
E. 阴水

B 型题

A. 气陷证　B. 气虚证
C. 气不固证　D. 气陷证
E. 血脱证

1. 年高体弱，小便淋沥不尽，夜尿多，神疲，气短，动则汗出，脉弦缓的临床意义是
2. 头晕眼花，气短疲乏，脘腹坠胀感，大便稀溏，形体消瘦的临床意义是

A. 气滞证　B. 气虚证
C. 气逆证　D. 血瘀证
E. 血热证

3. 突感左胸前区刺痛，痛引左上臂内侧，面色略黯，脉弦涩的临床意义是
4. 情志抑郁，善太息，近来少腹及乳房胀痛，苔薄白，脉弦的临床意义是

A. 气滞证　B. 气逆证
C. 气虚证　D. 血瘀证
E. 血虚证

5. 神虚气短，动则汗出，舌淡脉虚的临床意义是
6. 头痛，眩晕，甚至昏厥、咯血，以及气从少腹上冲于胸咽，舌苔白，脉弦的临床意义

A. 气短声低，懒言，神疲乏力，头晕目眩，自汗，动则尤甚，舌淡嫩，脉虚弱
B. 大小便失禁，遗精，滑胎，伴腰膝酸软
C. 头晕眼花，耳鸣，疲乏，气短，腹部下坠，或有脱肛、阴挺
D. 气短懒言，神疲乏力，自汗，易感外邪
E. 情志抑郁，善太息，胁胀痛，脉弦

7. 肾气不固的临床表现是
8. 气滞的临床表现是

A. 胸胁闷胀窜痛，胁下痞块，刺痛拒按，妇女闭经，舌紫黯或紫斑，脉涩
B. 面色晦黯，身倦乏力，刺痛拒按不移，

舌淡黯或有瘀斑，脉沉涩

C. 头昏目眩，少气懒言，乏力自汗，面色萎黄，心悸失眠，舌淡嫩，脉细弱

D. 面色无华，倦怠乏力，崩漏，舌淡脉细弱

E. 面色苍白，四肢乏力

9. 气滞血瘀的临床表现是

10. 气血两虚的临床表现是

A. 血虚证　　B. 液脱证

C. 血瘀证　　D. 津亏证

E. 阴虚证

11. 神识痴呆，半身不遂，皮肤干燥如鳞甲，舌有紫色斑点，脉弦细涩的临床意义是

12. 腹泻呕吐十余次，吐泻物如米泔水样，皮肤枯瘪，眼球深陷，脉微的临床意义是

A. 血寒证　　B. 阴虚证

C. 阳虚证　　D. 血热证

E. 亡阳证

13. 月经先期十余天，量多质稠，经色深红，口渴心烦，舌绛，脉滑数的临床意义是

14. 因行经期下水劳作，而月经延迟，少腹冷痛，拒按，脉沉弦的临床意义是

A. 痰　　B. 饮

C. 水　　D. 湿

E. 脓

15. 可流窜而停积于某些部位的病理产物是

16. 常弥漫于全身的病理产物是

A. 痰蒙心神　　B. 痰浊阻肺

C. 痰阻经络　　D. 痰凝肌肤

E. 痰气郁结

17. 神昏，喉中痰鸣的临床意义是

18. 肢体麻木，半身不遂的临床意义是

A. 气虚血瘀证　　B. 气阴两虚证

C. 气滞血瘀证　　D. 血虚夹瘀证

E. 气血两虚证

19. 肢体瘫痪，卧床年余，气短息弱，食少声低，面色淡白，舌淡，脉弱的临床意义是

20. 胞衣不下，腹痛拒按，恶露夹血块，气短神疲，乏力声低，脉弱的临床意义是

A. 气不摄血证　　B. 气滞血瘀证

C. 气虚血瘀证　　D. 气血两虚证

E. 气随血脱证

21. 情志不遂，性情急躁易怒，胸闷胁胀，月经后期色紫黯，脉弦涩的临床意义是

22. 消瘦乏力，纳少，面色萎黄，眩晕心悸，舌淡，脉弱的临床意义是

A. 面色淡白，心悸失眠，少气懒言，乏力自汗，舌淡嫩，脉细弱

B. 面色淡白而无华，气短乏力，伴出血，舌淡，脉细弱

C. 面色苍白，大量出血，四肢厥冷，汗出淋漓，脉微细欲绝

D. 口唇青紫，呼吸微弱，心胸憋闷，大汗淋漓，四肢厥冷，脉微欲绝

E. 面色㿠白，心悸气短，动则加剧，脉细弱结代

23. 气随血脱证的临床表现是

24. 气不摄血证的临床表现是

参考答案

A 型题

1. B	2. B	3. B	4. D	5. D
6. D	7. E	8. C	9. C	10. B
11. A	12. E	13. D	14. A	15. A
16. E	17. D	18. D	19. E	20. B
21. D	22. A	23. B	24. B	25. E
26. C	27. D	28. B	29. D	30. E

31. C　32. E　33. A　34. B　35. A
36. D　37. A　38. E　39. C　40. B
41. B　42. C　43. B　44. C　45. B
46. E　47. B　48. B　49. D　50. D

B 型题

1. C　2. D　3. D　4. A　5. C
6. B　7. B　8. E　9. A　10. C
11. C　12. D　13. D　14. A　15. A
16. D　17. A　18. C　19. E　20. A
21. B　22. D　23. C　24. B

第十单元　脏腑辨证

A 型题

1. 心阳虚的脉象表现是
A. 脉细　B. 沉迟无力或结代
C. 脉微欲绝　D. 散脉
E. 濡脉

2. 心阳虚证与心阳虚脱证临床表现相同的是
A. 冷汗淋漓　B. 神志模糊
C. 面唇青紫　D. 失眠多梦
E. 胸痛暴作

3. 下列各项，不属于心阳虚脱证临床表现的是
A. 冷汗淋漓　B. 四肢厥冷
C. 面唇青紫　D. 失眠多梦
E. 胸痛暴作

4. 心气虚、心阳虚、心血虚、心阴虚四证的共同临床表现是
A. 心痛　B. 心烦
C. 失眠　D. 健忘
E. 心悸

5. 下列各项，不属于心血虚临床表现的是
A. 心悸怔忡　B. 健忘
C. 唇舌淡白　D. 失眠
E. 盗汗

6. 下列各项，不属于心阴虚证临床表现的是
A. 五心烦热　B. 咽干
C. 面色萎黄　D. 舌红少苔
E. 心悸

7. 心血虚证与心阴虚证的共同临床表现是
A. 五心烦热　B. 失眠多梦
C. 颧红　D. 面色淡白
E. 脉细数

8. 下列各项，不属于心血虚、心阴虚共同临床表现的是
A. 心悸　B. 失眠
C. 怔忡　D. 眩晕
E. 脉细

9. 心火亢盛证的临床表现是
A. 腹泻　B. 高热
C. 痛　D. 狂躁
E. 郑声

10. 不属于心火亢盛证临床表现的是
A. 牙龈肿痛　B. 大便干结
C. 口舌生疮　D. 小便黄赤
E. 衄血

11. 心火亢盛证的舌象表现是
A. 舌尖红绛　B. 舌边红绛
C. 舌根红绛　D. 舌中红绛
E. 全舌红绛

12. 心火亢盛证常伴见的临床表现是
A. 大便稀溏　B. 小便赤涩灼痛

C. 痰黄稠　　D. 少腹引痛
E. 五心烦热

13. 痰阻心脉证胸痛的临床表现是
A. 胀痛　　B. 刺痛
C. 闷痛　　D. 隐痛
E. 剧痛

14. 瘀阻心脉证胸痛的临床表现是
A. 胀痛　　B. 刺痛
C. 闷痛　　D. 隐痛
E. 剧痛

15. 胸刺痛伴脉细涩或结代的临床意义是
A. 血瘀心脉　　B. 寒凝心脉
C. 气滞心脉　　D. 痰阻心脉
E. 热结心脉

16. 心脉痹阻证胸痛发作时，可伴见的临床症状是
A. 痛引胸胁　　B. 痛引脘腹
C. 痛引腰背　　D. 痛引颈项
E. 痛引肩背

17. 寒凝心脉证胸痛的临床表现是
A. 胀痛　　B. 刺痛
C. 闷痛　　D. 隐痛
E. 剧痛

18. 下列各项，不属于心脉痹阻证临床意义的是
A. 血瘀　　B. 湿热
C. 寒凝　　D. 气滞
E. 痰阻

19. 表情淡漠，喃喃自语的临床意义是
A. 痰湿困脾　　B. 痰湿阻肺
C. 痰火扰神　　D. 痰蒙心神
E. 痰气交阻

20. 痰蒙心神的临床意义是
A. 癫病　　B. 狂病
C. 躁证　　D. 痹证
E. 热病

21. 下列各项，不属于痰火扰神证临床表现的是
A. 胡言乱语　　B. 哭笑无常
C. 不避亲疏　　D. 舌苔白腻
E. 脉滑数

22. 痰蒙心神与痰火扰神证的共同临床表现是
A. 喃喃自语　　B. 哭笑无常
C. 不避亲疏　　D. 谵语
E. 脉滑

23. 小肠实热证的临床表现是
A. 肛门灼热　　B. 小便赤涩
C. 大便稀溏　　D. 腹部灼痛
E. 鼻衄

24. 下列各项，不属于小肠实热证临床表现的是
A. 嗜睡　　B. 口渴
C. 口舌生疮　　D. 尿血
E. 脉数

25. 下列各项，不属于瘀阻脑络证临床表现的是
A. 头痛　　B. 头晕
C. 失眠　　D. 口渴
E. 健忘

26. 瘀阻脑络证的脉象表现是
A. 脉缓弱　　B. 脉细涩
C. 脉弦细　　D. 脉弦紧
E. 脉弦滑

27. 瘀阻脑络证头痛的临床表现是
A. 胀痛　　B. 隐痛
C. 刺痛　　D. 灼痛
E. 掣痛

28. 下列各项，不属于肺气虚证临床表现的是
A. 少气短息　　B. 面色淡白
C. 声低懒言　　D. 盗汗
E. 畏风

29. 肺气虚证咳嗽的临床表现是
A. 咳声不扬　　B. 咳声清脆
C. 咳喘无力　　D. 干咳无痰

E. 咳声紧闷

30. 肺气虚证的辨证依据是

A. 腹泻

B. 头痛

C. 眩晕

D. 咳嗽无力、气短而喘、自汗与气虚症状共见

E. 失眠

31. 肺气虚证咯痰的临床表现是

A. 痰白而清稀　B. 痰白而黏稠

C. 痰少而难咯　D. 痰少而带血

E. 痰黄而黏稠

32. 下列各项，不属于肺阴虚证临床表现的是

A. 痰少易咯　B. 痰中带血

C. 口燥咽干　D. 五心烦热

E. 颧红盗汗

33. 肺阴虚证咳嗽的临床表现是

A. 咳声不扬　B. 咳声清脆

C. 咳喘无力　D. 干咳无痰

E. 咳声紧闷

34. 肺阴虚证声音嘶哑的临床意义是

A. 金实不鸣　B. 金破不鸣

C. 木火刑金　D. 痰气交阻

E. 肺气失宣

35. 下列各项，不属于饮停胸胁临床表现的是

A. 胸廓饱满　B. 胸胁胀闷

C. 咳嗽气喘　D. 头目眩晕

E. 脉滑数

36. 燥邪犯肺证与肺阴虚证的鉴别要点是

A. 有无发热恶寒　B. 有无胸痛咳血

C. 有无口干咽燥　D. 痰量的多少

E. 咯痰的难易

37. 肺阴虚证的舌象表现是

A. 舌红苔黄　B. 舌红苔白

C. 舌红少苔　D. 舌红苔厚

E. 舌红苔灰

38. 下列各项，不属于风寒犯肺证临床表现的是

A. 咳嗽　B. 畏寒

C. 鼻塞流清涕　D. 喉痒

E. 舌苔薄白

39. 燥邪犯肺证咳嗽的临床表现是

A. 阵咳痰多　B. 咳声不扬

C. 干咳痰多　D. 干咳痰少

E. 咳声低弱

40. 风寒犯肺证引起咳嗽的临床意义是

A. 痰气交阻　B. 肺气不降

C. 肺气失宣　D. 肺气上逆

E. 肺阴不足

41. 寒痰阻肺证的临床表现是

A. 干咳　B. 痰黄易咯

C. 胁痛　D. 哮喘痰鸣

E. 自汗

42. 肺热炽盛证的临床意义是

A. 虚热证　B. 营分证

C. 气分证　D. 血分证

E. 卫分证

43. 下列各项，不属于风热犯肺证临床表现的是

A. 咳嗽　B. 鼻塞流浊涕

C. 微恶风寒　D. 口不渴

E. 咽喉疼痛

44. 燥邪犯肺证与肺阴虚证的共同临床表现是

A. 痰中带血　B. 五心烦热

C. 盗汗　D. 午后潮热

E. 痰黄而少

45. 下列各项，不属于痰热壅肺证与肺热炽盛证共同临床表现的是

A. 咳嗽气喘　B. 小便短赤

C. 胸痛　D. 发热

E. 脓血腥臭痰

46. 下列各项，不属于阳明腑实证临床表现的是

A. 脉沉迟而实　B. 日晡潮热
C. 身热不扬　D. 腹胀拒按
E. 大便秘结

47. 出现“热结旁流”证候的是
A. 肠道湿热证　B. 肠热腑实证
C. 肠燥津亏证　D. 寒湿困脾证
E. 湿热蕴脾证

48. 肠热腑实证的舌苔表现是
A. 舌苔黄厚干焦　B. 舌苔黄厚腻
C. 舌苔黑而润　D. 舌苔薄黄而干
E. 舌苔灰而腻

49. 肠燥津亏证的脉象表现是
A. 脉细涩　B. 脉细弦
C. 脉沉细　D. 脉沉紧
E. 脉沉弱

50. 肠热腑实证的临床意义是
A. 里实证　B. 里虚证
C. 里热证　D. 表热里实证
E. 里热实证

51. 下列各项，不属于肠道湿热证临床表现的是
A. 腹痛　B. 暴泻黄糜臭秽
C. 肛门灼热　D. 完谷不化
E. 发热烦渴

52. 肠燥津亏证的临床表现是
A. 口干咽燥　B. 口臭头晕
C. 便干难以排出　D. 舌红苔白干
E. 脉象细涩

53. 脾气虚证的临床表现是
A. 头痛　B. 呃逆
C. 嗳气　D. 腹胀
E. 便干

54. 脾气虚证的舌象表现是
A. 舌淡苔白　B. 舌红苔黄
C. 舌红少津　D. 舌淡苔黄
E. 舌淡苔燥

55. 脾气虚证口味的临床表现是
A. 口苦　B. 口甜
C. 口酸　D. 口淡
E. 口咸

56. 下列各项，不属于脾气虚证临床表现的是
A. 浮肿　B. 消瘦
C. 虚胖　D. 纳少
E. 面青

57. 脾气虚证的大便性状是
A. 便秘　B. 黏液便
C. 黏滞不爽　D. 便溏
E. 脓血便

58. 脾虚气陷证的临床意义是
A. 脾阳虚　B. 脾阴虚
C. 脾气虚　D. 湿热蕴脾
E. 脾不统血

59. 下列各项，不属于脾虚气陷证临床表现的是
A. 子宫下垂　B. 头晕
C. 大便干结　D. 久泻久痢
E. 眼睑下垂

60. 脾阳虚证腹痛的临床表现是
A. 胀痛拒按　B. 胀痛喜按
C. 冷痛拒按　D. 刺痛拒按
E. 绵痛喜按

61. 下列各项，不属于脾阳虚证临床表现的是
A. 口甜　B. 完谷不化
C. 不渴　D. 四肢不温
E. 肢体浮肿

62. 脾阳虚证的舌象表现是
A. 舌淡苔白　B. 舌淡胖边有齿痕
C. 舌淡苔干　D. 舌淡苔厚
E. 舌淡瘦小

63. 胃阳虚证的临床表现是
A. 泛吐酸水　B. 泛吐苦水
C. 泛吐清水　D. 泛吐痰涎
E. 泛吐宿食

64. 脾虚气陷证小便的临床表现是

A. 小便短少　B. 小便频数
C. 小便清长　D. 小便混浊
E. 小便黄赤

65. 脾虚气陷证脘腹坠胀的临床表现是
A. 运动后加重
B. 睡眠时加重
C. 食入后加重
D. 情志不遂时加重
E. 便后加重

66. 下列各项，不属于脾虚气陷证临床表现的是
A. 脱肛　B. 久泻久痢
C. 便意频频　D. 齿落
E. 胃下垂

67. 脾阳虚证的临床表现是
A. 便滞不爽　B. 小便不畅
C. 饥不欲食　D. 带下清稀
E. 阴囊瘙痒

68. 脾阳虚证的脉象表现是
A. 浮而缓弱　B. 沉而弦细
C. 浮而弦细　D. 沉而缓弱
E. 沉迟无力

69. 脾不统血引起的出血，其血色的临床表现是
A. 深红　B. 淡红
C. 紫黑　D. 瘀块
E. 青黑

70. 下列各项，不属于脾不统血证临床表现的是
A. 少气懒言　B. 面白无华
C. 舌红苔黄　D. 神疲乏力
E. 便溏

71. 寒湿困脾与湿热蕴脾的共见临床表现是
A. 口甜口黏　B. 口淡不渴
C. 身热不扬　D. 脘腹痞闷
E. 皮肤瘙痒

72. 下列各项，不属于寒湿困脾与湿热蕴脾共见临床表现的是
A. 渴不多饮　B. 头身困重
C. 纳呆　D. 苔腻
E. 泛恶

73. 下列各项，不属于湿热蕴脾临床表现的是
A. 纳呆厌食　B. 渴不多饮
C. 口甜口黏　D. 黄而晦黯
E. 小便短黄

74. 下列各项，不属于胃气虚证临床表现的是
A. 口淡乏味　B. 不思饮食
C. 食后胀甚　D. 腹部痞胀
E. 面色萎黄

75. 胃阳虚证胃痛的临床表现是
A. 冷痛　B. 灼痛
C. 刺痛　D. 隐痛
E. 掣痛

76. 下列各项，不属于胃阴虚证临床表现的是
A. 饥不欲食　B. 矢气频传
C. 大便干结　D. 脘痞不舒
E. 干呕呃逆

77. 胃火炽盛证胃痛的临床表现是
A. 冷痛　B. 灼痛
C. 刺痛　D. 隐痛
E. 掣痛

78. 胃火炽盛证的临床表现是
A. 饥不欲食　B. 消谷善饥
C. 厌食　D. 纳呆
E. 纳少

79. 胃火炽盛证的临床表现是
A. 面红目赤　B. 唇红燥裂
C. 牙龈肿痛　D. 舌尖红赤
E. 鼻头色赤

80. 胃火炽盛证的临床表现是
A. 口酸　B. 口甜
C. 口咸　D. 口臭
E. 口淡

81. 寒滞胃肠证的病性是
A. 实寒证　B. 虚寒证
C. 阳虚证　D. 气虚证
E. 虚实夹杂证

82. 寒滞胃肠证的脉象表现是
A. 弦细　B. 弦滑
C. 沉弱　D. 沉紧
E. 沉弦

83. 下列各项，不属于寒滞胃肠证临床表现的是
A. 面白或青　B. 恶心呕吐
C. 泛吐苦水　D. 肢冷不温
E. 口淡不渴

84. 食滞胃肠证胃痛的临床表现是
A. 隐痛　B. 刺痛
C. 灼痛　D. 掣痛
E. 胀痛

85. 食滞胃肠证的临床表现是
A. 口淡不渴　B. 嗳腐吞酸
C. 渴饮善饥　D. 渴不多饮
E. 渴喜冷饮

86. 食滞胃肠证泻下物的临床表现是
A. 脓血便　B. 完谷不化
C. 臭秽如败卵　D. 稀溏
E. 黄软便

87. 食滞胃肠证的脉象表现是
A. 弦滑　B. 滑缓
C. 滑实　D. 滑数
E. 滑大

88. 食滞胃肠证的舌象表现是
A. 舌苔薄白　B. 舌苔薄黄
C. 舌苔剥脱　D. 舌苔厚腻
E. 舌苔灰黑

89. 胃肠气滞证胃痛的临床表现是
A. 隐痛　B. 刺痛
C. 灼痛　D. 掣痛
E. 胀痛

90. 下列各项，不属于肝病常见症状的是
A. 少腹胀痛　B. 月经不调
C. 急躁易怒　D. 眩晕肢颤
E. 纳呆便溏

91. 寒滞胃肠证胃痛的诱因是
A. 情绪波动　B. 受热
C. 过食生冷　D. 寒冷
E. 失眠

92. 视物模糊或夜盲症的临床意义是
A. 肝血虚　B. 肝阴虚
C. 肝阳虚　D. 肝阳上亢
E. 肝郁气滞

93. 肝血虚证的临床表现是
A. 两目干涩　B. 视力减退
C. 手足蠕动　D. 头痛目赤
E. 面部烘热

94. 肝阴虚证胁痛的临床表现是
A. 胀痛　B. 掣痛
C. 冷痛　D. 隐痛
E. 刺痛

95. 肝郁气滞证的临床表现是
A. 视物模糊　B. 胁肋灼痛
C. 头晕耳鸣　D. 梅核气
E. 面部潮红

96. 下列各项，不属于肝郁气滞证临床表现的是
A. 善太息　B. 乳癖
C. 胁下积块　D. 痛经
E. 目赤

97. 瘿瘤的临床意义是
A. 脾气虚　B. 肺阳虚
C. 肝郁气滞　D. 肾气亏
E. 心火衰

98. 咽部异物感的临床意义是
A. 气滞血瘀　B. 肝郁气滞
C. 虚火灼津　D. 气虚痰凝
E. 阴虚阳亢

99. 肝郁气滞证的脉象表现是
A. 脉弦　B. 脉紧

C. 脉滑　　D. 脉洪
E. 脉细

100. 经前乳房胀痛的临床意义是
A. 胃气上逆　　B. 肺气失宣
C. 心气不足　　D. 肝郁气滞
E. 肾气亏虚

101. 下列各项，不属于肝阳上亢证临床表现的是
A. 头目胀痛　　B. 眩晕耳鸣
C. 面红目赤　　D. 腰膝酸软
E. 头轻脚重

102. 肝阳上亢证的舌象表现是
A. 舌红少津　　B. 舌淡苔白
C. 舌红苔润　　D. 舌红苔黄
E. 舌红苔厚

103. 突然昏仆，不省人事，口吐涎沫，喉中痰鸣的临床意义是
A. 痰湿困脾　　B. 痰湿阻肺
C. 痰火扰神　　D. 痰气交阻
E. 肝风挟痰

104. 下列各项，不属于肝火炽盛主要症状的是
A. 胁肋灼痛　　B. 头晕胀痛
C. 面红目赤　　D. 抑郁寡欢
E. 耳鸣如潮

105. 肝火炽盛证的脉象表现是
A. 洪数　　B. 滑数
C. 弦数　　D. 紧数
E. 细数

106. 肝阳上亢证的病性是
A. 实证　　B. 虚证
C. 上虚下实　　D. 实证转虚
E. 本虚标实

107. 少腹牵引阴部坠胀冷痛，或阴囊收缩的临床意义是
A. 寒凝胞宫　　B. 寒滞肝脉
C. 寒滞胃肠　　D. 寒滞脾脉
E. 寒滞肾脉

108. 肝阳上亢证的临床意义是
A. 上实下虚　　B. 寒邪入里
C. 痰湿郁积　　D. 瘀血化热
E. 心火下移

109. 下列各项，不属于肝胆湿热证临床表现的是
A. 食欲亢进　　B. 胁肋胀痛灼热
C. 阴囊湿疹　　D. 阴痒
E. 寒热往来

110. 肝胆湿热证的临床表现是
A. 口酸　　B. 口咸
C. 口苦　　D. 口淡
E. 口甜

111. 脏腑湿热证的共同临床表现是
A. 黄疸　　B. 腹痛
C. 腹泻　　D. 舌苔黄腻
E. 头胀重

112. 下列各项，不属于热极生风证临床表现的是
A. 高热神昏　　B. 四肢抽搐
C. 角弓反张　　D. 两目上视
E. 目合口开

113. 肝阳化风与热极生风的共同临床表现是
A. 高热神昏　　B. 步履不正
C. 头摇肢颤　　D. 两目上视
E. 脉弦

114. 肝阳上亢证的临床意义是
A. 木火刑金　　B. 木旺克土
C. 土不克水　　D. 水不涵木
E. 金不生水

115. 下列各项，不属于肝风内动证临床表现的是
A. 眩晕欲仆　　B. 震颤
C. 嗜睡　　D. 抽搐
E. 蠕动

116. 下列各项，不属于肝阳化风证临床表现的是
A. 眩晕欲仆　　B. 语言謇涩

C. 头摇肢颤　D. 角弓反张
E. 半身不遂

117. 失眠多梦，惊悸不宁，口苦欲呕的临床意义是
A. 心脾气血虚　B. 心肾不交
C. 心阴虚　D. 胆郁痰扰
E. 肝胆湿热

118. 下列各项，不属于肾精不足证临床表现的是
A. 阳痿　B. 生殖功能减退
C. 男子精少不育　D. 遗精早泄
E. 经闭不孕

119. 下列各项，不属于肾精不足证临床表现的是
A. 耳鸣耳聋　B. 发脱齿摇
C. 夜尿频多　D. 神情呆钝
E. 足痿无力

120. 肾阳虚证的脉象表现是
A. 脉沉迟无力　B. 脉沉弦
C. 脉沉紧　D. 脉沉滑
E. 脉沉实

121. 肾虚水泛证的水肿表现是
A. 腹部明显　B. 面部明显
C. 四肢明显　D. 腰以下明显
E. 腰以上明显

122. 肾阳虚证的临床表现是
A. 头晕　B. 恶寒
C. 自汗　D. 夜尿频多
E. 口不渴

123. 肾阳虚证的面色表现是
A. 萎黄　B. 苍白
C. 黧黑　D. 颧红
E. 面青

124. 肾阳虚证的寒热表现是
A. 恶寒　B. 寒战
C. 畏寒　D. 寒热往来
E. 微热

125. 下列各项，不属于肾阳虚证临床表现的是
A. 男子阳痿早泄　B. 女子宫寒不孕
C. 白带量多黄稠　D. 完谷不化
E. 小便清长

126. 下列各项，不属于肾精不足证临床表现的是
A. 生长发育迟缓　B. 囟门迟闭
C. 智力低下　D. 动作迟钝
E. 余沥不尽

127. 下列各项，不属于肾阴虚证临床表现的是
A. 眩晕耳鸣　B. 少气懒言
C. 骨蒸发热　D. 咽干颧红
E. 五心烦热

128. 肾阴虚证的舌象表现是
A. 舌红苔薄黄
B. 舌红苔黄厚
C. 舌红少苔或无苔
D. 舌红尖有芒刺
E. 舌红苔薄白

129. 肾虚水泛证的临床意义是
A. 宣降失常　B. 土不制水
C. 水道不通　D. 气化无权
E. 阴寒凝滞

130. 下列各项，不属于肾虚临床表现的是
A. 腰膝酸软　B. 耳鸣耳聋
C. 牙齿动摇　D. 尿频急痛
E. 阳痿遗泄

131. 下列各项，不属于肾虚水泛证临床表现的是
A. 浮肿　B. 小便短少
C. 腹部胀满　D. 心悸气短
E. 咳喘痰黄

132. 下列各项，不属于肾气不固证临床表现的是
A. 腰膝酸软　B. 耳鸣如潮
C. 遗尿　D. 早泄
E. 月经淋沥不尽

133. 下列各项，不属于肺肾气虚证临床表现的是

A. 久病咳喘　B. 呼多吸少
C. 气不接续　D. 动则喘甚
E. 喉中痰鸣

134. 女子胎动易滑的临床意义是

A. 肾精不足　B. 肾阴虚证
C. 肾阳虚证　D. 肾气不固
E. 肺肾气虚

135. 下列各项，不属于肾气不固证小便临床表现的是

A. 小便频数而清
B. 尿后余沥不尽
C. 遗尿
D. 癃闭
E. 小便失禁

136. 肺肾气虚证的临床表现是

A. 发热恶寒　B. 恶心呕吐
C. 眩晕头痛　D. 呼少吸多
E. 呼多吸少

137. 肺肾气虚证脉象表现为

A. 脉弱　B. 脉浮细无力
C. 脉浮大无根　D. 脉洪大
E. 脉滑数

138. 下列各项，不属于膀胱湿热证临床表现的是

A. 便干　B. 小腹胀痛
C. 腰痛　D. 发热
E. 小便短黄

139. 膀胱湿热证与脾不统血证的共同临床表现有

A. 小便余沥不尽
B. 月经淋沥不断
C. 尿血
D. 带下量多
E. 便溏

140. 肝火犯肺证的脉象表现是

A. 滑数　B. 洪数
C. 弦数　D. 紧数
E. 浮数

141. 肝脾不调证大便的性状是

A. 溏结不爽　B. 黄糜臭秽
C. 完谷不化　D. 稀水样便
E. 脓血便

142. 肝脾不调证的临床表现是

A. 腹痛作泻，里急后重
B. 腹痛作泻，肛门灼热
C. 腹痛作泻，呃逆嗳气
D. 腹痛作泻，泻后痛减
E. 腹痛作泻，臭如败卵

143. 肝胃不和证引起的临床表现是

A. 腹痛肠鸣
B. 腹泻不爽
C. 脘腹胀痛走窜
D. 呃逆，嗳气，嘈杂
E. 肠鸣矢气

144. 下列各项，不属于肝胃不和证临床表现的是

A. 嗳气呃逆　B. 吞酸嘈杂
C. 食少纳减　D. 急躁易怒
E. 脉紧

145. 脾肾阳虚证大便的性状表现是

A. 溏结不爽　B. 黄糜臭秽
C. 完谷不化　D. 稀水样便
E. 脓血便

146. 脾肾阳虚证的舌象表现是

A. 舌淡胖苔白滑　B. 舌淡胖苔薄黄
C. 舌淡胖苔少　D. 舌淡胖少津
E. 舌淡胖苔根腻

147. 下列各项，不属于脾肾阳虚证临床表现的是

A. 形寒肢冷
B. 腰膝或腹部冷痛
C. 大便干结如羊屎
D. 小便不利
E. 面浮肢肿

148. 下列各项，不属于肝肾阴虚证临床表现的是

A. 胁部胀痛　B. 耳鸣健忘
C. 腰膝酸软　D. 口燥咽干
E. 男子遗精

149. 脾肾阳虚证的面色表现是

A. 面色萎黄　B. 面色苍白
C. 面色青灰　D. 面色白
E. 面色青紫

150. 心肾不交证的代表性表现是

A. 腰痛　B. 不寐
C. 胸闷　D. 舌尖痛
E. 狂躁

151. 下列各项，不属于心肾不交证临床表现的是

A. 舌淡少苔　B. 惊悸多梦
C. 健忘　D. 腰膝酸软
E. 口干咽燥

152. 下列各项，不属于心肾阳衰证临床表现的是

A. 心悸怔忡　B. 肢体浮肿
C. 小便清长　D. 畏寒肢冷
E. 唇甲青紫

153. 下列各项，不属于心肺气虚证临床表现的是

A. 心悸咳喘　B. 胸闷气短
C. 痰液清稀　D. 面色淡白
E. 腹胀纳呆

154. 下列各项，不属于肺肾阴虚证辨证要点的是

A. 干咳痰少　B. 音哑
C. 遗精　D. 月经不调
E. 脉细弦

155. 肝火犯肺证咳嗽的临床表现是

A. 咳声紧闷　B. 咳声不扬
C. 咳嗽阵作　D. 咳声低微
E. 咳如犬吠

156. 下列各项，不属于心脾气血虚证临床表现的是

A. 心悸怔忡　B. 失眠多梦
C. 食欲不振　D. 腹胀便溏
E. 舌红苔少

157. 下列各项，不属于心肝血虚证临床表现的是

A. 心悸健忘　B. 气短懒言
C. 两目干涩　D. 视物模糊
E. 爪甲不荣

158. 下列各项，不属于脾肺气虚证临床表现的是

A. 饥不欲食　B. 腹胀便溏
C. 气短而喘　D. 咳痰清稀
E. 自汗畏风

159. 患者心悸怔忡，胸闷气短，神疲乏力的临床意义是

A. 心气虚　B. 心阳虚
C. 心血虚　D. 心肾阳衰
E. 心阴虚

160. 患者心悸怔忡，心胸憋闷刺痛，脉涩的临床意义是

A. 瘀阻心脉证　B. 痰阻心脉证
C. 寒凝心脉证　D. 气滞心脉证
E. 心气虚证

161. 患者狂躁妄动，打人毁物，力逾常人的临床意义是

A. 癫病　B. 狂病
C. 躁证　D. 痫证
E. 热病

162. 患者，女，23 岁。心烦失眠 1 个月。患者因最近与同事发生矛盾，心情烦躁，入夜难以入睡，自觉手足心发热，口干欲饮，但所饮不多，舌红苔薄而干，脉细数的临床意义是

A. 心阴虚证　B. 肝阴虚证
C. 心火上炎证　D. 肝火上炎证
E. 肝气郁结证

163. 患者，男，55 岁。体胖，患“高血压”已 6 年余，近 2 天来，自觉心前区闷痛，时感心

悸，短气，舌淡苔白腻，脉沉弦的临床意义是

A. 心脉痹阻证　B. 痰迷心窍证

C. 痰火扰心证　D. 痰阻心脉证

E. 瘀阻心脉证

164. 患者，女，17 岁。因高考将至，过度紧张，而致心情烦躁，入夜难眠，口干多饮，舌红苔黄干，脉数的临床意义是

A. 心阴虚证　B. 肝阴虚证

C. 心血虚证　D. 心火亢盛证

E. 肝火上炎证

165. 患者，男，40 岁。平时性情急躁易怒，近 2 周失眠多梦，头晕，口舌溃疡肿痛，尿黄，大便干结，舌红苔黄，脉数的临床意义是

A. 肝火上炎证　B. 心火亢盛证

C. 胃火上冲证　D. 脾胃湿热证

E. 肾火上炎证

166. 患者头痛，痛处固定，痛如针刺的临床意义是

A. 心脉痹阻证　B. 肝阳上亢证

C. 肝火上炎证　D. 痰蒙清窍证

E. 瘀阻脑络证

167. 患者，女，31 岁，3 年来怀孕 3 次，均不足 3 个月而流产，听力减退，带下清稀，腰部酸痛，舌淡苔白，脉弱的临床意义是

A. 肾气不固　B. 肾精不足

C. 肾阳虚　D. 脾气下陷

E. 脾肾阳虚

168. 患者，男，58 岁。心悸胸闷已 2 年。近 1 周来心悸加剧，并见胸部闷痛，入夜加重，伴畏寒肢冷，舌淡胖，苔白滑，脉沉弦迟的临床意义是

A. 心气虚证　B. 心阳虚证

C. 心血虚证　D. 心阴虚证

E. 心脉痹阻证

169. 患者惊悸不宁，失眠多梦，烦躁不安，苔黄腻的临床意义是

A. 心火亢盛证　B. 心阴虚证

C. 痰火扰神证　D. 胆郁痰扰证

E. 痰蒙心神证

170. 患者，男，65 岁。眩晕，耳鸣如蝉，健忘失眠，胁痛，腰膝酸痛，盗汗，舌红少苔，脉细数的临床意义是

A. 肾精不足　B. 肾阴虚

C. 肝阴虚　D. 肝肾阴虚

E. 肝阳上亢

171. 患者，女，36 岁，已婚。面色萎黄，神疲乏力，气短懒言，食少便溏，月经淋沥不断，经血色淡，舌淡无苔，脉沉细无力的临床意义是

A. 脾不统血　B. 脾肾阳虚

C. 气血两虚　D. 脾肺气虚

E. 肝血不足

172. 患者，女，26 岁，已婚。胃脘隐痛，饥不欲食，口燥咽干，大便干结，舌红少津，脉细数的临床意义是

A. 脾阴不足　B. 胃阴不足

C. 胃燥津亏　D. 胃热炽盛

E. 肝胃不和

173. 患者身目发黄，黄色鲜明，腹部痞满，肢体困重，便溏尿黄，身热不扬，舌红苔黄腻，脉濡数的临床意义是

A. 肝胆湿热　B. 大肠湿热

C. 肝火上炎　D. 湿热蕴脾

E. 寒湿困脾

174. 患者平素性急易怒，时有胁胀，近日胁胀加重，伴食欲不振，食后腹胀，便溏，舌淡苔薄白，脉弦的临床意义是

A. 脾气虚　B. 脾阳虚

C. 脾肾阳虚　D. 肝脾不调

E. 肝胃不和

175. 患者，男，50 岁。咳嗽喘促，呼多吸少动则益甚，声低息微，腰膝酸软，舌淡，脉沉细两尺无力的临床意义是

A. 肺气虚损　B. 肺阴虚亏

C. 肺肾气虚　D. 肺肾阴虚

E. 肾气虚衰

176. 患者，男，50 岁。咳喘 20 余年，现咳嗽痰少，口燥咽干，形体消瘦，腰膝酸软，颧红盗汗，舌红少苔，脉细数的临床意义是

A. 肺气虚损　　B. 肺阴虚亏
C. 肺肾阴虚　　D. 肺肾气虚
E. 肾气虚衰

177. 患者，男，20 岁。5 天前受凉后出现恶寒发热，无汗，咳嗽，夜间加剧，咳痰稀薄色白，舌苔薄白，脉浮紧的临床意义是

A. 风寒束肺证　　B. 寒邪客肺证
C. 痰湿阻肺证　　D. 燥邪犯肺证
E. 饮停于肺证

178. 患者，男，43 岁。干咳 3 年余。近 1 个月来，因过于劳累，咳嗽加剧，痰中带血丝，自觉手足心热，入睡后出汗，醒后汗止，尿少便干，两颧潮红，舌红苔少而干，脉细数的临床意义是

A. 燥邪犯肺证　　B. 肝火犯肺证
C. 邪热壅肺证　　D. 肺阴虚证
E. 肺气虚证

179. 患者，女，56 岁。咳喘 10 年，伴见胸闷心悸，咯痰清稀，声低乏力，面白神疲，舌质淡白，脉弱的临床意义是

A. 心肺气虚　　B. 肺气虚
C. 寒邪客肺　　D. 脾肺气虚
E. 肺肾气虚

180. 患者眩晕耳鸣，头目胀痛，面红目赤，急躁易怒，腰膝酸软，头重足轻，舌红，脉弦细数的临床意义是

A. 肝火上炎　　B. 肝阳上亢
C. 肝阴不足　　D. 肝气郁结
E. 肝阳化风

181. 患者，男，50 岁。眩晕欲仆，头重脚轻，筋惕肉瞤，肢麻震颤，腰膝酸软，舌红苔薄白，脉弦细的临床意义是

A. 肝阳上亢　　B. 肝肾阴虚
C. 肝阳化风　　D. 阴虚风动
E. 肝血不足

182. 患者，女，27 岁，常感视物模糊，眩晕耳鸣，爪甲不荣，肢体麻木，月经量少，面白无华，舌淡，脉细的临床意义是

A. 肝阴虚　　B. 肝血虚
C. 肝火炽盛　　D. 心血虚
E. 气血不足

183. 患者，女，41 岁，近二年来常感两目干涩，视力减退，口咽干燥，时觉胁肋隐隐灼痛，面部烘热，舌红少津，脉弦细数的临床意义是

A. 肝阴虚　　B. 肝血虚
C. 肝火炽盛　　D. 心血虚
E. 气血不足

184. 患者，女，18 岁，常感少腹冷痛，行经时痛经，得温痛减，伴寒肢冷，舌淡苔白滑，脉弦紧的临床意义是

A. 寒滞肝脉　　B. 寒滞胃肠
C. 肝郁气滞　　D. 瘀血阻络
E. 寒饮停胃

185. 患者，男，21 岁，暴食致胃脘痛，呕恶，口气酸腐，苔黄腻，脉滑数的临床意义是

A. 湿热蕴脾　　B. 食滞胃肠
C. 肝胃不和　　D. 胃热
E. 胃阴虚

186. 患者，男，45 岁，素喜食肥腻，有“胆石症”病史，今天突感上腹剧烈疼痛，伴恶心呕吐。检查：右上腹压痛明显，两目黄染，舌质红苔黄腻，脉弦数的临床意义是

A. 肝火炽盛　　B. 湿热蕴脾
C. 肝郁气滞　　D. 肝胆湿热
E. 膀胱湿热

187. 患者高热引起两目上视，牙关紧闭，四肢抽搐的临床意义是

A. 肝阳化风　　B. 热极生风
C. 阴虚动风　　D. 血虚生风
E. 外感风邪

188. 患者，女，42 岁，自觉脘腹胀闷，纳呆，伴见泛恶欲吐，大便溏泻，肢体困重，舌淡胖苔腻，脉濡缓的临床意义是

A. 胃寒证　　B. 寒湿困脾

C. 脾阳虚证　　D. 食滞胃肠
E. 脾气虚

189. 患者，女，32 岁，近来常感胸胁胀闷窜痛，易怒，月经不能按时，舌淡红苔薄白，脉弦的临床意义是

A. 肝阴虚　　B. 肝血虚
C. 肝郁气滞　　D. 肝阳上亢
E. 肝火炽盛

190. 患者，女，21 岁，昨日因受凉，出现鼻塞流清涕，今日又现咳嗽，痰色白，有恶寒感，不发热。舌淡苔薄，脉浮的临床意义是

A. 寒痰阻肺　　B. 风寒犯肺
C. 脾肺气虚　　D. 痰湿阻肺
E. 肺阳虚

191. 患者，女，37 岁，近日因空气干燥，出现咳嗽痰少而黏，伴唇咽干燥，发热恶风寒，舌红苔白而干，脉数的临床意义是

A. 肺阴虚　　B. 燥邪犯肺
C. 风热犯肺　　D. 肝火犯肺
E. 风寒犯肺

192. 患者，男，42 岁，常感口苦咽干，头痛目赤，便秘尿黄，诊其舌红苔黄，脉弦数的临床意义是

A. 肝火炽盛　　B. 胃热
C. 脾胃湿热　　D. 肝胆湿热
E. 心火亢盛

193. 患者，女，31 岁，皮下常出现淡紫色瘀斑，伴见面色无华，食少便溏，少气懒言，舌淡苔白，脉细弱的临床意义是

A. 血虚证　　B. 血寒证
C. 脾阳虚证　　D. 血热证
E. 脾不统血

194. 女，26 岁，近日咳嗽痰稠色黄，鼻流黄浊涕，身热微恶风寒，口干咽痛，舌尖红，苔薄黄，脉浮数的临床意义是

A. 风热犯肺　　B. 表热证
C. 痰邪壅盛　　D. 燥邪犯肺
E. 肝火犯肺

195. 患者，女，45 岁，心悸，失眠多梦，头晕目眩，面色白而无华，唇淡白，舌淡，脉细弱的临床意义是

A. 心阴虚　　B. 心脾气血虚
C. 心血虚　　D. 心肝血虚
E. 肝血虚

196. 患者，男，66 岁，长期吸烟，患“慢性支气管炎”二十余年，近年来常咳喘，晨起时咳吐大量清稀涎沫，伴畏寒，胸闷气短，声低息微，呼吸气冷，舌淡苔白腻，脉滑的临床意义是

A. 肺气虚　　B. 风寒犯肺
C. 脾肺气虚　　D. 痰湿阻肺
E. 肺肾气虚

197. 患者，男，51 岁，近二月来，常感耳内肿痛流脓，口苦咽干，耳鸣如潮，便秘尿黄，舌红苔黄，脉弦数的临床意义是

A. 肝火炽盛　　B. 肾火
C. 脾胃湿热　　D. 肝胆湿热
E. 心火亢盛

198. 患者，男，24 岁，近年来常咳嗽，痰少而黏，甚则咯血，声音嘶哑，形瘦，午后潮热，五心烦热，盗汗，舌红少津，脉细数的临床意义是

A. 肺肾阴虚　　B. 肺阴虚
C. 燥邪犯肺　　D. 肝火犯肺
E. 肺气虚

199. 患者，男，26 岁，结婚四年不育，常腰痛，头晕耳鸣，足软无力，脱发，舌淡苔薄白，尺脉弱的临床意义是

A. 肾精不足　　B. 肾阳虚衰
C. 肾阴不足　　D. 肾气不固
E. 肺肾气虚

200. 患者，男，71 岁，常感腰膝酸软，小便频数而清，尿后余沥不尽，舌淡脉弱的临床意义是

A. 肾阳虚衰　　B. 肾气不固
C. 肾精不足　　D. 肝肾阴虚
E. 肺肾气虚

201. 患者，男，12 岁，感冒后期出现咳嗽阵发，痰黏量少色黄，时咯血，烦热口苦，胸胁灼痛，急躁易怒，舌红苔薄黄，脉弦数的临床意义是

A. 肝火犯肺　B. 热邪壅肺
C. 燥邪犯肺　D. 风热犯肺
E. 痰热壅肺

202. 男，47 岁，病者长期感腰膝酸软，听力减退，尿频，夜尿多，滑精，舌质淡，脉弱的临床意义是

A. 肾气不固　B. 肾阴虚
C. 肾阳虚　D. 肾精不足
E. 肺肾气虚

203. 患者，男，68 岁，有咳喘病史数年，近来咳喘无力，呼多吸少，气不得续，动则喘甚，自汗神倦，声音低怯，腰膝痛，舌淡苔白，脉沉弱的临床意义是

A. 肺气虚　B. 肺肾阴虚
C. 脾肺气虚　D. 肾阳虚
E. 肺肾气虚

204. 患者，男，39 岁，近来常感腰酸梦遗，虚烦不眠，心悸健忘，五心烦热，盗汗，舌红少苔，脉细数的临床意义是

A. 肾阴虚　B. 心阴虚
C. 心肾不交　D. 肝肾阴虚
E. 肺阴虚

205. 患者，男，28 岁，近二年来胃脘时痛，伴嗳气，腹胀，吞酸，舌红苔薄黄，脉弦的临床意义是

A. 胃阴虚　B. 胃阳虚
C. 胃肠气滞　D. 肝胃不和
E. 胃火炽盛

206. 患者，女，34 岁，教师，近两个月来感睡眠不佳，早醒，醒后仍觉困倦不舒，面色萎黄，食纳少，舌质淡，脉弱的临床意义是

A. 心脾气血虚　B. 心阴虚
C. 心肾不交　D. 心血虚
E. 脾气虚

207. 患者女子带下色黄臭，外阴瘙痒的临床意义是

A. 肝胆湿热　B. 大肠湿热
C. 脾胃湿热　D. 膀胱湿热
E. 肝火上炎

B 型题

A. 心阳虚证　B. 心脉痹阻证
C. 心阴虚证　D. 心血虚证
E. 心气虚证

1. 心悸，胸闷气短，舌淡脉虚的临床意义是
2. 心悸怔忡，形寒肢冷，气短心痛的临床意义是

A. 气滞心脉证　B. 寒凝心脉证
C. 心阴虚脱证　D. 瘀阻心脉证
E. 痰阻心脉证

3. 心悸怔忡，心胸闷痛，身重困倦，苔白腻，脉沉滑或沉涩的临床意义是
4. 心悸怔忡，心胸胀痛，伴胁胀，善太息，舌淡红，脉弦的临床意义是

A. 心火上炎证　B. 热闭心神证
C. 心火迫血妄行证　D. 心火下移证
E. 热扰心神证

5. 身热口渴，烦躁，夜卧不安，口舌生疮，赤烂疼痛，舌红苔黄，脉数的临床意义是
6. 身热口渴，失眠，小便赤涩灼痛，舌红苔黄，脉数的临床意义是

A. 痰蒙心神证　B. 痰火扰神证
C. 胆郁痰扰证　D. 心火亢盛证
E. 肝阳化风证

7. 表情淡漠，神识痴呆，精神抑郁，喃喃独语，苔腻，脉滑的临床意义是
8. 突然昏仆，不省人事，口吐涎沫，喉有痰声，手足抽搐的临床意义是

A. 心悸，气短，自汗，脉弱
B. 心悸，气短，畏寒肢冷，脉结
C. 心悸，失眠，面舌色淡白，脉细
D. 心悸，心烦，潮热盗汗，脉细数
E. 心悸，胸痛，舌紫黯，脉涩

9. 心阳虚证的临床表现是
10. 心阴虚证的临床表现是

A. 痰热壅肺证　B. 燥邪犯肺证
C. 风寒犯肺证　D. 肺热炽盛证
E. 风热犯肺证

11. 胸闷气喘，咳嗽，咳痰黄稠量多，舌红，苔黄腻，脉滑数的临床意义是
12. 咳嗽，痰稠色黄，咽痛，发热微恶风寒，舌尖红，脉浮数的临床意义是

A. 肝火犯肺证　B. 痰热壅肺证
C. 肺肾阴虚证　D. 燥邪犯肺证
E. 风热犯肺证

13. 咳嗽痰中带血，盗汗，遗精，口干咽燥，舌红少苔的临床意义是
14. 干咳无痰或痰少而黏，发热恶风，口鼻唇干，脉浮的临床意义是

A. 胸痛　B. 胁痛
C. 腹痛　D. 腰痛
E. 脘痛

15. 肾脏病变的临床表现是
16. 胃腑病变的临床表现是

A. 面色萎黄
B. 面黄虚浮
C. 面色苍黄
D. 面目俱黄色鲜明如橘皮
E. 面目俱黄色晦黯如烟熏

17. 脾虚湿热患者的面色表现是
18. 脾气虚证患者的面色表现是

A. 脾胃阳虚证　B. 寒湿困脾证
C. 寒饮停胃证　D. 寒滞胃肠证
E. 脾肾阳虚证

19. 脘腹痞闷，纳呆呕恶，大便溏泄，头身困重，苔白腻，脉缓的临床意义是
20. 五更泄泻，便质清冷，畏寒，面白神疲，舌淡，脉沉迟无力的临床意义是

A. 吐血，衄血，耳鸣如潮，胸胁灼痛，面目红赤
B. 便血，肌衄，妇女崩漏，食少，面色萎黄，脉弱
C. 心烦失眠，吐血，衄血，舌尖红赤，苔黄脉数
D. 吐血，咳血，尿血，月经量多，崩漏，舌绛脉数
E. 刺痛，出血紫黯或夹有血块，舌紫黯，脉涩

21. 脾不统血证的临床表现是
22. 心火亢盛证的临床表现是

A. 心气虚证　B. 肺气虚证
C. 脾虚气陷证　D. 肾气不固证
E. 脾不统血证

23. 怀孕3次，均不足3个月而流产，头晕耳鸣，食少疲乏，腰膝酸痛的临床意义是
24. 身体瘦弱，脘腹坠胀，头晕目眩，舌淡脉弱的临床意义是

A. 肝肾阴虚证　B. 肝阳上亢证
C. 肝火上炎证　D. 胆郁痰扰证
E. 心脾气血虚证

25. 头晕眼花，少气乏力，心悸失眠，食少，舌淡的临床意义是
26. 头晕胀痛，面红目赤，急躁易怒，腰膝酸软，舌红少苔的临床意义是

A. 肝胆火盛证　B. 寒湿困脾证

C. 脾胃气虚证　　D. 肝胆湿热证

E. 湿热蕴脾证

27. 皮肤巩膜发黄，晦黯不泽，脘腹痞闷，呕恶，苔白腻，脉缓弱的临床意义是

28. 身目鲜黄，便溏不爽，脘闷呕恶，身热不扬，苔黄腻，脉濡数的临床意义是

A. 肾虚水泛证　　B. 肾阳虚证

C. 肾精不足证　　D. 肾气不固证

E. 肾阴虚证

29. 腰膝酸软，神疲乏力，小便频数而清或尿后余沥不尽的临床意义是

30. 腰膝酸软，神疲乏力，月经淋沥不尽，白带量多清稀的临床意义是

A. 心肾不交证　　B. 肾气不固证

C. 肾阴虚证　　D. 心脾气血虚证

E. 肾精不足证

31. 遗精，头晕耳鸣，烦热盗汗，惊悸多梦，舌红少苔的临床意义是

32. 滑精频作，神疲乏力，腰膝酸软，面色少华，舌淡的临床意义是

A. 久泄久痢，形寒舌淡

B. 心悸咳喘，畏寒身肿

C. 发育迟缓，骨骼柔软

D. 腰酸耳鸣，小便失禁

E. 眩晕咽干，腰膝酸软

33. 脾肾阳虚证的临床表现为

34. 肾阳虚衰，水湿泛滥的临床表现为

A. 心肾不交证　　B. 心肺气虚证

C. 心肝血虚证　　D. 心脉痹阻证

E. 心肾阳虚证

35. 心悸怔忡，胸闷疼痛，脉象细涩的临床意义是

36. 惊悸失眠，遗精盗汗，脉象细数的临床意义是

A. 心肺气虚证　　B. 心脾气血虚证

C. 心肾阳虚证　　D. 心肝血虚证

E. 心脉痹阻证

37. 心悸少寐，食少便溏，脉象细弱的临床意义是

38. 心悸怔忡，尿少浮肿，脉象微弱的临床意义是

A. 脾胃阳虚证　　B. 湿热蕴脾证

C. 脾肾阳虚证　　D. 寒湿困脾证

E. 肾虚水泛证

39. 肢体浮肿，脘腹痞闷，泛恶欲呕，面色晦暗，舌苔白腻，脉濡缓的临床意义是

A. 脾阳虚证　　B. 命门火衰证

C. 食滞胃肠证　　D. 肝脾不调证

E. 大肠湿热证

40. 胁胀，腹痛作泻，或腹胀矢气，排便不爽，大便时干时稀的临床意义是

41. 发热，腹痛，腹泻，大便或下痢脓血的临床意义是

A. 心血虚证　　B. 心火亢盛证

C. 心肾不交证　　D. 肝火上炎证

E. 肝阴虚证

42. 心烦失眠，多梦，遗精的临床意义是

43. 急躁易怒，失眠，梦多，胁肋灼痛的临床意义是

A. 胃阴虚证　　B. 肝胃不和证

C. 食滞胃肠证　　D. 胃寒证

E. 胃气虚证

44. 嗳气频作，常随情绪变化的临床意义是

45. 嗳气频作，伴饥不欲食的临床意义是

A. 心悸气短，咳喘无力

B. 心悸失眠，纳差，腹胀，便溏
C. 心悸失眠，头晕，面白无华，肢体麻木，月经量少色淡
D. 心烦不寐，腰脊困痛，夜梦遗精
E. 心悸怔忡，形寒肢冷，腰冷浮肿

46. 心肺气虚证的临床表现是
47. 心脾气血虚证的临床表现是

A. 肾精不足证　B. 心脾气血虚证
C. 肾阴虚证　D. 心肝血虚证
E. 肝郁气滞证

48. 月经量少，心悸失眠，健忘，食欲减退，腹胀便溏的临床意义是
49. 月经量少，胸胁胀满，小腹及乳房胀痛，脉象弦涩的临床意义是

参考答案

A 型题

1. B	2. C	3. D	4. E	5. E
6. C	7. B	8. C	9. D	10. A
11. A	12. B	13. C	14. B	15. A
16. E	17. E	18. B	19. D	20. A
21. D	22. E	23. B	24. A	25. D
26. B	27. C	28. D	29. C	30. D
31. A	32. A	33. D	34. B	35. E
36. A	37. C	38. B	39. D	40. C
41. D	42. C	43. D	44. A	45. E
46. C	47. B	48. A	49. A	50. E
51. D	52. C	53. D	54. A	55. D
56. E	57. D	58. C	59. C	60. E
61. A	62. B	63. C	64. D	65. C
66. D	67. D	68. E	69. B	70. C
71. D	72. A	73. D	74. D	75. A
76. B	77. B	78. B	79. C	80. D
81. A	82. D	83. C	84. E	85. B
86. C	87. C	88. D	89. E	90. E
91. D	92. A	93. B	94. D	95. D
96. E	97. C	98. B	99. A	100. D
101. E	102. A	103. E	104. D	105. C
106. E	107. B	108. A	109. A	110. C
111. D	112. E	113. E	114. D	115. C
116. D	117. D	118. D	119. C	120. A
121. D	122. D	123. C	124. C	125. C
126. E	127. B	128. C	129. D	130. D
131. E	132. B	133. E	134. D	135. D
136. E	137. A	138. A	139. C	140. C
141. A	142. D	143. D	144. E	145. C
146. A	147. C	148. A	149. D	150. B
151. A	152. C	153. E	154. D	155. C
156. E	157. B	158. A	159. A	160. A
161. B	162. B	163. D	164. D	165. B
166. E	167. A	168. B	169. D	170. D
171. A	172. B	173. D	174. D	175. C
176. C	177. A	178. D	179. A	180. B
181. C	182. B	183. A	184. A	185. B
186. D	187. B	188. B	189. C	190. B
191. B	192. A	193. E	194. A	195. C
196. D	197. A	198. B	199. A	200. B
201. A	202. A	203. E	204. C	205. D
206. A	207. A			

B 型题

1. E	2. A	3. E	4. A	5. A
6. D	7. A	8. E	9. B	10. D
11. A	12. E	13. C	14. D	15. D
16. E	17. D	18. A	19. B	20. E
21. B	22. C	23. D	24. C	25. E
26. B	27. B	28. E	29. D	30. D
31. A	32. B	33. A	34. B	35. D
36. A	37. B	38. C	39. D	40. D
41. E	42. C	43. D	44. B	45. A
46. A	47. B	48. B	49. E	

中　药　学

第一单元　中药的性能

A1 型题

1. 确定四气的理论依据是
   A. 从人体的感觉总结出来的
   B. 从机体的反应总结出来的
   C. 从疾病的性质总结出来的
   D. 从药物作用于机体所发生的反应概括出来的
   E. 从药物药用部位、质地轻重等推导出来的

2. 能够减轻或消除热证的药物，其药性一般属于
   A. 寒、热　B. 寒、凉
   C. 温、凉　D. 温、热
   E. 平

3. 下列各项，不属温热性能所具有的作用的是
   A. 温里　B. 开窍
   C. 补火　D. 温经
   E. 回阳

4. 平性药指的是
   A. 寒、热之性不甚明显的药物
   B. 作用比较强烈的药物
   C. 升浮、沉降作用趋向不明显的药物
   D. 性味甘淡的药物
   E. 寒热之性均具备的药物

5. 确定药物寒热、温凉的依据是
   A. 神农氏尝百草的体会
   B. 《素问》：“寒者热之，热者寒之。”
   C. 《本经》：“疗寒以热药，疗热以寒药。”
   D. 药物作用于人体的反应
   E. 口尝的滋味

6. 具有发散作用的药味是
   A. 咸　B. 酸
   C. 苦　D. 辛
   E. 甘

7. 治疗筋脉挛急疼痛的药物，其味是
   A. 酸　B. 苦
   C. 甘　D. 辛
   E. 咸

8. 治疗外感风热，应选择的药物的性味是
   A. 辛、温　B. 辛、凉
   C. 甘、寒　D. 苦、寒
   E. 甘、温

9. 治疗寒凝血瘀，月经不调，少腹冷痛，应选用的药物的性味是
   A. 辛、凉　B. 苦、温
   C. 辛、温　D. 苦、寒
   E. 咸、寒

10. 下列各项，不属苦味药作用的是
   A. 降泻　B. 通泄
   C. 燥湿　D. 行气

E. 清泄

11. 甘味的作用是

A. 发散　B. 补益
C. 燥湿　D. 软坚
E. 收敛

12. 五味的阴阳属性，属于阳的一组是

A. 辛，甘，咸　B. 酸，苦，淡
C. 甘，淡，苦　D. 辛，甘，淡
E. 辛，苦，酸

13. 五味的阴阳属性，属于阴的一组是

A. 辛、甘、苦　B. 酸、苦、咸
C. 甘、淡、酸　D. 辛、甘、淡
E. 酸、苦、甘

14. 辛味药物的作用是

A. 发散，行气　B. 补益，软坚
C. 燥湿，通泄　D. 收敛，固涩
E. 软坚，缓急

15. 下列各项，属甘味药作用的是

A. 温中止痛　B. 缓急止痛
C. 理气止痛　D. 化瘀止痛
E. 祛风止痛

16. 下列各项，属淡味药作用的是

A. 软坚散结　B. 活血祛瘀
C. 疏肝理气　D. 利水渗湿
E. 泻下通便

17. 具有敛肺止咳作用的药物大多具有的药味是

A. 辛　B. 甘
C. 酸　D. 苦
E. 咸

18. 与涩味药物作用相似的是

A. 苦味　B. 咸味
C. 酸味　D. 辛味
E. 甘味

19. 具有清热燥湿作用的药物具有的药味是

A. 酸　B. 苦
C. 甘　D. 辛
E. 咸

20. 五味之中，具有泻火坚阴作用的味是

A. 甘味　B. 咸味
C. 辛味　D. 苦味
E. 酸味

21. 治疗瘰疬、瘿瘤等证的药物具有的药味是

A. 苦　B. 甘
C. 咸　D. 涩
E. 淡

22. 性味苦寒的药物大多具有的功效是

A. 祛风除湿　B. 芳香化湿
C. 清热燥湿　D. 利水渗湿
E. 活血通络

23. 下列各项，概括药物药性和作用的是

A. 归经　B. 四气五味
C. 升降浮沉　D. 有毒无毒
E. 配伍七情

24. 下列各项，不属苦味药作用的是

A. 清热泻火　B. 泄降逆气
C. 引药下行　D. 通泻大便
E. 燥湿坚阴

25. 酸味药的作用是

A. 止汗平喘　B. 止泻止痢
C. 固崩止带　D. 固崩止遗
E. 收敛固涩

26. 具有收敛固涩作用的是

A. 酸味　B. 咸味
C. 辛味　D. 苦味
E. 淡味

27. 辛味药临床一般治疗的是

A. 表证及气血阻滞证
B. 呕吐呃逆
C. 久泻久痢
D. 瘰疬、瘿瘤、痰核
E. 大便燥结

28. 涩味药多用于治疗的是

A. 胃热消渴
B. 水肿、小便不利

C. 胸胁苦满
D. 恶心呕吐
E. 虚汗、遗精滑精

29. 芳香药多具有的味是
A. 辛味　B. 甘味
C. 苦味　D. 酸味
E. 淡味

30. 治疗肺热咳嗽，应选用的药物的归经是
A. 心经　B. 肾经
C. 肝经　D. 肺经
E. 胃经

31. 治疗肺热咳嗽，应选用的药物是
A. 归肺经温热性药物
B. 归肺经寒凉性药物
C. 归肺经辛甘味药物
D. 归心经寒凉性药物
E. 归胃经寒凉性药物

32. 治疗胁痛易怒、抽搐惊恐等症，应选用的药物的归经是
A. 归心经　B. 归肺经
C. 归肝经　D. 归肾经
E. 归胃经

33. 确定归经学说的理论基础是
A. 阴阳学说　B. 脏腑经络理论
C. 药性理论　D. 药味理论
E. 五行学说

34. 运用药物的归经理论还须考虑的是
A. 药物的用量
B. 药物的用法
C. 药物的四气五味、升降浮沉
D. 药物的采集
E. 药物的炮制

35. 升降浮沉指的是
A. 作用趋向性
B. 作用部位的选择性
C. 药物有无毒副作用
D. 药物性能峻猛与否
E. 药物有无补泻作用

36. 下列各项，作用趋向一般属于升浮的是
A. 甘、辛、凉　B. 辛、苦、热
C. 辛、甘、温　D. 甘、淡、寒
E. 酸、咸、热

37. 下列各项，不属沉降药物作用的是
A. 清热泻火　B. 收敛固涩
C. 平肝潜阳　D. 开窍
E. 镇惊安神

38. 下列各项，不属升浮药物作用的是
A. 发表散寒　B. 透疹
C. 安神　D. 涌吐
E. 开窍

39. 属升浮药性的“性味”是
A. 甘、苦，寒　B. 酸、苦，温
C. 辛、苦，寒　D. 辛、甘，温
E. 辛、甘，寒

40. 按照药性升降浮沉理论，具有升浮药性的药是
A. 重镇安神药　B. 平肝息风药
C. 开窍药　D. 清热药
E. 泻下药

41. 按照药性升降浮沉理论，具有沉降性质的性味是
A. 苦，温　B. 辛，温
C. 苦，寒　D. 甘，寒
E. 咸，温

A2 型题

1. 患者，男，45 岁。咳嗽，咯吐痰涎，色白清稀，鼻塞流涕。用药宜首选的药物的归经是
A. 归肺经　B. 归心经
C. 归肝经　D. 归膀胱经
E. 归脾经

2. 患者，女，50 岁。体弱多病，形体消瘦，气短乏力，纳食不香，头晕心慌，面色苍白，时嗳气，腹胀，经查诊断为胃下垂。应选用的药物是

A. 味辛、升浮药　　B. 味甘、沉降药
C. 味甘、升浮药　　D. 味酸、沉降药
E. 味苦、沉降药

B1 型题

A. 发散、行气、行血
B. 收敛固涩
C. 软坚散结、泻下
D. 补益、和中、缓急
E. 渗湿利水

1. 甘味药的作用是
2. 辛味药的作用是

A. 四气　　B. 五味
C. 归经　　D. 毒性
E. 升降浮沉

3. 表示药物作用部位的是
4. 反映药物作用趋势的是

A. 用附子、干姜治疗腹中冷痛、脉沉无力
B. 用猪苓、茯苓治疗水肿、小便不利
C. 用黄芩、板蓝根治疗发热口渴、咽痛
D. 用山茱萸、五味子治疗虚汗、遗精
E. 用麻黄、薄荷治疗表证

5. 属于“疗寒以热药”治疗原则的是
6. 属于“疗热以寒药”治疗原则的是

A. 归心经　　B. 归肝经
C. 归脾经　　D. 归肺经
E. 归肾经

7. 朱砂能治疗心悸失眠，具有重镇安神之功，其归经是
8. 杏仁能治疗胸闷喘咳，具有止咳平喘之功，其归经是

A. 四气　　B. 五味
C. 升降浮沉　　D. 归经
E. 有毒无毒

9. 与所治疾病的寒热性质相对而言的中药性能是
10. 与所治疾病的病势相对而言的中药性能是

A. 四气　　B. 五味
C. 升降浮沉　　D. 归经
E. 有毒无毒

11. 表示药物作用部位的中药性能是
12. 反映药物作用安全程度的中药性能是

A. 发散　　B. 缓急
C. 收敛　　D. 泻降
E. 软坚

13. 甘味药物的作用是
14. 酸味药物的作用是

A. 发散　　B. 缓急
C. 收敛　　D. 泻降
E. 软坚

15. 辛味药物的作用是
16. 咸味药物的作用是

A. 辛味　　B. 甘味
C. 酸味　　D. 苦味
E. 咸味

17. 具有发散作用的药物的药味一般是
18. 具有收敛固涩作用的药物的药味一般是

A. 味辛、甘，性温、热
B. 味辛、甘，性寒、凉
C. 味酸、苦、咸，性温、热
D. 味酸、苦、咸，性寒、凉
E. 味辛、酸，性寒、热

19. 升浮药物大多具有的性味是

20. 沉降药物大多具有的性味是

参考答案

A1 型题

1. D　2. B　3. B　4. A　5. D
6. D　7. C　8. B　9. C　10. D
11. B　12. D　13. B　14. A　15. B
16. D　17. C　18. C　19. B　20. D
21. C　22. C　23. B　24. C　25. E
26. A　27. A　28. E　29. A　30. D
31. B　32. C　33. B　34. C　35. A
36. C　37. D　38. C　39. D　40. C
41. C

A2 型题

1. A　2. C

B1 型题

1. D　2. A　3. C　4. E　5. A
6. C　7. A　8. D　9. A　10. C
11. D　12. E　13. B　14. C　15. A
16. E　17. A　18. C　19. A　20. D

第二单元　中药的配伍

A1 型题

1. 性能功效相类似的药物配合应用，可增强原有疗效的配伍关系是

A. 相须　B. 相使
C. 相畏　D. 相杀
E. 相恶

2. 功效有某种共性的药物配合应用，辅药能增强主药的疗效。这种配伍关系是

A. 相反　B. 相恶
C. 相杀　D. 相畏
E. 相使

3. 一种药物能减轻另一种药物的毒性烈性，这种配伍关系是

A. 相畏　B. 相须
C. 相使　D. 相恶
E. 相杀

4. 一种药物的毒性烈性，能被另一种药物消除的配伍关系是

A. 相恶　B. 相杀
C. 相畏　D. 相须
E. 相反

5. 两药合用，一种药物能使另一种药物原有的功效降低或丧失。这种配伍关系是

A. 相反　B. 相畏
C. 相杀　D. 相恶
E. 相使

6. 两种药物合用，能产生或增强毒性。这种配伍关系是

A. 相杀　B. 相畏
C. 相恶　D. 相反
E. 相使

7. 属于减毒配伍关系的是

A. 相须，相使　B. 相恶，相反
C. 相畏，相杀　D. 相须，相畏
E. 相恶，相杀

8. 大黄与芒硝配伍，能增强攻下泄热的功效，这种配伍关系是

A. 相恶　B. 相使
C. 相杀　D. 相反
E. 相畏

9. 黄芪与茯苓配伍，茯苓能增强黄芪的补气利水作用，这种配伍关系是

A. 相须　B. 相使
C. 相反　D. 相恶
E. 相畏

10. 七情配伍中，可以提高药效的是

A. 相畏、相杀　B. 相杀、相使
C. 相须、相使　D. 相须、相恶
E. 相恶、相反

11. 七情配伍中，可降低药物毒副作用的是

A. 相恶、相使　B. 相杀、相反
C. 相须、相恶　D. 相杀、相畏
E. 相须、相使

12. 七情配伍中，可以降低药物功效的是

A. 相须　B. 相使
C. 相杀　D. 相畏
E. 相恶

13. 药物"七情"的含义是

A. 喜、怒、忧、思、悲、恐、惊
B. 辛、甘、酸、苦、咸、淡、涩
C. 相须、相使、相畏、相杀、相恶、相反、单行
D. 寒、热、温、凉、平
E. 有毒、无毒

14. 生姜能减轻或清除生半夏的毒性，这种配伍关系是

A. 相须　B. 相使
C. 相杀　D. 相恶
E. 相反

15. 相须、相使配伍可产生的作用是

A. 协同作用，增进疗效
B. 拮抗作用，降低疗效
C. 减毒作用
D. 毒副作用
E. 产生毒性

16. 人参配莱菔子，莱菔子能削弱人参的补气作用，这种配伍关系属于

A. 相须　B. 相使
C. 相畏　D. 相恶
E. 相杀

17. 半夏与陈皮合用以增强燥湿化痰的作用，其配伍关系是

A. 相畏　B. 相杀
C. 相须　D. 相使
E. 相恶

B1 型题

A. 相须　B. 相使
C. 相畏　D. 相恶
E. 相反

1. 石膏配牛膝属于的配伍关系是
2. 黄连配木香属于的配伍关系是

A. 天南星配生姜　B. 甘草配甘遂
C. 石膏配牛膝　D. 丁香配郁金
E. 藜芦配白芍

3. 属于相畏的配伍是
4. 属于相使的配伍是

A. 相使配伍　B. 相畏配伍
C. 相杀配伍　D. 相恶配伍
E. 相反配伍

5. 一种药物的毒性反应或副作用，能够被另一种药物减轻或消除，其配伍是

6. 一种药物能够减轻或消除另一种药物的毒性反应或副作用，其配伍是

A. 相使配伍　B. 相畏配伍
C. 相杀配伍　D. 相恶配伍
E. 相反配伍

7. 一种药物的功效能够被另一种药物减弱或消除，其配伍是

8. 两种药物合用，能够产生毒性反应或副作用，其配伍是

A. 石膏与知母配伍
B. 黄芪与茯苓配伍
C. 半夏与生姜配伍
D. 人参与莱菔子配伍
E. 甘草与海藻配伍
9. 属于相使的是
10. 属于相反的是

A. 石膏与知母配伍
B. 黄芪与茯苓配伍
C. 半夏与生姜配伍
D. 人参与莱菔子配伍
E. 甘草与海藻配伍
11. 属于相恶的是
12. 属于相须的是

参考答案

A1 型题

1. A　2. E　3. E　4. C　5. D
6. D　7. C　8. B　9. B　10. C
11. D　12. E　13. C　14. C　15. A
16. D　17. C

B1 型题

1. B　2. B　3. A　4. C　5. B
6. C　7. D　8. E　9. B　10. E
11. D　12. A

第三单元　中药的用药禁忌

A1 型题

1. 属于配伍禁忌的是
A. 人参与藜芦　B. 人参与海藻
C. 人参与大戟　D. 人参与莱菔子
E. 人参与五倍子
2. 下列配伍中，属于“十九畏”的是
A. 大戟与甘草　B. 贝母与乌头
C. 乌头与瓜蒌　D. 官桂与赤石脂
E. 芍药与藜芦
3. 下列配伍中，属于“十八反”的是
A. 大戟与甘草　B. 人参与莱菔子
C. 白及与甘草　D. 丁香与木香
E. 人参与五倍子
4. 与人参相反的药物是
A. 半夏　B. 乌头
C. 藜芦　D. 白芍
E. 细辛
5. 与海藻相反的药物是
A. 藜芦　B. 昆布
C. 大枣　D. 甘草
E. 细辛
6. “十九畏”中与人参相畏的药物是
A. 密陀僧　B. 五灵脂
C. 狼毒　D. 郁金
E. 水牛角
7. 下列各项，与乌头相反的药物是
A. 甘草　B. 海藻
C. 人参　D. 藜芦
E. 瓜蒌
8. 下列各项，与瓜蒌相反的药物是
A. 半夏　B. 乌头
C. 贝母　D. 白蔹
E. 白及
9. 下列各项，不属于“十八反”的是

A. 甘草反甘遂　　B. 乌头反贝母
C. 藜芦反半夏　　D. 甘草反大戟
E. 乌头反瓜蒌

10. 下列各项，不属妊娠禁用药的是
A. 麝香　　B. 巴豆
C. 大戟　　D. 半夏
E. 斑蝥

11. 在“十八反”中，不属与甘草相反的药物是
A. 大戟　　B. 海藻
C. 贝母　　D. 芫花
E. 甘遂

12. 在“十八反”中，不属与乌头相反的药物是
A. 玄参　　B. 白及
C. 贝母　　D. 瓜蒌
E. 半夏

13. 属于“十九畏”的是
A. 川乌与草乌　　B. 桃仁与红花
C. 官桂与赤石脂　　D. 乌头与贝母
E. 甘草与甘遂

14. 下列各项，不属妊娠禁用药物的是
A. 牵牛子　　B. 桃仁
C. 巴豆　　D. 莪术
E. 水蛭

15. 下列各项，不属妊娠慎用药物的是
A. 牛膝　　B. 白术
C. 大黄　　D. 红花
E. 附子

16. 下列各项，不属于证候禁忌的是
A. 寒证忌用寒药
B. 热证忌用热药
C. 邪盛而正不虚者忌用补虚药
D. 血证忌用补药
E. 正虚而无邪者忌用攻邪药

A2 型题

患者，女，25 岁。妊娠 8 周，下列各项，可以服用的是
A. 巴豆、牵牛子、商陆
B. 三棱、莪术、水蛭
C. 斑蝥、麝香、虻虫
D. 当归、阿胶、丹参
E. 附子、干姜、肉桂

B1 型题

A. 大戟　　B. 瓜蒌
C. 细辛　　D. 五灵脂
E. 朴硝

1. 与乌头相反的药物是
2. 与藜芦相反的药物是

A. 大戟　　B. 瓜蒌
C. 细辛　　D. 五灵脂
E. 丁香

3. “十九畏”中，郁金畏的是
4. “十九畏”中，人参畏的是

A. 硼砂　　B. 雄黄
C. 轻粉　　D. 水银
E. 朴硝

5. 不宜与砒石同用的药物是
6. 不宜与硫黄同用的药物是

A. 陈皮配半夏　　B. 石膏配牛膝
C. 乌头配半夏　　D. 生姜配黄芩
E. 丁香配郁金

7. 属于“十八反”的是
8. 属于“十九畏”的是

A. 乌头　　B. 甘草
C. 三棱　　D. 芒硝
E. 藜芦

9. 不宜与瓜蒌同用的药物是
10. 不宜与牙硝同用的药物是

参考答案

A1 型题

1. A　2. D　3. A　4. C　5. D
6. B　7. E　8. B　9. C　10. D
11. C　12. A　13. C　14. B　15. B
16. D

A2 型题

D

B1 型题

1. B　2. C　3. E　4. D　5. D
6. E　7. C　8. E　9. A　10. C

第四单元　中药的剂量与用法

A1 型题

1. 呕吐病人服药的方法应是
A. 饭前服　B. 饭后服
C. 小量频服　D. 睡前服
E. 清晨服

2. 服药方法中，汤剂的服法是
A. 温服　B. 热服
C. 冷服　D. 小量频服
E. 温开水吞服

3. 车前子、旋覆花入汤剂的用法是
A. 久煎　B. 先煎
C. 布包煎　D. 烊化
E. 另煎

4. 贝壳、甲壳、化石等类药物入汤剂的用法是
A. 先煎　B. 后下
C. 布包煎　D. 另煎
E. 烊化兑服

5. 气味芳香、成分易挥发的药物其用法是
A. 先煎　B. 后下
C. 布包煎　D. 另煎
E. 烊化兑服

6. 下列各项，用药方法错误的是
A. 旋覆花包煎　B. 生大黄后下
C. 鹤草芽入煎服　D. 阿胶烊化兑服
E. 附子先煎

7. 下列各项，用法错误的是
A. 生牡蛎入汤剂宜先煎
B. 钩藤入汤剂不宜久煎
C. 雷丸入汤剂宜先煎
D. 砂仁入汤剂宜后下
E. 附子入汤剂宜先煎

8. 下列各项，用法错误的是
A. 旋覆花布包入汤剂
B. 琥珀入汤剂
C. 钩藤入汤剂后下
D. 雷丸研末冷开水调服
E. 麝香入丸散服

9. 入汤剂需先煎的药物是
A. 薄荷、豆蔻　B. 蒲黄、海金沙
C. 人参、阿胶　D. 磁石、牡蛎
E. 车前子、蒲黄

10. 宜饭后服用的药物是
A. 峻下逐水药
B. 对胃肠有刺激性的药
C. 驱虫药
D. 安神药
E. 截疟药

11. 中药传统的给药途径是
A. 舌下给药　B. 直肠给药
C. 口服和皮肤给药　D. 黏膜表面给药
E. 吸入给药

B1 型题

A. 贝壳、甲壳、化石及多种矿物药
B. 芳香性药物
C. 某些粉末状药物及细小的植物种子药物
D. 较贵重的药物
E. 胶质的药物
1. 入汤剂宜先煎的药物是
2. 入汤剂宜布包煎的药物是

A. 贝壳、甲壳、化石及多种矿物药
B. 芳香性药物
C. 某些粉末状药物及细小的植物种子药物
D. 较贵重的药物
E. 胶质的药物
3. 入汤剂宜后下的药物是
4. 入汤剂宜另行烊化的药物是

A. 武火急煎　B. 文火久煎
C. 武火久煎　D. 文火略煎
E. 不宜久煎
5. 滋补药的煎法是
6. 矿石贝壳药的煎法是

A. 先煎　B. 后下
C. 包煎　D. 另煎
E. 烊化
7. 钩藤入汤剂其用法是
8. 西洋参入汤剂其用法是

A. 先煎　B. 后下
C. 包煎　D. 另煎
E. 冲服
9. 细小而含黏液质多的种子类药入汤剂的用法是
10. 贝壳类药入汤剂的用法是

参考答案

A1 型题

1. C　2. A　3. C　4. A　5. B
6. C　7. C　8. B　9. D　10. B
11. C

B1 型题

1. A　2. C　3. B　4. E　5. B
6. B　7. B　8. D　9. C　10. A

第五单元　解表药

A1 型题

1. 下列各项，属于辛温解表药的是
A. 荆芥、防风、蔓荆子
B. 藁本、牛蒡子、辛夷
C. 紫苏、香薷、白芷
D. 白芷、桂枝、葛根
E. 麻黄、羌活、桑叶
2. 麻黄善治的病证是
A. 风热表证
B. 风寒表证

C. 风寒有汗表虚证
D. 风寒无汗表实证
E. 风寒夹湿表证

3. 麻黄的功效是
A. 发汗解表，宣肺平喘，利水消疮
B. 发汗解表，宣肺平喘，利水消肿
C. 发汗解表，宣肺平喘，通阳散结
D. 发汗解表，宣肺平喘，化湿通淋
E. 发汗解表，利水平喘，散寒止痛

4. 用治邪热壅肺之咳喘、气急，宜选用的药组是
A. 半夏、天南星
B. 陈皮、半夏
C. 麻黄、石膏
D. 白芥子、莱菔子
E. 杏仁、白果

5. 既能宣肺，又能利水的药物是
A. 细辛　B. 生姜
C. 白芷　D. 麻黄
E. 葛根

6. 桂枝的功效是
A. 发汗解表，宣肺平喘，利水消肿
B. 发汗解肌，温经通阳，助阳化气
C. 发汗解表，温脾暖肝
D. 发汗解表，温经止血
E. 发汗解表，温胃止呕

7. 素体表虚，复因外感，恶风汗出，发热脉浮缓，应首选的药物是
A. 薄荷　B. 荆芥
C. 桂枝　D. 防风
E. 紫苏

8. 既能发汗解表，又能温通经脉的药物是
A. 防风　B. 羌活
C. 细辛　D. 桂枝
E. 紫苏

9. 治疗心阳不振、心悸、脉结代者，应选用的药物是
A. 桂枝配白芍　B. 桂枝配甘草
C. 桂枝配茯苓　D. 桂枝配大枣
E. 桂枝配附子

10. 紫苏善治疗的病证是
A. 外感风寒，胸闷咳喘
B. 外感风寒，表虚证
C. 外感风热，麻疹不透
D. 外感风寒兼湿邪头痛
E. 阳虚外感

11. 既能行气宽中安胎，又能解表散寒，解鱼蟹毒的药物是
A. 紫苏　B. 黄芩
C. 砂仁　D. 白术
E. 豆蔻

12. 治疗外感风寒兼脾胃气滞胸脘满闷、恶心呕逆者，应首选的药物是
A. 防风　B. 香薷
C. 细辛　D. 紫苏
E. 白芷

13. 有“呕家圣药”之称的药物是
A. 柴胡　B. 辛夷
C. 升麻　D. 生姜
E. 白芷

14. 既能发汗解表，又能温中止呕、温肺止咳的药物是
A. 麻黄　B. 桂枝
C. 紫苏　D. 生姜
E. 白芷

15. 生姜善治的呕吐是
A. 胃热呕吐　B. 胃寒呕吐
C. 胃虚呕吐　D. 虫积呕吐
E. 食积呕吐

16. 误服生半夏中毒，解毒应选用的药物是
A. 甘草　B. 绿豆
C. 黄连　D. 金银花
E. 生姜

17. 解鱼蟹中毒最宜用的药物是
A. 生姜、白芷　B. 紫苏、半夏
C. 紫苏、生姜　D. 生姜、葛根

E. 葛根、菊花

18. 既能发汗解表，又能利水消肿的药物是

A. 麻黄、荆芥　　B. 香薷、紫苏

C. 麻黄、香薷　　D. 紫苏、生姜

E. 荆芥、防风

19. 有“夏月之麻黄”之称的药物是

A. 浮萍　　B. 香薷

C. 紫苏　　D. 防风

E. 生姜

20. 善于治疗夏季感寒饮冷，发热恶寒，头痛无汗的药物是

A. 麻黄　　B. 桂枝

C. 紫苏　　D. 生姜

E. 香薷

21. 治疗夏季乘凉饮冷、阳气被阴邪所遏之阴暑证，宜选用的药物是

A. 荆芥　　B. 香薷

C. 桂枝　　D. 细辛

E. 麻黄

22. 外感风寒表证、外感风热表证均可使用的药物是

A. 麻黄、桂枝　　B. 紫苏、生姜

C. 细辛、白芷　　D. 荆芥、防风

E. 羌活、独活

23. 能祛风解表，炒炭又可止血的药物是

A. 羌活　　B. 白芷

C. 桂枝　　D. 荆芥

E. 苍耳子

24. 荆芥的功效是

A. 祛风解表，透疹消疮，止血止痉

B. 发表通窍，胜湿止痛，止血

C. 发表止痉，消疮止泻

D. 发表止痛，利水消肿

E. 消疮止泻，透疹止血

25. 既能祛风解表，又能透疹消疮的药物是

A. 桂枝　　B. 荆芥

C. 羌活　　D. 防风

E. 白芷

26. 既能治疗风寒、风热表证，又能治疗破伤风的药物是

A. 蝉蜕　　B. 防风

C. 天麻　　D. 荆芥

E. 僵蚕

27. 下列各项，不属防风治疗的病证是

A. 外感风寒，头身疼痛

B. 风寒湿痹，肢体疼痛

C. 肝脾不和，腹痛泄泻

D. 湿热痹证，痉厥抽搐

E. 破伤风症，角弓反张

28. 既能祛风解表，又能胜湿、止痛、止痉的药物是

A. 荆芥　　B. 防风

C. 香薷　　D. 紫苏

E. 桂枝

29. 治疗外感风寒夹湿之头痛、头重、身重，应首选的药物是

A. 香薷　　B. 桂枝

C. 麻黄　　D. 羌活

E. 生姜

30. 羌活善治的头痛是

A. 少阳经头痛　　B. 肝经头痛

C. 太阳经头痛　　D. 阳明经头痛

E. 风热头痛

31. 长于治疗腰以上风湿痹证的药物是

A. 独活　　B. 羌活

C. 蔓荆子　　D. 防风

E. 苍耳子

32. 既能解表散寒、祛风止痛、通鼻窍，又能燥湿止带、消肿排脓的药物是

A. 白芷　　B. 荆芥

C. 防风　　D. 苍术

E. 羌活

33. 下列各项，不属白芷主治病证的是

A. 头痛鼻塞　　B. 鼻渊鼻塞

C. 痈肿疮疡　　D. 寒湿带下

E. 肺寒咳喘

34. 善于治疗阳明经眉棱骨痛的药物是
A. 连翘　B. 细辛
C. 白芷　D. 蔓荆子
E. 柴胡

35. 白芷的功效是
A. 疏散风热　B. 消肿排脓
C. 透疹消疮　D. 行气宽中
E. 胜湿止痛

36. 既能燥湿止带，又能消肿排脓的药物是
A. 细辛　B. 白蔹
C. 白芷　D. 苍术
E. 白果

37. 具有解表散寒、温肺化饮、宣通鼻窍功效的药物是
A. 干姜　B. 辛夷
C. 生姜　D. 细辛
E. 苍耳子

38. 既能治疗风寒头痛，又能治疗鼻渊的药物是
A. 细辛　B. 麻黄
C. 荆芥　D. 藿香
E. 薄荷

39. 治疗外感风寒所致颠顶头痛的药物是
A. 白芷　B. 羌活
C. 藁本　D. 苍耳子
E. 细辛

40. 既能宣通鼻窍，又能发散风寒、祛风湿、止痛的药物是
A. 独活　B. 羌活
C. 防风　D. 苍耳子
E. 辛夷

41. 辛温解表药中具有散风寒、通鼻窍功效的药物是
A. 荆芥　B. 桂枝
C. 防风　D. 辛夷
E. 麻黄

42. 善于治疗鼻渊头痛的药物是
A. 羌活　B. 辛夷
C. 藁本　D. 紫苏
E. 荆芥

43. 辛凉解表药共有的功效是
A. 清利咽喉　B. 清利头目
C. 发散风热　D. 透发麻疹
E. 清肺止咳

44. 下列各项，属辛凉解表药的是
A. 薄荷、桑叶、荆芥
B. 蝉衣、柴胡、菊花
C. 柴胡、淡豆豉、防风
D. 牛蒡子、苍耳子、升麻
E. 蔓荆子、辛夷、葛根

45. 薄荷的功效是
A. 疏散风热，利咽透疹
B. 疏散风热，解毒透疹
C. 疏散风热，升举阳气
D. 疏散风热，息风止痉
E. 疏散风热，明目退翳

46. 治疗风热上乘头痛，目赤，咽喉肿痛，应首选的药物是
A. 荆芥　B. 薄荷
C. 葛根　D. 桑叶
E. 柴胡

47. 薄荷入汤剂的用法是
A. 先煎　B. 冲服
C. 后下　D. 另煎
E. 布包煎

48. 功能疏肝解郁的解表药物是
A. 薄荷　B. 牛蒡子
C. 桑叶　D. 菊花
E. 蔓荆子

49. 下列各项，不属牛蒡子功效的是
A. 疏散风热　B. 透疹利咽
C. 解毒消肿　D. 宣肺祛痰
E. 明目退翳

50. 性寒滑肠，气虚便溏者慎用的药物是
A. 薄荷　B. 蝉蜕
C. 柴胡　D. 桑叶

E. 牛蒡子

51. 具有疏散风热、宣肺祛痰、透疹利咽、解毒消肿功效的药物是

A. 薄荷　　B. 牛蒡子
C. 蝉蜕　　D. 升麻
E. 葛根

52. 治疗外感风热，咽喉肿痛，咳痰不利，兼大便秘结者，应首选的药物是

A. 蝉蜕　　B. 牛蒡子
C. 薄荷　　D. 桑叶
E. 菊花

53. 善于治疗风热音哑、肝热目赤、小儿夜啼的药物是

A. 薄荷　　B. 柴胡
C. 葛根　　D. 桑叶
E. 蝉蜕

54. 既能疏散风热，又能息风止痉的药物是

A. 薄荷　　B. 蝉蜕
C. 桑叶　　D. 菊花
E. 牛蒡子

55. 下列各项，不属蝉蜕功效的是

A. 疏散风热　　B. 透疹止痒
C. 息风止痉　　D. 明目退翳
E. 宣通鼻窍

56. 治疗风热、肝热之目赤肿痛的最佳药组是

A. 菊花、木贼　　B. 薄荷、柴胡
C. 桑叶、菊花　　D. 桑叶、牛蒡子
E. 蝉蜕、木贼

57. 治疗咳嗽痰稠，鼻咽干燥，属燥热伤肺者，应选用的药物是

A. 薄荷　　B. 升麻
C. 葛根　　D. 蔓荆子
E. 桑叶

58. 既能疏散风热，又能清热解毒、清肝明目的药物是

A. 蔓荆子　　B. 桑叶
C. 菊花　　D. 牛蒡子
E. 升麻

59. 既解表，又有明目功效的药物是

A. 柴胡、薄荷　　B. 桑叶、菊花
C. 柴胡、蔓荆子　　D. 葛根、蝉蜕
E. 升麻、柴胡

60. 菊花具有的功效是

A. 平降肝阳，息风止痉，清肝明目
B. 疏风清热，息风止痉
C. 疏散风热，清热解毒，清肝明目
D. 清肺止咳，清热解毒
E. 疏风清热，清利咽喉

61. 具有疏散风热、清利头目功效的药物是

A. 葛根　　B. 麻黄
C. 升麻　　D. 蔓荆子
E. 淡豆豉

62. 善于疏解半表半里之邪而有和解退热之功的药物是

A. 菊花　　B. 柴胡
C. 升麻　　D. 桑叶
E. 蝉蜕

63. 长于条达肝气而疏肝解郁的解表药物是

A. 升麻　　B. 葛根
C. 柴胡　　D. 菊花
E. 薄荷

64. 具有发散风热、升举阳气之功的药组是

A. 葛根、蔓荆子　　B. 柴胡、升麻
C. 升麻、薄荷　　D. 柴胡、藁本
E. 葛根、薄荷

65. 解表药中既能升阳，又可解毒的药物是

A. 葛根　　B. 柴胡
C. 升麻　　D. 薄荷
E. 蔓荆子

66. 治疗外感风寒，项背强痛而无汗的药组是

A. 葛根、柴胡　　B. 葛根、升麻
C. 葛根、麻黄　　D. 葛根、牛蒡子
E. 葛根、白芷

67. 葛根的主治病证是

A. 咽喉疼痛　　B. 寒热往来
C. 头项强痛　　D. 咳嗽痰多
E. 胸中烦闷

68. 葛根的功效是
A. 发表解肌，清利头目
B. 发表解肌，升阳透疹
C. 解肌退热，疏肝解郁
D. 解肌退热，透疹，生津止渴，升阳止泻
E. 发表解肌，利水消肿

69. 长于鼓舞脾胃清阳之气而治疗湿热泻痢、脾虚泄泻的药物是
A. 芦根　　B. 天花粉
C. 葛根　　D. 薄荷
E. 桑叶

70. 葛根的功效，以下说法错误的是
A. 解肌退热　　B. 升阳止泻
C. 透疹　　D. 解痉
E. 生津止渴

71. 既能解肌退热，又能升阳止泻的药物是
A. 升麻　　B. 葛根
C. 柴胡　　D. 桑叶
E. 薄荷

A2 型题

1. 患者，女，38 岁。头痛连及项背，遇风则痛甚，恶风寒喜裹头戴帽，口不渴，苔薄白，脉浮。用药应首选的药物是
A. 发散风寒药　　B. 发散风热药
C. 活血祛瘀药　　D. 理气药
E. 祛风湿药

2. 患者，男，45 岁。头痛头胀，发热恶风，口渴咽干，舌质红，苔薄黄，脉浮数。用药应首选的药物是
A. 活血祛瘀药　　B. 理气药
C. 发散风寒药　　D. 发散风热药
E. 祛风湿药

3. 患者，男，30 岁。夜间外出着衣薄，次日恶寒发热，头身疼痛，后背发凉，无汗，舌苔薄白，脉浮紧。用药应首选的药物是
A. 荆芥、防风　　B. 麻黄、桂枝
C. 桂枝、白芍　　D. 羌活、白芷
E. 紫苏、香薷

4. 患者，女，26 岁。产后 20 天，发热，头痛，汗出恶风，肩背酸痛，舌苔薄白，脉浮缓。用药应首选的药物是
A. 麻黄、桂枝　　B. 桂枝、白芍
C. 紫苏、生姜　　D. 黄芪、防风
E. 苍术、羌活

5. 患者，男，45 岁。平素肩背酸痛，夜卧复受风邪，左臂疼痛，屈伸不利，舌脉如常。用药应首选的药物是
A. 独活　　B. 防风
C. 羌活　　D. 川芎
E. 秦艽

6. 患者，女，32 岁。素有头痛病史，经常前额疼痛，昨天生气后，眉棱骨痛伴有左侧头部胀痛，用药应首选的药物是
A. 防风　　B. 羌活
C. 藁本　　D. 白芷
E. 升麻

7. 患者，女，60 岁。素有高血压病史，近日发热微恶风，头昏头痛，鼻塞咽干，微咳，舌边尖赤，苔薄白脉数。用药应首选的药物是
A. 桑叶、菊花　　B. 桑叶、蔓荆子
C. 桑叶、决明子　　D. 菊花、蔓荆子
E. 菊花、决明子

8. 患者，男，38 岁。形体消瘦，倦怠乏力，脘腹隐隐坠痛，大便溏薄，一日三行，舌质淡，脉沉细无力。用药应首选的药物是
A. 党参、白术　　B. 党参、升麻
C. 山药、柴胡　　D. 黄芪、升麻
E. 党参、柴胡

9. 患者，女，42 岁。患感冒已经 5 天，现胸胁苦满，口苦咽干目眩，不欲饮食，舌边赤，

脉弦。用药应首选的药物是

A. 荆芥、防风　B. 桑叶、菊花

C. 柴胡、黄芩　D. 葛根、升麻

E. 柴胡、葛根

10. 患者，男，30 岁。长期在电脑前工作，近一年时感视力疲劳，两目干涩，头昏脑胀，腰膝酸痛，舌质略红，脉细涩。用药应首选的药物是

A. 夏枯草、决明子

B. 龙胆、夏枯草

C. 桑叶、菊花

D. 菊花、枸杞子

E. 菊花、决明子

11. 患者，男，50 岁。素有高血压病史，服降压药可基本维持血压正常。但时有头痛、眩晕、耳鸣、项强等不适。用药应首选的药物是

A. 菊花　B. 决明子

C. 夏枯草　D. 牛膝

E. 葛根

12. 患者，男，40 岁。有头部外伤史，头刺痛如锥，颠顶部位尤甚，舌质暗，脉弦数。治疗拟采用活血化瘀，应选用的引经药物是

A. 柴胡　B. 白芷

C. 藁本　D. 葛根

E. 细辛

13. 患儿，男，1 岁。夜卧不宁，时有啼哭，白昼如常。用药应首选的药物是

A. 石膏　B. 黄连

C. 全蝎　D. 蝉蜕

E. 防风

14. 患者，男，24 岁。鼻渊头痛，香臭不闻，浊涕常流。用药应首选的药物是

A. 薄荷　B. 藿香

C. 辛夷　D. 紫苏

E. 荆芥

15. 患者，女，22 岁。中午进食鱼虾、螃蟹等海鲜，傍晚自觉腹痛，恶心欲吐，大便稀溏。用药应首选的药物是

A. 香薷、甘草　B. 紫苏、生姜

C. 薄荷、连翘　D. 葛根、车前子

E. 延胡索、木香

16. 患儿，男，5 岁。发热 39.5℃，咽喉肿痛，咳嗽，鼻塞流涕，面部和耳后有针头大小的丘疹，部分融合呈砖红色，或片状斑丘疹。诊断为麻疹初起，用药应首选的药物是

A. 荆芥、防风、桂枝

B. 麻黄、桂枝、紫苏

C. 薄荷、牛蒡子、蝉蜕

D. 葛根、桑叶、蔓荆子

E. 柴胡、升麻、葛根

17. 患者，男，32 岁。两目模糊，视物不清，目赤肿痛，迎风流泪，头晕，头痛，脉浮数。用药应首选的药物是

A. 熟地黄、枸杞子　B. 菊花、桑叶

C. 牛蒡子、薄荷　D. 羌活、白芷

E. 荆芥、防风

18. 患者，女，28 岁。发热恶风，咽喉肿痛，头痛目赤，脉浮而数。用药应首选的药物是

A. 白花蛇舌草、金银花

B. 羚羊角、木贼

C. 全蝎、菊花

D. 白僵蚕、桑叶

E. 地龙、荆芥

19. 患者，女，27 岁。皮疹瘙痒，遇风加重，苔薄白。用药应首选的药物是

A. 苦参、黄柏　B. 荆芥、蒺藜

C. 地肤子、白僵蚕　D. 龙胆、茵陈

E. 黄连、连翘

20. 患者，女，32 岁。素有心悸、心慌。2 天前不慎受凉，出现头痛、发热、恶寒、微汗，脉浮缓而结代。用药应首选的药物是

A. 麻黄配桂枝　B. 荆芥配防风

C. 桂枝配白芍　D. 羌活配藁本

E. 金银花配连翘

21. 患者，男，53 岁。发热恶寒，头身疼痛，鼻塞，无汗，脉浮紧。伴咳喘日久，咳痰稀

白量多。用药应首选的药组是

A. 桂枝、白芍　　B. 紫苏、生姜

C. 麻黄、桂枝　　D. 荆芥、防风

E. 白芷、杏仁

22. 患者，女，45 岁。2 周前不慎感寒。肩臂疼痛，伴有麻木不仁，活动受限，受凉后疼痛加重，舌淡苔白，脉沉紧。用药应首选的药物是

A. 独活　　B. 桑寄生

C. 羌活　　D. 秦艽

E. 威灵仙

B1 型题

A. 解表散寒，行气宽中，解鱼蟹毒

B. 祛风解表，消肿排脓

C. 发汗解表，温经通脉，助阳化气

D. 发汗解表，温中止呕，温肺止咳

E. 祛风解表，胜湿止痛，止痉

1. 生姜的功效是

2. 防风的功效是

A. 解表散寒，行气宽中，解鱼蟹毒

B. 祛风解表，消肿排脓

C. 发汗解肌，温经通脉，助阳化气

D. 发汗解表，温中止呕，温肺止咳

E. 祛风解表，胜湿止痛，止痉

3. 桂枝的功效是

4. 紫苏的功效是

A. 发汗解表，利水消肿

B. 发散风寒，胜湿止痛

C. 发散风寒，消肿排脓

D. 发散风寒，宣通鼻窍

E. 发散风寒，和中止呕

5. 防风、羌活均具有的功效是

6. 麻黄、香薷均具有的功效是

A. 发汗解表，宣肺平喘，利水消肿

B. 发汗解肌，温通经脉，助阳化气

C. 解表散寒，行气宽中，解鱼蟹毒

D. 发散风寒，温中止呕，温肺止咳

E. 解表散寒，祛风胜湿，止痛

7. 麻黄的功效是

8. 羌活的功效是

A. 白芷　　B. 羌活

C. 藁本　　D. 蔓荆子

E. 辛夷

9. 治疗外感风寒之眉棱骨痛，应选用的药物是

10. 治疗外感风寒之颠顶头痛，应选用的药物是

A. 发汗解表、通窍

B. 发汗解表，化湿和中，利水消肿

C. 发汗解表，消肿排脓

D. 祛风解表，透疹消疮，止血止痉

E. 发汗解表，胜湿止痛

11. 荆芥的功效是

12. 香薷的功效是

A. 藁本　　B. 白芷

C. 羌活　　D. 防风

E. 荆芥

13. 具有祛风解表止血功效的药物是

14. 具有祛风胜湿解痉功效的药物是

A. 羌活　　B. 荆芥

C. 防风　　D. 白芷

E. 紫苏

15. 治疗外感风寒湿邪，上半身肩臂痹痛者，应选用的药物是

16. 治疗外感风寒，眉棱骨痛者，应选用的药物是

A. 喘咳　　B. 胸痹

C. 破伤风　　D. 鼻渊
E. 上半身疼痛

17. 桂枝的主治病证是
18. 防风的主治病证是

A. 喘咳　　B. 胸痹
C. 破伤风　　D. 鼻渊
E. 上半身疼痛

19. 苍耳子的主治病证是
20. 羌活的主治病证是

A. 太阳头痛　　B. 阳明头痛
C. 少阳头痛　　D. 厥阴头痛
E. 少阴头痛

21. 细辛善于治疗的是
22. 白芷善于治疗的是

A. 太阳头痛　　B. 阳明头痛
C. 少阳头痛　　D. 厥阴头痛
E. 少阴头痛

23. 柴胡善于治疗的是
24. 羌活善于治疗的是

A. 行气宽中　　B. 化湿和中
C. 温经通阳　　D. 宣肺平喘
E. 温中止呕

25. 生姜具有的功效是
26. 香薷具有的功效是

A. 桂枝　　B. 麻黄
C. 防风　　D. 香薷
E. 紫苏

27. 治疗痰饮眩晕，应选用的药物是
28. 治疗破伤风证，应选用的药物是

A. 疏散风热，透疹　B. 解毒利咽，透疹
C. 凉血止血，透疹　D. 清热解毒，透疹
E. 升阳止泻，透疹

29. 蝉蜕的功效是
30. 升麻的功效是

A. 桑叶、菊花　　B. 薄荷、牛蒡子
C. 升麻、牛蒡子　　D. 蝉蜕、牛蒡子
E. 升麻、柴胡

31. 具有清热解毒功效的药组是
32. 具有升阳举陷功效的药组是

A. 疏散风热，清利头目，利咽透疹，疏肝解郁
B. 疏散风热，息风止痉
C. 疏散风热，清肺润燥，清肝明目
D. 疏散风热，升阳透疹
E. 疏散风热，清热解毒

33. 桑叶的功效是
34. 薄荷的功效是

A. 柴胡、葛根、升麻
B. 薄荷、蝉蜕、牛蒡子
C. 羌活、防风、藁本
D. 白芷、苍耳子、辛夷
E. 桑叶、菊花、蔓荆子

35. 具有疏散风热透疹功效的药物是
36. 具有发散风热升阳功效的药物是

A. 麻黄　　B. 香薷
C. 菊花　　D. 紫苏
E. 牛蒡子

37. 治疗风寒外束，肺气壅遏，咳嗽者，应选用的药物是
38. 治疗外感风寒所致表实无汗者，应选用的药物是

A. 麻黄　　B. 香薷
C. 菊花　　D. 紫苏
E. 牛蒡子

39. 治疗夏季乘凉，外感风寒者，应选用的

药物是

40. 治疗外感风寒，兼见胸闷不舒者，应选用的药物是

A. 蝉蜕　B. 桑叶
C. 薄荷　D. 菊花
E. 柴胡

41. 治疗风热郁肺，咽喉肿痛，声音嘶哑者，应选用的药物是

42. 治疗肝经风热，小儿惊风，夜啼者，应选用的药物是

A. 葛根　B. 升麻
C. 柴胡　D. 菊花
E. 牛蒡子

43. 治疗外感风热，项背强痛者，应选用的药物是

44. 治疗外感风热，目赤肿痛者，应选用的药物是

A. 柴胡　B. 菊花
C. 升麻　D. 桑叶
E. 葛根

45. 治疗伤寒邪在少阳，寒热往来者，应选用的药物是

46. 治疗燥热伤肺，咳嗽者，应选用的药物是

A. 清利头目　B. 息风止痉
C. 透疹辟秽　D. 清肝明目
E. 疏肝解郁

47. 柴胡具有的功效是

48. 桑叶具有的功效是

A. 宣通鼻窍　B. 息风止痉
C. 疏肝解郁　D. 清肝明目
E. 解毒透疹

49. 蝉蜕具有的功效是

50. 薄荷具有的功效是

A. 清利头目　B. 息风止痉
C. 解毒透疹　D. 清肝明目
E. 疏肝解郁

51. 牛蒡子具有的功效是

52. 蔓荆子具有的功效是

A. 利咽消肿　B. 利咽清利头目
C. 明目退翳　D. 解热生津
E. 疏肝解郁

53. 蝉蜕具有的功效是

54. 牛蒡子具有的功效是

A. 利咽消肿　B. 利咽清利头目
C. 明目退翳　D. 解热生津
E. 清热解毒

55. 葛根具有的功效是

56. 升麻具有的功效是

A. 外感风热，麻疹初起，肝经风热，目赤多泪，小儿惊啼
B. 外感风热，麻疹初起，热毒疮肿
C. 外感风热，麻疹初起，湿热泻痢，热病烦渴
D. 少阳证，肝气郁结，气虚下陷
E. 外感风热，肝经风热，肝阳上亢，头晕头痛

57. 葛根的主治病证是

58. 柴胡的主治病证是

A. 外感风热，麻疹初起，肝经风热，目赤多泪，小儿惊啼
B. 外感风热，麻疹初起，胁肋胀痛
C. 外感风热，麻疹初起，湿热泻痢，热病烦渴
D. 少阳证，肝气郁结，气虚下陷
E. 外感风热，肝经风热，肝阳上亢，头晕头痛

59. 薄荷的主治病证是

60. 蝉蜕的主治病证是

A. 外感风热，麻疹初起，肝经风热，目赤多泪，小儿惊啼
B. 外感风热，麻疹初起，热毒疮肿
C. 外感风热，麻疹初起，湿热泻痢，热病烦渴
D. 少阳证，肝气郁结，气虚下陷
E. 外感风热，肝经风热，肝阳上亢，头晕头痛

61. 菊花的主治病证是
62. 牛蒡子的主治病证是

A. 薄荷　　B. 牛蒡子
C. 蝉蜕　　D. 荆芥
E. 麻黄

63. 功能疏散风热，解毒透疹，消肿利咽的药物是
64. 功能疏散风热，明目透疹，息风止痉的药物是

A. 牛蒡子　　B. 淡豆豉
C. 栀子　　D. 葛根
E. 蝉蜕

65. 功能解表，兼能除烦的药物是
66. 功能透疹，兼能解毒的药物是

A. 牛蒡子　　B. 生姜
C. 栀子　　D. 葛根
E. 淡豆豉

67. 功能解表，兼能止呕的药物是
68. 功能透疹，兼能利咽的药物是

A. 薄荷　　B. 紫苏
C. 荆芥　　D. 防风
E. 升麻

69. 治疗肝气郁滞所致胸闷胁痛的药物是
70. 治疗脾胃气滞所致胸闷呕吐的药物是

A. 疏肝解郁　　B. 清热解毒
C. 清肺润燥　　D. 息风止痉
E. 生津止渴

71. 柴胡具有的功效是
72. 升麻具有的功效是

参考答案

A1 型题

1. C	2. D	3. B	4. C	5. D
6. B	7. C	8. D	9. B	10. A
11. A	12. D	13. D	14. D	15. B
16. E	17. C	18. C	19. B	20. E
21. B	22. D	23. D	24. A	25. B
26. B	27. D	28. B	29. D	30. C
31. B	32. A	33. E	34. C	35. B
36. C	37. D	38. A	39. C	40. D
41. D	42. B	43. C	44. B	45. A
46. B	47. C	48. A	49. E	50. E
51. B	52. B	53. E	54. B	55. E
56. C	57. E	58. C	59. B	60. C
61. D	62. B	63. C	64. B	65. C
66. C	67. C	68. D	69. C	70. D
71. B				

A2 型题

1. A	2. D	3. B	4. B	5. C
6. D	7. A	8. D	9. C	10. D
11. E	12. C	13. D	14. C	15. B
16. C	17. B	18. D	19. B	20. C
21. C	22. C			

B1 型题

1. D	2. E	3. C	4. A	5. B
6. A	7. A	8. E	9. A	10. C
11. D	12. B	13. E	14. D	15. A
16. D	17. B	18. C	19. D	20. E

21. E　22. B　23. C　24. A　25. E
26. B　27. A　28. C　29. A　30. D
31. C　32. E　33. C　34. A　35. B
36. A　37. A　38. A　39. B　40. D
41. A　42. A　43. A　44. D　45. A
46. D　47. E　48. D　49. B　50. C
51. C　52. A　53. C　54. A　55. D
56. E　57. C　58. D　59. B　60. A
61. E　62. B　63. B　64. C　65. B
66. A　67. B　68. A　69. A　70. B
71. A　72. B

第六单元　清热药

A1 型题

1. 内服能够清热泻火、除烦止渴，火煅外用能够敛疮生肌、收湿、止血的药物是
A. 知母　B. 栀子
C. 石膏　D. 芦根
E. 竹叶

2. 治疗胃火上炎的头痛、牙龈肿痛，应选用的药组是
A. 玄参、黄芩　B. 知母、贝母
C. 石膏、升麻　D. 龙胆、黄柏
E. 紫苏、生姜

3. 石膏的功效是
A. 滋阴润燥　B. 除烦止渴
C. 生津利尿　D. 消肿生肌
E. 燥湿解毒

4. 下列各项中，应煎服入药的是
A. 牛黄　B. 石膏
C. 芒硝　D. 青黛
E. 甘遂

5. 既能清实热，又可退虚热的药物是
A. 石膏　B. 知母
C. 黄芩　D. 苦参
E. 栀子

6. 既能清热泻火，又可滋阴润肺的药物是
A. 栀子　B. 芦根
C. 竹叶　D. 知母
E. 石膏

7. 治疗气分热证，症见壮热、烦渴、脉洪大等，最佳的配伍是
A. 芦根，天花粉　B. 黄芩，栀子
C. 夏枯草，决明子　D. 石膏，知母
E. 竹叶，淡竹叶

8. 下列各项，不属于知母功效的是
A. 清热泻火　B. 清热解毒
C. 滋阴清热　D. 消退虚热
E. 滋肺胃肾阴

9. 上以清肺，中以凉胃，下泻肾火的药物是
A. 黄柏　B. 栀子
C. 知母　D. 地骨皮
E. 生地黄

10. 功能清热生津，除烦止呕的药物是
A. 石膏　B. 知母
C. 芦根　D. 黄连
E. 天花粉

11. 既能清热泻火、生津止渴，又能消肿排脓的药物是
A. 天花粉　B. 白芷
C. 麻黄　D. 芦根
E. 知母

12. 孕妇忌用的药物是
A. 天花粉　B. 淡竹叶
C. 夏枯草　D. 决明子

E. 芦根

13. 淡竹叶的功效描述最准确的是

A. 清热，解毒，利尿

B. 清热泻火

C. 清热泻火，除烦，利尿

D. 清热除烦，生津

E. 清热除烦，利尿

14. 栀子具有的功效是

A. 清热除烦，泻火解毒，利尿

B. 泻火除烦，清热利湿，凉血解毒

C. 泻火解毒，利尿

D. 清热燥湿，泻火解毒，止血

E. 清热解毒，除烦止渴，消肿止痛

15. 具有清热利湿、利胆退黄之效，治湿热黄疸的药组是

A. 栀子、大黄　　B. 黄芩、夏枯草

C. 金银花、连翘　　D. 紫草、水牛角

E. 黄连、苦参

16. 既能够治疗热病心烦、郁闷、躁扰不宁，又能够治疗血热妄行之吐衄、尿血的药物是

A. 石膏　　B. 知母

C. 苦参　　D. 栀子

E. 黄芩

17. 下列各项，不属栀子功效的是

A. 凉血解毒　　B. 泻火除烦

C. 清热利湿　　D. 消退虚热

E. 凉血止血

18. 治疗痰火凝结之瘿瘤、瘰疬，应选用的最佳药物是

A. 栀子　　B. 决明子

C. 桑叶　　D. 夏枯草

E. 菊花

19. 夏枯草的功效是

A. 清心火，利小便

B. 清热泻火，明目，散结消肿

C. 清热泻火

D. 清肺热，止咳喘

E. 清胃热，降血压

20. 治疗肝经风热，目赤肿痛，应选用的药组是

A. 柴胡、桑叶　　B. 牛蒡子、葛根

C. 蝉蜕、升麻　　D. 桑叶、夏枯草

E. 菊花、白芷

21. 既能清肝明目，又能润肠通便的药物是

A. 决明子　　B. 菟丝子

C. 枸杞子　　D. 沙苑子

E. 牛蒡子

22. 既能清热燥湿，又能治疗胎热不安的药物是

A. 黄连　　B. 黄芩

C. 黄柏　　D. 龙胆草

E. 苏梗

23. 治疗肺热咳嗽，应选用的药物是

A. 栀子　　B. 大黄

C. 黄芩　　D. 黄连

E. 黄柏

24. 治疗怀胎蕴热、胎动不安者，应选用的药物是

A. 桑寄生　　B. 黄芩

C. 苏梗　　D. 续断

E. 砂仁

25. 治疗湿热所致的腹泻、痢疾，胃热所致的呕吐，均可选用的药物是

A. 黄芩　　B. 黄连

C. 黄柏　　D. 大黄

E. 龙胆

26. 下列各项，不属黄连功效的是

A. 清热　　B. 安胎

C. 燥湿　　D. 泻火

E. 解毒

27. 既能清热燥湿，又善清心火的药物是

A. 连翘　　B. 竹叶

C. 黄芩　　D. 黄连

E. 黄柏

28. 善去中焦湿热、泻心胃火毒的药物是

A. 黄连　　B. 栀子

C. 黄芩　D. 龙胆草
E. 黄柏

29. 下列各项，不属黄连主治病证的是
A. 肺热咳嗽　B. 血热吐血
C. 胃热呕吐　D. 湿热泻痢
E. 痈疽疮毒

30. 具有清热燥湿、泻水除蒸、解毒疗疮功效的药物是
A. 银柴胡　B. 苦参
C. 黄芩　D. 黄连
E. 黄柏

31. 既能清热燥湿，又善于治疗下焦湿热诸证和阴虚发热的药物是
A. 黄芩　B. 黄连
C. 黄柏　D. 知母
E. 龙胆

32. 治疗湿热下注之足膝红肿热痛，应选用的药组是
A. 羌活、独活　B. 白芷、苍耳子
C. 苦参、茯苓　D. 黄柏、苍术
E. 细辛、防风

33. 黄柏的功效是
A. 清湿热，退虚热
B. 清湿热，除疳热
C. 清热燥湿，泻火除蒸，解毒疗疮
D. 清热燥湿，泻火生津
E. 清热解毒，凉血止血

34. 治疗阴虚发热、骨蒸盗汗及遗精等证，有退虚热、制相火功效的药物是
A. 银柴胡　B. 地骨皮
C. 黄连　D. 牡丹皮
E. 黄柏

35. 治疗阴虚火旺、肺肾阴虚所致盗汗、骨蒸潮热、心烦等证，应选用的药物是
A. 天花粉、沙参　B. 生石膏、黄柏
C. 黄柏、知母　D. 黄芩、地骨皮
E. 牡丹皮、桑白皮

36. 具有清热燥湿、泻肝胆火功效的药物是
A. 决明子　B. 龙胆
C. 黄柏　D. 黄连
E. 菊花

37. 用治湿热黄疸和肝经热盛，高热惊厥，手足抽搐，应选用的药物是
A. 黄柏　B. 黄连
C. 黄芩　D. 龙胆
E. 防风

38. 用于肝胆实热所致之胁痛、头痛、口苦、目赤、耳聋、阴肿阴痒等症，应选用的药物是
A. 黄柏　B. 龙胆
C. 黄连　D. 苦参
E. 虎杖

39. 均善于清肝胆经实火的药物是
A. 黄连、栀子　B. 龙胆、夏枯草
C. 桑叶、菊花　D. 石膏、知母
E. 葛根、柴胡

40. 下列各项，不属利胆退黄药组的是
A. 栀子、黄柏、秦艽
B. 大黄、龙胆、苦参
C. 郁金、虎杖、白鲜皮
D. 大黄、茵陈、金钱草
E. 柴胡、黄芩、川楝子

41. 治疗皮肤瘙痒、脓疱疮、疥癣、淋证涩痛，应选用的药物是
A. 黄柏　B. 黄连
C. 苦参　D. 紫草
E. 麻黄

42. 具有清热燥湿、杀虫、利尿功效的药物是
A. 苦参　B. 黄连
C. 胡黄连　D. 黄柏
E. 白鲜皮

43. 下列各项，不属苦参功效的是
A. 清热　B. 燥湿
C. 利尿　D. 杀虫止痒
E. 凉血化瘀

44. 既能清热解毒，又能疏散风热、凉血止

痢的药物是

A. 大青叶　　B. 板蓝根
C. 青黛　　D. 连翘
E. 金银花

45. 金银花的功效是

A. 清热解毒，疏散风热，凉血止痢
B. 清热解毒，利湿
C. 清热解毒，凉血消斑
D. 清热解毒，凉血散肿
E. 清热解毒，燥湿

46. 治疗热毒疮疡，风热外感的药物是

A. 黄连　　B. 蒲公英
C. 牛黄　　D. 桑叶
E. 金银花

47. 既能清热解毒，又能疏散风热的药组是

A. 桑叶、菊花　　B. 薄荷、牛蒡子
C. 牛黄、水牛角　　D. 金银花、连翘
E. 蒲公英、紫花地丁

48. 前人称为“疮家圣药”的药物是

A. 白芷　　B. 连翘
C. 天花粉　　D. 红藤
E. 蒲公英

49. 治疗热毒蕴结之各种疮毒痈肿，瘰疬结核等，应选用的药物是

A. 蒲公英　　B. 紫花地丁
C. 连翘　　D. 白芷
E. 大青叶

50. 治疗热陷心包之高热、神昏、谵语，应选用的药组是

A. 黄连、胡黄连　　B. 赤芍、金银花
C. 石膏、知母　　D. 黄连、连翘心
E. 玄参、牡丹皮

51. 治疗温病热在卫气营血各个阶段均可使用的药组是

A. 石膏、知母　　B. 金银花、连翘
C. 牡丹皮、赤芍　　D. 牛黄、熊胆
E. 青蒿、地骨皮

52. 穿心莲的功效是

A. 清热解毒
B. 清热解毒，养阴
C. 泻火解毒，清热燥湿，凉血，消肿
D. 清热凉血，祛瘀止痛
E. 清热凉血，养阴生津

53. 用治温热病热毒发斑、神昏、壮热，血热毒盛之丹毒、咽肿等，应选用的药物是

A. 金银花　　B. 连翘
C. 大青叶　　D. 生地
E. 穿心莲

54. 大青叶的功效是

A. 清热解毒，凉肝定惊
B. 清热解毒，凉血消斑
C. 清热解毒，凉血散肿
D. 清热解毒，燥湿
E. 清热解毒，利水消肿

55. 大青叶、板蓝根、青黛的共同功效是

A. 清热解毒，燥湿
B. 清热解毒，凉血
C. 清热解毒，利水消肿
D. 清热解毒，利湿
E. 清热解毒，活血止痛

56. 青黛入汤剂时，其用法是

A. 先煎　　B. 后下
C. 包煎　　D. 另煎
E. 作散剂冲服

57. 善于治疗乳痈，人称“乳痈良药，通淋妙品”的药物是

A. 金银花　　B. 连翘
C. 夏枯草　　D. 菊花
E. 蒲公英

58. 善于治疗疔毒的药物是

A. 鱼腥草　　B. 菊花
C. 败酱草　　D. 紫花地丁
E. 金银花

59. 善于治疗梅毒或因梅毒服用汞剂而致肢体拘挛的药物是

A. 鱼腥草　　B. 土茯苓

C. 败酱草　D. 蒲公英
E. 地肤子

60. 功可清热解毒，消痈排脓，善于治疗肺痈、肺热咳嗽的药物是
A. 菊花　B. 芦根
C. 鱼腥草　D. 蒲公英
E. 桑叶

61. 均善于治疗肺痈的药物是
A. 金银花、连翘　B. 生地黄、玄参
C. 鱼腥草、芦根　D. 牡丹皮、赤芍
E. 地骨皮、白薇

62. 用治痰热壅盛之咽喉肿痛的药物是
A. 山豆根　B. 射干
C. 马勃　D. 鱼腥草
E. 薄荷

63. 山豆根的功效是
A. 利咽消肿　B. 利湿
C. 利尿　D. 消痈
E. 止痢

64. 具有清热解毒、利咽、消肿之功的药物是
A. 山豆根　B. 菊花
C. 牛蒡子　D. 薄荷
E. 射干

65. 均善于治疗咽喉肿痛的药物是
A. 山豆根、射干　B. 桑叶、决明子
C. 野菊花、菊花　D. 龙胆、夏枯草
E. 栀子、竹叶

66. 下列各项，不属山豆根功效的是
A. 清肺热　B. 利咽喉
C. 活血化瘀　D. 消肿止痛
E. 清热解毒

67. 为治痢要药的药物是
A. 苦参　B. 白头翁
C. 秦皮　D. 败酱草
E. 鱼腥草

68. 白头翁长于治疗的病证是
A. 虚寒脘腹痛
B. 血虚腹痛
C. 肝胃不和的脘腹痛
D. 肠痈腹痛
E. 热痢腹痛

69. 治疗热毒血痢、湿热泻痢，应选用的药物是
A. 白头翁　B. 秦皮
C. 黄柏　D. 黄连
E. 黄芩

70. 治疗温毒发斑，经闭痛经，应选用的药物是
A. 葛根　B. 连翘
C. 白芍　D. 赤芍
E. 黄柏

71. 既能够治疗痢疾，又可截疟的药物是
A. 青蒿　B. 白头翁
C. 鸦胆子　D. 马齿苋
E. 黄连

72. 治疗温热病之身热夜甚，神昏谵语，应选用的药物是
A. 生地黄　B. 大黄
C. 紫花地丁　D. 黄连
E. 黄芩

73. 既能清热凉血，又能养阴生津的药物是
A. 天花粉、芦根　B. 竹叶、牡丹皮
C. 生地黄、玄参　D. 紫草、水牛角
E. 石膏、知母

74. 用于温病热甚伤阴劫液之肠燥便秘的药物是
A. 生地黄　B. 大黄
C. 番泻叶　D. 火麻仁
E. 郁李仁

75. 下列各项，不属生地黄功效的是
A. 凉血　B. 养阴
C. 生津　D. 清热
E. 解毒

76. 玄参的功效是
A. 清热解毒，凉血

B. 清热解毒，止血
C. 清热凉血，软坚
D. 清热凉血，泻火解毒，滋阴
E. 清热泻火，散瘀

77. 治疗温热病血热壅盛、发斑、吐衄等，应选用的药物是
A. 石膏 B. 知母
C. 金银花 D. 连翘
E. 玄参

78. 治疗热毒咽喉肿痛、痈肿疮毒及瘰疬痰核等，应选用的药物是
A. 白芷 B. 紫花地丁
C. 玄参 D. 升麻
E. 紫草

79. 既能活血祛瘀，又能清热凉血的药物是
A. 牡丹皮 B. 银柴胡
C. 胡黄连 D. 青蒿
E. 地骨皮

80. 凉血不留瘀，活血不动血，又能退无汗骨蒸的药物是
A. 赤芍 B. 白薇
C. 生地黄 D. 牡丹皮
E. 郁金

81. 既能清热凉血，又能活血散瘀的药物是
A. 玄参、生地黄 B. 水牛角、牡丹皮
C. 知母、黄柏 D. 赤芍、牡丹皮
E. 大黄、栀子

82. 既能凉血散瘀，又善清泻肝火的药物是
A. 石膏 B. 赤芍
C. 牡丹皮 D. 黄连
E. 栀子

83. 赤芍的功效是
A. 养阴生津，消肿止痛
B. 凉血补血
C. 解毒养阴，凉血
D. 清热凉血，散瘀止痛
E. 清心安神

84. 功可清热凉血、活血消斑、解毒透疹的药物是
A. 赤芍 B. 紫草
C. 生地黄 D. 玄参
E. 地骨皮

85. 用于预防麻疹的药物是
A. 升麻 B. 葛根
C. 紫草 D. 白鲜皮
E. 荆芥

86. 既能截疟，又可退虚热的药物是
A. 白薇 B. 青蒿
C. 牡丹皮 D. 知母
E. 黄芩

87. 既能清热解暑，又可截疟的药物是
A. 香薷 B. 黄芩
C. 青蒿 D. 柴胡
E. 滑石

88. 既能退虚热，又可解毒疗疮、治阴虚外感证的药物是
A. 胡黄连 B. 地骨皮
C. 青蒿 D. 连翘
E. 白薇

89. 既能清热凉血，又能退骨蒸的药物是
A. 石膏 B. 白薇
C. 栀子 D. 芦根
E. 胡黄连

90. 既善凉血退蒸，又可清泄肺热的药物是
A. 黄芩 B. 桑叶
C. 地骨皮 D. 石膏
E. 白薇

91. 既能退虚热，又能除疳热的药物是
A. 柴胡、银柴胡 B. 银柴胡、胡黄连
C. 牡丹皮、赤芍 D. 黄连、胡黄连
E. 白薇、秦艽

92. 既能退虚热，又可清热燥湿的药物是
A. 黄芩 B. 黄连
C. 胡黄连 D. 知母
E. 苦参

93. 既能退虚热，又可凉血的药物是

A. 生地黄、玄参　　B. 黄柏、知母
C. 地骨皮、白薇　　D. 地骨皮、胡黄连
E. 牡丹皮、银柴胡

94. 下列各项，不属治疗虚热的药物的是
A. 白薇　　B. 青蒿
C. 银柴胡　　D. 牡丹皮
E. 柴胡

A2 型题

1. 患者，男，43 岁。口苦，心烦，胸闷不舒，入睡困难，舌质红，脉数。用药应首选的药物是
A. 栀子、淡豆豉　　B. 栀子、竹叶
C. 黄连、肉桂　　D. 酸枣仁、柏子仁
E. 酸枣仁、远志

2. 患者，男，16 岁。发热腹痛，里急后重，大便有脓血，舌质红，脉滑数。用药应首选的药物是
A. 黄芩、木香　　B. 黄连、木香
C. 黄柏、木香　　D. 苦参、木香
E. 马齿苋、木香

3. 患者，男，18 岁。发热恶寒，鼻塞头痛，咽部红肿，口干溲黄，舌苔薄黄，脉数有力。用药应首选的药物是
A. 荆芥、防风　　B. 桑叶、菊花
C. 葛根、升麻　　D. 柴胡、黄芩
E. 金银花、连翘

4. 患者，男，50 岁。平素喜饮白酒，近日牙龈红肿作痛，伴口苦心烦，舌质暗红，脉沉数有力。用药应首选的药物是
A. 黄连、牡丹皮　　B. 黄芩、牡丹皮
C. 黄柏、牡丹皮　　D. 丹参、牡丹皮
E. 石膏、知母

5. 患者，女，48 岁。咳嗽 1 周，咳嗽时胸背痛，咳吐大量脓痰，素有便秘，舌苔黄，脉滑数。用药应首选的药物是
A. 柴胡、桔梗　　B. 柴胡、枳壳
C. 瓜蒌仁、浙贝母　　D. 鱼腥草、桃仁
E. 薏苡仁、冬瓜仁

6. 患者，男，42 岁。全头胀痛，急躁易怒，口苦胁痛，面红目赤，便秘溲赤，舌边尖红，苔黄，脉弦数。用药应首选的药物是
A. 全蝎、蜈蚣　　B. 磁石、牡蛎
C. 龙胆、栀子　　D. 天麻、石决明
E. 川芎、川牛膝

7. 患者，男，19 岁。手足心热，夜眠多梦，时有遗精，舌质红，脉细数。用药应首选的药物是
A. 黄芩、黄连　　B. 黄连、黄柏
C. 黄芩、黄柏　　D. 黄柏、知母
E. 芡实、莲子

8. 患者，男，36 岁。左耳隆鸣，听力下降，急躁心烦，口干胁痛，小便短赤，舌质红，舌苔黄，脉弦数。用药应首选的药物是
A. 龙胆　　B. 夏枯草
C. 车前草　　D. 金钱草
E. 白花蛇舌草

9. 患者，女，44 岁。素有高血压病史，近两周发现项下不适，可触摸到肿块。诊断为甲状腺瘤。用药应首选的药物是
A. 龙胆　　B. 夏枯草
C. 连翘　　D. 玄参
E. 蒲公英

10. 患者，女，26 岁。产后 3 周，左乳房红肿胀痛，触摸到有硬块，大便如常，小便色黄。用药应首选的药物是
A. 全瓜蒌　　B. 夏枯草
C. 牡蛎　　D. 蒲公英
E. 柴胡

11. 患者，男，45 岁。咽喉肿痛，咳嗽痰黄，胸闷微喘。用药应首选的药物是
A. 玄参　　B. 桔梗
C. 薄荷　　D. 黄芩
E. 射干

12. 患者，女，37 岁。暑天身染疟疾，往来

寒热，胸闷头痛，恶心纳呆。用药应首选的药物是

A. 柴胡　B. 槟榔
C. 青蒿　D. 黄芩
E. 黄柏

13. 患者，女，20岁。2周前患感冒，现午后仍有低热，口渴欲饮，舌红少津，脉细数，用药应首选的药物是

A. 石斛　B. 青蒿
C. 银柴胡　D. 胡黄连
E. 白薇

14. 患者，女，30岁。带下量多，色黄而稠，少腹隐痛，阴部瘙痒，舌苔黄腻，脉滑数。用药应首选的药物是

A. 清热泻火药　B. 清热凉血药
C. 清热燥湿药　D. 清热解毒药
E. 利水渗湿药

15. 患者，男，35岁。外感风寒治疗1周未愈，昨起体温升高达39℃，发热不恶寒，周身有汗，烦渴，脉洪大，用药应首选的药物是

A. 黄连、黄芩　B. 竹叶、黄连
C. 石膏、知母　D. 知母、黄柏
E. 牡丹皮、赤芍

16. 患者，男，35岁。外感风寒治疗1周未愈，昨起体温升高达39℃，发热不恶寒，周身有汗，烦渴，脉洪大。用药应首选的药物是

A. 清热凉血药　B. 清泄气分药
C. 清热燥湿药　D. 清热解毒药
E. 清热养阴药

17. 患者，女，30岁。外感发热10天，经治疗热势已退，现夜热早凉，舌红少苔，脉细数。用药应首选的药物是

A. 地骨皮　B. 赤芍
C. 牡丹皮　D. 黄柏
E. 生地黄

18. 患者，男，3岁。发烧2天，突然神志不清，痉挛抽搐。用药应首选的药物是

A. 青黛　B. 夏枯草
C. 栀子　D. 大青叶
E. 薄荷

19. 患者，男，50岁。一周来，喜食冷饮，消谷善饥，烦渴多饮，舌质红，舌苔黄，脉数。用药应首选的药物是

A. 栀子　B. 黄芩
C. 黄连　D. 黄柏
E. 龙胆

20. 患者，女，28岁。近一个月以来，口腔溃疡反复发作，心烦，夜晚难以入睡，小便黄，舌质红，脉数。用药应首选的药物是

A. 芒硝　B. 牛蒡子
C. 竹叶　D. 黄芩
E. 石膏

21. 患者，男，18岁。腹泻3天，伴腹痛胀满，大便黏腻不爽，里急后重，四肢酸重无力，发热汗出，舌苔黄腻，脉濡数。用药应首选的药物是

A. 温脾燥湿药　B. 健脾补气药
C. 清热燥湿药　D. 清热解毒药
E. 清热凉血药

22. 患者，男，18岁。腹泻3天，伴腹痛胀满，大便黏腻不爽，里急后重，四肢酸重无力，发热汗出，舌苔黄腻，脉濡数。用药应首选的药物是

A. 干姜　B. 黄连
C. 赤芍　D. 金银花
E. 白术

23. 患者，女，12岁。壮热不恶寒3天，每日体温午后升高，夜间高于白天，烦躁时有谵语，舌红绛，脉细数。用药应首选的药物是

A. 黄芩、黄连　B. 石膏、知母
C. 薄荷、连翘　D. 水牛角、黄连
E. 柴胡、黄芩

24. 患者，女，11岁。5天前感冒，前天开始突发高热，并出现喘促气急，咳嗽痰黄。舌红苔黄，脉洪数。应首选的与麻黄配伍的药物是

A. 桂枝　B. 前胡

C. 连翘　　D. 荆芥

E. 石膏

25. 患者，男，15 岁。发热恶寒，目赤肿痛，羞明流泪，眵多色黄。首选的与桑叶、菊花配伍的药物是

A. 决明子　　B. 石决明

C. 钩藤　　D. 天麻

E. 地龙

26. 患儿，男，8 岁。感冒数天，现出现高热，心烦口渴，出汗，舌红苔黄，脉洪大。用药应首选的药组是

A. 金银花、连翘　　B. 竹叶、芦根

C. 石膏、知母　　D. 知母、黄柏

E. 牡丹皮、赤芍

27. 患者，男，25 岁。头痛、咽痛三四天，出现心烦郁闷，躁扰不宁，夜不能寐，小便黄，舌尖红，脉数。用药应首选的药物是

A. 栀子、淡豆豉　　B. 黄连、黄芩

C. 麻黄、石膏　　D. 栀子、黄柏

E. 赤芍、牡丹皮

28. 患者，男，56 岁。患咳嗽气喘四五年，时轻时重，近一月以来，出现晚上低热，自觉手足心发烫，心烦急躁，小便黄。应选用的与知母配伍的药物是

A. 石膏　　B. 生地黄

C. 天花粉　　D. 黄柏

E. 玄参

29. 患者，男，38 岁。牙痛红肿，烦渴多饮，舌红苔黄，脉洪数。用药应首选的药物是

A. 栀子　　B. 黄芩

C. 黄连　　D. 黄柏

E. 龙胆

30. 患儿，男，5 岁。高热，神昏，手足不时痉挛抽搐，用药应首选的药物是

A. 青黛　　B. 夏枯草

C. 栀子　　D. 大青叶

E. 黄连

31. 患儿，男，12 岁。患流行性出血热，经治疗基本恢复，但仍低热未退，夜热早凉，热退无汗，形体消瘦，舌红少苔，脉细数。用药应首选的药物是

A. 地骨皮　　B. 赤芍

C. 牡丹皮　　D. 黄柏

E. 生地黄

B1 型题

A. 知母　　B. 石膏

C. 栀子　　D. 芦根

E. 玄参

1. 功能清热止呕，治疗胃热呕逆的药物是

2. 功能滋阴润燥，治疗阴虚肺燥咳嗽的药物是

A. 生地黄　　B. 石膏

C. 栀子　　D. 芦根

E. 玄参

3. 功能清热泻火，用于胃热牙龈肿痛的药物是

4. 功能泻火除烦，用于心烦郁闷，躁扰不宁的药物是

A. 龙胆　　B. 黄芩

C. 黄连　　D. 黄柏

E. 苦参

5. 功能清热燥湿，又善清心胃实热的药物是

6. 功能清热燥湿，又善清肺热的药物是

A. 龙胆　　B. 黄芩

C. 黄连　　D. 黄柏

E. 苦参

7. 功能清热燥湿，又善清肝胆火的药物是

8. 功能清热燥湿，又善祛风杀虫的药物是

A. 黄柏　　B. 玄参

C. 知母　　D. 牡丹皮

E. 地骨皮

9. 功能退虚热，又可燥湿，用于治疗湿热黄疸的药物是

10. 功能退虚热，又可解毒，用于治疗瘰疬痰核的药物是

A. 黄柏　　B. 玄参
C. 知母　　D. 牡丹皮
E. 地骨皮

11. 功能退虚热，又可治疗肠痈腹痛的药物是

12. 功能退虚热，又可治疗温病气分壮热烦渴的药物是

A. 芦根　　B. 知母
C. 天花粉　　D. 淡竹叶
E. 栀子

13. 功能泻火除烦，又能凉血止血的药物是

14. 功能上清心火，又能下利小便的药物是

A. 芦根　　B. 知母
C. 天花粉　　D. 淡竹叶
E. 栀子

15. 功能滋肾阴，又能退虚热的药物是

16. 功能清热生津，又能消肿排脓的药物是

A. 石膏　　B. 夏枯草
C. 知母　　D. 芦根
E. 淡竹叶

17. 治疗温病气分证胃热呕逆的药物是

18. 治疗温病气分证疮溃不敛的药物是

A. 石膏　　B. 夏枯草
C. 知母　　D. 芦根
E. 淡竹叶

19. 治疗痰火郁结、瘰疬瘿瘤的药物是

20. 治疗肝火上炎、目赤肿痛的药物是

A. 夏枯草　　B. 石膏
C. 淡竹叶　　D. 栀子
E. 黄芩

21. 主清肺与胃之火的药物是

22. 主清心与小肠之火的药物是

A. 夏枯草　　B. 石膏
C. 淡竹叶　　D. 栀子
E. 黄芩

23. 主清肝火的药物是

24. 主清三焦火的药物是

A. 菊花　　B. 桑叶
C. 金银花　　D. 连翘
E. 薄荷

25. 既能疏散风热，又能清热解毒，治疗热毒痢疾的药物是

26. 既能疏散风热，又能清热解毒，被誉为“疮家圣药”的药物是

A. 菊花　　B. 桑叶
C. 金银花　　D. 连翘
E. 薄荷

27. 既能疏散风热，又能平抑肝阳，治疗肝阳上亢、眩晕头痛的药物是

28. 既能疏散风热，又可凉润肺燥，治疗燥热咳嗽的药物是

A. 清热泻火，除烦止渴
B. 清热泻火，滋阴润燥
C. 清热生津，除烦止呕
D. 清热生津，消肿排脓
E. 泻火除烦，清热利湿，凉血解毒

29. 石膏具有的功效是

30. 栀子具有的功效是

A. 清热燥湿
B. 清热燥湿，泻火解毒

C. 清热燥湿，泻火除蒸，解毒疗疮
D. 清热燥湿，泻火解毒，利尿
E. 清热燥湿，泻肝胆火
31. 黄柏具有的功效是
32. 龙胆具有的功效是

A. 清热泻火，生津润燥
B. 清热泻火，除烦止渴
C. 清热泻火，泻下攻积
D. 清热燥湿，泻肝火
E. 清热燥湿，泻火解毒
33. 知母具有的功效是
34. 黄连具有的功效是

A. 清热泻火，生津止渴，除烦止呕，利尿
B. 清热除烦，生津利尿
C. 清热泻火，生津止渴，消肿排脓
D. 清热除烦，利尿
E. 清热解毒，利尿
35. 天花粉具有的功效是
36. 芦根具有的功效是

A. 清热燥湿，祛风杀虫，利尿
B. 清热燥湿，泻火解毒，退虚热
C. 清热燥湿，泻肝火
D. 清热燥湿，泻火解毒
E. 清热燥湿，泻火解毒，止血，安胎
37. 黄芩具有的功效是
38. 苦参具有的功效是

A. 清热燥湿，泻火解毒
B. 泻下，清肝，杀虫
C. 清热凉血，解毒，定惊
D. 疏风清热，清肝明目
E. 清热泻火，明目，散结消肿
39. 水牛角具有的功效是
40. 夏枯草具有的功效是

A. 清热凉血，养阴，生津
B. 清热凉血，活血散瘀
C. 清热凉血，泻火解毒，滋阴
D. 清热，解毒，利尿
E. 清热凉血，利尿通淋，解疮毒
41. 生地黄具有的功效是
42. 玄参具有的功效是

A. 清热凉血，活血散瘀
B. 清热凉血，祛瘀止痛
C. 凉血活血，解毒透疹
D. 凉血止血，泻火解毒
E. 凉血除蒸，清泻肺热
43. 赤芍具有的功效是
44. 牡丹皮具有的功效是

A. 清热解毒，利湿
B. 清热解毒，凉血消斑
C. 清热解毒，凉血散肿
D. 清热解毒，消肿散结，疏散风热
E. 清热解毒，疏散风热，凉血止痢
45. 金银花具有的功效是
46. 连翘具有的功效是

A. 疏散风热
B. 凉血消斑，清肝泻火，定惊
C. 凉血消斑，利咽消肿
D. 凉血，利咽
E. 利咽喉，散肿止痛
47. 大青叶具有的功效是
48. 青黛具有的功效是

A. 清热解毒，凉血，利咽
B. 清热解毒，利咽消肿
C. 清热解毒，祛痰止咳，凉血止血
D. 清热解毒，消痰，利咽
E. 清肺，利咽，解毒，止血
49. 射干具有的功效是

50. 山豆根具有的功效是

A. 凉血除蒸，清肺降火
B. 凉血止血，泻火解毒，安神定惊
C. 凉血活血，解毒透疹
D. 清虚热凉血，利尿通淋，解毒疗疮
E. 清热凉血，养阴生津

51. 白薇具有的功效是
52. 地骨皮具有的功效是

A. 退虚热，凉血，解暑，截疟
B. 退虚热，除疳热，清湿热
C. 清虚热，除疳热
D. 清热燥湿，泻火解毒，退虚热
E. 和解退热，疏肝解郁，升举阳气

53. 银柴胡具有的功效是
54. 胡黄连具有的功效是

A. 湿热泻痢，热毒泻痢
B. 肠痈腹痛
C. 肺痈胸痛，咳吐脓血
D. 乳痈肿痛
E. 热毒壅盛之斑疹不畅或色紫暗

55. 蒲公英治疗的病证是
56. 白头翁治疗的病证是

A. 石膏　B. 栀子
C. 天花粉　D. 夏枯草
E. 淡竹叶

57. 治疗温病气分实热证，症见状热、烦渴、脉洪大，应选用的药物是
58. 治疗温病热盛伤津，口干舌燥，烦渴，应选用的药物是

A. 黄芩　B. 黄柏
C. 黄连　D. 龙胆草
E. 苦参

59. 治疗肺热咳嗽，应选用的药物是
60. 治疗胃热呕吐，应选用的药物是

A. 龙胆　B. 黄连
C. 柴胡　D. 升麻
E. 葛根

61. 治疗肝胆实热，胁痛，口苦，应选用的药物是
62. 治疗肠胃湿热，腹泻，痢疾，应选用的药物是

A. 牛黄　B. 石膏
C. 生地黄　D. 青蒿
E. 地骨皮

63. 治疗温病热入心包，神昏窍闭，应选用的药物是
64. 治疗温病热入营血，身热口干，身发斑疹，应选用的药物是

A. 射干　B. 菊花
C. 蝉蜕　D. 山豆根
E. 桑叶

65. 治疗咽喉肿痛，兼有痰热壅盛者，应选用的药物是
66. 治疗咽喉肿痛，证属热毒壅结者，应选用的药物是

A. 峻下冷积，逐水退肿，祛痰利咽，外用蚀疮
B. 疏散风热，清肺利咽
C. 清热解毒，消痰，利咽
D. 开宣肺气，祛痰利咽
E. 祛痰止咳，消肿利咽

67. 巴豆霜的功效是
68. 射干的功效是

A. 乳痈　B. 肠痈
C. 肺痈　D. 疔毒
E. 大头瘟毒

69. 紫花地丁善于治疗的病证是
70. 板蓝根善于治疗的病证是

A. 乳痈　　B. 肠痈
C. 肺痈　　D. 疔毒
E. 大头瘟毒
71. 蒲公英善于治疗的病证是
72. 鱼腥草善于治疗的病证是

A. 利胆退黄，泻火除烦，清热利湿，凉血解毒
B. 利胆退黄，泻火解毒，凉血祛瘀，化痰通便
C. 利胆退黄，活血止痛，行气解郁，清心凉血
D. 利胆退黄，活血行气，调经止痛，清心除烦
E. 利胆退黄，凉血化瘀，清热泻火，利尿通淋
73. 郁金的功效是
74. 栀子的功效是

A. 射干　　B. 鱼腥草
C. 紫草　　D. 苦参
E. 蒲公英
75. 功能清热解毒，排脓利尿的药物是
76. 功能凉血活血，解毒透疹的药物是

A. 先煎　　B. 后下
C. 包煎　　D. 另煎
E. 冲服
77. 石膏入汤剂的用法是
78. 青黛入药的用法是

A. 黄连　　B. 黄芩
C. 黄柏　　D. 苦参
E. 栀子
79. 善清上焦之火的药物是
80. 善清下焦之火的药物是

A. 黄芩、黄连　　B. 苦参、龙胆
C. 金银花、连翘　　D. 蒲公英、鱼腥草
E. 黄柏、知母
81. 均能清热解毒、利尿通淋的药组是
82. 均能清热泻火、退热除蒸的药组是

A. 菊花　　B. 青黛
C. 鱼腥草　　D. 板蓝根
E. 栀子
83. 入汤剂不宜久煎的药物是
84. 宜入丸散剂服用的药物是

A. 龙胆　　B. 栀子
C. 黄连　　D. 黄芩
E. 黄柏
85. 善清三焦火热，重在泻心火除烦的是
86. 善于清热燥湿泻火，以清下焦及肝胆湿热和清泻肝胆实火为核心的是

A. 贯众　　B. 蒲公英
C. 山豆根　　D. 白头翁
E. 紫花地丁
87. 主入胃经，善治痈肿、乳痈，又能利湿通淋的是药物是
88. 主入心、肝经，有散结之功，善治疔疮的药物是

参考答案

A1 型题

1. C	2. C	3. B	4. B	5. B
6. D	7. D	8. B	9. C	10. C
11. A	12. A	13. E	14. B	15. A
16. D	17. D	18. D	19. B	20. D
21. A	22. B	23. C	24. B	25. B
26. B	27. D	28. A	29. A	30. E
31. C	32. D	33. C	34. E	35. C
36. B	37. D	38. B	39. B	40. E
41. C	42. A	43. E	44. E	45. A
46. E	47. D	48. B	49. C	50. D
51. B	52. C	53. C	54. B	55. B
56. E	57. E	58. D	59. B	60. C

61. C　62. B　63. A　64. A　65. A
66. C　67. B　68. E　69. A　70. D
71. C　72. A　73. C　74. A　75. E
76. D　77. E　78. C　79. A　80. D
81. D　82. B　83. D　84. B　85. C
86. B　87. C　88. E　89. B　90. C
91. B　92. C　93. C　94. E

A2 型题

1. A　2. B　3. E　4. A　5. D
6. C　7. D　8. A　9. B　10. D
11. E　12. C　13. E　14. C　15. C
16. B　17. C　18. A　19. C　20. C
21. C　22. B　23. D　24. E　25. C
26. C　27. D　28. E　29. C　30. A
31. C

B1 型题

1. D　2. A　3. B　4. C　5. C
6. B　7. A　8. E　9. A　10. B
11. D　12. C　13. E　14. D　15. B
16. C　17. D　18. A　19. B　20. B
21. B　22. C　23. A　24. D　25. C
26. D　27. A　28. B　29. A　30. E
31. C　32. E　33. A　34. E　35. C
36. A　37. E　38. A　39. C　40. E
41. A　42. C　43. B　44. A　45. E
46. D　47. C　48. B　49. D　50. B
51. D　52. A　53. C　54. B　55. D
56. A　57. A　58. C　59. A　60. C
61. A　62. B　63. A　64. C　65. A
66. D　67. A　68. C　69. D　70. E
71. A　72. C　73. C　74. A　75. B
76. C　77. A　78. E　79. B　80. C
81. D　82. E　83. C　84. B　85. B
86. A　87. B　88. E

第七单元　泻下药

A1 型题

1. 下列各项，不属攻下药适应证的是
A. 饮食积滞　B. 虚寒泻痢
C. 水肿饮停　D. 冷积便秘
E. 大肠燥热

2. 治疗阳明腑实证，常与大黄配伍的药物是
A. 番泻叶　B. 甘遂
C. 芒硝　D. 火麻仁
E. 生地黄

3. 下列各项，不属于大黄功效的是
A. 泻下攻积　B. 软坚润燥
C. 逐瘀通经　D. 凉血解毒
E. 清热泻火

4. 治疗胃肠实热积滞的高热、神昏谵语，应选用的药物是
A. 甘遂　B. 火麻仁
C. 番泻叶　D. 牵牛子
E. 大黄

5. 使用大黄的注意点，说法不妥的是
A. 妇女月经期慎用　B. 妇女哺乳期慎用
C. 孕妇便秘忌用　D. 孕妇忌用
E. 阴疽忌用

6. 大黄后下的目的是
A. 清热解毒　B. 泻热通便
C. 清化痰热　D. 活血祛瘀
E. 凉血止血

7. 既能泻火凉血，活血祛瘀，又能清泻湿热的药物是

A. 栀子　B. 牡丹皮
C. 紫草　D. 蒲黄
E. 大黄

8. 既有泻下作用，又有凉血功效的药物是

A. 大黄　B. 芒硝
C. 巴豆霜　D. 郁李仁
E. 番泻叶

9. 用大黄泻下攻积，最恰当的用法是

A. 酒炒后下　B. 醋炒先煎
C. 炒炭研末服　D. 生用后下
E. 生用先煎

10. 善于治疗实热积滞燥结难下的药物是

A. 石膏　B. 巴豆霜
C. 芒硝　D. 火麻仁
E. 知母

11. 芒硝入汤剂的用法是

A. 先煎　B. 后下
C. 包煎　D. 冲服
E. 另煎

12. 芒硝的功效是

A. 润燥软坚　B. 泻下寒积
C. 养血润肠　D. 养阴通便
E. 壮阳通便

13. 具有泻下攻积、润燥软坚、清热消肿功效的药物是

A. 大黄　B. 芦荟
C. 芒硝　D. 番泻叶
E. 郁李仁

14. 能够润肠通便，富含油脂，治老人虚人便秘多用的药物是

A. 火麻仁、郁李仁
B. 火麻仁、芦荟
C. 杏仁、当归
D. 番泻叶、牵牛子
E. 芒硝、柏子仁

15. 既有肠燥便秘，又有水肿腹满者，应选用的药物是

A. 火麻仁　B. 杏仁
C. 桃仁　D. 郁李仁
E. 大黄

16. 松子仁除润肠通便之功外，还具有的功效是

A. 利水消肿　B. 生津止渴
C. 润肺止咳　D. 养血安神
E. 益气健脾

17. 醋制甘遂的目的是

A. 增强止痛功能　B. 引经入药
C. 便于储存　D. 矫味
E. 减低毒性

18. 泻下药中，有效成分不溶于水，应入丸散的药物是

A. 芒硝　B. 番泻叶
C. 火麻仁　D. 牵牛子
E. 甘遂

19. 下列各项，不宜入煎剂的药物是

A. 滑石　B. 番泻叶
C. 甘遂　D. 大黄
E. 牵牛子

20. 具有泻下逐水、去积杀虫功效的药物是

A. 番泻叶　B. 大黄
C. 芒硝　D. 牵牛子
E. 仙鹤草

21. 治疗水肿胀满，大便秘结，小便不利，应选用的药物是

A. 大黄　B. 牵牛子
C. 番泻叶　D. 巴豆霜
E. 芒硝

22. 牵牛子不宜配伍的药物是

A. 芒硝　B. 五灵脂
C. 硫黄　D. 巴豆霜
E. 郁金

23. 治疗寒积便秘，应选用的药物是

A. 甘遂　B. 大黄
C. 芒硝　D. 巴豆霜

E. 番泻叶

24. 下列药物中，多制成霜使用的是

A. 火麻仁　B. 郁李仁
C. 巴豆　D. 牵牛子
E. 杏仁

25. 既能泻下冷积，逐水退肿，又能祛痰利咽治疗喉痹的药物是

A. 大黄　B. 芒硝
C. 牛蒡子　D. 巴豆
E. 番泻叶

26. “十九畏”中，与巴豆霜相畏的药物是

A. 甘草　B. 朴硝
C. 藜芦　D. 牵牛子
E. 郁金

27. 巴豆霜内服剂量是

A. 0.3~0.6g　B. 0.7~0.9g
C. 0.1~0.3g　D. 0.01~0.03g
E. 0.5~1g

28. 下列各项，不属巴豆霜主治病证的是

A. 腹水臌胀　B. 寒实结胸
C. 热结旁流　D. 喉痹痰阻
E. 寒积便秘

A2 型题

1. 患者，男，25 岁。发热 1 天，右下腹痛，拒按，大便三日未行，舌质红，舌苔黄，脉滑数。用药应首选的药物是

A. 桃仁、薏苡仁　B. 红藤、薏苡仁
C. 大黄、牡丹皮　D. 牡丹皮、赤芍
E. 大黄、枳实

2. 患者，男，25 岁。皮肤、白睛色黄明润，小便色黄如浓茶，大便秘结，舌苔黄腻，脉滑数。最宜与茵陈配伍使用的药物是

A. 黄芩　B. 黄连
C. 黄柏　D. 大黄
E. 龙胆

3. 患者，女，31 岁。素患肠痈，连日来右下腹阵阵作痛，口苦便干。宜与大黄配伍使用的药物是

A. 赤芍　B. 白芍
C. 牡丹皮　D. 丹参
E. 当归

4. 患者，男，50 岁。患肝硬化多年，近日尿量骤减，腹部胀大如鼓，饮食精神尚可。用药应首选的药物是

A. 大腹皮　B. 连翘
C. 桑白皮　D. 甘遂
E. 葶苈子

5. 患者，男，50 岁。患肝硬化多年，近日尿量骤减，腹部胀大如鼓，饮食精神尚可。欲用甘遂逐水，药量是

A. 0.1g　B. 1g
C. 2g　D. 3g
E. 5g

6. 患者，男，40 岁。大便十日未行，腹满硬痛，发热烦躁，舌苔焦黄，脉沉实有力。用药应首选的药物是

A. 栀子　B. 黄芩
C. 石膏　D. 芒硝
E. 番泻叶

7. 患者，男，40 岁。大便十日未行，腹满硬痛，发热烦躁，舌苔焦黄，脉沉实有力。用药应首选的药物是

A. 攻下药　B. 润下药
C. 峻下逐水药　D. 清热泻火药
E. 清热解毒药

8. 患者，男，44 岁。发热，大便坚结，五六天未解，腹痛胀满，谵语发狂。宜与大黄配伍的药物是

A. 栀子　B. 黄芩
C. 石膏　D. 芒硝
E. 番泻叶

9. 患者，女，40 岁，患温热病后体虚，大便燥结，诊为热结阴伤。宜与大黄配伍的药物是

A. 生地黄、玄参　B. 芒硝、黄连

C. 附子、干姜　　D. 人参、当归
E. 厚朴、枳实

B1 型题

A. 寒积便秘　　B. 热积便秘
C. 阳虚便秘　　D. 肠燥便秘
E. 虫积便秘
1. 大黄的主治病证是
2. 巴豆霜的主治病证是

A. 寒积便秘　　B. 热积便秘
C. 阳虚便秘　　D. 肠燥便秘
E. 虫积便秘
3. 郁李仁的主治病证是
4. 火麻仁的主治病证是

A. 泻下，清热，软坚
B. 泻下，清肝，杀虫
C. 泻下逐水，去积杀虫
D. 行气，利水，杀虫
E. 泻水逐饮，消肿散结
5. 牵牛子的功效是
6. 甘遂的功效是

A. 泻下通便，行水消胀
B. 泻下逐水，去积杀虫
C. 泻下逐水，杀虫
D. 行气利水，杀虫
E. 泻下逐水，消肿
7. 牵牛子的功效是
8. 番泻叶的功效是

A. 峻下冷积，逐水退肿，祛痰利咽
B. 疏散风热，清肺利咽
C. 清热解毒，消痰利咽
D. 开宣肺气，祛痰利咽
E. 祛痰止咳，消肿利咽
9. 巴豆霜的功效是
10. 射干的功效是

A. 大黄　　B. 芒硝
C. 番泻叶　　D. 芦根
E. 火麻仁
11. 具有逐瘀通经功效的药物是
12. 具有润燥软坚功效的药物是

A. 大黄　　B. 芒硝
C. 番泻叶　　D. 芦根
E. 火麻仁
13. 具有凉血解毒功效的药物是
14. 具有滋养补虚功效的药物是

A. 甘遂　　B. 芫花
C. 松子仁　　D. 牵牛子
E. 番泻叶
15. 具有泻水逐饮、消肿散结功效的药物是
16. 具有泻水逐饮、祛痰止咳功效的药物是

A. 甘遂　　B. 芫花
C. 巴豆霜　　D. 牵牛子
E. 番泻叶
17. 具有泻下冷积、逐水退肿功效的药物是
18. 具有泻下逐水、去积杀虫功效的药物是

A. 大黄　　B. 栀子
C. 郁金　　D. 虎杖
E. 牛膝
19. 功能活血止痛、行气解郁、凉血清心、利胆退黄的药物是
20. 功能通便解毒、退黄、止咳的药物是

A. 实热积滞，燥屎坚结
B. 脘腹冷痛，大便秘结
C. 腹水水肿，二便不通
D. 津枯血少，肠燥便秘

E. 虫积腹痛，大便秘结

21. 大黄配附子、干姜用于治疗的病证是
22. 甘遂配牵牛子用于治疗的病证是

A. 热结便秘 B. 阳虚便秘
C. 大便燥结 D. 血虚便秘
E. 津亏便秘

23. 大黄尤善于治疗的病证是
24. 芒硝尤善于治疗的病证是

A. 肠燥便秘 B. 肺燥干咳
C. 臌胀 D. 虫积腹痛
E. 水肿胀满

25. 火麻仁的主治病证是
26. 郁李仁的主治病证是

A. 痰饮喘咳 B. 虫积腹痛
C. 胸胁停饮 D. 寒积便秘
E. 肠燥便秘

27. 甘遂的主治病证是
28. 巴豆霜的主治病证是

参考答案

A1 型题

1. B 2. C 3. B 4. E 5. C
6. B 7. E 8. A 9. D 10. C
11. D 12. A 13. C 14. A 15. D
16. C 17. E 18. E 19. C 20. D
21. B 22. D 23. D 24. C 25. D
26. D 27. C 28. C

A2 型题

1. C 2. D 3. C 4. D 5. B
6. D 7. A 8. D 9. A

B1 型题

1. B 2. A 3. D 4. D 5. C
6. E 7. B 8. A 9. A 10. C
11. A 12. B 13. A 14. E 15. A
16. B 17. C 18. D 19. C 20. D
21. B 22. C 23. A 24. C 25. A
26. E 27. C 28. D

第八单元 祛风湿药

A1 型题

1. 祛风湿药的主要功效是
   A. 祛除风湿，舒筋活络
   B. 祛除风湿，活血止痛
   C. 祛除风湿，强壮筋骨
   D. 祛除风湿，活血消肿
   E. 祛除风湿，解除痹痛
2. 独活的功效是
   A. 祛风湿，利水，止痛
   B. 祛风湿，止痛，清热解毒
   C. 祛风湿，止痛，治骨鲠
   D. 祛风湿，止痛，解表
   E. 祛风湿，止痛，安胎
3. 既能祛风除湿、通痹止痛，又可解表的药物是
   A. 威灵仙 B. 秦艽

C. 五加皮　　D. 桂枝

E. 独活

4. 治疗寒湿痹痛，腰以下明显者，最佳选药是

A. 防己　　B. 威灵仙

C. 独活　　D. 羌活

E. 木瓜

5. 治疗风湿痹痛，诸骨鲠咽，应选用的药物是

A. 五加皮　　B. 桑寄生

C. 木瓜　　D. 威灵仙

E. 羌活

6. 蕲蛇的功效是

A. 祛风通络，利水

B. 舒筋活络，止痛

C. 祛风，通络，止痉

D. 补肝肾，强筋骨

E. 祛风湿，退虚热

7. 具有祛风、通络、止痉功效的药物是

A. 白附子　　B. 木瓜

C. 蕲蛇　　D. 桑枝

E. 桂枝

8. 下列各项，不属蕲蛇主治病证的是

A. 湿浊中阻，吐泻转筋

B. 风湿痹痛，筋脉拘挛

C. 中风偏枯，半身不遂

D. 麻风顽痹，皮肤瘙痒

E. 破伤风症，角弓反张

9. 下列关于蕲蛇的主治病证描述错误的是

A. 风湿顽痹疼痛　　B. 中风半身不遂

C. 破伤风　　D. 跌打损伤瘀痛

E. 皮肤顽癣

10. 木瓜的功效是

A. 祛风通络，清热燥湿

B. 舒筋活络，化湿和胃

C. 祛风止痛，清退虚热

D. 祛风通络，杀虫止痒

E. 补益肝肾，祛风通络

11. 既舒筋活络，又化湿和胃的祛风湿药物是

A. 独活　　B. 秦艽

C. 木瓜　　D. 威灵仙

E. 五加皮

12. 功能舒经活络，并善于缓解拘挛疼痛的药物是

A. 独活　　B. 蕲蛇

C. 桑寄生　　D. 威灵仙

E. 木瓜

13. 治疗湿痹、筋脉拘挛、吐泻转筋病证，应选用的药物是

A. 木瓜　　B. 防己

C. 威灵仙　　D. 秦艽

E. 独活

14. 下列各项，治疗腰以下风湿痹痛的药物是

A. 黄柏　　B. 防己

C. 独活　　D. 薏苡仁

E. 麻黄

15. 善于治疗下部痹证之腰腿疼痛，属于寒湿所致者，应选用的药物是

A. 秦艽　　B. 络石藤

C. 豨莶草　　D. 独活

E. 防己

16. 秦艽的功效是

A. 祛风湿，止痹痛，治骨鲠

B. 祛风湿，通经络，利水

C. 祛风湿，止痹痛，解表

D. 祛风湿，通络止痛，退虚热，清湿热

E. 祛风湿，止痹痛，安胎

17. 治疗风湿热痹、关节红肿者尤为适宜的药物是

A. 独活　　B. 麻黄

C. 五加皮　　D. 羌活

E. 秦艽

18. 既能用于风湿痹证，又可用于骨蒸潮热的药物是

A. 威灵仙　　B. 络石藤
C. 木瓜　　D. 秦艽
E. 防己

19. 被称为"风药中之润剂"的药物是
A. 威灵仙　　B. 防己
C. 蕲蛇　　D. 川乌
E. 秦艽

20. 防己的功效是
A. 祛风湿，舒经络，解表
B. 祛风湿，消骨鲠，解暑
C. 祛风湿，止痛，化湿和胃
D. 祛风湿，止痛，安胎
E. 祛风湿，止痛，利水消肿

21. 下列各项，治疗风湿热痹的最佳选药是
A. 桑寄生　　B. 独活
C. 羌活　　D. 防己
E. 五加皮

22. 豨莶草的功效下列描述错误的是
A. 祛风湿，利关节　B. 解毒
C. 降血压　　D. 除湿
E. 活血化瘀

23. 五加皮的功效是
A. 祛风通络，燥湿止痒
B. 祛风湿，清退虚热
C. 祛风湿，强筋骨，安胎
D. 祛风湿，止痹痛，消骨鲠
E. 祛风湿，补肝肾，强筋骨，利水

24. 治疗风湿痹痛，四肢拘挛，腰膝酸软，小儿行迟，应选用的药物是
A. 羌活　　B. 牛膝
C. 五加皮　　D. 威灵仙
E. 络石藤

25. 既能祛风湿，又能补肝肾，强筋骨，还能利水消肿的药物是
A. 薏苡仁　　B. 桑寄生
C. 五加皮　　D. 益母草
E. 桑白皮

26. 治疗风湿日久，累及肝肾的最佳药组是
A. 羌活、独活　　B. 五加皮、桑寄生
C. 秦艽、薏苡仁　　D. 白术、苍术
E. 苍术、黄柏

27. 既能祛风湿，又能补肝肾、强筋骨、安胎的药物是
A. 木瓜　　B. 杜仲
C. 桑枝　　D. 桑寄生
E. 防己

28. 治疗肝肾不足，腰膝酸痛，应选用的药物是
A. 桂枝　　B. 桑寄生
C. 蕲蛇　　D. 独活
E. 防己

29. 治疗风湿痹痛，兼有肝肾不足的最佳选药是
A. 羌活　　B. 独活
C. 桑寄生　　D. 威灵仙
E. 秦艽

A2 型题

1. 患者，女，61 岁。患风湿痹痛多年，现腰膝酸痛，筋骨痿软无力，脉弦细。用药应选用的药物是
A. 独活　　B. 秦艽
C. 五加皮　　D. 防己
E. 桂枝

2. 患者，男，41 岁。午后呕吐 2 次，腹泻 5 次，经输液治疗后，夜间吐泻未作，天明前左腿抽筋 2 次，起床后仍感疼痛。用药应选用的药物是
A. 藿香　　B. 佩兰
C. 木瓜　　D. 石菖蒲
E. 苍术

3. 患者，男，28 岁。外出感寒，左肩臂痛，难以抬肩，遇风则疼痛加剧，舌苔薄白。用药应选用的药物是
A. 羌活　　B. 威灵仙

C. 独活　　D. 桑寄生

E. 秦艽

4. 患者，男，35 岁。3 周前突患肩臂疼痛，伴有麻木不仁、活动受限，受凉则痛势加剧，近 3 日又增项背僵痛不能转侧。用药应选用的药物是

A. 独活、僵蚕　　B. 桑寄生、川牛膝

C. 羌活、葛根　　D. 秦艽、木瓜

E. 威灵仙、鸡血藤

5. 患者，女，60 岁。1 个月前患腰腿疼痛，受凉后加重，劳累后加重，休息后可以缓解，饮食尚可，二便正常，舌淡苔白，脉沉迟少力。用药应选用的药物是

A. 羌活　　B. 独活

C. 桑寄生　　D. 秦艽

E. 威灵仙

6. 患者，女，50 岁。2 周前突发小腿肌肉抽筋（腓肠肌痉挛），近来发作频繁，尤以夜间为重，每因天气寒冷或包裹不严而发作。用药应选用的药物是

A. 羌活　　B. 木瓜

C. 独活　　D. 桑寄生

E. 秦艽

B1 型题

A. 止痛，利水

B. 补肝肾，强筋骨，安胎

C. 通痹止痛，解表

D. 通经络

E. 通络止痛，退虚热，清湿热

1. 独活的功效是

2. 秦艽的功效是

A. 祛风湿，清热解毒

B. 祛风湿，止痛，利水消肿

C. 祛风湿，清虚热

D. 祛风湿，凉血消肿

E. 祛风湿，补肝肾，强筋骨，利水

3. 五加皮的功效是

4. 防己的功效是

A. 祛风湿，通筋络，强筋骨

B. 祛风湿，强筋骨，利水

C. 祛风湿，和胃化浊

D. 祛风湿，补肝肾，强筋骨，安胎

E. 祛风湿，通络止痛，消骨鲠

5. 威灵仙的功效是

6. 桑寄生的功效是

A. 祛风湿，利关节，解毒

B. 祛风定痛，强筋骨

C. 祛风，通络，止痉

D. 祛风除湿，和胃化浊

E. 祛风通络，利水

7. 蕲蛇的功效是

8. 豨莶草的功效是

A. 秦艽　　B. 威灵仙

C. 木瓜　　D. 羌活

E. 独活

9. 治疗痹证发热，关节红肿热痛，应选用的药物是

10. 治疗痹证湿重，筋脉拘挛，脚气肿痛，应选用的药物是

A. 独活　　B. 木瓜

C. 防己　　D. 秦艽

E. 豨莶草

11. 具有祛风除湿、通痹止痛、解表功效的药物是

12. 具有祛风湿、止痛、利水消肿功效的药物是

A. 豨莶草　　B. 木瓜

C. 独活　　D. 防己

E. 秦艽

13. 具有祛风湿、舒筋络、清虚热功效的药物是

14. 具有祛风湿、通经络、解热毒功效的药物是

A. 木瓜　　B. 秦艽

C. 独活　　D. 络石藤

E. 防己

15. 具有舒筋活络、化湿和胃功效的药物是

16. 具有祛风通络、凉血消肿功效的药物是

A. 桑寄生　　B. 蕲蛇

C. 五加皮　　D. 威灵仙

E. 木瓜

17. 具有祛风湿、补肝肾、强筋骨、安胎功效的药物是

18. 具有祛风湿、补肝肾、强筋骨、利水功效的药物是

A. 蕲蛇　　B. 桑寄生

C. 木瓜　　D. 威灵仙

E. 五加皮

19. 具有祛风、通络、止痉功效的药物是

20. 具有祛风湿、通络止痛、消骨鲠功效的药物是

A. 羌活　　B. 独活

C. 木瓜　　D. 防己

E. 五加皮

21. 善于治疗上肢风寒湿痹的药物是

22. 善于治疗下肢风寒湿痹的药物是

A. 羌活　　B. 独活

C. 木瓜　　D. 防己

E. 五加皮

23. 善于治疗筋急项强不可转侧的药物是

24. 善于治疗风湿热痹的药物是

A. 羌活　　B. 独活

C. 木瓜　　D. 防己

E. 五加皮

25. 具有补肝肾、利水消肿功效的药物是

26. 具有舒经活络、和胃化湿功效的药物是

A. 威灵仙　　B. 秦艽

C. 桑寄生　　D. 蕲蛇

E. 木瓜

27. 既祛风湿，又治骨鲠的药物是

28. 既祛风湿，又退虚热的药物是

A. 威灵仙　　B. 秦艽

C. 桑寄生　　D. 蕲蛇

E. 木瓜

29. 既祛风湿，又息风定惊的药物是

30. 既祛风湿，又和胃化湿的药物是

A. 络石藤　　B. 桑寄生

C. 木瓜　　D. 秦艽

E. 威灵仙

31. 功能祛风湿、退虚热的药物是

32. 功能祛风湿、利湿退黄的药物是

A. 防己　　B. 独活

C. 威灵仙　　D. 五加皮

E. 豨莶草

33. 既能祛风通络，又能消骨鲠的药物是

34. 既能祛风通络，又能清热解毒的药物是

A. 豨莶草、臭梧桐　B. 防己、五加皮

C. 威灵仙、防己　　D. 桑寄生、五加皮

E. 络石藤、蕲蛇

35. 都具有祛风湿、强筋骨功效的药物是

36. 都具有祛风湿、利水功效的药物是

A. 祛风除湿，通痹止痛，解表

B. 祛风湿，止痛，利水消肿

C. 祛风湿，利关节，解毒

D. 祛风湿，通络止痛，消骨鲠
E. 祛风湿，活血通络，清肺化痰

37. 独活的功效是
38. 羌活的功效是

参考答案

A1 型题

1. E　2. D　3. E　4. C　5. D
6. C　7. C　8. A　9. D　10. B
11. C　12. E　13. A　14. C　15. D
16. D　17. E　18. D　19. E　20. E
21. D　22. E　23. E　24. C　25. C
26. B　27. D　28. B　29. C

A2 型题

1. C　2. C　3. A　4. C　5. C
6. B

B1 型题

1. C　2. E　3. E　4. B　5. E
6. D　7. C　8. A　9. A　10. C
11. A　12. C　13. E　14. A　15. A
16. D　17. A　18. C　19. A　20. D
21. A　22. B　23. C　24. D　25. E
26. C　27. A　28. B　29. D　30. E
31. D　32. D　33. C　34. E　35. D
36. B　37. A　38. A

第九单元　化湿药

A1 型题

1. 芳香化湿药的主治病证是
A. 水湿内停　B. 水湿泄泻
C. 湿痹拘挛　D. 湿疹湿疮
E. 湿阻中焦

2. 芳香化湿药入汤剂的用法是
A. 先煎　B. 另煎
C. 烊服　D. 不宜久煎
E. 冲服

3. 关于芳香化湿药的论述，以下错误的是
A. 多辛温，归脾胃经
B. 入汤剂多宜后下
C. 多具利小便作用
D. 多用治湿困中焦
E. 易耗气伤阴

4. 最宜治湿浊中阻之呕吐的药物是
A. 苏叶　B. 香薷
C. 生姜　D. 黄连
E. 藿香

5. 具有化湿解暑功效的化湿药物是
A. 苍术　B. 佩兰
C. 豆蔻　D. 砂仁
E. 草豆蔻

6. 下列各项，不具有止呕功效的药物是
A. 半夏　B. 藿香
C. 佩兰　D. 豆蔻
E. 竹茹

7. 既能化湿，又能解暑的药物是
A. 藿香、佩兰　B. 苍术、厚朴
C. 砂仁、豆蔻　D. 橘皮、青皮
E. 茯苓、玉竹

8. 功能燥湿健脾、祛风散寒的药物是
A. 茯苓　B. 白术
C. 苍术　D. 萆薢

E. 威灵仙

9. 治疗夜盲症，应选用的药物是

A. 砂仁　B. 苍术

C. 豆蔻　D. 草果

E. 以上都不是

10. 长于行气、燥湿、消积、降气平喘的药物是

A. 苏梗　B. 厚朴

C. 砂仁　D. 豆蔻

E. 香附

11. 既能行气除满，又可平喘的药物是

A. 陈皮　B. 大腹皮

C. 麻黄　D. 厚朴

E. 枳壳

12. 下列各项，不属厚朴功效的是

A. 行气　B. 活血

C. 燥湿　D. 消积

E. 平喘

13. 治疗咳嗽痰多、气喘、脘腹胀满、纳呆食少者，应选用的药物是

A. 藿香　B. 佩兰

C. 厚朴　D. 苍术

E. 砂仁

14. 治疗妊娠呕恶、不思饮食、脘腹胀闷、胎动不安者，应选用的药物是

A. 生姜　B. 厚朴

C. 竹茹　D. 砂仁

E. 黄芩

15. 砂仁的功效是

A. 燥湿，平喘

B. 燥湿，发汗

C. 化湿行气，温中止泻，安胎

D. 化湿，解暑

E. 化湿，止呕

16. 既能化湿行气，又能理气安胎的药物是

A. 藿香　B. 佩兰

C. 砂仁　D. 豆蔻

E. 草豆蔻

17. 下列各项，入汤剂后下的药物是

A. 酸枣仁　B. 柏子仁

C. 砂仁　D. 郁李仁

E. 桃仁

18. 豆蔻、肉豆蔻均具有的功效是

A. 芳香化湿　B. 涩肠止泻

C. 理气安胎　D. 温中行气

E. 疏肝理气

19. 藿香与草豆蔻均具有的功效是

A. 化湿，止呕　B. 化湿，健脾

C. 化湿，解表　D. 化湿，止泻

E. 化湿，截疟

A2 型题

1. 患者，女，25 岁。妊娠两个月，因进食不慎，脘腹胀痛，恶心腹泻，舌苔白腻，脉滑。用药应选用的药物是

A. 豆蔻　B. 砂仁

C. 苍术　D. 厚朴

E. 佩兰

2. 患者，男，36 岁。因应酬太多，倍感疲劳，昨日起怕冷，发烧，头痛，恶心，呕吐，腹泻。舌质淡，苔白腻，脉象润滑。用药应选用的药物是

A. 麻黄　B. 桂枝

C. 藿香　D. 苏叶

E. 薄荷

3. 患者，女，28 岁。口气浊臭，脘腹胀满，不思饮食，呕恶欲吐，大便溏泻，舌质红，舌苔黄厚而腻，脉象润滑。用药应选用的药物是

A. 苍术　B. 厚朴

C. 佩兰　D. 藿香

E. 砂仁

4. 患者，女，36 岁。已怀孕两个月，近日突然“见红”，伴有恶心、呕吐、脘腹胀满，不思饮食，舌淡苔白，脉滑。用药应选用的药物是

A. 生姜　B. 半夏

C. 杜仲　　D. 桑寄生
E. 砂仁

5. 患者，女，36岁。已怀孕两个月，近日突然"见红"，伴有恶心、呕吐、脘腹胀满，不思饮食，舌淡苔白，脉滑。用药应选用的药物是
A. 清热安胎药　　B. 补气安胎药
C. 养血安胎药　　D. 益肾安胎药
E. 理气安胎药

6. 患者，女，35岁，大便水泻，并见轻微发热，恶心欲吐，舌质淡，苔白腻，脉象濡滑。用药应选用的药物是
A. 苍术　　B. 白术
C. 车前子　　D. 茯苓
E. 藿香

7. 患者，男，35岁。脘腹胀满，不思饮食，恶心呕吐，疲乏无力，大便溏泻，日行3～4次，查舌质淡，苔白浊而腻，脉象濡滑。用药应选用的药物是
A. 白术　　B. 苍术
C. 白芍　　D. 党参
E. 黄芪

8. 患者，男，46岁。近日疲劳，昨日下午淋了一点小雨，晚上出现怕冷，发热，头痛，恶心，呕吐，腹泻。舌质淡，苔白腻，脉象濡滑。用药应选用的药物是
A. 麻黄　　B. 桂枝
C. 藿香　　D. 紫苏
E. 薄荷

B1 型题

A. 苍术　　B. 厚朴
C. 豆蔻　　D. 草豆蔻
E. 草果

1. 既能燥湿健脾，又能祛风散寒的药物是
2. 既能燥湿消痰，又能下气除满的药物是

A. 厚朴　　B. 砂仁
C. 豆蔻　　D. 草豆蔻
E. 草果

3. 具有燥湿温中、除痰截疟功效的药物是
4. 具有化湿行气、温中止泻、安胎功效的药物是

A. 苍术　　B. 草果
C. 草豆蔻　　D. 豆蔻
E. 藿香

5. 既能燥湿健脾，又能祛风散寒的药物是
6. 既能解暑，又能化湿止呕的药物是

A. 燥湿健脾，祛风散寒
B. 化湿，解暑，止呕
C. 燥湿消痰，下气除满
D. 化湿行气，温中止泻，安胎
E. 化湿行气，止呕

7. 苍术具有的功效是
8. 藿香具有的功效是

A. 燥湿健脾，祛风散寒
B. 化湿，解暑，止呕
C. 燥湿消痰，下气除满
D. 化湿行气，温中止泻，安胎
E. 化湿行气，止呕

9. 厚朴具有的功效是
10. 砂仁具有的功效是

A. 藿香　　B. 砂仁
C. 佩兰　　D. 厚朴
E. 白术

11. 治疗暑月外感风寒，内伤生冷之恶寒发热，呕恶泄泻者，用药应选用的药物是
12. 治疗脾经湿热，口中甜腻，多涎口臭者，用药应选用的药物是

A. 苍术　　B. 厚朴
C. 豆蔻　　D. 木瓜
E. 蚕沙

13. 具有燥湿健脾功效的药物是
14. 具有燥湿行气功效的药物是

A. 藿香　　B. 佩兰
C. 豆蔻　　D. 厚朴
E. 苍术

15. 功能化湿、止呕、解暑的药物是
16. 功能化湿行气、温中止呕的药物是

A. 佩兰　　B. 砂仁
C. 广藿香　　D. 厚朴
E. 苍术

17. 发表之力较弱，以化湿辟秽为主，可用于脾经湿热，口中甜腻、多涎的是

18. 微温不燥，辛散发表而不峻烈，为芳香化湿要药的是

A. 广藿香　　B. 砂仁
C. 苍术　　D. 木香
E. 厚朴

19. 功偏行气止痛，为治气滞腹痛要药的是

20. 善治湿浊中阻，中焦寒湿气滞，温中而止呕、止泻的是

参考答案

A1 型题

1. E	2. D	3. C	4. E	5. B
6. C	7. A	8. C	9. B	10. B
11. D	12. B	13. C	14. D	15. C
16. C	17. C	18. D	19. A	

A2 型题

1. B	2. C	3. C	4. E	5. E
6. E	7. B	8. C		

B1 型题

1. A	2. B	3. E	4. B	5. A
6. E	7. A	8. B	9. C	10. D
11. A	12. C	13. A	14. B	15. A
16. C	17. A	18. C	19. D	20. B

第十单元　利水渗湿药

A1 型题

1. 茯苓的功效是
   A. 利水渗湿，清热，除痹
   B. 利水渗湿，消肿，散结
   C. 利水渗湿，止咳，除痹
   D. 利水消肿，渗湿，健脾，宁心
   E. 利水渗湿，止呕，通乳

2. 治疗小便不利、水肿、脾虚证，应选用的药物是
   A. 泽泻　　B. 猪苓
   C. 车前子　　D. 茯苓
   E. 木通

3. 下列各项，不属茯苓主治病证的是
   A. 水肿　　B. 停饮心悸
   C. 脾虚食少便溏　　D. 热结便秘
   E. 心悸失眠

4. 具有渗利兼补益特点的药物是
   A. 木通　　B. 通草
   C. 泽泻　　D. 茯苓
   E. 猪苓

5. 治疗脾虚湿盛之食少泄泻、水肿腹胀、脚气浮肿，应选用的药物是

A. 猪苓　　B. 木通
C. 车前子　　D. 石韦
E. 薏苡仁

6. 既能利水消肿，渗湿健脾，除痹又能清热排脓的药物是
A. 薏苡仁　　B. 车前子
C. 木通　　D. 茯苓
E. 滑石

7. 下列各项，不具有健脾祛湿功效的药物是
A. 茯苓　　B. 猪苓
C. 白术　　D. 薏苡仁
E. 苍术

8. 用于暑湿泄泻，利小便以实大便的药物是
A. 通草　　B. 车前子
C. 海金沙　　D. 茵陈
E. 瞿麦

9. 车前子入汤剂的用法是
A. 先煎　　B. 后下
C. 另煎　　D. 烊化
E. 包煎

10. 下列各项，不属车前子功效的是
A. 利水通淋　　B. 利水消肿
C. 清热解毒　　D. 清肺化痰
E. 清肝明目

11. 既能利尿通淋，又能清解暑热，收湿敛疮的药物是
A. 茯苓　　B. 滑石
C. 通草　　D. 萆薢
E. 藿香

12. 外用有清热收湿作用，可用治湿疮、湿疹、痱子等皮肤病的药物是
A. 茯苓　　B. 猪苓
C. 车前子　　D. 滑石
E. 芒硝

13. 下列各项，不属滑石主治病证的是
A. 湿热、淋痛　　B. 暑温、湿温
C. 湿疹、湿疮　　D. 暑热、痱毒
E. 寒湿带下

14. 飞滑石入煎剂的用法是
A. 冲服　　B. 包煎
C. 另煎　　D. 后下
E. 烊化

15. 海金沙的功效是
A. 除湿退黄　　B. 利水通淋，解暑
C. 利水渗湿　　D. 清热利水，杀虫
E. 利尿通淋，止痛

16. 善于治疗血淋、尿血的药物是
A. 车前子　　B. 泽泻
C. 石韦　　D. 萆薢
E. 木通

17. 具有清肺止咳功效的利水渗湿药物是
A. 海金沙　　B. 石韦
C. 茯苓　　D. 猪苓
E. 薏苡仁

18. 善于治疗膏淋的药物是
A. 车前子　　B. 滑石
C. 萆薢　　D. 石韦
E. 海金沙

19. 茵陈的功效是
A. 利水渗湿，安神
B. 清利湿热，解毒
C. 利水渗湿，除痹
D. 利湿退黄，解毒疗疮
E. 利水通淋，祛风湿

20. 治疗湿热黄疸的最佳选药是
A. 车前子　　B. 泽泻
C. 茵陈　　D. 木通
E. 石韦

21. 既可用于热淋、砂淋、石淋，又可用于恶疮肿毒、毒蛇咬伤的药物是
A. 泽泻　　B. 冬葵子
C. 车前子　　D. 金钱草
E. 猪苓

22. 治疗湿热黄疸，应选用的药物是
A. 车前子　　B. 金钱草
C. 通草　　D. 薏苡仁

E. 地肤子

23. 善于治疗砂淋、石淋的药物是

A. 车前子　　B. 石韦

C. 滑石　　D. 金钱草

E. 木通

24. 下列各项，不属金钱草功效的是

A. 利尿通淋　　B. 软坚排石

C. 利湿退黄　　D. 疏肝利胆

E. 解毒消肿

25. 金钱草的功效是

A. 利水通淋

B. 利湿退黄，利尿通淋，解毒消肿

C. 利水通淋，退黄

D. 利水通淋，止咳

E. 利水消肿，安神健脾

26. 虎杖的功效是

A. 活血调经，清热利湿，解毒消疮，化痰平喘

B. 利湿退黄，清热解毒，散瘀止痛，化痰止咳

C. 活血定痛，清热利湿，解毒通便，化痰止咳

D. 活血通络，祛湿退黄，清热解毒，利尿通便

E. 活血消癥，利湿退肿，解毒疗疮，化痰止血

27. 善治湿热并重之湿温、暑温，常与滑石、黄芩同用的药物是

A. 车前子　　B. 金钱草

C. 木通　　D. 茵陈

E. 虎杖

A2 型题

1. 患者，女，51 岁。颜面下肢浮肿两天，小便量少，心悸，失眠。用药应选用的药物是

A. 茯苓　　B. 猪苓

C. 泽泻　　D. 车前子

E. 薏苡仁

2. 患者，女，30 岁。膝足肿胀，屈伸不利，大便溏泻，身倦乏力。用药应选用的药物是

A. 桑枝　　B. 桂枝

C. 秦艽　　D. 薏苡仁

E. 木瓜

3. 患者，女，74 岁。脘腹胀满，不思饮食，四肢乏力，心悸失眠，且常见下肢水肿，舌体胖大，边有齿痕，舌苔薄白，脉象虚弱。用药应选用的药物是

A. 白术　　B. 苍术

C. 茯苓　　D. 厚朴

E. 陈皮

4. 患者，女，45 岁。尿频、尿急、尿痛，并见肉眼血尿。尿常规检查示：红细胞满视野。肾 B 超检查未见异常。舌质红，舌苔薄黄，脉弦数。用药应选用的药物是

A. 车前子　　B. 泽泻

C. 石韦　　D. 木通

E. 金钱草

5. 患者，男，49 岁。小便开始或末尾尿液混浊，色如米泔，伴有小便不畅，舌质淡，苔薄黄，脉象弦滑。用药应选用的药物是

A. 木通　　B. 茯苓

C. 萆薢　　D. 车前子

E. 泽泻

6. 患者，男，29 岁。全身皮肤发黄，伴有发热，头痛，恶心，呕吐，舌质红，苔黄腻，脉弦滑。用药应选用的药物是

A. 车前子　　B. 茵陈

C. 泽泻　　D. 茯苓

E. 地肤子

7. 患者，男，12 岁。大便水泻，并见轻微发热，恶心欲吐症状。舌质淡，舌苔白腻，脉象濡滑。用药应选用的药物是

A. 苍术　　B. 白术

C. 车前子　　D. 茯苓

E. 藿香

8. 患者，女，50 岁。近期常感腰痛，且有小便不畅症状。尿常规检查，见红细胞 1～2 个。B 超检查示：肾盂结石。用药应选用的药物是

A. 连翘　B. 车前子
C. 泽泻　D. 金钱草
E. 木通

B1 型题

A. 利水通淋，清热排脓
B. 利水消肿，渗湿，健脾，宁心
C. 利尿通淋，清解暑热，收湿敛疮
D. 利水渗湿，泄热，通乳
E. 利水通淋，化痰止咳

1. 滑石的功效是
2. 茯苓的功效是

A. 利水消肿，渗湿
B. 利水通淋，健脾
C. 清热利湿，通淋止痛
D. 利水渗湿，安神
E. 利湿退黄

3. 海金沙的功效是
4. 猪苓的功效是

A. 利水渗湿，除痹
B. 利水通淋，通乳
C. 利湿退黄，利尿通淋，解毒消肿
D. 利水渗湿，健脾，止咳
E. 利水通淋，渗湿止泻，明目，祛痰

5. 车前子的功效是
6. 金钱草的功效是

A. 清肺化痰，排脓
B. 利尿通淋，通气下乳
C. 利湿去浊，祛风除痹
D. 利水渗湿，祛风湿
E. 利水通淋，杀虫

7. 萆薢的功效是
8. 通草的功效是

A. 茯苓　B. 猪苓
C. 泽泻　D. 薏苡仁
E. 滑石

9. 具有利水渗湿、健脾舒筋脉功效的药物是
10. 具有利水渗湿、泄热功效的药物是

A. 茯苓　B. 猪苓
C. 泽泻　D. 薏苡仁
E. 滑石

11. 具有利水渗湿、排脓功效的药物是
12. 具有利水通淋、解暑功效的药物是

A. 木通　B. 金钱草
C. 石韦　D. 地肤子
E. 海金沙

13. 具有利水通淋、通乳功效的药物是
14. 具有利水通淋、退黄功效的药物是

A. 木通　B. 金钱草
C. 石韦　D. 地肤子
E. 海金沙

15. 具有利水通淋、止咳功效的药物是
16. 具有清热利湿、止痒功效的药物是

A. 萆薢　B. 茵陈
C. 茯苓　D. 猪苓
E. 木通

17. 具有利湿浊、祛风湿功效的药物是
18. 具有利湿热、退黄疸功效的药物是

A. 茵陈　B. 滑石
C. 茯苓　D. 萆薢
E. 薏苡仁

19. 治疗湿热黄疸，应选用的药物是
20. 治疗湿热淋证，小便淋沥涩痛，应选用

的药物是

A. 茵陈　　B. 滑石
C. 茯苓　　D. 萆薢
E. 木通

21. 治疗膏淋小便混浊，色白如米泔，应选用的药物是

22. 治疗热淋，小便淋沥涩痛，兼见心烦尿赤，口舌生疮，应选用的药物是

A. 茯苓　　B. 薏苡仁
C. 白术　　D. 猪苓
E. 泽泻

23. 具有健脾渗湿、宁心安神功效的药物是

24. 具有健脾燥湿、止汗安胎功效的药物是

A. 茯苓　　B. 薏苡仁
C. 猪苓　　D. 白术
E. 泽泻

25. 具有利水渗湿、泄热功效的药物是

26. 具有利水渗湿、排脓功效的药物是

A. 通草　　B. 石韦
C. 虎杖　　D. 萆薢
E. 茵陈

27. 善于治疗热淋的药物是

28. 善于治疗血淋的药物是

A. 木通　　B. 石韦
C. 金钱草　　D. 萆薢
E. 茵陈

29. 善于治疗砂淋、石淋的药物是

30. 善于治疗膏淋的药物是

A. 宁神益智，补脾益肺
B. 宁心安神，止泻止汗
C. 宁心安神，祛痰开窍
D. 宁心安神，健脾利水
E. 定惊安神，利尿通淋

31. 茯苓的功效是

32. 远志的功效是

A. 茵陈　　B. 萹蓄
C. 木通　　D. 薏苡仁
E. 萆薢

33. 具有利胆退黄功效的药物是

34. 具有杀虫止痒功效的药物是

参考答案

A1 型题

1. D　2. D　3. D　4. D　5. E
6. A　7. B　8. B　9. E　10. C
11. B　12. D　13. E　14. B　15. E
16. C　17. B　18. C　19. D　20. C
21. D　22. B　23. D　24. D　25. B
26. B　27. D

A2 型题

1. A　2. D　3. C　4. C　5. C
6. B　7. E　8. D

B1 型题

1. C　2. B　3. C　4. A　5. E
6. C　7. C　8. B　9. D　10. C
11. D　12. E　13. A　14. B　15. C
16. D　17. A　18. B　19. A　20. B
21. D　22. E　23. A　24. C　25. E
26. B　27. A　28. B　29. C　30. D
31. D　32. C　33. A　34. B

第十一单元　温里药

A1 型题

1. 治疗元气大亏，阳气暴脱，亡阳与气脱并见，应选用的药组是

A. 附子、黄芪　B. 附子、人参
C. 白术、附子　D. 附子、干姜
E. 附子、肉桂

2. 治疗亡阳证，汗出清冷，四肢厥逆，脉微欲绝者，应选用的药物是

A. 附子、肉桂　B. 附子、干姜
C. 附子、人参　D. 附子、细辛
E. 附子、高良姜

3. 治疗寒湿痹证，骨节疼痛，应选用的药物是

A. 附子　B. 干姜
C. 高良姜　D. 细辛
E. 吴茱萸

4. 附子入汤剂先煎的目的是

A. 充分煎出有效成分　B. 减轻毒性
C. 增强功效　D. 产生新作用
E. 减轻刺激性

5. 被称为"回阳救逆第一品药"的是

A. 人参　B. 肉桂
C. 鹿茸　D. 附子
E. 干姜

6. 下列各项，不属附子主治病证的是

A. 亡阳欲脱，肢冷脉微
B. 寒凝血瘀，经闭阴疽
C. 命门火衰，阳痿早泄
D. 中寒腹痛，阴寒水肿
E. 阳虚外感，寒痹刺痛

7. "十八反"中，与乌头相反的药物是

A. 玄参　B. 瓜蒌
C. 细辛　D. 海藻
E. 白芍

8. 温里药中善于温肺化饮，治疗寒饮伏肺，咳嗽气喘，痰多清稀者的药物是

A. 附子、细辛　B. 附子、干姜
C. 吴茱萸、细辛　D. 干姜、吴茱萸
E. 干姜、细辛

9. 治疗脾胃寒证，症见脘腹冷痛呕吐泄泻等，应选用的药物是

A. 细辛　B. 丁香
C. 干姜　D. 吴茱萸
E. 黄连

10. 既能温中回阳，又能温肺化饮的药物是

A. 生姜　B. 干姜
C. 高良姜　D. 麻黄
E. 桂枝

11. 辛甘温热，治疗下元虚冷之要药是

A. 高良姜　B. 附子
C. 干姜　D. 吴茱萸
E. 肉桂

12. 具有温肾阳、温脾阳、温通血脉、引火归原功效的药物是

A. 附子　B. 干姜
C. 肉桂　D. 吴茱萸
E. 桂枝

13. 入汤剂宜后下的药物是

A. 附子　B. 肉桂
C. 干姜　D. 吴茱萸
E. 小茴香

14. 补气养血药中加入适量肉桂，其主要目的是

A. 引火归原　B. 鼓舞气血生长
C. 散寒止痛　D. 补而不滞
E. 以上都不是

15. 既能温中止痛，又能杀虫，可用于蛔虫腹痛、呕吐或吐蛔的药物是

A. 干姜　　B. 吴茱萸
C. 砂仁　　D. 小茴香
E. 花椒

16. 既善疏肝，又能暖肝的药物是

A. 附子　　B. 花椒
C. 山茱萸　　D. 吴茱萸
E. 肉桂

17. 吴茱萸善于治疗的头痛是

A. 少阴头痛　　B. 厥阴头痛
C. 痰湿头痛　　D. 血瘀头痛
E. 风寒头痛

18. 吴茱萸的功效是

A. 散寒止痛，降逆止呕，助阳止泻
B. 祛风止痛，温肺化饮，助阳止泻
C. 回阳救逆，温肾助阳，降逆止呕
D. 温中止痛，祛风杀虫，降逆止呕
E. 温中降逆，理气和胃，助阳止泻

19. 治疗肝火犯胃，呕吐吞酸，黄连常配伍的药物是

A. 丁香　　B. 干姜
C. 花椒　　D. 小茴香
E. 吴茱萸

20. 治疗寒疝疼痛，睾丸偏坠疼痛，应选用的药物是

A. 肉桂　　B. 沉香
C. 小茴香　　D. 丁香
E. 木香

21. 具有散寒止痛、理气和胃功效的药物是

A. 肉桂　　B. 干姜
C. 高良姜　　D. 小茴香
E. 花椒

22. 丁香的功效是

A. 散寒止痛，降逆止呕，助阳止泻
B. 温中止痛，补火助阳，降逆止呕
C. 降逆止呕，补火助阳，纳气平喘
D. 温中降逆，散寒止痛，温肾助阳
E. 温胃降逆，温肾纳气，助阳止泻

23. 治疗脘腹冷痛，呕吐，泄泻，应选用的药物是

A. 丁香　　B. 小茴香
C. 细辛　　D. 高良姜
E. 赭石

24. 下列各项，不属于花椒功效的是

A. 温中　　B. 杀虫
C. 止痛　　D. 止痒
E. 消痰

A2 型题

1. 患者，男，58 岁。每日清晨即腹胀泄泻，白昼如常人，喜热饮食，舌质淡，脉沉细。用药应首选的药物是

A. 附子　　B. 干姜
C. 肉桂　　D. 吴茱萸
E. 山药

2. 患者，男，27 岁。胃脘冷痛，畏寒喜暖，口不渴。用药应首选的药物是

A. 丁香　　B. 砂仁
C. 花椒　　D. 高良姜
E. 香附

3. 患者，男，89 岁。久病卧床，近日来冷汗自出，四肢厥逆，面色苍白，舌淡苔白，脉微欲绝。用药应首选的药物是

A. 肉桂、桂枝　　B. 干姜、高良姜
C. 附子、干姜　　D. 细辛、小茴香
E. 吴茱萸、丁香

4. 患者，女，40 岁。脘腹冷痛，恶心欲吐，大便溏泻，舌淡苔白，舌体胖大，边有齿痕，脉象沉细。用药应首选的药物是

A. 附子　　B. 肉桂
C. 干姜　　D. 吴茱萸
E. 小茴香

5. 患者，男，40 岁。腰腿怕冷，痿软无力，伴有阳痿、早泄、尿频症状，舌淡苔白，脉沉迟

少力。用药应首选的药物是

A. 干姜　B. 细辛
C. 肉桂　D. 吴茱萸
E. 小茴香

6. 患者，女，65 岁。心悸、胸闷、水肿十余年，近日病情加重，全身冷汗淋漓，神志时清时昏，面色苍白，手足冰凉，舌质淡胖，脉细微无力，宜急用附子配伍的药物是

A. 山药　B. 党参
C. 人参　D. 黄芪
E. 甘草

B1 型题

A. 温中散寒，回阳通脉，温肺化饮
B. 散寒止痛，降逆止呕，助阳止泻
C. 温中回阳，散寒止痛，纳气平喘
D. 祛寒止痛，理气和胃，温肺化饮
E. 散寒止痛，补火助阳，理气和胃

1. 干姜的功效是
2. 吴茱萸的功效是

A. 生姜　B. 干姜
C. 炮姜　D. 生姜皮
E. 高良姜

3. 具有散寒解表功效的药物是
4. 具有温中回阳功效的药物是

A. 附子、干姜　B. 附子、肉桂
C. 细辛、吴茱萸　D. 细辛、干姜
E. 高良姜、干姜

5. 均具有补火助阳功效的药物是
6. 均具有温肺化饮功效的药物是

A. 干姜　B. 附子
C. 肉桂　D. 丁香
E. 吴茱萸

7. 治疗寒饮咳喘，痰多清稀，应选用的药物是
8. 治疗寒凝瘀滞经闭，痛经，应选用的药物是

A. 附子　B. 肉桂
C. 干姜　D. 吴茱萸
E. 小茴香

9. 具有回阳救逆、补火助阳功效的药物是
10. 具有温中回阳、温肺化饮功效的药物是

A. 附子　B. 肉桂
C. 干姜　D. 吴茱萸
E. 小茴香

11. 具有补火助阳、温通经脉功效的药物是
12. 具有散寒止痛、疏肝下气功效的药物是

A. 细辛　B. 花椒
C. 丁香　D. 小茴香
E. 高良姜

13. 具有散寒止痛、温肺化饮功效的药物是
14. 具有温中止痛、杀虫功效的药物是

A. 细辛　B. 花椒
C. 丁香　D. 小茴香
E. 高良姜

15. 具有温中降逆、温肾助阳功效的药物是
16. 具有散寒止痛、理气和胃功效的药物是

A. 肉桂　B. 吴茱萸
C. 细辛　D. 丁香
E. 白术

17. 治疗下元虚冷，虚阳上浮，上热下寒者，应选用的药物是
18. 治疗脾肾虚寒，久泻，五更泄泻者，应选用的药物是

A. 附子　B. 肉桂
C. 干姜　D. 吴茱萸

E. 细辛

19. “回阳救逆第一品药”是

20. 善于“引火归原”的药物是

A. 附子　　B. 肉桂
C. 干姜　　D. 吴茱萸
E. 细辛

21. 善于暖肝散寒的药物是

22. 能散寒止痛通窍的药物是

A. 回阳救逆　　B. 补火助阳
C. 温胃止呕　　D. 发汗平喘
E. 发表解肌

23. 肉桂的功效是

24. 桂枝的功效是

A. 寒疝腹痛　　B. 厥阴头痛
C. 风湿痹痛　　D. 脘腹冷痛
E. 虫积腹痛

25. 小茴香尤善于治疗的是

26. 吴茱萸尤善于治疗的是

A. 肉桂　　B. 附子
C. 干姜　　D. 草乌
E. 川乌

27. 上助心阳，中温脾阳，下补肾阳，为回阳救逆要药的是

28. 既可散在表之风邪，又可逐在里之寒湿，温通经络而止痛的是

参考答案

A1 型题

1. B　2. B　3. A　4. B　5. D
6. B　7. B　8. E　9. C　10. B
11. E　12. C　13. B　14. B　15. E
16. D　17. B　18. A　19. E　20. C
21. D　22. D　23. D　24. E

A2 型题

1. D　2. D　3. C　4. D　5. C
6. C

B1 型题

1. A　2. B　3. A　4. B　5. B
6. D　7. A　8. C　9. A　10. C
11. B　12. D　13. A　14. B　15. C
16. D　17. A　18. B　19. A　20. B
21. D　22. E　23. B　24. E　25. A
26. B　27. B　28. E

第十二单元　理气药

A1 型题

1. 陈皮的功效是
A. 疏肝解郁，化湿止呕
B. 理气健脾，燥湿化痰
C. 温肺化痰，行气止痛
D. 温经散寒，行气活血
E. 理气调中，温肾纳气

2. 既能理气健脾，又能燥湿化痰的药物是
A. 枳实　　B. 佛手
C. 陈皮　　D. 薤白
E. 川楝子

3. 下列各项，专理脾肺气滞的药物是
A. 香附　　B. 木香
C. 陈皮　　D. 乌药

E. 青皮

4. 下列各项，不属陈皮功效的是

A. 理气　B. 健脾

C. 燥湿　D. 疏肝

E. 化痰

5. 治疗肝气郁滞之胁肋作痛，食积不化，应选用的药物是

A. 青皮　B. 陈皮

C. 柴胡　D. 川楝子

E. 香附

6. 青皮的功效是

A. 理气止痛，和胃化痰

B. 疏肝破气，消积化滞

C. 理气活血，散结消痞

D. 行气散寒止痛

E. 疏肝理气，降逆止呕

7. 既能用于食积停滞，腹痛便秘，泻痢不畅，里急后重，又能用于痰浊阻塞气机，胸脘痞满的药物是

A. 枳实　B. 陈皮

C. 青皮　D. 香附

E. 木香

8. 功用与枳实同，但作用较缓和，以行气宽中除胀为主的药物是

A. 佛手　B. 枳壳

C. 木香　D. 陈皮

E. 青皮

9. 枳实的理气功效是

A. 破气　B. 降气

C. 纳气　D. 疏肝

E. 行气

10. 治疗脏器下垂，应选用的药物是

A. 陈皮　B. 枳实

C. 佛手　D. 青皮

E. 厚朴

11. 枳壳的功效是

A. 行气宽中除胀为主

B. 行气消痰除痞为主

C. 燥湿化痰和胃为主

D. 理气和胃降逆为主

E. 行气止痛散结为主

12. 下列各项，不属枳实主治病证的是

A. 食积停滞　B. 痰浊胸痹

C. 内脏下垂诸证　D. 热结便秘

E. 痰饮咳喘

13. 木香的功效是

A. 行气止痛，健脾消食

B. 疏肝止痛，助阳止泻

C. 行气调中，温脾化痰

D. 破气消积，散寒止痛

E. 理气调中，温肾助阳

14. 用治食积气滞，湿热互阻下痢里急后重者，应选用的药物是

A. 黄连、黄柏　B. 柴胡、枳壳

C. 木香、槟榔　D. 香附、薤白

E. 苦参、青皮

15. 既能行气止痛，又能健脾消食的药物是

A. 木香　B. 香附

C. 陈皮　D. 青皮

E. 枳实

16. 下列各项，不属于木香主治病证的是

A. 三焦气滞　B. 肺气阻滞

C. 肝胆气郁　D. 脾胃气滞

E. 大肠气滞

17. 具有行气止痛、散寒调中功效的药物是

A. 陈皮　B. 檀香

C. 乌药　D. 川楝子

E. 青皮

18. 檀香入汤剂的用法是

A. 先煎　B. 包煎

C. 后下　D. 冲服

E. 烊化

19. 治疗肝气郁滞或肝胃不和所致的胁肋作痛兼见热象者，应选用的药物是

A. 香附　B. 延胡索

C. 陈皮　D. 川楝子

E. 木香

20. 既能行气止痛，又能杀虫疗癣的药物是

A. 川楝子　　B. 青皮
C. 佛手　　D. 木香
E. 香附

21. 治疗寒郁气滞之胸闷胁痛，肾阳不足之遗尿、尿频，应选用的药物是

A. 木香　　B. 香附
C. 乌药　　D. 大腹皮
E. 川楝子

22. 既能行气止痛，又能温肾散寒的药物是

A. 青皮　　B. 木香
C. 川楝子　　D. 檀香
E. 乌药

23. 善于疏肝解郁，调经止痛，理气宽中的药物是

A. 川楝子　　B. 檀香
C. 香附　　D. 木香
E. 枳壳

24. 善于治疗肝气郁滞之痛经，人称“气病之总司，妇科之主帅”的药物是

A. 香附　　B. 木香
C. 佛手　　D. 青皮
E. 乌药

25. 佛手的功效是

A. 疏肝和胃，行气止痛，燥湿化痰
B. 疏肝破气，止咳化痰，行气止痛
C. 疏肝解郁，行气止痛，化湿和胃
D. 疏肝解郁，理气和中，燥湿化痰
E. 破气消积，疏肝除痞，助阳止泻

26. 下列各项，不属佛手功效的是

A. 调和脾胃　　B. 行气止痛
C. 疏肝解郁　　D. 消食导滞
E. 燥湿化痰

27. 治疗寒痰湿浊凝滞于胸中，胸阳不振，咳唾胸痹，应选用的药物是

A. 佛手　　B. 陈皮
C. 青皮　　D. 木香
E. 薤白

28. 薤白的功效是

A. 疏肝解郁，行气导滞
B. 通阳散结，行气导滞
C. 通阳散结，解毒消肿
D. 散寒通阳，解毒散结
E. 散寒通阳，行气导滞

A2 型题

1. 患者，男，48 岁。形体消瘦，脘腹胀痛，有时隐隐作痛，纳食不香，诊断为胃下垂。用药应首选的药物是

A. 陈皮　　B. 青皮
C. 枳实　　D. 木香
E. 香附

2. 患者，男，42 岁。胁肋胀痛，脘腹灼热疼痛，口苦，舌质红，脉弦数。用药应首选的药物是

A. 木香　　B. 香附
C. 乌药　　D. 川楝子
E. 佛手

3. 患者，女，30 岁。胃脘胀痛，牵连胁痛，嗳气频频，舌苔薄白，脉弦。用药应首选的药物是

A. 柴胡、青皮　　B. 陈皮、枳壳
C. 木香、砂仁　　D. 苍术、厚朴
E. 藿香、佩兰

4. 患者，女，20 岁。经期先后不定，经色正常，经前乳房胀痛，经期小腹痛，性情急躁，舌苔薄黄，脉弦。用药应首选的药物是

A. 疏肝理气药　　B. 活血止痛药
C. 温阳滋阴药　　D. 补血滋阴药
E. 温脾和胃药

5. 患者，女，15 岁，吃瓜果后，出现腹痛，下痢脓血，泻痢不爽，应选用的与黄连配伍的药物是

A. 黄柏　　B. 木香

C. 白头翁　　D. 黄芩
E. 吴茱萸

B1 型题

A. 破气调中，燥湿消积
B. 理气健脾，燥湿化痰
C. 行气温中，开胃止痛
D. 疏肝调中，燥湿消积
E. 理气宽中，消肿散结

1. 陈皮的功效是
2. 檀香的功效是

A. 疏肝破气，消积化滞
B. 破气散结，疏肝行滞
C. 破气除痞，化痰消积
D. 疏肝破气，化痰除痞
E. 疏肝破气，散结消痞

3. 青皮的功效是
4. 枳实的功效是

A. 行气止痛，温肾纳气
B. 行气止痛，杀虫，解毒消肿
C. 行气止痛，杀虫
D. 行气止痛，温肾纳气，降逆调中
E. 行气止痛，温肾散寒

5. 乌药的功效是
6. 川楝子的功效是

A. 通阳散结，行气导滞
B. 散寒通阳，解毒散结，调经止痛
C. 通阳散结，疏肝解郁，宽中化痰
D. 通阳散结，燥湿化痰
E. 疏肝解郁，调经止痛，理气调中

7. 薤白的功效是
8. 香附的功效是

A. 陈皮　　B. 青皮
C. 枳实　　D. 香附
E. 乌药

9. 具有理气调中、燥湿化痰功效的药物是
10. 具有疏肝破气、散结消滞功效的药物是

A. 陈皮　　B. 青皮
C. 枳实　　D. 香附
E. 乌药

11. 具有破气消积、化痰除痞功效的药物是
12. 具有疏肝理气、调经止痛功效的药物是

A. 乌药　　B. 川楝子
C. 檀香　　D. 青皮
E. 薤白

13. 具有行气止痛、温肾散寒功效的药物是
14. 具有行气止痛、杀虫功效的药物是

A. 青皮　　B. 檀香
C. 川楝子　　D. 乌药
E. 薤白

15. 具有行气止痛、杀虫功效的药物是
16. 具有行气止痛、温肾散寒功效的药物是

A. 陈皮　　B. 青皮
C. 香附　　D. 檀香
E. 薤白

17. 善于行脾胃气滞的药物是
18. 善于疏肝胆气滞的药物是

A. 陈皮　　B. 青皮
C. 香附　　D. 枳实
E. 薤白

19. 具有调经止痛功效的药物是
20. 具有化痰除痞功效的药物是

A. 香附　　B. 木香
C. 陈皮　　D. 乌药
E. 枳实

21. 治疗湿热泻痢、里急后重，应用与黄连配伍的药物是

22. 治疗痰浊阻闭、胸阳不振之胸痹疼痛，与薤白配伍的药物是

参考答案

A1 型题

1. B　2. C　3. C　4. D　5. A
6. B　7. A　8. B　9. A　10. B
11. A　12. E　13. A　14. C　15. A
16. B　17. B　18. C　19. D　20. A
21. C　22. E　23. C　24. A　25. D
26. D　27. E　28. B

A2 型题

1. C　2. D　3. A　4. A　5. B

B1 型题

1. B　2. C　3. A　4. C　5. E
6. C　7. A　8. E　9. A　10. B
11. C　12. D　13. A　14. B　15. C
16. D　17. A　18. B　19. C　20. D
21. B　22. E

第十三单元　消食药

A1 型题

1. 既能消食化积，又能行气散瘀的药物是
A. 神曲　B. 山楂
C. 木香　D. 鸡内金
E. 枳实

2. 善化油腻肉食积滞的药物是
A. 莱菔子　B. 山楂
C. 木香　D. 麦芽
E. 陈皮

3. 既治食积腹痛，又治疝气痛的药物是
A. 麦芽　B. 香附
C. 神曲　D. 山楂
E. 鸡内金

4. 既能消食和胃，又能发散风寒的药物是
A. 紫苏　B. 藿香
C. 山楂　D. 神曲
E. 陈皮

5. 可与金石、贝壳等同用，以助其消化的药物是
A. 香附　B. 麦芽
C. 神曲　D. 鸡内金
E. 山楂

6. 既能消食健胃，又能回乳消胀的药物是
A. 神曲　B. 山楂
C. 鸡内金　D. 莱菔子
E. 麦芽

7. 既能消食健胃，又能涩精止遗，治疗小儿脾虚疳积的药物是
A. 银柴胡　B. 麦芽
C. 乌梅　D. 莱菔子
E. 鸡内金

A2 型题

1. 患者，女，26 岁。产后 20 天，乳房胀痛，乳漏不止，要求回乳。用药应选用的药物是
A. 炒麦芽　B. 莱菔子
C. 炒神曲　D. 炒山楂

E. 炒槟榔

2. 患者，男，34 岁。午间食涮羊肉 1 斤，午后脘腹胀痛，嗳腐吞酸，恶心欲吐。用药应选用的药物是

A. 炒麦芽　　B. 莱菔子
C. 炒神曲　　D. 炒山楂
E. 炒槟榔

B1 型题

A. 消食兼能散瘀　　B. 消食兼能发表
C. 消食兼能疏肝　　D. 消食兼能化石
E. 消食兼能化痰

1. 山楂的功效特点是
2. 神曲的功效特点是

A. 消食兼能杀虫　　B. 消食兼能发表
C. 消食兼能疏肝　　D. 消食兼能化石
E. 消食兼能化痰

3. 生麦芽的功效特点是
4. 鸡内金的功效特点是

A. 山楂　　B. 神曲
C. 莱菔子　　D. 麦芽
E. 鸡内金

5. 治疗食积兼外感表证，应选用的药物是
6. 治疗食积兼痰多咳喘，应选用的药物是

A. 山楂　　B. 香附
C. 莱菔子　　D. 麦芽
E. 鸡内金

7. 治疗食积兼肝郁气滞，应选用的药物是
8. 治疗食积兼瘀血痛经，应选用的药物是

A. 香附　　B. 麦芽
C. 鸡内金　　D. 山楂
E. 莱菔子

9. 治疗胆结石兼消化不良，应选用的药物是
10. 治疗食积兼痰多咳喘，应选用的药物是

A. 消食化积，行气散瘀
B. 消食化积，杀虫止痒
C. 消食化积，发散风寒
D. 消食化积，固精止遗
E. 消食和中，健脾开胃

11. 山楂的功效是
12. 神曲的功效是

A. 饮食积滞　　B. 乳房胀痛
C. 咳喘痰多　　D. 遗精遗尿
E. 头昏胀痛

13. 麦芽除消食外，还可治疗的病证是
14. 鸡内金除消食外，还可治疗的病证是

A. 产后瘀阻腹痛　　B. 乳房胀痛
C. 咳喘痰多　　D. 遗精遗尿
E. 胁肋胀痛

15. 莱菔子除消食外，还可治疗的病证是
16. 山楂除消食外，还可治疗的病证是

A. 食滞中焦，脾胃气滞
B. 宿食积滞，郁而化热
C. 食积不化，湿浊中阻
D. 脾胃虚弱，运化无力
E. 食滞不化，寒凝中焦

17. 消食药配伍化湿药，还可治疗的病证是
18. 消食药配伍温里药，还可治疗的病证是

A. 食滞中焦，脾胃气滞
B. 宿食积滞，郁而化热
C. 食积不化，湿浊中阻
D. 脾胃虚弱，运化无力
E. 食滞不化，寒凝中焦

19. 消食药配伍行气药，还可治疗的病证是
20. 消食药配伍补脾调胃药，还可治疗的病证是

A. 鸡内金　　B. 莱菔子
C. 麦芽　　D. 香附
E. 神曲

21. 妇女哺乳期不宜服用的药物是
22. 研末服用，每次 1.5~3g，效果比煎剂好的是

A. 消食健胃，和中止泻
B. 消食化积，化痰除痞
C. 消食健胃，回乳消胀
D. 消食除胀，降气化痰
E. 消食健胃，清热解毒

23. 莱菔子的功效是
24. 麦芽的功效是

A. 莱菔子　　B. 鸡内金
C. 山楂　　D. 麦芽
E. 神曲

25. 善消肉食积滞的药物是
26. 善消食积气滞的药物是

A. 莱菔子　　B. 麦芽
C. 神曲　　D. 鸡内金
E. 香附

27. 既能消食，又能涩精止遗的药物是
28. 既能消食，又能回乳消胀的药物是

参考答案

A1 型题

1. B　2. B　3. D　4. D　5. C
6. E　7. E

A2 型题

1. A　2. D

B1 型题

1. A　2. B　3. C　4. D　5. B
6. C　7. D　8. A　9. C　10. E
11. A　12. E　13. B　14. D　15. C
16. A　17. C　18. E　19. A　20. D
21. C　22. A　23. D　24. C　25. C
26. A　27. D　28. B

第十四单元　驱虫药

A1 型题

1. 下列各项，不属槟榔功效的是
A. 杀虫　　B. 消积
C. 活血　　D. 利水
E. 截疟

2. 既能杀虫消积，又能行气利水截疟的药物是
A. 大腹皮　　B. 牵牛子
C. 槟榔　　D. 郁李仁
E. 川楝子

3. 槟榔的功效是
A. 活血　　B. 止泻
C. 止咳　　D. 截疟
E. 止汗

A2 型题

患者，女，21 岁。形体消瘦，腹部隐痛，大便有虫节片排出，诊断为绦虫，使用槟榔治疗的用量是
A. 10g　　B. 20g
C. 50g　　D. 100g
E. 150g

参考答案

A1 型题

1. C　　2. C　　3. D

A2 型题

D

第十五单元　止血药

A1 型题

1. 既能凉血止血，又能散瘀解毒消痈的药物是

A. 生地黄、牡丹皮　B. 赤芍、紫草
C. 金银花、连翘　D. 大蓟、小蓟
E. 侧柏叶、茜草

2. 有凉血止血散瘀之功，尤宜用于尿血的药物是

A. 白茅根　B. 小蓟
C. 血余炭　D. 地榆
E. 茜草

3. 具有散瘀解毒消痈功效的药物是

A. 白茅根　B. 板蓝根
C. 大蓟　D. 仙鹤草
E. 连翘

4. 内服善于治疗下焦血热出血，外用又能疗烫伤、湿疹的药物是

A. 栀子　B. 地肤子
C. 紫花地丁　D. 地榆
E. 白及

5. 既能凉血止血，又能解毒敛疮的药物是

A. 侧柏叶　B. 大蓟
C. 小蓟　D. 地榆
E. 栀子

6. 既能凉血止血，又能解毒敛疮，还能够治疗烫伤的药物是

A. 地榆　B. 蒲黄
C. 白茅根　D. 槐花
E. 大蓟

7. 治疗水火烫伤，应选用的药组是

A. 地榆、槐角、小蓟
B. 地榆、大黄、虎杖
C. 大黄、芒硝、丹参
D. 黄芩、黄连、黄柏
E. 紫草、地榆、郁金

8. 治疗痔疮肿痛出血，应选用的药物是

A. 白茅根　B. 侧柏叶
C. 白及　D. 槐花
E. 车前子

9. 具有凉血止血、清肝泻火功效的药物是

A. 金银花　B. 槐花
C. 款冬花　D. 菊花
E. 旋覆花

10. 既能凉血止血，又能化痰止咳、生发乌发的药物是

A. 大蓟　B. 小蓟
C. 侧柏叶　D. 地榆
E. 三七

11. 既能凉血止血，又能清热利尿的药物是

A. 大蓟　B. 小蓟
C. 白茅根　D. 地榆
E. 槐花

12. 既能散瘀止血，又能消肿定痛的药物是

A. 仙鹤草　B. 白及

C. 三七　　D. 大蓟
E. 槐角

13. 治疗出血兼有瘀滞者，应首选的药物是
A. 三七　　B. 白及
C. 槐花　　D. 地榆
E. 仙鹤草

14. 具有止血不留瘀、化瘀不伤正特点的药物是
A. 茜草　　B. 大蓟
C. 蒲黄　　D. 三七
E. 白及

15. 生用能活血、化瘀止血，炒用可凉血止血的药物是
A. 槐花　　B. 白茅根
C. 连翘　　D. 茜草
E. 仙鹤草

16. 既能凉血止血，又能活血祛瘀的药物是
A. 茜草　　B. 地榆
C. 槐花　　D. 三七
E. 侧柏叶

17. 蒲黄的功效是
A. 止血，化瘀，利尿
B. 止血，温胃，行气
C. 止血，敛肺，下气
D. 止血，敛肺，止咳
E. 止泻，活血，定痛

18. 蒲黄入汤剂的用法是
A. 先煎　　B. 后下
C. 冲服　　D. 布包煎
E. 久煎

19. 治疗血热所致的各种出血兼有瘀滞者，应选用的药物是
A. 三七、白及　　B. 蒲黄、茜草
C. 大蓟、小蓟　　D. 血余炭、槐花
E. 地榆、槐花

20. 下列属于植物花粉的药物是
A. 天花粉　　B. 乳香
C. 牛膝　　D. 蒲黄
E. 香附

21. 既能够治疗肺胃出血，又能收敛止血、消肿生肌的药物是
A. 白茅根　　B. 生地黄
C. 仙鹤草　　D. 白及
E. 血余炭

22. “十八反”中，与白及相反的药物是
A. 甘草　　B. 乌头
C. 藜芦　　D. 甘遂
E. 芫花

23. 既能收敛止血、止痢，又能截疟、解毒补虚的药物是
A. 苦楝皮　　B. 沙苑子
C. 侧柏叶　　D. 仙鹤草
E. 三七

24. 下列各项中，属收敛止血药的药物是
A. 仙鹤草　　B. 三七
C. 小蓟　　D. 地榆
E. 白茅根

25. 既能温经止血，散寒调经，又能安胎的药物是
A. 桑叶　　B. 白及
C. 蒲黄　　D. 艾叶
E. 款冬花

26. 治疗虚寒崩漏下血，应选用的药物是
A. 白茅根　　B. 大蓟
C. 白及　　D. 茜草
E. 艾叶炭

27. 下列各项，不属艾叶主治病证的是
A. 经寒痛经　　B. 月经不调
C. 宫冷不孕　　D. 胎漏下血
E. 妊娠恶阻

28. 均能化瘀止血的药物是
A. 蒲黄、白及　　B. 藕节、槐花
C. 三七、茜草　　D. 花蕊石、侧柏叶
E. 槐花、白及

29. 治疗下焦虚寒、腹中冷痛、月经下血不止者，应选用的药物是

A. 地榆　B. 茜草
C. 艾叶　D. 干姜
E. 侧柏叶

30. 具有温经止血、温中止痛功效的药物是
A. 附子　B. 炮姜
C. 干姜　D. 生姜
E. 血余炭

31. 外用祛湿止痒，可以用治皮肤瘙痒的药物是
A. 艾叶　B. 地榆
C. 槐花　D. 茜草
E. 仙鹤草

A2 型题

1. 患者，女，30 岁。妊娠 3 个月，胎漏下血，面色不华，手足不温。用药应首选的药物是
A. 仙鹤草　B. 白及
C. 艾叶　D. 侧柏叶
E. 黄芩

2. 患者，女，28 岁。月经提前 1 周，经量多，色鲜红，腰膝酸痛，五心烦热，舌质红，脉细数。除哪味药外，均可选用
A. 生地黄　B. 牡丹皮
C. 茜草　D. 小蓟
E. 艾叶

3. 患者，女，20 岁。月经提前 1 周，经量多，紫暗有块，心烦急躁，大便秘结，舌质红，舌苔黄，脉弦数。除哪组药外，均可选用
A. 当归、丹参　B. 生地黄、白芍
C. 仙鹤草、白及　D. 赤芍、牡丹皮
E. 大黄、益母草

B1 型题

A. 蒲黄　B. 地榆
C. 大蓟　D. 侧柏叶
E. 白及

1. 长于治疗尿血、血淋涩痛的药物是
2. 长于治疗下焦血热所致出血的药物是

A. 泻痢
B. 咳喘痰多
C. 食积气滞，腹胀便秘
D. 水肿
E. 气滞

3. 仙鹤草除用于各种出血外，还可治疗的病证是
4. 侧柏叶除用于各种出血外，还可治疗的病证是

A. 凉血止血，化痰止咳，生发乌发
B. 收敛止血，止痢杀虫
C. 收敛止血，消肿生肌
D. 化瘀止血，活血定痛
E. 凉血止血，活血祛瘀

5. 侧柏叶的功效是
6. 白及的功效是

A. 收敛止血，化瘀利尿
B. 温经止血，散寒调经，安胎
C. 温中止血，止呕止泻
D. 止血，化瘀
E. 凉血止血，活血祛瘀

7. 血余炭的功效是
8. 艾叶的功效是

A. 凉血止血，散瘀消痈
B. 凉血止血，解毒敛疮
C. 凉血止血，散瘀解毒消痈
D. 凉血止血，清肝泻火
E. 收敛止血，活血化瘀

9. 小蓟的功效是
10. 槐花的功效是

A. 凉血止血　　B. 收敛止血
C. 化瘀止血　　D. 温经止血
E. 补虚止血

11. 地榆的功效是
12. 艾叶的功效是

A. 凉血止血　　B. 收敛止血
C. 化瘀止血　　D. 温经止血
E. 补虚止血

13. 白及的功效是
14. 三七的功效是

A. 散瘀解毒消痈　　B. 清热安胎
C. 祛痰止咳　　D. 泻火除烦
E. 泻下通便

15. 大蓟的功效是
16. 栀子的功效是

A. 散瘀解毒消痈　　B. 清热安胎
C. 祛痰止咳　　D. 泻火除烦
E. 利尿

17. 黄芩的功效是
18. 小蓟的功效是

A. 炒炭用收敛止血，生用止血化瘀
B. 炒炭用收敛止血，生用祛风解表
C. 炒炭用凉血止血，生用清热杀虫
D. 炒炭用凉血止血，生用养阴生津
E. 炒炭用凉血止血，生用化瘀止血

19. 蒲黄的功效是
20. 荆芥的功效是

A. 血热便血痔血　　B. 劳嗽咯血
C. 瘀血尿血　　D. 妇女虚寒崩漏下血
E. 中焦虚寒出血

21. 槐花的主治病证是
22. 白及的主治病证是

A. 凉血止血，散瘀消痈
B. 凉血止血，解毒敛疮
C. 凉血止血，清热利尿，清肺胃热
D. 凉血止血，化痰止咳
E. 收敛止血，止痢截疟，补虚

23. 仙鹤草的功效是
24. 白茅根的功效是

A. 大蓟　　B. 艾叶
C. 白及　　D. 白茅根
E. 槐花

25. 除凉血止血外，还能散瘀消痈的药物是
26. 除凉血止血外，还能清肝降压的药物是

A. 清热解毒　　B. 止痢杀虫
C. 化瘀利尿　　D. 固精缩尿
E. 涩肠止泻

27. 仙鹤草除止血外，还具有的功效是
28. 血余炭除收敛止血外，还具有的功效是

A. 肺胃出血　　B. 头面出血
C. 上焦出血　　D. 下焦出血
E. 崩漏下血

29. 白及长于治疗的病证是
30. 槐花长于治疗的病证是

A. 凉血止血，散瘀解毒消痈
B. 凉血收敛，止血疗疮
C. 凉血止血，解毒敛疮
D. 凉血止血，解毒利尿
E. 凉血止血，清热利尿

31. 地榆的功效是
32. 小蓟的功效是

A. 侧柏叶　　B. 地榆
C. 大蓟　　D. 槐花
E. 小蓟

33. 既善于治疗吐衄便血，又善于治疗肝火

上炎之头痛目赤的药物是

34. 既善于治疗吐衄便血，又善于治疗肺热咳嗽有痰的药物是

A. 清肝泻火　　B. 散瘀解毒消痈
C. 解毒敛疮　　D. 化痰止咳
E. 清热利尿

35. 大蓟的功效是
36. 地榆的功效是

A. 化瘀止血，理气止痛
B. 凉血，祛瘀，止血
C. 散瘀止血，消肿定痛
D. 行血化瘀，利尿通淋
E. 止血

37. 生蒲黄偏于
38. 蒲黄炭偏于

参考答案

A1 型题

1. D　2. B　3. C　4. D　5. D
6. A　7. B　8. D　9. B　10. C
11. C　12. C　13. A　14. D　15. D
16. A　17. A　18. D　19. B　20. D
21. D　22. B　23. D　24. A　25. D
26. E　27. E　28. C　29. C　30. B
31. A

A2 型题

1. C　2. E　3. C

B1 型题

1. A　2. B　3. A　4. B　5. A
6. C　7. A　8. B　9. C　10. D
11. A　12. D　13. B　14. C　15. A
16. D　17. B　18. A　19. A　20. B
21. A　22. B　23. E　24. C　25. A
26. E　27. B　28. C　29. A　30. D
31. C　32. A　33. D　34. A　35. B
36. C　37. D　38. E

第十六单元　活血祛瘀药

A1 型题

1. 为增强活血祛瘀药的功效常配伍的药物是

A. 解表药　　B. 理气药
C. 温里药　　D. 泻下药
E. 补虚药

2. 活血祛瘀药的共同功效是

A. 活血行气　　B. 活血消痈
C. 活血疗伤　　D. 活血祛瘀
E. 活血通经

3. 既能活血行气，又能祛风止痛的药物是

A. 郁金　　B. 姜黄
C. 川芎　　D. 延胡索
E. 乳香

4. 川芎不宜治疗的头痛是

A. 风寒头痛　　B. 瘀血头痛
C. 风湿头痛　　D. 血虚头痛
E. 肝阳头痛

5. 具有活血凉血功效的药组是

A. 郁金、姜黄　B. 川芎、赤芍
C. 郁金、丹参　D. 益母草、泽兰
E. 生地黄、玄参

6. 为“血中气药”，能“上行头目，下调经水”的药物是
A. 川芎　B. 延胡索
C. 姜黄　D. 莪术
E. 郁金

7. 既能活血又能行气的药物是
A. 桃仁　B. 红花
C. 丹参　D. 川芎
E. 五灵脂

8. 治疗头痛，无论风寒、风热、风湿、血虚、血瘀皆可选用的药物是
A. 羌活　B. 延胡索
C. 白芷　D. 郁金
E. 川芎

9. 专治一身上下诸痛，醋制可加强疗效的药物是
A. 延胡索　B. 大戟
C. 桃仁　D. 柴胡
E. 郁金

10. 活血行气止痛功效强，研末服即有效的药物是
A. 三七　B. 延胡索
C. 郁金　D. 虎杖
E. 川芎

11. 延胡索的主治病证是
A. 风寒头痛　B. 风湿痹痛
C. 肠燥便秘　D. 疮痈肿痛
E. 气滞血瘀诸痛

12. 醋制延胡索的目的是
A. 增强活血作用　B. 增强行气作用
C. 增强止痛作用　D. 减低苦味
E. 降低毒性

13. 具有活血止痛、行气解郁、凉血清心、利胆退黄功效的药物是
A. 丹参　B. 川芎
C. 郁金　D. 益母草
E. 玄参

14. 治疗湿温病湿浊蒙蔽清窍所致窍闭神昏，应选用的最佳配伍是
A. 藿香、佩兰　B. 砂仁、豆蔻
C. 郁金、明矾　D. 郁金、菖蒲
E. 牛黄、地龙

15. 既可用于热病神昏、癫痫痰闭证，又可用治肝胆湿热黄疸证的药物是
A. 姜黄　B. 茵陈
C. 郁金　D. 丹参
E. 金钱草

16. 郁金能活血行气止痛，治疗气滞血瘀痛证常与之配伍的药物是
A. 川芎　B. 姜黄
C. 桃仁　D. 木香
E. 柴胡

17. 能活血利痹，善于治疗风湿肩臂疼痛的药物是
A. 川芎　B. 羌活
C. 鸡血藤　D. 桑叶
E. 姜黄

18. 功可活血行气，善于治疗风湿肩臂疼痛的药物是
A. 羌活　B. 姜黄
C. 延胡索　D. 秦艽
E. 桂枝

19. 既能活血祛瘀、通经止痛，又能凉血消痈、清心除烦的药物是
A. 丹参　B. 郁金
C. 五灵脂　D. 红花
E. 桃仁

20. 丹参治疮痈肿痛，其功效是
A. 活血化瘀　B. 凉血解毒
C. 凉血消痈　D. 行气止痛
E. 凉血止血

21. 下列各项，不属兼有行气功效的活血化瘀药的是

A. 川芎　　B. 郁金
C. 姜黄　　D. 延胡索
E. 丹参

22. 既能活血调经，又能清心凉血的药物是
A. 川芎　　B. 桃仁
C. 丹参　　D. 赤芍
E. 红花

23. 治疗血滞斑疹色暗，应选用的药物是
A. 红花　　B. 丹参
C. 郁金　　D. 益母草
E. 三七

24. 具有活血通经、散瘀止痛功效的药物是
A. 红花　　B. 丹参
C. 佩兰　　D. 鸡血藤
E. 厚朴

25. 治疗温热病热入血分发斑，斑色不红火者，应选用的药物是
A. 丹参　　B. 番红花
C. 桃仁　　D. 当归
E. 益母草

26. 桃仁的功效是
A. 活血行气，润肠通便
B. 活血祛瘀，润肠通便，止咳平喘
C. 活血止痛，解毒消痈
D. 活血祛瘀，止咳平喘
E. 行气活血，祛风止痛

27. 治疗肺痈、肠痈初起属热邪瘀滞，在使用清热药的同时，常佐用的药物是
A. 贝母　　B. 桔梗
C. 白及　　D. 桃仁
E. 牛膝

28. 即可活血祛瘀，又可润肠通便的药物是
A. 桃仁　　B. 杏仁
C. 柏子仁　　D. 苏子
E. 红花

29. 功可活血调经、利水消肿、清热解毒的药物是
A. 艾叶　　B. 五灵脂
C. 郁金　　D. 益母草
E. 三棱

30. 益母草的功效是
A. 活血调经，利尿，清热通便
B. 活血止痛，消癥散结
C. 活血调经，利水消肿，清热解毒
D. 活血通经，凉血止血
E. 活血止血，利尿通淋

31. 功可利尿行瘀而通淋，以治尿血、小便不利、尿道涩痛的药物是
A. 车前子　　B. 石韦
C. 牛膝　　D. 小蓟
E. 大蓟

32. 具有活血通经、补肝肾、强筋骨、利水通淋、引血下行功效的药物是
A. 蒲黄　　B. 川芎
C. 红花　　D. 郁金
E. 牛膝

33. 生用活血通经、利水通淋、引血下行，制用补肝肾、强筋骨的药物是
A. 骨碎补　　B. 丹参
C. 五灵脂　　D. 鸡血藤
E. 牛膝

34. 牛膝具善下行之性，但此特点不能用于的病证是
A. 腰膝酸痛　　B. 口舌生疮
C. 气喘咳嗽　　D. 难产、胞衣不下
E. 阴虚阳亢眩晕

35. 下列各项，不属牛膝功效的是
A. 活血通经　　B. 强健筋骨
C. 引火归原　　D. 利尿通淋
E. 补益肝肾

36. 鸡血藤的功效是
A. 行气活血，补血调经
B. 活血止痛，舒筋活络
C. 活血补血，调经止痛，舒筋活络
D. 活血调经，祛风通络
E. 行气活血，祛风止痛

37. 既能活血，又能补血的药物是
A. 川芎　B. 赤芍
C. 鸡血藤　D. 阿胶
E. 茜草

38. 下列各项，不属鸡血藤的主治病证的是
A. 月经不调　B. 风湿痹痛
C. 肢体瘫痪　D. 小便不利
E. 血虚经闭

39. 具有活血疗伤功效的药物是
A. 骨碎补　B. 白及
C. 仙鹤草　D. 大蓟
E. 小蓟

40. 功可破血逐瘀、续筋接骨的药物是
A. 红花　B. 乳香
C. 木香　D. 土鳖虫
E. 鸡血藤

41. 具有破血祛瘀、行气消积功效的药物是
A. 三棱、莪术　B. 虎杖、大黄
C. 郁金、川芎　D. 乳香、姜黄
E. 益母草、佩兰

A2 型题

1. 患者，男，60 岁。10 年前患肝炎，近两周右胁时痛，腹诊可触及肝下缘质地较硬。以下哪味药不宜使用
A. 丹参　B. 牡蛎
C. 麻黄　D. 鳖甲
E. 郁金

2. 患者，男，40 岁。雪天骑车外出，右下肢骨折，已用石膏绷带固定。用药应首选的药物是
A. 土鳖虫　B. 桃仁
C. 红花　D. 丹参
E. 三棱

3. 患者，女，20 岁。患痔疮 2 年，于经前加重，月经经常后错，颜色较暗。用药应首选的药物是
A. 桃仁　B. 红花
C. 丹参　D. 三棱
E. 莪术

4. 患者，男，61 岁。患脑血栓 3 个月，现左上下肢活动受限，左指肿胀，舌体胖大，有齿痕，脉沉涩。用药应首选的药物是
A. 桃仁、红花　B. 赤芍、丹参
C. 当归、川芎　D. 黄芪、川芎
E. 黄芪、党参

5. 患者，女，20 岁。经期先后不定，经色正常，经前乳房胀痛，经期小腹痛，性情急躁，舌苔薄黄，脉弦。以下哪味药不宜使用
A. 柴胡　B. 香附
C. 郁金　D. 当归
E. 三棱

B1 型题

A. 活血行气，祛风止痛
B. 活血止痛，行气解郁，清心凉血，利胆退黄
C. 活血行气，止痛，消肿生肌
D. 活血祛瘀，通经止痛，清心除烦，凉血消痈
E. 活血祛瘀，润肠通便，止咳平喘

1. 丹参的功效是
2. 桃仁的功效是

A. 活血行气，祛风止痛
B. 活血止痛，行气解郁，清心凉血，利胆退黄
C. 活血行气，止痛，消肿生肌
D. 活血调经，祛瘀止痛，凉血消痈，除烦安神
E. 活血祛瘀，润肠通便，止咳平喘

3. 郁金的功效是
4. 川芎的功效是

A. 温里散寒药　B. 清热凉血药
C. 软坚散结药　D. 活血药
E. 清热药

5. 治疗寒凝血滞，活血化瘀药应配伍的药物是

6. 治疗癥瘕积聚，活血化瘀药应配伍的药物是

A. 温里散寒药　B. 清热凉血药
C. 软坚散结药　D. 活血药
E. 清热药

7. 治疗风湿痹痛，活血化瘀药应配伍的药物是

8. 治疗热壅血滞，活血化瘀药应配伍的药物是

A. 肠燥便秘　B. 食积胀痛
C. 血虚经闭　D. 产后浮肿
E. 热病神昏

9. 桃仁的主治病证是

10. 郁金的主治病证是

A. 川芎、延胡索　B. 乳香、红花
C. 益母草、牛膝　D. 益母草、鸡血藤
E. 桃仁、红花

11. 均具有活血行气功效的药物是

12. 均具有活血调经、利水功效的药物是

A. 川芎　B. 乳香
C. 益母草　D. 水蛭
E. 牛膝

13. 具有破血逐瘀功效的药物是

14. 具有活血定痛、消肿生肌功效的药物是

A. 郁金　B. 乳香
C. 红花　D. 益母草
E. 水蛭

15. 治疗外科跌打损伤瘀血肿痛，应选用的药物是

16. 治疗湿温病湿浊蒙闭清窍神志不清，应选用的药物是

A. 五灵脂　B. 益母草
C. 土鳖虫　D. 鸡血藤
E. 桃仁

17. 善于活血止痛，治疗胸腹血滞诸痛的药物是

18. 善于活血疗伤，续筋接骨的药物是

A. 功偏活血通经
B. 功偏补肝肾强筋骨
C. 功偏补阴
D. 功偏补气
E. 功偏补血舒筋活络

19. 川牛膝的功效是

20. 怀牛膝的功效是

A. 功偏消肿生肌
B. 功偏补肝肾强筋骨
C. 功偏补阴
D. 功偏养血安神
E. 功偏补血舒筋活络

21. 鸡血藤的功效是

22. 丹参的功效是

A. 活血行气，祛风止痛
B. 活血行气，通经止痛
C. 活血止痛，消肿生肌
D. 活血止痛，化瘀止血
E. 活血通经，祛瘀止痛

23. 川芎的功效是

24. 姜黄的功效是

A. 风湿痹痛　B. 湿热黄疸
C. 血虚失眠　D. 肾虚腰痛
E. 肠燥便秘

25. 川芎的主治病证是
26. 郁金的主治病证是

A. 川芎　B. 桃仁
C. 牛膝　D. 水蛭
E. 乳香

27. 具有止血生肌功效的药物是
28. 具有破血消癥功效的药物是

A. 郁金　B. 丹参
C. 红花　D. 牛膝
E. 桃仁

29. 治疗阴虚火旺所致的齿痛、口疮，常选用的药物是
30. 治疗尿血、小便不利、尿道涩痛，常选用的药物是

A. 活血行气，解郁清心
B. 活血行气，祛风止痛
C. 活血调经，凉血消痈
D. 活血行气，止痛
E. 活血祛瘀，润肠通便

31. 川芎的功效是
32. 延胡索的功效是

A. 食积胀痛　B. 肠燥便秘
C. 血虚经闭　D. 产后浮肿
E. 热病神昏

33. 桃仁的主治病证是
34. 郁金的主治病证是

参考答案

A1 型题

1. B　2. D　3. C　4. E　5. C
6. A　7. D　8. E　9. A　10. B
11. E　12. C　13. C　14. D　15. C
16. D　17. E　18. B　19. A　20. C
21. E　22. C　23. A　24. A　25. B
26. B　27. D　28. A　29. D　30. C
31. C　32. E　33. E　34. C　35. C
36. C　37. C　38. D　39. A　40. D
41. A

A2 型题

1. C　2. A　3. C　4. D　5. E

B1 型题

1. D　2. E　3. B　4. A　5. A
6. C　7. D　8. E　9. A　10. E
11. A　12. C　13. D　14. B　15. B
16. A　17. A　18. C　19. A　20. B
21. E　22. D　23. A　24. B　25. A
26. B　27. E　28. D　29. D　30. D
31. B　32. D　33. B　34. E

第十七单元　化痰止咳平喘药

A1 型题

1. 下列各项，不属化痰药主治病证的是

A. 惊厥　B. 癫痫
C. 丹毒　D. 瘿瘤瘰疬
E. 阴疽流注

2. 半夏具有的功效是

A. 宣肺化痰，清热散结
B. 燥湿化痰、降逆止呕，消痞散结，消肿止痛
C. 清热化痰，软坚散结
D. 燥湿化痰，消肿散结
E. 燥湿化痰，解毒散结

3. 具有燥湿化痰、降逆止呕功效的药物是
A. 枳实 B. 半夏
C. 莱菔子 D. 芦根
E. 全瓜蒌

4. 天南星祛风止痉，善于治疗的病证是
A. 肝阳上亢，肝风内动病证
B. 热极动风病证
C. 虚风内动病证
D. 风痰眩晕病证
E. 小儿急、慢惊风

5. 功可燥湿化痰、祛风止痉、散结消肿的药物是
A. 天南星 B. 蝉蜕
C. 半夏 D. 防风
E. 蕲蛇

6. 天南星的功效是
A. 降逆止呕
B. 祛风止痉，散结消肿
C. 祛风解毒
D. 止咳平喘
E. 清热定惊

7. 治疗胃热呕吐，应选用的药物是
A. 天南星 B. 芥子
C. 半夏 D. 贝母
E. 竹茹

8. 白芥子具有的功效是
A. 清热化痰 B. 润肺化痰
C. 降气祛痰 D. 温肺化痰
E. 燥湿化痰

9. 治疗痰伏胁下及皮里膜外者，应选用的药物是
A. 芥子 B. 竹茹
C. 天南星 D. 半夏
E. 细辛

10. 外敷有发泡作用，皮肤过敏者忌用的药物是
A. 半夏 B. 天南星
C. 附子 D. 芥子
E. 竹茹

11. 既能降气消痰，又能行水止呕的药物是
A. 白前 B. 桔梗
C. 旋覆花 D. 竹茹
E. 半夏

12. 既能消痰，又能降肺胃气逆的药物是
A. 前胡 B. 苏子
C. 白芥子 D. 白前
E. 旋覆花

13. 药性微温，善降肺胃之气而消痰止呕的药物是
A. 半夏 B. 旋覆花
C. 陈皮 D. 砂仁
E. 枳实

14. 旋覆花入煎剂的用法是
A. 先煎 B. 后下
C. 冲服 D. 包煎
E. 另煎

15. 川贝母与浙贝母都具有的功效是
A. 清肺养阴止咳 B. 温肺化痰止咳
C. 润肺化痰止咳 D. 燥湿化痰止咳
E. 清肺化痰止咳

16. 反乌头的药物是
A. 贝母 B. 海藻
C. 天南星 D. 红花
E. 桃仁

17. 治疗肺虚久咳、痰少咽燥之证，应选用的药物是
A. 浙贝母 B. 川贝母
C. 陈皮 D. 黄芩
E. 半夏

18. 具有润肺化痰功效的药物是

A. 细辛　　B. 天南星
C. 半夏　　D. 川贝母
E. 竹茹

19. 既能够治疗胸痹结胸，又能够治疗肺热咳嗽的药物是
A. 半夏　　B. 瓜蒌
C. 薤白　　D. 桂枝
E. 枳实

20. 治疗痰浊痹阻、胸阳不振之胸痹，常与全瓜蒌配伍的药物是
A. 丹参　　B. 桔梗
C. 薤白　　D. 前胡
E. 贝母

21. 下列各项，不属瓜蒌功效的是
A. 清肺化痰　　B. 润肺化痰
C. 宣肺祛痰　　D. 宽胸散结
E. 润肠通便

22. 既能清热化痰，又能除烦止呕的药物是
A. 生姜　　B. 陈皮
C. 竹茹　　D. 贝母
E. 旋覆花

23. 既能够治疗外感风热表证，又能够治疗肺气不降，咳喘痰稠病证的药物是
A. 薄荷　　B. 白前
C. 前胡　　D. 牛蒡子
E. 桑叶

24. 下列各项，不属桔梗主治病证的是
A. 肺痈　　B. 咳嗽
C. 咽痛　　D. 痰证
E. 眩晕

25. 既善排脓，又善宣肺祛痰的药物是
A. 白前　　B. 桔梗
C. 前胡　　D. 杏仁
E. 苏子

26. 桔梗的功效是
A. 润肺，止咳，下气，化痰
B. 宣肺，利咽，清肺，化痰
C. 宣肺，利咽，祛痰，排脓
D. 降气，止咳，祛痰，排脓
E. 降气，止呕，祛痰，排脓

27. 被誉为“诸药之舟楫”，能载药上行的药物是
A. 桔梗　　B. 柴胡
C. 升麻　　D. 白前
E. 葛根

28. 下列各项，反甘草的药物是
A. 半夏　　B. 贝母
C. 瓜蒌　　D. 藜芦
E. 海藻

29. 既能够治疗咳嗽气喘，又能够治疗肠燥便秘的药组是
A. 杏仁、苏子　　B. 杏仁、红花
C. 杏仁、火麻仁　　D. 杏仁、柏子仁
E. 杏仁、郁李仁

30. 苏子既能用于肠燥便秘，又能用于用于治疗的病证是
A. 肺燥咳嗽　　B. 肺虚久咳
C. 肺热咳嗽　　D. 百日咳
E. 痰壅咳喘

31. 百部除能杀虫灭虱外，还具有的功效是
A. 润肺止咳　　B. 宣肺止咳
C. 敛肺止咳　　D. 清肺止咳
E. 温肺止咳

32. 下列各项，治疗肺痨咳嗽，应选用的药物是
A. 白前　　B. 百部
C. 紫菀　　D. 麻黄
E. 苏子

33. 功可润肺下气止咳、杀虫灭虱的药物是
A. 百部　　B. 桔梗
C. 紫菀　　D. 款冬花
E. 杏仁

34. 紫菀的功效是
A. 温肺化痰止咳　　B. 清肺化痰止咳
C. 润肺化痰止咳　　D. 宣肺化痰止咳
E. 敛肺化痰止咳

35. 紫菀与款冬花均具有的功效是
A. 温肺化痰　B. 清肺化痰
C. 泻肺平喘　D. 化痰止咳
E. 止咳平喘

36. 功善泻肺平喘、利水消肿的药物是
A. 桑叶　B. 苏叶
C. 葶苈子　D. 竹叶
E. 侧柏叶

37. 桑白皮治疗的病证是
A. 肺热咳喘，痰多壅盛
B. 风寒咳喘，呼吸困难
C. 寒饮咳喘，胸痛背寒
D. 燥热伤肺，痰少难咳
E. 目暗不明，目赤肿痛

38. 桑白皮具有的功效是
A. 降逆止呕　B. 燥湿化痰
C. 利水消肿　D. 利尿通淋
E. 清热利湿

39. 桑白皮与葶苈子除均能泻肺平喘外，还具有的功效是
A. 利水渗湿　B. 利水通淋
C. 利水消肿　D. 利水止泻
E. 利水退黄

40. 性大寒、专泻肺中水饮及痰火的药物是
A. 麻黄　B. 葶苈子
C. 桂枝　D. 白前
E. 前胡

41. 既能够治疗痰热壅滞，咳嗽喘促，又能够治疗水肿的药物是
A. 京大戟　B. 芫花
C. 葶苈子　D. 大腹皮
E. 甘遂

42. 具有利尿功效的药物是
A. 苏子　B. 莱菔子
C. 决明子　D. 芥子
E. 葶苈子

A2 型题

1. 患者，女，50 岁。胸闷憋气，痰多黄黏，大便干结，舌体胖大。用药应选用的药物是
A. 枳实　B. 瓜蒌
C. 桂枝　D. 郁金
E. 川芎

2. 患者，女，63 岁。近三天痰多，胸闷，慢性咳喘 30 年，喘息不得卧，一身面目浮肿，舌暗胖，苔白腻略黄。用药应选用的药物是
A. 葶苈子　B. 麻黄
C. 地龙　D. 旋覆花
E. 杏仁

3. 患者，女，30 岁。干咳少痰 1 周，伴有咽干音哑，口干喜饮，舌边尖红，苔薄黄，脉浮数。用药应选用的药物是
A. 杏仁、桃仁、薏苡仁
B. 荆芥、白前、陈皮
C. 杏仁、麻黄、石膏
D. 杏仁、川贝母、桑叶
E. 杏仁、麦冬、生地黄

4. 患者，男，26 岁。咳喘 3 年，每至春暖花开时咳喘发作，伴少量黄稠痰，舌红苔黄，脉弦滑。宜用与麻黄、杏仁、石膏配伍的药物是
A. 地龙　B. 全蝎
C. 蜈蚣　D. 白僵蚕
E. 蕲蛇

5. 患者，女，36 岁。发热胸痛 5 天，咳吐腥臭脓血痰，舌红苔腻。用药应选用的药物是
A. 桔梗、薏苡仁、鱼腥草
B. 紫菀、款冬花、百部
C. 桑叶、杏仁、枇杷叶
D. 麻黄、杏仁、石膏
E. 川贝母、杏仁、车前子

6. 患者，男，45 岁。咳嗽痰少，时有咯血，潮热，自汗盗汗，神疲乏力，舌红少苔，脉细数无力。用药应选用的药物是

A. 川贝母、百部、紫菀
B. 陈皮、半夏、芥子
C. 苏子、莱菔子、芥子
D. 黄芩、瓜蒌、鱼腥草
E. 麻黄、桑白皮、地龙

7. 患者，男，45 岁。腹泻，咳嗽，咳吐痰涎，色白清稀，舌苔白腻弦滑。用药应选用的药物是

A. 苏子、芥子
B. 瓜蒌、浙贝母
C. 半夏、天南星
D. 川贝母、天花粉
E. 白附子、白僵蚕

8. 患者，男，28 岁，1 周前感冒咳嗽，现无恶寒发热，但咳嗽明显，痰黄稠难咳，胸闷，大便干，小便黄，舌红苔黄腻，脉滑略数。用药应选用的药物是

A. 全瓜蒌、浙贝母、芦根
B. 半夏、麻黄、五味子
C. 桔梗、马勃、天南星
D. 川贝、杏仁、白果
E. 桑叶、杏仁、百部

9. 患者，女，63 岁。慢性咳喘 20 年，近一年加重，常心悸怔忡，气不足以息。两天前因受风寒引发咳逆痰多，喘息不得卧，一身面目浮肿，舌暗胖，苔白腻略黄。用药应选用的药物是

A. 葶苈子　　B. 芥子
C. 半夏　　D. 旋覆花
E. 川贝母

10. 患者，男，76 岁。慢性咳喘 20 年，近来病情加重，胸闷，咳喘，痰多色白，痰浊易咳，大便不畅，舌暗体胖，苔白厚腻，脉滑。用药应选用的药物是

A. 白前、前胡　　B. 杏仁、瓜蒌仁
C. 苏子、莱菔子　　D. 陈皮、半夏
E. 紫菀、款冬花

B1 型题

A. 半夏　　B. 瓜蒌
C. 芥子　　D. 川贝母
E. 桔梗

1. 治疗湿痰痰多，咳嗽气逆，应选用的药物是
2. 治疗寒痰壅滞，咳嗽，胸满胁痛，用药应选用的药物是

A. 半夏　　B. 瓜蒌
C. 白芥子　　D. 川贝母
E. 桔梗

3. 治疗痰热咳嗽，用药应选用的药物是
4. 治疗阴虚燥咳，用药应选用的药物是

A. 半夏　　B. 天南星
C. 白芥子　　D. 川贝母
E. 桔梗

5. 治疗肺痈，咳吐脓血，胸痛，用药应选用的药物是
6. 治疗顽痰咳嗽，风痰眩晕，用药应选用的药物是

A. 降逆止呕　　B. 祛风止痉
C. 解毒散结　　D. 理气调中
E. 散结消肿

7. 半夏的功效是
8. 天南星的功效是

A. 祛痰，开宣肺气　　B. 祛痰，降逆止咳
C. 祛痰，宣散风热　　D. 祛痰，开窍
E. 祛痰，消散痈肿

9. 桔梗的功效是
10. 前胡的功效是

A. 活血散瘀　　B. 利水消肿

C. 润肺下气　　D. 清热解毒
E. 清热散结
11. 桑白皮的功效是
12. 浙贝母的功效是

A. 新久咳嗽，肺痨咳嗽
B. 顽痰、老痰胶结，气逆喘咳实证
C. 肺热痰稠咳喘
D. 顽痰咳嗽、胸膈胀闷
E. 寒痰咳喘
13. 天南星的主治病证是
14. 白芥子的主治病证是

A. 胸痹、结胸　　B. 咳嗽气喘
C. 声音嘶哑　　D. 水肿
E. 目赤肿痛
15. 瓜蒌的主治病证是
16. 苦杏仁的主治病证是

A. 清肺化痰，止咳平喘
B. 消痰，降气，止咳
C. 清肺化痰，软坚散结
D. 清肺涤痰，宽胸散结，润燥滑肠
E. 清肺化痰，清肝明目
17. 白前的功效是
18. 瓜蒌的功效是

A. 消痰软坚　　B. 消痰下气
C. 降气止呕　　D. 消痰顺气
E. 消痰散结
19. 旋覆花的功效是
20. 海藻的功效是

A. 包煎　　B. 研粉吞服
C. 入汤剂　　D. 冲服
E. 后下
21. 旋覆花的用法是
22. 车前子的用法是

A. 胃热呕吐　　B. 气逆呕吐
C. 胃虚呕吐　　D. 胃寒呕吐
E. 妊娠呕吐
23. 竹茹的主治病证是
24. 旋覆花的主治病证是

A. 半夏　　B. 瓜蒌
C. 芥子　　D. 川贝母
E. 桔梗
25. 治疗痰盛壅肺，应选用的药物是
26. 治疗痰热咳嗽，应选用的药物是

A. 半夏　　B. 瓜蒌
C. 白芥子　　D. 川贝母
E. 桔梗
27. 治疗阴虚燥咳，应选用的药物是
28. 治疗肺痈吐脓，应选用的药物是

A. 温肺化痰，利气，散结消肿
B. 化痰止咳，和胃降逆
C. 消痰行水，降气止呕
D. 祛风痰，止痉，止痛，解毒散结
E. 降气化痰，疏散风热
29. 芥子具有的功效是
30. 前胡具有的功效是

A. 半夏　　B. 瓜蒌
C. 白芥子　　D. 川贝母
E. 桔梗
31. 治疗痰热咳嗽，应选用的药物是
32. 治疗阴虚燥咳，应选用的药物是

A. 清肺化痰，止咳平喘
B. 清肺化痰，软坚散结
C. 清肺化痰，清肝明目
D. 清肺化痰，利气宽胸
E. 降气化痰，宣散风热
33. 前胡的功效是

34. 瓜蒌的功效是

参考答案

A1 型题

1. C　2. B　3. B　4. D　5. A
6. B　7. E　8. D　9. A　10. D
11. C　12. E　13. B　14. D　15. E
16. A　17. B　18. D　19. B　20. C
21. C　22. C　23. C　24. E　25. B
26. C　27. A　28. E　29. A　30. E
31. A　32. B　33. A　34. C　35. D
36. C　37. A　38. C　39. C　40. B
41. C　42. E

A2 型题

1. B　2. A　3. D　4. A　5. A
6. A　7. C　8. A　9. A　10. C

B1 型题

1. A　2. C　3. B　4. D　5. E
6. B　7. A　8. B　9. A　10. C
11. B　12. E　13. D　14. E　15. A
16. B　17. B　18. D　19. C　20. A
21. A　22. A　23. A　24. B　25. C
26. B　27. D　28. E　29. A　30. E
31. B　32. D　33. E　34. D

第十八单元　安神药

A1 型题

1. 下列各项，不属镇心安神功效的药物是
A. 龙骨　B. 朱砂
C. 龟甲　D. 珍珠母
E. 牡蛎

2. 朱砂具有的功效是
A. 养心安神　B. 镇心安神
C. 养血安神　D. 潜阳安神
E. 敛补安神

3. 下列各项，忌火煅的药物是
A. 龙骨　B. 牡蛎
C. 朱砂　D. 石决明
E. 代赭石

4. 朱砂入药的正确炮制方法是
A. 水飞　B. 炙
C. 煅　D. 煨
E. 淬

5. 朱砂的成人每次用量是
A. 1～5g　B. 0.3～1g
C. 0.1～0.5g　D. 2～10g
E. 0.01～0.1g

6. 既能镇惊安神，平肝潜阳，又能聪耳明目，纳气平喘的药物是
A. 磁石　B. 龙骨
C. 牡蛎　D. 朱砂
E. 琥珀

7. 具有镇心安神、聪耳明目功效的药物是
A. 珍珠母　B. 磁石
C. 牡蛎　D. 石决明
E. 蝉蜕

8. 磁石入汤剂的用法是
A. 后下　B. 包煎
C. 烊化　D. 冲服
E. 先煎

9. 具有镇静安神、平肝潜阳、收敛固涩、收湿敛疮功效的药物是

A. 菊花　　B. 夏枯草

C. 龙骨　　D. 朱砂

E. 石决明

10. 具有镇惊安神、活血散瘀、利尿通淋功效的药物是

A. 朱砂　　B. 磁石

C. 龙骨　　D. 牡蛎

E. 琥珀

11. 研末冲服，不入煎剂的药物是

A. 鸡内金　　B. 龙骨

C. 琥珀　　D. 大黄

E. 三七

12. 治疗虚烦不眠、惊悸多梦、体虚多汗者，应选用的药物是

A. 远志　　B. 柏子仁

C. 酸枣仁　　D. 朱砂

E. 珍珠母

13. 下列各项，不具有润肠通便功效的药物是

A. 桃仁　　B. 柏子仁

C. 杏仁　　D. 酸枣仁

E. 火麻仁

14. 具有养心益肝、安神、敛汗功效的药物是

A. 酸枣仁　　B. 莲子

C. 远志　　D. 合欢皮

E. 丹参

15. 治疗血不养心引起的虚烦不眠、惊悸怔忡之证，应选用的药物是

A. 酸枣仁、柏子仁　B. 石菖蒲、远志

C. 合欢皮、龙骨　　D. 朱砂、磁石

E. 珍珠母、琥珀

16. 既能养心安神，又能润肠通便、止汗的药物是

A. 杏仁　　B. 柏子仁

C. 酸枣仁　　D. 桃仁

E. 川贝母

17.《本草经》谓“安五脏，和心志，令人欢乐无忧”的药物是

A. 郁金　　B. 香附

C. 合欢皮　　D. 龙骨

E. 牡蛎

18. 具有安神、祛痰功效的药物是

A. 柏子仁　　B. 酸枣仁

C. 远志　　D. 连翘

E. 琥珀

19. 治疗痰阻心窍所致的癫痫抽搐、惊风发狂者，应选用的药物是

A. 磁石　　B. 朱砂

C. 龙骨　　D. 远志

E. 琥珀

A2 型题

1. 患者，女，38 岁。心悸失眠，夜间盗汗，脉细数。用药应选用的药物是

A. 柏子仁　　B. 酸枣仁

C. 远志　　D. 合欢皮

E. 夜交藤

2. 患者，男，40 岁。心悸失眠，大便秘结，口干，舌红，脉细数。用药应选用的药物是

A. 酸枣仁　　B. 柏子仁

C. 远志　　D. 合欢皮

E. 朱砂

3. 患者，女，29 岁。失眠多梦，心情抑郁不舒，脉弦细。用药应选用的药物是

A. 酸枣仁　　B. 柏子仁

C. 合欢皮　　D. 龙骨

E. 珍珠母

4. 患者，男，42 岁。一周来入睡困难，甚至彻夜难眠，口苦心烦，舌质红，舌苔黄，脉弦数。用药应选用的药物是

A. 酸枣仁　　B. 柏子仁

C. 合欢皮　　D. 朱砂

E. 龙骨

5. 患者，男，42 岁。一周来入睡困难，甚至彻夜难眠，口苦心烦，舌质红，舌苔黄，脉弦数。欲用朱砂镇心安神，其用量是

A. 0. 1g　　B. 1g
C. 2g　　D. 3g
E. 5g

6. 患者，男，42 岁。一周来入睡困难，甚至彻夜难眠，口苦心烦，舌质红，舌苔黄，脉弦数。欲用朱砂镇心安神，其用法是

A. 先煎　　B. 后下
C. 包煎　　D. 化服
E. 水飞

7. 患者，男，38 岁。头晕目眩，耳鸣如蝉，心悸而烦，夜眠不实。用药应选用的药物是

A. 石决明　　B. 牡蛎
C. 代赭石　　D. 磁石
E. 朱砂

8. 患者，男，40 岁。心悸而烦，失眠多梦，伴有梦遗，舌红苔少，脉细数。用药应选用的药物是

A. 乌梅　　B. 龙骨
C. 石决明　　D. 代赭石
E. 合欢皮

9. 患者，女，77 岁。患高血压病 15 年，常有头晕头痛、失眠出现，近一个月来，又感耳鸣耳聋，且头晕失眠加重，舌暗红有裂纹，苔黄略燥，脉弦有力。宜选用与生地黄、白芍等配伍的药物是

A. 酸枣仁　　B. 当归
C. 竹茹　　D. 磁石
E. 龙胆草

B1 型题

A. 石菖蒲　　B. 远志
C. 龙骨　　D. 酸枣仁
E. 合欢皮

1. 具有化湿开窍、宁心安神功效的药物是
2. 具有疏肝解郁、宁心安神功效的药物是

A. 石菖蒲　　B. 远志
C. 龙骨　　D. 酸枣仁
E. 合欢皮

3. 具有养阴益血安神功效的药物是
4. 具有祛痰开窍安神功效的药物是

A. 琥珀　　B. 远志
C. 龙骨　　D. 酸枣仁
E. 合欢皮

5. 具有平肝潜阳、镇惊安神功效的药物是
6. 具有镇惊安神、活血散瘀功效的药物是

A. 石菖蒲　　B. 远志
C. 龙骨　　D. 酸枣仁
E. 合欢皮

7. 具有化湿开窍、宁心安神功效的药物是
8. 具有祛痰开窍、宁心安神功效的药物是

A. 石菖蒲　　B. 远志
C. 龙骨　　D. 酸枣仁
E. 合欢皮

9. 具有疏肝解郁、宁心安神功效的药物是
10. 具有养阴益血、宁心安神功效的药物是

A. 石菖蒲　　B. 远志
C. 龙骨　　D. 合欢皮
E. 酸枣仁

11. 具有潜阳镇肝、宁心安神功效的药物是
12. 具有疏肝解郁、宁心安神功效的药物是

A. 清热解毒　　B. 收敛止汗
C. 聪耳明目　　D. 平肝潜阳
E. 活血散瘀

13. 龙骨与磁石具有的相同功效是
14. 龙骨与酸枣仁具有的相同功效是

参考答案

A1 型题

1. C　2. B　3. C　4. A　5. C
6. A　7. B　8. E　9. C　10. E
11. C　12. C　13. D　14. A　15. A
16. B　17. C　18. C　19. D

A2 型题

1. B　2. B　3. C　4. D　5. A
6. E　7. D　8. B　9. D

B1 型题

1. A　2. E　3. D　4. B　5. C
6. A　7. A　8. B　9. E　10. D
11. C　12. D　13. D　14. B

第十九单元　平肝息风药

A1 型题

1. 具有制酸止痛功效的是
A. 龙骨　B. 磁石
C. 煅牡蛎　D. 琥珀
E. 羚羊角

2. 既能平肝潜阳，又能清肝明目的药物是
A. 蒺藜　B. 决明子
C. 石决明　D. 夏枯草
E. 羚羊角

3. 功似龙骨而长于软坚散结的药物是
A. 石决明　B. 磁石
C. 牡蛎　D. 夏枯草
E. 珍珠母

4. 具有平肝潜阳、重镇降逆、凉血止血功效的药物是
A. 龙骨　B. 磁石
C. 赭石　D. 牡蛎
E. 珍珠母

5. 赭石具有的功效是
A. 收敛固涩　B. 镇惊安神
C. 清肝明目　D. 降逆止呕
E. 坠痰平喘

6. 平肝降逆宜生用，止血宜煅用的药物是
A. 石决明　B. 朱砂
C. 磁石　D. 牡蛎
E. 赭石

7. 下列各项，不属代赭石功效的是
A. 平肝潜阳　B. 凉血止血
C. 降逆止呕　D. 降气平喘
E. 重镇安神

8. 具有平肝疏肝功效的药物是
A. 钩藤　B. 薄荷
C. 柴胡　D. 蒺藜
E. 决明子

9. 下列各项，不具祛风止痉功效的药物是
A. 防风　B. 蝉衣
C. 白僵蚕　D. 蜈蚣
E. 蒺藜

10. 既能平肝息风，清肝明目，又能清热解毒的药物是
A. 牛黄　B. 决明子
C. 羚羊角　D. 龙胆
E. 石决明

11. 治疗热病高热，热极动风，惊痫抽搐，应选用的药物是
A. 知母　B. 黄连

C. 羚羊角　D. 龙骨

E. 牡蛎

12. 具有清心豁痰、开窍醒神功效的药物是

A. 钩藤　B. 金银花

C. 牛黄　D. 菊花

E. 大青叶

13. 下列各项，不属牛黄功效的药物是

A. 清热解毒　B. 凉肝息风

C. 清热燥湿　D. 化痰开窍

E. 清心醒神

14. 治疗痰热阻闭心窍之神昏、口噤等，应选用的药物是

A. 黄连　B. 栀子

C. 玄参　D. 牛黄

E. 连翘

15. 不入汤剂，只入丸散剂的药物是

A. 薄荷　B. 蝉蜕

C. 石膏　D. 牛黄

E. 天花粉

16. 均具有清热解毒、息风止痉功效的药物是

A. 桑叶、薄荷　B. 柴胡、葛根

C. 牛黄、熊胆粉　D. 荆芥、防风

E. 紫草地丁、菊花

17. 既能清肝热，又能平肝阳的药物是

A. 天麻　B. 蒺藜

C. 夏枯草　D. 全蝎

E. 钩藤

18. 钩藤入汤剂的用法是

A. 先煎　B. 后下

C. 包煎　D. 另煎

E. 烊化

19. 既能息风止痉，平抑肝阳，又能祛风通络的药物是

A. 夏枯草　B. 白僵蚕

C. 天麻　D. 决明子

E. 赭石

20. 治疗惊痫抽搐之证，不论寒证或热证均可选用的药物是

A. 天麻　B. 天南星

C. 龙骨　D. 珍珠母

E. 蝉蜕

21. 性平无毒的息风止痉药物是

A. 牛黄　B. 天麻

C. 全蝎　D. 地龙

E. 羚羊角

22. 既能用于寒性慢惊，也能用于热性急惊抽搐的药物是

A. 羚羊角　B. 牛黄

C. 天麻　D. 地龙

E. 防风

23. 既能平息内风，又能祛除外风的药物是

A. 羚羊角　B. 天麻

C. 钩藤　D. 地龙

E. 蜈蚣

24. 既能清热定惊，又能平喘、通络利尿的药物是

A. 地龙　B. 全蝎

C. 蜈蚣　D. 钩藤

E. 僵蚕

25. 下列各项，不属天麻和全蝎的主治病证的是

A. 小儿急惊　B. 脾虚慢惊

C. 肝阳眩晕　D. 风湿痹证

E. 破伤风证

26. 具有息风镇痉、攻毒散结、通络止痛功效的药组是

A. 全蝎、蜈蚣　B. 地龙、僵蚕

C. 龙骨、牡蛎　D. 石决明、决明子

E. 天麻、钩藤

27. 治疗顽固性头痛，应选用的药物是

A. 荆芥、薄荷　B. 天麻、钩藤

C. 全蝎、蜈蚣　D. 麝香、冰片

E. 石决明、决明子

28. 治疗多种原因造成的痉挛抽搐，多与全蝎相须配伍的药物是

A. 蜈蚣　　B. 僵蚕
C. 钩藤　　D. 天麻
E. 地龙

29. 善于祛风定惊，兼能化痰散结的药物是
A. 钩藤　　B. 蜈蚣
C. 地龙　　D. 远志
E. 僵蚕

A2 型题

1. 患者，男，39 岁。右侧面神经麻痹 1 周，右眼闭合露睛，饮水外漏，体质尚可。用药应选用的药物是
A. 全蝎、蜈蚣　　B. 全蝎、僵蚕
C. 全蝎、地龙　　D. 地龙、僵蚕
E. 羌活、防风

2. 患者，男，3 岁。发烧 2 天，突然神志不清，痉挛抽搐。以下哪味药不宜使用
A. 竹茹　　B. 钩藤
C. 天麻　　D. 僵蚕
E. 附子

3. 患者，男，20 岁。5 天前突发口眼歪斜，左眼睑闭合不全，左侧抬头纹消失，左侧面部肌肉时而抽搐，"CT" 头部片未见脑血管病变。舌淡、苔白、脉弦。用药应选用的药物是
A. 羌活　　B. 独活
C. 全蝎　　D. 秦艽
E. 威灵仙

4. 患者，男，8 岁。壮热不恶寒 3 天，午后体温升高，夜间高于白天，烦躁时谵语，舌红绛，脉细数滑。用药应选用的药物是
A. 黄芩　　B. 石膏
C. 薄荷　　D. 羚羊角
E. 柴胡

5. 患者，男，26 岁。喘咳 3 年，每至春天春暖花开时哮喘发作，每伴少量黄稠痰，舌红苔黄，脉弦滑。常选用与麻黄、杏仁、石膏配伍的药物是
A. 地龙　　B. 全蝎
C. 蜈蚣　　D. 僵蚕
E. 蕲蛇

6. 患者，女，33 岁。咽喉肿痛，头痛面赤，应选用的与荆芥、桑叶、木贼等配伍的药物是
A. 蕲蛇　　B. 羚羊角
C. 全蝎　　D. 僵蚕
E. 地龙

7. 患者，女，30 岁。突发皮疹，为红色粟粒状，每遇热或在阳光下即发，舌边尖红，苔薄白。治以祛风散热止痒，应选用的与蝉蜕、薄荷等配伍的药物是
A. 苦参　　B. 僵蚕
C. 地肤子　　D. 龙胆
E. 黄连

B1 型题

A. 平肝潜阳，清肝明目
B. 软坚散结，平肝潜阳
C. 软坚散结，利水
D. 软坚散结，滋阴潜阳
E. 软坚散结，活血止痛

1. 牡蛎的功效是
2. 珍珠母的功效是

A. 羚羊角　　B. 天南星
C. 天麻　　D. 地龙
E. 芥子

3. 治疗痰湿阻滞经络所致的肢体关节疼痛、麻木、阴疽流注，应选用的药物是
4. 治疗湿热痹阻经络所致肢体、关节红肿疼痛、屈伸不利，应选用的药物是

A. 羚羊角　　B. 天南星
C. 天麻　　D. 地龙
E. 芥子

5. 治疗高热惊厥，手足抽搐者，应选用的药物是

6. 治疗风湿痹痛，肢体麻木，手足不遂者，应选用的药物是

A. 羚羊角　B. 天南星
C. 天麻　D. 地龙
E. 芥子

7. 治疗中风痰壅、口眼㖞斜、破伤风之证者，应选用的药物是

8. 治疗风湿痹痛之肢体麻木、手足不遂者，应选用的药物是

A. 龟甲　B. 龙骨
C. 鳖甲　D. 牡蛎
E. 赭石

9. 功可潜阳补阴、软坚散结、收敛固涩的药物是

10. 功可滋阴潜阳、软坚散结，善于治疗阴虚风动的药物是

A. 祛风止痉，燥湿化痰，解毒散结
B. 息风镇痉，攻毒散结，通络止痛
C. 祛风定惊，化痰散结
D. 息风止痉，平肝潜阳，祛风除痹
E. 息风止痉，解毒散结，通络利尿

11. 僵蚕的功效是

12. 蜈蚣的功效是

A. 清肝明目　B. 活血化瘀
C. 软坚散结　D. 止咳平喘
E. 利水消肿

13. 牡蛎的功效是

14. 石决明的功效是

A. 息风止痉　B. 重镇降逆
C. 清肝明目　D. 软坚散结
E. 清热解毒

15. 珍珠母的功效是

16. 赭石的功效是

A. 羚羊角　B. 天麻
C. 全蝎　D. 石决明
E. 僵蚕

17. 治疗热极生风，应选用的药物是

18. 治疗急慢惊风，应选用的药物是

A. 软坚　B. 纳气
C. 利尿　D. 凉血
E. 明目

19. 生牡蛎除潜阳补阴外，还具有的功效是

20. 蒺藜除平肝疏肝外，还具有的功效是

A. 天麻　B. 羚羊角
C. 赭石　D. 决明子
E. 牡蛎

21. 善于治疗肠燥便秘兼目赤肿痛的药物是

22. 善于治疗肝阳上亢兼胃痛吐酸的药物是

A. 羚羊角　B. 地龙
C. 龙骨　D. 赭石
E. 天麻

23. 治疗湿热痹阻经络所致肢体、关节红肿疼痛、屈伸不利，应选用的药物是

24. 治疗哮喘有声，卧睡不得，应选用的药物是

参考答案

A1 型题

1. C	2. C	3. C	4. C	5. D
6. E	7. E	8. D	9. E	10. C
11. C	12. C	13. C	14. D	15. D
16. C	17. E	18. B	19. C	20. A
21. B	22. C	23. B	24. A	25. C
26. A	27. C	28. A	29. E	

A2 型题

1. B	2. E	3. C	4. D	5. A

6. D　7. B

B1 型题

1. B　2. A　3. E　4. D　5. A

6. C　7. B　8. C　9. D　10. C
11. C　12. B　13. C　14. A　15. C
16. B　17. A　18. B　19. A　20. E
21. D　22. E　23. B　24. D

第二十单元　开窍药

A1 型题

1. 具有开窍醒神、活血通经、消肿止痛功效的药物是
A. 苏合香　B. 麝香
C. 牛黄　D. 远志
E. 丹参

2. 闭证有寒闭与热闭之分，寒闭、热闭皆可应用的药物是
A. 远志　B. 冰片
C. 细辛　D. 麝香
E. 石菖蒲

3. 麝香的功效是
A. 开窍醒神　B. 清热止痛
C. 解郁行气　D. 化湿和胃
E. 清心化痰

4. 既能开窍醒神，又能够治疗热闭神昏、咽喉肿痛、目赤、口疮等的药物是
A. 芒硝　B. 冰片
C. 朱砂　D. 石膏
E. 石菖蒲

5. 治疗热闭神昏，常与麝香配伍相须的药物是
A. 苏合香　B. 石膏
C. 大黄　D. 冰片
E. 石菖蒲

6. 治疗寒闭神昏的首选药物是
A. 冰片　B. 麝香
C. 苏合香　D. 石菖蒲
E. 远志

7. 患者突然昏倒，口噤不开，面青身凉，苔白，脉迟有力，当首选的药物是
A. 冰片　B. 牛黄
C. 苏合香　D. 石菖蒲
E. 郁金

8. 石菖蒲的功效是
A. 解郁行气　B. 清热止痛
C. 活血散瘀　D. 化湿开胃
E. 止痛，催产

9. 石菖蒲在治疗痢疾方面，长于治疗的是
A. 湿热痢　B. 寒湿痢
C. 疫毒痢　D. 休息痢
E. 噤口痢

10. 下列各项，说法错误的是
A. 开窍药的功效主要是开窍醒神
B. 开窍药主要用于神识昏迷证
C. 开窍药的作用有凉开与温开之别
D. 开窍药为急救治标之品
E. 开窍药多制成丸散成药服用

11. 治疗噤口痢，虚实皆可选用的药物是
A. 白头翁　B. 远志
C. 秦皮　D. 石菖蒲
E. 丹参

A2 型题

1. 患者，女，60 岁。素有高血压病史，猝

然昏厥，不省人事，两手握紧，牙关紧闭，右侧肢体偏瘫。用药应选用的药物是

A. 冰片　B. 麝香
C. 石菖蒲　D. 郁金
E. 苏合香

2. 患者，女，60岁。素有高血压病史，猝然昏厥，不省人事，两手握紧，牙关紧闭，右侧肢体偏瘫。拟用麝香开窍醒神，药量是

A. 0.1g　B. 0.3g
C. 0.5g　D. 1g
E. 1.5g

B1 型题

A. 活血通经，消肿止痛
B. 清热止痛
C. 清心化痰
D. 化湿开胃，宁神益志
E. 辟秽止痛

1. 麝香的功效是
2. 石菖蒲的功效是

A. 活血通经，消肿止痛
B. 清热止痛
C. 清心化痰
D. 化湿和胃，宁神益志
E. 辟秽止痛

3. 苏合香的功效是
4. 冰片的功效是

A. 息风定惊　B. 消肿止痛
C. 通经活络　D. 宁心安神
E. 养心安神

5. 牛黄的功效是
6. 远志的功效是

A. 麝香配伍牛黄　B. 麝香配伍苏合香
C. 人参配伍附子　D. 远志配伍朱砂
E. 郁金配伍石菖蒲

7. 治疗神昏热闭证，应选用的药物是
8. 治疗神昏寒闭证，应选用的药物是

A. 麝香配伍牛黄　B. 麝香配伍苏合香
C. 人参配伍附子　D. 远志配伍朱砂
E. 郁金配伍石菖蒲

9. 治疗神昏虚脱证，应选用的药组是
10. 治疗湿浊蒙蔽清窍所致的神志昏乱证，应选用的药组是

A. 附子　B. 竹沥
C. 石菖蒲　D. 冰片
E. 牛黄

11. 治疗中风痰迷，便秘脉实，应选用的药物是
12. 治疗中风痰迷，心肝有热，应选用的药物是

A. 麝香　B. 苏合香
C. 远志　D. 石菖蒲
E. 冰片

13. 治疗痰湿秽浊蒙蔽清窍所致神志昏迷，应选用的药物是
14. 治疗寒闭、热闭，应选用的药物是

A. 苏合香　B. 麝香
C. 远志　D. 石菖蒲
E. 牛黄

15. 除开窍外，又能辟秽止痛的药物是
16. 除开窍外，又能宁心安神的药物是

参考答案

A1 型题

1. B　2. D　3. A　4. B　5. D
6. C　7. C　8. D　9. E　10. B
11. D

A2 型题

1. B　2. A

B1 型题

1. A　2. D　3. E　4. B　5. A　6. D　7. A　8. B　9. C　10. E　11. B　12. E　13. D　14. A　15. A　16. C

第二十一单元　补虚药

A1 型题

1. 人参入汤剂的用法是

A. 先煎　B. 后下
C. 包煎　D. 另煎
E. 泡服

2. 治疗气虚欲脱，脉微欲绝证，应选用的药物是

A. 人参　B. 党参
C. 西洋参　D. 怀山药
E. 太子参

3. 人参具有的功效是

A. 润肺止咳　B. 安神益智
C. 养血益阴　D. 止汗安胎
E. 托毒生肌

4. 下列各项，为人参最佳代用品的是

A. 西洋参　B. 太子参
C. 沙参　D. 玄参
E. 党参

5. 西洋参的功效是

A. 清火生津　B. 生津养血
C. 补脾益肺　D. 润肺止咳
E. 养血安神

6. 具有益气养阴、清火生津功效的药物是

A. 玄参　B. 苦参
C. 丹参　D. 太子参
E. 西洋参

7. 既能补脾肺气，又能补血、生津的药物是

A. 当归　B. 枸杞子
C. 党参　D. 鸡血藤
E. 苍术

8. 具有益气生津功效的药物是

A. 黄芪　B. 白术
C. 扁豆　D. 太子参
E. 蜂蜜

9. 治疗中气下陷，食少便溏，短气乏力，面目浮肿，小便不利者，应选用的药物是

A. 白术　B. 黄芪
C. 升麻　D. 党参
E. 山药

10. 具有补气升阳、托毒生肌功效，治疗痈疽不溃的药物是

A. 人参　B. 西洋参
C. 黄芪　D. 党参
E. 山药

11. 具有补气升阳、生津养血、固表止汗、托毒排脓、利水消肿、敛疮生肌功效的药物是

A. 人参　B. 西洋参
C. 党参　D. 太子参
E. 黄芪

12. 黄芪的功效是

A. 补气助阳，燥湿利水
B. 补气助阳，利水退肿

C. 补气升阳，固表止汗
D. 补气升阳，止汗安胎
E. 补气升阳，固摄安胎

13. 下列各项，不属黄芪功效的是
A. 补气利水　B. 补气升阳
C. 补气益中　D. 补气托毒
E. 补气养阴

14. 治疗气血不足，疮疡脓成不溃或溃久不敛，应选用的药物是
A. 山药　B. 西洋参
C. 白术　D. 黄芪
E. 太子参

15. 白术的主治病证是
A. 气虚自汗　B. 阴虚盗汗
C. 阳虚冷汗　D. 高热大汗
E. 大汗亡阳

16. 白术的功效是
A. 益卫固表　B. 止汗安胎
C. 润肺止咳　D. 养血安神
E. 缓急止痛

17. 具有健脾利水、止汗安胎功效的药物是
A. 茯苓　B. 泽泻
C. 薏苡仁　D. 白术
E. 猪苓

18. 山药的主治病证是
A. 湿盛中满，积滞溏泻
B. 脾虚泄泻
C. 饮食积滞，腹满泄泻
D. 湿热内蕴，腹痛泄泻
E. 五更泄泻

19. 既能益气养阴，又能补脾肺肾的药物是
A. 白术　B. 山药
C. 大枣　D. 蜂蜜
E. 黄芪

20. 山药的功效是
A. 补脾养胃，生津益肺，补肾涩精
B. 益气养血，补心肝脾
C. 益气助阳，补肺脾肾
D. 益气升阳，补肺脾肾
E. 益气养阴，补脾肝肾

21. 具有补益肺、脾、肾三脏功效的药物是
A. 补骨脂　B. 益智仁
C. 天门冬　D. 山药
E. 西洋参

22. 功可补脾养胃、生津益肺、补肾固涩的药物是
A. 太子参　B. 西洋参
C. 黄精　D. 山药
E. 五味子

23. 白扁豆的功效是
A. 补脾益气　B. 益气养阴
C. 健脾化湿，和中　D. 健脾利水
E. 补气升阳

24. 既能补脾益气、清热解毒、祛痰止咳，又能缓急止痛、调和药性的药物是
A. 山药　B. 白术
C. 黄芪　D. 甘草
E. 党参

25. 下列哪味药与大黄、芒硝同用，可使其泻而不速
A. 枳实　B. 厚朴
C. 大枣　D. 山药
E. 甘草

26. 治疗脘腹或四肢挛急作痛，芍药宜配伍的药物是
A. 甘草　B. 大枣
C. 党参　D. 山药
E. 白术

27. 甘草的功效是
A. 补气健脾　B. 补脾养心
C. 补脾养肾　D. 养心补肝
E. 解毒缓急

28. 久服较大剂量，每易引起浮肿的药物是
A. 山药　B. 甘草
C. 大枣　D. 黄精
E. 玉竹

29. 治疗咽喉红肿疼痛，应选用的药物是
A. 党参 B. 太子参
C. 山药 D. 甘草
E. 白扁豆

30. 配伍甘遂、京大戟、芫花等峻下剂，能缓和药性、保护脾胃的药物是
A. 大枣 B. 甘草
C. 蜂蜜 D. 白术
E. 山药

31. 功可养血安神，治疗妇女脏躁的补气药是
A. 甘草 B. 大枣
C. 白术 D. 山药
E. 蜂蜜

32. 鹿茸的用量是
A. 3~10g B. 1~2g
C. 3~5g D. 10~15g
E. 15~20g

33. 鹿茸的用法是
A. 研末吞服 B. 先煎兑服
C. 包煎 D. 另包后下
E. 与他药同煎

34. 功可壮肾阳、益精血、强筋骨、调冲任、托疮毒的药物是
A. 狗脊 B. 补骨脂
C. 鹿茸 D. 蛤蚧
E. 人参

35. 治疗肾阳不足，精血亏虚之畏寒肢冷，阳痿早泄，宫冷不孕，应选用的药物是
A. 肉苁蓉 B. 巴戟天
C. 山药 D. 淫羊藿
E. 鹿茸

36. 鹿茸的功效是
A. 补肾阴，益精血 B. 壮肾阳，益精血
C. 补肾阴，祛风湿 D. 补肾阳，祛风湿
E. 补肾阴，止胎动

37. 具有补肾助阳、润肠通便功效的药物是
A. 巴戟天 B. 肉苁蓉
C. 山药 D. 淫羊藿
E. 续断

38. 既能补肾阳，又能祛风湿的药物是
A. 巴戟天 B. 肉苁蓉
C. 郁李仁 D. 桑寄生
E. 当归

39. 肝肾亏虚，胎动不安，腰膝酸软无力，应选用的药物是
A. 五加皮 B. 黄芩
C. 杜仲 D. 山药
E. 白术

40. 性味甘温，能够补肝肾、强筋骨、安胎的药物是
A. 五加皮 B. 续断
C. 杜仲 D. 狗脊
E. 菟丝子

41. 功可补肝肾、续折伤、强筋骨，有补而不滞优点的药物是
A. 杜仲 B. 桑寄生
C. 五加皮 D. 续断
E. 狗脊

42. 既能补肝肾、强筋骨，又能止崩漏、续折伤的药物是
A. 杜仲 B. 牛膝
C. 续断 D. 土鳖虫
E. 山药

43. 治疗阳虚便秘，腰膝冷痛，应选用的药物是
A. 山药 B. 黄精
C. 当归 D. 火麻仁
E. 肉苁蓉

44. 治疗肾阳不足，肠燥津枯便秘的药物是
A. 巴戟天 B. 锁阳
C. 山药 D. 淫羊藿
E. 白扁豆

45. 补骨脂具有的功效是
A. 补肾壮阳，固精缩尿，明目止泻，纳气平喘

B. 补肾壮阳，固精缩尿，祛风除湿，纳气平喘
C. 补肾壮阳，固精缩尿，止汗安胎，纳气平喘
D. 补肾壮阳，固精缩尿，温脾止泻，纳气平喘
E. 补肾壮阳，固精缩尿，润肠通便，纳气平喘

46. 具有温脾止泻摄唾、暖肾固精缩尿作用的药物是
A. 黄精 B. 补骨脂
C. 山药 D. 杜仲
E. 益智

47. 既能补益肝肾，又能明目止泻，为平补阴阳之良药的是
A. 紫河车 B. 熟地黄
C. 菟丝子 D. 肉苁蓉
E. 补骨脂

48. 功可助阳益阴，兼可固涩下焦的药物是
A. 补骨脂 B. 菟丝子
C. 益智仁 D. 肉苁蓉
E. 紫河车

49. 功可补益肝肾、固精缩尿、明目、止泻、安胎的药物是
A. 枸杞子 B. 覆盆子
C. 决明子 D. 菟丝子
E. 五味子

50. 具有补血调经、活血止痛、润肠通便功效的药物是
A. 熟地黄 B. 当归
C. 何首乌 D. 阿胶
E. 黄精

51. 功可补血活血、调经止痛，为妇科调经要药的药物是
A. 当归 B. 熟地黄
C. 何首乌 D. 白芍
E. 阿胶

52. 治疗血虚诸证、女子月经不调、经闭、痛经的药物是
A. 桃仁 B. 红花
C. 当归 D. 白芍
E. 何首乌

53. 当归的功效是
A. 补血止血 B. 活血止血
C. 止血润肠 D. 补血止泻
E. 补血活血

54. 具有补血滋阴、益精填髓功效，为补血要药的药物是
A. 当归 B. 熟地黄
C. 何首乌 D. 白芍
E. 阿胶

55. 熟地黄的功效是
A. 凉血滋阴，补精
B. 补血养阴，益精填髓
C. 活血滋阴，补精
D. 滋阴补精，壮阳
E. 凉血补精，益髓

56. 治疗血虚肝郁，胁肋疼痛，柴胡宜配的药物是
A. 阿胶 B. 白芍
C. 当归 D. 熟地黄
E. 黄精

57. 功可敛阴和营止汗的药物是
A. 龙骨 B. 白术
C. 酸枣仁 D. 白芍
E. 麻黄根

58. 治疗血虚萎黄，眩晕，心悸，月经不调，崩漏，熟地黄最宜配伍的药物是
A. 川芎、柴胡 B. 当归、白芍
C. 生地黄、玄参 D. 桃仁、红花
E. 益母草、泽兰

59. 善于养血敛阴、柔肝止痛、平抑肝阳的药物是
A. 当归 B. 熟地黄
C. 阿胶 D. 白芍
E. 何首乌

60. 具有平抑肝阳、敛阴止汗功效的药物是
A. 酸枣仁　　B. 山茱萸
C. 当归　　D. 白芍
E. 赤芍

61. 具有止血、补血功效的药物是
A. 川芎　　B. 丹参
C. 鸡血藤　　D. 阿胶
E. 茜草

62. 用于吐血、衄血、便血、崩漏，为补血止血要药的药物是
A. 当归　　B. 白及
C. 三七　　D. 仙鹤草
E. 阿胶

63. 阿胶入汤剂的用法是
A. 先煎　　B. 后下
C. 包煎　　D. 另煎
E. 烊化冲服

64. 阿胶的功效是
A. 补血止血　　B. 补血行血
C. 补血柔肝　　D. 补血益气
E. 补血温肺

65. 有止血功效的补血滋阴润燥药是
A. 制首乌　　B. 桑椹
C. 旱莲草　　D. 阿胶
E. 熟地黄

66. 下列各项，不属何首乌功效的是
A. 润肠通便　　B. 截疟
C. 补益精血　　D. 祛风止痒
E. 解毒

67. 制用补益精血，生用截疟、解毒、消痈、润肠通便的药物是
A. 当归　　B. 熟地黄
C. 何首乌　　D. 白芍
E. 阿胶

68. 何首乌的功效是
A. 补益精血，润肠通便
B. 补益精血，滋阴润肺
C. 补益精血，解毒，解暑
D. 补益精血，解毒，截疟，润肠通便
E. 补益精血，解毒，截疟，活血止痛

69. 具有养阴清肺、益胃生津功效的药物是
A. 北沙参　　B. 天冬
C. 石斛　　D. 玉竹
E. 黄精

70. 功可养阴润肺、清心安神的药物是
A. 百合　　B. 玉竹
C. 黄精　　D. 沙参
E. 麦冬

71. 百合除治疗肺热咳嗽、劳嗽咯血外，还能够治疗的病证是
A. 肝肾阴虚、头晕目眩
B. 胃阴不足、舌干口渴
C. 脾胃虚弱、倦怠无力
D. 虚烦惊悸、失眠多梦
E. 老年津亏、肠燥便秘

72. 治疗燥咳痰黏、劳嗽咯血、胃阴不足、舌干口渴、心烦失眠的药物是
A. 丹参　　B. 麦冬
C. 天冬　　D. 石斛
E. 郁金

73. 麦冬的功效是
A. 润肺益肾，养肝
B. 润肺益胃，养肝
C. 润肺益肾，清心
D. 养阴生津，润肺清心
E. 润肺益肾，益胃

74. 功可润肺清心、养阴生津的药物是
A. 天冬　　B. 石斛
C. 生地黄　　D. 麦冬
E. 黄精

75. 石斛的功效是
A. 清肺降火　　B. 清心除烦
C. 润肺养阴　　D. 养阴安神
E. 滋阴清热

76. 具有益胃生津、滋阴清热、明目、强腰膝功效的药物是

A. 沙参　　B. 玄参
C. 太子参　　D. 石斛
E. 西洋参

77. 具有补气养阴、健脾、润肺、益肾功效的药物是
A. 石斛　　B. 玉竹
C. 黄精　　D. 百合
E. 枸杞子

78. 被称为滋补肝肾、益精明目良药的药物是
A. 黄精　　B. 玉竹
C. 枸杞子　　D. 菟丝子
E. 决明子

79. 具有滋补肝肾、乌须明目功效的药物是
A. 女贞子　　B. 枸杞子
C. 菟丝子　　D. 车前子
E. 决明子

80. 下列各项，不具有明目功效的药物是
A. 菟丝子　　B. 金樱子
C. 决明子　　D. 覆盆子
E. 女贞子

81. 功善补肝肾、明目乌发的药物是
A. 沙参　　B. 西洋参
C. 麦冬　　D. 车前子
E. 女贞子

82. 龟甲的功效是
A. 滋阴潜阳，益肾健骨，养血补心
B. 滋阴潜阳，软坚散结，养血补心
C. 滋阴潜阳，益肾健骨，润肠通便
D. 滋阴潜阳，益肾健骨，清热明目
E. 滋阴潜阳，益肾健骨，清心安神

83. 治疗阴虚血热、冲任不固的崩漏、月经过多，应选用的药物是
A. 玉竹　　B. 天冬
C. 龟甲　　D. 枸杞子
E. 黄精

84. 龟甲和鳖甲均可治疗的病证是
A. 心肝热盛，惊风抽搐
B. 肝肾阴虚，虚风内动
C. 风热上扰，目赤肿痛
D. 痰火上蒙，神昏谵语
E. 痰湿闭阻，惊痫癫狂

85. 功可滋阴潜阳、退热除蒸、软坚散结的药物是
A. 龟甲　　B. 天冬
C. 墨旱莲　　D. 女贞子
E. 鳖甲

86. 治疗温病伤阴，夜热早凉，青蒿最宜配伍的药物是
A. 地骨皮　　B. 鳖甲
C. 银柴胡　　D. 龟甲
E. 羚羊角

A2 型题

1. 患者，女，54 岁。面色皖白，时自汗出，恶风，经常患感冒，脉浮无力。用药应选用的药物是
A. 党参　　B. 麻黄根
C. 浮小麦　　D. 生黄芪
E. 太子参

2. 患者，女，54 岁。面色皖白，时自汗出，恶风，经常患感冒，脉浮无力。与黄芪配伍的药组是
A. 党参、白术　　B. 党参、茯苓
C. 党参、甘草　　D. 白术、防风
E. 白术、茯苓

3. 患者，男，46 岁。平日纳少便溏，饮食稍有不慎，即腹泻频频。用药应选用的药物是
A. 党参　　B. 黄精
C. 山药　　D. 车前子
E. 补骨脂

4. 患者，男，70 岁。胸闷气短，少气懒言，舌质淡，脉结代。用药应选用的药物是
A. 党参　　B. 黄芪
C. 山药　　D. 白术

E. 甘草

5. 患者，男，47 岁。腰膝酸软，头晕耳鸣，肢冷畏寒，阳事无力，夜尿频数，舌质淡，脉弱无力。用药应选用的药物是

A. 鹿茸　　B. 淫羊藿
C. 山药　　D. 熟地黄
E. 杜仲

6. 患者，女，28 岁。妊娠 3 个月，腰痛如折，小腹下坠。用药应选用的药物是

A. 川牛膝　　B. 杜仲
C. 五加皮　　D. 肉苁蓉
E. 独活

7. 患者，女，27 岁。妊娠二月余，不慎跌跤，小腹刺痛，阴部渗红。用药应选用的药物是

A. 杜仲　　B. 续断
C. 桑寄生　　D. 艾叶
E. 白术

8. 患者，女，40 岁。腰膝酸软，小便频数，大便溏泻，目涩昏暗，视力下降。用药应选用的药物是

A. 枸杞子　　B. 菟丝子
C. 覆盆子　　D. 五味子
E. 决明子

9. 患者，男，43 岁。腰膝酸软，肢冷畏寒，每日清晨腹泻。用药应选用的药物是

A. 山药　　B. 白术
C. 肉豆蔻　　D. 补骨脂
E. 茯苓

10. 患儿，女，3 岁。口中涎水不断，大便不成形，舌苔水滑。用药应选用的药物是

A. 佩兰　　B. 苍术
C. 益智仁　　D. 补骨脂
E. 山萸肉

11. 患者，男，60 岁。腰膝酸痛，筋骨痿软，行走无力，大便秘结。用药应选用的药物是

A. 淫羊藿　　B. 巴戟天
C. 山药　　D. 肉苁蓉
E. 桑寄生

12. 患者，女，35 岁。脑力下降，白发渐增，腰膝酸软，头晕耳鸣。用药应选用的药物是

A. 黄芪　　B. 当归
C. 何首乌　　D. 侧柏叶
E. 旱莲草

13. 患者，男，43 岁。口渴咽干，心烦失眠，舌红少津，脉细数。用药应选用的药物是

A. 黄连　　B. 朱砂
C. 远志　　D. 柏子仁
E. 麦冬

14. 患者，女，47 岁。五心烦热，潮热盗汗，腰酸腿软，行走无力，舌质红，脉细。用药应选用的药物是

A. 龟甲　　B. 牡蛎
C. 知母　　D. 黄柏
E. 地骨皮

15. 患者，女，18 岁。每次月经错后 10 天左右，月经量少色淡，身倦乏力，头晕心悸，舌质淡，脉细弱。用药应选用的药物是

A. 补气药与补阳药　　B. 补气药与补阴药
C. 补气药与补血药　　D. 补血药与补阳药
E. 补血药与补阴药

16. 患者，女，18 岁。每次月经错后 10 天左右，月经量少色淡，身倦乏力，头晕心悸，舌质淡，脉细弱。用药应选用的药物是

A. 人参、白术　　B. 党参、茯苓
C. 熟地黄、当归　　D. 桃仁、红花
E. 人参、当归

17. 患者，男，54 岁。1 个月前患肺炎，曾发烧咳嗽 2 周，现已经初愈，但仍气短懒言，食欲不振，口干欲饮，舌红少苔，脉细无力。用药应选用的药物是

A. 人参　　B. 党参
C. 太子参　　D. 西洋参
E. 北沙参

18. 患者，女，50 岁。体弱多病，形体消瘦，气短乏力，纳食不香，头晕心慌，嗳气，腹胀，经查诊断为胃下垂。用药应选用的药物是

A. 柴胡　B. 葛根
C. 黄芪　D. 升麻
E. 党参

19. 患者，男，42 岁。发热 1 周经治疗，热势已减，现身倦乏力，口渴欲饮，大便秘结，舌红少苔，脉细略数。用药应选用的药物是

A. 生地黄、玄参
B. 芒硝、甘草
C. 附子、干姜、麻黄
D. 人参、当归
E. 厚朴、枳实

20. 患者，男，3 岁。脘腹胀满，不思饮食，恶心呕吐，疲乏无力，大便溏泻，日行 3~4 次。舌质淡，舌苔白腻，脉象濡滑。用药应选用的药物是

A. 白术　B. 苍术
C. 白芍　D. 党参
E. 黄芪

21. 患者，男，48 岁。头晕目暗，两目干涩，视物晕眩，腰膝疼痛。用药应选用的药物是

A. 决明子　B. 枸杞子
C. 石决明　D. 牡蛎
E. 车前子

22. 患者，男，39 岁。汗出不止，呼吸微弱，精神萎靡，脉微欲绝。用药应选用的药物是

A. 人参　B. 党参
C. 黄芪　D. 柴胡
E. 附子

23. 患者，女，30 岁。妊娠 3 个月，疲乏倦怠，四肢乏力，胎动不安。用药应选用的药物是

A. 桑寄生　B. 续断
C. 杜仲　D. 紫苏
E. 白术

24. 患者，男，59 岁。久咳不止，咳声低微，少气乏力，痰少而干，痰中夹有血丝。用药应选用的药物是

A. 人参　B. 西洋参
C. 黄芪　D. 甘草
E. 山药

25. 患者，女，34 岁。面色萎黄，经期错后，行经腹痛，痛处固定，遇温痛减。用药应选用的药物是

A. 当归　B. 熟地黄
C. 何首乌　D. 白芍
E. 阿胶

26. 患者，女，40 岁。素体虚弱，纳食不香，短气乏力，头晕心慌，面色苍白，时嗳气，腹胀，经查诊断为胃下垂。用药应选用的药物是

A. 黄芪、升麻、薄荷
B. 黄芪、人参、甘草
C. 黄芪、升麻、柴胡
D. 升麻、柴胡、葛根
E. 升麻、柴胡、薄荷

27. 患者，男，55 岁。1 个月前患脑血管意外，现左半侧肢体瘫痪，口眼歪斜，口角流涎，语言不清，舌质胖淡，脉细弱无力。用药应选用的药物是

A. 白芍　B. 熟地黄
C. 黄芪　D. 人参
E. 白术

B1 型题

A. 化痰止咳，润肠通便
B. 补血活血，润肠通便
C. 补益精血，润肠通便
D. 补肾助阳，润肠通便
E. 利水消肿，润肠通便

1. 肉苁蓉的功效是
2. 何首乌的功效是

A. 补肝肾，强筋骨，安胎
B. 补肝肾，强筋骨，止崩漏，续折伤
C. 补肝肾，强腰膝，祛风湿
D. 活血续伤，补肾强骨
E. 滋阴补肾，凉血止血

3. 杜仲的功效是
4. 续断的功效是

A. 中气不足，肺气亏虚
B. 气虚欲脱，肺气亏虚
C. 阴虚火旺，肺气亏虚
D. 肾虚遗精，肺气亏虚
E. 暑湿吐泻，肺气亏虚
5. 人参的主治病证是
6. 西洋参的主治病证是

A. 补气，生津，宁心
B. 补脾肺气，补血，生津
C. 补气养阴，清热生津
D. 补气，生津，止汗
E. 补气，生津，安胎
7. 党参的功效是
8. 西洋参的功效是

A. 益精血，强筋骨
B. 强筋骨，安胎
C. 祛风除湿
D. 润肠通便
E. 温脾止泻
9. 鹿茸的功效是
10. 巴戟天的功效是

A. 润肠通便　　B. 养肝明目
C. 固精缩尿　　D. 活血续伤
E. 祛风除湿
11. 淫羊藿的功效是
12. 补骨脂的功效是

A. 出血证　　B. 须发早白
C. 胁肋脘腹疼痛　　D. 痈疽疮疡
E. 虚劳喘咳
13. 当归的主治病证是
14. 熟地黄的主治病证是

A. 出血证　　B. 遗精盗汗证
C. 胁肋脘腹疼痛　　D. 痈疽疮疡证
E. 虚劳喘咳证
15. 阿胶的主治病证是
16. 白芍的主治病证是

A. 活血　　B. 柔肝
C. 润肺　　D. 敛阴
E. 养阴
17. 当归的功效是
18. 熟地黄的功效是

A. 活血　　B. 柔肝
C. 润肺　　D. 敛阴
E. 润肠
19. 白芍的功效是
20. 阿胶的功效是

A. 养胃生津，滋阴清热
B. 补血益阴，滋阴润肺
C. 补脾益气，滋阴润肺
D. 生津养胃，滋阴润肺
E. 柔肝止痛，滋阴润肺
21. 石斛的功效是
22. 黄精的功效是

A. 养阴润燥，生津止渴
B. 补血益阴，滋阴润肺
C. 补脾益气，滋阴润肺
D. 养阴润肺，清心除烦
E. 柔肝止痛，滋阴润肺
23. 玉竹的功效是
24. 麦冬的功效是

A. 润肺，安神　　B. 安胎，止血
C. 补血，止血　　D. 化瘀，止血
E. 祛痰，止血
25. 百合的功效是

26. 三七的功效是

A. 滋补肝肾，养胃生津
B. 补脾益气，养胃生津
C. 滋阴除烦，养胃生津
D. 清肺降火，养胃生津
E. 清肺养阴，益胃生津

27. 沙参的功效是
28. 天冬的功效是

A. 滋阴潜阳，软坚散结
B. 平肝潜阳，清肝明目
C. 滋阴潜阳，益肾健骨
D. 滋阴潜阳，凉血止血
E. 滋阴潜阳，润肠滑肠

29. 龟甲的功效是
30. 石决明的功效是

A. 益精明目　　B. 乌须明目
C. 润肠通便　　D. 养血补心
E. 清心安神

31. 女贞子的功效是
32. 枸杞子的功效是

A. 益肾健骨，软坚散结
B. 益肾固精，补脾止泻，养心安神
C. 养血补心，软坚散结
D. 滋阴潜阳，退热除蒸，软坚散结
E. 润燥滑肠，软坚散结

33. 鳖甲的功效是
34. 莲子的功效是

A. 补血活血，润肠通便
B. 补益精血，润燥滑肠
C. 养血柔肝，润燥滑肠
D. 滋阴润肺，润燥滑肠
E. 滋阴除热，润燥滑肠

35. 何首乌的功效是
36. 当归的功效是

A. 燥咳痰黏、劳嗽咯血，热病伤阴，虚风内动
B. 燥咳痰黏、劳嗽咯血，心烦失眠、烦躁不安
C. 燥咳痰黏、劳嗽咯血，脾胃虚弱、食欲不振
D. 燥咳痰黏、劳嗽咯血，热病伤阴、津亏消渴
E. 燥咳痰黏、劳嗽咯血，阴虚阳亢、虚风内动

37. 麦冬的主治病证是
38. 天冬的主治病证是

A. 脾虚泄泻，肺虚喘咳
B. 脾胃气弱，暑湿吐泻
C. 脾胃气弱，肾虚阳痿
D. 脾胃气弱，血虚萎黄
E. 脾胃气弱，气虚欲脱

39. 白扁豆的主治病证是
40. 山药的主治病证是

A. 妊娠恶阻，胎动不安证
B. 妊娠胎漏下血，胎动欲坠
C. 妊娠胎热，胎动不安证
D. 妊娠肝肾亏虚，胎动不安证
E. 妊娠脾虚气弱，胎动不安证

41. 白术的主治病证是
42. 桑寄生的主治病证是

A. 妊娠恶阻，胎动不安证
B. 妊娠胎漏下血，胎动欲坠
C. 妊娠胎热，胎动不安证
D. 妊娠肝肾亏虚，胎动不安证
E. 妊娠脾虚气弱，胎动不安证

43. 杜仲的主治病证是
44. 黄芩的主治病证是

A. 疏风清热，解毒明目
B. 滋补肝肾，乌须明目
C. 补阳益阴，补肝明目
D. 疏风清热，清肝明目
E. 清热解毒，清肝明目
45. 女贞子的功效是
46. 菟丝子的功效是

A. 补脾润肺，缓和药性
B. 健脾化湿，缓和药性
C. 养血安神，缓和药性
D. 益气养阴，缓和药性
E. 益卫固表，缓和药性
47. 大枣的功效是
48. 甘草的功效是

A. 干姜　B. 生姜
C. 赤芍　D. 白芍
E. 甘草
49. 与大枣配伍，能够调和营卫的药物是
50. 与桂枝配伍，能够调和营卫的药物是

A. 补脾益气，托毒生肌
B. 补脾益气，益卫固表
C. 滋阴润肺，生津养胃
D. 补脾益气，养血安神
E. 补脾益气，止汗安胎
51. 玉竹的功效是
52. 白术的功效是

A. 补气升阳，益卫固表
B. 大补元气，补脾益肺
C. 补气健脾，燥湿利水
D. 益气养阴，补脾肺肾
E. 补气养阴，清火生津
53. 山药的功效是
54. 黄芪的功效是

A. 补肝肾，暖腰膝
B. 补肾宁心，益气
C. 补肾阳，祛风湿
D. 补肝肾，强筋骨
E. 补肝肾，行血脉
55. 巴戟天的功效是
56. 五味子的功效是

A. 大补元气　B. 接续筋骨
C. 补益肺肾　D. 补脾益肾
E. 补脾养心
57. 人参的功效是
58. 补骨脂的功效是

A. 气虚自汗　B. 阴虚盗汗
C. 气分实热大汗　D. 湿温汗出
E. 黄汗证
59. 石膏的主治病证是
60. 鳖甲的主治病证是

A. 气虚自汗　B. 阴虚盗汗
C. 气分实热大汗　D. 湿温汗出
E. 黄汗证
61. 白术的主治病证是
62. 龟甲的主治病证是

A. 祛风湿，补肝肾，强筋骨，安胎
B. 祛风湿，强筋骨，利水消肿
C. 补肝肾，强筋骨，安胎
D. 补肝肾，行血脉，续筋骨，安胎止漏
E. 补肝肾，强筋骨，祛风湿
63. 杜仲的功效是
64. 续断的功效是

A. 石斛　B. 沙参
C. 玉竹　D. 百合
E. 麦冬
65. 能养肺胃之阴，兼可润肠通便的药物是

66. 能养胃肾之阴，而生津除热的药物是

A. 养肝明目　　B. 活血续伤
C. 润肠通便　　D. 祛风除湿
E. 固精缩尿

67. 淫羊藿的功效是
68. 补骨脂的功效是

A. 活血　　B. 润肺
C. 柔肝　　D. 益精
E. 止汗

69. 当归的功效是
70. 熟地黄的功效是

A. 太子参　　B. 白术
C. 山药　　D. 人参
E. 甘草

71. 治疗脾虚水肿，应选用的药物是
72. 治疗心气虚、脉结代，应选用的药物是

A. 大枣　　B. 赤芍
C. 干姜　　D. 白芍
E. 甘草

73. 与生姜配伍，能调和营卫的药物是
74. 与桂枝配伍，能调和营卫的药物是

A. 先下　　B. 后下
C. 烊化　　D. 另煎
E. 包煎

75. 人参入汤剂的用法是
76. 阿胶入汤剂的用法是

A. 滋补肝肾，益胃生津
B. 补脾益气，益胃生津
C. 滋阴除烦，益胃生津
D. 清肺养阴，益胃生津
E. 清火生津，滋阴润燥

77. 沙参的功效是
78. 天冬的功效是

A. 行血脉　　B. 托疮毒
C. 润肠燥　　D. 补肾阴
E. 敛汗

79. 菟丝子除能补肾固涩外，还具有的功效是
80. 鹿茸除能补肾阳益精血外，还具有的功效是

A. 清心除烦　　B. 明目强腰
C. 补脾益气　　D. 益肾健骨
E. 润肠通便

81. 石斛除能养阴清热外，还具有的功效是
82. 黄精除能滋肾润肺外，还具有的功效是

A. 燥湿利水　　B. 托疮生肌
C. 健脾止泻　　D. 补气健脾
E. 固精止带

83. 白术生用具有的功效是
84. 白术炒用具有的功效是

参考答案

A1 型题

1. D	2. A	3. B	4. E	5. A
6. E	7. C	8. D	9. B	10. C
11. E	12. C	13. E	14. D	15. A
16. B	17. D	18. B	19. B	20. A
21. D	22. D	23. C	24. D	25. E
26. A	27. E	28. B	29. D	30. A
31. B	32. B	33. A	34. C	35. E
36. B	37. B	38. A	39. C	40. C
41. D	42. C	43. E	44. B	45. D
46. E	47. C	48. B	49. D	50. B
51. A	52. C	53. E	54. B	55. B
56. B	57. D	58. B	59. D	60. D

61. D 62. E 63. E 64. A 65. D
66. D 67. C 68. D 69. A 70. A
71. D 72. B 73. D 74. D 75. E
76. D 77. C 78. C 79. A 80. B
81. E 82. A 83. C 84. B 85. E
86. B

A2 型题

1. D 2. D 3. C 4. E 5. A
6. B 7. B 8. B 9. D 10. C
11. D 12. C 13. E 14. A 15. C
16. E 17. D 18. C 19. A 20. A
21. B 22. A 23. E 24. B 25. A
26. C 27. C

B1 型题

1. D 2. C 3. A 4. B 5. B
6. C 7. B 8. C 9. A 10. C
11. E 12. C 13. D 14. B 15. A
16. C 17. A 18. E 19. B 20. C
21. A 22. C 23. A 24. D 25. A
26. D 27. E 28. E 29. C 30. B
31. B 32. A 33. D 34. B 35. B
36. A 37. B 38. D 39. B 40. A
41. E 42. D 43. D 44. C 45. B
46. C 47. C 48. A 49. B 50. D
51. C 52. E 53. D 54. A 55. C
56. B 57. A 58. D 59. C 60. B
61. A 62. B 63. C 64. D 65. E
66. A 67. D 68. E 69. A 70. D
71. B 72. E 73. A 74. D 75. D
76. C 77. D 78. E 79. D 80. B
81. B 82. C 83. A 84. D

第二十二单元 收涩药

A1 型题

1. 麻黄根与浮小麦的共同功效是
A. 止泻 B. 止咳
C. 止遗 D. 止汗
E. 止血

2. 能敛汗安神，用于心悸、失眠、多梦的药物是
A. 朱砂 B. 人参
C. 远志 D. 麦冬
E. 五味子

3. 既能敛补心肺肾气阴，又能宁心安神的药物是
A. 山茱萸 B. 五味子
C. 山药 D. 五倍子
E. 黄精

4. 均具有生津止渴功效的药物是
A. 乌梅、生地黄、黄连
B. 五味子、芦根、黄芩
C. 乌梅、五味子、芦根
D. 乌梅、芦根、黄柏
E. 五味子、诃子、生地黄

5. 五味子的主治病证是
A. 肺燥咳嗽 B. 肺热咳嗽
C. 外感咳嗽 D. 肺虚久咳
E. 肺寒咳嗽

6. 具有收敛固涩、益气生津、补肾宁心功效的药物是
A. 乌梅 B. 浮小麦
C. 麻黄根 D. 山茱萸
E. 五味子

7. 既能敛肺涩肠，又能生津安蛔的药物是
A. 使君子　B. 乌梅
C. 槟榔　D. 贯众
E. 花椒

8. 乌梅的功效是
A. 涩肠，止遗　B. 止带，止遗
C. 涩肠，生津　D. 涩肠，止带
E. 止带，止血

9. 治疗久泻久痢、久咳失音的药物是
A. 蝉蜕　B. 白术
C. 桔梗　D. 诃子
E. 薄荷

10. 诃子的主治病证是
A. 久泻久痢　B. 湿热泄泻
C. 热毒血痢　D. 湿热痢疾
E. 休息痢

11. 治疗脾肾阳虚，五更泄泻，补骨脂配伍的药物是
A. 黄连　B. 肉豆蔻
C. 槟榔　D. 莲子
E. 赤石脂

12. 均具有涩肠止泻功效的药物是
A. 五味子、桑螵蛸
B. 肉豆蔻、麻黄根
C. 莲子、覆盆子
D. 乌梅、肉豆蔻
E. 金樱子、乌贼骨

13. 具有温中行气、涩肠止泻功效的药物是
A. 肉豆蔻　B. 白豆蔻
C. 草豆蔻　D. 砂仁
E. 佩兰

14. 白豆蔻、肉豆蔻均具有的功效是
A. 芳香化湿　B. 涩肠止泻
C. 温中行气　D. 醒脾开胃
E. 调气畅中

15. 具有补益肝肾、收敛固涩功效的药物是
A. 赤石脂　B. 肉豆蔻
C. 五倍子　D. 山茱萸
E. 桑螵蛸

16. 桑螵蛸与海螵蛸的共同功效是
A. 固表止汗　B. 固精缩尿
C. 益脾止泻　D. 敛肺止咳
E. 止血止带

17. 固精缩尿、固崩止带，兼能涩肠止泻功效的药物是
A. 金樱子　B. 桑螵蛸
C. 覆盆子　D. 赤石脂
E. 乌梅

18. 下列各项，不属金樱子功效的是
A. 缩尿　B. 止带
C. 敛肺滋肾　D. 固精
E. 涩肠止泻

19. 莲子与芡实具有的共同功效是
A. 发汗解表　B. 养心安神
C. 固表止汗　D. 敛肺止咳
E. 益肾固精

20. 具有健脾止泻、除湿止带、益肾固精功效的药物是
A. 白术　B. 五倍子
C. 秦皮　D. 莲子
E. 乌梅

21. 具有涩肠止泻、收涩止带、止血、清热燥湿功效的药物是
A. 肉豆蔻　B. 莲子
C. 赤石脂　D. 椿皮
E. 黄连

A2 型题

1. 患者，女，31 岁。大便溏泻，纳谷不香，心悸失眠。用药应选用的药物是
A. 莲子　B. 芡实
C. 金樱子　D. 山药
E. 磁石

2. 患者，男，42 岁。小便频数，夜尿尤多，阳事无力。用药应选用的药物是

A. 鸡内金　B. 桑螵蛸
C. 海螵蛸　D. 乌药
E. 益智仁

3. 患者，女，28 岁。白带绵绵不止，量多质清稀，以下哪味药不宜使用

A. 莲子　B. 芡实
C. 金樱子　D. 桑螵蛸
E. 麻黄根

B1 型题

A. 宁心安神　B. 生津安蛔
C. 固精缩尿　D. 收敛止血
E. 降火利咽

1. 诃子的功效是
2. 五味子的功效是

A. 宁心安神　B. 生津安蛔
C. 固精缩尿　D. 收敛止血
E. 下气利咽

3. 乌梅的功效是
4. 乌贼骨的功效是

A. 温中行气，涩肠止泻
B. 益肾固精，健脾止泻，除湿止带
C. 涩肠止泻，生肌敛疮
D. 清热燥湿，收敛止带，止泻，止血
E. 涩肠止泻，固精缩尿止带

5. 金樱子的功效是
6. 肉豆蔻的功效是

A. 清热燥湿，收敛止带，止泻，止血
B. 益肾固精，健脾止泻，除湿止带
C. 涩肠止泻，生肌敛疮
D. 温中行气，涩肠止泻
E. 涩肠止泻，固精缩尿止带

7. 芡实的功效是
8. 肉豆蔻的功效是

A. 五倍子　B. 五味子
C. 山茱萸　D. 莲子
E. 肉豆蔻

9. 治疗冷痢、食少呕吐的药物是
10. 治疗肝肾亏虚诸证的药物是

A. 芡实　B. 赤石脂
C. 莲子　D. 浮小麦
E. 肉豆蔻

11. 治疗自汗盗汗、骨蒸劳热的药物是
12. 治疗胃寒胀痛、久泻不止的药物是

A. 诃子　B. 乌梅
C. 五味子　D. 五倍子
E. 龙骨

13. 治疗久咳虚喘、久泻久痢、遗精滑精、自汗盗汗、崩漏下血的药物是
14. 治疗久咳虚喘、久泻久痢、遗精滑精、自汗盗汗、心悸失眠的药物是

A. 金樱子　B. 覆盆子
C. 桑螵蛸　D. 鸡内金
E. 海螵蛸

15. 具有固精缩尿、明目功效的药物是
16. 具有固精缩尿、涩肠止泻功效的药物是

A. 敛肺涩肠止痛　B. 敛肺涩肠安蛔
C. 敛肺涩肠降火　D. 敛肺涩肠安神
E. 敛肺涩肠止带

17. 乌梅的功效是
18. 五味子的功效是

A. 覆盆子　B. 海螵蛸
C. 金樱子　D. 芡实
E. 山茱萸

19. 治疗大汗不止、体虚欲脱的药物是
20. 治疗胃痛吐酸、湿疮湿疹的药物是

参考答案

A1 型题

1. D　2. E　3. B　4. C　5. D
6. E　7. B　8. C　9. D　10. A
11. B　12. D　13. A　14. C　15. D
16. B　17. A　18. C　19. E　20. D
21. D

A2 型题

1. A　2. B　3. E

B1 型题

1. E　2. A　3. B　4. D　5. E
6. A　7. B　8. D　9. E　10. C
11. D　12. E　13. D　14. C　15. B
16. A　17. B　18. D　19. E　20. B

第二十三单元　攻毒杀虫止痒药

A1 型题

1. 外用杀虫止痒，内服补火助阳通便的药物是
   A. 麻黄　B. 硫黄
   C. 杜仲　D. 巴戟天
   E. 车前子
2. 硫黄的功效是
   A. 收湿止痒　B. 祛风止痒
   C. 杀虫止痒　D. 凉血止痒
   E. 燥湿止痒
3. 内服具有补火助阳通便功效的药物是
   A. 黄芩　B. 黄连
   C. 黄柏　D. 硫黄
   E. 麻黄
4. 内服宜与豆腐同煮的药物是
   A. 黄芩　B. 硫黄
   C. 茯苓　D. 黄连
   E. 黄柏
5. 治疗肾虚阳痿，虚寒便秘，应选用的药物是
   A. 巴戟天　B. 硫黄
   C. 黄芩　D. 补骨脂
   E. 淫羊藿

A2 型题

1. 患者，女，65 岁。便秘多年，三四日一行，舌红少苔。以下哪味药不宜使用
   A. 桃仁　B. 杏仁
   C. 麻黄　D. 当归
   E. 硫黄
2. 患者，男，50 岁。腰膝酸软冷痛，小便清长，腹痛便秘，用药应选用的药物是
   A. 黄芩　B. 白术
   C. 苍术　D. 砂仁
   E. 硫黄

参考答案

A1 型题

1. B　2. C　3. D　4. B　5. B

A2 型题

1. E　2. E

方　剂　学

第一单元　总　论

A1 型题

1. 下列各项中不属于“八法”内容的是
A. 汗法、吐法　B. 下法、清法
C. 宣法、通法　D. 清法、补法
E. 和法、温法

2. 下列各项中不属于“消法”范畴的是
A. 消食导滞　B. 通导大便
C. 行气活血　D. 化痰利水
E. 消疮散痈

3. 下列各项中不属于“和法”范畴的是
A. 和解少阳　B. 调和肝脾
C. 调和寒热　D. 调和营卫
E. 消食和胃

4. 下列病证中不宜使用“下法”治疗的是
A. 宿食　B. 结痰
C. 积水　D. 蓄血
E. 痞块

5. 下列方剂中不属于“汗法”范畴的是
A. 再造散　B. 杏苏散
C. 败毒散　D. 升麻葛根汤
E. 普济消毒饮

6. 下列各项中符合方剂组成要求的是
A. 每方必须君、臣、佐、使俱全
B. 方中诸药均须有相应的针对症状
C. 方中必有一药专作引经之用
D. 君药的用量必须在全方总药量中所占比例最大
E. 方中诸药既须主次有序，各司其职；又须密切配合，相与宣摄

7. 下列各项中不符合方剂组成要求的是
A. 辨证审因，随证立法，依法制方
B. 方中诸药，主次有序，分工合作
C. 不一定君臣佐使俱全，但君药不可缺少
D. 君药的数量不宜过多，药量相应较大
E. 君药的药量在全方总药量中所占比例最大

8. 下述各类药物中不属于“佐药”范畴的是
A. 协助君臣药加强治疗作用的药物
B. 引导诸药至病所的药物
C. 用以消除或降低君臣药毒性的药物
D. 用以制约君臣药峻烈之性的药物
E. 针对次要兼证、兼病或某一症状发挥治疗作用的药物

9. 下列各项中属于“使药”功用范畴的是
A. 缓和君、臣药之峻烈
B. 消除或降低君、臣药之毒性
C. 协助君臣药治疗兼证
D. 针对某一症状发挥治疗作用
E. 引药至病所或特定部位

10. 决定方剂功用、主治的主要因素是

A. 药物　　B. 配伍
C. 剂量　　D. 剂型
E. 用法

11. 下列哪一项不是丸剂的特点
A. 不易变质　　B. 服用方便
C. 吸收缓慢　　D. 药力持久
E. 适用于慢性虚弱性病证

12. 下列各项中属于“反佐”范畴的是
A. 热因热用　　B. 壮水制火
C. 以泻代清　　D. 火郁发之
E. 寒药热服

13. 下列各项中属于“反佐”范畴的是
A. 寒因寒用，热因热用
B. 寒者热之，热者寒之
C. 热药冷服，寒药热服
D. 形不足者，温之以气
E. 壮水之主，以制阳光

参考答案

A1 型题

1. C　2. B　3. E　4. E　5. E
6. E　7. E　8. B　9. E　10. A
11. A　12. E　13. C

第二单元　解表剂

A1 型题

1. 败毒散组成中含有的药物是
A. 柴胡　前胡　　B. 银花　连翘
C. 黄芩　黄连　　D. 牛蒡　山栀
E. 防风　白芷

2. 麻黄汤组成的药物中除麻黄外，其余的药物是
A. 桂枝　杏仁　炙甘草
B. 苏叶　白芷　生甘草
C. 苏叶　杏仁　炙甘草
D. 桂枝　苏叶　生甘草
E. 桂枝　生姜　炙甘草

3. 桂枝汤组成的药物中除桂枝、生姜、大枣外，其余的药物是
A. 麻黄　杏仁　　B. 葱白　豆豉
C. 芍药　甘草　　D. 荆芥　防风
E. 饴糖　芍药

4. 桑菊饮组成的药物中除桑叶、菊花外，其余的药物是
A. 杏仁　连翘　薄荷　葛根　甘草　苇根
B. 杏仁　连翘　薄荷　桔梗　甘草　苇根
C. 银花　连翘　葛根　薄荷　桔梗　甘草
D. 银花　连翘　薄荷　桔梗　甘草　苇根
E. 杏仁　连翘　葛根　薄荷　桔梗　甘草

5. 银翘散组成的药物中除银花、连翘、荆芥穗、淡豆豉、牛蒡子外，其余的药物是
A. 竹叶　杏仁　桔梗　甘草
B. 苏叶　桔梗　芦根　甘草
C. 薄荷　杏仁　桔梗　甘草
D. 薄荷　竹叶　桔梗　甘草
E. 薄荷　杏仁　竹叶　甘草

6. 下列除哪项外都是九味羌活汤组成的药物
A. 防风　川芎　　B. 当归　陈皮

C. 苍术　细辛　　D. 白芷　生地
E. 黄芩　甘草

7. 小青龙汤组成的药物中含有
A. 芍药　炙甘草　　B. 杏仁　半夏
C. 半夏　生姜　　D. 生姜　大枣
E. 茯苓　半夏

8. 银翘散和桑菊饮组成中均含有的药物是
A. 连翘　杏仁　桔梗
B. 银花　杏仁　桔梗
C. 连翘　薄荷　芦根
D. 银花　薄荷　芦根
E. 杏仁　甘草　芦根

9. 败毒散与九味羌活汤组成中均含有的药物是
A. 柴胡　防风　桂枝
B. 羌活　川芎　甘草
C. 黄芪　茯苓　人参
D. 附子　细辛　煨姜
E. 枳壳　桔梗　前胡

10. 桑菊饮与败毒散组成中均含有的药物是
A. 桔梗　甘草　　B. 羌活　独活
C. 柴胡　川芎　　D. 木香　枳壳
E. 半夏　苏叶

11. 桑菊饮中含有，而银翘散中不含有的药物是
A. 桔梗　　B. 竹叶
C. 连翘　　D. 薄荷
E. 杏仁

12. 桑菊饮中不含，而银翘散中含有的药物是
A. 桔梗　　B. 豆豉
C. 连翘　　D. 薄荷
E. 杏仁

13. 麻黄汤的功用是
A. 散寒解表，止咳平喘
B. 解表蠲饮，止咳平喘
C. 宣肺降气，祛痰平喘
D. 祛痰止咳，降气定喘
E. 发汗解表，宣肺平喘

14. 桂枝汤的功用是
A. 散寒解表，调和营卫
B. 解肌发表，调和营卫
C. 发汗解表，透营达卫
D. 发汗解表，调和营卫
E. 发表散寒，调畅营卫

15. 九味羌活汤的功用是
A. 散寒解表，祛风除湿
B. 发汗解表，疏风止痛
C. 宣肺散寒，除湿止痛
D. 发汗祛湿，兼清里热
E. 散寒除湿，通痹止痛

16. 小青龙汤的功用是
A. 温肺化痰，止咳平喘
B. 解表散寒，温肺化饮
C. 宣肺降气，祛痰平喘
D. 温肺化痰，降气定喘
E. 解表化饮，降气平喘

17. 银翘散的功用是
A. 解肌发表，清热解毒
B. 疏散风热，止咳平喘
C. 辛凉宣泄，清肺平喘
D. 疏风解表，止咳化痰
E. 辛凉透表，清热解毒

18. 桑菊饮的功用是
A. 辛凉宣泄，清肺解毒
B. 疏散风热，清肺化痰
C. 疏风清热，宣肺止咳
D. 宣肺利咽，止咳化痰
E. 辛凉透表，清泻肺热

19. 麻杏甘石汤的功用是
A. 发汗解表，宣肺平喘
B. 辛凉透表，兼清里热
C. 辛凉宣泄，清肺解毒
D. 辛凉疏表，清肺平喘
E. 清肺泄热，止咳平喘

20. 败毒散的功用是

A. 清热泻火，凉血解毒
B. 散寒祛湿，益气解表
C. 疏散风邪，清热解毒
D. 益气解表，疏风止痛
E. 透表解毒，散寒祛湿

21. 具有清热解毒功用的方剂是
A. 败毒散　B. 银翘散
C. 桑菊饮　D. 麻杏甘石汤
E. 九味羌活汤

22. 具有益气解表功用的方剂是
A. 败毒散　B. 银翘散
C. 桑菊饮　D. 麻杏甘石汤
E. 九味羌活汤

23. 以疏风清热、宣肺止咳为功用的方剂是
A. 桑菊饮　B. 银翘散
C. 小青龙汤　D. 麻杏甘石汤
E. 九味羌活汤

24. 以辛凉宣泄、清肺平喘为功用的方剂是
A. 桑菊饮　B. 银翘散
C. 小青龙汤　D. 麻杏甘石汤
E. 九味羌活汤

25. 以辛凉透表、清热解毒为功用的方剂是
A. 桑菊饮　B. 银翘散
C. 小青龙汤　D. 麻杏甘石汤
E. 九味羌活汤

26. 桂枝汤中具有调和营卫作用的配伍是
A. 桂枝与生姜　B. 桂枝与芍药
C. 大枣与甘草　D. 生姜与甘草
E. 芍药与大枣

27. 小青龙汤中配伍干姜、细辛的主要用意是
A. 温肺散寒　B. 温肺化饮
C. 散寒解表　D. 温脾散寒
E. 散寒止痛

28. 败毒散中配伍少量人参的主要用意是
A. 益气生津，以资汗源
B. 补脾益肺，培土生金
C. 大补肺脾，以复正气
D. 扶助正气，鼓邪外出
E. 补益中气，以扶正气

29. 小青龙汤证的病因病机是
A. 风寒湿邪，困束肌表，内有蕴热
B. 风邪在表，卫强营弱，营卫不和
C. 风寒外束，卫郁营涩，肺气不宣
D. 风寒外束，水饮内停，肺气失宣
E. 阳虚外感，风寒束表，湿郁肌腠

30. 九味羌活汤证的病因病机是
A. 风寒湿邪，困束肌表，内有蕴热
B. 风邪在表，卫强营弱，营卫不和
C. 风寒外束，卫郁营涩，肺气不宣
D. 风寒外束，水饮内停，肺气失宣
E. 阳虚外感，风寒束表，湿郁肌腠

31. 银翘散证的主要临床表现是
A. 头痛身热，微恶风寒，有汗不多，口渴咽干，舌尖红，脉浮数
B. 咳嗽，身热不甚，口微渴，脉浮微数
C. 头痛，发热，汗出恶风，苔薄白，脉浮缓
D. 身热，咳逆，气急鼻塞，苔薄黄，脉滑数
E. 咳嗽咽痒，微有恶寒发热，苔薄白，脉浮缓

32. 桑菊饮证的主要临床表现是
A. 头痛身热，微恶风寒，有汗不多，口渴咽干，舌尖红，脉浮数
B. 咳嗽，身热不甚，口微渴，脉浮微数
C. 头痛，发热，汗出恶风，苔薄白，脉浮缓
D. 身热，咳逆，气急鼻塞，苔薄黄，脉滑数
E. 咳嗽咽痒，微有恶寒发热，苔薄白，脉浮缓

B1 型题

A. 银翘散　B. 桂枝汤

C. 桑菊饮　　D. 麻黄汤
E. 败毒散

1. 以解肌发表、调和营卫为功用的方剂是
2. 以疏风清热、宣肺止咳为功用的方剂是

A. 益气解表，祛风散寒
B. 辛凉透表，清热解毒
C. 扶正解表，祛风除湿
D. 益气解表，理气化痰
E. 散寒祛湿，益气解表

3. 败毒散的功用是
4. 银翘散的功用是

A. 益气补虚　　B. 实卫和营
C. 缓峻护正　　D. 化痰止咳
E. 调和诸药

5. 麻黄汤中配伍炙甘草的主要用意是
6. 桂枝汤中配伍炙甘草的主要用意是

A. 麻黄　桂枝　　B. 桂枝　细辛
C. 细辛　麻黄　　D. 干姜　半夏
E. 细辛　干姜

7. 小青龙汤中主要起发汗解表作用的配伍药物是
8. 小青龙汤中主要起温肺散寒化饮作用的配伍药物是

A. 恶寒发热　　B. 发热恶风
C. 往来寒热　　D. 但热不寒
E. 骨蒸潮热

9. 桂枝汤证发热的临床表现是
10. 麻黄汤证发热的临床表现是

A. 麻黄汤　　B. 败毒散
C. 桂枝汤　　D. 小青龙汤
E. 九味羌活汤

11. 外感风寒湿邪，症见恶寒发热头痛、肌表无汗、肢体酸楚疼痛、口苦而渴者，治宜选用
12. 素体气虚，外感风寒。症见憎寒壮热，头项强痛，肢体酸痛，无汗，鼻塞声重，咳嗽有痰，胸膈痞满，舌苔白腻，脉浮而无力者。治宜选用

参考答案

A1 型题

1. A	2. A	3. C	4. B	5. D
6. B	7. A	8. C	9. B	10. A
11. E	12. B	13. E	14. B	15. D
16. B	17. E	18. C	19. D	20. B
21. B	22. A	23. A	24. D	25. B
26. B	27. B	28. D	29. D	30. A
31. A	32. B			

B1 型题

1. B	2. C	3. E	4. B	5. C
6. B	7. A	8. E	9. B	10. A
11. E	12. B			

第三单元　泻下剂

A1 型题

1. 温脾汤组成的药物是
A. 大黄　附子　细辛
B. 大黄　干姜　细辛
C. 大黄　芒硝　附子　干姜
D. 附子　干姜　人参　白术　炙甘草
E. 附子　干姜　大黄　芒硝　人参　当归　甘草

2. 大承气汤的药物组成是
A. 大黄　芒硝　甘遂
B. 大黄　厚朴　枳实
C. 大黄　甘遂　厚朴
D. 芒硝　枳实　甘遂
E. 芫花　甘遂　大戟

3. 麻子仁丸组成的药物中，除麻子仁、杏仁外，其余的是
A. 生地　玄参　麦冬　芒硝
B. 芍药　枳实　厚朴　大黄
C. 人参　当归　牛膝　芒硝
D. 当归　芍药　麦冬　大黄
E. 生地　当归　玄参　芒硝

4. 十枣汤组成的药物中含有
A. 大黄　B. 大戟
C. 干姜　D. 人参
E. 甘草

5. 济川煎组成的药物中含有
A. 生地　B. 玄参
C. 麦冬　D. 当归
E. 芍药

6. 下列何药不是温脾汤组成的药物
A. 大黄　B. 甘草
C. 附子　D. 人参
E. 厚朴

7. 麻子仁丸组成的药物中不含有
A. 枳实　B. 当归
C. 杏仁　D. 芍药
E. 大黄

8. 济川煎组成的药物中不含有
A. 升麻　B. 牛膝
C. 麦冬　D. 枳壳
E. 泽泻

9. 温脾汤的功用是
A. 温中健脾，行气除满
B. 攻下寒积，温补脾阳
C. 温阳健脾，行气利水
D. 温脾散寒，消食止泻
E. 温脾暖胃，化湿和中

10. 济川煎的功用是
A. 滋阴增液，泻热通便
B. 温肾益精，润肠通便
C. 滋阴增液，养血润燥
D. 滋阴增液，润肠通便
E. 滋阴益精，养血润肠

11. 十枣汤的功用是
A. 补气健脾　B. 益气补血
C. 养血润燥　D. 养血安神
E. 攻逐水饮

12. 功用为润肠泄热、行气通便的方剂是
A. 温脾汤　B. 调胃承气汤
C. 济川煎　D. 十枣汤
E. 麻子仁丸

13. 功用为泻热破瘀、散结消肿的方剂是
A. 十枣汤　B. 大承气汤
C. 小承气汤　D. 济川煎

E. 大黄牡丹汤

14. 麻子仁丸与济川煎都具有的功用是

A. 滋阴　B. 养血
C. 行气　D. 泻热
E. 润肠

15. 下列何项不是大承气汤的主治范围

A. 热结旁流　B. 热厥
C. 痉病　D. 发狂
E. 下利清谷

16. 麻子仁丸适用于

A. 阴虚便秘　B. 血虚便秘
C. 阳虚便秘　D. 气虚便秘
E. 燥热伤津便秘

17. 热结旁流，脐腹疼痛，按之坚硬有块，口干舌燥，脉滑实者，治宜选用

A. 济川煎　B. 小承气汤
C. 大承气汤　D. 大黄牡丹汤
E. 调胃承气汤

18. 胃肠燥热，津液不足，大便硬而小便数者，治宜选用

A. 济川煎　B. 增液汤
C. 五仁丸　D. 麻子仁丸
E. 小承气汤

B1 型题

A. 桃仁　丹皮　芒硝
B. 杏仁　芍药　大黄
C. 大黄　芒硝　甘草
D. 赤芍　丹皮　甘草
E. 大黄　赤芍　丹皮

1. 温脾汤组成中含有的药物是
2. 麻子仁丸组成中含有的药物是

A. 芒硝　桃仁　B. 枳实　厚朴
C. 芍药　桃仁　D. 大黄　桃仁
E. 芒硝　杏仁

3. 大承气汤组成的药物中含有
4. 麻子仁丸组成的药物中含有

A. 温肾益精，润肠通便
B. 滋阴增液，通便泻热
C. 润肠泄热，行气通便
D. 养阴清热，润肠通便
E. 滋阴养血，润肠通便

5. 济川煎的功用是
6. 麻子仁丸的功用是

参考答案

A1 型题

1. E　2. B　3. B　4. B　5. D
6. E　7. B　8. C　9. B　10. B
11. E　12. E　13. E　14. E　15. E
16. E　17. C　18. D

B1 型题

1. C　2. B　3. B　4. B　5. A
6. C

第四单元　和解剂

A1 型题

1. 小柴胡汤组成的药物是
   A. 柴胡　黄芩　干姜　人参　茯苓　甘草　大枣
   B. 柴胡　黄芩　半夏　枳实　干姜　人参　甘草
   C. 柴胡　黄芩　半夏　人参　甘草　生姜　大枣
   D. 柴胡　黄连　半夏　人参　甘草　生姜　大枣
   E. 柴胡　黄芩　黄芪　半夏　甘草　生姜　大枣

2. 四逆散组成的药物中不含
   A. 炙甘草　　B. 芍药
   C. 枳实　　D. 柴胡
   E. 白术

3. 半夏泻心汤组成的药物中，除半夏、人参、甘草、生姜、大枣外，还有
   A. 黄连　黄柏　　B. 栀子　连翘
   C. 黄连　黄芩　　D. 柴胡　枳壳
   E. 黄芩　黄柏

4. 半夏泻心汤与小柴胡汤组成中均含有的药物是
   A. 人参　黄芩　半夏　干姜　甘草
   B. 人参　生姜　半夏　甘草　大枣
   C. 半夏　黄连　黄芩　甘草　大枣
   D. 柴胡　人参　黄芩　甘草　生姜
   E. 半夏　黄芩　人参　甘草　大枣

5. 四逆散的功用是
   A. 和解少阳，内泻热结
   B. 疏肝止痛，清热泻结
   C. 透邪解郁，疏肝理脾
   D. 解肌疏表，清泻里实
   E. 疏肝解郁，健脾和营

6. 功用为疏肝解郁、养血健脾的方剂是
   A. 痛泻要方　　B. 四逆散
   C. 小柴胡汤　　D. 逍遥散
   E. 大柴胡汤

7. 逍遥散所主证候的病机要点是
   A. 肝血不足，疏泄失常
   B. 肝气郁滞，耗伤阴血
   C. 肝郁血虚，脾失健运
   D. 营血虚滞，肝失疏泄
   E. 阴虚肝郁，横犯脾胃

8. 半夏泻心汤适用于
   A. 脾胃虚弱，寒热互结，症见脘腹痞胀，恶食懒倦，大便不畅者
   B. 脾胃虚弱，寒热互结，症见心下痞满，但满不痛，呕吐下利者
   C. 脾胃虚弱，水热互结，症见心下硬满，干噫食臭，肠鸣下利者
   D. 脾胃虚弱，痰浊内阻，症见心下痞硬，噫气不除，苔腻脉滑者
   E. 胃虚有热，和降失常，症见心胸烦闷，气逆欲呕，口干喜饮者

9. 逍遥散中配伍薄荷的用意是
   A. 疏肝解郁　　B. 散肝透邪
   C. 疏郁透邪　　D. 疏肝散热
   E. 清利头目

10. 蒿芩清胆汤中配伍半夏的主要用意是
   A. 燥湿化痰，和胃降逆
   B. 散结除痞，降逆止呕
   C. 散肝舒脾，降逆止呕
   D. 下气宽中，除痰消痞

E. 温中散寒，散结除痞

B1 型题

A. 细辛　黄芩　　B. 白芍　生地
C. 白术　白芷　　D. 厚朴　枳实
E. 人参　干姜

1. 半夏泻心汤组成的药物中含有
2. 九味羌活汤组成的药物中含有

A. 枳实　柴胡　　B. 甘草　大枣
C. 白术　当归　　D. 香附　柴胡
E. 枳壳　陈皮

3. 四逆散组成中含有的药物是
4. 蒿芩清胆汤组成中含有的药物是

A. 青蒿鳖甲汤　　B. 茵陈蒿汤
C. 半夏泻心汤　　D. 小柴胡汤
E. 蒿芩清胆汤

5. 清胆利湿、和胃化痰的方剂是
6. 寒热平调、消痞散结的方剂是

A. 透邪解郁，疏肝理脾
B. 疏肝解郁，养血健脾
C. 温肾益精，润肠通便
D. 补脾柔肝，祛湿止泻
E. 疏肝解郁，行气止痛

7. 逍遥散的功用是
8. 济川煎的功用是

参考答案

A1 型题

1. C　2. E　3. C　4. E　5. C
6. D　7. C　8. B　9. D　10. A

B1 型题

1. E　2. A　3. A　4. E　5. E
6. C　7. B　8. C

第五单元　清热剂

A1 型题

1. 由元参、麦冬、犀角、银花、黄连、生地、连翘、竹叶心、丹参组成的方剂是

A. 犀角地黄汤　　B. 清胃散
C. 普济消毒饮　　D. 清营汤
E. 仙方活命饮

2. 由泽泻、木通、当归、黄芩、龙胆草、柴胡、生地、甘草、栀子组成的方剂是

A. 普济消毒饮　　B. 清胃散
C. 龙胆泻肝汤　　D. 导赤散
E. 仙方活命饮

3. 由地骨皮、桑白皮、炙甘草、粳米组成的方剂是

A. 青蒿鳖甲汤　　B. 清营汤
C. 泻白散　　D. 清胃散
E. 导赤散

4. 由石膏、熟地、麦冬、知母、牛膝组成的方剂是

A. 玉女煎　　B. 泻白散
C. 白虎汤　　D. 清胃散
E. 济川煎

5. 青蒿鳖甲汤组成的药物中含有

A. 麦门冬　　B. 竹叶
C. 胡黄连　　D. 知母

E. 地骨皮

6. 清胃散组成的药物中不含

A. 生地　B. 当归

C. 丹皮　D. 升麻

E. 黄芩

7. 下列各项中，不属于苇茎汤组成的药物是

A. 苇茎　B. 薏苡仁

C. 栀子仁　D. 瓜瓣

E. 桃仁

8. 下列各项中，不属于普济消毒饮组成的药物是

A. 黄芩　黄连　人参

B. 玄参　柴胡　牛蒡子

C. 甘草　桔梗　马勃

D. 防风　赤芍　当归

E. 升麻　橘红　板蓝根

9. 清营汤的功用是

A. 清热解毒，凉血散瘀

B. 清营凉血，祛瘀止痛

C. 清营解毒，凉血止血

D. 清热解毒，凉血止血

E. 清营解毒，透热养阴

10. 普济消毒饮的功用是

A. 疏风清热，宣肺止咳

B. 疏风解表，清热通便

C. 清热解毒，疏散风邪

D. 清热泻火，凉血解毒

E. 清热解毒，消肿散结

11. 黄连解毒汤的功用是

A. 泻火通便　B. 清上泄下

C. 泻火解毒　D. 清热生津

E. 清热燥湿

12. 左金丸中黄连与吴茱萸的用量比例为

A. 1∶1　B. 2∶1

C. 3∶1　D. 4∶1

E. 6∶1

13. 泻白散的功用是

A. 清泄肺热，止咳平喘

B. 清肺化痰，逐瘀排脓

C. 宣肺泄热，止咳平喘

D. 降气平喘，祛痰止咳

E. 疏风宣肺，止咳平喘

14. 芍药汤的功用是

A. 清热解毒，凉血止痢

B. 清热燥湿，调和气血

C. 燥湿运脾，行气和胃

D. 宣畅气机，清利湿热

E. 清热化湿，理气和中

15. 白头翁汤适应的病证是

A. 脾虚泄泻　B. 湿热血痢

C. 协热下利　D. 热毒血痢

E. 暑湿吐泻

16. 清营汤主治证中身热的特点是

A. 午后身热　B. 身热夜甚

C. 夜热早凉　D. 入暮发热

E. 身热烦扰

17. 症见头痛目赤，胁痛，口苦，耳聋，耳肿，舌红苔黄，脉弦数有力。治宜选用

A. 左金丸　B. 大柴胡汤

C. 蒿芩清胆汤　D. 龙胆泻肝汤

E. 四逆散

B1 型题

A. 玄参　丹参　B. 黄芩　黄柏

C. 丹皮　当归　D. 石膏　知母

E. 竹叶　麦冬

1. 清营汤组成的药物中含有

2. 清胃散组成的药物中含有

A. 连翘　木香　B. 银花　陈皮

C. 黄芩　栀子　D. 黄连　桔梗

E. 丹参　玄参

3. 仙方活命饮组成的药物中含有

4. 普济消毒饮组成的药物中含有

A. 导赤散　　B. 玉女煎
C. 清胃散　　D. 黄连解毒汤
E. 普济消毒饮

5. 具有利水养阴作用的方剂是
6. 具有疏风散邪作用的方剂是

A. 芍药汤　　B. 白头翁汤
C. 败毒散　　D. 黄连解毒汤
E. 大黄牡丹汤

7. 以清热解毒、凉血止痢为主要功用的方剂是
8. 以清热燥湿、调和气血为主要功用的方剂是

A. 玉女煎　　B. 清营汤
C. 泻白散　　D. 青蒿鳖甲汤
E. 导赤散

9. 以清胃凉血为主要功用的方剂是
10. 以养阴透热为主要功用的方剂是

A. 外感热病，热入血分证
B. 热毒壅滞，痰瘀互结证
C. 肝火犯胃证
D. 心经热盛证
E. 肝胆实火上炎证

11. 犀角地黄汤的主治是
12. 苇茎汤的主治是

A. 清营汤　　B. 黄连解毒汤
C. 白虎汤　　D. 青蒿鳖甲汤
E. 银翘散

13. 大热烦躁，口燥咽干，错语不眠，小便黄赤，舌红苔黄，脉数有力。治宜选用
14. 发热面赤，汗出口渴，面赤心烦，舌红，脉洪大者。治宜选用

A. 白虎汤　　B. 清营汤
C. 竹叶石膏汤　　D. 当归六黄汤
E. 黄连解毒汤

15. 身热夜甚，神烦少寐，时有谵语，脉数，舌绛而干者。治宜选用
16. 发热盗汗，面赤心烦，口干唇燥，大便干结，小便黄赤，舌红脉数者。治宜选用

A. 玉女煎　　B. 芍药汤
C. 龙胆泻肝汤　　D. 清胃散
E. 黄连解毒汤

17. 牙痛龈肿，口气热臭，舌红苔黄，脉滑数者。治宜选用
18. 齿松牙衄，烦热干渴，舌红苔黄而干者。治宜选用

参考答案

A1 型题

1. D　2. C　3. C　4. A　5. D
6. E　7. C　8. D　9. E　10. C
11. C　12. E　13. A　14. B　15. D
16. B　17. D

B1 型题

1. A　2. C　3. B　4. D　5. A
6. E　7. B　8. A　9. A　10. D
11. A　12. B　13. B　14. C　15. B
16. D　17. D　18. A

第六单元　祛暑剂

A1 型题

1. 以下哪味药不属于香薷散组成
   A. 香薷　B. 白扁豆
   C. 枳实　D. 厚朴
   E. 酒
2. 患者身热汗多，口渴心烦，小便短赤，体倦少气，精神不振，脉虚数。宜用
   A. 清暑益气汤　B. 补中益气汤
   C. 青蒿鳖甲汤　D. 炙甘草汤
   E. 生脉散
3. 清暑益气汤的功用是
   A. 清暑除烦，益气和胃
   B. 清暑益气，养阴生津
   C. 清暑利湿，益气和胃
   D. 清暑益气，和胃止呕
   E. 益气养阴，清透暑热
4. 清暑益气汤组成中不含有的药物是
   A. 知母　B. 黄连
   C. 石斛　D. 荷叶
   E. 西洋参

B1 型题

A. 清暑除烦，益气和胃
B. 散寒解表，化湿和中
C. 清暑益气，养阴生津
D. 祛暑解表，清热化湿
E. 清暑利湿，益气和胃

1. 香薷散的功用是
2. 清暑益气汤的功用是

参考答案

A1 型题

1. C　2. A　3. B　4. D

B1 型题

1. B　2. C

第七单元　温里剂

A1 型题

1. 四逆汤组成的药物是
   A. 柴胡　芍药　枳实　甘草
   B. 桂枝　附子　细辛　甘草
   C. 肉桂　附子　细辛　甘草
   D. 附子　干姜　甘草
   E. 附子　肉桂　干姜
2. 理中丸组成的药物中不含有
   A. 附子　B. 干姜
   C. 人参　D. 白术
   E. 甘草
3. 四逆汤和理中丸组成中均含有的药物是

A. 附子　B. 人参
C. 桂枝　D. 干姜
E. 白术

4. 理中丸和小建中汤组成中均含有的药物是
A. 附子　B. 桂枝
C. 生姜　D. 人参
E. 炙甘草

5. 四逆汤与当归四逆汤两方组成中均含有的药物是
A. 当归　B. 附子
C. 桂枝　D. 干姜
E. 甘草

6. 四逆汤的功用是
A. 散寒通脉　B. 散寒止痛
C. 回阳救逆　D. 回阳固脱
E. 益气固脱

7. 小建中汤的功用是
A. 温中祛寒，补气健脾
B. 温中散寒，补中益气
C. 温中补虚，健脾益气
D. 温中祛寒，理中和气
E. 温中补虚，和里缓急

B1 型题

A. 回阳救逆
B. 温中补虚，降逆止痛
C. 温中补虚，降逆止呕
D. 回阳救逆，散寒通滞
E. 温经散寒，养血通脉

1. 当归四逆汤的功用是
2. 四逆汤的功用是

A. 逍遥散　B. 桂枝汤
C. 四逆散　D. 小建中汤
E. 芍药汤

3. 方中芍药与桂枝配伍以调和营卫的方剂是
4. 方中芍药与甘草配伍以和里缓急的方剂是

A. 助卫阳，通经络，解肌发表
B. 温通胸阳，通行血脉
C. 温阳气，祛寒邪
D. 温阳化气行水
E. 温经散寒，温通血脉

5. 桂枝在小建中汤中的作用是
6. 桂枝在当归四逆汤中的作用是

参考答案

A1 型题

1. D　2. A　3. D　4. E　5. E
6. C　7. E

B1 型题

1. E　2. A　3. B　4. D　5. C
6. E

第八单元　表里双解剂

A1 型题

1. 大柴胡汤的功用是
A. 和解少阳，内泻热结
B. 疏肝止痛，清热泻结
C. 透邪解郁，疏肝理脾
D. 解肌疏表，清泻里实
E. 疏肝解郁，健脾和营

2. 葛根芩连汤适应的病证是

A. 脾虚泄泻
B. 湿热血痢
C. 表证未解，邪热入里证
D. 热毒血痢
E. 暑湿吐泻

3. 大柴胡汤与葛根芩连汤的药物组成中均有
A. 黄芩　B. 黄连
C. 生姜　D. 大枣
E. 芍药

4. 以下哪药非小柴胡汤加减而成大柴胡汤
A. 大黄　B. 枳实
C. 黄连　D. 人参
E. 甘草

B1 型题

A. 外感风寒，兼有里热
B. 风寒束表，水饮内停
C. 表邪化热，壅遏于肺
D. 表邪内陷，表里俱热
E. 风寒束表，湿热蕴伏

1. 麻杏甘石汤证的病因是
2. 葛根芩连汤证的病因是

A. 恶寒发热，腹痛吐泻，舌苔白腻
B. 腹痛便脓血，赤白相兼，舌苔黄腻
C. 腹痛便脓血，赤多白少，舌红苔黄
D. 四肢厥逆，腹痛下利，舌苔白滑
E. 身热下利，胸脘烦热，舌红苔黄

3. 香薷散的主治病证是
4. 葛根芩连汤的主治病证是

参考答案

A1 型题

1. A　2. C　3. A　4. C

B1 型题

1. C　2. D　3. A　4. E

第九单元　补益剂

A1 型题

1. 炙甘草汤组成的药物中含有
A. 生地　玄参　麦冬
B. 阿胶　当归　芍药
C. 生地　阿胶　麦冬
D. 麦冬　麻仁　枣仁
E. 生姜　大枣　黄芪

2. 六味地黄丸和地黄饮子两方组成中均含有的药物是
A. 山药　熟地黄　B. 茯苓　山茱萸
C. 官桂　炮附子　D. 泽泻　牡丹皮
E. 麦冬　五味子

3. 六味地黄丸和肾气丸两方组成中均不含有的药物是
A. 山药　B. 泽泻
C. 牡丹皮　D. 怀牛膝
E. 山茱萸

4. 肾气丸和地黄饮子两方组成中均含有的药物是
A. 炮附子　官桂　B. 炮附子　桂枝
C. 炮附子　山茱萸　D. 干地黄　山茱萸
E. 熟地黄　山茱萸

5. 参苓白术散中除人参、茯苓、白术、甘草和桔梗外，尚有

A. 黄芪　当归　陈皮　升麻　柴胡
B. 莲子肉　薏苡仁　砂仁　白扁豆　山药
C. 莲子肉　薏苡仁　砂仁　当归　陈皮
D. 黄芪　当归　砂仁　白扁豆　山药
E. 黄芪　当归　陈皮　白扁豆　山药

6. 一贯煎组成的药物中不含
A. 当归　B. 生地
C. 沙参　D. 山药
E. 枸杞子

7. 不属于补中益气汤组成药物的是
A. 人参　黄芪　B. 白术　炙甘草
C. 茯苓　砂仁　D. 当归　陈皮
E. 升麻　柴胡

8. 肾气丸组成中含有而六味地黄丸组成中不含有的药物是
A. 地黄　B. 茯苓
C. 山茱萸　D. 桂枝
E. 牡丹皮

9. 黄芪在补中益气汤中的配伍意义是
A. 补气升阳　B. 补气利水
C. 补气摄血　D. 补气行血
E. 益气生血

10. 参苓白术散的功用是
A. 益气健脾，和中养胃
B. 益气健脾，渗湿止泻
C. 健脾益气，升阳举陷
D. 健脾养胃，理气化痰
E. 健脾助运，养胃渗湿

11. 补中益气汤功用是
A. 补中益气，健脾和胃
B. 温阳健脾，补中益气
C. 补中益气，升阳举陷
D. 健脾养胃，渗湿和中
E. 补中益气，渗湿止泻

12. 归脾汤的功用是
A. 健脾益气，宁心安神
B. 益气补血，健脾养心
C. 健脾养心，升阳摄血
D. 滋阴清热，补心安神
E. 健脾升阳，渗湿止泻

13. 炙甘草汤的功用是
A. 滋阴养血，益气温阳，复脉定悸
B. 益气健脾，养阴润肺
C. 益气健脾，养血柔肝
D. 补脾益肺，宁嗽止血
E. 健脾益气，补肺宁嗽

14. 一贯煎的功用是
A. 滋阴养血　B. 滋阴降火
C. 滋阴补阳　D. 滋阴疏肝
E. 补肾助阳

15. 肾气丸的功用是
A. 补肾助阳，化生肾气
B. 滋阴补肾
C. 填精补髓
D. 补肾涩精
E. 滋阴降火

16. 地黄饮子的功用是
A. 温补肾阳，填精补血
B. 滋阴补阳，开窍化痰
C. 温肾化气，利水消肿
D. 温肾壮阳，涩精止遗
E. 温补肾阳，涩精缩尿

17. 归脾汤和补中益气汤均具有的作用是
A. 升阳举陷　B. 养心安神
C. 补脾养心　D. 益气养血
E. 益气退热

18. 四物汤主治证候的病机要点是
A. 气血不足　B. 精血匮乏
C. 阴血亏虚　D. 营血虚滞
E. 血失统摄

19. 治疗久咳伤肺，气阴两虚的最佳方剂是
A. 麦门冬汤　B. 生脉散
C. 百合固金汤　D. 参苓白术散
E. 养阴清肺汤

20. 治疗阴虚火旺证的方剂是
A. 六味地黄丸　B. 大补阴丸

C. 地黄饮子　　D. 百合固金汤
E. 生脉散

21. 炙甘草汤中桂枝、生姜并用的意义是
A. 温阳化气　　B. 解表散寒
C. 温中祛寒　　D. 通阳复脉
E. 温中通阳

22. 归脾汤中配伍茯神的用意是
A. 健脾渗湿　　B. 渗湿止泻
C. 利水消肿　　D. 宁心安神
E. 涤痰除饮

B1 型题

A. 人参　柴胡　　B. 陈皮　茯苓
C. 白芍　当归　　D. 白术　茯苓
E. 黄芪　当归

1. 补中益气汤和败毒散组成的药物中均含有
2. 补中益气汤和归脾汤组成的药物中均含有

A. 茯苓　地黄　　B. 附子　肉桂
C. 当归　芍药　　D. 桂枝　地黄
E. 菖蒲　远志

3. 肾气丸和地黄饮子组成的药物中均含有
4. 肾气丸和炙甘草汤组成的药物中均含有

A. 生地　人参　　B. 阿胶　麻仁
C. 人参　麦冬　　D. 生地　麦冬
E. 生地　沙参

5. 炙甘草汤和一贯煎两方组成的药物中均含有
6. 炙甘草汤和生脉散两方组成的药物中均含有

A. 熟地　当归　　B. 山药　茯苓
C. 熟地　泽泻　　D. 人参　当归
E. 当归　黄芪

7. 六味地黄丸和参苓白术散组成的药物中均含有
8. 八珍汤和百合固金汤组成的药物中均含有

A. 黄芪　　B. 茯苓
C. 当归　　D. 白术
E. 柴胡

9. 补中益气汤组成的药物中不含有
10. 逍遥散组成的药物中不含有

A. 黄芪　　B. 山药
C. 熟地　　D. 山茱萸
E. 生地

11. 补中益气汤中用量最大的药物是
12. 六味地黄汤中用量最大的药物是

A. 滋阴补肾　　B. 健脾益肺
C. 补脾养心　　D. 温补肾阳
E. 滋肾养心

13. 参苓白术散和炙甘草汤两方均具有的治疗作用是
14. 六味地黄丸和一贯煎两方均具有的治疗作用是

A. 阴中求阳　　B. 填精化血
C. 培土生金　　D. 壮水制火
E. 滋水涵木

15. 参苓白术散的方药配伍所体现的是
16. 金匮肾气丸的方药配伍所体现的是

A. 黄芩　　B. 贝母
C. 川楝子　　D. 熟地黄
E. 五味子

17. 大补阴丸中含有的药物是
18. 一贯煎中含有的药物是

A. 脾胃气虚　　B. 脾虚湿盛
C. 脾虚肝郁　　D. 肝郁气滞
E. 脾虚血亏

19. 参苓白术散主证病机涉及

20. 四君子汤主证病机涉及

A. 咳嗽咯血　　B. 面赤烦渴
C. 盗汗骨蒸　　D. 发热头痛
E. 便溏泄泻

21. 大补阴丸和百合固金汤主治证候中均有
22. 参苓白术散和补中益气汤主治证候中均有

A. 参苓白术散　　B. 归脾汤
C. 生脉散　　D. 炙甘草汤
E. 八珍汤

23. 脾虚夹湿，便溏泄泻者，可选用
24. 干咳无痰，虚劳肺痿者，可选用

A. 阴虚火旺，骨蒸盗汗者
B. 虚火灼金，咳嗽咯血者
C. 气阴两伤，久咳自汗者
D. 疮疡溃后，久不收口者
E. 虚劳肺萎，干咳无痰者

25. 大补阴丸可用于
26. 生脉散可用于

A. 三补三泻，以补为主
B. 寒热共用
C. 阴中求阳
D. 邪正兼顾
E. 补血而不滞血

27. 六味地黄丸的配伍特点之一是
28. 四物汤的配伍特点之一是

参考答案

A1 型题

1. C　2. B　3. D　4. C　5. B
6. D　7. C　8. D　9. A　10. B
11. C　12. B　13. A　14. D　15. A
16. B　17. D　18. D　19. B　20. B
21. D　22. D

B1 型题

1. A　2. E　3. A　4. D　5. D
6. C　7. B　8. A　9. B　10. A
11. A　12. C　13. B　14. A　15. C
16. A　17. D　18. C　19. B　20. A
21. A　22. E　23. A　24. D　25. A
26. C　27. A　28. E

第十单元　固涩剂

A1 型题

1. 属于固涩剂适应范围的病证是
A. 血热崩漏　　B. 肺虚久咳
C. 火动遗精　　D. 伤食泄泻
E. 热病多汗

2. 牡蛎散组成的药物中含有
A. 黄芪　炒白术　　B. 人参　煅牡蛎
C. 人参　五味子　　D. 山药　五味子
E. 黄芪　麻黄根

3. 桑螵蛸散组成的药物中含有
A. 乌药　山药　　B. 茯苓　山药
C. 茯神　当归　　D. 莲须　芡实
E. 龙骨　牡蛎

4. 固冲汤组成的药物中不含
A. 生黄芪　　B. 炙鳖甲
C. 炒白术　　D. 煅牡蛎

E. 棕榈炭

5. 真人养脏汤的功用是

A. 温中祛寒，补益脾胃

B. 温中补虚，降逆止呕

C. 益气健脾，缓急止痛

D. 温补脾肾，涩肠止泻

E. 涩肠固脱，温补脾肾

6. 症见常自汗出，夜卧更甚，心悸惊惕，短气烦倦，舌淡红，脉细弱者。治用

A. 桂枝汤　B. 牡蛎散

C. 归脾汤　D. 小建中汤

E. 当归六黄汤

7. 固冲汤的功用是

A. 益气滋阴，化瘀止血

B. 降火坚阴，止血固经

C. 固冲摄血，益气健脾

D. 滋阴清热，止血固经

E. 温补肝肾，固冲止血

8. 桑螵蛸散的功用是

A. 清热祛湿，收涩止带

B. 固肾止带，清热祛湿

C. 疏肝健脾，化湿止带

D. 调补心肾，固精止遗

E. 健脾益肾，收涩止带

9. 桑螵蛸散证的病机要点是

A. 心脾两虚　B. 心肾两虚

C. 脾肾两虚　D. 下元虚冷

E. 肾虚精亏

10. 治疗久泻久痢的首选方剂是

A. 吴茱萸汤　B. 理中丸

C. 真人养脏汤　D. 参苓白术散

E. 金匮肾气丸

B1 型题

A. 四君子汤　B. 参苓白术散

C. 固冲汤　D. 补中益气汤

E. 补阳还五汤

1. “培土生金”的代表方剂是

2. “益气摄血”的代表方剂是

A. 逍遥散　B. 真人养脏汤

C. 归脾汤　D. 固冲汤

E. 桑螵蛸散

3. 治疗脾肾虚寒，肠失固涩所致之久泻久痢，宜用

4. 治疗脾气虚弱，血失统摄所致之便血，宜用

A. 六味地黄丸　B. 大补阴丸

C. 桑螵蛸散　D. 牡蛎散

E. 地黄饮子

5. 心肾两虚而遗尿滑精者，可用

6. 肝肾阴虚而盗汗遗精者，可用

参考答案

A1 型题

1. B　2. E　3. C　4. B　5. E
6. B　7. C　8. D　9. B　10. C

B1 型题

1. B　2. C　3. B　4. C　5. C
6. A

第十一单元　安神剂

A1 型题

1. 酸枣仁汤组成的药物中含有
A. 知母　B. 茯神
C. 远志　D. 柏子仁
E. 龙眼肉

2. 天王补心丹的辨证要点是指
A. 失眠，惊悸，舌红苔黄，脉细数
B. 失眠，心悸，手足心热，舌红少苔，脉细数
C. 虚烦失眠，咽干口燥，舌红，脉弦细
D. 精神恍惚，悲伤欲哭，舌红苔少，脉细
E. 心悸失眠，体倦食少，舌淡，脉细弱

3. 桑螵蛸散与天王补心丹两方组成中均含有的药物是
A. 龙骨　人参　B. 人参　菖蒲
C. 菖蒲　远志　D. 远志　当归
E. 当归　石斛

4. 以镇心安神、清热养血为主要功用的方剂是
A. 归脾汤　B. 酸枣仁汤
C. 朱砂安神丸　D. 当归六黄汤
E. 天王补心丹

5. 以滋阴清热、养血安神为主要功用的方剂是
A. 炙甘草汤　B. 酸枣仁汤
C. 甘麦大枣汤　D. 天王补心丹
E. 朱砂安神丸

6. 酸枣仁汤主治证候的病因病机是
A. 心脾两虚，气血不足
B. 心阴不足，肝气失和
C. 心肾两亏，阴虚血少
D. 肝血不足，虚热内扰
E. 心阳偏亢，心肾不交

7. 天王补心丹主治证候的病因病机是
A. 心脾两虚，气血不足
B. 心阴不足，肝气失和
C. 心肾两亏，阴虚血少
D. 肝血不足，虚热内扰
E. 心阳偏亢，心肾不交

8. 天王补心丹中配伍茯苓的意义
A. 健脾　B. 安神
C. 渗湿　D. 利水
E. 消痰

9. 朱砂安神丸中配伍黄连的意义是
A. 泻火解毒　B. 清热燥湿
C. 清心泻火　D. 清热解毒
E. 清胃泻火

10. 酸枣仁汤中配伍川芎的意义是
A. 祛瘀血，止疼痛
B. 调肝血，疏肝气
C. 祛风邪，止头痛
D. 行气滞，化瘀血
E. 化瘀血，疏肝气

B1 型题

A. 清营汤　B. 天王补心丹
C. 百合固金汤　D. 清燥救肺汤
E. 朱砂安神丸

1. 方中人参、玄参、丹参同用的方剂是
2. 组成中含有生地、当归、甘草的方剂是

A. 补肾宁心，益智安神

B. 养血安神，清热除烦
C. 滋阴养血，补心安神
D. 镇心安神，泻火养阴
E. 养心安神，和中缓急

3. 天王补心丹的功用是
4. 酸枣仁汤的功用是

A. 补气摄血　　B. 养血安神
C. 养血调经　　D. 滋阴清热
E. 益气升阳

5. 固冲汤和归脾汤均具有的治疗作用是
6. 归脾汤和天王补心丹均具有的治疗作用是

A. 六味地黄丸　　B. 天王补心丹
C. 桑螵蛸散　　D. 金锁固精丸
E. 大补阴丸

7. 心肾两虚，虚火内扰而梦遗健忘者，治宜选用
8. 心肾两虚，水火不济而尿频健忘者，治宜选用

A. 天王补心丹　　B. 酸枣仁汤
C. 磁朱丸　　D. 甘麦大枣汤
E. 朱砂安神丸

9. 心火亢盛，阴血不足而失眠多梦、惊悸怔忡、心神烦乱者。治宜选用
10. 心肝血虚，虚热内扰而虚烦失眠、眩晕心悸者。治宜选用

A. 酸枣仁汤　　B. 天王补心丹
C. 归脾汤　　D. 磁朱丸
E. 甘麦大枣汤

11. 心肾不足而虚烦少寐者，治宜选用
12. 肝血不足而虚烦不眠者，治宜选用

A. 归脾汤　　B. 酸枣仁汤
C. 天王补心丹　　D. 朱砂安神丸
E. 甘麦大枣汤

13. 心脾两虚，气血不足而健忘失眠者，治宜选用
14. 肝血不足，虚热内扰而心悸失眠者，治宜选用

A. 归脾汤　　B. 酸枣仁汤
C. 天王补心丹　　D. 朱砂安神丸
E. 甘麦大枣汤

15. 心脾两虚，气血不足而心悸怔忡者，治宜选用
16. 心肾两虚，阴亏血少而心悸怔忡者，治宜选用

参考答案

A1 型题

1. A　2. B　3. D　4. C　5. D
6. D　7. C　8. B　9. C　10. B

B1 型题

1. B　2. E　3. C　4. B　5. A
6. B　7. B　8. C　9. E　10. B
11. B　12. A　13. A　14. B　15. A
16. C

第十二单元　开窍剂

A1 型题

1. 紫雪的功用是
   A. 辟秽解毒，清热开窍
   B. 辟秽解毒，化痰开窍
   C. 清热开窍，息风止痉
   D. 清热开窍，化浊解毒
   E. 芳香开窍，行气止痛
2. 苏合香丸的功用是
   A. 化浊开窍，辟秽解毒
   B. 温通开窍，行气止痛
   C. 开窍定惊，辟秽化浊
   D. 芳香开窍，化浊解毒
   E. 芳香开窍，定惊安神
3. 下列具有清热息风功用的方剂是
   A. 苏合香丸　B. 安宫牛黄丸
   C. 紫雪　D. 至宝丹
   E. 清营汤
4. 下列以辟秽化浊见长的方剂是
   A. 紫雪　B. 至宝丹
   C. 安宫牛黄丸　D. 清瘟败毒饮
   E. 普济消毒饮
5. 下列以行气止痛见长的方剂是
   A. 苏合香丸　B. 吴茱萸汤
   C. 小柴胡汤　D. 四逆散
   E. 安宫牛黄丸
6. 热闭证，痰浊偏盛且神昏较重者，宜选用的方剂是
   A. 苏合香丸　B. 安宫牛黄丸
   C. 紫雪　D. 至宝丹
   E. 清营汤

B1 型题

A. 清热解毒，豁痰开窍
B. 清热解毒，开窍安神
C. 安神定惊，化痰开窍
D. 清热开窍，化浊解毒
E. 辟秽解毒，化痰开窍

1. 安宫牛黄丸的功用是
2. 至宝丹的功用是

A. 清热解毒　B. 息风止痉
C. 化浊开窍　D. 行气止痛
E. 通便散结

3. 安宫牛黄丸长于
4. 紫雪长于

参考答案

A1 型题

1. C　2. B　3. C　4. B　5. A
6. D

B1 型题

1. A　2. D　3. A　4. B

第十三单元　理气剂

A1 型题

1. 越鞠丸组成的药物中不含有
A. 香附　B. 白术
C. 神曲　D. 川芎
E. 栀子

2. 半夏厚朴汤组成的药物中含有
A. 白术　B. 杏仁
C. 茯苓　D. 陈皮
E. 前胡

3. 旋覆代赭汤组成的药物中不含有
A. 丁香　厚朴　B. 大枣　炙甘草
C. 生姜　半夏　D. 人参　炙甘草
E. 生姜　大枣

4. 下列各项中，不属于苏子降气汤组成药物的是
A. 生姜　苏叶　B. 前胡　甘草
C. 杏仁　白前　D. 半夏　厚朴
E. 当归　肉桂

5. 越鞠丸的功用是
A. 行气散结　B. 行气和血
C. 行气消痞　D. 行气解郁
E. 行气止痛

6. 旋覆代赭汤的功用是
A. 行气疏肝，散寒止痛
B. 行气消痞，降逆止呕
C. 降逆和胃，散寒止痛
D. 降逆化痰，益气和胃
E. 温中和胃，降逆止呕

7. 苏子降气汤的功用是
A. 温肺散寒，降气平喘
B. 祛痰散结，行气消痞
C. 通阳散结，散寒止痛
D. 降气平喘，祛痰止咳
E. 通阳散寒，祛痰下气

8. 半夏厚朴汤的功用是
A. 行气降逆，燥湿化痰
B. 降逆止呕，下气除满
C. 行气散结，降逆化痰
D. 行气消痞，燥湿除满
E. 行气降逆，散满宽胸

9. 以通阳散结、行气祛痰为主要功用的方剂是
A. 越鞠丸　B. 吴茱萸汤
C. 半夏厚朴汤　D. 苏子降气汤
E. 瓜蒌薤白白酒汤

10. 以降气平喘、祛痰止咳为主要功用的方剂是
A. 旋覆代赭汤　B. 苏子降气汤
C. 半夏厚朴汤　D. 小青龙汤
E. 瓜蒌薤白白酒汤

11. 以降逆化痰、益气和胃为主要功用的方剂是
A. 半夏厚朴汤　B. 半夏泻心汤
C. 苏子降气汤　D. 旋覆代赭汤
E. 吴茱萸汤

12. 苏子降气汤中配伍肉桂的主要用意是
A. 温阳散寒　B. 温通经脉
C. 鼓舞气血　D. 温肾纳气
E. 散寒止痛

B1 型题

A. 干姜　茯苓　B. 生姜　茯苓
C. 芍药　甘草　D. 厚朴　枳实

E. 干姜　肉桂

1. 半夏厚朴汤组成的药物中含有
2. 柴胡疏肝散组成的药物中含有

A. 干姜　茯苓　　B. 肉桂　当归
C. 半夏　生姜　　D. 柴胡　苏叶
E. 干姜　半夏

3. 旋覆代赭汤组成的药物中含有
4. 苏子降气汤组成的药物中含有

A. 疏肝解郁，行气止痛
B. 行气散结，降逆化痰
C. 通阳散结，行气祛痰
D. 行气疏肝，祛寒止痛
E. 疏肝泄热，活血止痛

5. 瓜蒌薤白白酒汤的功用是
6. 半夏厚朴汤的功用是

A. 苏子降气汤　　B. 暖肝煎
C. 吴茱萸汤　　D. 柴胡疏肝散
E. 半夏厚朴汤

7. 具有行气散结、降逆化痰功用的方剂是
8. 具有疏肝解郁、行气止痛功用的方剂是

A. 肺痈　　B. 肺痿
C. 胸痹　　D. 白喉
E. 梅核气

9. 瓜蒌薤白白酒汤主治
10. 半夏厚朴汤主治

A. 泻白散　　B. 麻黄汤
C. 麻杏石甘汤　　D. 小青龙汤
E. 苏子降气汤

11. 主治风寒外束，水饮内停之喘咳的方剂是
12. 主治痰涎壅肺，上实下虚之喘咳的方剂是

A. 理中丸　　B. 旋覆代赭汤
C. 半夏泻心汤　　D. 吴茱萸汤
E. 大柴胡汤

13. 中虚邪陷，寒热错杂而脘痞呕逆者，治宜选用
14. 胃虚痰阻，气逆不降而脘痞嗳气者，治宜选用

A. 外感风寒，内停水饮
B. 外感风寒，痰热内蕴
C. 凉燥外袭，肺失清肃
D. 风邪伤肺，肺失清肃
E. 痰延壅盛，上实下虚

15. 苏子降气汤证的病机是
16. 小青龙汤证的病机是

A. 脾虚湿盛，纳运失常
B. 胃气虚寒，和降失常
C. 胃虚有热，气逆不降
D. 胃虚痰阻，气逆不降
E. 湿滞脾胃，升降失常

17. 旋覆代赭汤证的病机是
18. 参苓白术散证的病机是

参考答案

A1 型题

1. B　2. C　3. A　4. C　5. D
6. D　7. D　8. C　9. E　10. B
11. D　12. D

B1 型题

1. B　2. C　3. C　4. B　5. C
6. B　7. E　8. D　9. C　10. E
11. D　12. E　13. C　14. B　15. E
16. A　17. D　18. A

第十四单元　理血剂

A1 型题

1. 桃核承气汤组成的药物中除桃仁、大黄外，其余是

A. 芒硝　桂枝　炙甘草
B. 川芎　当归　炙甘草
C. 桂枝　当归　炮干姜
D. 桂枝　红花　炮干姜
E. 川芎　桂枝　炙甘草

2. 血府逐瘀汤组成的药物中除“桃红四物”和甘草外，其余的药物是

A. 官桂　干姜　蒲黄　五灵脂
B. 乌药　香附　枳壳　延胡索
C. 柴胡　桔梗　枳壳　牛膝
D. 香附　牛膝　没药　五灵脂
E. 麝香　没药　葱白　鲜生姜

3. 黄土汤组成的药物中含有

A. 熟地黄　人参　干姜　附子
B. 生地黄　当归　炮姜　附子
C. 熟附子　干姜　黄芪　人参
D. 干地黄　阿胶　附子　黄芩
E. 熟地黄　芍药　附子　干姜

4. 温经汤组成的药物中不含有

A. 半夏　甘草　　B. 干姜　肉桂
C. 人参　阿胶　　D. 丹皮　麦冬
E. 当归　芍药

5. 小蓟饮子组成的药物中不含有

A. 当归　蒲黄　　B. 生地　滑石
C. 藕节　木通　　D. 大黄　车前子
E. 栀子　淡竹叶

6. 下列不属于桃核承气汤组成的药物是

A. 大黄　　B. 枳实
C. 芒硝　　D. 桂枝
E. 甘草

7. 下列不属于生化汤组成的药物是

A. 桂枝　　B. 川芎
C. 桃仁　　D. 全当归
E. 炙甘草

8. 症见胸痛、头痛、痛有定处，舌暗红或有瘀斑，脉涩或弦紧者，宜用

A. 补阳还五汤　　B. 血府逐瘀汤
C. 龙胆泻肝汤　　D. 桃核承气汤
E. 柴胡疏肝汤

9. 大黄牡丹汤与桃核承气汤组成中均含有的药物是

A. 大黄　桃仁　甘草
B. 大黄　芒硝　甘草
C. 大黄　赤芍　甘草
D. 大黄　芒硝　桃仁
E. 大黄　芒硝　赤芍

10. 血府逐瘀汤的功用是

A. 活血祛瘀，养血清热
B. 活血祛瘀，行气止痛
C. 活血祛瘀，疏肝通络
D. 活血祛瘀，散结止痛
E. 活血祛瘀，温经止痛

11. 温经汤的功用是

A. 温经散寒，活血祛瘀
B. 活血化瘀，温经止痛
C. 活血祛瘀，散结止痛
D. 温经散寒，养血祛瘀
E. 温经散寒，养血通脉

12. 黄土汤的功用是

A. 温脾散寒，涩肠止泻
B. 温阳健脾，养血止血

C. 温肾暖脾，渗湿止泻
D. 温中散寒，益气健脾
E. 温阳健脾，益气摄血

13. 补阳还五汤的功用是
A. 补气活血，化瘀通络
B. 活血祛瘀，通络止痛
C. 活血化瘀，温经止痛
D. 活血祛瘀，散结止痛
E. 温经散寒，养血祛瘀

14. 以活血祛瘀、行气止痛为主要功用的方剂是
A. 温经汤 B. 暖肝煎
C. 天台乌药散 D. 复元活血汤
E. 血府逐瘀汤

15. 生化汤重用全当归为君，意在
A. 养血补肝 B. 养血滋燥
C. 养血润肠 D. 化瘀生新
E. 和血止痛

16. 补阳还五汤重用生黄芪为君，意在
A. 补气利水 B. 补气行血
C. 补气生血 D. 补气升阳
E. 补气固表

17. 温经汤中配伍半夏的主要用意是
A. 燥湿化痰而和胃 B. 和胃降逆而止呕
C. 通降胃气而散结 D. 降逆散结而消痞
E. 化痰开胃而行津

B1 型题

A. 生姜 B. 煨姜
C. 干姜 D. 炮姜
E. 生姜皮

1. 生化汤组成的药物中含有
2. 温经汤组成的药物中含有

A. 山栀　大黄 B. 白术　黄芩
C. 青黛　诃子 D. 地龙　当归
E. 枳壳　荆芥

3. 补阳还五汤组成的药物中含有
4. 咳血方组成的药物中含有

A. 清热解毒，凉血散瘀
B. 凉血止血，利水通淋
C. 清肝宁肺，凉血止血
D. 清热泻火，利水通淋
E. 清热凉血，活血散瘀

5. 小蓟饮子的功用是
6. 咳血方的功用是

A. 生化汤 B. 温经汤
C. 四物汤 D. 当归四逆汤
E. 当归补血汤

7. 具有养血祛瘀、温经止痛功用的方剂是
8. 具有温经散寒、养血祛瘀功用的方剂是

A. 青黛 B. 生地
C. 当归 D. 木通
E. 桃仁

9. 咳血方的君药是
10. 生化汤的君药是

A. 血府逐瘀汤 B. 复元活血汤
C. 桂枝茯苓丸 D. 桃核承气汤
E. 补阳还五汤

11. 主治下焦蓄血证的方剂是
12. 主治胸中血瘀证的方剂是

A. 越鞠丸 B. 生化汤
C. 温经汤 D. 苏合香丸
E. 血府逐瘀汤

13. 治疗寒凝气滞之心腹猝痛，宜选用
14. 治疗血虚寒凝之小腹冷痛，宜选用

A. 黄土汤 B. 温经汤
C. 生化汤 D. 咳血方
E. 小蓟饮子

15. 治疗肝火犯肺所致之咳痰带血，宜选用

16. 治疗下焦瘀热所致之血淋尿血，宜选用

A. 归脾汤　B. 温脾汤
C. 槐花散　D. 黄土汤
E. 十灰散

17. 脾阳不足，统摄无权所致之便血，宜选用

18. 心脾气血两虚，脾不统血所致之便血，宜选用

参考答案

A1 型题

1. A　2. C　3. D　4. B　5. D
6. B　7. A　8. B　9. D　10. B
11. D　12. B　13. A　14. E　15. D
16. B　17. C

B1 型题

1. D　2. A　3. D　4. C　5. B
6. C　7. A　8. B　9. A　10. C
11. D　12. A　13. D　14. B　15. D
16. E　17. D　18. A

第十五单元　治风剂

A1 型题

1. 消风散组成的药物中含有
A. 薄荷　B. 细辛
C. 胡麻　D. 秦艽
E. 桑叶

2. 川芎茶调散组成的药物中含有
A. 苍术　B. 牛蒡
C. 蝉蜕　D. 羌活
E. 当归

3. 天麻钩藤饮组成的药物中含有
A. 川牛膝　B. 生牡蛎
C. 生龟板　D. 生鳖甲
E. 生龙骨

4. 羚角钩藤汤与天麻钩藤饮组成的药物中均含有
A. 霜桑叶　B. 茯神木
C. 桑寄生　D. 夜交藤
E. 益母草

5. 羚角钩藤汤组成的药物中不含有
A. 霜桑叶　B. 滁菊花
C. 淡竹茹　D. 茯神木
E. 石决明

6. 消风散的功用是
A. 疏风养血，清热除湿
B. 祛风清热，养血活血
C. 祛风除湿，活血止痛
D. 祛风胜湿，益气养血
E. 祛风化痰，通络止痉

7. 天麻钩藤饮的功用是
A. 祛风化痰，定搐止痉，补益肝肾
B. 镇肝息风，滋阴潜阳，补益肝肾
C. 清热凉肝，息风止痉，增液舒筋
D. 平肝息风，清热活血，补益肝肾
E. 祛风化痰，通络止痉，活血止痛

8. 羚角钩藤汤的功用是
A. 平肝息风，清热活血

B. 镇肝息风，滋阴潜阳
C. 凉肝息风，增液舒筋
D. 息风止痉，补益肝肾
E. 息风止痉，活血止痛

9. 小活络丹组成的药物中不含有
A. 川乌　B. 乳香
C. 没药　D. 半夏
E. 地龙

10. 镇肝熄风汤中配伍生麦芽的用意是
A. 消食和中　B. 疏肝和胃
C. 健脾化滞　D. 和胃健脾
E. 疏肝理气

11. 羚角钩藤汤中配伍茯神木的用意是
A. 平肝明目　B. 益气安神
C. 疏肝通络　D. 安神定志
E. 养心安神

12. 羚角钩藤汤中配伍霜桑叶和滁菊花的用意是
A. 清肝明目　B. 疏肝解郁
C. 清热平肝　D. 祛风解痉
E. 息风止痉

B1 型题

A. 荆芥　防风　牛蒡
B. 荆芥　白芷　牛蒡
C. 荆芥　薄荷　秦艽
D. 荆芥　白芷　羌活
E. 防风　薄荷　升麻

1. 消风散组成的药物中含有
2. 川芎茶调散组成的药物中含有

A. 羚角钩藤汤　B. 镇肝熄风汤
C. 天麻钩藤饮　D. 小活络丹
E. 牵正散

3. 功能祛风除湿，化痰痛络，活血止痛的方剂是
4. 功能镇肝息风、滋阴潜阳的方剂是

A. 川芎茶调散　B. 当归六黄汤
C. 消风散　D. 龙胆泻肝汤
E. 香薷散

5. 治疗风疹的代表方剂是
6. 治疗湿疹的代表方剂是

A. 阴虚动风证　B. 肝热生风证
C. 肝风上扰证　D. 风痰眩晕证
E. 痰厥头痛证

7. 羚角钩藤汤主治
8. 天麻钩藤饮主治

A. 痰浊上逆之头痛　B. 瘀血阻络之头痛
C. 风邪外袭之头痛　D. 血不上承之头痛
E. 肝阳上亢之头痛

9. 川芎茶调散主治
10. 天麻钩藤饮主治

A. 天麻钩藤饮　B. 牵正散
C. 羚角钩藤汤　D. 镇肝熄风汤
E. 川芎茶调散

11. 高热不退，烦闷躁扰，手足抽搐，舌绛而干，脉弦数者。治宜选用
12. 头目眩晕，脑部热痛，面色如醉，脉弦长有力者。治宜选用

参考答案

A1 型题

1. C　2. D　3. A　4. B　5. E
6. A　7. D　8. C　9. D　10. E
11. B　12. C

B1 型题

1. A　2. D　3. D　4. B　5. C
6. C　7. B　8. C　9. C　10. E
11. C　12. D

第十六单元　治燥剂

A1 型题

1. 组成药物中含有沙参、栀子、香豉、象贝的方剂是
   A. 养阴清肺汤　B. 桑杏汤
   C. 麦门冬汤　D. 增液汤
   E. 百合固金汤
2. 下列除哪项外均属杏苏散组成的药物
   A. 半夏　生姜　B. 橘皮　前胡
   C. 荆芥　防风　D. 枳壳　桔梗
   E. 茯苓　甘草
3. 清燥救肺汤组成中含有的药物是
   A. 生地　玄参　B. 生地　当归
   C. 麦冬　人参　D. 当归　白芍
   E. 桃仁　甘草
4. 麦门冬汤组成中含有的药物是
   A. 麦门冬　人参　B. 细生地　人参
   C. 麦门冬　玄参　D. 大生地　甘草
   E. 麦门冬　沙参
5. 麦门冬汤的功用是
   A. 滋阴润肺，益气补脾
   B. 养阴清肺，解毒利咽
   C. 滋养肺胃，降逆下气
   D. 滋阴填精，益气壮阳
   E. 滋阴益气，固肾止渴
6. 以清宣温燥、润肺止咳为主要功用的方剂是
   A. 杏苏散　B. 桑杏汤
   C. 养阴清肺汤　D. 增液汤
   E. 清燥救肺汤
7. 清燥救肺汤中少佐人参的主要用意是
   A. 扶正祛邪　B. 益气安神
   C. 补气固表　D. 益气生津
   E. 又防伤正
8. 麦门冬汤中配伍半夏的主要用意是
   A. 燥湿化痰　B. 化痰散结
   C. 降逆止呕　D. 下气化痰
   E. 降气平冲
9. 麦门冬汤原方中麦冬与半夏的配伍比例是
   A. 2∶1　B. 3∶1
   C. 5∶1　D. 6∶1
   E. 7∶1

B1 型题

A. 地黄饮子　B. 清燥救肺汤
C. 桑杏汤　D. 百合固金汤
E. 青蒿鳖甲汤

1. 组成药物中含有贝母、桔梗的方剂是
2. 组成药物中含有贝母、栀皮的方剂是

A. 百合固金汤　B. 半夏泻心汤
C. 麦门冬汤　D. 桑杏汤
E. 清燥救肺汤

3. 以滋养肺胃、降逆下气为主要功用的方剂是
4. 以清肺润燥、益气养阴为主要功用的方剂是

A. 麦门冬汤　B. 杏苏散
C. 桑杏汤　D. 清燥救肺汤
E. 百合固金汤

5. 以清宣温燥、润肺止咳为主要功用的方剂是
6. 以轻宣凉燥、理肺化痰为主要功用的方

剂是

A. 凉燥伤肺，营卫受邪
B. 温燥外袭，肺津被灼
C. 温燥伤肺，气阴两伤
D. 肺肾阴虚，虚火上炎
E. 肝肾阴虚，虚火上炎

7. 清燥救肺汤证的病因病机是
8. 杏苏散证的病因病机是

A. 麦门冬汤　　B. 炙甘草汤
C. 参苓白术散　　D. 百合固金汤
E. 清燥救肺汤

9. 治疗肺胃阴虚之肺痿，宜用
10. 治疗虚劳肺痿，宜用

A. 清燥救肺汤　　B. 杏苏散
C. 桑杏汤　　D. 麦门冬汤
E. 百合固金汤

11. 患者头微痛，恶寒无汗，咳嗽痰稀，鼻塞咽干，苔白，脉弦。治宜选用
12. 患者咳唾涎沫，短气喘促，咽喉干燥，舌干红少苔，脉虚数。治宜选用

参考答案

A1 型题

1. B　2. C　3. C　4. A　5. C
6. B　7. D　8. D　9. E

B1 型题

1. D　2. C　3. C　4. E　5. C
6. B　7. C　8. A　9. A　10. B
11. B　12. D

第十七单元　祛湿剂

A1 型题

1. 茵陈蒿汤组成的药物是
A. 栀子　茵陈　黄柏
B. 茵陈　炮姜　附子
C. 茵陈　滑石　黄芩
D. 茵陈　麦芽　川楝子
E. 栀子　茵陈　大黄

2. 实脾散组成的药物中含有
A. 草豆蔻　　B. 人参
C. 干姜　　D. 苍术
E. 大腹皮

3. 真武汤组成的药物中含有
A. 桂枝　　B. 芍药
C. 干姜　　D. 桔梗
E. 陈皮

4. 防己黄芪汤组成的药物中含有
A. 桂枝　　B. 芍药
C. 干姜　　D. 桔梗
E. 白术

5. 猪苓汤与五苓散组成的药物中均含有
A. 白术　茯苓　　B. 泽泻　猪苓
C. 滑石　甘草　　D. 茯苓　桂枝
E. 滑石　阿胶

6. 五苓散组成的药物中不含
A. 泽泻　　B. 肉桂
C. 猪苓　　D. 白术
E. 茯苓

7. 下列不属于独活寄生汤组成的药物是

A. 杜仲　牛膝　肉桂
B. 白术　羌活　川断
C. 细辛　防风　秦艽
D. 杜仲　当归　生地
E. 人参　芍药　甘草

8. 治脾虚肝郁，湿浊带下，舌淡苔白，脉濡缓者，宜选用

A. 平胃散　　B. 逍遥散
C. 柴胡疏肝散　　D. 完带汤
E. 萆薢分清饮

9. 猪苓汤的功用是

A. 利水渗湿，清热养阴
B. 益气祛风，健脾利水
C. 利水渗湿，温阳化气
D. 利湿消肿，理气健脾
E. 温阳健脾，利水渗湿

10. 实脾散的功用是

A. 利水渗湿，清热养阴
B. 益气祛风，健脾利水
C. 利水渗湿，温阳化气
D. 利湿消肿，理气健脾
E. 温阳健脾，行气利水

11. 防己黄芪汤的功用是

A. 益气祛风，和血止痛
B. 健脾利水，祛风止痛
C. 利湿化浊，疏风止痛
D. 益气祛风，健脾利水
E. 补脾益肺，祛风止痛

12. 猪苓汤主治证候的病机要点是

A. 表虚受风，水道失畅
B. 脾虚湿盛，泛溢肌肤
C. 中阳不足，饮停心下
D. 气化不利，水蓄下焦
E. 水热互结，阴伤水停

13. 以下不属于独活寄生汤的辨证要点

A. 腰膝冷痛　　B. 五心烦热
C. 肢节屈伸不利　　D. 心悸气短
E. 脉细弱

14. 防己黄芪汤中黄芪的主要作用是

A. 固表止汗　　B. 实卫御风
C. 健脾升阳　　D. 祛风行水
E. 益气利水

15. 三仁汤中有“宣上、畅中、渗下”作用的代表药物是

A. 杏仁　半夏　滑石
B. 杏仁　厚朴　通草
C. 杏仁　白蔻仁　竹叶
D. 杏仁　白蔻仁　薏苡仁
E. 杏仁　半夏　通草

B1 型题

A. 苍术　黄柏　　B. 苍术　厚朴
C. 苍术　白术　　D. 白术　厚朴
E. 苍术　川芎

1. 实脾散组成的药物中含有
2. 平胃散组成的药物中含有

A. 发汗解表
B. 温阳化气，平冲降逆
C. 温阳化气，解表散邪
D. 温心阳，通心脉
E. 温经通脉

3. 五苓散中桂枝的作用是
4. 苓桂术甘汤中桂枝的作用是

A. 泻热攻积，导积滞下行
B. 泻热逐瘀，导瘀热下行
C. 清热泻火，导火热下行
D. 活血祛瘀，导蓄血下行
E. 泻热祛湿，导湿热下行

5. 茵陈蒿汤中大黄的作用是
6. 八正散中大黄的作用是

A. 栀子仁　竹叶　　B. 制半夏　菖蒲
C. 白通草　滑石　　D. 煨大黄　滑石

E. 益智仁　菖蒲

7. 八正散组成的药物中含有

8. 三仁汤组成的药物中含有

A. 荆芥　柴胡　　B. 茯苓　白蔻仁

C. 菖蒲　乌药　　D. 茯苓　草果仁

E. 茯苓　茵陈

9. 萆薢分清饮组成的药物中含有

10. 完带汤组成的药物中含有

A. 甘草　　B. 陈皮

C. 猪苓　　D. 茯苓

E. 桂枝

11. 藿香正气散与五苓散组成的药物中均含有

12. 独活寄生汤与五苓散组成的药物中含均有

A. 清热化湿，理气和中

B. 利湿化浊，清热解毒

C. 利水渗湿，温阳化气

D. 宣畅气机，清利湿热

E. 清热泻火，利水通淋

13. 八正散的功用

14. 五苓散的功用

A. 解表化湿，理气和中

B. 宣畅气机，清利湿热

C. 清热泻火，利水通淋

D. 利湿消肿，理气健脾

E. 燥湿运脾，行气和中

15. 藿香正气散的功用是

16. 平胃散的功用是

A. 燥湿运脾　　B. 发汗祛湿

C. 健脾助运　　D. 渗湿健脾

E. 补气健脾

17. 平胃散中配伍苍术的用意是

18. 九味羌活汤中配伍苍术的用意是

参考答案

A1 型题

1. E　2. C　3. B　4. E　5. B
6. B　7. B　8. D　9. A　10. E
11. D　12. E　13. B　14. E　15. D

B1 型题

1. D　2. B　3. C　4. B　5. B
6. E　7. D　8. C　9. C　10. A
11. D　12. D　13. E　14. C　15. A
16. E　17. A　18. B

第十八单元　祛痰剂

A1 型题

1. 贝母瓜蒌散组成的药物中不含有

A. 麦冬　　B. 天花粉

C. 茯苓　　D. 橘红

E. 桔梗

2. 清气化痰丸组成的药物中不含有

A. 陈皮　光杏仁　　B. 黄芩　炒枳实

C. 白果　胆南星　　D. 茯苓　制半夏

E. 瓜蒌仁

3. 下列除何药外均是温胆汤组成的药物

A. 半夏　B. 枳实
C. 茯苓　D. 竹叶
E. 甘草

4. 二陈汤的功用是
A. 燥湿化痰，理气和中
B. 理气化痰，清胆和胃
C. 清热化痰，理气止咳
D. 清热化痰，宽胸散结
E. 燥湿行气，软坚化痰

5. 贝母瓜蒌散的功用是
A. 清热平肝，涤痰息风
B. 清肺化痰，散结排脓
C. 止咳化痰，疏风宣肺
D. 燥湿化痰，平肝息风
E. 润肺清热，理气化痰

6. 温胆汤的功用是
A. 温肺化饮，和胃利胆
B. 燥湿化痰，疏肝利胆
C. 理气化痰，清胆和胃
D. 燥湿化痰，宣肺利胆
E. 润燥化痰，理肺清胆

7. 半夏白术天麻汤的功用是
A. 涤痰通络，舒筋止痛
B. 化痰息风，健脾祛湿
C. 健脾燥湿，和胃化痰
D. 燥湿化痰，平肝定搐
E. 清热化痰，平肝息风

8. 清气化痰丸的功用是
A. 泻降肺气，化痰止咳
B. 清热化痰，理气止咳
C. 清热化痰，敛肺止咳
D. 清热化痰，宽胸散结
E. 养阴清肺，解毒利咽

9. 应用贝母瓜蒌散的辨证要点是
A. 胸脘痞闷，按之则痛，舌红苔黄腻，脉滑数
B. 咳嗽呛急，咯痰难出，咽喉干燥，苔白而干
C. 咯痰黄稠，胸脘痞闷，舌红苔黄腻，脉滑数
D. 咳嗽痰多，胸脘痞闷，恶心呕吐，舌苔白腻，脉滑
E. 癫狂惊悸，大便干燥，苔黄厚腻，脉滑数

10. 症见咳嗽量多，清稀色白，或喜唾涎沫，胸满不舒，舌苔白滑，脉弦，宜选用
A. 小青龙汤　B. 止嗽散
C. 苓甘五味姜辛汤　D. 九味羌活汤
E. 贝母瓜蒌散

B1 型题

A. 橘红　杏仁　B. 橘红　茯苓
C. 桔梗　半夏　D. 陈皮　半夏
E. 南星　僵蚕

1. 二陈汤组成的药物中含有
2. 温胆汤组成的药物中含有

A. 橘红　半夏　B. 苏叶　厚朴
C. 苏子　生姜　D. 桔梗　茯苓
E. 瓜蒌　甘草

3. 贝母瓜蒌散组成的药物中含有
4. 半夏厚朴汤组成的药物中含有

A. 黄连　B. 桑皮
C. 枳壳　D. 茯苓
E. 甘草

5. 清气化痰丸组成的药物中含有
6. 贝母瓜蒌散组成的药物中含有

A. 芍药　B. 甘草
C. 桔梗　D. 芦根
E. 僵蚕

7. 葛根黄芩黄连汤组成的药物中含有
8. 半夏白术天麻汤组成的药物中含有

A. 温阳健脾，理气和中

B. 攻下冷积，温补脾阳
C. 温脾散寒，理气止痛
D. 理气化痰，和胃利胆
E. 温胆散寒，疏肝止痛
9. 温脾汤的功用是
10. 温胆汤的功用是

A. 燥湿化痰，疏风止咳
B. 温肺化饮，理气止咳
C. 宣利肺气，疏风止咳
D. 燥湿化痰，理气和中
E. 润燥化痰，理肺止咳
11. 二陈汤的功用是
12. 止嗽散的功用是

A. 化痰息风，健脾祛湿
B. 清肺化痰，散结排脓
C. 通阳散结，行气祛痰
D. 健脾燥湿，平肝息风
E. 疏肝理气，健脾化痰
13. 瓜蒌薤白白酒汤的功用是
14. 半夏白术天麻汤的功用是

参考答案

A1 型题

1. A 2. C 3. D 4. A 5. E
6. C 7. B 8. B 9. B 10. C

B1 型题

1. B 2. D 3. D 4. B 5. D
6. D 7. B 8. B 9. B 10. D
11. D 12. C 13. C 14. A

第十九单元 消食剂

A1 型题

1. 下列除哪项外均是健脾丸组成的药物
A. 白术 木香 B. 黄连 甘草
C. 神曲 陈皮 D. 半夏 黄芪
E. 人参 白茯苓
2. 保和丸与健脾丸组成的药物中均含有
A. 木香 砂仁 B. 山楂 神曲
C. 半夏 茯苓 D. 陈皮 连翘
E. 人参 白术
3. 保和丸的功用是
A. 健脾和胃，消食止泻
B. 健脾消痞
C. 消痞除满，健脾和胃
D. 消食化滞，理气和胃
E. 分消酒食，理气健脾
4. 健脾丸的功用是
A. 健脾和胃，消食止泻
B. 健脾消痞
C. 消痞除满，健脾和胃
D. 消食和胃
E. 分消酒食，理气健脾
5. 保和丸中配伍莱菔子的主要用意是
A. 消食止泻 B. 消食导滞
C. 下气消食 D. 化滞解酒
E. 消积和胃
6. 以下不属于健脾丸辨证要点的是
A. 大便不通 B. 食少难消
C. 脘腹痞闷 D. 苔腻微黄
E. 脉虚弱

B1 型题

A. 保和丸 B. 健脾丸
C. 枳实消痞丸 D. 枳实导滞丸

E. 木香槟榔丸
1. 治疗伤食积滞的代表方剂是
2. 治疗脾虚食积的代表方剂是

参考答案

A1 型题

1. D　2. B　3. D　4. A　5. C　6. A

B1 型题

1. A　2. B

第二十单元　驱虫剂

A1 型题

1. 乌梅丸组成的药物中含有
A. 黄芪　黄连　B. 黄芩　黄连
C. 黄芪　黄柏　D. 黄连　黄柏
E. 黄芩　黄柏
2. 乌梅丸组成的药物中不含
A. 黄连　B. 当归
C. 白术　D. 桂枝
E. 附子
3. 乌梅丸的功用是
A. 生津止渴　B. 温脏安蛔
C. 杀虫消疳　D. 收涩止带
E. 涩肠固脱
4. 乌梅丸主治
A. 蛔厥　B. 痰厥
C. 气厥　D. 寒厥
E. 热厥
5. 乌梅丸适用于
A. 寒热错杂，痰热互结，症见心下疼痛、按之石硬者
B. 胃虚痰阻，气机阻滞，症见心下痞硬、噫气不除者
C. 寒热错杂，虚实夹杂，肠道失固，症见久泻久痢者
D. 寒热错杂，痰湿交阻，症见心下痞满、恶食懒倦者
E. 寒热错杂，气机阻滞，症见心下痞满、呕吐下利者

B1 型题

A. 细辛　蜀椒　B. 槟榔　桂枝
C. 银花　厚朴　D. 扁豆　白术
E. 厚朴　扁豆
1. 乌梅丸组成的药物中含有
2. 香薷散组成的药物中含有

参考答案

A1 型题

1. D　2. C　3. B　4. A　5. C

B1 型题

1. A　2. E

第二十一单元　治痈疡剂

A1 型题

1. 大黄牡丹汤组成的药物中除大黄、牡丹皮外，其余的药物是

A. 连翘　贝母　炙甘草
B. 桃仁　芒硝　冬瓜子
C. 桃仁　红花　赤芍药
D. 赤芍　连翘　金银花
E. 连翘　甘草　金银花

2. 下列不属于仙方活命饮组成的药物是

A. 当归　防风　天花粉
B. 甘草　白芷　穿山甲
C. 贝母　乳香　没药
D. 连翘　荆芥　木香
E. 防风　甘草　皂角刺

3. 被称为“疮疡之圣药，外科之首方”的方剂是

A. 仙方活命饮　　B. 普济消毒饮
C. 芍药汤　　D. 犀角地黄汤
E. 白头翁汤

4. 大黄牡丹汤的功用是

A. 泻热破瘀，散结消肿
B. 清肺化痰，逐瘀排脓
C. 消肿溃坚，活血止痛
D. 降气平喘，祛痰止咳
E. 清热解毒，疏风止咳

5. 仙方活命饮适用于

A. 痈肿未溃者　　B. 痈肿已溃者
C. 患处皮色不变　　D. 酸痛无热者
E. 以上都不是

6. 大黄在大黄牡丹汤中的配伍意义是

A. 清热泻火，导热下行
B. 清泻瘀热，分利二便
C. 荡涤肠胃，泄热泻结
D. 泻热逐瘀，涤肠除湿
E. 通肠泄热，以下代清

B1 型题

A. 防风　麻黄　　B. 乳香　没药
C. 桃仁　芒硝　　D. 陈皮　生姜
E. 肉桂　天花粉

1. 大黄牡丹汤组成的药物中含有
2. 仙方活命饮组成的药物中含有

A. 清热解毒，消肿溃坚
B. 泻热破瘀，散结消肿
C. 清肺化痰，逐瘀排脓
D. 温阳补血，散寒通滞
E. 泻热逐瘀，涤肠除湿

3. 仙方活命饮的功用是
4. 阳和汤的功用是

A. 仙方活命饮　　B. 四君子汤
C. 大黄牡丹汤　　D. 阳和汤
E. 参苓白术散

5. 阳证痈疮初起宜用的是
6. 肠痈初起宜用的是

A. 苇茎汤　　B. 仙方活命饮
C. 大黄牡丹汤　　D. 普济消毒饮
E. 阳和汤

7. 疮疡肿毒初起，红肿焮痛，身热凛寒，苔薄白，脉数有力者。治宜选用

8. 脱疽，患处漫肿无头，皮色不变，酸痛无热，口中不渴，舌淡苔白，脉沉细者。治宜选用

参考答案

A1 型题

1. B　2. D　3. A　4. A　5. A
6. D

B1 型题

1. C　2. B　3. A　4. D　5. A
6. C　7. B　8. E

综合练习题

A1 型题

1. 组成药物中含有干姜的方剂是
A. 真武汤　B. 乌梅丸
C. 四神丸　D. 半夏厚朴汤
E. 半夏白术天麻汤

2. 组成药物中含有人参的方剂是
A. 温经汤　B. 肾气丸
C. 酸枣仁汤　D. 小蓟饮子
E. 桑杏汤

3. 组成药物中含有竹叶的方剂是
A. 黄连解毒汤　B. 仙方活命饮
C. 清营汤　D. 龙胆泻肝汤
E. 青蒿鳖甲汤

4. 下列方剂中，用炮姜的是
A. 半夏泻心汤　B. 温经汤
C. 枳实导消丸　D. 生化汤
E. 当归四逆汤

5. 生地、熟地同用的方剂是
A. 地黄饮子　B. 一贯煎
C. 百合固金汤　D. 炙甘草汤
E. 独活寄生汤

6. 大黄、桂枝同用的方剂是
A. 逍遥散　B. 大黄牡丹汤
C. 血府逐瘀汤　D. 补阳还五汤
E. 桃核承气汤

7. 桔梗、枳壳同用的方剂是
A. 普济消毒饮　B. 参苓白术散
C. 蒿芩清胆汤　D. 血府逐瘀汤
E. 羚角钩藤汤

8. 桑叶、菊花同用的方剂是
A. 羚角钩藤汤　B. 桑杏汤
C. 清燥救肺汤　D. 银翘散
E. 天麻钩藤饮

9. 组成药物中不含有当归的方剂是
A. 暖肝煎　B. 温经汤
C. 生化汤　D. 清营汤
E. 苏子降气汤

10. 组成药物中不含有当归的方剂是
A. 消风散　B. 清胃散
C. 八珍汤　D. 玉女煎
E. 黄龙汤

11. 方药配伍中不含有当归的方剂是
A. 逍遥散　B. 补中益气汤
C. 芍药汤　D. 朱砂安神丸
E. 酸枣仁汤

12. 组成药物中不含有熟地黄的方剂是
A. 六味地黄丸　B. 地黄饮子
C. 阳和汤　D. 当归六黄汤
E. 肾气丸

13. 组成药物中不含有白芍的方剂是
A. 羚角钩藤汤　B. 镇肝熄风汤
C. 大定风珠　D. 天麻钩藤饮

E. 清燥救肺汤

14. 组成药物中不含有川芎的方剂是

A. 四物汤 B. 生化汤
C. 归脾汤 D. 温经汤
E. 越鞠丸

15. 组成药物中不含有甘草的方剂是

A. 八正散 B. 犀角地黄汤
C. 温脾汤 D. 桃核承气汤
E. 复元活血汤

16. 组成药物中不含有麦冬的方剂是

A. 大定风珠 B. 清燥救肺汤
C. 炙甘草汤 D. 百合固金汤
E. 羚角钩藤汤

17. 下列各方组成的药物中不含有生姜的是

A. 小青龙汤 B. 真武汤
C. 温经汤 D. 炙甘草汤
E. 吴茱萸汤

18. 下列各方组成的药物中不含有细辛的是

A. 小青龙汤 B. 九味羌活汤
C. 温脾汤 D. 当归四逆汤
E. 川芎茶调散

19. 温阳利水的代表方剂是

A. 阳和汤 B. 肾气丸
C. 真武汤 D. 实脾散
E. 苓桂术甘汤

20. 以清胆利湿、和胃化痰为功用的方剂是

A. 温经汤 B. 小柴胡汤
C. 血府逐瘀汤 D. 龙胆泻肝汤
E. 蒿芩清胆汤

21. 方药配伍寓有“培土生金”之义的是

A. 健脾丸 B. 二陈汤
C. 补阳还五汤 D. 参苓白术散
E. 补中益气汤

22. 主治“气虚发热”的方剂是

A. 四君子汤 B. 小建中汤
C. 炙甘草汤 D. 清暑益气汤
E. 补中益气汤

23. 主治“喑痱”的方剂是

A. 苏合香丸 B. 地黄饮子
C. 六味地黄丸 D. 百合固金汤
E. 安宫牛黄丸

24. 主治“脾约”的方剂是

A. 温脾汤 B. 健脾丸
C. 归脾汤 D. 实脾散
E. 麻子仁丸

25. 治疗凉燥的代表方剂是

A. 桑杏汤 B. 桂枝汤
C. 香薷散 D. 杏苏散
E. 小青龙汤

26. 肝郁血虚，脾失健运，两胁作痛，神疲食少，脉弦而虚者。治宜选用

A. 健脾丸 B. 逍遥散
C. 一贯煎 D. 越鞠丸
E. 保和丸

B1 型题

A. 大黄 B. 莲子肉
C. 神曲 D. 薏苡仁
E. 厚朴

1. 温脾汤组成的药物中含有
2. 健脾丸组成的药物中含有

A. 苍术　黄柏 B. 苍术　厚朴
C. 苍术　白术 D. 苍术　羌活
E. 苍术　川芎

3. 完带汤组成的药物中含有
4. 越鞠丸组成的药物中含有

A. 官桂 B. 葛根
C. 蜀椒 D. 诃子
E. 白矾

5. 芍药汤组成的药物中含有
6. 乌梅丸组成的药物中含有

A. 解表化湿，理气和中

B. 理气化湿，和中止呕
C. 祛湿化浊，和中止泻
D. 解暑化湿，和中止泻
E. 祛暑解表，化湿和中

7. 香薷散的功用是
8. 藿香正气散的功用是

A. 化痰息风，健脾祛湿
B. 祛风除湿，清热养血
C. 疏风清热，养血活血
D. 平肝息风，清热活血，补益肝肾
E. 祛风除湿，化痰通络，活血止痛

9. 半夏白术天麻汤的功用是
10. 天麻钩藤饮的功用是

A. 麻黄汤　B. 止嗽散
C. 小青龙汤　D. 苓桂术甘汤
E. 苏子降气汤

11. 以温阳化饮、健脾利湿为主要功用的方剂是
12. 既能散寒解表，又具温肺化饮功用的方剂是

A. 补血活血，化瘀生新
B. 养血和营，活血通络
C. 补血养肝，和血调经
D. 养血润燥，止逆下气
E. 补养心血，以安神志

13. 补阳还五汤中配伍当归的用意是
14. 苏子降气汤中配伍当归的用意是

A. 收敛肺气　B. 安蛔止痛
C. 涩肠止泻　D. 敛肺止咳
E. 敛阴止汗

15. 二陈汤中煎加乌梅的用意是
16. 乌梅丸中配伍乌梅的用意是

A. 十枣汤　B. 麻子仁丸
C. 贝母瓜蒌散　D. 泻白散
E. 瓜蒌薤白白酒汤

17. 主治胸痹的方剂是
18. 主治脾约的方剂是

A. 复元活血汤　B. 当归四逆汤
C. 补阳还五汤　D. 大柴胡汤汤
E. 血府逐瘀汤

19. 往来寒热，胸胁苦满，心下满痛，呕吐便秘，苔黄，脉弦数者，宜选用何方治疗
20. 手足厥寒，肩背疼痛，口不渴，舌淡苔白，脉沉细者，宜选用何方治疗

参考答案

A1 型题

1. B	2. A	3. C	4. D	5. C
6. E	7. D	8. A	9. D	10. D
11. E	12. E	13. D	14. C	15. B
16. E	17. A	18. C	19. C	20. E
21. D	22. E	23. B	24. E	25. D
26. B				

B1 型题

1. A	2. C	3. C	4. E	5. A
6. C	7. E	8. A	9. A	10. D
11. D	12. C	13. B	14. D	15. A
16. B	17. E	18. B	19. D	20. B

中医临床

中医内科学

第一单元　肺系病证

细目一　感　冒

A1 型题

1. 感冒的病位在
   A. 心　　B. 肺卫
   C. 肝　　D. 脾
   E. 肾
2. 感冒的基本病机是
   A. 邪犯于肺，肺气上逆
   B. 卫表不和，肺失宣肃
   C. 风热犯表，卫表失和
   D. 风寒外束，卫阳被郁
   E. 暑湿遏表，卫表不和
3. 下列各项，对于鉴别普通感冒与时行感冒无意义的是
   A. 病情轻重
   B. 有无流行性及传染性
   C. 有无传变
   D. 病程长短及预后
   E. 有无发热
4. 下列关于常人感冒的各项叙述中，错误的是
   A. 一般以风寒、风热、暑湿症状为主
   B. 病程短，痊愈快
   C. 无反复感邪、反复发病之势
   D. 无气、血、阴、阳虚损症状
   E. 治疗上当扶正解表
5. 治疗常人感冒之风寒束表证，首选的方剂是
   A. 银翘散　　B. 加减葳蕤汤
   C. 荆防败毒散　　D. 新加香薷饮
   E. 参苏饮
6. 治疗虚体感冒之气虚感冒证，首选的方剂是
   A. 葱豉桔梗汤　　B. 加减葳蕤汤
   C. 荆防达表汤　　D. 新加香薷饮
   E. 参苏饮
7. 下列关于虚体感冒治疗的各项叙述中，错误的是
   A. 忌用大剂量发汗之品
   B. 忌用大剂量寒凉药物
   C. 忌用辛温重剂
   D. 疗程宜长
   E. 解表药物用量宜轻宜少

A2 型题

1. 患者鼻塞，流黄浊涕，发热 1 天，体温 39℃，微恶风，头胀痛，咳嗽咳痰，痰黄黏，咽喉红肿疼痛，口干欲饮，舌苔薄白微黄，舌边尖红，脉浮数。其诊断是
   A. 常人感冒风寒束表证

B. 常人感冒暑湿伤表证
C. 常人感冒风热犯表证
D. 虚体感冒气虚感冒证
E. 虚体感冒阴虚感冒证

2. 王某，男性，45岁。发热1天，微恶风，汗少，肢体酸重，头昏重胀痛，咳嗽痰黏，鼻流浊涕，心烦口渴，渴不多饮，胸闷脘痞，泛恶，腹胀便溏，舌苔黄腻或白腻，脉濡数。其治疗应首选的方剂是

A. 银翘散　　B. 加减葳蕤汤
C. 荆防达表汤　　D. 新加香薷饮
E. 参苏饮

3. 李某，女性，25岁。发热恶寒1天，无汗，头痛身痛，鼻塞声重，时流清涕，咽痒咳嗽，咳痰稀薄色白，舌苔薄白而润，脉浮紧。其治疗应首选的方剂是

A. 银翘散　　B. 加减葳蕤汤
C. 荆防达表汤　　D. 新加香薷饮
E. 参苏饮

4. 赵某，男，56岁。发热1天，微恶风寒，少汗，头昏，心烦，口干咽燥，干咳少痰，舌红少苔，脉细数。其证候诊断是

A. 常人感冒风寒束表证
B. 常人感冒暑湿伤表证
C. 常人感冒风热犯表证
D. 虚体感冒气虚感冒证
E. 虚体感冒阴虚感冒证

A3 型题

患者，男，25岁。发热2天。恶寒较甚，发热，无汗，头痛身楚，咳嗽，痰白，咳痰无力，平素神疲体弱，气短懒言，反复易感，舌淡苔白，脉浮而无力。

1. 其证候是

A. 风寒束表　　B. 风热犯表
C. 阴虚感冒　　D. 气虚感冒
E. 暑湿伤表

2. 其治法是

A. 益气解表　　B. 滋阴解表
C. 辛温解表　　D. 辛凉解表
E. 清暑祛湿解表

3. 治疗应首选

A. 玉屏风散
B. 参苏饮加减
C. 荆防达表汤或荆防败毒散加减
D. 银翘散或葱豉桔梗汤加减
E. 新加香薷饮加减

4. 若恶寒重，发热轻，四肢欠温，语音低微，舌质淡胖，脉沉细无力，为阳虚感冒，当助阳解表。治疗应首选

A. 荆防达表汤或荆防败毒散加减
B. 再造散
C. 加减葳蕤汤
D. 新加香薷饮加减
E. 银翘散或葱豉桔梗汤加减

5. 若表虚自汗，易伤风邪者，可常服

A. 玉屏风散
B. 加减葳蕤汤
C. 荆防达表汤或荆防败毒散加减
D. 银翘散或葱豉桔梗汤加减
E. 新加香薷饮加减

B1 型题

A. 恶寒重，发热轻，鼻涕、痰液清稀色白，咽不痛
B. 身热不扬，恶风少汗，头昏身重，胸闷纳呆
C. 恶寒轻，发热重，鼻涕、痰液稠厚色黄，咽痛
D. 除感冒症状外，兼有平素神疲体弱，气短懒言
E. 除感冒症状外，兼有口干咽燥，干咳少痰，舌红少苔

1. 常人感冒暑湿伤表证主症特点是
2. 虚体感冒气虚感冒证主症特点是

A. 沙参、麦冬
B. 麻黄、桂枝
C. 黄芪、白术、防风
D. 地黄、当归
E. 藿香、佩兰

3. 虚体感冒阴虚感冒证，阴伤较重，口渴、咽干明显，应加用

4. 虚体感冒气虚感冒证，表虚自汗，易伤风邪者，应加用

参考答案

A1 型题

1. B　2. B　3. E　4. E　5. C　6. E　7. D

A2 型题

1. C　2. D　3. C　4. E

A3 型题

1. D　2. A　3. B　4. B　5. A

B1 型题

1. B　2. D　3. A　4. C

细目二　咳　嗽

A1 型题

1. 下列关于咳嗽的各项叙述中，错误的是
A. 有声无痰为咳
B. 有痰无声为嗽
C. 一般多为痰声并见，难以截然分开
D. 病位在肺，与其他脏腑无关系
E. 由于肺失宣降，肺气上逆作声导致

2. 下列各项，不属咳嗽病因的是
A. 外感六淫　B. 痰湿痰热
C. 肝郁化火　D. 禀赋不足
E. 肺阴亏虚

3. 下列各项，属内伤咳嗽主要病理因素的是
A. 内风　B. 湿、热
C. 痰、火　D. 瘀血
E. 气滞

4. 咳嗽的基本病机是
A. 风寒袭肺，肺气失宣
B. 风热犯肺，肺失清肃
C. 痰热壅肺，肺失肃降
D. 肝郁化火，上逆侮肺
E. 邪犯于肺，肺气上逆

5. 下列关于外感咳嗽与内伤咳嗽的鉴别点中，无意义是
A. 病程的长短
B. 起病的缓急
C. 咳痰的多少
D. 是否兼有脏腑受损的兼症
E. 是否兼有表证

6. 咳嗽，咯吐粉红色泡沫痰，咳而气喘，呼吸困难者，多属
A. 肺阴不足　B. 肺脾气虚
C. 肺肾气虚　D. 脾肾阳虚
E. 心肺阳虚

7. 治疗咳嗽之风寒袭肺证，应首选的方剂是
A. 桑菊饮
B. 三拗汤合止嗽散
C. 桑杏汤
D. 荆防达表汤

E. 沙参麦冬汤

8. 治疗咳嗽之肺阴亏耗证，应首选的方剂是

A. 桑菊饮　　B. 生脉散合补肺汤

C. 桑杏汤　　D. 生脉地黄汤

E. 沙参麦冬汤

A2 型题

1. 患者，女性，45 岁。喉痒干咳 3 天，无痰，咽喉干痛，唇鼻干燥，伴鼻塞、头痛、微寒、身热，舌质红少津，苔薄黄，脉浮数。其治疗应首选的方剂是

A. 桑菊饮　　B. 桑杏汤

C. 杏苏散　　D. 清金化痰汤

E. 沙参麦冬汤

2. 患者，女性，45 岁。咳嗽 2 月，呈阵发性，咳时面赤，咽干口苦，常感痰滞咽喉而咯之难出，量少质黏，胸胁胀痛，咳时引痛，舌红，舌苔薄黄，脉弦数。此病证的治法是

A. 清热肃肺，豁痰止咳

B. 燥湿化痰，理气止咳

C. 清肺泻肝，顺气降火

D. 滋阴清热，润肺止咳

E. 疏风清肺，润燥止咳

3. 患者，女性，63 岁。咳嗽反复发作半年，咳声重浊，痰多色白，痰出咳平，每于早晨咳甚痰多，胸闷脘痞，呕恶食少，舌苔白腻，脉象濡滑。其证候诊断是

A. 肝火犯肺证　　B. 痰湿蕴肺证

C. 痰热郁肺证　　D. 肺阴亏耗证

E. 风热犯肺证

4. 患者咳嗽，气息粗促，痰多质黏色黄，咯吐不爽，胸胁胀满，咳时引痛，面赤身热，口干而黏，欲饮水，舌质红，舌苔薄黄腻，脉滑数。其治疗应首选的方剂是

A. 桑菊饮　　B. 桑杏汤

C. 杏苏散　　D. 清金化痰汤

E. 沙参麦冬汤

A3 型题

患者，女，65 岁。咳嗽 5 天。咳嗽声重，气急，咽痒，咳痰稀薄色白，鼻塞，流清涕，头痛，肢体酸楚，舌苔薄白，脉浮。

1. 其证候是

A. 风燥伤肺证　　B. 痰热郁肺证

C. 肝火犯肺证　　D. 风寒袭肺证

E. 风热犯肺证

2. 其治法是

A. 疏风清肺，润燥止咳

B. 疏风散寒，宣肺止咳

C. 疏风清热，宣肺止咳

D. 清肺泻肝，顺气降火

E. 清热肃肺，豁痰止咳

3. 治疗应首选

A. 三拗汤合止嗽散加减

B. 黛蛤散合黄芩泻白散加减

C. 桑杏汤加减

D. 清金化痰汤加减

E. 桑菊饮加减

4. 若素有寒饮伏肺，兼见咳嗽上气，痰液清稀，胸闷气急，舌淡红，苔白而滑，脉浮紧者，可改投

A. 沙参麦冬汤　　B. 二陈平胃散

C. 桑杏汤　　D. 清金化痰汤加减

E. 小青龙汤

B1 型题

A. 干咳无痰，咽喉干痛，唇鼻干燥

B. 咳声重浊，痰多，痰出咳平，痰黏腻色白

C. 咳嗽呈阵发性，咽干口苦，胸胁胀痛

D. 咳嗽痰多，质稠色黄

E. 干咳，咳声短促，痰中带血丝

1. 咳嗽痰热郁肺证的主症特点是

2. 咳嗽痰湿蕴肺证的主症特点是

A. 浙贝母、冬瓜仁、薏苡仁
B. 干姜、细辛、白芥子
C. 北沙参、麦冬、天花粉
D. 半夏、厚朴、茯苓
E. 功劳叶、银柴胡、鳖甲

3. 咳嗽肝火犯肺证，火郁伤津，咽燥口干，应加用

4. 咳嗽肺阴亏耗证，阴虚潮热，应加用

参考答案

A1 型题

1. D　2. D　3. C　4. E　5. C　6. E　7. B　8. E

A2 型题

1. B　2. C　3. B　4. D

A3 型题

1. D　2. B　3. A　4. E

B1 型题

1. D　2. B　3. C　4. E

细目三　哮　病

A1 型题

1. 哮病发作时的基本病理变化是
A. 肺失宣降　B. 痰阻气闭
C. 伏痰引触　D. 肺气不清
E. 肺气虚寒

2. 下列关于哮病的各项叙述中，错误的是
A. 呈反复发作，常为突然发作，平时可一如常人
B. 发作时，喉中有明显哮鸣声，呼吸困难，可于数分钟或数小时后缓解
C. 可见鼻痒、喷嚏、咳嗽、胸闷等先兆症状
D. 与先天禀赋有关，全体家族都有哮病史
E. 常因气候突变、环境因素、饮食不当、情志失调等诱发

3. 哮病的治疗原则是
A. 扶正治本为主
B. 发时治标，平时治本
C. 攻邪治标为主
D. 宣肺降逆为主
E. 祛痰利气为主

4. 治疗哮病发作期冷哮证，应首选的方剂是
A. 定喘汤或越婢加半夏汤
B. 小青龙加石膏汤
C. 三子养亲汤
D. 小青龙汤
E. 平喘固本汤

5. 治疗哮病发作期风痰哮证，应首选的方剂是
A. 定喘汤　B. 厚朴麻黄汤
C. 三子养亲汤　D. 射干麻黄汤
E. 平喘固本汤

6. 治疗哮病缓解期肺肾两虚证，应首选的方剂是
A. 平喘固本汤　B. 六君子汤
C. 定喘汤　D. 三子养亲汤
E. 生脉地黄汤合金水六君煎

7. 治疗哮病发作期寒包热哮证，应首选的方剂是

A. 越婢加半夏汤　B. 厚朴麻黄汤
C. 三子养亲汤　D. 射干麻黄汤
E. 平喘固本汤

A2 型题

1. 陈某，男，21 岁，反复发作气急痰鸣 10 年余。半小时前因外出感寒后，又出现喉中痰鸣如吼，喘而气粗息涌，咳痰色黄，黏浊稠厚，排吐不利，口苦，口渴喜饮，汗出，身热，舌苔黄腻，质红，脉滑数。其诊断是

A. 哮病发作期寒包热哮证
B. 喘证表寒肺热证
C. 哮病发作期热哮证
D. 哮病发作期风痰哮证
E. 喘证痰热郁肺证

2. 马某，女，35 岁，反复发作气急痰鸣 6 年余。10 分钟前受寒复发，喉中哮鸣如水鸡声，呼吸急促，喘憋气逆，胸膈满闷如塞，咳不甚，痰少咯吐不爽，色白而多泡沫，渴喜热饮，形寒怕冷，面色青晦，舌苔白滑，脉浮紧。此病证的治法是

A. 清热宣肺，化痰定喘
B. 宣肺散寒，化痰平喘
C. 解表散寒，清化痰热
D. 祛风涤痰，降气平喘
E. 补肺纳肾，降气化痰

3. 患者，女，63 岁，反复发作气急痰鸣三十余年。气短声低，自汗，怕风，常易感冒，倦怠无力，食少便溏，喉中时有轻度哮鸣，痰多质稀色白，舌质淡，苔白，脉细弱。其诊断是

A. 哮病缓解期肺脾气虚证
B. 喘证肺气虚耗证
C. 哮病缓解期肺肾两虚证
D. 哮病发作期风痰哮证
E. 喘证肾虚不纳证

4. 何某，男，56 岁。喉中哮鸣有声，胸膈烦闷，呼吸急促，喘咳气逆，咳痰不爽，痰黏色黄，烦躁，发热，恶寒，无汗，身痛，口干欲饮，大便偏干，舌苔白腻，舌尖边红，脉弦紧。治疗此病证首选的方剂是

A. 定喘汤
B. 小青龙加石膏汤
C. 三子养亲汤
D. 射干麻黄汤
E. 平喘固本汤

A3 型题

患者，男，70 岁。有哮喘反复发作十余年。气短声低，自汗怕风，食少便溏，喉中时有哮鸣音，痰多质稀色白，舌质淡，苔白，脉细弱。

1. 其证候是

A. 寒包热哮证　B. 虚哮证
C. 肺脾气虚证　D. 肺肾两虚证
E. 冷哮证

2. 其治法是

A. 清热宣肺，化痰定喘
B. 祛风涤痰，降气平喘
C. 补肺纳肾，降气化痰
D. 健脾益气，补土生金
E. 宣肺散寒，化痰平喘

3. 治疗应首选

A. 生脉地黄汤合金水六君煎加减
B. 平喘固本汤加减
C. 六君子汤加减
D. 射干麻黄汤或小青龙汤加减
E. 三子养亲汤加味

4. 若表虚自汗较重，可加

A. 桃仁、苏木
B. 前胡、杏仁
C. 生地黄、冬虫夏草
D. 炙黄芪、浮小麦、大枣
E. 葶苈子、猪牙皂

B1 型题

A. 三子养亲汤　　B. 越婢加半夏汤
C. 厚朴麻黄汤　　D. 射干麻黄汤
E. 麻杏石甘汤

1. 治疗寒包热哮证，首选的方剂是
2. 治疗风痰哮证，首选的方剂是

A. 附子、鹿角片、补骨脂
B. 桂枝、白芍
C. 黄芪、沙参、百合
D. 生地、冬虫夏草
E. 玄参、芦根

3. 哮病发作期虚喘证，有肾阳虚表现者，应加用
4. 哮病缓解期肺肾两虚证，肾阴虚为主者，应加用

参考答案

A1 型题

1. B　2. D　3. B　4. D　5. C
6. E　7. B

A2 型题

1. C　2. B　3. A　4. B

A3 型题

1. C　2. D　3. C　4. D

B1 型题

1. C　2. A　3. A　4. D

细目四　喘　证

A1 型题

1. 实喘的病位在
A. 心　　B. 肺
C. 肝　　D. 脾
E. 肾
2. 下列各项，不属喘证病因的是
A. 外邪侵袭　　B. 饮食不当
C. 瘀血内停　　D. 情志所伤
E. 劳欲久病
3. 下列各项，不属实喘主症的是
A. 呼吸深长　　B. 吸入为快
C. 气粗声高　　D. 痰鸣咳嗽
E. 脉数有力
4. 下列各项，对于鉴别哮病与喘证无意义的是
A. 是否幼年起病
B. 是否反复发作
C. 是否喉中哮鸣
D. 气喘是否突发突止
E. 是否伴有发热
5. 下列关于虚喘的各项叙述中，错误的是
A. 呼吸短促难续
B. 气怯声低，深吸为快
C. 多有痰鸣咳嗽
D. 脉象微弱或浮大中空
E. 病势徐缓，时轻时重，遇劳则甚
6. 治疗实喘风寒壅肺证，首选的方剂是
A. 麻杏石甘汤　　B. 荆防达表汤
C. 麻黄汤合华盖散　　D. 桑白皮汤
E. 麻黄连翘赤小豆汤
7. 治疗实喘表寒肺热证，首选的方剂是
A. 麻杏石甘汤　　B. 桑白皮汤

C. 麻黄汤合华盖散　D. 射干麻黄汤
E. 麻黄连翘赤小豆汤

8. 下列各项，不符合正虚喘脱证主症的是
A. 喘逆剧甚，端坐不能平卧
B. 心慌动悸，烦躁不安
C. 面青唇紫，汗出如珠
D. 肢体浮肿，按之凹陷
E. 脉浮大无根

9. 下列关于喘证治疗的各项叙述中，错误的是
A. 实喘以祛邪利气为主
B. 虚喘以培补摄纳为主
C. 实喘可采用温化宣肺、清化肃肺、化痰理气的方法
D. 虚喘或补肺，或健脾，或益肾
E. 实喘难治，虚喘易疗

10. 正虚喘脱证的治法是
A. 祛痰降逆，宣肺平喘
B. 开郁降气平喘
C. 补肾纳气
D. 扶阳固脱，镇摄肾气
E. 补肺益气养阴

A2 型题

1. 陈某，男，28 岁。2 天来，喘逆上气，息粗鼻扇，咳而不爽，痰吐稠黏，形寒身热，身痛无汗，口渴，苔薄黄，舌质红，脉浮数。其治疗应首选的方剂是
A. 麻黄汤　B. 小青龙汤
C. 麻杏石甘汤　D. 桑白皮汤
E. 三子养亲汤

2. 王某，男，55 岁，反复咳喘 5 年余。刻下喘促气涌，胸部胀痛，咳嗽痰多，质黏色黄，身热，有汗，口渴而喜冷饮，面赤，咽干，小便赤涩，大便秘，舌质红，舌苔薄黄，脉滑数。此证治法是
A. 祛痰降逆，宣肺平喘
B. 开郁降气平喘
C. 清热肃肺，豁痰止咳
D. 清热化痰，宣肺平喘
E. 解表清里，化痰平喘

3. 李某，女，45 岁。喘而胸满闷塞，咳嗽，痰多黏腻色白，咯吐不利，兼有呕恶，食少，口黏不渴，舌苔白腻，脉象滑。其诊断是
A. 喘证痰浊阻肺证
B. 咳嗽痰湿蕴肺证
C. 哮病风痰哮证
D. 肺胀痰浊壅肺证
E. 喘证痰热郁肺证

4. 丁某，男，65 岁。咳喘多年，入冬加重，动则喘甚，呼多吸少，气不得续，形瘦神惫，面青唇紫，舌淡苔白而润滑，脉微细。其治疗应首选的方剂是
A. 补中益气汤
B. 玉屏风散
C. 麻黄汤合华盖散
D. 金匮肾气丸合参蛤散
E. 黑锡丹

A3 型题

患者，男，75 岁。患者有哮喘病史二十余年。动则喘甚，呼多吸少，气不得续，形瘦神惫，跗肿，汗出肢冷，面青唇紫，舌淡苔白，脉微细。

1. 其证候是
A. 肺气虚耗证　B. 肾虚不纳证
C. 痰浊阻肺证　D. 痰热郁肺证
E. 肺气郁痹证

2. 其治法是
A. 开郁降气平喘　B. 补肺益气养阴
C. 补肾纳气　D. 补肺益气养阴
E. 祛痰降逆，宣肺平喘

3. 治疗应首选
A. 金匮肾气丸合参蛤散加减

B. 二陈汤合三子养亲汤加减
C. 麻杏石甘汤加味
D. 生脉饮合补肺汤加减
E. 桑白皮汤加减

4. 在上证基础上，若患者又出现痰浊壅肺，喘咳痰多，气急胸闷，苔腻，治疗用首选
A. 麻杏石甘汤加味
B. 二陈汤合三子养亲汤加减
C. 麻黄汤合华盖散加减
D. 苏子降气汤
E. 五磨饮子

B1 型题

A. 呼吸深长有余，呼出为快，气粗声高
B. 呼吸短促难续，深吸为快，气粗声高
C. 呼吸短促难续，吸少呼多，气怯声低
D. 呼吸深长有余，呼出为快，气怯声低
E. 呼吸短促难续，吸多呼少，气怯声低

1. 实喘的特点是
2. 虚喘的特点是

A. 百合、合欢皮、酸枣仁
B. 紫河车、胡桃肉
C. 麦门冬、龟板胶
D. 丹参、远志、菖蒲
E. 柴胡、郁金、青皮

3. 虚喘肾虚不纳证，喘息渐平，善后调理可常服
4. 虚喘正虚喘脱证，神昧不清，应加用

参考答案

A1 型题

1. B　2. C　3. B　4. E　5. C
6. C　7. A　8. D　9. E　10. D

A2 型题

1. C　2. D　3. A　4. D

A3 型题

1. B　2. C　3. A　4. D

B1 型题

1. A　2. C　3 . B　4. D

细目五　肺　痈

A1 型题

1. 肺痈的特征性临床表现中，错误的是
A. 咳嗽　B. 胸痛
C. 发热　D. 咳吐腥臭脓痰
E. 咯铁锈色痰

2. 肺痈成痈期的病机是
A. 风热外袭，卫表不和，邪热壅肺，肺失清肃
B. 邪毒渐去，肺体损伤，阴伤气耗
C. 热毒蕴肺，蒸液成痰，热壅血瘀，蕴酿成痈
D. 热壅血瘀，血败肉腐，痈肿内溃，脓液外泄
E. 邪热蕴肺，蒸液成痰，痰热壅滞，肺失清肃

3. 肺痈患者的脓血痰吐入水中，结果是
A. 浮在水上　B. 悬浮在水中
C. 沉入水底　D. 溶解在水中
E. 痰分成三层

4. 肺痈病情转归的关键期是

A. 成痈期　　B. 初期
C. 迁延期　　D. 恢复期
E. 溃脓期

5. 治疗肺痈成痈期，应首选的方剂是
A. 银翘散
B. 《千金》苇茎汤合如金解毒散
C. 加味桔梗汤
D. 沙参清肺汤
E. 桔梗杏仁煎

6. 治疗肺痈恢复期，首选的方剂是
A. 银翘散
B. 《千金》苇茎汤
C. 加味桔梗汤
D. 桔梗杏仁煎
E. 如金解毒散

A2 型题

1. 患者 10 天前因外出淋雨，出现高热，时时振寒，汗出烦躁，咳嗽痰多。现症：胸满作痛，转侧不利，咳吐浊痰，呈黄绿色，自觉喉间有腥味，口干咽燥，舌苔黄腻，脉滑数。其诊断是
A. 肺痈初期　　B. 肺痈恢复期
C. 肺痈成痈期　　D. 肺痈溃脓期
E. 咳嗽痰热蕴肺证

2. 王某，男，25 岁。咳吐大量脓痰，痰血相兼，腥臭异常，胸中烦满而痛，身热面赤，烦渴喜饮，舌苔黄腻，舌质红，脉滑数。治疗应首选的方剂是
A. 银翘散　　B. 《千金》苇茎汤
C. 加味桔梗汤　　D. 桔梗杏仁煎
E. 如金解毒散

3. 李某，女，30 岁。恶寒发热，咳嗽，咯白色黏痰，痰量日渐增多，胸痛，咳则痛甚，呼吸不利，口干鼻燥，舌苔薄黄，脉浮数而滑。此病证的治法是
A. 疏风散热，宣肺解表
B. 疏风散热，清肺化痰
C. 疏风散热，宣肺平喘
D. 清肺解毒，化瘀消痈
E. 排脓解毒

4. 赵某，男，46 岁。1 周前咳吐大量脓血相兼腥臭痰，现身热渐退，咳嗽减轻，咯吐脓痰渐少，臭味亦淡，痰液转为清稀，气短自汗，心烦，口燥咽干，面色少华，形体消瘦，精神萎靡，舌质红，苔薄，脉细数无力。其诊断是
A. 咳嗽肺阴亏虚证　　B. 肺痈溃脓期
C. 咳嗽痰热蕴肺证　　D. 肺痈恢复期
E. 虚体感冒阴虚感冒证

A3 型题

患者，男，35 岁。1 周前恶寒发热，咳嗽痰多，现身热转甚，时时振寒，继则壮热，汗出烦躁，咳嗽气急，胸满作痛，转侧不利，咳吐浊痰，呈黄绿色，自觉喉间有腥味，口干咽燥，舌苔黄腻，脉滑数。

1. 其诊断是
A. 肺痈初期　　B. 肺痈成痈期
C. 肺痿虚热证　　D. 肺痨虚火灼肺证
E. 肺痨肺阴亏损证

2. 其治法是
A. 清肺解毒，化瘀消痈
B. 疏风散热，清肺化痰
C. 排脓解毒
D. 清热养阴，益气补肺
E. 滋阴润肺

3. 治疗应首选
A. 银翘散加减
B. 二陈汤加减
C. 千金苇茎汤合如金解毒散加减
D. 加味桔梗汤加减
E. 沙参清肺汤或桔梗杏仁煎加减

4. 热壅络瘀，胸痛显著，可加
A. 丹皮、山栀子、藕节、白茅根

B. 薄荷、豆豉
C. 郁金、桃仁
D. 石膏、知母、黄连
E. 乳香、郁金、赤芍

B1 型题

A. 恶寒，发热，咳嗽，痰多
B. 高热，振寒，咳嗽，气急，胸痛，咳痰黄稠量多，带有腥味
C. 咯大量腥臭脓痰或脓血痰
D. 身热渐退，咳嗽减轻，咯吐脓痰渐少，臭味亦淡
E. 气短，口燥咽干，面色无华，形体消瘦
1. 肺痈成痈期的特点是
2. 肺痈溃脓期的特点是

A. 石膏、知母、黄连、山栀
B. 藕节、白茅根
C. 三七、白及粉
D. 功劳叶、青蒿、白薇、地骨皮
E. 乳香、没药、郁金、赤芍
3. 肺痈成痈期，肺热壅盛，壮热口渴，脉洪数有力，苔黄腻，应加用
4. 肺痈溃脓期，络伤血溢，咯血者，应另服

参考答案

A1 型题

1. E　2. C　3. C　4. E　5. B
6. D

A2 型题

1. C　2. C　3. B　4. D

A3 型题

1. B　2. A　3. C　4. E

B1 型题

1. B　2. C　3. A　4. C

细目六　肺　痨

A1 型题

1. 肺痨的四大主症是
A. 咳嗽、胸痛、发热、汗出
B. 咳嗽、咯血、潮热、盗汗
C. 咳嗽、消瘦、低热、自汗
D. 咳嗽、神疲、心悸、盗汗
E. 干咳、气促、潮热、胸痛
2. 肺痨的基本病机是
A. 虚体虫侵，瘀血内停
B. 虚体虫侵，阳气虚衰
C. 虚体虫侵，气虚不足
D. 虚体虫侵，血虚不足
E. 虚体虫侵，阴虚火旺
3. 下列各项，对于鉴别肺痨与虚劳最有意义的是
A. 病情轻重
B. 有无传染性
C. 有无五脏虚损
D. 病程长短及预后
E. 有无发热
4. 肺痨的治疗原则是
A. 补虚培元，抗痨杀虫
B. 补益肺脏，兼顾脾肾
C. 养阴清热，抗痨杀虫

D. 温肾健脾，抗痨杀虫

E. 补益肺脏，抗痨杀虫

5. 治疗肺痨之气阴耗伤证，应首选的方剂是

A. 秦艽鳖甲散　B. 月华丸

C. 百合固金汤　D. 保真汤

E. 补天大造丸

6. 治疗肺痨之阴阳两虚证，应首选的方剂是

A. 秦艽鳖甲散　B. 月华丸

C. 百合固金汤　D. 保真汤

E. 补天大造丸

7. 治疗肺痨之虚火灼肺证，应首选的方剂是

A. 秦艽鳖甲散合百合固金汤

B. 月华丸

C. 参苓白术散

D. 保真汤

E. 补天大造丸

8. 肺痨日久，咳嗽无力，气短声低，自汗畏风，舌质转淡，其虚损性质是

A. 阴虚　B. 气阴两虚

C. 气虚　D. 阳虚

E. 阴阳两虚

A2 型题

1. 朱某，男，41 岁。咳嗽 1 月，咳声短促，咯少量血丝痰，胸部隐隐闷痛，午后自觉手足心热，盗汗，口干咽燥。近期曾有与肺痨病人接触史。舌苔薄白，舌边尖红，脉细数。其诊断是

A. 肺痨之肺阴亏损证

B. 肺痨之虚火灼肺证

C. 肺痨之气阴耗伤证

D. 虚劳之肺阴虚证

E. 咳嗽之肺阴亏虚证

2. 王某，男，45 岁。咳嗽半年余，咳时无力，气短声低，咳痰清稀色白，量较多，时有咯血，血色淡红，午后潮热，伴有畏风，怕冷，自汗盗汗，纳少神疲，便溏，面白颧红。近期曾有与肺痨病人接触史。舌质光淡，边有齿印，苔薄，脉细弱而数。其治疗应首选的方剂是

A. 秦艽鳖甲散　B. 月华丸

C. 百合固金汤　D. 保真汤

E. 补天大造丸

3. 患者咳嗽 1 个月，呛咳气急，痰少质黏，时时咯血，血色鲜红，混有泡沫痰涎，午后潮热，骨蒸颧红，五心烦热，盗汗量多，口渴心烦，失眠，性情急躁易怒，形体日益消瘦。近期曾有与肺痨病人接触史。舌干而红，苔薄黄而剥，脉细数。此病证的治法是

A. 益气养阴　B. 滋阴补阳

C. 滋阴降火　D. 滋阴润肺

E. 润燥止咳

4. 赵某，男，56 岁。有肺结核病史 2 年，现症：咳嗽日久，咳逆喘息，咳痰色白有沫夹血丝，潮热，自汗盗汗，声嘶，面浮肢肿，肢冷形寒，五更泄泻，大肉尽脱，遗精阳痿，苔黄而剥，舌质光淡隐紫，少津，脉微细而数。其证候诊断是

A. 肺阴亏损证　B. 虚火灼肺证

C. 气阴耗伤证　D. 阴阳两虚证

E. 脾肾两虚证

A3 型题

患者，女，24 岁。患肺结核 2 年。现干咳，咳声短促，痰中带有血丝，色鲜红，胸部隐隐闷痛，午后自觉手足心热，少量盗汗，舌苔薄白，舌边尖红，脉细数。

1. 其证候是

A. 虚火灼肺证　B. 气阴耗伤证

C. 肝火犯肺证　D. 阴阳两虚证

E. 肺阴亏损证

2. 其治法是

A. 滋阴降火　B. 滋阴补阳

C. 滋阴润肺　D. 益气养阴

E. 疏肝清热

3. 治疗应首选
A. 保真汤或参苓白术散加减
B. 百合固金汤合秦艽鳖甲散加减
C. 月华丸加减
D. 补天大造丸加减
E. 千金苇茎汤合如金解毒散加减
4. 痰中带血丝较多者，可加
A. 蛤粉炒阿胶、仙鹤草、白茅根（花）
B. 丹皮、黑山栀、紫珠草、醋制大黄
C. 银柴胡、青蒿、胡黄连
D. 秦艽、白薇、鳖甲
E. 桑白皮、知母、海蛤粉

B1 型题

A. 肺　　B. 肾
C. 脾　　D. 心
E. 肝

1. 肺痨患者若兼有乏力、纳少、腹胀便溏，其病损脏腑是
2. 肺痨患者咳嗽、咳痰、咯血、胸痛，其病损脏腑是

A. 桑皮、黄柏、知母
B. 冬虫夏草、诃子、钟乳石
C. 秦艽、白薇、鳖甲
D. 煨肉蔻、补骨脂
E. 制附子、肉桂
3. 肺痨之阴阳两虚证，肾虚气逆喘息者，应加用
4. 肺痨之虚火灼肺证，骨蒸劳热者，应加用

A. 滋阴止咳　　B. 滋阴降火
C. 益气养阴　　D. 滋阴补阳
E. 滋阴润肺
5. 肺痨之气阴耗伤的治法是
6. 肺痨之肺阴亏虚的治法是

参考答案

A1 型题

1. B　2. E　3. B　4. A　5. D
6. E　7. A　8. B

A2 型题

1. A　2. D　3. C　4. D

A3 型题

1. E　2. C　3. C　4. A

B1 型题

1. C　2. A　3. B　4. C　5. C
6. E

细目七　肺　胀

A1 型题

1. 肺胀的病位在肺，继则影响到
A. 心、脾，后期病及于肾
B. 脾、肾，后期病及于心
C. 肝、肾，后期病及于心
D. 肝、脾，后期病及于心
E. 心、肝，后期病及于肾
2. 肺胀最特征性的主症是
A. 发作性痰鸣气喘
B. 喘促气急
C. 咳嗽咳痰
D. 胸部膨满，憋闷如塞
E. 胸胁饱满，咳唾引痛
3. 肺胀的病理因素是

A. 痰浊、水饮、外邪

B. 痰浊、外邪、血瘀

C. 痰浊、水饮、血瘀

D. 痰浊、气滞、血瘀

E. 痰浊、水饮、气滞

4. 肺胀与哮病、喘证最关键的鉴别点是

A. 有无胸腹胀满　　B. 有无咳而喘满

C. 有无唇甲发绀　　D. 有无肢体浮肿

E. 有无胸部膨满

5. 下列各项，不属肺胀实证治疗原则的是

A. 祛邪宣肺　　B. 降气化痰

C. 温阳利水　　D. 益肾健脾

E. 开窍息风

6. 治疗肺胀之痰浊壅肺证，应首选的方剂是

A. 苏子降气汤合三子养亲汤

B. 越婢加半夏汤

C. 桑白皮汤

D. 真武汤合五苓散

E. 平喘固本汤合补肺汤

7. 治疗肺胀之肺肾气虚证，应首选的方剂是

A. 苏子降气汤合三子养亲汤

B. 越婢加半夏汤

C. 桑白皮汤

D. 真武汤合五苓散

E. 平喘固本汤合补肺汤

8. 治疗肺胀之阳虚水泛证，首选的方剂是

A. 苏子降气汤合三子养亲汤

B. 越婢加半夏汤

C. 桑白皮汤

D. 真武汤合五苓散

E. 平喘固本汤合补肺汤

A2 型题

1. 刘某，男，78 岁。反复咳喘 20 余年。胸部膨满，憋闷如塞，短气喘息，稍劳即著，咳嗽痰多，色白黏腻，脘痞纳少，倦怠乏力，舌暗，苔薄腻，脉小滑。其诊断是

A. 肺胀之痰浊壅肺证

B. 肺胀之肺肾气虚证

C. 肺胀之阳虚水泛证

D. 肺胀之痰热郁肺证

E. 喘证之痰浊壅肺证

2. 王某，男，75 岁。反复咳喘 22 年多。胸部膨满，喘息气粗，烦躁，目胀睛突，痰黄，黏稠难咯，身热微恶寒，有汗不多，口渴欲饮，溲赤，便干，舌边尖红，苔黄腻，脉滑数。其治疗应首选的方剂是

A. 苏子降气汤　　B. 越婢加半夏汤

C. 三子养亲汤　　D. 二陈平胃散

E. 清金化痰汤

3. 李某，女，78 岁。反复咳喘 30 余年。胸部膨满，憋闷如塞，咳痰清稀，胸闷心悸，面浮肢肿，腹部胀满有水，脘痞纳差，尿少，怕冷，面唇青紫，舌苔白滑，舌体胖质暗，脉沉细。此病证的证机概要是

A. 清肃失司，肺气上逆

B. 肺气欲绝，心肾阳衰

C. 痰饮蕴肺，肺气上逆

D. 心肾阳虚，水饮内停

E. 肺肾两虚，摄纳失常

4. 赵某，男，76 岁。反复咳喘 26 年多。胸部膨满，呼吸浅短难续，张口抬肩，倚息不能平卧，咳嗽，痰白如沫，咯吐不利，胸闷心慌，形寒汗出，腰膝酸软，小便清长，舌暗紫，脉沉细数无力。其诊断是

A. 肺胀之痰浊壅肺证

B. 肺胀之肺肾气虚证

C. 肺胀之阳虚水泛证

D. 肺胀之痰热郁肺证

E. 喘证之正虚喘脱证

A3 型题

患者，男，73 岁。有慢阻肺病史十余年。胸部膨满，短气喘息，稍劳即著，咳嗽痰多，色白

黏腻或呈泡沫，畏风易汗，脘痞纳少，倦怠乏力，舌暗，苔薄腻，脉滑。

1. 其证候是

A. 痰热郁肺证　B. 痰浊壅肺证

C. 外寒里饮证　D. 阳虚水泛证

E. 肺肾气虚证

2. 其治法是

A. 温肾健脾，化饮利水

B. 涤痰，开窍，息风

C. 化痰降气，健脾益肺

D. 温肺散寒，化痰降逆

E. 清肺化痰，降逆平喘

3. 治疗应首选

A. 涤痰汤加减

B. 小青龙汤加减

C. 越婢加半夏汤或桑白皮汤加减

D. 真武汤合五苓散加减

E. 苏子降气汤合三子养亲汤加减

4. 若畏风自汗明显，可合用

A. 至宝丹　B. 小青龙加石膏汤

C. 六君子汤　D. 玉屏风散

E. 平喘固本汤合补肺汤加减

B1 型题

A. 痰浊、水饮、血瘀的偏盛

B. 外感与内伤的类别

C. 气滞、血瘀的偏盛

D. 气、血、津液的亏虚

E. 肺、心、肾、脾病变的主次

1. 肺胀的辨证要点，偏实者应辨别

2. 肺胀的辨证要点，偏虚者应辨别

A. 丹参、益母草、北五加皮

B. 黑白丑、川椒目、葶苈子

C. 胡桃肉、紫河车、熟地

D. 肉桂、干姜、钟乳石

E. 鹿角片、制附片

3. 肺胀之阳虚水泛证，水肿势剧，上凌心肺，倚息不得卧，应加用

4. 肺胀之肺肾气虚证，肺虚有寒，怕冷，舌质淡，应加用

参考答案

A1 型题

1. B　2. D　3. C　4. E　5. D
6. A　7. E　8. D

A2 型题

1. A　2. B　3. D　4. B

A3 型题

1. B　2. C　3. E　4. D

B1 型题

1. A　2. E　3. B　4. D

第二单元　心系病证

细目一　心　悸

A1 型题

1. 下列选项中，属于心悸病因的是
A. 跌仆损伤　B. 感受外邪
C. 疫毒侵袭　D. 先天遗传
E. 久病入络

2. 下列选项中，不属心悸病理因素的是
A. 气滞　B. 痰浊
C. 血瘀　D. 寒凝
E. 水饮

3. 心悸的辨证，应首辨的要点是
A. 虚实　B. 寒热
C. 表里　D. 脉象变化
E. 外感内伤

4. 下列选项中，属于惊悸与怔忡鉴别要点的是
A. 惊悸为持续性，怔忡为阵发性
B. 怔忡日久不愈，可转化为惊悸
C. 怔忡为上下冲逆，发自少腹
D. 惊悸不能自控，活动后加重
E. 惊悸发生多与情绪有关，怔忡无精神因素亦可发生

5. 脉来更代，几至一止，止有定数者是
A. 结脉　B. 代脉
C. 促脉　D. 迟脉
E. 数脉

6. 下列选项中，不属于心悸诊断依据的是
A. 自觉心中悸动不安，心搏异常
B. 呈阵发性或持续不解
C. 伴有胸闷不舒，易激动
D. 伴有上下冲逆，发自少腹
E. 劳倦、饱食等因素可诱发

7. 治疗心悸瘀阻心脉证，应首选的方剂是
A. 通窍活血汤合甘麦大枣汤
B. 半夏泻心汤合当归活血饮
C. 桃仁红花煎合桂枝甘草龙骨牡蛎汤
D. 桂枝甘草龙骨牡蛎汤合参附汤
E. 黄连温胆汤合炙甘草汤

A2 型题

1. 王某，男，52 岁。两年来心中悸动不安，眩晕，胸闷胃痞，渴不欲饮，小便短少，恶心，流涎，舌淡胖，苔白滑，脉沉细而滑。其诊断是
A. 眩晕痰浊上蒙证
B. 心悸水饮凌心证
C. 眩晕气血亏虚证
D. 心悸心阳不振证
E. 眩晕肾精不足证

2. 李某，女，57 岁。有心悸病史 5 年余，平素心悸气短，面色无华，倦怠乏力，纳呆食少。舌淡红，脉细弱。治疗应选用的方剂为
A. 炙甘草汤　B. 参苓白术散
C. 归脾汤　D. 六味地黄丸
E. 当归补血汤

3. 高某，男，69 岁。三日来心悸不安，胸闷气短，动则尤甚，面色苍白，形寒肢冷，舌淡苔白，脉沉细无力。此病证的治法是
A. 温补心阳，安神定悸
B. 补血养心，益气安神

C. 振奋心阳，化气行水

D. 化痰祛湿，健脾和胃

E. 回阳救逆，益气固脱

4. 李某，女，40 岁。平素胆小易惊，两日前因受惊吓而心悸不宁，坐卧不安，不寐多梦，恶闻声响，食少纳呆，苔薄白，脉细弦。其治疗应首选的方剂是

A. 安神定志丸　B. 归脾汤

C. 甘麦大枣汤　D. 黄连温胆汤

E. 酸枣仁汤

A3 型题

患者，女，35 岁。心悸气短，头晕目眩，失眠健忘，面色无华，倦怠乏力，纳呆食少，舌淡红，脉细弱。

1. 其证候是

A. 水饮凌心证　B. 心虚胆怯证

C. 心阳不振证　D. 心血不足证

E. 阴虚火旺证

2. 其治法是

A. 振奋心阳，化气行水，宁心安神

B. 温补心阳，安神定悸

C. 镇惊定志，养心安神

D. 活血化瘀，理气通络

E. 补血养心，益气安神

3. 治疗应首选

A. 安神定志丸加减

B. 归脾汤加减

C. 桂枝甘草龙骨牡蛎汤合参附汤加减

D. 苓桂术甘汤加减

E. 桃仁红花煎合桂枝甘草龙骨牡蛎汤

4. 若五心烦热，自汗盗汗，胸闷心烦，治宜

A. 天王补心丹合朱砂安神丸加减

B. 生脉散加减

C. 炙甘草汤加减

D. 黄连温胆汤加减

E. 苓桂术甘汤加减

B1 型题

A. 炙甘草汤　B. 归脾汤

C. 生脉散　D. 知柏地黄丸

E. 天王补心丹

1. 若热病后期损及心阴而致心悸者，其治疗应选的方剂为

2. 治疗心悸，若患者阴虚而火热不明显者，应选的方剂为

A. 乳香、没药

B. 瓜蒌、薤白

C. 煅龙骨、煅牡蛎

D. 炙麻黄、补骨脂

E. 合欢皮、夜交藤

3. 治疗心悸瘀阻心脉证，若胸痛甚，应加用

4. 治疗心悸心阳不振证，若心动过缓，应加用

参考答案

A1 型题

1. B　2. D　3. A　4. E　5. B
6. D　7. C

A2 型题

1. B　2. C　3. A　4. A

A3 型题

1. D　2. E　3. B　4. C

B1 型题

1. C　2. E　3. A　4. D

细目二　胸　痹

A1 型题

1. 胸痹的病位在
A. 肺　B. 肝
C. 心　D. 肾
E. 脾

2. 胸痹的辨证，应首辨的要点是
A. 标本虚实　B. 病情轻重
C. 寒热虚实　D. 脉象变化
E. 外感内伤

3. 胸痹的主要病机为
A. 痰浊瘀阻　B. 气血阴阳亏虚
C. 寒凝气滞　D. 心脉痹阻
E. 胸阳不振

4. 下列选项中，不属于胸痹标实的是
A. 血瘀　B. 寒凝
C. 热毒　D. 痰浊
E. 气滞

5. 下列选项中，属于胸痹主症的是
A. 胸部闷痛甚则胸痛彻背，休息或用药后可缓解
B. 自觉心中悸动不安，心搏异常
C. 咳嗽，胸痛，脓血痰
D. 胸胁胀痛，持续不解，多伴有咳唾
E. 心下有气攻冲作痛

6. 下列关于胸痹病人调护的各项措施中，错误的是
A. 要避免突然受寒　B. 食勿过饱
C. 保证充足睡眠　D. 避免情绪激动
E. 发作期患者应坚持适当活动

7. 治疗胸痹，纠正脏腑偏衰时，尤其重视
A. 补气温阳　B. 滋阴益肾
C. 温中健脾　D. 宣肺益气
E. 补益心气

8. 治疗胸痹心血瘀阻证，应首选的方剂是
A. 当归四逆散
B. 血府逐瘀汤
C. 瓜蒌薤白半夏汤
D. 生脉散合失笑散
E. 枳实薤白桂枝汤

A2 型题

1. 李某，男，38 岁，胸闷反复发作 3 年。近日来，胸闷重而心痛微，痰多气短，肢体沉重，倦怠乏力，纳呆便溏，舌体胖大且边有齿痕，苔白滑，脉滑。其治疗应首选方剂是
A. 半夏厚朴汤合黄连温胆汤
B. 参苓白术散合二陈汤
C. 枳实薤白桂枝汤合当归四逆汤
D. 瓜蒌薤白半夏汤合涤痰汤
E. 生脉散合人参养荣汤

2. 赵某，男，53 岁，胸部闷痛 2 年。今日因受寒而猝然心痛如绞，心痛彻背，喘不得卧，手足不温，冷汗自出，面色苍白，苔薄白，脉沉紧。其治疗首选的方剂是
A. 枳实薤白桂枝汤合当归四逆汤
B. 生脉散合人参养荣汤
C. 天王补心丹合炙甘草汤
D. 人参养营汤合桃红四物汤
E. 参附汤合右归饮

3. 李某，男，58 岁，有冠心病史 5 年。近几日来心痛憋闷，心悸盗汗，虚烦不寐，腰酸膝软，舌红少津，苔薄，脉细数。此病证的治法为
A. 温补阳气，振奋心阳
B. 滋阴清火，养心和络
C. 益气养阴，活血通脉
D. 辛温散寒，宣通心阳
E. 疏肝理气，活血通络

4. 王某，女，56 岁，有冠心病史 4 年。近日来心悸而痛，胸闷气短，动则更甚，自汗，面

色㿠白，四肢欠温，舌质淡胖，边有齿痕，苔白腻，脉沉细迟。此病证诊断为

A. 心悸心血不足证

B. 胸痹气阴两虚证

C. 胸痹心肾阳虚证

D. 心悸心阳不振证

E. 胸痹痰浊闭阻证

A3 型题

患者，男，38 岁。胸闷反复发作 2 年。此次因情志不遂而诱发，心胸满闷，隐痛阵发，时欲太息，胃脘胀闷，得嗳气或矢气则舒，苔薄腻，脉细弦。

1. 其治法是

A. 通阳泄浊，豁痰宣痹

B. 活血化瘀，通脉止痛

C. 疏肝理气，活血通络

D. 辛温散寒，宣通心阳

E. 益气养阴，活血通脉

2. 治疗应首选

A. 瓜蒌薤白半夏汤合涤痰汤加减

B. 血府逐瘀汤加减

C. 枳实薤白桂枝汤合当归四逆汤加减

D. 柴胡疏肝散加减

E. 生脉散合人参养荣汤加减

3. 若气郁日久化热，心烦易怒，口干便秘，舌红苔黄，脉弦数者，治疗应选

A. 瓜蒌薤白半夏汤合涤痰汤加减

B. 血府逐瘀汤加减

C. 丹栀逍遥散

D. 参附汤合右归饮加减

E. 柴胡疏肝散加减

B1 型题

A. 失笑散　　B. 黄连温胆汤

C. 丹栀逍遥散　　D. 苏合香丸

E. 乌头赤石脂丸

1. 治疗胸痹气滞心胸证，若胸闷心痛明显者，应选用的方剂是

2. 治疗胸痹阴寒极盛之重症，应选用的方剂是

A. 心脉瘀滞　　B. 寒凝心脉

C. 心气不足　　D. 气阴两虚

E. 气滞心胸

3. 胸痛如绞，遇寒则发，畏寒肢冷，舌淡苔白，脉细，其证候是

4. 胸部隐痛缠绵不休，动则多发，口干，舌淡红少苔，脉沉细数，其证候是

参考答案

A1 型题

1. C　2. B　3. D　4. C　5. A
6. E　7. E　8. B

A2 型题

1. D　2. A　3. B　4. C

A3 型题

1. C　2. D　3. C

B1 型题

1. A　2. E　3. B　4. D

细目三　不　寐

A1 型题

1. 不寐的病机总属
A. 阴虚火旺，心肾不交
B. 脾虚不运，心神失养
C. 阳盛阴衰，阴阳失交
D. 邪扰心神，心神不宁
E. 气血阴阳亏虚，心失所养

2. 不寐的病位主要为
A. 心　B. 脑
C. 肾　D. 脾
E. 肝

3. 不寐的辨证，应首辨的要点是
A. 病位　B. 虚实
C. 标本　D. 寒热
E. 久暂

4. 不寐的治疗原则为
A. 益气养血，补益肝肾
B. 清热化痰，安神定志
C. 补虚泻实，调整阴阳
D. 先治其标，后治其本
E. 补虚扶正，充髓养脑

5. 治疗不寐痰热扰心证，首选的方剂是
A. 涤痰汤
B. 礞石滚痰丸
C. 半夏白术天麻汤
D. 羚角钩藤汤
E. 黄连温胆汤

A2 型题

1. 李某，女，48 岁，失眠多年。表现为虚烦不寐，终日惕惕，胆怯心悸，气短自汗，倦怠乏力，舌淡，脉弦细。治疗此病证首选方剂是
A. 左归丸合酸枣仁汤
B. 六味地黄丸合交泰丸
C. 安神定志丸合酸枣仁汤
D. 六味地黄丸合安神定志丸
E. 右归丸合酸枣仁汤

2. 王某，男，58 岁。今年来心烦不寐，入睡困难，心悸多梦，腰膝酸软，潮热盗汗，咽干少津，舌红少苔，脉细数。治疗此病证首选方剂是
A. 左归丸合酸枣仁汤
B. 六味地黄丸合交泰丸
C. 安神定志丸合酸枣仁汤
D. 六味地黄丸合安神定志丸
E. 右归丸合酸枣仁汤

3. 孙某，男，40 岁，失眠近两周。现症：心烦不寐，胸闷脘痞，泛恶嗳气，口苦，头重，目眩，舌偏红，苔黄腻，脉滑数。其证候诊断是
A. 肝阳上亢证　B. 痰浊中阻证
C. 心肾不交证　D. 肝火扰心证
E. 痰热扰心证

4. 王某，女，53 岁，出现失眠半年余。如今不易入睡，多梦易醒，心悸健忘，神疲食少，四肢倦怠，腹胀便溏，舌淡苔薄，脉细无力。此病证的治法是
A. 补益心脾，养血安神
B. 补血养心，益气安神
C. 滋阴降火，交通心肾
D. 温补心阳，安神定悸
E. 通阳泄浊，豁痰清心

A3 型题

患者，女，28 岁。近一周以来，不易入睡，多梦易醒，心悸健忘，神疲食少，四肢倦怠，腹胀便溏，面色少华，舌淡苔薄，脉细无力。

1. 其证候是

A. 心胆气虚证　B. 心肾不交证
C. 心脾两虚证　D. 痰热扰心证
E. 肝火扰心证

2. 此证的治法是
A. 滋阴降火，交通心肾
B. 补益心脾，养血安神
C. 清化痰热，和中安神
D. 疏肝泻火，镇心安神
E. 益气镇惊，安神定志

3. 治疗此证应首选的方剂是
A. 安神定志丸合酸枣仁汤加减
B. 味地黄丸合交泰丸加减
C. 龙胆泻肝汤加减
D. 归脾汤加减
E. 黄连温胆汤加减

4. 心血不足较甚者，可加
A. 五味子、夜交藤、合欢皮、柏子仁
B. 生龙骨、生牡蛎、琥珀末
C. 苍术、半夏、陈皮、茯苓、厚朴
D. 熟地黄、芍药、阿胶
E. 神曲、焦山楂、莱菔子

B1 型题

A. 左归丸　B. 天王补心丹
C. 半夏秫米汤　D. 归脾汤
E. 涤痰汤

1. 不寐痰火扰心证，若伴胸闷嗳气，脘腹胀满，大便不爽，苔腻，脉滑，应加用
2. 不寐心肾不交证，若心阴不足为主者，可用

A. 柴胡、陈皮
B. 朱砂、磁石
C. 夜交藤、合欢皮
D. 苍术、半夏
E. 熟地、芍药

3. 不寐心胆气虚证，若见胸闷，善太息，纳呆腹胀者，应加
4. 不寐心脾两虚证，若心血不足较甚者，应加

参考答案

A1 型题

1. C　2. A　3. B　4. C　5. E

A2 型题

1. C　2. B　3. E　4. A

A3 型题

1. C　2. B　3. D　4. D

B1 型题

1. C　2. B　3. A　4. E

第三单元　脑系病证

细目一　头　痛

A1 型题

1. 头痛的病理因素有
A. 痰湿、风火、血瘀
B. 风毒、水湿、气滞
C. 血瘀、寒湿、气滞
D. 风火、水湿、气滞

E. 湿浊、气滞、血瘀

2. 前额及眉棱骨痛，经络归属为

A. 少阳经　　B. 阳明经

C. 少阴经　　D. 厥阴经

E. 太阳经

3. 头痛的辨证，应首辨的要点是

A. 脏腑经络　　B. 寒热缓急

C. 外感内伤　　D. 虚实缓急

E. 寒热虚实

4. 对于内伤头痛的治疗，实证者应

A. 清心、疏肝、化痰

B. 平肝、化痰、行瘀

C. 清心、疏肝、化湿

D. 清肺、化湿、涤痰

E. 清心、平肝、化湿

5. 治疗风湿头痛，首选的方剂是

A. 芎芷石膏汤

B. 川芎茶调散

C. 半夏白术天麻汤

D. 通窍活血汤

E. 羌活胜湿汤

6. 太阳经头痛可选用的引经药物是

A. 羌活、白芷　　B. 细辛、葛根

C. 川芎、吴茱萸　　D. 柴胡、黄芩

E. 羌活、川芎

7. 治疗肝阳头痛，首选的方剂是

A. 加味四物汤　　B. 天麻钩藤饮

C. 通窍活血汤　　D. 半夏白术天麻汤

E. 芎芷石膏汤

8. 用通窍活血汤治疗瘀血头痛，若头痛较剧，久痛不已，应加

A. 半夏、陈皮　　B. 远志、茯神

C. 全蝎、蜈蚣　　D. 当归、白芍

E. 熟地、当归

A2 型题

1. 李某，女，55 岁。时常感到头痛，头痛隐隐，时时昏晕，心悸失眠，面色少华，神疲乏力，遇劳加重，舌质淡，苔薄白，脉细弱。其诊断是

A. 肾虚头痛　　B. 瘀血头痛

C. 血虚头痛　　D. 痰浊头痛

E. 肝阳头痛

2. 赵某，男，42 岁。头昏胀痛，两侧为重，脾气暴躁，心烦不宁，口苦面红，胁痛，舌红苔黄，脉弦数。其治法是

A. 养血滋阴，和络止痛

B. 疏风清热和络

C. 祛风胜湿通窍

D. 平肝潜阳息风

E. 疏风散寒，通络止痛

3. 王某，男，49 岁。头痛且空，眩晕耳鸣，腰膝酸软，神疲乏力，滑精，舌红少苔，脉细无力。其治疗应首选的方剂是

A. 天麻钩藤饮　　B. 通窍活血汤

C. 加味四物汤　　D. 当归补血汤

E. 大补元煎

4. 患者头痛昏蒙，胸脘满闷，纳呆呕恶，舌苔白腻，脉弦滑。其治疗应首选的方剂是

A. 平胃散　　B. 天麻钩藤饮

C. 半夏白术天麻汤　　D. 通窍活血汤

E. 羌活胜湿汤

A3 型题

患者，男，42 岁。三日前因运动后汗出当风而发头疼。现症：头痛如裹，肢体困重，胸闷纳呆，大便或溏，苔白腻，脉濡。

1. 其证候是

A. 内伤肝阳头痛　　B. 外感风湿头痛

C. 内伤痰浊头痛　　D. 外感风寒头痛

E. 外感风热头痛

2. 此证的治法是

A. 祛风胜湿通窍

B. 活血化瘀，通窍止痛

C. 健脾燥湿，化痰降逆
D. 平肝潜阳息风
E. 疏散风寒止痛

3. 治疗此证应首选的方剂是
A. 羌活胜湿汤加减　B. 通窍活血汤加减
C. 大补元煎加减　D. 天麻钩藤饮加减
E. 半夏白术天麻汤加减

4. 若胸闷脘痞、腹胀便溏显著者，可加
A. 麦芽、神曲
B. 半夏、生姜
C. 党参、黄芪、白术
D. 苍术、厚朴、陈皮、藿梗
E. 天麻、钩藤、石决明、菊花

B1 型题

A. 头昏胀痛　B. 头痛如裹
C. 昏蒙重痛　D. 刺痛，痛点固定
E. 头痛且空，腰膝酸软

1. 痰浊头痛的特点是
2. 瘀血头痛的特点是

A. 黄芩、竹茹、枳实
B. 知母、黄柏、生地
C. 麻黄、桂枝、生姜
D. 党参、黄芪、白术
E. 厚朴、陈皮、藿香梗

3. 痰浊头痛若痰湿久郁化热，口苦便秘，舌红苔黄腻者，应加用
4. 风湿头痛胸闷脘痞、腹胀便溏显著者，应加用

参考答案

A1 型题

1. A　2. B　3. C　4. B　5. E
6. E　7. B　8. C

A2 型题

1. C　2. D　3. E　4. C

A3 型题

1. B　2. A　3. A　4. D

B1 型题

1. C　2. D　3. A　4. E

细目二　眩　晕

A1 型题

1. 下列关于眩晕主症特点的叙述中，错误的是
A. 眩是指眼花或眼前发黑
B. 晕是指头晕甚或感觉自身或外界景物旋转
C. 轻者闭目即止，重者如坐车船，旋转不定，不能站立
D. 突然昏仆，不省人事，四肢厥冷为特征
E. 可伴有恶心、呕吐、汗出，甚则昏倒等症状

2. 下列各项，不属眩晕病因的是
A. 情志不遂　B. 饮食不节
C. 跌仆损伤　D. 年高肾亏
E. 外感风湿

3. 眩晕的病变脏腑为
A. 心、肝、肾　B. 肺、脾、肾

C. 肝、脾、肾　　D. 心、肺、脾
E. 心、肝、肺

4. 眩晕的病理因素是
A. 风、寒、湿、瘀
B. 风、火、痰、瘀
C. 风、热、寒、湿
D. 热、毒、痰、瘀
E. 风、痰、饮、瘀

5. 眩晕的辨证中，应首辨的要点是
A. 病变脏腑　　B. 寒热虚实
C. 标本虚实　　D. 虚实缓急
E. 外感内伤

6. 治疗眩晕气血亏虚证，首选的方剂是
A. 天麻钩藤饮　　B. 左归丸
C. 半夏白术天麻汤　　D. 归脾汤
E. 通窍活血汤

7. 眩晕的证候分类中，不包括的是
A. 肝阳上亢证　　B. 风湿阻络证
C. 气血两虚证　　D. 瘀血阻窍证
E. 肾精不足证

8. 眩晕痰浊上蒙证，若痰郁化火，应选用的方剂是
A. 黄连温胆汤　　B. 苓桂术甘汤
C. 清金化痰汤　　D. 龙胆泻肝汤
E. 半夏厚朴汤

A2 型题

1. 赵某，女，36 岁。1 年来眩晕，劳累即发，面色少华，神疲乏力，倦怠懒言，唇甲不华，纳少腹胀，舌淡，苔薄白，脉细弱，其证候诊断是
A. 肾精不足　　B. 气血亏虚
C. 痰浊上蒙　　D. 瘀血阻窍
E. 肝阳上亢

2. 李某，男，72 岁。5 年来时感眼前发黑，周围景物旋转，甚至无法站立，精神萎靡，腰酸膝软，两目干涩，耳鸣如蝉，舌红少苔，脉细数。其病证诊断是
A. 中风中经络之阴虚风动证
B. 眩晕气血亏虚证
C. 中风肝肾亏虚证
D. 眩晕肾精不足证
E. 厥证之血厥

3. 崔某，男，43 岁。3 年来头晕伴头目胀痛，口苦，遇郁怒而加重，颜面潮红，急躁易怒，肢麻震颤，舌红苔黄，脉弦数。其治疗应首选的方剂是
A. 天麻钩藤饮　　B. 归脾汤
C. 左归丸　　D. 半夏白术天麻汤
E. 通窍活血汤

4. 郑某，男，29 岁。半年前因工受伤后，眩晕时作，头痛如刺，精神不振，面唇紫暗，舌暗有瘀斑，脉细涩。其治疗应首选的方剂是
A. 半夏白术天麻汤　　B. 左归丸
C. 通窍活血汤　　D. 归脾汤
E. 天麻钩藤饮

A3 型题

患者，男，53 岁。一年来头晕眼花，目睛胀痛，伴口苦，耳鸣，急躁易怒，舌质红，苔黄腻，脉弦数。

1. 该患者属眩晕的何种证型
A. 瘀血阻络　　B. 痰热上蒙
C. 肝阳上亢　　D. 气血亏虚
E. 肾精亏虚

2. 此证的治法是
A. 平肝潜阳，清火息风
B. 补益气血，调养心脾
C. 滋养肝肾，益精填髓
D. 化痰祛湿，健脾和胃
E. 活血化瘀，通窍活络

3. 治疗此证应首选的方剂是
A. 半夏白术天麻汤加减
B. 归脾汤加减

C. 通窍活血汤加减
D. 天麻钩藤饮加减
E. 左归丸加减

4. 该病患兼见手足麻木或震颤可加
A. 生薏苡仁、清半夏、胆南星
B. 威灵仙、杜仲、狗脊
C. 羌活、独活、防风
D. 石决明、全蝎、蜈蚣
E. 清风藤、海风藤、络石藤

B1 型题

A. 头晕胀痛，遇烦劳郁怒而加重
B. 眩晕动则加剧，劳累即发
C. 眩晕日久不愈，腰酸膝软
D. 头重昏蒙，伴视物旋转
E. 头痛如刺

1. 眩晕痰浊上蒙证的临床特点是
2. 眩晕气血亏虚证的临床特点是

A. 补益气血　　B. 平肝潜阳
C. 滋养肝肾　　D. 填精生髓
E. 补虚泻实，调整阴阳

3. 眩晕的治疗原则是
4. 眩晕属于实证治法的是

参考答案

A1 型题

1. D　2. E　3. C　4. B　5. A
6. D　7. B　8. A

A2 型题

1. B　2. D　3. A　4. C

A3 型题

1. C　2. A　3. D　4. D

B1 型题

1. D　2. B　3. E　4. B

细目三　中　风

A1 型题

1. 下列各项，不属中风病因的是
A. 内伤积损　　B. 饮食不节
C. 气虚邪中　　D. 疮毒内侵
E. 劳欲过度

2. 与中风密切相关的脏腑是
A. 心、肝、脾、肾　B. 心、肺、肝、脾
C. 肺、脾、肾、肝　D. 心、肺、肝、肾
E. 心、肺、脾、肾

3. 中风的基本病机是
A. 阴阳失调，神机逆乱
B. 阴阳失调，气血逆乱，上犯于脑
C. 脑髓空虚，清窍失养
D. 痰火上逆，扰动清窍
E. 外邪阻滞经络，脑窍失养

4. 中风的病理因素是
A. 风、火、气、瘀　B. 火、湿、痰、瘀
C. 风、火、痰、瘀　D. 痰、气、火、瘀
E. 风、痰、湿、瘀

5. 下列各项，属于中风先兆症状的是
A. 鼻痒、喷嚏、胸闷
B. 高热、寒战
C. 眩晕、胸闷
D. 头痛、恶心呕吐、眼球震颤

E. 头晕、头痛、一侧肢体麻木

6. 下列各项，属于中风与痉证鉴别要点的是

A. 发作时有无神志昏迷
B. 发作时有无四肢抽搐
C. 神昏与抽搐出现的前后
D. 发作时有无四肢厥冷
E. 发作时有无口吐白沫

7. 下列关于中风辨证要点的叙述中，正确的是

A. 首辨闭证与脱证
B. 中经络者辨闭证与脱证
C. 中经络者仅出现肢体不用，无口眼歪斜
D. 中经络者意识清楚，中脏腑者神志昏迷
E. 脱证常骤然起病

8. 下列各项有关中风的论述中不正确的是

A. 中经络以平肝息风，化痰祛瘀通络为主
B. 中脏腑闭证，治当息风清火，豁痰开窍，通腑泄热
C. 对内闭外脱之证，则须醒神开窍与扶正固脱兼用
D. 脱证急宜救阴回阳固脱
E. 发作时口吐白沫

9. 治疗中风中经络阴虚风动证，首选的方剂是

A. 羚角钩藤汤　B. 天麻钩藤饮
C. 镇肝熄风汤　D. 解语丹
E. 地黄饮子

10. 用天麻钩藤饮治疗中风中经络风阳上扰证，若头痛较重，应加

A. 生地黄、沙参
B. 龙胆草、栀子
C. 厚朴、元明粉
D. 羚羊角、夏枯草
E. 熟地黄、山药

11. 治疗中风脏腑之阳闭证，首选的方剂是

A. 大柴胡汤
B. 羚羊角汤合用安宫牛黄丸加减
C. 涤痰汤
D. 涤痰汤合用苏合香丸加减
E. 黄连温胆汤

A2 型题

1. 郭某，男，62 岁。常感头晕头痛，耳鸣目眩，突然发生口舌歪斜，舌强语謇，手足重滞，舌质红苔黄，脉弦。治疗应首选的方剂是

A. 镇肝熄风汤　B. 桃仁承气汤
C. 羚角钩藤汤　D. 涤痰汤
E. 天麻钩藤饮

2. 王某，男，62 岁。突然昏仆，不省人事，牙关紧闭，口噤不开，两手握固，大小便闭，肢体偏瘫、拘急、抽搐。其诊断是

A. 风痰瘀阻证　B. 气虚络瘀证
C. 肝肾亏虚证　D. 中风中脏腑脱证
E. 中风中脏腑闭证

3. 李某，男，49 岁。头晕头痛，手足麻木，突然发生口舌歪斜，口角流涎，舌强语謇，半身不遂，舌质紫暗有瘀斑，苔薄白，脉弦涩。此病证的证机概要是

A. 肝阳化风，风痰上扰，经脉闭阻
B. 肝阳暴张，痰火壅盛，气血上逆，神窍闭阻
C. 痰浊偏盛，上壅清窍，内蒙心神，神机闭塞
D. 气血运行不利
E. 肝火偏旺，阳亢化风，横窜络脉

4. 赵某，男，52 岁。突然昏仆，不省人事，面色苍白，目合口张，鼻鼾息微，手撒肢冷，汗多，大小便自遗，肢体软瘫，舌痿，脉细弱或脉微欲绝。治疗应首选的方剂是

A. 归脾汤
B. 参附汤合生脉散加味
C. 六味地黄丸

D. 肾气丸

E. 补阳还五汤

5. 涂某，男，59 岁。患中风 5 个月。现症：肢体偏枯不用，肢软无力，面色萎黄，舌质淡紫有瘀斑，苔薄白，脉细涩。证属

A. 风痰瘀阻证　　B. 肝肾亏虚证

C. 闭证　　D. 脱证

E. 气虚络瘀证

A3 型题

患者，男，72 岁。2 小时前，突然昏倒，不省人事，二便闭结，牙关紧闭，舌质红，苔黄，脉弦而有力。

1. 该病患属于什么病

A. 痫证　　B. 痿证

C. 厥证　　D. 中风

E. 痉证

2. 其证候是

A. 阳闭证　　B. 风阳上扰证

C. 风痰瘀阻证　　D. 阴虚风动证

E. 脱证

3. 治疗此证应首选的方剂是

A. 镇肝熄风汤加减

B. 天麻钩藤饮加减

C. 半夏白术天麻汤合桃仁红花煎加减

D. 涤痰汤合用苏合香丸加减

E. 羚羊角汤合用安宫牛黄丸加减

4. 该患者若兼有神昏抽搐，可合用

A. 大定风珠　　B. 人工麝香

C. 紫雪丹　　D. 至宝丹

E. 安宫牛黄丸

B1 型题

A. 解语丹　　B. 真方白丸子

C. 血府逐瘀汤　　D. 补阳还五汤

E. 左归丸合地黄饮子

1. 治疗中风恢复期气虚络瘀证，首选的方剂是

2. 治疗中风恢复期肝肾亏虚证，首选的方剂是

A. 猝发仆地，时常口中作声，四肢频抽，口吐白沫

B. 双下肢或四肢瘫痪，或肌肉萎缩

C. 昏仆倒地，不省人事，半身不遂，舌强言蹇

D. 伴有四肢逆冷，移时多可自行苏醒

E. 四肢抽搐，项背强直，甚至角弓反张

3. 上述各项，属痫证临床特征的是

4. 上述各项，属中风临床特征的是

参考答案

A1 型题

1. D　2. A　3. B　4. C　5. E
6. C　7. D　8. E　9. C　10. D
11. B

A2 型题

1. E　2. E　3. A　4. B　5. E

A3 型题

1. D　2. A　3. E　4. C

B1 型题

1. D　2. E　3. A　4. C

细目四　痫　病

A1 型题

1. 痫病涉及的脏腑为
A. 肝、脾、肺、肾
B. 肺、脾、心、肾
C. 肝、肺、心、肾
D. 肝、脾、心、肾
E. 肝、心、脾、肺

2. 下列各项中，属于痫病最重要的病理因素是
A. 风　B. 痰
C. 气　D. 火
E. 瘀

3. 下列各项，不属痫病病因的是
A. 先天遗传　B. 七情失调
C. 劳欲过度　D. 饮食失调
E. 脑部外伤

4. 下列各项，属于痫病与痉证鉴别要点的是
A. 是否四肢抽搐
B. 痫病抽搐多为持续状态
C. 痉证面色苍白，四肢厥冷
D. 痉证醒后如常人
E. 痫病口吐白沫，两目上视

5. 下列各项中，属于痫病临床特征的是
A. 多发生于老年，有家族史
B. 两目上视，四肢抽搐，口吐涎沫
C. 典型发作时突然昏仆，半身不遂，口眼㖞斜
D. 突然发作，毫无征兆
E. 面色苍白，四肢厥冷

6. 痫病的辨证，应首先辨别的要点是
A. 证候虚实　B. 脏腑经络
C. 病情轻重　D. 外感内伤
E. 寒热虚实

7. 下列选项中，与痫病病情的轻重无关的是
A. 病发持续时间的长短
B. 发作间隔时间的久暂
C. 痰浊的浅深
D. 起病的急缓
E. 正气的盛衰

8. 治疗痫病风痰闭阻证，首选的方剂是
A. 半夏厚朴汤　B. 定痫丸
C. 清金化痰汤　D. 二陈汤
E. 苏合香丸

A2 型题

1. 王某，男，36 岁。有痫病史 10 年。反复发痫不愈，神疲乏力，心悸气短，面色苍白，体瘦纳呆，舌质淡，苔白腻，脉沉细而弱。其治疗应首选的方剂是
A. 定痫丸
B. 左归丸合天王补心丹
C. 当归活血饮
D. 通窍活血汤
E. 六君子汤合归脾汤

2. 李某，女，19 岁。反复发痫不愈，神疲乏力，心悸气短，失眠多梦，面色苍白，体瘦纳呆，大便溏薄，舌质淡，苔白腻，脉沉细而弱。其治疗应首选的方剂是
A. 定痫丸
B. 龙胆泻肝汤合涤痰汤加减
C. 左归丸合天王补心丹加减
D. 通窍活血汤
E. 六君子汤合归脾汤

3. 赵某，男，28 岁。平素急躁易怒，口苦咽干。今日突然仆倒，不省人事，吼叫，四肢抽搐，口吐白沫，舌红，苔黄腻，脉数。此病证的治法是

A. 活血化瘀，息风通络
B. 涤痰息风，开窍定痫
C. 平肝潜阳，清火息风
D. 化痰祛湿，健脾和胃
E. 清热泻火，化痰开窍

4. 黄某，男，50 岁。有痫病史 20 年余。近年来痫病频发，神思恍惚，心悸，健忘失眠，两目干涩，腰膝酸软，大便干燥，舌质淡红，脉沉细而数。其证候诊断是

A. 心肾亏虚证　　B. 心脾两虚证
C. 肝肾亏虚证　　D. 阴虚风动证
E. 髓海不足证

A3 型题

患者，男，19 岁。有痫病病史 3 年。此次发作突然意识丧失，不省人事，抽搐，口吐涎沫，口中怪叫，过后苏醒如常人。平素头痛，痛处固定，口唇青紫，舌质暗红有瘀斑，脉弦。

1. 其证候是

A. 瘀阻脑络证　　B. 痰火扰神证
C. 心肾亏虚证　　D. 风痰闭阻证
E. 心脾两虚证

2. 此证的治法是

A. 涤痰息风，开窍定痫
B. 清热泻火，化痰开窍
C. 活血化瘀，息风通络
D. 补益气血，健脾宁心
E. 补益心肾，潜阳安神

3. 治疗此证应首选的方剂是

A. 龙胆泻肝汤合涤痰汤加减
B. 通窍活血汤加减
C. 六君子汤合归脾汤加减
D. 左归丸合天王补心丹加减
E. 定痫丸加减

4. 若该患者痰涎偏盛，可加

A. 生牡蛎、生龙骨、生龟板
B. 神曲、炒麦芽、焦山楂
C. 生地黄、熟地黄、白芍
D. 全蝎、蜈蚣、僵蚕
E. 半夏、胆南星、竹茹

B1 型题

A. 涤痰醒神　　B. 辛热开破
C. 豁痰化瘀　　D. 平肝潜阳
E. 搜风化痰

1. 针对痫痰难化这一特点而制定的治法为
2. 属于中风恢复期治法的是

A. 生龙骨、生牡蛎
B. 石菖蒲、旋覆花
C. 全蝎、蜈蚣
D. 石决明、钩藤
E. 川乌、南星

3. 上述药物中，最能有效减轻痫病反复发作的是
4. 上述药物中，最能促进胶固顽痰消散的是

参考答案

A1 型题

1. D　2. B　3. C　4. E　5. B
6. C　7. D　8. B

A2 型题

1. E　2. E　3. E　4. A

A3 型题

1. A　2. C　3. B　4. E

B1 型题

1. B　2. E　3. C　4. E

细目五 痴 呆

A1 型题

1. 下列选项中，属于痴呆病因的是
   A. 饮食不节　B. 跌仆损伤
   C. 感受外邪　D. 七情内伤
   E. 劳欲过度
2. 痴呆的病位在
   A. 心　B. 肾
   C. 脑　D. 肝
   E. 脾
3. 痴呆的基本病机为
   A. 阴精不足，气血亏虚
   B. 髓海不足，神机失用
   C. 脏腑亏虚，痰瘀内阻
   D. 以虚为本，虚实夹杂
   E. 气滞血瘀，痰浊内阻
4. 下列选项中，不属于痴呆诊断依据的是
   A. 记忆力减退，理解力下降
   B. 性情孤僻，表情淡漠，语言重复
   C. 抽象思维能力下降
   D. 无理由地欣快，易于激动或暴怒
   E. 精神错乱，语无伦次，静而多喜
5. 痴呆的辨证中，应首辨的要点是
   A. 标本虚实　B. 先天与后天
   C. 病变脏腑　D. 外感内伤
   E. 病情轻重
6. 下列关于痴呆与脏躁的鉴别点中，无意义的是
   A. 年龄或性别的差异
   B. 是否出现智能、人格、情感方面的变化
   C. 是否呈间歇性发作
   D. 是否沉默寡言，情感淡漠，静而多喜
   E. 不发作时是否如常人
7. 痴呆痰浊蒙窍证，若风痰瘀阻，应选用的方剂是
   A. 半夏厚朴汤　B. 半夏白术天麻汤
   C. 天麻钩藤饮　D. 二陈汤
   E. 黄连温胆汤

A2 型题

1. 王某，男，72 岁。有健忘病史多年。如今计算力、定向力明显减退，神情呆钝，词不达意，头晕耳鸣，腰酸骨软，舌瘦色淡，苔薄白，脉沉细弱。其治疗首选的方剂是
   A. 还少丹　B. 补阳还五汤
   C. 人参养荣汤　D. 七福饮
   E. 转呆汤
2. 李某，女，82 岁。平素时常头晕，沉默寡言。近年来智力衰退，终日无语，呆若木鸡，不思饮食，胃痞不适，头重如裹，舌质淡，苔白腻，脉滑。其诊断为
   A. 癫证痰气郁结证　B. 郁证痰气郁结证
   C. 痴呆痰浊蒙窍证　D. 癫证心脾两虚证
   E. 痴呆髓海不足证

A3 型题

患者，女，78 岁。表情呆滞，沉默寡言，记忆减退，口齿含糊，伴腰膝酸软，食少纳呆，口涎外溢，舌质淡白，舌体胖大，苔白，脉沉细弱，双尺尤甚。

1. 此证的治法是
   A. 填精益髓，醒脑开窍
   B. 豁痰开窍，健脾化浊
   C. 补肾益髓，填精养神
   D. 补肾健脾，益气生精
   E. 活血化瘀，开窍醒脑

2. 治疗此证应首选的方剂是
   A. 还少丹加减　B. 七福饮加减
   C. 涤痰汤加减　D. 通窍活血汤加减
   E. 人参养荣丸加减
3. 若该患者兼有肌肉萎缩，可加
   A. 干姜、灶心土、白豆蔻
   B. 天花粉、玉竹、麦冬
   C. 陈皮、半夏、制南星
   D. 石斛、生谷芽、生麦芽
   E. 紫河车、阿胶、黄芪

B1 型题

A. 半夏白术天麻汤　B. 涤痰汤
C. 当归活血饮　D. 七福饮
E. 还少丹
1. 治疗痴呆脾肾两虚证，应首选的方剂是
2. 治疗痴呆痰浊蒙窍证，应首选的方剂是

A. 紫河车、阿胶　B. 天花粉、玉竹
C. 蜈蚣、僵蚕　D. 钩藤、菊花
E. 灶心土、白豆蔻
3. 治疗痴呆脾肾两虚证，若出现肌肉萎缩，应加用
4. 治疗痴呆瘀血内阻证，若久病入络，应加用

参考答案

A1 型题

1. D　2. C　3. B　4. E　5. B
6. D　7. B

A2 型题

1. D　2. C

A3 型题

1. D　2. A　3. E

B1 型题

1. E　2. B　3. A　4. C

第四单元　脾胃病证

细目一　胃　痛

A1 型题

1. 下列关于胃痛的各项叙述中，错误的是
   A. 以上腹胃脘部近心窝处疼痛为主症
   B. 常伴食欲不振、恶心呕吐、嘈杂泛酸、嗳气吞腐等上消化道症状
   C. 多有反复发作病史
   D. 以老年人居多
   E. 其疼痛有胀痛、刺痛、隐痛、剧痛等不同的性质
2. 下列各项，不属胃痛诱因的是
   A. 天气变化　B. 过度劳累
   C. 情志不畅　D. 进食生冷
   E. 内有痈疮
3. 胃痛的主要病变脏腑在胃，但与胃痛关系最密切的脏腑是
   A. 脾、肾　B. 脾、肝

C. 肺、脾　　D. 肝、肾
E. 心、肝

4. 下列各项，对于鉴别胃痛与真心痛无意义的是
A. 疼痛部位
B. 疼痛性质
C. 有无恶寒、发热
D. 有无嗳气、泛酸、嘈杂等脾胃证候
E. 有无心悸气短、汗出肢冷

5. 胃痛总的治疗原则是
A. 理气和胃止痛　　B. 温胃理气止痛
C. 疏肝理气止痛　　D. 通络理气和胃
E. 健脾和胃止痛

6. 治疗胃痛寒邪客胃证，应首选的方剂是
A. 吴茱萸汤　　B. 苏合香散合良附丸
C. 桂枝人参汤　　D. 小建中汤
E. 当归建中汤

7. 治疗胃痛胃阴亏耗证，应首选的方剂是
A. 沙参麦冬汤
B. 黄芪建中汤
C. 一贯煎合芍药甘草汤
D. 小建中汤
E. 参苓白术散

8. 下列各项不属于胃痛变证的是
A. 便血、吐血　　B. 便秘
C. 呕吐反胃　　D. 噎膈
E. 厥脱

A2 型题

1. 李某，女，50 岁。1 周前因情志不舒而出现胃脘胀痛，痛连两胁，嗳气、矢气则痛舒，胸闷嗳气，喜长叹息，大便不畅，舌苔薄白，脉弦。其诊断是
A. 胃痛饮食伤胃证　　B. 胃痛脾胃虚寒证
C. 胃痛肝气犯胃证　　D. 胁痛肝气郁滞证
E. 胁痛肝络失养证

2. 患者反复胃脘疼痛 10 年，近 2 天，胃脘疼痛，似刀割，痛有定处，按之痛甚，痛时持久，食后加剧，入夜尤甚，黑便，舌质紫暗，脉涩。其治疗应首选的方剂是
A. 血府逐瘀汤　　B. 失笑散合丹参饮
C. 桃核承气汤　　D. 身痛逐瘀汤
E. 复元活血汤

3. 陈某，女，45 岁。反复胃脘疼痛 6 年，胃脘隐隐灼痛，似饥而不欲食，口燥咽干，五心烦热，大便干结，舌红少津，脉细数。其治疗应首选的方剂是
A. 一贯煎合芍药甘草汤
B. 黄芪建中汤
C. 沙参麦冬汤
D. 益胃汤
E. 参苓白术散

4. 赵某，男，46 岁。反复胃脘疼痛 3 年，胃痛隐隐，绵绵不休，喜温喜按，空腹痛甚，得食则缓，受凉后发作，泛吐清水，神疲纳呆，四肢倦怠，大便溏薄，舌淡苔白，脉迟缓。其证候诊断是
A. 饮食伤胃证　　B. 寒邪客胃证
C. 胃阴亏耗证　　D. 脾胃虚寒证
E. 瘀血停胃证

A3 型题

患者，男，30 岁。胃脘疼痛，痛势急迫，自觉胸脘灼热，口干口苦，纳呆恶心，小便黄，大便不畅，舌红苔黄腻，脉滑数。

1. 其证候是
A. 寒邪客胃证　　B. 饮食伤胃证
C. 肝气犯胃证　　D. 湿热中阻证
E. 瘀血停胃证

2. 此证的治法是
A. 养阴益胃，和中止痛
B. 温中健脾，和胃止痛
C. 化瘀通络，理气和胃
D. 清化湿热，理气和胃
E. 疏肝解郁，理气止痛

3. 治疗此证应首选的方剂是
   A. 一贯煎合芍药甘草汤加减
   B. 保和丸加减
   C. 香苏散合良附丸加减
   D. 柴胡疏肝散加减
   E. 清中汤加减
4. 若兼见腹胀气滞，则需加
   A. 厚朴、枳实　　B. 炒白术、炒麦芽
   C. 竹茹、清半夏　　D. 干姜、党参
   E. 丁香、柿蒂

B1 型题

A. 化肝煎　　B. 葛根芩连汤
C. 枳术丸　　D. 枳实导滞丸
E. 小柴胡汤

1. 胃痛肝气犯胃证，兼见嘈杂吐酸，口干口苦，舌红苔黄，可用
2. 胃痛饮食伤胃证，兼见胃脘胀痛而便闭者，可用

A. 大腹皮、枳实　　B. 香橼、佛手
C. 檀香、乌药　　D. 郁金、延胡索
E. 青皮、薤白

3. 胃痛瘀血停胃证，胃痛甚者，应加用
4. 胃痛肝胃郁热证，理气应选用

参考答案

A1 型题

1. D　2. E　3. B　4. C　5. A
6. B　7. C　8. B

A2 型题

1. C　2. B　3. A　4. D

A3 型题

1. D　2. D　3. E　4. A

B1 型题

1. A　2. D　3. D　4. B

细目二　胃　痞

A1 型题

1. 下列关于胃痞主症的各项叙述，错误的是
   A. 自觉心下痞塞，胸膈胀满
   B. 胸闷、气短
   C. 压之无痛
   D. 触之无形
   E. 按之柔软
2. 胃痞发生的病机关键是
   A. 胃气阻滞，胃失和降，不通则痛
   B. 胃失和降，胃气上逆
   C. 中焦气机不利，脾胃升降失职
   D. 胃失和降，膈间气机不利
   E. 脾胃肝肾功能失调，津枯血躁，气痰瘀互结
3. 下列各项，不属胃痞病理因素的是
   A. 食积　　B. 痰湿
   C. 外邪　　D. 气滞
   E. 瘀血
4. 下列各项，对于鉴别胃痞与鼓胀无意义的是
   A. 腹壁青筋暴露　　B. 目睛黄染
   C. 自觉腹部胀满　　D. 胁下癥积坚硬
   E. 腹部按之绷急
5. 下列关于治疗胃痞胃阴亏虚证的各项叙述

中，错误的是

A. 以轻清为原则

B. 不可过于滋腻

C. 可选用枳壳、厚朴花

D. 可选用川楝子、青皮

E. 可选用佛手、竹茹

6. 治疗胃痞的基本原则是

A. 疏肝解郁行气，化湿和胃消痞

B. 清热化湿行气，健脾和胃消痞

C. 理气宽胸止呕，补泻升降并用

D. 补气健脾化湿，升清降浊和胃

E. 调理脾胃升降，行气除痞消满

7. 治疗胃痞湿热阻胃证，首选的方剂是

A. 三仁汤　　B. 连朴饮

C. 左金丸　　D. 龙胆泻肝汤

E. 清胃散

8. 治疗胃痞痰湿中阻证，应首选的方剂是

A. 二陈平胃汤　　B. 保和丸

C. 枳术丸　　D. 柴平汤

E. 三仁汤

A2 型题

1. 陈某，男，30 岁。昨晚因朋友聚会暴饮暴食，今日脘腹痞闷而胀，进食尤甚，拒按，嗳腐吞酸，矢气频作，味臭如败卵，舌苔厚腻，脉滑。其诊断是

A. 胃痛饮食内伤证　　B. 胃痛肝气犯胃证

C. 胃痞肝胃不和证　　D. 胃痞饮食内停证

E. 胃痞痰湿中阻证

2. 王某，女，45 岁。反复脘闷不舒 2 年，脘腹痞闷，胸胁胀满，心烦易怒，大便不爽，舌质淡红，苔薄白，脉弦。治疗应首选的方剂是

A. 柴胡疏肝散　　B. 越鞠丸合枳术丸

C. 金铃子散　　D. 平胃散

E. 旋覆代赭汤

3. 李某，女，55 岁。反复脘闷不舒 5 年，脘腹满闷，时轻时重，纳呆便溏，神疲乏力，少气懒言，舌质淡，苔薄白，脉细弱。治疗应首选的方剂是

A. 二陈平胃汤　　B. 补中益气汤

C. 一贯煎　　D. 黄连温胆汤

E. 香砂六君子汤

4. 赵某，男，56 岁。反复脘闷 2 年，脘腹痞闷，嘈杂，饥不欲食，恶心嗳气，口燥咽干，大便秘结，舌红少苔，脉细数。其证候诊断是

A. 饮食内停证　　B. 湿热阻胃证

C. 痰湿中阻证　　D. 肝胃不和证

E. 胃阴不足证

A3 型题

患者，男，45 岁。有慢性胃炎病史十余年。现：脘腹满闷，时轻时重，纳呆便溏，神疲乏力，少气懒言，舌淡苔薄，脉细弱。

1. 该患者所患疾病证属

A. 饮食内停证　　B. 痰湿中阻证

C. 湿热阻胃证　　D. 肝胃不和证

E. 脾胃虚弱证

2. 相应的治疗方法应为

A. 补气健脾，升清降浊

B. 清热化湿，和胃消痞

C. 养阴益胃，调中消痞

D. 疏肝解郁，和胃消痞

E. 除湿化痰，理气和中

3. 治疗此证的方剂首选

A. 二陈平胃汤加减

B. 保和丸加减

C. 补中益气汤加减

D. 连朴饮加减

E. 越鞠丸合枳术丸加减

4. 手足不温，阳虚者加

A. 茯苓、炒白术　　B. 砂仁、神曲

C. 柴胡、枳壳　　D. 黄连、黄芩

E. 干姜、附子

B1 型题

A. 二陈平胃汤　B. 香砂六君子汤
C. 一贯煎　D. 黄连温胆汤
E. 补中益气汤

1. 胃痞痰湿郁久化热者，其治疗首选的方剂是
2. 胃痞脾胃虚弱证兼有湿浊内蕴者，其治疗首选的方剂是

A. 枳壳、厚朴　B. 乌药、川楝子
C. 石膏、知母　D. 黄芩、黄连
E. 郁金、大腹皮

3. 胃痞肝胃不和证，口干口苦者，应加用
4. 胃痞脾胃虚弱证，胀闷较重者，应加用

参考答案

A1 型题

1. B　2. C　3. E　4. C　5. D
6. E　7. B　8. A

A2 型题

1. D　2. B　3. B　4. E

A3 型题

1. E　2. A　3. C　4. E

B1 型题

1. D　2. B　3. D　4. A

细目三　呕　吐

A1 型题

1. 呕吐总的发病机理是
A. 中焦气机不利，脾胃升降失职
B. 胃气阻滞，胃失和降，不通则痛
C. 胃失和降，膈间气机不利
D. 胃失和降，胃气上逆
E. 痰饮内停，中阳不振，胃气上逆
2. 与呕吐发病相关的主要脏腑是
A. 胃、脾、肺　B. 胃、脾、肝
C. 脾、胃、肾　D. 脾、肝、胆
E. 脾、肾、肝
3. 下列各项，不属呕吐病因的是
A. 内伤饮食　B. 病后体虚
C. 情志不调　D. 外感六淫
E. 先天禀赋不足
4. 下列各项，属于虚证呕吐特点的是
A. 发病因素不甚明显
B. 起病较急，病程较短
C. 呕吐量较多
D. 吐出物多酸臭
E. 脉实而有力
5. 肝热犯胃型呕吐物的性状及气味是
A. 苦水、黄水　B. 浊痰涎沫
C. 酸水、绿水　D. 清水
E. 酸腐量多，气味难闻
6. 治疗呕吐脾胃气虚证，首选的方剂是
A. 香砂六君子汤　B. 参苓白术散
C. 七味白术散　D. 理中汤
E. 黄芪建中汤
7. 治疗呕吐肝气犯胃证，首选的方剂是
A. 柴胡舒肝散　B. 四七汤
C. 四磨汤　D. 逍遥散
E. 金铃子散
8. 下列关于呕吐的预防调护，错误的是

A. 服药应少量频服为佳

B. 起居有节，生活有常

C. 选择刺激性、气味小的药物

D. 胃中有热者，禁服温燥药物

E. 服药前，药汁中可加入少量蒜汁

A2 型题

1. 陆某，男，30 岁。昨日不慎受凉，今日突然呕吐，胸脘满闷，发热恶寒，头身疼痛，舌苔白腻，脉濡缓。其诊断是

A. 呕吐外邪犯胃证　B. 呕吐痰饮内阻证

C. 呕吐脾胃阳虚证　D. 感冒风寒证

E. 胃痞痰湿中阻证

2. 王某，男，55 岁。反复呕吐 1 月，呕吐清水痰涎，脘闷不食，头眩心悸，舌苔白腻，脉滑。治疗此病证应首选的方剂是

A. 半夏白术天麻汤

B. 平胃散合甘草干姜茯苓白术汤

C. 实脾饮

D. 小半夏汤合苓桂术甘汤

E. 藿香正气散

3. 粟某，女，65 岁。反复呕吐、纳差 2 个月，恶心呕吐，食欲不振，食入难化，脘部痞闷，大便不畅，舌淡胖，苔薄，脉细。治疗此病证应首选的方剂是

A. 四七汤

B. 香砂六君子汤

C. 七味白术散

D. 理中汤

E. 黄芪建中汤

4. 赵某，男，46 岁。初起恶寒发热，咽痛，呕吐，腹泻，经治后，表虽解，腹泻已止，但呕吐反复发作，似饥而不欲食，口燥咽干，舌红少津，脉细数。其证候诊断是

A. 脾胃气虚证　B. 肝气犯胃证

C. 痰饮内阻证　D. 外邪犯胃证

E. 胃阴不足证

A3 型题

患者，女，48 岁。常呕吐吞酸，嗳气频繁，伴胸胁胀痛，舌淡红，苔薄，脉弦。

1. 此证的治法是

A. 疏邪解表，化浊和中

B. 消食化滞，和胃降逆

C. 温中化饮，和胃降逆

D. 疏肝理气，和胃降逆

E. 健脾益气，和胃降逆

2. 治疗此证应首选的方剂是

A. 保和丸加减

B. 四七汤加减

C. 藿香正气散加减

D. 小半夏汤合苓桂术甘汤加减

E. 香砂六君子汤加减

3. 若患者兼见呕吐黄色苦水，则应加

A. 丁香、柿蒂、黄连

B. 焦神曲、焦麦芽、焦山楂

C. 炒白术、茯苓、党参

D. 砂仁、白扁豆、山药

E. 白芍、枳壳、木香、金钱草

B1 型题

A. 葛花　B. 麦芽

C. 苏叶　D. 山楂

E. 谷芽

1. 呕吐食滞内停证，若因肉食而吐者，应加用

2. 呕吐食滞内停证，若因酒食而吐者，应加用

参考答案

A1 型题

1. D　2. B　3. E　4. A　5. C

6. A　7. B　8. E

A2 型题

1. A　2. D　3. B　4. E

A3 型题

1. D　2. B　3. E

B1 型题

1. D　2. A

细目四　噎　膈

A1 型题

1. 与噎膈发病相关的主要脏腑是
   A. 胃、脾、肺、肝
   B. 胃、脾、肝、肾
   C. 脾、胃、肾、胆
   D. 脾、肝、胆、肾
   E. 脾、肾、肝、肺
2. 噎膈的病理因素主要是
   A. 气、湿、痰　B. 痰、湿、瘀
   C. 气、火、瘀　D. 气、痰、瘀
   E. 风、火、痰
3. 噎膈与梅核气最主要的鉴别点是
   A. 有无吞咽困难
   B. 有无进行性消瘦
   C. 有无胸骨后不适，呈烧灼感
   D. 有无情志不畅、酒食不节史
   E. 有无自觉咽中梗塞不舒
4. 治疗噎膈痰气交阻证，首选的方剂是
   A. 启膈散　B. 通幽汤
   C. 沙参麦冬汤　D. 补气运脾汤
   E. 玉枢丹
5. 治疗噎膈瘀血内结证，首选的方剂是
   A. 启膈散　B. 通幽汤
   C. 沙参麦冬汤　D. 补气运脾汤
   E. 玉枢丹
6. 治疗噎膈气虚阳微证，首选的方剂是
   A. 启膈散　B. 通幽汤
   C. 沙参麦冬汤　D. 补气运脾汤
   E. 玉枢丹

A2 型题

1. 白某，男，66 岁。反复吞咽梗阻感 3 个月，现症：吞咽困难，胸膈胃痞，情志舒畅时稍可减轻，情志抑郁时则加重，嗳气呃逆，呕吐痰涎，口干咽燥，大便艰涩，舌质红，苔薄腻，脉弦滑。其诊断是
   A. 呕吐肝气犯胃证　B. 呕吐胃阴不足证
   C. 噎膈痰气交阻证　D. 噎膈津亏热结证
   E. 噎膈瘀血内结证
2. 王某，女，55 岁。进行吞咽困难伴消瘦 1 年，现症：食入格拒不下，入而复出，心烦口干，胃脘灼热，大便干结如羊屎，形体消瘦，皮肤干枯，小便短赤，舌质光红，干裂少津，脉细数。治疗此病证的治法是
   A. 滋阴养血，润燥生津
   B. 滋阴养血，破血行瘀
   C. 开郁化痰，润燥降气
   D. 温补脾肾
   E. 清热凉血
3. 粟某，女，62 岁。进行性吞咽困难 8 个月，现症：咽食难下，胸骨后疼痛，固定不移，形体消瘦，舌质紫暗，脉细涩。治疗此病证首选的方剂是

A. 启膈散　B. 通幽汤
C. 沙参麦冬汤　D. 补气运脾汤
E. 玉枢丹

4. 赵某，男，75 岁。吞咽困难 1 年，水饮不下，泛吐多量黏液白沫，面浮足肿，面色㿠白，形寒气短，精神疲惫，腹胀，舌质淡，苔白，脉细弱。其证候诊断是

A. 脾胃气虚证　B. 痰气交阻证
C. 津亏热结证　D. 瘀血内结证
E. 气虚阳微证

A3 型题

患者，女，67 岁。胃癌术后半年。现症：吞咽涩痛，食入而复出，水饮难进，心烦口干，胃脘灼热，大便干结，形体消瘦，皮肤干枯，小便短赤，舌质光红，干裂少津，脉细数。

1. 该患者所患疾病证属

A. 痰气交阻证　B. 津亏热结证
C. 瘀血内结证　D. 气虚阳微证
E. 痰热交结证

2. 相应的治法应为

A. 开郁化痰，润燥降气
B. 滋养津液，泻热散结
C. 清热化痰散结
D. 温补脾肾
E. 滋阴养血，破血行瘀

3. 治疗此证首选的代表方剂是

A. 补气运脾汤加减　B. 通幽汤加减
C. 沙参麦冬汤加减　D. 启膈散加减
E. 香砂养胃丸

4. 患者大便不畅可加

A. 火麻仁、全瓜蒌
B. 竹茹、枳壳
C. 当归、肉苁蓉
D. 枳实、厚朴
E. 麦冬、玄参、生地黄

B1 型题

A. 山豆根、栀子　B. 地骨皮、金果榄
C. 芦根、丹皮　D. 天花粉、郁金
E. 栀子、黄连

1. 噎膈痰气交阻证，若心烦口干，气郁化火，应加
2. 噎膈津亏热结证，胃火甚者，应加

A. 胸膈痞胀，嗳气则舒
B. 胸膈刺痛，痛处固定不移
C. 食道干涩，饮食难下
D. 泛吐痰涎，胸膈满闷
E. 水饮不下，面浮足肿

3. 噎膈痰浊内阻者的主症特点是
4. 噎膈瘀血内结者的主症特点是

参考答案

A1 型题

1. B　2. D　3. A　4. A　5. B　6. D

A2 型题

1. C　2. A　3. B　4. E

A3 型题

1. B　2. B　3. C　4. A

B1 型题

1. A　2. E　3. D　4. B

细目五　呃　逆

A1 型题

1. 下列关于呃逆的各项叙述中，错误的是
   A. 病机是胃气上逆冲膈
   B. 主症为喉间呃呃连声
   C. 常伴有胸膈痞闷、脘中不适、情绪不安等症状
   D. 主症能自我控制
   E. 多有受凉、饮食不当之诱因
2. 呃逆的病位在
   A. 食管　　B. 膈
   C. 胃　　D. 脾
   E. 肝
3. 呃逆病变的关键脏腑是
   A. 胃　　B. 脾
   C. 肝　　D. 胆
   E. 肾
4. 治疗呃逆胃阴不足证，首选的方剂是
   A. 一贯煎　　B. 竹叶石膏汤
   C. 理中丸　　D. 益胃汤
   E. 五磨饮子
5. 呃逆的基本治法是
   A. 理气和胃，降逆止呃
   B. 理气开郁，化痰消瘀，滋阴养血润燥
   C. 和胃降逆
   D. 调理脾胃升降，行气除痞消满
   E. 理气和胃止痛
6. 治疗呃逆气机郁滞证，首选的方剂是
   A. 一贯煎　　B. 竹叶石膏汤
   C. 理中丸　　D. 益胃汤
   E. 五磨饮子

A2 型题

1. 李某，女，30 岁。10 分钟前进食冰淇淋后，出现呃逆，呃声沉缓有力，胸膈及胃脘不舒，得热则减，口淡不渴，舌苔白润，脉迟缓。其诊断是
   A. 呃逆胃寒气逆证　　B. 胃痛脾胃虚寒证
   C. 呃逆胃火上逆证　　D. 呃逆脾胃阳虚证
   E. 呃逆气机郁滞证

2. 姜某，男，45 岁。平素喜辛辣香燥之品，5 分钟前出现呃逆，呃声洪亮有力，冲逆而出，口臭烦渴，多喜冷饮，脘腹满闷，大便秘结，小便短赤，苔黄燥，脉滑数。治疗应首选的方剂是
   A. 丁香散　　B. 五磨饮子
   C. 益胃汤　　D. 竹叶石膏汤
   E. 清胃散

3. 陈某，女，45 岁。反复呃逆 1 周，呃声低长无力，气不得续，脘腹不舒，喜温喜按，面色㿠白，手足不温，食少乏力，舌质淡，苔薄白，脉细弱。此病证的治法是
   A. 清胃泄热，降逆止呃
   B. 养胃生津，降逆止呃
   C. 顺气解郁，和胃降逆
   D. 温中散寒，降逆止呃
   E. 温补脾胃，降逆止呃

A3 型题

患者，女，50 岁。慢性胃炎十年余。现呃逆，呃声短促，口干咽燥，烦躁不安，食后饱胀，大便干结，舌红少苔，脉细数。

1. 该患者所患疾病证属
   A. 气机郁滞证　　B. 脾胃阳虚证
   C. 胃阴不足证　　D. 胃寒气逆证
   E. 胃火上逆证
2. 治法应为
   A. 温中散寒，降逆止呃
   B. 清胃泄热，降逆止呃

C. 顺气解郁，和胃降逆
D. 养胃生津，降逆止呃
E. 温补脾胃，降逆止呃

3. 治疗首选代表方剂应为
A. 丁香散加减　B. 竹叶石膏汤加减
C. 益胃汤加减　D. 理中丸加减
E. 五磨饮子加减

4. 若患者胃气大虚，不思饮食，则应益气和中，可合
A. 橘皮竹茹汤　B. 竹叶石膏汤
C. 丁香柿蒂汤　D. 半夏厚朴汤
E. 半夏泻心汤

B1 型题

A. 小建中汤　B. 良附丸
C. 丁香散　D. 理中丸
E. 五磨饮子

1. 治疗呃逆胃寒气逆证首选的方剂是
2. 治疗呃逆脾胃阳虚证首选的方剂是

A. 党参、山药　B. 金银花、连翘
C. 石膏、郁金　D. 黄芩、桑白皮
E. 栀子、黄连

3. 呃逆胃阴不足证，若神疲乏力，气阴两虚者，应加用
4. 呃逆气机郁滞证，若心烦口苦，气郁化热者，应加用

参考答案

A1 型题

1. D　2. B　3. A　4. D　5. A
6. E

A2 型题

1. A　2. D　3. E

A3 型题

1. C　2. D　3. C　4. A

B1 型题

1. C　2. D　3. A　4. E

细目六　腹　痛

A1 型题

1. 下列各项，不属腹痛常见病因的是
A. 外感时邪　B. 饮食不节
C. 情志失调　D. 素体阳虚
E. 他病转移

2. 下列各项，不属腹痛病理因素的是
A. 风邪　B. 气滞
C. 火郁　D. 食积
E. 瘀血

3. 下列各项，属于急性腹痛特点的是
A. 腹痛时作时止
B. 起病缓慢，病程迁延
C. 多由情志内伤，脏腑虚弱，气血不足引起
D. 痛势不甚，经久缠绵
E. 常有明显诱发因素

4. 大腹疼痛的病变脏腑主要是
A. 肝胆　B. 大小肠
C. 肾、膀胱　D. 脾胃
E. 胞宫

5. 治疗腹痛湿热壅滞证，首选的方剂是
A. 大承气汤　B. 正气天香散

C. 枳实导滞丸　　D. 小建中汤
E. 大黄附子汤

6. 治疗腹痛瘀血内停证，首选的方剂是
A. 通幽汤　　B. 丹参饮
C. 温经汤　　D. 少腹逐瘀汤
E. 柴胡疏肝散

7. 腹痛治疗不及时，可能出现的变证是
A. 痈疽　　B. 水肿
C. 中风　　D. 胸痹
E. 厥脱

8. 腹痛发生的基本病机是
A. 外邪内传，阻塞气机
B. 脏腑气机阻滞，经脉痹阻
C. 肝脾湿热，络脉不和
D. 肝气郁结，胃失和降
E. 食滞肠胃，痞塞不通

A2 型题

1. 利某，女，30 岁。今日早上受凉后出现腹痛拘急，得温痛减，口淡不渴，形寒肢冷，小便清长，大便清稀，舌质淡，苔白腻，脉沉紧。其治法应是
A. 消食导滞，理气止痛
B. 散寒温里，理气止痛
C. 疏肝解郁，理气止痛
D. 活血化瘀，和络止痛
E. 温中补虚，缓急止痛

2. 陆某，男，65 岁。反复腹痛 1 年，近 2 天腹痛绵绵，时作时止，喜温喜按，形寒肢冷，气短懒言，胃纳不佳，大便溏薄，舌质淡，苔薄白，脉沉细。其治疗应首选的方剂是
A. 理中丸　　B. 吴茱萸汤
C. 良附丸　　D. 小建中汤
E. 参苓白术散

3. 陈某，女，50 岁。平素心情抑郁，近 1 个月来反复腹痛胀闷，痛无定处，时作时止，得嗳气则舒，舌淡红，苔薄白，脉弦。其治疗应首选的方剂是
A. 枳实导滞丸　　B. 小建中汤
C. 柴胡疏肝散　　D. 大承气汤
E. 正气天香散

A3 型题

患者，男，29 岁。平素腹痛拘急，遇寒痛甚，得温痛减，口淡不渴，四肢冷，大便溏，舌质淡，苔白腻，脉沉紧。

1. 该患者所患疾病证属
A. 饮食积滞证　　B. 瘀血内停证
C. 肝郁气滞证　　D. 湿热壅滞证
E. 寒邪内阻证

2. 此证的治法是
A. 疏肝解郁，理气止痛
B. 散寒温里，理气止痛
C. 泄热通腑，行气导滞
D. 消食导滞，理气止痛
E. 活血化瘀，和络止痛

3. 治疗此证应首选的方剂是
A. 大承气汤加减
B. 柴胡疏肝散加减
C. 良附丸合正气天香散加减
D. 枳实导滞丸加减
E. 少腹逐瘀汤加减

B1 型题

A. 枳实导滞丸　　B. 枳实消痞丸
C. 柴胡疏肝散　　D. 逍遥散
E. 正气天香散

1. 治疗腹痛饮食积滞证，应首选的方剂是
2. 治疗腹痛肝郁气滞证，应首选的方剂是

A. 大承气汤　　B. 龙胆泻肝汤
C. 大黄附子汤　　D. 小柴胡汤
E. 大柴胡汤

3. 腹痛寒邪内阻证，若寒实积聚，大便不通者，可改用

4. 腹痛湿热壅滞证，若腹痛剧烈，寒热往来，大便秘结者，可改用

参考答案

A1 型题

1. E　2. A　3. E　4. D　5. A　6. D　7. E　8. B

A2 型题

1. B　2. D　3. C

A3 型题

1. E　2. B　3. C

B1 型题

1. A　2. C　3. C　4. E

细目七　泄　泻

A1 型题

1. 泄泻的基本病机是
   A. 肝气郁结，胃失和降
   B. 肝脾湿热，络脉不和
   C. 脏腑气机阻滞，经脉痹阻
   D. 脾虚湿盛，肠道功能失司
   E. 邪滞于肠，气血壅滞，肠道传化失司
2. 泄泻的病理因素主要是
   A. 湿　B. 虚火
   C. 痰　D. 风邪
   E. 寒邪
3. 泄泻与痢疾主要的鉴别点是
   A. 有无发热
   B. 有无大便不成形
   C. 有无便下赤白脓血
   D. 有无腹泻
   E. 有无腹痛
4. 治疗泄泻肝气乘脾证，应首选的方剂是
   A. 柴胡疏肝散　B. 痛泻要方
   C. 五磨饮子　D. 四七汤
   E. 参苓白术散
5. 治疗泄泻食滞肠胃证，应首选的方剂是
   A. 保和丸　B. 参苓白术散
   C. 葛根芩连汤　D. 痛泻要方
   E. 五磨饮子
6. 下列各项，不属于《医宗必读》中的治泻九法的是
   A. 清凉　B. 疏利
   C. 解表　D. 酸收
   E. 燥脾
7. 泄泻的辨证要点中，首先要辨别的是
   A. 辨泻下之物　B. 辨暴泻与久泻
   C. 辨有无腹痛　D. 辨脏腑定位
   E. 辨外感内伤
8. 对于久泻的治疗上，不可以
   A. 骤用补涩　B. 升提中气
   C. 温补脾肾　D. 分利太过
   E. 甘缓和中

A2 型题

1. 李某，女，40 岁。昨日晚上贪凉饮冷，今日早上出现腹泻，泄泻清稀如水样，脘闷食少，腹痛肠鸣，头痛，肢体酸痛，舌苔白腻，脉濡缓。其诊断是
   A. 腹痛寒邪内阻证
   B. 胃痛脾胃虚寒证
   C. 泄泻寒湿内停证
   D. 腹痛中虚脏寒证

E. 泄泻肾阳虚衰证

2. 陆某，男，45 岁。正值夏季盛暑之季，今日在户外劳动后两小时即出现泄泻腹痛，泻下急迫，粪色黄褐，气味臭秽，肛门灼热，烦热口渴，小便短黄，舌质红，苔黄腻，脉滑数。其治疗应首选的方剂是

A. 枳实导滞丸　　B. 白头翁汤
C. 芍药汤　　D. 藿香正气散
E. 葛根芩连汤

3. 金某，女，35 岁。1 年来，大便时溏时泻，迁延反复，稍进油腻食物，则腹泻，面色萎黄，纳差，食后脘闷不舒，神疲倦怠，舌质淡，苔白，脉细弱。此病证的治法是

A. 温肾健脾，固涩止泻
B. 健脾益气，化湿止泻
C. 温中健脾
D. 消食导滞，和中止泻
E. 升提中气

A3 型题

患者，男 24 岁。每于黎明前脐腹作痛，肠鸣即泻，完谷不化，泻后则安，腹部喜暖，腰膝酸软，舌淡苔白，脉沉细。

1. 该患者所患疾病证属

A. 湿热伤中证　　B. 食滞肠胃证
C. 脾胃虚弱证　　D. 肾阳虚衰证
E. 寒湿内盛证

2. 此证的治法是

A. 温肾健脾，固涩止泻
B. 健脾益气，化湿止泻
C. 消食导滞，和中止泻
D. 清热利湿，分利止泻
E. 芳香化湿，解表散寒

3. 治疗此证应首选的方剂是

A. 痛泻要方加减
B. 参苓白术散加减
C. 四神丸加减
D. 葛根芩连汤加减
E. 保和丸加减

4. 患者兼有脐腹冷痛，可合

A. 桃花汤　　B. 金匮肾气丸
C. 附子理中丸　　D. 四逆汤
E. 天台乌药散

B1 型题

A. 藿香正气散　　B. 理中丸
C. 参苓白术散　　D. 四神丸
E. 痛泻要方

1. 治疗泄泻寒邪内盛证，首选的方剂是
2. 治疗泄泻肾阳虚衰证，首选的方剂是

A. 泻下粪便臭如败卵，泻后痛减
B. 腹中雷鸣，攻窜作痛，矢气频作
C. 黎明前脐腹作痛，肠鸣即泻
D. 大便时溏时泻，迁延反复
E. 泄泻清稀，甚则如水样

3. 肝气乘脾证泄泻的特点是
4. 肾阳虚衰证泄泻的特点是

参考答案

A1 型题

1. D　2. A　3. C　4. B　5. A
6. C　7. B　8. D

A2 型题

1. C　2. E　3. B

A3 型题

1. D　2. A　3. C　4. C

B1 型题

1. A　2. D　3. B　4. C

细目八　痢　疾

A1 型题

1. 下列各项，不属于痢疾主症的是
   A. 痢下赤白黏冻　B. 呕吐
   C. 大便次数增多　D. 腹痛
   E. 里急后重
2. 痢疾的病理因素主要是
   A. 湿热疫毒　B. 虚火
   C. 浊瘀　D. 湿邪
   E. 气滞
3. 下列各项，属于久痢特点的是
   A. 发病急，病程短
   B. 腹痛胀满，痛而拒按
   C. 痛时窘迫欲便
   D. 便后里急后重暂时减轻
   E. 便后里急后重不减
4. 下列关于痢疾治疗的叙述中，错误的是
   A. 忌过早补涩
   B. 热痢清之，寒痢温之
   C. 分利小便
   D. 痢下赤白脓血，白多者重用气药
   E. 初痢实则通之，久痢虚则补之
5. 暑天感寒湿而痢者，首选的方剂是
   A. 葛根芩连汤　B. 藿香正气丸
   C. 芍药汤　D.《活人》败毒散
   E. 香连丸
6. 治疗寒湿痢首选的方剂是
   A. 芍药汤　B. 不换金正气散
   C. 白头翁汤　D. 驻车丸
   E. 真人养脏汤
7. 关于痢疾基本病机的叙述中，错误的是
   A. 邪滞于肠　B. 气血壅滞
   C. 肠道传化失司　D. 血络受伤
   E. 腐败化为脓血
8. 根据刘河间治疗痢疾的理论，里急后重症状显著者可加用
   A. 养血药　B. 活血药
   C. 理气药　D. 补气药
   E. 升提中气药

A2 型题

1. 李某，男，10 岁。两天前因饮食不洁后出现痢下赤白脓血，黏稠如胶冻，腥臭，腹部疼痛，里急后重，肛门灼热，小便短赤，舌苔黄腻，脉滑数。其诊断是
   A. 泄泻湿热伤中证　B. 疫毒痢
   C. 胃痛肝气犯胃证　D. 湿热痢
   E. 泄泻食滞肠胃证
2. 陆某，女，14 岁。昨日骤然痢下鲜紫脓血，腹痛剧烈，后重感特著，壮热口渴，头痛烦躁，恶心呕吐，舌质红绛，舌苔黄燥，脉滑数。其治疗应首选的方剂是
   A. 白芍汤　B. 白头翁汤
   C. 驻车丸　D. 葛根芩连汤
   E. 清中汤
3. 陈某，女，25 岁。反复里急后重、下痢赤白黏冻 2 年，下痢时发时止，迁延不愈，常因饮食不当、受凉、劳累而发，发时大便次数增多，夹有赤白黏冻，腹胀食少，倦怠嗜卧，舌质淡苔腻，脉虚数。其治疗应首选的方剂是
   A. 连理汤　B. 桃花汤
   C. 不换金正气散　D. 驻车丸
   E. 香连丸
4. 林某，男性，18 岁。3 天来，症见下痢赤白黏冻脓血，胸闷，呕逆不食，口气秽臭，苔黄腻，脉滑数。其诊断是
   A. 疫毒痢　B. 奇恒痢
   C. 噤口痢　D. 寒湿痢

E. 湿热痢

A3 型题

患者，男，22 岁。2 日前因饮食不洁，出现痢下鲜紫脓血，腹痛剧烈，壮热口渴，头痛烦躁，舌质红绛，苔黄燥，脉滑数。

1. 该患者所患疾病证属
   A. 虚寒痢　　B. 寒湿痢
   C. 休息痢　　D. 疫毒痢
   E. 湿热痢
2. 此证的治法是
   A. 清肠化湿，调气和血
   B. 清热解毒，凉血除积
   C. 温中燥湿，调气和血
   D. 温补脾肾，收涩固脱
   E. 温中清肠，调气化滞
3. 治疗此证应首选的方剂是
   A. 桃花汤合真人养脏汤
   B. 驻车丸加减
   C. 白头翁汤加减
   D. 不换金正气散加减
   E. 连理汤加减
4. 若该患者伴见神昏谵语，则可合
   A. 犀角地黄汤　　B. 清营汤
   C. 安宫牛黄丸　　D. 竹叶石膏汤
   E. 白虎加人参汤

B1 型题

A. 白头翁汤　　B. 芍药汤
C. 沙参麦冬汤　　D. 保和丸
E. 驻车丸

1. 治疗湿热痢首选的方剂是
2. 治疗阴虚痢首选的方剂是

A. 下痢时发时止，夹有赤白黏冻
B. 痢下赤白黏冻，白多赤少
C. 下痢日久不愈，脓血黏稠
D. 痢下赤白清稀，无腥臭
E. 痢下赤白脓血，黏稠如胶冻，腥臭

3. 阴虚痢下痢的特点是
4. 虚寒痢下痢的特点是

参考答案

A1 型题

1. B　2. A　3. E　4. C　5. B
6. B　7. D　8. C

A2 型题

1. D　2. B　3. A　4. C

A3 型题

1. D　2. B　3. C　4. A

B1 型题

1. B　2. E　3. C　4. D

细目九　便　秘

A1 型题

1. 便秘的基本病机是
A. 肝气郁结　B. 肺失肃降
C. 肝胃不和　D. 大肠传导失常
E. 脾失运化

2. 下列各项，不属于便秘病因的是
A. 饮食不节　B. 情志失调
C. 外伤　D. 年老体虚
E. 感受外邪

3. 下列关于便秘的叙述中，错误的是
A. 排便间隔时间超过自己的习惯一天以上
B. 大便粪质干结，排出艰难
C. 欲大便而艰涩不畅
D. 常伴腹胀、纳差等症状
E. 两次排便时间间隔 2 天以上

4. 治疗气虚秘首选的方剂是
A. 麻子仁丸　B. 六磨汤
C. 黄芪汤　D. 增液承气汤
E. 济川煎

5. 治疗热秘首选的方剂是
A. 麻子仁丸　B. 六磨汤
C. 黄芪汤　D. 增液承气汤
E. 济川煎

6. 治疗冷秘首选的方剂是
A. 肾气丸　B. 麻子仁丸
C. 温脾汤　D. 济川煎
E. 大补阴丸

A2 型题

1. 吴某，女，20 岁。1 周前始出现大便干结，腹胀腹痛，口干口臭，面红心烦，小便短赤，舌红，苔黄燥，脉滑数。其诊断是
A. 冷秘　B. 热秘
C. 阴虚秘　D. 阳虚秘
E. 气秘

2. 陆某，女，44 岁。反复便秘 2 月余，大便干结，欲便不得出，肠鸣矢气，腹中胀痛，嗳气频作，纳食减少，胸胁胃痞，舌苔薄腻，脉弦。其治疗应首选的方剂是
A. 麻子仁丸　B. 更衣丸
C. 大承气汤　D. 柴胡疏肝散
E. 六磨汤

3. 陈某，男，75 岁。反复便秘 1 年，大便干，排出困难，小便清长，四肢不温，腹中冷痛，腰膝酸冷，舌淡苔白，脉沉迟。此病证的治法是
A. 温阳通便
B. 温里散寒，通便止痛
C. 顺气导滞
D. 益气润肠
E. 泻热导滞，润肠通便

A3 型题

患者，女，39 岁。便秘 20 余年。现症：大便干结，面色无华，皮肤干燥，头晕目眩，眠差，口唇色淡，舌质淡，少苔，脉细。

1. 该患者所患疾病证属
A. 阳虚秘　B. 阴虚秘
C. 血虚秘　D. 冷秘
E. 热秘

2. 此证的治法是
A. 泻热导滞，润肠通便
B. 温里散寒，通便止痛
C. 益气润肠
D. 温阳通便

E. 养血润燥
3. 治疗此证应首选的方剂是
A. 麻子仁丸加减　B. 温脾汤加减
C. 黄芪汤加减　D. 润肠丸
E. 济川煎加减
4. 若患者兼见午后潮热，可加
A. 葛根、薄荷　B. 知母、胡黄连
C. 金银花、连翘　D. 竹茹、清半夏
E. 生石膏、竹叶

B1 型题

A. 黄芪汤　B. 济川煎
C. 温脾汤　D. 增液汤
E. 更衣丸
1. 治疗冷秘首选的方剂是
2. 治疗阳虚秘首选的方剂是

A. 大补元煎　B. 半硫丸
C. 青麟丸　D. 补中益气汤
E. 生脉散
3. 气虚秘若肢倦腰酸者，可用
4. 气虚秘若排便困难，腹部坠胀者，可合用

参考答案

A1 型题

1. D　2. C　3. E　4. C　5. A
6. C

A2 型题

1. B　2. E　3. A

A3 型题

1. C　2. E　3. D　4. B

B1 型题

1. C　2. B　3. A　4. D

第五单元　肝胆病证

细目一　胁　痛

A1 型题

1. 下列各项，属于胁痛病因的是
A. 体虚年老　B. 外感湿热
C. 虫毒感染　D. 外感燥热
E. 外感风湿
2. 胁痛病的病理因素是
A. 气滞　B. 痰饮
C. 水湿　D. 热毒
E. 风热
3. 胁痛病的基本病机是
A. 肝郁气滞　B. 瘀血停着
C. 肝络失养　D. 肝络失和
E. 湿热蕴结
4. 胁痛病的治疗原则是
A. 疏肝理气止痛　B. 活血化瘀止痛
C. 清热化湿利胆　D. 养血柔肝止痛
E. 疏肝和络止痛
5. 治疗胁痛瘀血阻络证，首选的方剂是

A. 一贯煎　B. 柴胡疏肝散
C. 复元活血汤　D. 龙胆泻肝汤
E. 茵陈蒿汤

6. 下列各项，不符合胁痛肝郁气滞证主症特点的是
A. 胁肋胀痛
B. 嗳气而胀痛稍舒
C. 痛处拒按
D. 胁痛部位走窜不定
E. 胁痛因情志变化而增减

7. 下列各项，属于胁痛变证的是
A. 血证　B. 积聚
C. 胃痛　D. 眩晕
E. 中风

A2 型题

1. 余某，女，31 岁。胁肋胀痛，走窜不定，疼痛每因情志变化而增减，嗳气则胀痛稍舒，胸闷腹胀，纳少口苦，舌苔薄白，脉弦。其诊断是
A. 胁痛瘀血阻络证　B. 胁痛肝郁气滞证
C. 胁痛肝胆湿热证　D. 胸痹气滞心胸证
E. 痰饮病悬饮证

2. 赖某，男，25 岁。两天来胁肋刺痛，痛有定处，痛处拒按，入夜痛甚，舌质紫暗，脉沉涩。此病证的治法是
A. 清热利湿　B. 养阴柔肝
C. 祛瘀通络　D. 疏肝理气
E. 祛瘀软坚

3. 李某，女，78 岁。胁肋隐痛，悠悠不休，遇劳加重，头晕目眩，舌红少苔，脉细弦而数。治疗此病证首选的方剂是
A. 生脉散　B. 鳖甲煎丸
C. 左归丸　D. 一贯煎
E. 天麻钩藤汤

4. 丁某，女，53 岁。昨日过食油腻食物，今胁肋重着疼痛，痛有定处，触痛明显，口苦口黏，纳呆恶心，小便黄赤，舌红苔黄腻，脉弦滑数。该病证的治法是
A. 消食导滞　B. 健脾和胃
C. 清热利湿　D. 疏肝理气
E. 祛瘀通络

A3 型题

患者，男，47 岁。胁肋灼热疼痛，痛有定处，口苦口黏，胸闷纳呆，恶心呕吐，小便黄赤，大便粘腻，舌红苔黄腻，脉弦滑数。

1. 该患者所患疾病证属
A. 阴虚气滞证　B. 肝郁气滞证
C. 肝胆湿热证　D. 肝络失养证
E. 瘀血阻络证

2. 此证的治法是
A. 清热利湿　B. 养阴柔肝
C. 祛瘀通络　D. 补血疏肝
E. 疏肝理气

3. 治疗此证应首选的方剂是
A. 柴胡疏肝散加减
B. 龙胆泻肝汤加减
C. 血府逐瘀汤或复元活血汤加减
D. 一贯煎加减
E. 加味逍遥丸加减

4. 若兼见发热，黄疸，可加
A. 知母、天花粉　B. 牡丹皮、赤芍
C. 白茅根、芦根　D. 茵陈、黄柏
E. 黄连、吴茱萸

B1 型题

A. 胀痛，走窜不定
B. 隐痛，悠悠不休
C. 刺痛，痛有定处
D. 重着或灼热疼痛，触痛明显
E. 剧痛，连及肩背

1. 胁痛瘀血阻络证的疼痛特点是
2. 胁痛肝络失养证的疼痛特点是

A. 延胡索、川楝子
B. 茵陈、黄柏
C. 大黄、芒硝
D. 黄芩、黄连
E. 金钱草、海金沙

3. 胁痛肝胆湿热证，若兼见发热、黄疸，应加用

4. 胁痛肝胆湿热证，如砂石阻滞胆道，应加用

参考答案

A1 型题

1. B　2. A　3. D　4. E　5. C　6. C　7. B

A2 型题

1. B　2. C　3. D　4. C

A3 型题

1. C　2. A　3. B　4. D

B1 型题

1. C　2. B　3. B　4. E

细目二　黄　疸

A1 型题

1. 下列各项，不属于黄疸病因的是
A. 外感疫毒　B. 内伤饮食
C. 外感湿热　D. 病后续发
E. 情志内伤

2. 黄疸最重要的临床特征是
A. 皮肤黄　B. 尿黄
C. 目黄　D. 大便黄
E. 舌苔黄

3. 黄疸的各种病理因素中，最重要的是
A. 湿邪　B. 热邪
C. 寒邪　D. 疫毒
E. 气滞

4. 阳黄的颜色特征是
A. 淡黄色　B. 深黄色
C. 金黄色　D. 黄色鲜明
E. 黄色晦暗

5. 黄疸病的治疗原则是
A. 清热化湿退黄
B. 化湿邪，利小便
C. 健脾温化退黄
D. 清热解毒退黄
E. 健脾养血，利湿退黄

6. 治疗黄疸疫毒炽盛证，首选的方剂是
A. 茵陈蒿汤　B. 甘露消毒丹
C. 《千金》犀角散　D. 龙胆泻肝汤
E. 大柴胡汤

7. 下列各项，不属于黄疸辨证要点是
A. 辨阳黄、阴黄
B. 辨阳黄湿热之轻重
C. 辨阴黄之病因
D. 辨病位在气在血
E. 辨黄疸病势轻重

8. 治疗黄疸消退后湿热留恋证，首选的方剂是
A. 平胃散　B. 归芍六君子汤
C. 茵陈五苓散　D. 茵陈四苓散

E. 黄连温胆汤

9. 治疗黄疸（阳黄）热重于湿证，首选的方剂是

A. 茵陈术附汤　B. 大柴胡汤
C. 茵陈五苓散　D. 茵陈蒿汤
E. 龙胆泻肝汤

A2 型题

1. 余某，女，21 岁。3 天来身目俱黄，黄色鲜明，发热口渴，腹部胀闷，口干而苦，小便黄赤，舌苔黄腻，脉弦数。其诊断是

A. 黄疸（阳黄）湿重于热证
B. 黄疸（阳黄）热重于湿证
C. 黄疸（阳黄）疫毒炽盛证
D. 黄疸（阳黄）胆腑郁热证
E. 黄疸（阴黄）脾虚湿滞证

2. 童某，女，48 岁。5 年来目睛及肌肤发黄反复出现，黄色晦暗不泽，肢软乏力，大便溏薄，舌质淡苔薄，脉濡细。治疗此病证首选的方剂是

A. 黄芪建中汤
B. 归芍六君子汤
C. 茵陈术附汤
D. 逍遥散合鳖甲煎丸
E. 茵陈四苓散

3. 丁某，女，53 岁。1 年来身目俱黄，黄色晦暗，神疲乏力，脘腹痞胀，纳谷减少，大便不实，舌淡苔腻，脉濡缓。该病证的治法是

A. 健脾养血，利湿退黄
B. 调和肝脾，理气助运
C. 利湿化浊运脾
D. 温中化湿，健脾和胃
E. 疏肝理气，活血化瘀

4. 齐某，女，45 岁。黄疸消退后，脘腹痞闷，肢倦乏力，胁肋隐痛不适，饮食欠香，大便不调，舌苔薄白，脉细弦。其证候诊断是

A. 湿热留恋证　B. 脾虚湿滞证
C. 寒湿阻遏证　D. 气滞血瘀证
E. 肝脾不调证

A3 型题

患者，男，35 岁。一周以来黄疸迅速加深。现症见：周身黄色，皮肤瘙痒，高热口渴，胁痛腹满，舌质红绛，苔黄而燥，脉弦滑数。

1. 该患者所患疾病证属

A. 疫毒炽盛证　B. 胆腑郁热证
C. 湿重于热证　D. 热重于湿证
E. 脾虚湿滞证

2. 此证的治法是

A. 清热通腑，利湿退黄
B. 利湿化浊运脾，佐以清热
C. 疏肝泄热，利胆退黄
D. 健脾养血，利湿退黄
E. 清热解毒，凉血开窍

3. 治疗此证应首选的方剂是

A. 大柴胡汤加减
B. 《千金》犀角散加味
C. 茵陈五苓散合甘露消毒丹加减
D. 茵陈蒿汤加减
E. 茵陈四苓散加减

B1 型题

A. 茵陈蒿汤　B. 大柴胡汤
C. 茵陈术附汤　D. 黄芪建中汤
E. 茵陈五苓散

1. 治疗黄疸（阴黄）脾虚湿滞证，首选的方剂是

2. 治疗黄疸（阳黄）胆腑郁热证，首选的方剂是

A. 身目俱黄，黄色鲜明，腹胀纳呆
B. 身目发黄，黄色鲜明，右胁胀闷疼痛，牵引肩背
C. 黄疸迅速加深，其色如金

D. 身目俱黄，黄色晦暗如烟熏
E. 面目及肌肤淡黄不泽
3. 黄疸（阳黄）胆腑郁热证的临床特征
4. 黄疸（阳黄）疫毒炽盛证的临床特征

参考答案

A1 型题

1. E　2. C　3. A　4. D　5. B
6. C　7. D　8. D　9. D

A2 型题

1. B　2. A　3. D　4. E

A3 型题

1. A　2. E　3. B

B1 型题

1. D　2. B　3. B　4. C

细目三　积　证

A1 型题

1. 积证是指结块出现在
A. 身体任何部位　B. 颈部
C. 胸腔内　D. 腹腔内
E. 腹壁上
2. 积证的病位主要在
A. 心、肺　B. 肺、肾
C. 肝、脾　D. 肝、肾
E. 脾、肾
3. 积证的基本病机是
A. 痰凝、血瘀
B. 气机阻滞，瘀血内结
C. 痰饮内停
D. 痰气交阻
E. 气滞、痰凝、血瘀
4. 积证与鼓胀的鉴别点是
A. 有无结块可扪及　B. 有无腹痛
C. 有无嗳气、腹胀　D. 有无腹水
E. 有无腹部胀大
5. 关于积证与聚证叙述正确的是
A. 积证与聚证都以腹内结块，腹痛为主症。
B. 积证腹内结块触之有形，固定不移；聚证腹内结块聚散无常
C. 积证痛有定处，刺痛为主；聚证痛无定处，胀痛为主
D. 积证病在气分；聚证病在血分
E. 积证多属脏病；聚证多属腑病
6. 积证初、中、末三个阶段的治疗原则分别是
A. 理气、活血、补肝肾
B. 消散、消补兼施、养正除积
C. 化痰、祛瘀、扶正
D. 活血、祛瘀、补脾肾
E. 活血、祛瘀、养血
7. 治疗积证的瘀血内结证，首选的方剂是
A. 木香顺气散
B. 柴胡疏肝散合失笑散
C. 八珍汤合化积丸
D. 膈下逐瘀汤合六君子汤
E. 六磨汤

A2 型题

1. 余某，女，41 岁。3 个月来腹部积块质软不坚，固定不移，胀痛不适，舌苔薄，脉弦。此病证的证机概要是

A. 肝失疏泄，腹中气结成块
B. 痰浊交阻，气聚不散，结而成块
C. 瘀结不消，正气渐损，脾运不健
D. 气滞血瘀，脉络不和，积而成块
E. 癥积日久，中虚失运，气血衰少

2. 童某，女，48 岁。两胁下积块 5 年，积块坚硬，隐痛，饮食大减，肌肉瘦削，神倦乏力，面色黧黑，舌质淡紫，脉细数。治疗此病证首选的方剂是

A. 木香顺气散
B. 膈下逐瘀汤合六君子汤
C. 柴胡疏肝散合失笑散
D. 逍遥散合鳖甲煎丸
E. 八珍汤合化积丸

A3 型题

患者，女，72 岁。腹部积块十余年。现积块质地软，位置固定，胁肋疼痛，脘腹痞满，舌暗苔薄白，脉弦。

1. 该患者所患疾病属于何种证型

A. 正虚瘀结证　B. 瘀血内结证
C. 肝郁气滞证　D. 气滞血阻证
E. 肝气犯胃证

2. 此证的治法是

A. 祛瘀软坚，佐以扶正健脾
B. 理气消积，活血散瘀
C. 补益气血，化瘀消积
D. 健脾行气，消积导滞
E. 行气除满消痞

3. 治疗此证应首选的方剂是

A. 八珍汤合化积丸加减
B. 膈下逐瘀汤合六君子汤加减
C. 大七气汤加减
D. 柴胡疏肝散加减
E. 枳实导滞丸加减

4. 若患者兼见腹中冷痛，畏寒喜温，舌苔白，脉缓，可加

A. 肉桂、吴茱萸、当归
B. 枳实、枳壳、青皮
C. 川芎、白芍、熟地黄
D. 茯苓、生白术、枳实
E. 羌活、独活、桑寄生

B1 型题

A. 逍遥散　B. 六磨汤
C. 枳实导滞丸　D. 大七气汤
E. 血府逐瘀汤

1. 治疗聚证食滞痰阻证，首选的方剂是
2. 治疗积证气滞血阻证，首选的方剂是

A. 腹内结块聚散无常，痛无定处
B. 自觉腹部胀满，无块物触及
C. 腹内结块有形可征，固定不移，痛有定处
D. 腹部胀满，叩诊呈浊音
E. 左下腹时有结块，大便后消失

3. 癥积的临床特征是
4. 瘕聚的临床特征是

参考答案

A1 型题

1. D　2. C　3. B　4. D　5. D
6. B　7. D

A2 型题

1. D　2. E

A3 型题

1. D　2. B　3. C　4. A

B1 型题

1. B　2. D　3. C　4. A

第六单元　肾系病证

细目一　水　肿

A1 型题

1. 水肿风水相搏证，其病位在
A. 心　B. 肺
C. 肝　D. 脾
E. 肾

2. 下列各项，不属水肿病因的是
A. 风邪袭表　B. 外感水湿
C. 疮毒内犯　D. 情志内伤
E. 久病劳倦

3. 下列各项，不属水肿病理因素的是
A. 风邪　B. 水湿
C. 痰浊　D. 疮毒
E. 瘀血

4. 下列各项，对于鉴别水肿与鼓胀无意义的是
A. 有无腹壁青筋暴露
B. 有无目睛黄染
C. 水肿与腹水出现的先后
D. 有无胁下癥积坚硬
E. 有无头面浮肿

5. 下列关于水肿阳水的各项叙述中，错误的是
A. 发病急，病程短
B. 水肿多从头面开始，由上而下，继及全身
C. 肿处皮肤松弛，按之凹陷不易恢复
D. 兼有表证
E. 治疗以发汗、利水或攻逐为主

6. 治疗水肿肾阳衰微证，首选的方剂是
A. 实脾饮
B. 五皮饮合胃苓汤
C. 疏凿饮子
D. 济生肾气丸合真武汤
E. 麻黄连翘赤小豆汤

7. 治疗水肿湿热壅盛证，应首选的方剂是
A. 疏凿饮子　B. 木防己汤
C. 舟车丸　D. 己椒苈黄丸
E. 八正散

8. 轻度水肿病人每日适宜的食盐摄入量是
A. 1~2 克　B. 3~4 克
C. 5~6 克　D. 7~8 克
E. 9~10 克

A2 型题

1. 陈某，男，41 岁，反复肢体浮肿 5 年。腰以下为甚，按之凹陷不易恢复，纳减便溏，神疲乏力，四肢倦怠，小便短少，舌质淡，苔白腻，脉沉缓。其诊断是
A. 水肿水湿浸渍证
B. 水肿脾阳虚衰证
C. 癃闭脾气不升证
D. 癃闭膀胱湿热证
E. 淋证劳淋

2. 王某，男，45 岁。水肿延久不退 10 年，肿势轻重不一，以下肢为主，腰部刺痛，伴血尿，舌紫暗，苔白，脉沉细涩。其治疗应首选的方剂是

A. 济生肾气丸合真武汤
B. 桃红四物汤合五苓散
C. 实脾饮
D. 疏凿饮子
E. 五皮饮合胃苓汤加减

3. 李某，女，15 岁。两周前身发疮痍，恶风发热。前天起眼睑浮肿，继而延及全身，皮肤光亮，尿少色赤，舌质红，苔薄黄，脉浮数。其治疗应首选的方剂是

A. 实脾饮
B. 五皮饮合胃苓汤
C. 疏凿饮子
D. 麻黄连翘赤小豆汤合五味消毒饮
E. 越婢加术汤

4. 赵某，男，26 岁。初起恶寒发热，咽痛，眼睑浮肿，小便不利，经治后，表虽解，但肿势未退。现症：身重困倦，胸闷，纳呆，泛恶，苔白腻，脉沉缓，其证候诊断是

A. 水湿浸渍证　B. 湿毒浸淫证
C. 湿热壅盛证　D. 风水相搏证
E. 脾阳虚衰证

A3 型题

患者，男，36 岁。遍体浮肿，皮肤绷急光亮，胸脘痞闷，烦热口渴，小便短赤，大便干结，舌红苔黄腻，脉沉数。

1. 该患者所患疾病属于何种证型

A. 脾阳虚衰证　B. 风水相搏证
C. 湿毒浸淫证　D. 湿热壅盛证
E. 水湿浸渍证

2. 此证的治法是

A. 健脾温阳利水
B. 宣肺解毒，利湿消肿
C. 分利湿热
D. 疏风清热，宣肺行水
E. 运脾化湿，通阳利水

3. 治疗此证应首选的方剂是

A. 疏凿饮子加减
B. 麻黄连翘赤小豆汤合五味消毒饮加减
C. 五皮饮合胃苓汤加减
D. 越婢加术汤加减
E. 实脾饮加减

4. 若患者腹满不减，大便不通，可合

A. 大陷胸丸　B. 己椒苈黄丸
C. 防己地黄汤　D. 防己黄芪汤
E. 葶苈大枣泻肺汤

B1 型题

A. 遍体浮肿，皮肤绷急光亮
B. 面浮身肿，腰以下甚，按之凹陷不起
C. 全身水肿，下肢明显，按之没指
D. 身发疮痍，眼睑浮肿
E. 初起眼睑浮肿，继则四肢及全身皆肿

1. 水肿风水相搏证的水肿特点是
2. 水肿湿热壅盛证的水肿特点是

A. 麻黄、杏仁
B. 苏子、葶苈子
C. 白鲜皮、地肤子
D. 苦参、土茯苓
E. 茯苓、泽泻

3. 水肿湿毒浸淫证，疮痍湿盛糜烂者，应加用
4. 水肿水湿浸渍证，兼有外感风邪，肿甚而喘，应加用

参考答案

A1 型题

1. B　2. D　3. C　4. E　5. C
6. D　7. A　8. B

A2 型题

1. B　2. B　3. D　4. A

A3 型题

1. D 2. C 3. A 4. B

B1 型题

1. E 2. A 3. D 4. A

细目二 淋 证

A1 型题

1. 下列各项，不属淋证病因的是
A. 外感湿热 B. 饮食不节
C. 情志内伤 D. 禀赋不足
E. 瘀浊内停

2. 下列各项，属淋证主要病理因素的是
A. 风湿 B. 湿热
C. 痰浊 D. 瘀血
E. 气滞

3. 下列关于石淋的各项叙述中，错误的是
A. 小便排出砂石为主症
B. 排尿时突然中断，尿道窘迫疼痛
C. 突发一侧腰腹绞痛，疼痛难忍，痛引少腹
D. 结石大，阻塞尿路者，用金钱草煎汤代茶
E. 治疗以清热利湿、排石通淋为主

4. 膏淋虚证的治疗原则是
A. 补脾益肾固涩
B. 补中益气，升阳举陷
C. 清热利湿，分清泄浊
D. 益气养血通淋
E. 清热利湿通淋

5. 治疗淋证之热淋，应首选的方剂是
A. 小蓟饮子 B. 补中益气汤
C. 八正散 D. 石韦散
E. 程氏萆薢分清饮

6. 治疗淋证之劳淋，应首选的方剂是
A. 左归丸 B. 右归丸
C. 八正散 D. 知柏地黄丸
E. 无比山药丸

7. 下列关于热淋的各项叙述中，错误的是
A. 小便频数，灼热刺痛，溺色黄赤
B. 多为湿热蕴结下焦，膀胱气化失司所致
C. 属实热之证，不宜用补益之药，以免恋邪
D. 若伴寒热、口苦，加用麻黄、桂枝
E. 若热毒盛者，可用黄连解毒汤合五味消毒饮治疗

8. 下列关于淋证患者的预防调护中，错误的是
A. 避免纵欲过劳，保持心情舒畅
B. 注意外阴清洁
C. 不憋尿，多饮水
D. 长期口服抗生素，提高机体抗病能力
E. 饮食宜清淡，忌肥腻辛辣醇酒之品

A2 型题

1. 患者，女，45 岁。3 天来尿频急，尿色深红，尿痛满急，心烦，舌尖红，苔黄腻，脉滑数。治疗应首选的方剂是
A. 八正散 B. 小蓟饮子
C. 六味地黄丸 D. 知柏地黄丸
E. 无比山药丸

2. 患者，女，35 岁。小便涩滞，尿后余沥不尽，少腹胀满疼痛，常因情志不舒而加重，苔薄白，脉弦。此病证的治法是
A. 清热利湿通淋

B. 利气疏导，通淋利尿

C. 健脾益气

D. 补脾益肾

E. 分清泄浊

3. 患者，女，63 岁。小便浑浊日久不已，反复发作，尿出如脂，上有浮油，置之沉淀，有絮状凝块物，涩痛不甚，形体日见消瘦，头昏无力，腰膝酸软，舌淡，苔腻，脉细无力。其证候诊断是

A. 气淋实证　B. 气淋虚证

C. 膏淋实证　D. 膏淋虚证

E. 劳淋

4. 患者，男，76 岁。排尿涩痛，数次出现排尿时突然中断，尿道窘迫疼痛，少腹拘急，一侧腰腹绞痛难忍，牵及外阴，尿中带血，舌红，苔薄黄，脉弦。治疗应首选的方剂是

A. 小蓟饮子

B. 补中益气汤

C. 程氏萆薢分清饮

D. 八正散

E. 石韦散

A3 型题

患者，女，28 岁。小便黄赤频数，灼热刺痛，少腹拘急胀痛，口苦，呕恶，腰痛拒按，苔黄腻，脉滑数。

1. 该患者所患疾病属于何种证型

A. 石淋　B. 热淋

C. 气淋　D. 血淋

E. 膏淋

2. 此证的治法是

A. 清热通淋，凉血止血

B. 清热利湿，排石通淋

C. 理气疏导，通淋利尿

D. 清热利湿通淋

E. 清热利湿，分清泄浊

3. 治疗此证应首选的方剂是

A. 石韦散加减

B. 小蓟饮子加减

C. 八正散加减

D. 沉香散加减

E. 程氏萆薢分清饮加减

4. 患者若伴寒热、口苦、呕恶，可加

A. 清半夏、生姜

B. 丁香、柿蒂

C. 桑螵蛸、煅瓦楞子

D. 吴茱萸、黄连

E. 柴胡、黄芩

B1 型题

A. 小便赤热，尿时灼痛

B. 小便窘急不能猝出，尿道刺痛，痛引少腹

C. 少腹满闷胀痛，小便艰涩疼痛，尿后余沥不尽

D. 尿道热涩疼痛，尿色如米泔水

E. 小便量少，排出不畅，点滴而短少

1. 气淋的主症特点是

2. 热淋的主症特点是

A. 黄芪、党参、白术

B. 杜仲、续断、补骨脂

C. 川楝子、小茴香、广郁金

D. 桃仁、红花、皂角刺

E. 芍药、甘草

3. 石淋，腰腹绞痛者，应加用

4. 气淋，少腹胀满，上及于胁者，应加用

参考答案

A1 型题

1. E　2. B　3. D　4. A　5. C

6. E　7. D　8. D

A2 型题

1. B　2. B　3. D　4. E

A3 型题

1. B　2. D　3. C　4. E

B1 型题

1. C　2. A　3. E　4. C

细目三　癃　闭

A1 型题

1. 癃闭的病位主要在
   A. 膀胱与肾　B. 肺、脾、肾
   C. 心、肝、肾　D. 肺、脾、肝
   E. 肾与精室
2. 下列各项，对于诊断癃闭无意义的是
   A. 排尿点滴不畅
   B. 每次尿量减少
   C. 有水蓄膀胱之证候
   D. 每日尿量减少
   E. 多见于老年男性
3. 下列各项，不属癃闭病理因素的是
   A. 湿热　B. 热毒
   C. 气滞　D. 疮毒
   E. 痰瘀
4. 癃闭的基本病机是
   A. 膀胱气化失调　B. 膀胱气化不利
   C. 膀胱气化无权　D. 肾失封藏
   E. 肾脏分清泌浊失常
5. 治疗癃闭脾气不升证，应首选的方剂是
   A. 实脾饮
   B. 补中益气汤合春泽汤
   C. 济生肾气丸
   D. 八正散
   E. 沉香散
6. 治疗癃闭肺热壅盛证，应首选的方剂是
   A. 麻黄连翘赤小豆汤
   B. 沉香散
   C. 八正散
   D. 葶苈大枣泻肺汤
   E. 清肺饮
7. 导尿法治疗的是癃闭
   A. 肾阳衰惫证　B. 水蓄膀胱急症
   C. 浊瘀阻塞证　D. 肺热壅盛证
   E. 膀胱湿热证
8. 下列各症状中，不属于癃闭肝郁气滞证主症的是
   A. 小便不通或通而不爽
   B. 情志抑郁
   C. 小便短赤灼热
   D. 胁腹胀满
   E. 多烦善怒

A2 型题

1. 陈某，男，65 岁，有前列腺肥大史 7 年。近 1 年小便不畅，尿如细线，甚则阻塞不通，小腹胀满疼痛，舌紫暗，或有瘀点，脉涩。其诊断是
   A. 淋证石淋
   B. 淋证劳淋
   C. 癃闭脾气不升证
   D. 癃闭膀胱湿热证
   E. 癃闭浊瘀阻塞证

2. 王某，男，45岁。1周来小便不畅，点滴而下，每日尿量极少而短赤灼热，小腹胀满，口苦口黏，大便不畅，舌质红，苔黄腻，脉数。其诊断是

A. 癃闭膀胱湿热证
B. 癃闭浊瘀阻塞证
C. 癃闭肺热壅盛证
D. 淋证热淋
E. 淋证石淋

3. 李某，女，35岁。5小时前与同事吵架，随而出现小便不通，情志抑郁，胁腹胀满，舌红，苔薄黄，脉弦。治疗本病首选的方剂是

A. 补中益气汤　B. 八正散
C. 沉香散　D. 金匮肾气丸
E. 清肺饮

4. 赵某，男，76岁。3年来小便点滴不爽，排出无力，神气怯弱，畏寒肢冷，腰膝酸软，舌淡胖，苔薄白，脉沉细或弱。该病证的治法是

A. 温补肾阳，化气利水
B. 升清降浊，化气行水
C. 行瘀散结，通利水道
D. 疏利气机，通利小便
E. 清利湿热，通利小便

A3 型题

患者，男，32岁。2周来小便点滴不通，尿道灼热，小腹胀满，口苦口黏，舌质红，苔黄腻，脉数。

1. 该患者所患疾病属于何种证型

A. 脾气不升证　B. 膀胱湿热证
C. 肾阳衰惫证　D. 肺热壅盛证
E. 肝郁气滞证

2. 此证的治法是

A. 温补肾阳，化气利水
B. 清泄肺热，通利水道
C. 升清降浊，化气行水
D. 清利湿热，通利小便
E. 疏利气机，通利小便

3. 治疗此证应首选的方剂是

A. 八正散加减
B. 济生肾气丸加减
C. 清肺饮加减
D. 补中益气汤合春泽汤加减
E. 沉香散加减

4. 若兼心烦、口舌生疮糜烂，可合

A. 导赤散　B. 清营汤
C. 凉膈散　D. 清宫汤
E. 泻白散

B1 型题

A. 小便量少，但能点滴而出
B. 由“癃”转“闭”者
C. 小便闭塞不通，水蓄膀胱者
D. 由“闭”转“癃”者
E. 虚实夹杂之证者

1. 癃闭中属于急病的是
2. 癃闭中属于病势加重的是

A. 导尿法　B. 外敷法
C. 流水诱导法　D. 针刺中极穴
E. 取嚏法

3. 癃闭水蓄膀胱急症的外治法中，具有开肺气而通利小便的方法是
4. 癃闭水蓄膀胱急症的外治法中，错误的是

参考答案

A1 型题

1. A　2. B　3. D　4. A　5. B
6. E　7. B　8. C

A2 型题

1. E　2. A　3. C　4. A

A3 型题

1. B　2. D　3. A　4. A

B1 型题

1. C　2. B　3. E　4. D

第七单元　气血津液病证

细目一　郁　证

A1 型题

1. 郁证主要的病因是
A. 七情所伤　B. 正气亏虚
C. 饮食所伤　D. 外感湿邪
E. 外感燥热

2. 与郁证的发病关系最为密切的脏腑是
A. 心　B. 肝
C. 脾　D. 肺
E. 肾

3. 下列各项，不符合郁证临床表现的是
A. 忧郁不畅，情绪不宁，胸胁胀满疼痛
B. 或有咽中如有异物梗塞症状
C. 大多数有情志内伤的病史
D. 病情的反复常与情志因素密切相关
E. 多发于老年男性

4. 郁证实证的治疗原则是
A. 活血化瘀　B. 理气开郁
C. 消食化痰　D. 清肝泻火
E. 养心安神

5. 治疗郁证心肾阴虚证，应首选的方剂是
A. 天王补心丹合六味地黄丸
B. 安神定志丸合左归丸
C. 丹栀逍遥散合朱砂安神丸
D. 泻心汤合左归丸
E. 龙胆泻肝汤合半夏厚朴汤

6. 治疗“梅核气”，应首选方剂是
A. 柴胡疏肝散　B. 丹栀逍遥散
C. 五磨饮子　D. 半夏厚朴汤
E. 甘麦大枣汤

7. 下列关于郁证心神失养证的主症描述中，错误的是
A. 精神恍惚
B. 多疑易惊
C. 悲忧善哭，喜怒无常
D. 时时欠伸
E. 咽中如有物，吞之不下，咯之不出

8. 郁证中的梅核气与噎膈的主要鉴别点是
A. 患者的年龄与性别
B. 有无咽喉阻塞感
C. 有无吞咽困难
D. 有无咽干、灼热、咽痒
E. 有无长期吸烟饮酒史

A2 型题

1. 患者，女，56 岁。退休 2 年后出现精神抑郁，情绪不宁，胸部满闷，胁肋胀痛，痛无定处，脘闷嗳气，不思饮食，大便不畅，舌淡红，苔薄腻，脉弦。此病证候诊断是
A. 肝气郁结　B. 气郁化火
C. 阴虚火旺　D. 心脾两虚
E. 心神失养

2. 患者，女，36岁。产后抑郁多年，长期自觉咽中有物梗塞，但无咽痛及吞咽困难，在心情愉快时，症状可减轻或消失，而当心情抑郁或注意力集中于咽部时，则梗塞感觉加重，苔白腻，脉弦滑。治疗本病首选的方剂是

A. 柴胡疏肝散　B. 丹栀逍遥散
C. 五磨饮子　D. 半夏厚朴汤
E. 甘麦大枣汤

3. 患者，女，42岁。长期情绪不宁，多思善疑，头晕神疲，心悸胆怯，失眠健忘，纳差，面色不华，舌质淡，苔薄白，脉弦细。本病的治法是

A. 健脾养心，补益气血
B. 补肾益气，养心安神
C. 清热化痰，宁心安神
D. 活血化瘀，理气通络
E. 甘润缓急，养心安神

4. 患者，男，25岁。自觉情绪不宁，急躁易怒，胸胁胀满近2月，伴口苦而干，头痛，目赤，耳鸣，嘈杂吞酸，大便秘结，舌质红，苔黄，脉弦数。治疗本病首选的方剂是

A. 柴胡疏肝散　B. 丹栀逍遥散
C. 五磨饮子　D. 半夏厚朴汤
E. 甘麦大枣汤

A3 型题

患者，女，34岁。近2年来情绪不宁，急躁易怒，胸胁胀满，口苦而干，头痛目赤，耳鸣舌质红苔黄，脉弦数。

1. 该患者所患疾病属于何种证型

A. 肝气郁结证　B. 气郁化火证
C. 痰气郁结证　D. 心神失养证
E. 心脾两虚证

2. 此证的治法是

A. 行气开郁，化痰散结
B. 疏肝解郁，理气畅中
C. 疏肝解郁，清肝泻火
D. 甘润缓急，养心安神
E. 健脾养心，补益气血

3. 治疗此证应首选的方剂是

A. 甘麦大枣汤加减
B. 半夏厚朴汤加减
C. 归脾汤加减
D. 柴胡疏肝散加减
E. 丹栀逍遥散加减

B1 型题

A. 心　B. 肝
C. 脾　D. 肾
E. 三焦

1. 与气郁、血郁、火郁关系最密切的脏腑是
2. 与郁证的虚证关系最密切的脏腑是

A. 菊花、钩藤
B. 黄连、肉桂
C. 金樱子、芡实
D. 女贞子、旱莲草
E. 黄连、吴茱萸

3. 郁证心肾阴虚证，伴见心烦失眠，多梦遗精者，应加用的药物是
4. 郁证气郁化火证，伴见胁肋疼痛，口苦，嘈杂吞酸，嗳气，呕吐者，应加用的药物是

参考答案

A1 型题

1. A　2. B　3. E　4. B　5. A
6. D　7. E　8. C

A2 型题

1. A　2. D　3. A　4. B

A3 型题

1. B　2. C　3. E

B1 型题

1. B　2. A　3. B　4. E

细目二　血　证

A1 型题

1. 下列各项中，不属于血证病机的是
   A. 气虚不摄，血溢脉外
   B. 外感热毒，迫血妄行
   C. 瘀血阻络，血不循经
   D. 肝郁化火，火灼血络
   E. 卫气不固，血溢脉外
2. 下列各项中，鼻衄涉及的病变脏腑是
   A. 肺、胃、肝　B. 胃、肝、三焦
   C. 脾、胃、肝　D. 脾、胃
   E. 胃、肝
3. 下列各项中，不符合紫斑临床特征的是
   A. 好发于四肢
   B. 紫斑小如针尖，大者融合成片
   C. 压之退色
   D. 不高出皮肤
   E. 常反复发作
4. 下列各项，不属于血证治疗原则的是
   A. 治火　B. 治气
   C. 治痰　D. 治血
   E. 治虚
5. 尿血与血淋的鉴别点是
   A. 尿色的深浅
   B. 尿中有无红细胞
   C. 是否有排尿疼痛
   D. 是否伴有全身症状
   E. 是否伴有水肿
6. 治疗鼻衄热邪犯肺证，应首选的方剂是
   A. 桑菊饮　B. 玉女煎
   C. 清营汤　D. 龙胆泻肝汤
   E. 泻心汤
7. 治疗吐血肝火犯胃证，应首选的方剂是
   A. 桑菊饮　B. 玉女煎
   C. 清营汤　D. 龙胆泻肝汤
   E. 泻心汤
8. 治疗尿血肾气不固证，应首选的方剂是
   A. 黄土汤　B. 归脾汤
   C. 补中益气汤　D. 无比山药丸
   E. 金匮肾气丸

A2 型题

1. 患者，男，55 岁。平素喜烟酒，嗜辛辣。齿衄 3 日，血色鲜红，齿龈红肿疼痛，头痛，口臭，舌红，苔黄，脉洪数。本病的治法是
   A. 滋阴降火，凉血止血
   B. 清胃泻火，凉血止血
   C. 清胃泻火，化瘀止血
   D. 清化湿热，凉血止血
   E. 清热解毒，凉血止血
2. 患者，男，36 岁。两日内数次便血，色红黏稠，大便不畅，腹痛，口苦，舌质红，苔黄腻，脉濡数。治疗本病首选的方剂是
   A. 清脏汤　B. 地榆散合槐角丸
   C. 黄土汤　D. 归脾丸
   E. 犀角地黄汤
3. 患者，男，32 岁。皮肤出现青紫斑点 5 日，伴有鼻衄，口渴，便秘，舌质红，苔黄，脉弦数。治疗本病首选的方剂是
   A. 泻白散　B. 十灰散

C. 茜根散　　D. 归脾汤
E. 黄土汤

A3 型题

患者，女，28 岁。平素头痛，目眩，耳鸣，烦躁易怒。现鼻衄，两目红赤，口苦，舌红苔黄，脉弦数。

1. 该患者所患疾病属于何种证型
A. 肝火上炎证　　B. 胃热炽盛证
C. 热邪犯肺证　　D. 气血亏虚证
E. 心肝火炽证

2. 此证的治法是
A. 清泄肺热，凉血止血
B. 清肝泻火，凉血止血
C. 清胃泻火，凉血止血
D. 清心泻火，凉血止血
E. 补气摄血

3. 治疗此证应首选的方剂是
A. 玉女煎加减　　B. 桑菊饮加减
C. 龙胆泻肝汤加减　　D. 银翘散加减
E. 归脾汤加减

4. 若阴虚内热，手足心热者，可加
A. 玄参、麦冬、女贞子、墨旱莲
B. 玄参、龟板、地骨皮、知母
C. 白茅根、仙鹤草、藕节
D. 黄芩、牡丹皮、栀子
E. 银花、连翘、牛蒡子

B1 型题

A. 白茅根、仙鹤草、藕节
B. 银花、连翘、牛蒡子
C. 麦冬、玄参、天冬
D. 黄芩、白茅根、芦根
E. 代赭石、竹茹、旋覆花

1. 咳血燥热伤肺证，若津伤较甚，见痰黏不易咳出，苔少，舌红乏津者，应加用

2. 咳血燥热伤肺证者，若见热势较甚，咳血较多，应加用

A. 清脏汤　　B. 泻白散
C. 玉女煎　　D. 桑菊饮
E. 犀角地黄汤

3. 便血肠道湿热证者，若便血日久，湿热未尽而营阴已亏，应选用的方剂是

4. 咳血肝火犯肺证者，若咳血量较多，纯血鲜红，应选用的方剂是

参考答案

A1 型题

1. E　2. A　3. C　4. C　5. C
6. A　7. D　8. D

A2 型题

1. B　2. B　3. B

A3 型题

1. A　2. B　3. C　4. B

B1 型题

1. C　2. D　3. A　4. E

细目三　痰　饮

A1 型题

1. 下列各项中，不属于痰饮病因的是
   A. 外感寒湿　B. 外感湿热
   C. 饮食不当　D. 劳欲太过
   E. 久病体虚
2. 按痰饮停积的部位分类，饮留胃肠的是
   A. 痰饮　B. 支饮
   C. 溢饮　D. 悬饮
   E. 伏饮
3. 按痰饮停积的部位分类，饮流胁下的是
   A. 痰饮　B. 支饮
   C. 溢饮　D. 悬饮
   E. 伏饮
4. 支饮，饮邪停积的部位是
   A. 胃肠　B. 胁下
   C. 肢体　D. 胸肺
   E. 腹内
5. 治疗痰饮病的主要原则是
   A. 清热　B. 化痰
   C. 温化　D. 利水
   E. 逐饮
6. 下列各项中，不属于十枣汤正确服法的是
   A. 剂量均从小量递增
   B. 中病即止
   C. 必须注意顾护胃气
   D. 药后出现呕吐、腹痛可续服
   E. 一般连服 3～5 日，必要时停两三日再服
7. 下列各项中，符合悬饮病主症的是
   A. 心下满闷，呕吐清水痰涎
   B. 胸胁饱满，咳唾引痛
   C. 咳逆倚息，短气不得平卧
   D. 身体沉重，肢体浮肿
   E. 胃肠沥沥有声
8. 治疗悬饮络气不和证，应首选的方剂是
   A. 香附旋覆花汤　B. 柴枳半夏汤加减
   C. 椒目瓜蒌汤　D. 己椒苈黄丸
   E. 苓桂术甘汤合小半夏加茯苓汤
9. 治疗支饮寒饮伏肺证，应首选的方剂是
   A. 柴枳半夏汤　B. 小青龙汤
   C. 香附旋覆花汤　D. 甘遂半夏汤
   E. 金匮肾气丸

A2 型题

1. 患者，女，68 岁。因 3 日前外感风寒后，自觉身体沉重而疼痛，肢体浮肿，恶寒，无汗，伴咳喘，痰多白沫，胸闷，干呕，口不渴，苔白，脉弦紧。本病的诊断是
   A. 痰饮　B. 支饮
   C. 溢饮　D. 悬饮
   E. 伏饮
2. 患者，女，32 岁。平素嗜食生冷。近期心下坚满，自利，利后反快，虽利，心下续坚满，肠间沥沥有声，腹满，便秘，口舌干燥，舌苔黄腻，脉沉弦。本病的证候诊断是
   A. 痰饮脾阳虚弱证　B. 痰饮饮留胃肠证
   C. 悬饮邪犯胸肺证　D. 悬饮饮停胸胁证
   E. 支饮脾肾阳虚证
3. 患者，男，76 岁，既往有慢性咳嗽病史二十余年。自觉胸胁疼痛，咳唾引痛两年。近期痛势逐渐减轻，而呼吸困难加重，咳逆气喘，息促不能平卧，一侧肋间胀满，舌苔白，脉沉弦。治疗本病首选的方剂是
   A. 小青龙汤
   B. 椒目瓜蒌汤合十枣汤
   C. 香附旋覆花汤
   D. 柴枳半夏汤

E. 金匮肾气丸合苓桂术甘汤

4. 患者，男，68 岁。近半年胸胁闷痛，咳呛时作，咯吐少量黏痰，口干咽燥，午后潮热，颧红，盗汗，形体消瘦，舌质偏红，少苔，脉小数。治疗本病首选的方剂是

A. 左归丸

B. 七福饮

C. 六味地黄丸

D. 葶苈大枣泻肺汤

E. 沙参麦冬汤合泻白散

5. 患者，女，45 岁，肥胖。平素喜肥甘厚味，近半年觉胸胁支满，心下痞闷，胃中有振水音，脘腹喜温畏冷，泛吐清水痰涎，饮入易吐，口渴不欲饮水，头晕目眩，心悸气短，食少，大便溏，形体逐渐消瘦，舌苔白滑，脉弦细而滑。本病的治法是

A. 温脾化饮　　B. 攻下逐饮

C. 泻肺祛饮　　D. 理气和络

E. 宣肺化饮

A3 型题

患者，男，72 岁。有哮喘十余年。2 周来寒热往来，身热起伏，有汗而热不解，咳嗽痰少，气急，胸胁刺痛，心下痞硬，干呕，口苦咽干，舌苔薄白，脉弦数。

1. 本病的证候诊断是

A. 悬饮络气不和证

B. 溢饮阴虚内热证

C. 悬饮邪犯胸肺证

D. 支饮饮停胸胁证

E. 支饮脾肾阳虚证

2. 此证的治法是

A. 理气和络　　B. 泻肺祛饮

C. 和解宣利　　D. 滋阴清热

E. 温阳化饮

3. 治疗此证应首选的方剂是

A. 香附旋覆花汤加减

B. 椒目瓜蒌汤合十枣汤或控涎丹加减

C. 柴枳半夏汤加减

D. 沙参麦冬汤合泻白散加减

E. 苓桂术甘汤加减

4. 若胁痛甚者，可加

A. 郁金、桃仁、延胡索

B. 白芥子、桑白皮

C. 半夏、瓜蒌

D. 麻黄、杏仁、石膏

E. 桂枝、白术、甘草

B1 型题

A. 小青龙汤

B. 苓桂术甘汤

C. 苓甘五味姜辛汤

D. 葶苈大枣泻肺汤

E. 真武汤

1. 治疗支饮无寒热、身痛等表证，见动则喘甚，易汗，应选用的方剂是

2. 治疗支饮饮多寒少，外无表证，喘咳痰稀或不得息，胸满气逆，应选用的方剂是

A. 麻黄、杏仁、石膏

B. 桂枝、白术、甘草

C. 干姜、吴茱萸、川椒目

D. 黄连、半夏、瓜蒌

E. 通草、路路通、冬瓜皮

3. 悬饮，若出现水饮久停难去，胸胁支满，体弱，食少者，应加用的药物是

4. 悬饮，若出现心下痞硬，口苦，干呕者，应加用的药物是

参考答案

A1 型题

1. B　2. A　3. D　4. D　5. C

6. D　7. B　8. A　9. B

A2 型题

1. C　2. B　3. B　4. E　5. A

A3 型题

1. C　2. C　3. C　4. A

B1 型题

1. C　2. D　3. B　4. D

细目四　消　渴

A1 型题

1. 消渴的基本病机主要是
   A. 胃热炽盛　B. 肺热津伤
   C. 肾阴亏损　D. 阴虚燥热
   E. 阴阳两虚
2. 消渴的病变脏腑主要是
   A. 肝、脾、肾　B. 脾、胃、肾
   C. 心、肝、肾　D. 肺、脾、肾
   E. 肺、胃、肾
3. 消渴的治疗原则是
   A. 健脾补肾
   B. 滋阴温阳
   C. 滋阴清热，益气健脾
   D. 清热润燥，养阴生津
   E. 滋阴益气，活血化瘀
4. 下列各项，不属于消渴并发症的是
   A. 雀目　B. 疮痈
   C. 肺胀　D. 眩晕
   E. 中风
5. 消渴“下消”的突出症状是
   A. 消谷善饥　B. 烦热多汗
   C. 腰膝酸软　D. 烦渴引饮
   E. 尿频量多
6. 治疗消渴病中消气阴亏虚证，应首选的方剂是
   A. 六味地黄丸　B. 七味白术散
   C. 玉女煎　D. 消渴方
   E. 大补元煎

A2 型题

1. 患者，男，52 岁。口渴多饮 2 年，目前自觉口舌干燥，尿频量多，烦热多汗，舌边尖红，苔薄黄，脉洪数。其证候诊断是
   A. 上消肺热津伤证
   B. 中消胃热炽盛证
   C. 中消气阴亏虚证
   D. 下消肾阴亏虚证
   E. 下消阴阳两虚证
2. 患者，女，66 岁。发现血糖升高 10 年，目前多食易饥，口渴，尿多，形体消瘦，大便干燥，苔黄，脉滑实有力。治疗本病的首选方剂是
   A. 六味地黄丸　B. 玉女煎
   C. 白虎汤　D. 消渴方
   E. 七味白术散
3. 患者，男，49 岁。发现血糖升高近 12 年，小便频数，混浊如膏，甚至饮一溲一，面容憔悴，耳轮干枯，腰膝酸软，四肢欠温，畏寒肢冷，阳痿，舌淡白而干，脉沉细无力。治疗本病的首选方剂是
   A. 六味地黄丸　B. 金匮肾气丸
   C. 右归丸　D. 十全大补汤

E. 七味白术散

4. 王某，女，45 岁。尿频量多，混浊如脂膏，腰膝酸软，乏力，头晕耳鸣，口干唇燥，皮肤干燥、瘙痒，舌红苔少，脉细数。本病的治法是

A. 滋阴固肾

B. 固精缩尿，收敛固摄

C. 补肾填精，活血化瘀

D. 滋阴清热，健脾祛风

E. 清泻肺胃，生津止渴

A3 型题

患者，女，65 岁，有消渴病史十余年。口渴引饮，能食，便溏，精神不振，四肢乏力，体瘦，舌质淡红，苔白而干，脉弱。

1. 该患者所患疾病属于何种证型

A. 气阴亏虚证　B. 阴阳两虚证

C. 肾阴亏虚证　D. 肺热津伤证

E. 胃热炽盛证

2. 此证的治法是

A. 滋阴固肾

B. 滋阴温阳，补肾固涩

C. 清热润肺，生津止渴

D. 益气健脾，生津止渴

E. 清胃泻火，养阴增液

3. 治疗此证应首选的方剂是

A. 七味白术散加减

B. 六味地黄丸加减

C. 金匮肾气丸加减

D. 消渴方加减

E. 玉女煎加减

4. 若并发疮毒痈疽者，则可加

A. 地骨皮、知母、黄芩

B. 五味消毒饮

C. 红花、泽兰、鬼箭羽

D. 杞菊地黄丸

E. 党参、黄芪、黄精

B1 型题

A. 二冬汤　B. 二陈汤

C. 增液承气汤　D. 白虎汤

E. 玉女煎

1. 消渴上消证，若出现烦渴不止，小便频数，而脉数乏力者，宜选用的方剂是

2. 消渴中消胃热炽盛证，若出现大便秘结不行，宜选用的方剂是

A. 玉女煎　B. 六味地黄丸

C. 金匮肾气丸　D. 消渴方

E. 七味白术散

3. 治疗消渴病下消肾阴亏虚证，首选的方剂是

4. 治疗消渴病下消阴阳两虚证，首选的方剂是

参考答案

A1 型题

1. D　2. E　3. D　4. C　5. E
6. B

A2 型题

1. A　2. B　3. B　4. A

A3 型题

1. A　2. D　3. A　4. B

B1 型题

1. A　2. C　3. B　4. C

细目五　内伤发热

A1 型题

1. 下列各项中，不属内伤发热病因的是
A. 感受外邪　B. 久病体虚
C. 饮食劳倦　D. 情志失调
E. 外伤出血

2. 甘温除热治法的代表方剂是
A. 大建中汤　B. 小建中汤
C. 黄芪建中汤　D. 补中益气汤
E. 人参养荣汤

3. 治疗内伤发热阴虚发热证，首选的方剂是
A. 清营汤　B. 清骨散
C. 归脾汤　D. 补中益气汤
E. 青蒿鳖甲汤

4. 治疗内伤发热血虚发热证，首选的方剂是
A. 清营汤　B. 清骨散
C. 归脾汤　D. 补中益气汤
E. 青蒿鳖甲汤

5. 治疗内伤发热痰湿郁热证，首选的方剂是
A. 苓桂术甘汤　B. 龙胆泻肝汤
C. 丹栀逍遥散　D. 藿香正气散
E. 黄连温胆汤合中和汤

6. 治疗内伤发热血瘀发热证，首选的方剂是
A. 复元活血汤　B. 桂枝茯苓丸
C. 天台乌药散　D. 血府逐瘀汤
E. 黄连温胆汤

7. 内伤发热病证的基本病机是
A. 血行瘀滞，瘀热内生
B. 气郁日久，化火生热
C. 气血阴阳失衡，脏腑功能失调
D. 中气不足，阴火内生
E. 血虚失养，阴不配阳

8. 下列各项，不符合内伤发热临床特征的是
A. 起病缓慢，病程较长
B. 多为低热，亦有高热
C. 测量体温都升高
D. 可有气、血、阴、阳亏虚的症状
E. 可有气郁、血瘀、湿阻的症状

A2 型题

1. 患者，男，36 岁。发热而欲近衣，形寒怯冷，四肢不温，少气懒言，头晕嗜卧，腰膝酸软，纳少便溏，面色㿠白，舌质淡胖，边有齿痕，苔白润，脉沉细无力。此时的证候诊断是
A. 气虚发热　B. 血虚发热证
C. 阴虚发热证　D. 阳虚发热证
E. 气郁发热证

2. 患者，女，42 岁。自觉发热近 1 年，多为低热，热势常随情绪波动而起伏，精神抑郁，胁肋胀满，烦躁易怒，口干而苦，纳食减少，舌红苔黄，脉弦数。治疗本病首选的方剂是
A. 清肝饮　B. 龙胆泻肝汤
C. 丹栀逍遥散　D. 一贯煎
E. 黄连温胆汤

3. 患者，女，36 岁。低热半月，午后热甚，心内烦热，胸闷脘痞，不思饮食，渴不欲饮，呕恶，大便黏滞不爽，舌苔黄腻，脉濡数。本病的治法是
A. 滋阴清热
B. 活血化瘀
C. 燥湿化痰，清热和中
D. 疏肝理气，解郁泄热
E. 温补阳气，引火归原

4. 患者，女，50 岁。自觉午后发热近 2 个月，口燥咽干，但不多饮，肢体有固定痛处，面色晦暗，舌质青紫，有瘀点，脉涩。治疗本病首选的方剂是
A. 血府逐瘀汤　B. 桂枝茯苓丸

C. 天台乌药散　　D. 复元活血汤
E. 黄连温胆汤

A3 型题

患者，女，43 岁。宫外孕术后 1 周。低热，头晕眼花，身倦乏力，心悸不宁，面白少华，唇甲色淡，舌淡，脉细弱。

1. 其证候是
A. 阴虚发热证　　B. 血虚发热证
C. 气虚发热证　　D. 阳虚发热证
E. 外伤发热证
2. 此证的治法是
A. 滋阴清热
B. 益气养血
C. 温补阳气，引火归原
D. 益气健脾，甘温除热
E. 血行瘀滞，瘀热内生
3. 治疗此证应首选的方剂是
A. 补中益气汤加减
B. 知柏地黄丸加减
C. 归脾汤加减
D. 金匮肾气丸加减
E. 三仁汤加减
4. 若发热较甚，可加
A. 葛根、防风　　B. 石膏、知母
C. 银柴胡、白薇　　D. 黄柏、黄连
E. 生地黄、赤芍

B1 型题

A. 秦艽、白薇
B. 龙胆草、黄芩
C. 青蒿、黄芩
D. 竹茹、藿香、白蔻仁
E. 郁金、香附、青皮

1. 内伤发热痰湿郁热证，若出现寒热如疟，寒轻热重，口苦呕逆者，应加用
2. 内伤发热痰湿郁热证，若呕恶明显者，应加用

A. 肝　　B. 脾胃
C. 心　　D. 肺
E. 肾

3. 内伤发热患者，发热每因劳累而起，伴乏力、自汗、食少、便溏，其病位在
4. 内伤发热患者，发热常因郁怒而起，伴胸胁胀满，叹气得舒，口苦便干，其病位在

参考答案

A1 型题

1. A　2. D　3. B　4. C　5. E
6. D　7. C　8. C

A2 型题

1. D　2. C　3. C　4. A

A3 型题

1. E　2. B　3. C　4. C

B1 型题

1. C　2. D　3. B　4. A

细目六　虚　劳

A1 型题

1. 下列各项中，不是虚劳病因的是
   A. 禀赋薄弱　B. 情志失调
   C. 烦劳过度　D. 饮食不节
   E. 大病久病
2. 下列各项中，不符合虚劳诊断依据的是
   A. 多见形神衰败、身体羸瘦、食少厌食等虚证症状
   B. 兼有其他病证的主要症状
   C. 病程长，症状可呈进行性加重
   D. 具有引起虚劳的致病因素
   E. 应着重排除其他病证中的虚证
3. 虚劳辨证中，首先要辨别的要点是
   A. 辨别五脏气血阴阳亏虚
   B. 辨本症与并发症
   C. 是否兼夹外邪
   D. 辨明有无因虚致实的表现
   E. 辨明原有疾病是否还继续存在
4. 治疗虚劳心血虚证，首选的方剂是
   A. 归脾汤　B. 四物汤
   C. 养心汤　D. 天王补心丹
   E. 炙甘草汤
5. 治疗虚劳肺阴虚证，首选的方剂是
   A. 一贯煎　B. 六味地黄丸
   C. 沙参麦冬汤　D. 天王补心丹
   E. 左归丸
6. 治疗虚劳肾阳虚证，首选的方剂是
   A. 四逆汤　B. 保元汤
   C. 附子理中汤　D. 左归丸
   E. 右归丸

A2 型题

1. 患者，女，40 岁。平素多病，自觉头晕目眩加重半月，胁痛，肢体麻木，筋脉拘急，闭经，面色不华，唇、指甲色淡，肌肤枯糙，舌质淡红苔少，脉细。治疗本病的首选方剂是
   A. 归脾汤　B. 天麻钩藤汤
   C. 四物汤　D. 养心汤
   E. 天王补心丹
2. 患者，女，60 岁。年老体虚，近 1 年来，心悸气短，劳则尤甚，自汗，头昏神疲，肢体无力，舌苔淡白，脉细软弱。治疗本病的首选方剂是
   A. 天王补心丹　B. 养心汤
   C. 大补元煎　D. 七福饮
   E. 加味四君子汤
3. 患者，男，56 岁。自觉近期口干唇燥，不思饮食，大便燥结，甚则干呕，呃逆，面颧红赤，唇红，午后潮热，盗汗，口干，舌质光红少津，脉细数无力。此时的证候诊断是
   A. 脾阳虚　B. 心血虚
   C. 脾气虚　D. 脾胃阴虚
   E. 脾血虚
4. 患者，男，38 岁。平素长期熬夜工作，自觉腰背酸痛多年，近期腰痛加重，遗精，阳痿，夜多尿，下利清谷，怕冷，手足不温，出冷汗，精神疲倦，面色苍白，舌质胖嫩，边有齿印，苔淡白而润，脉沉迟。本病的治法是
   A. 健脾益气　B. 滋补肾阴
   C. 补血养肝　D. 温中健脾
   E. 温补肾阳

A3 型题

患者，女，51 岁。头晕目眩，胁痛，肢体麻木，筋脉拘急，面色不华，月经不调，经量少，经期短。

1. 该患者所患疾病属于何种证型
   A. 心血虚证　B. 肝血虚证
   C. 肾精不足证　D. 脾不统血证

E. 气血两虚证

2. 此证的治法是

A. 益肾填精　　B. 养血补心

C. 益气健脾　　D. 补血养肝

E. 养血益气

3. 治疗此证应首选的方剂是

A. 酸枣仁汤加减

B. 十全大补汤加减

C. 四物汤加减

D. 人参养荣汤加减

E. 八珍汤加减

4. 若患者视物模糊，加

A. 楮实子、枸杞子、决明子

B. 菊花、蔓荆子

C. 蝉蜕、薄荷

D. 石斛、蝉蜕

E. 黄精、石斛

B1 型题

A. 肺、脾　　B. 心、肝

C. 脾、肾　　D. 心、肾

E. 肾、肝、肺

1. 血虚主要涉及的脏腑是

2. 气虚主要涉及的脏腑是

A. 黄芪、党参、白术

B. 沙参、五味子、百合

C. 肉豆蔻、补骨脂

D. 补骨脂、五味子、蛤蚧

E. 菟丝子、五味子、益智仁

3. 肾气虚证者，若出现尿频较甚及小便失禁，应加用的药物是

4. 肾阳虚证患者，若出现喘促短气，动则更甚，应加用的药物是

参考答案

A1 型题

1. B　2. B　3. A　4. C　5. C
6. E

A2 型题

1. C　2. D　3. D　4. E

A3 型题

1. B　2. D　3. C　4. A

B1 型题

1. B　2. A　3. E　4. D

细目七　癌　病

A1 型题

1. 下列各项，不是癌病病因的是

A. 素体内虚　　B. 六淫邪毒

C. 饮食失调　　D. 误治失治

E. 内伤七情

2. 下列各项，不是癌病的基本病理变化的是

A. 血瘀　　B. 气郁

C. 湿阻　　D. 痰浊

E. 邪热

3. 有关癌症的论述错误的是

A. 癌病中晚期可出现相关特异性证候表现

B. 癌病肿块表面光滑

C. 病变局部可有坚硬、表面不平的肿块

D. 不明原因发热及消瘦，并进行性加重，多为癌病诊断的主要参考依据

E. 由于肿瘤部位不同而主症各异

参考答案

A1 型题

1. D　　2. E　　3. B

第八单元　肢体经络病证

细目一　痹　证

A1 型题

1. 引起痛痹最主要的外邪是

A. 风邪　　B. 寒邪

C. 湿邪　　D. 热邪

E. 燥邪

2. 痹证日久出现关节周围结节、关节肿大畸形的病机是

A. 气血不足

B. 肝肾亏虚

C. 瘀血痰浊痹阻经络

D. 寒湿留滞经脉

E. 湿热壅滞经脉

3. 下列各项，不属痹证病理因素的是

A. 风邪　　B. 湿邪

C. 寒邪　　D. 热邪

E. 燥邪

4. 下列关于痹证的各项叙述中，错误的是

A. 主症是肢体关节、肌肉疼痛，屈伸不利

B. 痹证晚期可出现关节变形

C. 痹证晚期不会出现肌肉萎缩

D. 发病与天气变化有关

E. 本病可发生于任何年龄

5. 痹证日久病邪可累及脏腑，最常见的脏腑痹是

A. 肺痹　　B. 心痹

C. 肝痹　　D. 肾痹

E. 脾痹

6. 治疗痹证的着痹，应首选的方剂是

A. 薏苡仁汤　　B. 宣痹汤

C. 乌头汤　　D. 防风汤

E. 独活寄生汤

7. 治疗痹证肝肾亏虚证，应首选的方剂是

A. 双合汤　　B. 独活寄生汤

C. 左归丸　　D. 乌头汤

E. 白虎加桂枝汤

8. 治疗上肢部位的痹证，应加用的药物是

A. 桑寄生、杜仲、巴戟天

B. 土茯苓、车前子、薏苡仁

C. 土贝母、猫眼草、蜂房

D. 独活、川牛膝、木瓜

E. 片姜黄、羌活、桂枝

A2 型题

1. 金某，女，21 岁。1 周来双侧肩、肘、膝关节游走性疼痛，局部灼热红肿，痛不可触，得

冷则舒，有皮下结节，伴有发热、恶风、汗出、口渴，舌质红，舌苔黄腻，脉滑数。其诊断是

A. 痹证的行痹　　B. 痹证的着痹
C. 痹证的痛痹　　D. 痹证的风湿热痹
E. 痹证痰瘀痹阻证

2. 林某，男，15 岁。5 天来双膝关节、肌肉疼痛酸楚，屈伸不利，疼痛呈游走性，初起有恶风、发热，舌苔薄白，脉浮。其治疗应首选的方剂是

A. 薏苡仁汤　　B. 防风汤
C. 乌头汤　　D. 宣痹汤
E. 独活寄生汤

3. 李某，女，65 岁。关节、肌肉疼痛，屈伸不利 25 年。现症：肌肉关节刺痛，固定不移，关节僵硬变形，屈伸不利，有硬结、瘀斑。舌质紫暗，舌苔白腻，脉弦涩。此病证的治法是

A. 除湿通络，祛风散寒
B. 培补肝肾，舒筋止痛
C. 化痰行瘀，蠲痹通络
D. 清热通络，祛风除湿
E. 散寒通络，祛风除湿

4. 赵某，女，66 岁。右手掌指关节疼痛，痛势较剧，部位固定，遇寒则痛甚，得热则痛缓，关节屈伸不利，舌质淡，舌苔薄白，脉弦紧。其治疗应首选的方剂是

A. 宣痹汤　　B. 防风汤
C. 薏苡仁汤　　D. 乌头汤
E. 双合汤

A3 型题

患者，女，65 岁。类风湿性关节炎病史 15 年。关节屈伸不利，肌肉瘦削，腰膝酸软，畏寒肢冷，舌质淡红，舌苔薄白少津，脉沉细弱。

1. 该患者所患疾病属于何种证型

A. 风寒湿痹　　B. 痰瘀痹阻证
C. 肝肾亏虚证　　D. 风湿热痹
E. 血痹

2. 相应的治疗方法为

A. 清热通络，祛风除湿
B. 祛风通络，散寒除湿
C. 除湿通络，祛风散寒
D. 培补肝肾，舒筋止痛
E. 散寒通络，祛风除湿

3. 治疗此证应首选的方剂是

A. 薏苡仁汤加减
B. 独活寄生汤加减
C. 白虎加桂枝汤或宣痹汤加减
D. 乌头汤加减
E. 防风汤加减

4. 若腰膝酸软，乏力严重，可加

A. 独活、羌活、威灵仙
B. 党参、炙甘草、当归
C. 鹿角霜、续断、狗脊
D. 当归、川芎、独活
E. 生地黄、生山药、山茱萸

B1 型题

A. 疼痛关节游走不定
B. 痛有定处，遇寒加重
C. 关节酸痛、重着
D. 关节灼热疼痛
E. 关节僵硬，疼痛不移

1. 痹证着痹的主症特点是
2. 痹证行痹的主症特点是

A. 养血活血药　　B. 温阳补火药
C. 活血化瘀药　　D. 补益肝肾药
E. 健脾益气药

3. 治疗痹证着痹时，应加用
4. 治疗痹证痛痹时，应加用

参考答案

A1 型题

1. B　2. C　3. E　4. C　5. B

6. A　7. B　8. E

A2 型题

1. D　2. B　3. C　4. D

A3 型题

1. C　2. D　3. B　4. C

B1 型题

1. C　2. A　3. E　4. B

细目二　痿　证

A1 型题

1. 下列各项，不属痿证病因的是
   A. 湿热　B. 情志内伤
   C. 温毒　D. 毒物所伤
   E. 跌仆瘀阻
2. 下列各项，不符合痿证临床特征的是
   A. 肢体筋脉弛缓　B. 肢体软弱无力
   C. 肢体运动不利　D. 肢体关节疼痛
   E. 可有肌肉萎缩
3. 痿证的病理因素主要是
   A. 湿、热　B. 风、湿
   C. 燥、热　D. 痰、瘀
   E. 寒、湿
4. 下列关于痿证病机的叙述中，错误的是
   A. 病位在筋脉、肌肉
   B. 病理性质虚少实多
   C. 与肝、肾、肺、胃关系最为密切
   D. 常呈现因实致虚
   E. 虚证可夹湿、夹热

B1 型题

A. 手足抽搐　B. 肢体肿胀
C. 手足不自主抖动　D. 肢体无力
E. 肢体关节疼痛
1. 痿证的证候主症是
2. 痹证的证候主症是

参考答案

A1 型题

1. B　2. D　3. A　4. B

B1 型题

1. D　2. E

细目三　颤　证

A1 型题

1. 下列各项，不属颤证病因的是
   A. 年老体虚　B. 情志过极
   C. 饮食不节　D. 跌仆损伤
   E. 劳逸失当
2. 下列各项，不符合颤证临床特征的是

A. 头部及肢体颤抖不能自制
B. 四肢痿软
C. 动作笨拙，活动减少
D. 隐袭起病，逐渐加重
E. 多发生于中老年人

3. 颤证的病位是
A. 筋脉　　B. 关节
C. 肌肉　　D. 脑
E. 心

4. 下列关于颤证病机的叙述中，错误的是
A. 基本病机为肝风内动，筋脉失养
B. 与肝、肾、心关系密切
C. 病理因素为风、火、痰、瘀
D. 病理性质属本虚标实
E. 以阴津精血亏虚为主

5. 治疗颤证阳气虚衰证，应首选的方剂是
A. 附子理中丸　　B. 龟鹿二仙膏
C. 金匮肾气丸　　D. 人参养荣汤
E. 地黄饮子

6. 治疗颤证痰热风动证，应首选的方剂是
A. 大定风珠
B. 天麻钩藤饮合镇肝熄风汤
C. 导痰汤合羚角钩藤汤
D. 地黄饮子
E. 黄连温胆汤

7. 下列各项，不符合颤证气血亏虚证主症特点的是
A. 头摇肢颤
B. 心情紧张时颤动加重
C. 神疲乏力
D. 面色淡白
E. 表情淡漠

8. 颤证中实证的临床表现是
A. 震颤较剧　　B. 腰膝酸软
C. 遇烦劳而加重　　D. 体瘦眩晕
E. 缠绵难愈

A2 型题

1. 陈某，男，81 岁。近 1 个月肢体不能自制地颤抖，颤动粗大，程度较重，心情紧张时颤动加重，伴有眩晕耳鸣，面赤烦躁，易激动，语言迟缓不清，流涎，大便干，舌质红，苔黄，脉弦。其诊断是
A. 颤证风阳内动证　　B. 颤证痰热风动证
C. 颤证髓海不足证　　D. 眩晕肝阳上亢证
E. 中风风痰瘀阻证

2. 汪某，男，75 岁。两年来头摇肢颤，颤抖无力，神疲乏力，面色淡白，表情淡漠，心悸气短，舌质淡红，舌苔薄白，脉沉濡无力。治疗此病证首选的方剂是
A. 附子理中丸　　B. 龟鹿二仙膏
C. 人参养荣汤　　D. 金匮肾气丸
E. 地黄饮子

3. 李某，女，78 岁。头摇不止，肢麻震颤，头晕目眩，胸脘痞闷，口苦口黏，舌体胖大，有齿痕，舌质红，舌苔黄腻，脉弦滑数。治疗此病证首选的方剂是
A. 地黄饮子
B. 黄连温胆汤
C. 龟鹿二仙膏合大定风珠
D. 导痰汤合羚角钩藤汤
E. 天麻钩藤饮合镇肝熄风汤加减

4. 董某，男，83 岁。头摇肢颤 7 年，持物不稳，腰膝酸软，失眠心烦，头晕耳鸣，善忘神呆，舌质红，舌苔薄白，脉细数。该病证的治法是
A. 补肾助阳，温煦筋脉
B. 填精补髓，育阴息风
C. 补中益气，健脾升清
D. 益气养血，濡养筋脉
E. 镇肝息风，舒筋止颤

A3 型题

患者，男，76 岁。2 年来头摇不止，肢麻震颤，手不能持物，头晕目眩，胸脘痞闷，口苦口黏，舌体胖大有齿痕，舌质红苔黄腻，脉弦滑数。

1. 该患者所患疾病属于何种证型
   A. 风阳内动证　B. 气血亏虚证
   C. 痰热风动证　D. 髓海不足证
   E. 阳气虚衰证
2. 此证的治法是
   A. 清热化痰，平肝息风
   B. 镇肝息风，舒筋止颤
   C. 益气养血，濡养筋脉
   D. 填精补髓，育阴息风
   E. 补肾助阳，温煦筋脉
3. 治疗此证应首选的方剂是
   A. 人参养荣汤加减
   B. 天麻钩藤饮合镇肝熄风汤加减
   C. 导痰汤合羚角钩藤汤加减
   D. 龟鹿二仙膏合大定风珠加减
   E. 地黄饮子加减
4. 若震颤严重，可加
   A. 竹茹、枳实
   B. 蜈蚣、白芥子
   C. 胆南星、僵蚕
   D. 珍珠母、生石决明、全蝎
   E. 白附子、防风

B1 型题

A. 手足抽搐，两目上视
B. 肌肉、关节疼痛
C. 头颈、手足不自主颤动、振摇
D. 肢体痿软，肌肉萎缩
E. 肢体偏瘫

1. 颤证的主症特点是
2. 瘛疭的主症特点是

A. 皂角、白芥子
B. 地龙、丝瓜络
C. 石菖蒲、远志
D. 龙胆草、夏枯草
E. 僵蚕、全蝎

3. 颤证患者肢体颤动不止，应加用
4. 颤证患者神识呆滞，应加用

参考答案

A1 型题

1. D　2. B　3. A　4. B　5. E
6. C　7. B　8. A

A2 型题

1. A　2. C　3. D　4. B

A3 型题

1. C　2. A　3. C　4. D

B1 型题

1. C　2. A　3. E　4. C

细目四　腰　痛

A1 型题

1. 外伤腰痛的治法是
A. 补肾填精，壮腰止痛
B. 清热利湿，舒筋止痛
C. 散寒行湿，温经通络
D. 活血祛瘀，通络止痛
E. 补肾壮阳，温煦经脉

2. 与腰痛无关的经络是
A. 足少阴肾经　B. 足厥阴肝经
C. 督脉经　D. 任脉经
E. 冲脉

3. 腰痛病的基本病机是
A. 风、寒、湿邪痹阻经脉
B. 筋脉痹阻，腰府失养
C. 气滞血瘀，经脉不通
D. 劳力扭伤，经脉不通
E. 肾精亏虚，腰府失养

4. 治疗瘀血腰痛，首选的方剂是
A. 身痛逐瘀汤　B. 独活寄生汤
C. 甘姜苓术汤　D. 人参养荣汤
E. 血府逐瘀汤

5. 治疗肾虚腰痛无明显阴阳偏盛者，应首选的方剂是
A. 左归丸　B. 青娥丸
C. 四妙丸　D. 地黄饮子
E. 右归丸

6. 下列各项，不符合寒湿腰痛主症特点的是
A. 腰部冷痛重着
B. 腰转侧不利
C. 静卧腰痛减轻
D. 寒冷和阴雨天则加重
E. 脉沉而迟缓

A2 型题

1. 陈某，男，31 岁。近 1 周来暑湿阴雨天气连绵，患者腰部疼痛，重着而热，身体困重，小便短赤，苔黄腻，脉濡数。其诊断是
A. 寒湿腰痛
B. 湿热腰痛
C. 痹证的风湿热痹
D. 痹证的着痹
E. 淋证的热淋

2. 汪某，男，25 岁。两天前有腰扭伤史，现症：腰痛如刺，痛有定处，痛处拒按，腰不能转侧，舌质暗紫，脉涩。治疗此病证首选的方剂是
A. 血府逐瘀汤　B. 独活寄生汤
C. 甘姜苓术汤　D. 人参养荣汤
E. 身痛逐瘀汤

3. 李某，女，78 岁。腰部隐隐作痛，酸软无力，缠绵不愈，手足心热，舌红少苔，脉弦细数。治疗此病证首选的方剂是
A. 青娥丸　B. 右归丸
C. 左归丸　D. 杜仲丸
E. 独活寄生汤

4. 董某，男，83 岁。腰部酸痛，缠绵不愈，喜温喜按，遇劳更甚，卧则减轻，肢冷畏寒，舌质淡，脉沉细无力。该病证的治法是
A. 培补肝肾，舒筋止痛
B. 散寒行湿，温经通络
C. 活血化瘀，通络止痛
D. 补肾壮阳，温煦经脉
E. 益气养血，濡养筋脉

A3 型题

患者，男，56 岁。有腰椎间盘突出病史十余

年。腰部冷痛重着，转侧不利，逐渐加重，寒冷和阴雨天则加重，舌质淡，苔白腻，脉沉而迟缓。

1. 该患者所患疾病属于何种证型
   A. 湿热腰痛　B. 寒湿腰痛
   C. 瘀血腰痛　D. 肾阳虚
   E. 肾阴虚
2. 此证的治法是
   A. 滋补肾阴，濡养筋脉
   B. 清热利湿，舒筋止痛
   C. 散寒行湿，温经通络
   D. 活血化瘀，通络止痛
   E. 补肾壮阳，温煦经脉
3. 治疗此证应首选的方剂是
   A. 甘姜苓术汤加减　B. 四妙丸加减
   C. 身痛逐瘀汤加减　D. 右归丸加减
   E. 左归丸加减
4. 若湿盛，腰痛重着，苔厚腻，可加
   A. 苍术、薏苡仁　B. 茯苓、泽泻
   C. 炒白术、茯苓　D. 益母草、路路通
   E. 砂仁、藿香

B1 型题

A. 腰部刺痛，痛处固定
B. 腰膝冷痛，喜温喜按，遇劳更甚
C. 腰部隐痛，五心烦热
D. 热痛重着，活动后或可减轻
E. 腰部冷痛重着，转侧不利

1. 湿热腰痛的主症特点是
2. 肾阳虚腰痛的主症特点是

A. 四妙丸　B. 二妙丸
C. 乌头汤　D. 独活寄生汤
E. 甘姜苓术汤

3. 治疗寒湿腰痛首选的方剂是
4. 治疗湿热腰痛首选的方剂是

参考答案

A1 型题

1. D　2. B　3. B　4. A　5. B
6. C

A2 型题

1. B　2. E　3. C　4. D

A3 型题

1. B　2. C　3. A　4. A

B1 型题

1. D　2. B　3. E　4. A

中医外科学

第一单元　中医外科疾病辨证

A1 型题

1. 下列哪项不是外科辨病程序的内容

A. 详询病史

B. 全面体检

C. 注重局部

D. 选用新技术和必要的辅助检查

E. 综合诊断，治疗得当

2. 阳证的皮肤颜色主要是

A. 红赤　B. 晦暗

C. 青紫　D. 苍白

E. 皮色不变

3. 阴证的疼痛表现是

A. 疼痛剧烈、拒按　B. 疼痛游走不定

C. 痛势甚速　D. 隐痛或不痛

E. 时有时无

4. “外科三焦辨证”中，上部辨证包括的部位是

A. 头面、胸腹、上肢

B. 头面、胸背、上肢

C. 头面、胸肋、上肢

D. 头面、颈项、上肢

E. 头面、胸胁、上肢

5. “外科三焦辨证”中，下部辨证包括的部位是

A. 臀部、前后阴、腰背

B. 臀部、前后阴、胸腹

C. 臀部、前后阴、下肢

D. 臀部、胸腰背、颈项

E. 臀部、胸腰背、下肢

6. 痒的常见病因是

A. 风胜、湿胜、热胜、虫淫、血虚

B. 风胜、热胜、湿胜、阴虚、血虚

C. 风胜、湿胜、热胜、燥胜、阴虚

D. 风胜、热胜、湿胜、虫淫、阴虚

E. 风胜、湿胜、热胜、血虚、火胜

7. 病变在皮肉者的疼痛性质是

A. 胀痛　B. 裂痛

C. 灼痛　D. 绞痛

E. 抽掣痛

8. 疮疡化脓时，临床常见的疼痛性质是

A. 阵发痛　B. 持续痛

C. 烧灼痛　D. 胀裂痛

E. 跳啄痛

9. 下列关于辨脓的方法，错误的是

A. 按触法　B. 透光法

C. 切开法　D. 穿刺法

E. 点压法

10. 下列哪项不是外科局部辨证的主要内容

A. 辨肿　B. 辨痛

C. 辨痒　D. 辨脓

E. 辨气血

11. 痰肿的临床特点是

A. 肿势高突，根盘收束
B. 坚硬如石，皮色不变
C. 肿势软如棉或硬如馒
D. 皮紧内软，喜怒有变
E. 皮肤漫肿，其色青紫

12. 提出“按之牢硬未有脓，按之半软半硬已成脓，大软方是脓成”说法的医学著作是
A.《外科理例》 B.《外台秘要》
C.《疡医大全》 D.《外科精义》
E.《外科正宗》

13. 下列表现中属于阴证的是
A. 皮肤红活焮赤 B. 肿胀范围局限
C. 皮色紫暗 D. 肿势高突
E. 根盘收束

14. 寒痛的特点是
A. 游走性，痛无定处
B. 阵发性，攻痛无常
C. 木痛，得热缓解
D. 酸痛，得热缓解
E. 持续性固定性胀痛

B1 型题

A. 热肿 B. 寒肿
C. 风肿 D. 湿肿
E. 痰肿

1. 发病急骤，漫肿宣浮的是
2. 皮肉重垂胀急，深按凹陷的是

A. 破血、补托 B. 行气、滋养
C. 行气、活血 D. 温阳、散寒
E. 清热、除湿

3. 外科疾病发于多血少气之经者，治疗时应注重
4. 外科疾病发于多血多气之经者，治疗时应注重

A. 气痛 B. 湿痛
C. 痰痛 D. 化脓痛
E. 瘀血痛

5. 痛势急胀，无止时，如同鸡啄的是
6. 初起隐痛，胀痛，皮色不变或暗紫的是

A. 气血充足 B. 气火有余
C. 血虚 D. 血络受伤
E. 余毒日久，损伤筋骨

7. 脓液黄白稠厚者是
8. 脓液绿黑稀薄者是

参考答案

A1 型题

1. E 2. A 3. D 4. D 5. C
6. A 7. B 8. E 9. C 10. E
11. C 12. A 13. C 14. D

B1 型题

1. C 2. D 3. A 4. C 5. D
6. E 7. A 8. E

第二单元　中医外科疾病治法

A1 型题

1. 下列各项中不属清热法适应证的是
A. 热毒内传之走黄内陷
B. 药物性皮炎皮损色红灼热
C. 流痰初起，骨骼隐痛，漫肿不显者
D. 流痰后期，阴虚火旺，虚热不退者
E. 局部红、肿、热、痛

2. 益气托毒法的常用方剂是
A. 透脓散　B. 仙方活命饮
C. 黄连解毒汤　D. 托里消毒散
E. 清肝解郁汤

3. 温阳托毒法的代表方剂是
A. 右归丸　B. 托里消毒散
C. 金匮肾气丸　D. 神功内托散
E. 四君子汤

4. 太乙膏的功效是
A. 清热消肿，散瘀化痰
B. 活血祛腐，解毒止痛
C. 消肿止痛，提脓祛腐
D. 消肿清火，解毒生肌
E. 温经和阳，祛风散寒

5. 具有腐蚀性的膏药是
A. 千捶膏　B. 太乙膏
C. 咬头膏　D. 阳和解凝膏
E. 红油膏

6. 下列各项中属于提脓祛腐药的是
A. 九一丹　B. 红灵丹
C. 八宝丹　D. 白降丹
E. 金黄散

7. 性偏寒凉，能消肿、解毒、提脓、祛腐、止痛的药物是
A. 咬头膏　B. 金黄膏
C. 千捶膏　D. 冲和膏
E. 玉露膏

8. 对升丹过敏者，提脓祛腐时宜选用的外用药是
A. 红灵丹　B. 八宝丹
C. 平胬丹　D. 黑虎丹
E. 九一丹

9. 疮疡的半阴半阳证应选用的外用药物是
A. 冲和膏　B. 太乙膏
C. 阳和解凝膏　D. 咬头膏
E. 玉露膏

10. 阳证肿疡的首选外用药物是
A. 红油膏　B. 冲和膏
C. 金黄膏　D. 疯油膏
E. 生肌玉红膏

11. 阴证疮疡的首选外敷药物是
A. 冲和膏　B. 阳和解凝膏
C. 太乙膏　D. 疯油膏
E. 玉露膏

12. 具有腐蚀作用的药物是
A. 九黄丹　B. 八宝丹
C. 五五丹　D. 红灵丹
E. 三品一条枪

13. 常用挂线法来治疗的疾病是
A. 内痔　B. 脱肛
C. 瘰疬　D. 肛漏
E. 脱疽

B1 型题

A. 不致出现过敏现象
B. 柔软、滑润，无板硬、黏着不适感

C. 不会刺激皮肤引起皮炎
D. 能使疮口早日愈合
E. 富有黏性，能固定患部，使患部减少活动

1. 使用膏药的主要优点是
2. 使用油膏的主要优点是

A. 砭镰法　　B. 切开法
C. 挑治法　　D. 挂线法
E. 结扎法

3. 适用于急性阳证疮疡的是
4. 适用于一切确已成脓者的是

A. 八宝丹　　B. 小升丹
C. 红灵丹　　D. 小金丹
E. 白降丹

5. 具有腐蚀作用的药物是
6. 具有提脓祛腐作用的药物是

A. 寻常疣　　B. 丝状疣
C. 下肢丹毒　　D. 息肉
E. 颈部多发性疖肿

7. 适用砭镰法的是
8. 适用挑治法的是

A. 生肌散　　B. 青黛散
C. 桂麝散　　D. 八宝丹
E. 回阳玉龙散

9. 溃疡腐肉已脱，新肉不生，可选用的外用药是

10. 溃疡腐肉难脱，肉芽暗红，可选用的外用药是

A. 箍围药　　B. 消散药
C. 腐蚀药　　D. 平胬药
E. 提脓祛腐药

11. 金黄散是
12. 红灵丹是

参考答案

A1 型题

1. C　2. D　3. D　4. D　5. C
6. A　7. C　8. D　9. A　10. C
11. B　12. E　13. D

B1 型题

1. E　2. B　3. A　4. B　5. E
6. B　7. C　8. E　9. A　10. E
11. A　12. B

第三单元　疮　疡

A1 型题

1. 发生在肌肤浅表部位、范围较小的急性化脓性疾病是
A. 痈　　B. 疔
C. 疖　　D. 有头疽
E. 无头疽

2. 下列哪项不是疖的病因病机
A. 内郁湿火，外感风邪，两相搏结，蕴阻肌肤
B. 感受暑毒
C. 天热汗出不畅，湿热蕴蒸肌肤
D. 复经搔抓，破伤染毒

E. 正气不足，毒邪流窜，经络阻隔，气血凝滞

3. 下列不属于疖的是
A. 有头疖 B. 无头疖
C. 蝼蛄疖 D. 疖病
E. 痤疮

4. 颜面部疖和疔的鉴别要点是
A. 脓的形质 B. 皮肤颜色
C. 根脚深浅 D. 起病速度
E. 发热程度

5. 颜面疔疮初起内治宜
A. 散风清热 B. 泻火解毒
C. 凉血活血 D. 清热解毒
E. 和营解毒

6. 辨别蛇头疔成脓与否的简便方法是
A. 痛剧而呈搏动性者
B. 应指验脓法
C. 穿刺验脓法
D. 痛甚脉数者
E. 透光验脓法

7. 托盘疔发生于
A. 指端 B. 指甲下
C. 指甲背 D. 手指关节
E. 手掌中心

8. 蛇眼疔的发病部位是
A. 手指指腹 B. 手指顶端
C. 手指末端 D. 手指螺纹
E. 手指甲缘

9. 红丝疔砭镰法的操作要点是
A. 沿红线两头，针刺出血
B. 梅花针沿红线打刺，微微出血
C. 用三棱针从中挑断红线，微令出血
D. 梅花针沿红线打刺，并加神灯照法
E. 用三棱针沿红线寸寸挑断，令微出血

10. 发于体表皮肉之间的急性化脓性疾患是
A. 疖 B. 有头疽
C. 疔 D. 附骨疽
E. 痈

11. 颈痈的病因病机是
A. 风温、风热夹痰蕴结少阳、阳明之络
B. 风温毒邪客于肺胃，积热上蕴，夹痰凝结
C. 心脾湿热，火毒流于小肠，结于脐中，以致血凝毒滞而成
D. 湿热火毒蕴结，营气不从，逆于肉里
E. 湿热下注，壅遏不行，阻于脉络

12. 颈痈初起治疗选用
A. 五味消毒饮 B. 黄连解毒汤
C. 仙方活命饮 D. 牛蒡解肌汤
E. 普济消毒饮

13. 发相当于西医的
A. 急性化脓性淋巴管炎
B. 气性坏疽
C. 蜂窝组织炎
D. 脓血症
E. 皮肤炭疽

14. 发于躯干部的丹毒称为
A. 缠腰火丹 B. 抱头火丹
C. 流火 D. 赤游丹
E. 内发丹毒

15. 丹毒总的病因病机是
A. 湿热蕴结 B. 血热火毒
C. 气血瘀滞 D. 气血不和
E. 肝郁脾虚

16. 赤游丹的中医治疗原则是
A. 疏风清热解毒 B. 利湿清热解毒
C. 活血祛瘀解毒 D. 凉血清热解毒
E. 健脾利湿解毒

17. 有头疽火陷证多发生在
A. 初起 B. 1~2 候
C. 3 候 D. 4 候
E. 收口

18. 三陷证中之干陷证多发生于
A. 1 候 B. 2~3 候
C. 4 候 D. 5 候
E. 6 候

19. 三陷证中之虚陷证多发生于

A. 1 候　　B. 2～3 候

C. 4 候　　D. 5 候

E. 6 候

20. 发生“走黄”的主要原因是

A. 正虚　　B. 伤津

C. 腑实　　D. 邪盛

E. 表实

21. 以下哪一项不是疔疮走黄的主要原因

A. 早期失治误治　　B. 挤压碰伤

C. 过早切开　　D. 麻痘余毒未清

E. 误食辛热之品

22. 治疗颜面部疔疮热毒蕴结证的方药是

A. 仙方活命饮加减

B. 五味消毒饮、黄连解毒汤加减

C. 托里消毒散加减

D. 犀角地黄汤、五味消毒饮加减

E. 通窍活血汤合养阴清肺汤加减

23. 治疗锁喉痈痰热蕴结证的方药是

A. 仙方活命饮加减

B. 普济消毒饮加减

C. 托里消毒散加减

D. 五味消毒饮加减

E. 通窍活血汤加减

A2 型题

1. 患者，男，3 岁。生疖于头顶皮肉较薄之处，引流不畅，头皮串空，其诊断是

A. 痈　　B. 有头疽

C. 附骨疽　　D. 蝼蛄疖

E. 多发性疖

2. 患者，女，38 岁。一个月前右颧旁突然红、肿、热、痛，检查肿胀部突起根浅，肿势局限，范围在 3cm 左右，易脓，易溃，易敛。其诊断应是

A. 痈　　B. 疔

C. 疖　　D. 有头疽

E. 无头疽

3. 患者，男性，12 岁。8 月上旬前额部出现红肿结块，约 2cm×2cm，中央有脓头未溃，疼痛拒按，伴口渴便秘，尿短赤。舌苔黄腻，脉滑数。治疗应首选

A. 五味消毒饮　　B. 仙方活命饮

C. 清暑汤　　D. 防风通圣散

E. 黄连解毒汤

4. 患者，男，38 岁。右手示指红肿疼痛，并有以下特征：①患指呈均匀肿胀，呈圆柱状。②手指呈半屈曲状，作患指被动伸直运动时，引起剧烈疼痛。③指腹有显著压痛。应诊断为

A. 蛇头疔　　B. 蛇肚疔

C. 沿爪疔　　D. 托盘疔

E. 蛇背疔

5. 患者，女，25 岁。一个月前左上肢突然疼痛，检查局部光软无头，红、肿、热、痛，范围在 6～9cm，易肿、易溃、易脓、易敛。应诊断为

A. 疖　　B. 疔

C. 痈　　D. 有头疽

E. 附骨疽

6. 患者，男，31 岁。右侧颈部结块，形如鸡卵，皮色发红，触之疼痛，边界清楚。治疗原则应首选

A. 清热利湿，和营消肿

B. 清热利湿，和营托毒

C. 清热散风，化痰消肿

D. 清热解毒，和营消肿

E. 清热解毒，活血化瘀

7. 患者，男，13 岁。三天来结喉之处肿势散漫，坚硬灼热疼痛，壮热口渴，吞咽困难，大便秘结。其诊断是

A. 颈痈　　B. 瘰疬

C. 发颐　　D. 臖核

E. 锁喉痈

8. 患者，女，60 岁。左小腿焮红灼热疼痛伴高热 3 天。症见小腿皮肤鲜红一片，稍高出皮

面，色如丹涂，扪之灼热，疮周色红，边界清楚，按压时红色稍退，放手后立即恢复。体温39℃，伴胃纳不佳，大便2日未行。其诊断是

A. 丹毒　B. 足背发
C. 痈　D. 类丹毒
E. 烂疔

9. 患者，女，60岁。左小腿焮红灼热疼痛伴高热3天，症见小腿皮肤鲜红一片，稍高出皮面，色如丹涂，扪之灼热，压痛明显，边界清楚，按压时红色稍退，放手后立即恢复。体温39℃，伴胃纳不佳，大便2日未行。舌红，苔黄腻，脉滑数。其治疗方法首选

A. 利湿清热祛风　B. 利湿清热活血
C. 利湿清热化痰　D. 利湿清热解毒
E. 利湿清热凉血

10. 患者，女，60岁。左小腿焮红灼热疼痛伴高热3天，症见小腿皮肤鲜红一片，稍高出皮面，色如丹涂，扪之灼热，疮周色红，边界清楚，按压时红色稍退，放手后立即恢复。体温39℃，伴胃纳不佳，大便2日未行。舌红，苔黄腻，脉滑数。其方剂首选

A. 柴胡清肝汤　B. 五神汤
C. 凉血地黄汤　D. 仙方活命饮
E. 牛蒡解肌汤

11. 患者，男，67岁。项后结块红肿溃烂3周。患者3周前项后初发结块，有粟粒样脓头，相继融合溃烂。经切开扩创后，肿势渐退，腐肉渐净，新肉已生。但3天来，脓水转稀薄色灰，新肉生长停滞，状如镜面，光白板亮；全身虚热不退，形神委顿，纳食日减，腹痛便泄，自汗肢冷，气息低促。舌质淡红，苔薄白或无苔，脉虚大无力。其病机是

A. 走黄　B. 内陷
C. 火陷　D. 干陷
E. 虚陷

B1 型题

A. 内发丹毒　B. 赤游丹毒
C. 流火　D. 抱头火丹
E. 类丹毒

1. 躯干部皮肤突然发红成片，色如丹涂的疾病称

2. 手指被鱼虾之刺划破皮肤后，局部红斑，无明显全身症状的疾病称

A. 发病较快，结块形如鸡卵，漫肿无头，焮热疼痛
B. 发病较慢，结块初起如豆，串生累累，不红不痛
C. 继发感染，结块初起如豆，压之疼痛，很少化脓
D. 多见老年，结块形如堆粟，按之坚硬，生长迅速
E. 起病较快，初起无头，红肿成片，四周色泽较淡

3. 颈痈的局部表现特点是

4. 发的局部表现特点是

参考答案

A1 型题

1. C　2. E　3. E　4. C　5. D
6. E　7. E　8. E　9. E　10. E
11. A　12. D　13. C　14. E　15. B
16. D　17. B　18. B　19. C　20. D
21. D　22. B　23. B

A2 型题

1. D　2. C　3. C　4. B　5. C
6. D　7. E　8. A　9. D　10. B
11. E

B1 型题

1. A　2. E　3. A　4. E

第四单元　乳房疾病

A1 型题

1. 乳痈热毒炽盛证最常用的方剂是
A. 瓜蒌牛蒡汤加减　B. 牛蒡解肌汤加减
C. 透脓散加减　D. 橘叶散加减
E. 开郁散加减

2. 乳癖的临床表现常随什么变化而变化
A. 月经周期　B. 饮食多少
C. 运动强度　D. 睡眠长短
E. 季节变换

3. 下列哪项不是乳岩肿块的特点
A. 无痛无热　B. 皮色不变
C. 表面光滑　D. 质地坚硬
E. 推之不移

4. 特殊类型乳腺癌包括
A. 乳癖　B. 乳核
C. 乳痨　D. 乳漏
E. 湿疹样癌

A2 型题

1. 患者，女，21 岁，未婚，乳房肿块破溃反复发作 7 个月，现病变处形成漏管，有粉渣样物排出。应考虑
A. 乳痈　B. 粉刺性乳痈
C. 乳岩　D. 乳核
E. 乳痨

2. 患者，女，45 岁，双乳肿块疼痛 10 余年，平素体弱，神疲倦怠，短气乏力，腰膝酸软，畏寒肢冷，月经失调。查双乳腺体增厚，于多个象限可触及片块结节，质韧，活动可，与皮肤无粘连，压痛，乳头有少量清水样溢液，舌淡苔白，脉沉细。其中医诊断及证型考虑为
A. 乳癖　冲任失调证
B. 乳疬　肝郁痰凝证
C. 乳岩　正虚毒恋证
D. 乳核　血瘀痰凝证
E. 乳痨　肝肾不足证

3. 患者，女，27 岁，产后 1 月余，突然出现左乳肿块红肿疼痛，乳汁排出不畅，伴发热，体温最高达 39.5℃，查：左乳外侧红肿，范围约 6cm×6cm×4cm 大小，表面皮薄光亮，中心区变软，按之应指，局部皮温高，压痛明显，舌质红，苔黄腻，脉洪数。查血常规 WBC $14\times10^9/L$。请考虑其中医证型
A. 气滞热壅证　B. 肝郁痰凝证
C. 正虚毒恋证　D. 热毒炽盛证
E. 火毒炽盛证

4. 患者，女，35 岁，自幼双乳头凹陷，2 年前出现右乳晕内侧肿块，成脓破溃，反复发作，约半年发作 1 次，现右乳乳晕内侧复出现肿块，疼痛，乳头内可见粉刺样分泌物，触诊肿块约 2cm×2cm 大小，质韧硬，与皮肤粘连，患侧腋下淋巴结肿大，患者头痛，便干，舌红苔黄腻，脉弦数。请给出中医诊断及证型
A. 乳癖　肝郁痰凝证
B. 乳岩　肝郁痰凝证
C. 粉刺性乳痈　肝经郁热证
D. 乳核　血瘀痰凝证
E. 乳痨　肝肾不足证

5. 患者，女，25 岁，右乳肿块 2 年，初起肿块如花生粒大小，逐渐增大，近期伴乳房坠胀疼痛，胸闷叹息，烦躁易怒，月经不调，查右乳外侧肿块呈圆形，直径约 4cm，质韧硬，表面光滑，推之活动，无压痛，乳头及腋下未见异常。

苔薄，脉弦滑。其中医诊断及方药应为

A. 乳癖　逍遥蒌贝散加减
B. 乳漏　六味地黄汤合清骨汤加减
C. 粉刺性乳痈　柴胡清肝汤加减
D. 乳痨　开郁散合消疠丸加减
E. 乳核　逍遥散和桃红四物汤加减

6. 患者，女，48 岁，右乳肿块 4 个月，肿块增长迅速，无疼痛不适，查体见右乳外上象限局部皮肤凹陷，皮下可触及肿块约 4cm×3cm 大小，质硬，表面不平，与皮肤粘连，无压痛，有乳头内陷，挤压时有血性溢液，右腋下可扪及肿大淋巴结，质韧，可活动。其中西医诊断

A. 乳癖　双乳乳腺增生症
B. 乳核　右乳腺纤维腺瘤
C. 乳岩　右乳癌
D. 粉刺性乳痈　右乳浆细胞性乳腺炎
E. 乳痨　右乳房结核

B1 型题

A. 结核杆菌　B. 绿脓杆菌
C. 大肠杆菌　D. 肺炎杆菌
E. 金葡球菌

1. 导致乳痈发生的主要致病菌是

A. 乳衄　B. 乳漏
C. 乳发　D. 乳痨
E. 传囊乳痈

2. 乳痈溃后脓液波及其他乳络会形成
3. 乳痈溃后乳汁自疮口溢出会形成

A. 乳痈　B. 乳癖
C. 乳岩　D. 乳疬
E. 乳痨

4. 因肝胃郁热而形成的乳腺疾病是
5. 因肝气郁结而形成的乳腺疾病是

参考答案

A1 型题

1. C　2. A　3. C　4. E

A2 型题

1. B　2. A　3. D　4. C　5. E
6. C

B1 型题

1. E　2. E　3. B　4. A　5. B

第五单元　瘿

A1 型题

1. 气瘿的特点是

A. 肿块坚硬　B. 疼痛
C. 随喜怒消长　D. 肿块局限
E. 红肿热痛

2. 下列各项中不属肉瘿特点的是

A. 如肉之团　B. 发展缓慢
C. 柔韧而圆　D. 漫肿质软
E. 结喉一侧或两侧结块

3. 石瘿的西医病名是

A. 甲状腺炎　B. 甲状腺癌
C. 甲状腺肿　D. 甲状腺病
E. 甲状腺瘤

4. 石瘿痰瘀内结证的治法为

A. 解郁化痰，活血消坚
B. 和营养阴

C. 疏风清热
D. 和营清热，透脓托毒
E. 益气养血，托毒生肌

A2 型题

1. 患者女性，45 岁。结喉正中偏右有一半圆形包块，边界清楚，表面光滑，皮色如常，可随吞咽上下移动，其诊断是

A. 气瘿　　B. 肉瘿
C. 筋瘿　　D. 血瘿
E. 石瘿

2. 患者肉瘿，急躁易怒，汗出心悸，失眠多梦，消谷善饥，形体消瘦，手部震颤。其辨证为

A. 肝郁气滞证　　B. 气滞痰凝证
C. 气阴两虚证　　D. 肝肾不足证
E. 冲任失调证

3. 患者，女性，39 岁，甲状腺肿大 20 年，呈漫肿，无痛，随喜怒而消长，属中医

A. 石瘿　　B. 肉瘿
C. 瘿痈　　D. 气瘿
E. 失荣

B1 型题

A. 疏肝解郁　　B. 清热化痰
C. 调和冲任　　D. 益气养阴
E. 以上都不是

1. 气瘿漫肿，边缘不清，随喜怒消长，皮色如常。其治法是

2. 肉瘿伴急躁易怒、汗出心悸、失眠多梦、形体消瘦。其治法是

A. 海藻玉壶汤　　B. 桃红四物汤
C. 右归饮　　D. 柴胡疏肝汤
E. 逍遥散

3. 瘿块按之坚实或有囊性感，不红不热，咽喉有如梅核堵塞者，治疗可用

4. 瘿块漫肿软绵或坚硬如石，发病与精神因素有关者，治疗宜用

A. 饮食缺碘　　B. 体质虚弱
C. 情志不畅　　D. 外感邪毒
E. 肾气亏虚

5. 引起气瘿的内因主要是

6. 引起气瘿的外因主要是

A. 内服海藻玉壶汤　　B. 内服逍遥散
C. 外用阳和解凝膏　　D. 内服生脉散
E. 手术治疗

7. 多发结节并伴有甲亢的肉瘿，治疗宜采用的方法是

8. 近期内增大较快，疑有恶变倾向的肉瘿患者应采用的方法是

A. 失荣　　B. 肉瘤
C. 石瘿　　D. 肾岩翻花
E. 肉瘿

9. 甲状腺肿物坚硬如石，高低不平，推之不移。中医称之为

10. 甲状腺肿物表面光滑，可随吞咽上下移动，按之不痛，生长缓慢。中医称之为

参考答案

A1 型题

1. C　2. D　3. B　4. A

A2 型题

1. B　2. C　3. D

B1 型题

1. A　2. D　3. A　4. E　5. C
6. A　7. E　8. E　9. C　10. E

第六单元　瘤、岩

A1 型题

1. 下列各项中不属血瘤特点的是
A. 边界不清　B. 触之如海绵状
C. 柔软而局限　D. 色泽鲜红或暗紫
E. 盘曲如蚯蚓状

2. 体表血络扩张，纵横丛集形成的肿瘤是
A. 气瘤　B. 血瘤
C. 筋瘤　D. 肉瘤
E. 骨瘤

3. 中医认为与血瘤的发生关系最密切的因素是
A. 外伤　B. 风
C. 湿　D. 外感
E. 火

4. 肉瘤的西医病名是
A. 脂肪肉瘤　B. 骨骼肌肉瘤
C. 脂肪瘤　D. 纤维肉瘤
E. 平滑肌肉瘤

5. 相当于西医的恶性肿瘤颈部淋巴结转移的疾病是
A. 茧唇　B. 舌菌
C. 失荣　D. 颈痈
E. 石瘿

6. 肉瘤可能发生于什么组织
A. 胃黏膜　B. 纤维组织
C. 鳞状上皮　D. 基底细胞
E. 移行上皮

A2 型题

1. 患者左前臂部有一肿块，呈扁平隆起，质地柔软，状如海绵，皮色略紫，按之肿块可缩小。其诊断是
A. 气瘤　B. 脂瘤
C. 筋瘤　D. 血瘤
E. 肉瘤

2. 患者，女性，40 岁。无意中发现背部肿块，无自觉症状。查：局部皮色不变，肿块触之柔软，呈分叶状，推之可移动，无压痛。该患者最可能的诊断是
A. 痈　B. 背疽
C. 血瘤　D. 脂瘤
E. 肉瘤

3. 鼻咽癌，症见鼻流涕血，形体消瘦，颈部肿块，坚硬不移，属中医
A. 失荣　B. 肾岩翻花
C. 石瘿　D. 茧唇
E. 舌菌

B1 型题

A. 气瘤　B. 血瘤
C. 筋瘤　D. 肉瘤
E. 骨瘤

1. 由体表血络扩张丛集形成的肿瘤是
2. 发于皮里膜外，由脂肪组织过度增生形成的肿瘤是

A. 曲张静脉团　B. 毛细血管瘤
C. 蔓状血管瘤　D. 冠状动脉瘤
E. 海绵状血管瘤

3. 浅表毛细血管增生扩张、迂曲所形成的血瘤是
4. 由多数充满血液的腔隙所构成的血瘤是

A. 心肾火毒证　B. 肝经火旺证

C. 脾统失司证　　D. 心火妄动证
E. 肝郁化火证

5. 血瘤肿块大小不一，色泽鲜红，边界不清，不痛不痒，伴五心烦热，面赤口渴，口舌生疮。其证属

6. 血瘤瘤体体积不大，边界不清，表面色红，质地柔软易出血，无疼痛，伴肢软乏力，面色萎黄者。其证属

A. 中药内服　　B. 针刺
C. 中药注射　　D. 手术切除
E. 不予处理

7. 体积较小的无症状单发的肉瘤，其治疗措施是

8. 肉瘤体积较大者最宜采用的治疗措施是

参考答案

A1 型题

1. E　2. B　3. E　4. C　5. C
6. B

A2 型题

1. D　2. E　3. A

B1 型题

1. B　2. D　3. B　4. E　5. A
6. C　7. E　8. D

第七单元　皮肤及性传播疾病

A1 型题

1. 以下哪项与瘾疹的发生无关
A. 饮食　　B. 感染病灶
C. 肠道寄生虫　　D. 生物制品
E. 与患者密切接触

2. 关于圆癣的描述，哪项不正确
A. 好发于长夏高温、潮湿季节
B. 好发于面部、躯干及四肢近端
C. 皮损为环形，边界清楚，中心消退
D. 边缘处可见水疱、鳞屑、结痂
E. 愈后常留有疤痕

3. 急性湿疹的主要临床表现应除外哪一项
A. 起病急，常对称分布
B. 有糜烂、渗出
C. 有红斑、丘疹
D. 剧烈瘙痒
E. 晨僵，关节肿痛

4. 疥疮的特异性皮损是
A. 丘疹　　B. 丘疱疹
C. 小水疱　　D. 隧道
E. 结节

5. 接触性皮炎为西医病名，相当于中医的哪种病
A. 热疮　　B. 风热疮
C. 膏药风　　D. 浸淫疮
E. 湿疮

6. 蛇串疮的皮损特点是
A. 皮损为多形态，全身分布
B. 皮疹为对称性分布
C. 水疱散在性分布
D. 水疱簇集呈带状分布
E. 以上均不是

7. 下面的哪一种情况不符合白疕的皮损特点
A. 束状发

B. 搔抓后易糜烂，继发感染
C. 表面覆盖多层干燥银白色鳞屑
D. 刮除鳞屑则露出发亮的半透明的薄膜
E. 指甲甲板可呈顶针状凹陷

8. 淋病的病原体
A. 革兰阴性球菌　B. 螺旋体
C. 病毒　D. 支原体
E. 革兰阳性球菌

9. 皮肤病的外因不包括
A. 风　B. 湿
C. 燥　D. 热
E. 虫

10. 皮肤病的常见自觉症状不包括
A. 瘙痒　B. 疼痛
C. 恶寒　D. 灼热
E. 麻木

11. 皮肤病的内治法不包括
A. 祛风法　B. 清热法
C. 冲洗法　D. 祛湿法
E. 润燥法

A2 型题

1. 患者头面部可见淡红色斑片，头皮瘙痒，头屑多，毛发干枯脱落；伴口干口渴，大便干燥；舌质偏红，舌苔薄白，脉细数。其证候是
A. 血热内蕴证　B. 风热血燥证
C. 肠胃湿热证　D. 心肾不交证
E. 血虚风燥证

2. 患者全身起皮疹 3 天，躯干潮红，四肢泛发丘疱疹，灼热，瘙痒剧烈，抓破渗水；伴心烦口渴，身热不扬，大便干，小便短赤；舌红，苔黄，脉滑数。其诊断
A. 湿疮　B. 瘾疹
C. 黄水疮　D. 热疮
E. 蛇串疮

3. 患者起湿疮十余年，皮损反复发作，足背及双肘部暗红斑快，粗糙肥厚，消退后留有色素沉着，剧痒难忍，遇热瘙痒加重，近日口干不欲饮，纳差，腹胀；舌淡，苔白，脉弦细，辨证属
A. 血虚风燥证　B. 脾虚湿蕴证
C. 湿热蕴肤证　D. 气滞血瘀证
E. 湿热浸淫证

4. 小儿 5 个月，头面部、四肢皮肤潮红，红斑水疱，黄水淋漓、糜烂，结黄色痂皮，瘙痒，大便偏干，小便黄赤；苔黄腻，脉滑数。属婴儿湿疮，外用适宜方法
A. 炉甘石洗剂外用
B. 黄连油、蛋黄油外搽
C. 青黛散油外搽
D. 黄柏煎水或马齿苋合剂、2% 硼酸水外用冷湿敷
E. 黄柏霜外搽

5. 患者入冬后全身皮疹逐渐增多，呈点滴状，颜色鲜红，层层鳞屑，刮去鳞屑有点状出血，发展迅速，瘙痒剧烈，伴口干舌燥，咽喉疼痛，大便干燥，小便短赤；舌质红，舌苔薄黄，脉弦滑。其诊断及证候属
A. 白疕　湿毒蕴阻证
B. 白疕　气血瘀滞证
C. 白疕　血虚风燥证
D. 白疕　火毒炽盛证
E. 白疕　血热内蕴证

6. 男性患者就诊时尿道口红肿，溢脓，尿道外口刺痛，排尿后疼痛减轻。清晨起床后分泌物的量较多。分泌物涂片作革兰染色，在多形核白细胞内找到革兰染色阴性球菌，可作初步诊断
A. 支原体性尿道炎　B. 淋菌性尿道炎
C. 衣原体性尿道炎　D. 梅毒
E. 艾滋病

7. 患者白疕多年病史，此次发病皮损多发生在腋窝、腹股沟，红斑糜烂，痂屑黏厚，瘙痒剧烈；伴关节肿胀、疼痛，晨僵明显；舌质红，苔黄腻，脉滑。可选用的方药如下
A. 当归饮子加减　B. 犀角地黄汤加减
C. 桃红四物汤加减　D. 清瘟败毒饮加减

E. 萆薢渗湿汤加减。

B1 型题

A. 萆薢渗湿汤　B. 桃红四物汤
C. 犀角地黄汤　D. 清瘟败毒饮
E. 当归饮子

1. 治疗白疕血热内蕴证，应首选的方剂是
2. 治疗白疕血虚风燥证，应首选的方剂是

A. 龙胆泻肝汤　B. 当归饮子
C. 消风散　D. 桃红四物汤
E. 竹叶石膏汤

3. 治疗牛皮癣肝郁化火证，应首选的方剂是
4. 治疗牛皮癣风湿蕴肤证，应首选的方剂是

A. 麻黄桂枝各半汤　B. 消风散
C. 防风通圣散　D. 当归饮子
E. 二仙汤

5. 治疗瘾疹风热犯表证，应首选的方剂是
6. 治疗瘾疹风寒束表证，应首选的方剂是

A. 麻黄桂枝各半汤　B. 消风散
C. 防风通圣散　D. 当归饮子
E. 二仙汤

7. 治疗瘾疹血虚风燥证，应首选的方剂是
8. 治疗瘾疹胃肠湿热证，应首选的方剂是

A. 龙胆泻肝汤合萆薢渗湿汤加减
B. 除湿胃苓汤或参苓白术散加减
C. 当归饮子加减
D. 四物消风饮加减
E. 清瘟败毒饮加减

9. 治疗湿疮脾虚湿蕴证，应首选的方剂是
10. 治疗瘾疹湿热蕴肤证，应首选的方剂是

A. 鳞屑　B. 瘙痒
C. 疼痛　D. 灼热
E. 斑疹

11 属皮肤病原发性皮损的是
12. 属皮肤病继发性损害的是

参考答案

A1 型题

1. E　2. E　3. E　4. D　5. C
6. D　7. B　8. A　9. C　10. C
11. C

A2 型题

1. B　2. A　3. A　4. D　5. E
6. B　7. D

B1 型题

1. C　2. E　3. A　4. C　5. B
6. A　7. D　8. C　9. B　10. A
11. E　12. A

第八单元　肛门直肠疾病

A1 型题

1. 肛裂的好发部位是

A. 截石位 3、7、11 点
B. 截石位 6、12 点
C. 截石位 3、9 点
D. 截石位 5、7 点

E. 截石位 2、5 点

2. 血栓外痔的好发部位是

A. 截石位 3、7、11 点

B. 截石位 6、12 点

C. 截石位 3、9 点

D. 截石位 5、7 点

E. 截石位 2、5 点

3. 内痔的好发部位是

A. 截石位 3、7、11 点

B. 截石位 6、12 点

C. 截石位 3、9 点

D. 截石位 5、7 点

E. 截石位 2、5 点

4. 混合痔的临床特点是

A. 既有内痔又有外痔

B. 内痔并有血栓外痔

C. 内痔部分与外痔部分结合

D. 内痔合并静脉曲张性外痔

E. 内痔部分与外痔部分沟通融合形成一整体

5. 肛裂疼痛的特点是

A. 周期性疼痛　　B. 间歇性疼痛

C. 持续性疼痛　　D. 阵发性疼痛

E. 转移性疼痛

6. 排便或增加腹压时，肛管直肠全层和部分乙状结肠脱出，长 8cm 以上，呈圆柱形，环状皱壁消失，色红，质软，常因括约肌松弛无力，以致肛门松弛。其脱肛的临床分度是

A. Ⅰ度　　B. Ⅱ度

C. Ⅲ度　　D. Ⅳ度

E. Ⅴ度

7. 排便或增加腹压时，直肠黏膜脱出肛门外，色淡红，长 2~3cm，质软，不出血，便后自行缩回，肛门括约肌功能良好，其脱肛的临床分度是

A. Ⅰ度　　B. Ⅱ度

C. Ⅲ度　　D. Ⅳ度

E. Ⅴ度

8. 下列哪一个不是肛裂的并发表现

A. 肛窦炎　　B. 皮下漏

C. 哨兵痔　　D. 肛乳头肥大

E. 血栓痔

9. 内痔的主要症状是

A. 便血、脱出、肛门潮湿、瘙痒

B. 便血、脱出、肛门潮湿、周期性疾病

C. 疼痛、脱出、肛门潮湿

D. 便血、流脓、脱出

E. 便血、脱出、便秘

10. 肛管皮肤全层纵行裂开并形成感染性溃疡者称为

A. 肛裂　　B. 皲裂

C. 溃疡　　D. 痔

E. 漏

11. 肛管、直肠黏膜、直肠全层、部分乙状结肠向下移位的疾病称为

A. 肛裂　　B. 肛周脓肿

C. 内痔　　D. 肛漏

E. 脱肛

12. 内痔是根据以下哪个症状进行分期的

A. 脱出　　B. 出血

C. 流脓　　D. 痔核大小

E. 疼痛程度

13. 大多数肛门直肠脓肿感染的门户是

A. 齿线

B. 肛乳头

C. 肛门直肠周围间隙

D. 肛窦

E. 肛腺管

14. 挂线疗法应用于高位肛漏的主要优点是

A. 没有疼痛

B. 不会造成肛门失禁

C. 疗程短

D. 引流好

E. 简便

15. 下列哪项不是肛漏手术治疗的原则

A. 正确寻找和处理内口

B. 最大程度地保留肛门功能

C. 创面保持引流通畅

D. 重视术后处理，防止假性愈合

E. 不可勉强行一次切开术

A2 型题

1. 患者，男，13 岁。自幼便时有物脱出肛外，脱出物淡红色，长约 3~5 cm，触之柔软，无弹性，不易出血。其诊断是

A. 脱肛（Ⅰ度脱垂）

B. 脱肛（Ⅱ度脱垂）

C. 脱肛（Ⅲ度脱垂）

D. 内痔一期

E. 内痔二期

2. 患者，男，35 岁。肛旁肿痛 3 天，持续加剧，伴有恶寒、发热、便秘、溲赤，肛周红肿，质硬，触痛明显，舌红，苔薄黄，脉数。其诊断是

A. 血栓性外痔　　B. 肛裂

C. 肛周脓肿　　D. 混合痔

E. 肛窦炎

3. 患者，男，30 岁。肛门周围反复流脓水 3 年。检查：肛周多处外口，指诊截石位 6 时肛窦处触及凹陷性硬结，肛管直肠环弹性良好。其诊断是

A. 低位复杂肛漏　　B. 高位复杂肛漏

C. 肛门部汗腺炎　　D. 低位单纯肛漏

E. 高位单纯肛漏

4. 患者，女，30 岁。大便 4 日未行，今日排便后肛门疼痛剧烈，持续数小时未缓解，手纸染血，舌偏红，脉弦数。检查：截石位 6 点肛管见纵行梭形裂口，边缘整齐而有弹性。其诊断是

A. 肛裂　　B. 混合痔

C. 血栓性外痔　　D. 肛隐窝炎

E. 肛周脓肿

5. 患者，女，30 岁。便血，血不与大便相混，附于大便表面，或便时点滴而下，或一线如箭，血多，鲜红而无疼痛者。首先应考虑

A. 肛裂　　B. 溃疡性结肠炎

C. 直肠癌　　D. 内痔

E. 直肠息肉

6. 患者，男，25 岁。肛旁时流脓水，口苦，小便赤。查局部，见截石位 4 点，距肛缘 4cm，有一外口，外口呈凸型，脓水较稠厚，局部可扪得硬索，内口位于齿线肛窦处。其诊断是

A. 低位单纯性肛漏

B. 低位复杂性肛漏

C. 高位单纯性肛漏

D. 高位复杂性肛漏

E. 低位多发性肛漏

7. 患者，男，24 岁。大便干结伴便血，肛门疼痛发作半月。大便干结，两三日一行，口干喜饮，舌红苔少，脉数。局部检查：12 点肛管内可见一梭形溃疡约 0.2cm×0.8cm 大小，色鲜，创面较浅，边缘整齐。本病诊断

A. 结缔组织性外痔　B. 内痔

C. 早期肛裂　　D. 陈旧性肛裂

E. 肛漏

8. 患者，女，52 岁。肛旁时肿痛，流脓水反复发作两年余，形体消瘦，潮热盗汗，心烦少寐，舌红少津，脉细数。局检：截石位 9 点距肛缘约 2.5cm 处见一凹陷潜行性溃口，未触及明显硬索。直肠指诊：同位齿线附近可触及凹陷。其诊断是

A. 低位单纯性肛漏　B. 低位复杂性肛漏

C. 高位单纯性肛漏　D. 高位复杂性肛漏

E. 马蹄形肛漏

9. 患者，女，29 岁。便血伴肛痛五月余，病起于产后，因大便干结所致，每次便后肛门疼痛，持续数小时方缓，大便带血，量少色红，大便干结，状如羊屎，伴面色潮红，形体消瘦，舌红，苔少，脉细数，截石位 12 点，肛管裂创溃疡面约 0.2cm×0.8cm，伴见赘皮外痔。其诊断是

A. 结缔组织性外痔　B. 内痔

C. 早期肛裂　　D. 陈旧性肛裂

E. 肛窦炎

10. 患者，男，28 岁。大便带血，血色鲜红，便后脱出，自行回纳，无疼痛，可能的诊断是

A. 脱肛（Ⅰ度脱垂）
B. 脱肛（Ⅱ度脱垂）
C. 脱肛（Ⅲ度脱垂）
D. 内痔一期
E. 内痔二期

11. 患者，男，28 岁。大便带血，血色鲜红，便后脱出，不能自行回纳，须用手送回，无疼痛，可能的诊断是

A. 脱肛（Ⅰ度脱垂）
B. 脱肛（Ⅱ度脱垂）
C. 脱肛（Ⅲ度脱垂）
D. 内痔三期
E. 内痔二期

12. 患者，女，22 岁。大便带血，血色鲜红，便后无脱出，伴肛门疼痛，排便时疼痛，排便后稍好转，接着又有剧烈疼痛，约持续半小时后才逐渐缓解。可能的诊断是

A. 炎性外痔　B. 血栓外痔
C. 肛周脓肿　D. 肛裂
E. 肛窦炎

A3 型题

患者，女，37 岁。大便带血，严重时喷射状出血，血色鲜红，时有肛门瘙痒，舌质红，苔薄黄，脉浮数。

1. 其诊断是

A. 肛痈　B. 内痔
C. 肛漏　D. 肛裂
E. 脱肛

2. 其证型是

A. 湿热下注证　B. 风伤肠络证
C. 气滞血瘀证　D. 脾虚气陷证
E. 脾不统血证

3. 该病的常见临床表现不包括

A. 便血　B. 脱出
C. 肛周潮湿、瘙痒　D. 疼痛
E. 嵌顿

4. 中医辨证治疗的方药是

A. 脏连丸加减　B. 止痛如神汤加减
C. 凉血地黄汤加减　D. 补中益气汤加减
E. 托里消毒散加减

B1 型题

A. 黏液脓血便
B. 大便带血，颜色鲜红
C. 板油样便
D. 水样便
E. 羊粪样便

1. 内痔便血的特点是
2. 锁肛痔便血的特点是

A. 内痔　B. 肛裂
C. 直肠息肉　D. 锁肛痔
E. 溃疡性结肠炎

3. 血多而无疼痛，附于大便表面，或便时点滴而下，或一线如箭。其为

4. 儿童便血，大便次数和性质无明显改变者。其为

A. 便血　B. 肿痛
C. 脱垂　D. 流脓
E. 便秘

5. 肛漏的主症是
6. 肛痈的主症是

参考答案

A1 型题

1. B	2. C	3. A	4. E	5. A
6. C	7. A	8. E	9. A	10. A
11. E	12. A	13. D	14. B	15. E

A2 型题

1. A 2. C 3. A 4. A 5. D
6. A 7. C 8. A 9. D 10. E
11. D 12. D

A3 型题

1. B 2. B 3. E 4. C

B1 型题

1. B 2. A 3. A 4. C 5. D
6. B

第九单元 泌尿男性疾病

A1 型题

1. 睾丸和附睾的急性化脓性感染称为
A. 子痰 B. 囊痈
C. 子痈 D. 脱囊
E. 卵子痈
2. 精浊的病机
A. 肾虚、湿热、瘀滞
B. 湿热、瘀滞、血热
C. 肾虚、瘀滞、痰浊
D. 肾虚、血热、瘀滞
E. 肝郁、湿热、肾虚
3. 与尿石症病机关系最密切的是
A. 风热 B. 血瘀
C. 痰凝 D. 气滞
E. 湿热
4. 下列哪项是尿石症的临床特点
A. 尿后余沥不尽 B. 排尿不适
C. 疼痛、尿血 D. 小便不畅
E. 腰骶坠胀
5. 治疗子痈气滞痰凝证的代表方剂是
A. 小金丸 B. 橘核丸
C. 二陈汤 D. 抵当丸
E. 橘核汤

A2 型题

1. 患者，男，38 岁。患急性子痈 2 天，恶寒发热，左侧睾丸肿大疼痛，疼痛引及子系（精索），舌红苔黄腻，脉滑数。证属湿热下注，气血壅滞，经络阻隔为患。治宜清热解毒，利湿消肿，应首选
A. 透脓散 B. 滋阴除湿汤
C. 萆解化毒汤 D. 龙胆泻肝汤
E. 枸橘汤加减
2. 患者，男，32 岁。近日来出现小溲频急，茎中热痛，尿黄而浊，尿终有白浊滴出，伴会阴、睾丸部明显胀痛不适。肛诊：前列腺饱满，压痛（++），质不硬。舌红苔黄腻，脉滑数，诊为前列腺炎。治宜
A. 清热利湿，利尿通淋
B. 补肾滋阴，清泄相火
C. 温肾固精
D. 活血化瘀，利尿通淋
E. 以上都不是
3. 患者，男，45 岁。小便不畅，尿线变细或点滴而下，小腹胀满隐痛，舌质暗或有瘀点瘀斑，苔白或薄黄，脉弦或涩。治疗应首选
A. 少腹逐瘀汤 B. 石韦散
C. 八正散 D. 沉香散

E. 以上都不是

4. 患者，女，56 岁。结石病史，腰部胀痛，时发时止，遇劳加重，疲乏无力，尿少或频数不爽，舌淡苔薄，脉细无力。治疗应首选

A. 三金排石汤　　B. 金匮肾气丸
C. 济生肾气丸　　D. 右归丸
E. 补中益气汤

B1 型题

A. 金锁固精丸　　B. 济生肾气丸
C. 真武汤　　D. 附桂八味丸
E. 前列腺汤

1. 治疗精浊肾阳虚损证，应首选
2. 精浊气滞血瘀证应首选

A. 下腹、会阴、睾丸疼痛不适
B. 轻度尿频，尿痛或尿道刺痒
C. 直肠指检前列腺肿胀饱满，压痛明显
D. 前列腺液中白细胞每高倍视野大于10个
E. 神经衰弱和性功能障碍

3. 不属精浊诊断要点的是
4. 可作为急性前列腺炎诊断要点的是

A. 三金排石汤　　B. 济生肾气丸
C. 少腹逐瘀汤　　D. 左归丸
E. 龙胆泻肝汤

5. 石淋，症见小便涩痛，尿中带血，尿频、尿急、尿痛，舌红苔黄腻。宜服
6. 石淋，症见腰部胀痛，时发时止，遇劳加重，尿少或频数不爽，舌淡。宜服

A. 二陈汤　　B. 阳和汤
C. 龙胆泻肝汤　　D. 五神汤
E. 金铃子散

7. 湿热下注型子痈宜服
8. 浊痰凝结型子痰宜服

参考答案

A1 型题

1. C　2. A　3. E　4. C　5. B

A2 型题

1. E　2. A　3. D　4. C

B1 型题

1. B　2. E　3. C　4. C　5. A
6. B　7. C　8. B

第十单元　周围血管疾病

A1 型题

1. 属于动脉硬化闭塞症常见临床症状的是
A. 突发单侧肢体水肿、疼痛
B. 下肢青筋累累
C. 间歇性跛行
D. 小腿臁部溃疡、渗出，经久难愈
E. 小腿部条索突起，红硬、疼痛

2. 深静脉血栓形成的最大危险性是
A. 水肿　　B. 下肢坏死
C. 肺栓塞　　D. 患肢增粗
E. 浅静脉扩张

3. 运动试验是哪种周围血管病常用检查手段

A. 青蛇毒

B. 臁疮

C. 动脉硬化闭塞症

D. 下肢深静脉血栓形成

E. 青蛇毒

4. 股肿之湿热下注证，选方宜

A. 血府逐瘀汤加减 B. 桃红四物汤加减

C. 四妙勇安汤加减 D. 五味消毒饮加减

E. 阳和汤加减

5. 桃红四物汤宜用于脱疽的哪一证型

A. 气阴两虚证 B. 热毒伤阴证

C. 血脉瘀阻证 D. 寒湿阻滞证

E. 湿热毒盛证

6. 参苓白术散加减可用于下列何病何证

A. 脱疽 寒湿阻络证 B. 臁疮 气虚血瘀证

C. 股肿 气虚湿阻证 D. 筋瘤 劳倦伤气证

E. 恶脉 湿热证

7. 下列哪项不是下肢静脉曲张的并发症

A. 曲张静脉破裂出血 B. 湿疹

C. 肿胀 D. 溃疡

E. 青蛇毒

A2 型题

1. 患者，男，60 岁。双下肢发凉麻木已有 2 年。时有小腿部抽痛及间歇性跛行，近一月余足痛转为持续性疼痛，夜间痛剧，不能入睡，双足背动脉搏动消失。其诊断是

A. 痛风

B. 雷诺病

C. 动脉硬化性闭塞症

D. 糖尿病足

E. 血栓闭塞性脉管炎

2. 男，35 岁，吸烟有 15 年，出现右下肢麻木、发凉、间歇性跛行 8 年。病情发展，出现持续性疼痛，夜间尤为剧烈，下肢肌肉萎缩，足背动脉搏动消失，诊断为血栓闭塞性脉管炎营养障碍期。此患者与下肢动脉硬化性闭塞患者鉴别诊断主要依据是

A. 间歇性跛行

B. 较长的吸烟病史

C. 患者发病年轻，病程长

D. 静息痛，夜间尤为剧烈

E. 足背动脉搏动消失

3. 一退休教师，小腿青筋怒张、迂曲 20 余年，久站久行或劳累时青筋迂曲加重，伴下坠不适感，平素气短乏力，食少腹胀，查舌淡、苔白，脉缓而无力，辨证用方，宜选

A. 萆薢渗湿汤加减

B. 暖肝煎加减

C. 补中益气汤加减

D. 四妙勇安汤加减

E. 四物汤加减

4. 老年消渴患者，病史近 20 年，10 年前出现足部麻木、发凉不是，近 5 年症状加重，下肢乏力，伴有足趾疼痛，三周前洗脚后出现左足破溃，近一周足部溃疡发展迅速，伴脓性分泌物，肉色灰暗，周围组织红肿，昼夜疼痛，查舌红、苔黄腻、脉弦数，辨证用方宜选

A. 黄芪鳖甲汤加减 B. 温胆汤加减

C. 四妙勇安汤加减 D. 八珍汤加减

E. 阳和汤加减

5. 某男性患者，56 岁，患冠心病多年，3 小时前突然出现双下肢剧烈疼痛，行走困难，局部皮肤苍白，查双下肢股动脉搏动消失，双膝以下皮温低，肌力 4 级，中医诊断初步为

A. 青筋腿 B. 股肿

C. 脱疽 D. 臁疮

E. 血瘤

6. 老年男性病人，75 岁，高血压、冠心病病史，近 5 年肢体乏力、发凉呈进行性加重，并有怕冷表现，行走时下肢出现疼痛，稍事休息又可缓解，查体：双下肢肤色苍白，皮肤温度明显降低，趺阳脉搏动弱，舌淡、苔白腻、脉沉细。此患者主病、主证应为

A. 股肿 湿热下注证

B. 臁疮　气虚血瘀证
C. 脱疽　寒湿阻络证
D. 青筋腿　外伤瘀滞证
E. 脱疽　热毒伤阴证

7. 患者女性，29 岁，产后 1 周，突发左下肢肿胀、增粗，皮肤发红、肢体疼痛，查舌红、苔黄、脉弦滑，辨证应为

A. 肝气郁滞证　B. 寒凝血瘀证
C. 湿热下注证　D. 血脉瘀阻证
E. 湿热毒盛证

8. 中年男性患者，久居南方湿地，长期从事体力劳动，出现下肢静脉曲张 20 余年，5 年来自觉体力下降明显，肢体静脉曲张团明显增大，近 2 年来，下肢出现凹陷性水肿，并发左小腿胫皮肤反复破溃，周围皮肤色晦暗，自觉肢体沉胀明显，查舌淡、苔白、脉细涩。辨证选方宜

A. 普济消毒饮加减
B. 桃红四物汤加减
C. 四妙丸合补阳还五汤加减
D. 八珍汤
E. 当归四逆汤

9. 脱疽患者，高龄，合并多基础疾病，长期卧床，足趾溃疡，足趾坏死，清创处理后，见肉芽色暗，生长缓慢；患者自觉乏力倦怠、不欲饮水，体重进行性下降，五心烦热，查见舌淡尖红、少苔，脉细无力，辨证用方宜选

A. 四妙勇安汤加减
B. 四妙丸合四物汤
C. 黄芪鳖甲汤合八珍汤
D. 大补阴丸加减
E. 血府逐瘀汤合补阳还五汤

B1 型题

A. 间歇性跛行　B. 静息痛
C. 下肢肌肉萎缩　D. 皮肤温度降低
E. 静脉曲张

1. 以一定速度行走后出现下肢疼痛、无力，休息后缓解，再次行走再次出现疼痛，此临床症状称为

2. 上述选项中，不是脱疽病程发展过程中常见临床表现的是

A. 阳和汤加减　B. 桃红四物汤加减
C. 四妙勇安汤加减　D. 八珍汤加减
E. 五味消毒饮加减

3. 股肿湿热下注证选方
4. 脱疽湿热毒盛证选方

A. 寒湿阻络证　B. 气血亏虚证
C. 寒湿凝筋证　D. 湿热下注证
E. 血脉瘀阻证

5. 股肿，见突然发病，一侧肢体增粗，皮肤发红，自觉患肢胀痛，活动受限，舌红、苔黄腻，脉弦滑。辨证属

6. 脱疽，见肢体发凉、乏力，或伴麻木感，小腿胀痛，活动后加剧，歇后痛减，肤色苍白，肤温降低，舌淡、苔白腻，脉沉细。辨证属

A. 糖尿病足
B. 二期（营养障碍期）
C. 脱疽
D. 筋瘤
E. 一期（局部缺血期）

7. 易发生混合坏疽的疾病是
8. 脱疽病，以肢体发凉、麻木、静息痛、间歇性跛行等为主要表现的分期是

A. 多食肥甘厚味
B. 产后、外伤、术后长期卧床
C. 长期站立、从事重体力劳动
D. 皮肤破损感染毒邪
E. 大量吸烟，久居寒冷湿地

9. 股肿的常见病因是
10. 脉管炎典型病因是

参考答案

A1 型题

1. C　2. C　3. C　4. C　5. C
6. C　7. C

A2 型题

1. C　2. C　3. C　4. C　5. C
6. C　7. C　8. C　9. C

B1 型题

1. A　2. E　3. C　4. C　5. D
6. A　7. A　8. B　9. B　10. E

第十一单元　其他外科疾病

A1 型题

1. 重度烧伤患者发生休克的时间一般是
A. 12 小时之内　B. 24 小时之内
C. 36 小时之内　D. 48 小时之内
E. 72 小时之内

2. 五指并拢时，一只手掌的面积占全身体表面积的比例是
A. 0.5%　B. 1%
C. 2%　D. 5%
E. 9%

3. 下列各项，属于中度烧伤的是
A. 总面积在 31%~50%
B. Ⅰ度烧伤面积在 11%~20%
C. Ⅱ度烧伤面积在 10%~29%
D. Ⅲ度烧伤面积在 10%以下
E. 小儿Ⅲ度烧伤面积在 5%~10%

4. 下列各项，属神经毒类的毒蛇是
A. 蝰蛇　B. 竹叶青蛇
C. 尖吻蝮蛇　D. 海蛇
E. 眼镜蛇

5. 下列各项，不属血循毒类毒蛇的是
A. 金环蛇　B. 烙铁头蛇
C. 竹叶青蛇　D. 尖吻蝮蛇
E. 蝰蛇

6. 毒蛇咬伤后，下列局部处理方法中，错误的是
A. 早期结扎　B. 扩创排毒
C. 艾灸法　D. 烧灼法
E. 封闭疗法

7. 下列关于蛇伤扩创排毒方法的叙述，错误的是
A. 沿牙痕纵行切开
B. 作十字形切开
C. 取出遗留的毒牙
D. 伤口流血不止，仍可切开
E. 切开后用双氧水反复冲洗

8. 确诊为急性阑尾炎的主要依据是
A. 右侧腹痛，伴恶寒、发热
B. 右下腹痛突然而剧烈，检查发现右侧囊性肿物
C. 突发性右下腹绞痛，腹软，肾区叩痛
D. 转移性右下腹疼痛，局限性右下腹压痛拒按
E. 阵发性右侧腹疼痛，伴恶心欲呕

B1 型题

A. 2×9%＝18%
B. 3×9%＝27%
C. 4×9%＝36%
D. 5×9%+1%＝46%
E. 5×9%−1%＝44%

1. 按中国九分法，双下肢包括臀部烧伤面积是
2. 按中国九分法，躯干前后包括外阴部烧伤面积是

A. 轻度烧伤　　B. 中度烧伤
C. 重度烧伤　　D. 特重烧伤
E. 严重烧伤

3. 成人Ⅱ度烧伤面积在 9% 以下，属于
4. 成人Ⅱ度烧伤面积在 10%~29%，属于

A. 竹叶青蛇　　B. 尖吻蝮蛇
C. 眼镜王蛇　　D. 烙铁头蛇
E. 银环蛇

5. 主要含神经毒的毒蛇是
6. 主要含混合毒的毒蛇是

A. 仙方活命饮
B. 黄连解毒汤合五味消毒饮
C. 大黄牡丹汤
D. 复方大柴胡汤
E. 大黄牡丹汤合透脓散

7. 治疗肠痈湿热证的代表方剂是
8. 治疗肠痈热毒证的代表方剂是

参考答案

A1 型题

1. D　2. B　3. C　4. D　5. A
6. C　7. D　8. D

B1 型题

1. D　2. B　3. A　4. B　5. E
6. C　7. D　8. E

中医执业助理医师资格考试
医学综合通关题库
（具有规定学历 师承或确有专长）

（下册）

中国中医药出版社考试图书编辑部　编写

中国中医药出版社
·北　京·

图书在版编目（CIP）数据

中医执业助理医师资格考试医学综合通关题库：全二册/
中国中医药出版社考试图书编辑部编写．—北京：中国中医药出版社，2022. 12
ISBN 978-7-5132-7892-8

Ⅰ. ①中…　Ⅱ. ①中…　Ⅲ. ①中医师-资格考试-习题集　Ⅳ. ①R2-44

中国版本图书馆 CIP 数据核字（2022）第 207149 号

中国中医药出版社出版
北京经济技术开发区科创十三街 31 号院二区 8 号楼
邮政编码　100176
传真　010-64405721
三河市同力彩印有限公司印刷
各地新华书店经销

开本 889×1194　1/16　印张 50　字数 1266 千字
2022 年 12 月第 1 版　2022 年 12 月第 1 次印刷
书号　ISBN 978-7-5132-7892-8

定价　249. 00 元（上、下册）
网址　www. cptcm. com

服 务 热 线　010-64405510
购 书 热 线　010-89535836
维 权 打 假　010-64405753

微信服务号　zgzyycbs
微商城网址　https://kdt. im/LIdUGr
官 方 微 博　http://e. weibo. com/cptcm
天猫旗舰店网址　https://zgzyycbs. tmall. com

如有印装质量问题请与本社出版部联系（010-64405510）

目　录

（下册）

中医妇科学

中医儿科学

针　灸　学

西医综合

诊断学基础

内　科　学
（师承或确有专长人员不测试）

传染病学

医学人文

医学伦理学

卫生法规

中医妇科学

第一单元　女性生殖器官

A1 型题

1. 阴户的功能是
   A. 排出月经的通道
   B. 分泌带下的通道
   C. 防御外邪入侵的第一道门户
   D. 阴阳交合的器官
   E. 娩出胎儿的路径
2. 阴道的功能是
   A. 排出月经的通道
   B. 排恶露之出口
   C. 防御外邪入侵的第一道门户
   D. 阴阳交合的入口
   E. 娩出胎儿的产门
3. 子门是指
   A. 外阴　　B. 阴道口
   C. 阴道　　D. 宫颈口
   E. 子宫
4. 下列关于子宫位置的描述，错误的是
   A. 位于带脉之下　　B. 位于耻骨上方
   C. 位于小腹正中　　D. 位于膀胱之后
   E. 位于直肠之前
5. 下列各项，不属于子宫功能的是
   A. 产生月经　　B. 排出月经
   C. 孕育胎儿　　D. 分娩胎儿
   E. 抵御外邪

参考答案

A1 型题

1. C　2. A　3. D　4. B　5. E

第二单元　女性生殖生理

A1 型题

1. 女性青春期开始的重要标志是
   A. 月经来潮
   B. 内生殖器官发育渐趋成熟
   C. 外生殖器官发育渐趋成熟
   D. 体形已渐发育为女性特有的体形
   E. 第二性征发育
2. 下列关于月经初潮年龄的描述，错误的是

A. 一般为 13~15 岁　B. 平均 14 岁
C. 可早至 11~12 岁　D. 迟至 16 岁
E. 最迟不超过 18 岁

3. 妇女终生不潮而能受孕者，称为
A. 激经　B. 暗经
C. 季经　D. 避年
E. 居经

4. 与月经产生关系最密切的脏腑是
A. 心、肝、脾　B. 肾、肺、脾
C. 肾、肝、心　D. 肾、肝、脾
E. 心、肝、肺

5. 下列关于肝与月经关系的描述，错误的是
A. 肝血下注冲脉
B. 司血海之定期蓄溢
C. 肝为气血之根
D. 参与月经周期的调节
E. 参与经量的调节

6. 在月经产生的过程中，起主导作用的脏腑是
A. 脾　B. 肺
C. 心　D. 肾
E. 肝

7. 天癸的来源是
A. 水谷精气　B. 先天肾气
C. 肾阴　D. 肾阳
E. 肝血

8. 下列关于带下生理现象和作用的论述，错误的是
A. 带下属津液
B. 带下有周期性月节律
C. 带下量随妊娠期增多
D. 带下淖泽胞宫、阴道
E. 带下于经断后断绝

9. 下列各项，不属于妊娠生理现象的是
A. 月经停闭
B. 乳头乳晕着色
C. 腹胀便秘
D. 脉滑，尺脉按之不绝
E. 晨起恶心欲呕

10. 产后红恶露的持续天数是
A. 3~4　B. 5~6
C. 7~8　D. 9~10
E. 11~12

参考答案

A1 型题

1. A　2. E　3. B　4. D　5. C
6. D　7. B　8. E　9. C　10. A

第三单元　妇科疾病的病因病机

A1 型题

1. 妇科疾病的常见病因是
A. 寒、热、湿邪
B. 风、热、暑邪
C. 寒、暑、湿邪
D. 寒、热、风邪
E. 风、热、湿邪

2. 下列各项，不属于妇科病因生活因素的是
A. 房劳多产　B. 饮食不节
C. 劳逸失常　D. 跌仆损伤
E. 忧思过度

3. 下列各项，与寒邪致病无关的病证是
A. 闭经　B. 崩漏
C. 痛经　D. 子肿

E. 不孕症

4. 外湿导致的妇科疾病是

A. 子肿　B. 闭经　C. 子满　D. 阴痒　E. 经行泄泻

5. 下列各项，不属于外热导致的妇科疾病是

A. 月经过多　B. 产后发热　C. 恶阻　D. 阴疮　E. 子淋

6. 抑郁忿怒可导致的妇科疾病是

A. 月经后期　B. 月经先期　C. 经期延长　D. 经间期出血　E. 月经过多

7. 惊恐伤肾，恐则气下可导致的妇科疾病是

A. 月经后期　B. 经间期出血　C. 月经过少　D. 月经先期　E. 月经过多

8. 产后过劳可导致的妇科疾病是

A. 产后血晕　B. 产后发热　C. 恶露不绝　D. 产后腹痛　E. 产后抑郁

9. 肾阴虚，冲任、胞宫胞脉失养，可导致的妇科疾病是

A. 月经后期　B. 月经过少　C. 闭经　D. 痛经　E. 经期延长

10. 肝经湿热，蕴结胞中，阻滞冲任可导致的妇科疾病是

A. 月经过少　B. 癥瘕　C. 闭经　D. 月经后期　E. 痛经

11. 肾气虚，封藏失职，冲任不固可导致的妇科疾病是

A. 滑胎　B. 产后恶露不绝　C. 胎漏　D. 经期延长　E. 经间期出血

12. 肾阳虚，命门火衰，胞宫虚寒可导致的妇科疾病是

A. 妊娠腹痛　B. 带下过多　C. 月经过少　D. 月经后期　E. 闭经

13. 肝郁化热，火热之邪下扰冲任，可导致的妇科疾病是

A. 经行吐衄　B. 妊娠恶阻　C. 月经先期　D. 经行乳房胀痛　E. 经间期出血

14. 脾失健运，气血生化不足可导致的妇科疾病是

A. 月经先期　B. 胎漏　C. 滑胎　D. 胎萎不长　E. 产后血晕

15. 脾失统摄，冲任不固可导致的妇科疾病是

A. 经间期出血　B. 带下过多　C. 经行吐衄　D. 滑胎　E. 经期延长

16. 督脉虚损，阴阳平衡失调可导致的疾病是

A. 经行发热　B. 崩漏　C. 经行身痛　D. 痛经　E. 产后发热

17. 下列各项，不属于带脉失约导致的疾病是

A. 滑胎　B. 带下病　C. 胎动不安　D. 子宫脱垂　E. 崩漏

18. 下列各项，与气虚血失统摄有关的病证是

A. 月经过多　B. 经间期出血　C. 滑胎　D. 经行吐衄　E. 月经先后不定期

19. 下列各项，不属于肾阴亏虚，虚热内生，热伏冲任所导致的疾病是

A. 崩漏　B. 经间期出血　C. 胎漏　D. 月经过多　E. 胎动不安

20. 下列各项，不属于血瘀所导致的疾病是

A. 月经过多　B. 崩漏
C. 月经先期　D. 痛经
E. 闭经

B1 型题

A. 经行身痛　B. 带下病
C. 经行感冒　D. 经行头痛
E. 经期延长

1. 内寒常导致的妇科疾病是
2. 外寒常导致的疾病是

A. 小产　B. 子宫脱垂
C. 月经先期　D. 经期延长
E. 滑胎

3. 肾气虚，封藏失职，冲任不固，可导致的疾病是
4. 肾气虚，胎失所系，冲任不固，可导致的疾病是

A. 产后恶露不绝　B. 妊娠恶阻
C. 经间期出血　D. 乳汁自出
E. 经期延长

5. 肝郁化热化火，火热之邪下扰冲任，可导致的疾病是
6. 肝郁化热化火，气火上炎，可导致的疾病是

A. 带下病　B. 崩漏
C. 经间期出血　D. 胎动不安
E. 滑胎

7. 气陷所导致的妇科疾病是
8. 气虚，统摄无权，冲任不固所导致的妇科疾病是

A. 经行头痛　B. 阴痒
C. 子满　D. 盆腔炎
E. 带下病

9. 肾阳虚，气化失常，水湿下注任、带，可导致的妇科疾病是
10. 肾阳虚，命门火衰，火不能暖土，水湿下注，可导致的妇科疾病是

参考答案

A1 型题

1. A　2. E　3. B　4. D　5. C
6. A　7. E　8. C　9. D　10. B
11. B　12. A　13. C　14. D　15. E
16. B　17. E　18. A　19. D　20. C

B1 型题

1. B　2. A　3. C　4. E　5. A
6. D　7. B　8. B　9. E　10. C

第四单元　妇科疾病的诊断与辨证

A1 型题

1. 对继发性痛经的患者，应注意询问的是
A. 有无家族遗传史　B. 有无盆腔炎史
C. 居住环境　D. 饮食嗜好
E. 有无结核病史
2. 对原发性痛经的患者，应注意询问的是
A. 有无结核病史　B. 有无盆腔炎史
C. 有无家族遗传史　D. 有无环境迁移史

E. 有无人流手术史

3. 妊娠肿胀患者的面色是

A. 面色萎黄　B. 面色苍白

C. 面色晦暗　D. 面色皖白虚浮

E. 面色淡白无华

4. 月经量多，经色淡红，质稀，其辨证是

A. 气虚证　B. 血热证

C. 气陷证　D. 血虚证

E. 肾虚证

5. 带下色黄，量多，质黏稠，其辨证是

A. 血热证　B. 热毒证

C. 脾虚证　D. 肾虚证

E. 湿热证

6. 阴户肌肤色白或灰白，粗糙增厚或皲裂，其辨证是

A. 肾精亏损、肝血不足证

B. 肝经湿热证

C. 虫蚀证

D. 气血虚弱证

E. 寒湿凝滞证

7. 妊娠恶阻患者口腔有烂苹果味，其辨证是

A. 脾胃虚弱证　B. 肝胃不和证

C. 气阴两虚证　D. 肝经湿热证

E. 脾虚痰浊证

8. 月经将至时的月经常脉的表现是

A. 弦　B. 滑

C. 数　D. 浮

E. 洪

9. 月经量少，色淡暗，质稀，其辨证是

A. 气虚证　B. 血虚证

C. 肾阴虚证　D. 肾阳虚证

E. 肝肾阴虚证

10. 产后乳汁甚少，质稀薄，面色无华，其辨证是

A. 血虚证　B. 脾虚证

C. 肾虚证　D. 肝肾亏虚证

E. 气血虚弱证

11. 进一步发展可引起气陷证，导致崩漏、阴挺的是

A. 气虚证　B. 气陷证

C. 气滞证　D. 气逆证

E. 气盛证

12. 下列不属于妇科血病辨证的是

A. 血虚证　B. 血崩证

C. 血瘀证　D. 血热证

E. 血寒证

B1 型题

A. 血热证　B. 血虚证

C. 气虚证　D. 血瘀证

E. 气滞证

1. 恶露量多，色紫红，有块，腹痛拒按，其辨证是

2. 恶露量多，色红有臭气，其辨证是

A. 实证　B. 癥疾

C. 瘕证　D. 瘀证

E. 虚实夹杂证

3. 下腹包块质坚，推之不动，其辨证是

4. 腹块时有时不明显，按之不坚，推之可动，其辨证是

参考答案

A1 型题

1. B　2. C　3. D　4. A　5. E

6. A　7. C　8. B　9. D　10. E

11. B　12. B

B1 型题

1. D　2. A　3. B　4. C

第五单元　妇科疾病的治疗

A1 型题

1. 下列各项，不属于补益肾气法方剂的是
A. 寿胎丸　B. 济生肾气丸
C. 归肾丸　D. 肾气丸
E. 补肾固冲丸

2. 温补肾阳法的代表方剂是
A. 温胞饮
B. 肾气丸
C. 加减苁蓉菟丝子丸
D. 寿胎丸
E. 补肾固冲丸

3. 以寿胎丸为代表方的治法是
A. 补肾滋阴　B. 温补肾阳
C. 补益肾气　D. 滋肾益阴
E. 补肾养肝

4. 滋肾益阴法的代表方剂是
A. 归肾丸　B. 肾气丸
C. 寿胎丸　D. 右归丸
E. 左归丸

5. 以加减苁蓉菟丝子丸为代表方的治法是
A. 补肾滋肾　B. 温补肾阳
C. 滋肾益阴　D. 补益肾气
E. 补肾养肝

6. 以乌药汤为代表方的治法是
A. 疏肝理气　B. 养血柔肝
C. 疏肝清热　D. 补肾疏肝
E. 疏肝解郁

7. 疏肝清热法的代表方剂是
A. 柴胡疏肝散　B. 宣郁通经汤
C. 一贯煎　D. 逍遥散
E. 清肝止淋汤

8. 疏肝清热利湿法的代表方剂是
A. 丹栀逍遥散　B. 柴胡疏肝散
C. 清肝止淋汤　D. 宣郁通经汤
E. 羚羊钩藤汤

9. 健脾除湿法的代表方剂是
A. 完带汤　B. 安冲汤
C. 举元煎　D. 玉女煎
E. 八珍汤

10. 利湿除痰法的代表方剂是
A. 二陈汤　B. 龙胆泻肝汤
C. 四妙散　D. 启宫丸
E. 半夏白术天麻汤

11. 治疗外感湿热导致的带下病，应首选的方剂是
A. 止带方　B. 完带汤
C. 启宫丸　D. 苍附导痰丸
E. 易黄汤

12. 以鹿角菟丝子丸为代表方的治法是
A. 温补肾阳　B. 调补冲任
C. 补益肾气　D. 温化冲任
E. 温肾健脾

13. 以清热固经汤为代表方的治法是
A. 疏通冲任　B. 清热凉血
C. 滋阴清热　D. 凉血固冲
E. 清泄冲任

14. 宫颈糜烂常用的外治法是
A. 坐浴　B. 外阴冲洗
C. 宫腔注入　D. 阴道纳药
E. 中药离子导入

15. 外阴血肿应选用的外治法是
A. 坐浴　B. 外阴冲洗
C. 贴敷　D. 阴道纳药
E. 中药离子导入

16. 下列各项，不属于中药离子导入法治疗范围的是
A. 子宫内膜异位症
B. 陈旧性宫外孕
C. 子宫肌瘤
D. 慢性盆腔炎

E. 外阴炎

B1 型题

A. 乌药汤　B. 丹栀逍遥散
C. 左归丸　D. 杞菊地黄丸
E. 六味地黄丸

1. 养血柔肝法的代表方剂是
2. 疏肝解郁法的代表方剂是

A. 四君子汤　B. 八珍汤
C. 滋血汤　D. 大补元煎
E. 白术散

3. 健脾养血法的代表方剂是
4. 补血养血法的代表方剂是

A. 宫腔粘连　B. 子宫肌瘤
C. 宫颈炎　D. 子宫脱垂
E. 盆腔淤血综合征

5. 适用于直肠导入法治疗的妇科疾病是
6. 适用于宫腔注入法治疗的妇科疾病是

A. 健固汤　B. 补肾固冲丸
C. 二仙汤　D. 艾附暖宫丸
E. 清经散

7. 调补冲任的代表方剂是
8. 温化冲任的代表方剂是

参考答案

A1 型题

1. B　2. A　3. C　4. E　5. D
6. E　7. B　8. C　9. A　10. D
11. A　12. B　13. E　14. D　15. C
16. C

B1 型题

1. D　2. A　3. B　4. C　5. E
6. A　7. B　8. D

第六单元　月经病

细目一　概　述

A1 型题

1. 下列各项，不属于月经病常见病因的是
A. 寒热湿邪　B. 跌仆损伤
C. 内伤七情　D. 房劳多产
E. 饮食不节
2. 月经病的治疗原则重在
A. 补肾健脾　B. 益气养血
C. 治本调经　D. 疏肝养肝
E. 调理冲任
3. 中年妇女调经重在
A. 治肝　B. 益气
C. 养血　D. 治肾
E. 治脾

参考答案

A1 型题

1. B　2. C　3. A

细目二　月经先期

A1 型题

1. 下列各项，属月经先期脾气虚证临床表现的是

A. 经量或多或少

B. 色淡红，质清稀

C. 面色晦暗

D. 腰膝酸软

E. 头晕耳鸣

2. 下列各项，不属于月经先期肾气虚证临床表现的是

A. 腰膝酸软　B. 头晕耳鸣

C. 面色晦暗　D. 经量或多或少

E. 色淡红，质清稀

3. 治疗月经先期脾气虚证，应首选的方剂是

A. 八珍汤　B. 大补元煎

C. 补中益气汤　D. 举元煎

E. 人参养荣汤

4. 月经先期肾气虚证的治法是

A. 益气养血，止血调经

B. 补益肾气，调经止血

C. 补脾益气，摄血调经

D. 补益肾气，固冲调经

E. 补益脾肾，摄血调经

5. 月经先期肝郁血热证的治法是

A. 疏肝清热，凉血调经

B. 补肾疏肝，调经止血

C. 疏肝解郁，理气调经

D. 疏肝清热，固冲调经

E. 疏肝健脾，摄血调经

6. 月经先期阴虚血热证的经血特点是

A. 色淡红，质清稀

B. 色深红，质稠

C. 色淡暗，质清稀

D. 色红，质黏稠

E. 色深红，有血块

A2 型题

1. 患者月经提前 10 天，量多，经色深红，质稠，经行不畅，有块；时有少腹胀痛，乳房胀痛，口苦咽干，经期烦躁易怒，舌红，苔薄黄，脉弦数。应首先考虑的诊断是

A. 痛经　B. 月经先期

C. 月经过多　D. 经行乳房胀痛

E. 经行情志异常

2. 患者月经先期，量多，经色深红，质稠，伴心烦，面红口干，小便短黄，大便燥结；舌质红，苔黄，脉数或滑数。其证候是

A. 脾气虚证　B. 肾气虚证

C. 阳盛血热证　D. 肝郁血热证

E. 阴虚血热证

3. 患者月经提前十余天，量多，经色淡红，质清稀，神疲肢倦，气短懒言，小腹空坠，纳少便溏；舌淡红，苔薄白，脉细弱。其治法是

A. 益气养血，止血调经

B. 补益脾气，调经止血

C. 补益脾肾，摄血调经

D. 补益肾气，固冲调经

E. 补脾益气，摄血调经

4. 患者月经提前，量多，经色深红，质稠，经行不畅，有块；时有少腹胀痛，乳房胀痛，口苦咽干，经期烦躁易怒，舌红，苔薄黄，脉弦数。治疗应首选的方剂是

A. 丹栀逍遥散　B. 两地汤

C. 保阴煎　D. 固阴煎

E. 清经散

5. 患者月经提前，量多，色淡暗，质清稀；腰膝酸软，头晕耳鸣，面色晦暗，有暗斑；舌淡

暗，苔白润，脉沉细。治疗应首选的方剂是

A. 固阴煎　　B. 两地汤
C. 保阴煎　　D. 归脾汤
E. 清经散

6. 患者月经先期，量少，色淡暗，质清稀；腰膝酸软，头晕耳鸣，面色晦暗；舌淡暗，苔白润，脉沉细。其证候是

A. 脾气虚证　　B. 肾气虚证
C. 阳盛血热证　　D. 肝郁血热证
E. 阴虚血热证

A3 型题

患者，女，28 岁，已婚。月经提前，量多，色深红或紫红，质黏稠，心烦，口干，小便短黄，大便秘结，舌质红，苔黄，脉滑数。

1. 其诊断是

A. 月经先期　　B. 月经过多
C. 经行发热　　D. 经行感冒
E. 经间期出血

2. 其证型是

A. 阴虚血热证　　B. 阳盛血热证
C. 肝郁血热证　　D. 肾气虚证
E. 脾气虚证

3. 其治法是

A. 养阴清热调经
B. 疏肝清热，凉血调经
C. 清热凉血调经
D. 补益肾气，固冲调经
E. 补益脾气，摄血调经

4. 治疗应首选

A. 两地汤　　B. 丹栀逍遥散
C. 清经散　　D. 固阴煎
E. 补中益气汤

B1 型题

A. 丹栀逍遥散　　B. 两地汤
C. 保阴煎　　D. 固阴煎
E. 清经散

1. 治疗月经先期阳盛血热证，应首选的方剂是
2. 治疗月经先期阴虚血热证，应首选的方剂是

A. 脾气虚证　　B. 肾气虚证
C. 阳盛血热证　　D. 肝郁血热证
E. 阴虚血热证

3. 患者月经先期，量多，经色深红，质稠，有块；时有少腹胀痛，乳房胀痛，口苦咽干，经期烦躁易怒，舌红，苔薄黄，脉弦数。其证候是
4. 患者月经先期，量多，色紫红，质黏稠，伴心烦，面红口干，小便短黄，大便燥结；舌质红，苔黄，脉数或滑数。其证候是

A. 养阴清热调经　　B. 补肾疏肝调经
C. 滋肾养阴调经　　D. 疏肝清热调经
E. 清热凉血调经

5. 月经先期阳盛血热证的治法是
6. 月经先期阴虚血热证的治法是

参考答案

A1 型题

1. B　2. E　3. C　4. D　5. A
6. D

A2 型题

1. B　2. C　3. E　4. A　5. A
6. B

A3 型题

1. A　2. B　3. C　4. C

B1 型题

1. E　2. B　3. D　4. C　5. E
6. A

细目三　月经后期

A1 型题

1. 下列各项，不属于月经后期常见证候的是
A. 血瘀证　B. 肾虚证
C. 气滞证　D. 虚寒证
E. 痰湿证
2. 月经后期实寒证的治法是
A. 扶阳祛寒调经　B. 补肾温阳调经
C. 温经散寒调经　D. 健脾温阳调经
E. 温阳活血调经
3. 月经后期虚寒证的经血特点是
A. 色红，质黏稠
B. 色淡，质黏
C. 色淡暗，质清稀
D. 色淡红，质清稀
E. 色暗红，有血块
4. 治疗月经后期肾虚证，应首选的方剂是
A. 大补元煎　B. 当归地黄饮
C. 补中益气汤　D. 艾附暖宫丸
E. 人参养荣汤
5. 温经汤（《金匮要略》）治疗月经后期的适应证候是
A. 实寒证　B. 肾虚证
C. 气滞证　D. 痰湿证
E. 虚寒证
6. 治疗月经后期实寒证，应首选的方剂是
A. 少腹逐瘀汤
B. 温经汤（《妇人大全良方》）
C. 乌药汤
D. 艾附暖宫丸
E. 温经汤（《金匮要略》）
7. 月经后期气滞证的治法是
A. 扶阳理气调经　B. 补肾活血调经
C. 理气行滞调经　D. 健脾疏肝调经
E. 理气活血调经
8. 月经后期痰湿证的治法是
A. 健脾燥湿，理气调经
B. 补肾除湿，化痰调经
C. 理气化痰，活血调经
D. 疏肝健脾，燥湿化痰
E. 燥湿化痰，活血调经
9. 乌药汤治疗月经后期的适应证候是
A. 气滞证　B. 肾虚证
C. 实寒证　D. 痰湿证
E. 虚寒证
10. 下列各项，属月经后期气滞证临床表现的是
A. 经色淡红，质清稀
B. 腰膝酸软
C. 面色晦暗
D. 经量少或正常
E. 面色青白

A2 型题

1. 患者月经周期延后，量少，色暗有块，小腹冷痛拒按，得热痛减；畏寒肢冷，面色青白；舌质淡暗，苔白，脉沉紧。其证候是
A. 气滞证　B. 肾虚证
C. 实寒证　D. 痰湿证
E. 虚寒证
2. 患者月经周期延后，量少，色暗淡，质清稀，平时带下清稀；腰膝酸软，头晕耳鸣，面色晦暗；舌淡，苔薄白，脉沉细。其证候是
A. 虚寒证　B. 肾虚证
C. 气滞证　D. 血瘀证
E. 血虚证
3. 患者月经周期延后，量少，色淡红，质清稀，小腹绵绵作痛；头晕眼花，心悸少寐，面色苍白；舌质淡红，脉细弱。其治法是
A. 补血益气调经　B. 滋肾养血调经
C. 补益脾肾调经　D. 健脾益气调经

E. 滋补肝肾调经

4. 患者月经周期延后，量少，色淡红，质清稀，小腹隐痛，喜暖喜按；腰酸无力，小便清长，大便稀溏；舌淡，苔白，脉沉迟或细弱。治疗应首选的方剂是

A. 温经汤（《妇人大全良方》）

B. 乌药汤

C. 肾气丸

D. 温经汤（《金匮要略》）

E. 大补元煎

5. 患者月经周期延后，量正常，色暗红，有血块，小腹胀痛，胸胁乳房胀痛；舌质正常，苔薄白，脉弦。治疗应首选的方剂是

A. 逍遥散　　B. 血府逐瘀汤

C. 少腹逐瘀汤　　D. 柴胡疏肝散

E. 乌药汤

6. 患者月经周期延后，量少，色淡红，质清稀，小腹绵绵作痛；头晕眼花，心悸少寐，面色苍白；舌质淡红，脉细弱。其证候是

A. 虚寒证　　B. 血虚证

C. 气滞证　　D. 实寒证

E. 肾虚证

B1 型题

A. 六味地黄丸　　B. 当归地黄饮

C. 滋血汤　　D. 八珍汤

E. 大补元煎

1. 治疗月经后期肾虚证，应首选的方剂是

2. 治疗月经后期血虚证，应首选的方剂是

A. 气滞证　　B. 实寒证

C. 痰湿证　　D. 血瘀证

E. 虚寒证

3. 患者月经周期延后，量少，色暗红，有血块，小腹胀痛；精神抑郁，胸胁乳房胀痛；舌质红，苔微黄，脉弦数。其证候是

4. 患者经期错后，量少，色淡，质黏，头晕体胖，心悸气短，脘闷恶心，带下量多，舌淡胖，苔白腻，脉滑。其证候是

A. 扶阳祛寒调经　　B. 补肾疏肝调经

C. 温阳补肾调经　　D. 温经散寒调经

E. 散寒祛瘀调经

5. 月经后期实寒证的治法是

6. 月经后期虚寒证的治法是

参考答案

A1 型题

1. A　2. C　3. D　4. B　5. E
6. B　7. C　8. E　9. A　10. D

A2 型题

1. C　2. B　3. A　4. D　5. E
6. B

B1 型题

1. B　2. E　3. A　4. C　5. D
6. A

细目四　月经先后无定期

A1 型题

1. 需与月经先后无定期相鉴别的疾病是

A. 月经先期　　B. 月经后期

C. 崩漏　　D. 月经过多

E. 月经过少

2. 月经先后无定期脾虚证的治法是

A. 益气养血，理气调经

B. 补脾益气，养血调经

C. 健脾疏肝，活血调经
D. 健脾温阳，补肾调经
E. 健脾益气，固冲调经

3. 月经先后无定期肝郁肾虚证的经血特点是
A. 色红，质黏稠
B. 色淡，质黏
C. 色淡暗，质清稀
D. 色淡暗，有血块
E. 色红，有血块

4. 治疗月经先后无定期肾虚证，应首选的方剂是
A. 固阴煎　B. 当归地黄饮
C. 大补元煎　D. 金匮肾气丸
E. 归肾丸

5. 治疗月经先后无定期肝郁证，应首选的方剂是
A. 丹栀逍遥散　B. 逍遥散
C. 乌药汤　D. 艾附暖宫丸
E. 柴胡舒肝散

6. 下列各项，不属于月经先后无定期脾虚证临床表现的是
A. 经行或先或后
B. 量多，色淡质稀
C. 神倦乏力
D. 头晕耳鸣
E. 脘腹胀满

7. 与月经先后无定期的发生密切相关的脏腑是
A. 肝、肾　B. 肾、心、肝
C. 脾、肾、心　D. 肝、脾
E. 肾、脾

8. 定经汤治疗月经先后无定期的适应证候是
A. 气滞血瘀证　B. 肾虚证
C. 肝郁肾虚证　D. 痰湿证
E. 脾虚肝郁证

9. 下列各项，不属于月经先后无定期气滞证临床表现的是
A. 经行不畅
B. 胸胁、乳房胀痛
C. 胸闷、嗳气食少
D. 苔薄黄，脉弦
E. 经量少或正常

A2 型题

1. 患者月经先后无定期，量少，色暗有块，乳房、少腹胀痛，脘闷不舒，时叹息，嗳气食少，苔薄白，脉弦。其证候是
A. 气滞证　B. 肾虚证
C. 脾虚证　D. 肝郁肾虚证
E. 气滞血瘀证

2. 患者月经先后无定期，量少，色淡暗，质清稀，腰骶酸痛，头晕耳鸣；舌淡，苔白，脉细弱。其治法是
A. 益气调经　B. 养血调经
C. 补肾调经　D. 健脾调经
E. 疏肝调经

3. 患者月经先后无定期，量多，色淡质稀，神倦乏力，脘腹胀满，纳呆食少，舌淡，苔薄，脉缓。治疗应首选的方剂是
A. 温经汤　B. 归脾汤
C. 举元煎　D. 补中益气汤
E. 大补元煎

4. 患者月经先后无定期，量少，色淡暗，质清；腰骶酸痛，头晕耳鸣，舌淡，苔白，脉细弱。治疗应首选的方剂是
A. 肾气丸　B. 六味地黄
C. 大补元煎　D. 固阴煎
E. 归肾丸

B1 型题

A. 逍遥散　B. 当归地黄饮
C. 大补元煎　D. 八珍汤
E. 固阴煎

1. 治疗月经先后无定期肝郁证，应首选的方

剂是

2. 治疗月经先后无定期肾虚证，应首选的方剂是

A. 痰湿证　　B. 肝郁肾虚证
C. 气滞证　　D. 肾虚证
E. 气滞血瘀证

3. 患者月经先后无定期，经量或多或少，色紫红，有血块；胸胁、乳房、少腹胀痛，脘闷不舒，时叹息，嗳气食少；苔薄白，脉弦。其证候是

4. 患者月经先后无定期，经量或多或少，色暗红，有血块；经行乳房胀痛，腰膝酸软，精神疲惫；舌淡，苔白，脉弦细。其证候是

参考答案

A1 型题

1. C　2. B　3. D　4. A　5. B
6. D　7. A　8. C　9. E

A2 型题

1. A　2. C　3. B　4. D

B1 型题

1. A　2. E　3. C　4. B

细目五　月经过多

A1 型题

1. 月经过多的常见病因是
A. 气虚、血热、肾虚
B. 气虚、血热、血瘀
C. 血热、血瘀、血虚
D. 血热、肝郁、气虚
E. 气虚、血瘀、气滞

2. 月经过多血热证的治法是
A. 益气养血，清热止血
B. 清热凉血，养血调经
C. 清热凉血，固冲止血
D. 活血化瘀，止血调经
E. 凉血止血，固冲调经

3. 月经过多气虚证的经血特点是
A. 色鲜红，质黏稠
B. 色深红，有血块
C. 色淡暗，质清稀
D. 色淡红，质清稀
E. 色紫暗，有血块

4. 治疗月经过多气虚证，应首选的方剂是
A. 八珍汤　　B. 四君子汤
C. 大补元煎　　D. 金匮肾气丸
E. 举元煎

5. 举元煎治疗月经过多的适应证候是
A. 气虚证　　B. 肾虚证
C. 心脾两虚证　　D. 血虚证
E. 血热证

6. 治疗月经过多血热证，应首选的方剂是
A. 丹栀逍遥散　　B. 保阴煎
C. 清经散　　D. 固阴煎
E. 安冲汤

7. 下列各项，不属于月经过多血热证临床表现的是
A. 月经量多
B. 色深红，有小血块
C. 经行腹痛
D. 口渴心烦
E. 尿黄便结

8. 治疗月经过多血瘀证，应首选的方剂是
A. 失笑散加味

B. 少腹逐瘀汤合失笑散加味
C. 逐瘀止血汤合失笑散加味
D. 桃红四物汤合失笑散加味
E. 血府逐瘀汤合失笑散加味

A2 型题

1. 患者月经过多，色紫暗，有血块；经行腹痛，平时小腹胀痛；舌紫暗有瘀点，脉涩。其证候是
A. 气滞证　　B. 肾虚证
C. 脾虚证　　D. 血瘀证
E. 气滞血瘀证

2. 患者月经过多，色淡红，质清稀；神疲肢倦，气短懒言，小腹空坠，面色㿠白；舌淡，苔薄，脉细弱。其治法是
A. 益气调经止血　　B. 健脾养血调经
C. 补气摄血固冲　　D. 健脾益气调经
E. 补肾健脾固冲

3. 患者月经过多，色淡红，质清稀；神疲肢倦，气短懒言，小腹空坠，面色㿠白；舌淡，苔薄，脉细弱。治疗应首选的方剂是
A. 温经汤　　B. 归脾汤
C. 保阴煎　　D. 补中益气汤
E. 举元煎

4. 患者月经过多，色紫暗，有血块；经行腹痛，平时小腹胀痛；舌紫暗有瘀点，脉涩。其治法是
A. 理气行滞调经　　B. 活血化瘀止血
C. 疏肝理气调经　　D. 理气活血化瘀
E. 疏肝活血止血

B1 型题

A. 清经散　　B. 保阴煎
C. 失笑散加味　　D. 举元煎
E. 血府逐瘀汤

1. 治疗月经过多血瘀证，应首选的方剂是
2. 治疗月经过多血热证，应首选的方剂是

A. 血热证　　B. 血瘀证
C. 气滞证　　D. 肾虚证
E. 气虚证

3. 患者月经过多，色鲜红，质黏稠，伴口渴心烦，尿黄便结；舌红，苔黄，脉滑数。其证候是
4. 患者月经过多，色淡红，质清稀；神疲肢倦，气短懒言，小腹空坠，面色㿠白；舌淡，苔薄，脉细弱。其证候是

参考答案

A1 型题

1. B　2. C　3. D　4. E　5. A
6. B　7. C　8. A

A2 型题

1. D　2. C　3. E　4. B

B1 型题

1. C　2. B　3. A　4. E

细目六　月经过少

A1 型题

1. 下列各项，不属于月经过少常见证候的是
A. 血瘀证　　B. 肾虚证
C. 气滞证　　D. 血虚证
E. 痰湿证

2. 月经过少血虚证的治法是

A. 扶阳益肾调经　B. 养血益气调经
C. 滋肾养肝调经　D. 健脾温阳调经
E. 养血活血调经

3. 月经过少痰湿证的经血特点是
A. 色暗红，质黏稠
B. 色淡红，质清稀
C. 色淡暗，质清稀
D. 色淡红，质黏腻
E. 色暗红，有血块

4. 治疗月经过少肾虚证，应首选的方剂是
A. 归肾丸　B. 大补元煎
C. 滋血汤　D. 小营煎
E. 肾气丸

5. 治疗月经过少血瘀证，应首选的方剂是
A. 少腹逐瘀汤　B. 温经汤
C. 桃红四物汤　D. 艾附暖宫丸
E. 血府逐瘀汤

6. 治疗月经过少痰湿证，应首选的方剂是
A. 开郁二陈汤
B. 半夏白术天麻汤
C. 二陈汤
D. 苍附导痰丸
E. 参苓白术散

7. 月经过少痰湿证的治法是
A. 燥湿理气调经　B. 化痰活血通经
C. 理气化痰调经　D. 健脾燥湿化痰
E. 化痰燥湿调经

8. 滋血汤治疗月经过少的适应证候是
A. 血虚证　B. 肾虚证
C. 血瘀证　D. 痰湿证
E. 虚寒证

9. 下列各项，属月经过少痰湿证临床表现的是
A. 经色淡，质稀　B. 胸闷呕恶
C. 小腹空坠　D. 面色青白
E. 腰膝酸软

A2 型题

1. 患者月经量少，色暗有块，小腹胀痛，血块排出后胀痛减轻；舌紫暗，有瘀斑，脉沉弦。其证候是
A. 气滞证　B. 血瘀证
C. 实寒证　D. 痰湿证
E. 虚寒证

2. 患者月经量少，色暗淡，质清稀，腰膝酸软，头晕耳鸣，足跟痛，夜尿多；舌淡，脉沉弱。其证候是
A. 虚寒证　B. 血虚证
C. 气滞证　D. 血瘀证
E. 肾虚证

3. 患者月经量少，色淡红，质清稀，小腹空坠，头晕眼花，心悸怔忡，面色萎黄；舌淡红，脉细。其治法是
A. 养血益气调经　B. 滋肾养血调经
C. 补益脾肾调经　D. 健脾益气调经
E. 养血活血调经

4. 患者经来血量渐少，或点滴即净，色淡，质稀；小腹空坠，头晕眼花，心悸怔忡，面色萎黄；舌淡红，脉细。治疗应首选的方剂是
A. 八珍汤　B. 乌药汤
C. 滋血汤　D. 艾附暖宫丸
E. 大补元煎

5. 患者经行涩少，色紫暗，有血块；小腹胀痛，血块排出后胀痛减轻；舌紫暗，脉沉涩。治疗应首选的方剂是
A. 丹栀逍遥散　B. 血府逐瘀汤
C. 少腹逐瘀汤　D. 桃红四物汤
E. 乌药汤

B1 型题

A. 六味地黄丸　B. 归肾丸
C. 归肾丸　D. 八珍汤

E. 大补元煎

1. 治疗月经过少肾虚证，应首选的方剂是

2. 治疗月经过少血虚证，应首选的方剂是

A. 气滞证　　B. 实寒证

C. 虚寒证　　D. 血瘀证

E. 痰湿证

3. 患者月经量少，色暗红，有血块，小腹胀痛，血块排出后胀痛减轻；舌紫暗有瘀斑，脉沉弦。其证候是

4. 患者月经量少，色淡红，质黏腻如痰；形体肥胖，胸闷呕恶，带多黏腻；舌淡，苔白腻，脉滑。其证候是

参考答案

A1 型题

1. C　2. B　3. D　4. A　5. C
6. D　7. E　8. A　9. B

A2 型题

1. B　2. E　3. A　4. C　5. D

B1 型题

1. B　2. C　3. D　4. E

细目七　经期延长

A1 型题

1. 经期延长的常见证候是

A. 气虚、血热、肾虚

B. 气虚、血瘀、气滞

C. 血热、血瘀、血虚

D. 血热、肝郁、气虚

E. 气虚、血热、血瘀

2. 治疗经期延长气虚证，应首选的方剂是

A. 八珍汤加味　　B. 四君子汤加味

C. 大补元煎加味　　D. 举元煎加味

E. 补中益气汤加味

3. 两地汤合二至丸治疗经期延长的适应证候是

A. 气虚证　　B. 虚热证

C. 湿热证　　D. 血虚证

E. 肾虚证

4. 治疗经期延长虚热证，应首选的方剂是

A. 两地汤合二至丸　　B. 保阴煎

C. 清经散　　D. 固阴煎

E. 安冲汤

5. 下列各项，不属于经期延长血瘀证临床表现的是

A. 月经量多

B. 色紫暗，有血块

C. 咽干口燥

D. 经行腹痛

E. 舌紫暗，脉弦涩

6. 治疗经期延长血瘀证，应首选的方剂是

A. 失笑散加味

B. 桂枝茯苓丸合失笑散加味

C. 逐瘀止血汤合失笑散加味

D. 桃红四物汤合失笑散加味

E. 血府逐瘀汤合失笑散加味

A2 型题

1. 患者经期延长，量多，经色紫暗，有血块；经行小腹疼痛，拒按；舌质紫暗，脉弦涩。其证候是

A. 气滞证　　B. 虚热证
C. 气虚证　　D. 血瘀证
E. 气滞血瘀证

2. 患者经血过期不净，量多，色淡，质稀；倦怠乏力，气短懒言，小腹空坠，面色㿠白；舌淡，苔薄，脉缓弱。其治法是
A. 补气摄血，固冲调经
B. 健脾养血，调经止血
C. 补益脾肾，摄血固冲
D. 健脾益气，调经止血
E. 健脾固冲，养血止血

3. 患者经期延长，量多，色淡，质稀；倦怠乏力，气短懒言，小腹空坠，面色㿠白；舌淡，苔薄，脉缓弱。治疗应首选的方剂是
A. 温经汤　　B. 人参归脾丸
C. 举元煎加味　　D. 补中益气汤
E. 安冲汤

4. 患者经行时间延长，量少，色鲜红，质稠；咽干口燥，潮热颧红；舌红，少苔，脉细数。治疗应首选的方剂是
A. 保阴煎　　B. 清经散
C. 丹栀逍遥散　　D. 举元煎加味
E. 两地汤合二至丸

B1 型题

A. 举元煎　　B. 保阴煎
C. 固经丸　　D. 安冲汤
E. 清经散

1. 治疗经期延长虚热证，应首选的方剂是
2. 治疗经期延长气虚证，应首选的方剂是

A. 肾虚证　　B. 血瘀证
C. 气滞证　　D. 虚热证
E. 气虚证

3. 患者经血过期不净，量多，色淡，质稀；倦怠乏力，气短懒言，小腹空坠，面色㿠白；舌淡，苔薄，脉缓弱。其证候是
4. 患者经行时间延长，量少，色鲜红，质稠；咽干口燥，手足心热；舌红，少苔，脉细数。其证候是

参考答案

A1 型题

1. E　2. D　3. B　4. A　5. C
6. D

A2 型题

1. D　2. A　3. C　4. E

B1 型题

1. C　2. A　3. E　4. D

细目八　经间期出血

A1 型题

1. 下列各项，需与经间期出血相鉴别的病证是
A. 赤带　　B. 经期延长
C. 胎漏　　D. 胎动不安
E. 漏下

2. 治疗经间期出血脾气虚证，应首选的方剂是
A. 八珍汤　　B. 归脾汤
C. 大补元煎　　D. 举元煎
E. 补中益气汤

3. 清肝止淋汤治疗经间期出血的适应证候是
A. 气虚证　　B. 虚热证
C. 湿热证　　D. 血瘀证
E. 肝郁证

4. 经间期出血肾阴虚证的治法是

A. 健脾益气，固冲调经
B. 滋肾养肝，固冲止血
C. 补肾益气，摄血调经
D. 滋肾养阴，固冲止血
E. 健脾补肾，摄血固冲

5. 下列各项，不属于经间期出血湿热证临床表现的是

A. 阴道出血量稍多
B. 色深红，质黏腻
C. 平时带下量多色黄
D. 小腹时痛
E. 夜寐不宁

6. 治疗经间期出血血瘀证，应首选的方剂是

A. 少腹逐瘀汤　B. 桂枝茯苓丸
C. 逐瘀止血汤　D. 桃红四物汤
E. 血府逐瘀汤

A2 型题

1. 患者两次月经中间，阴道少量出血，色鲜红，质稍稠；头晕腰酸，夜寐不宁，五心烦热，便艰尿黄；舌体偏小质红，脉细数。其证候是

A. 湿热证　B. 血热证
C. 气虚证　D. 血瘀证
E. 肾阴虚证

2. 患者经间期出血，量少，色淡，质稀，神疲体倦，气短懒言，食少腹胀；舌淡，苔薄，脉缓弱。其治法是

A. 健脾益气，固冲摄血
B. 健脾养血，调经止血
C. 补益脾肾，摄血固冲
D. 疏肝健脾，调经止血
E. 健脾固冲，养血调经

3. 患者两次月经中间，阴道少量出血，色鲜红，质稍稠；头晕腰酸，夜寐不宁，五心烦热，便艰尿黄；舌体偏小质红，脉细数。治疗应首选的方剂是

A. 二至丸　B. 加减一阴煎
C. 保阴煎　D. 两地汤
E. 安冲汤

4. 患者两次月经中间，阴道出血量稍多，色深红，质黏腻，无血块；平时带下量多色黄，小腹时痛；神疲乏力，骨节酸楚，胸闷烦躁，口苦咽干，纳呆腹胀，小便短赤；舌质红，苔黄腻，脉滑数。治疗应首选的方剂是

A. 清热调血汤加减
B. 清经散加减
C. 丹栀逍遥散加减
D. 清肝止淋汤加减
E. 两地汤加减

B1 型题

A. 两次月经中间
B. 基础体温高低温交替时
C. 每次性生活后
D. 基础体温低高温交替时
E. 基础体温波动时

1. 经间期出血的发生时间是
2. 月经先期出血的发生时间是

A. 血瘀证　B. 肾阴虚证
C. 气滞证　D. 湿热证
E. 脾气虚证

3. 患者经间期出血，量少，色淡，质稀，神疲体倦，气短懒言，食少腹胀，舌淡，苔薄，脉缓弱。其证候是

4. 患者经间期出血量多少不一，色紫黑，有血块，少腹胀痛；情志抑郁，胸闷烦躁；舌紫暗有瘀点，脉细弦。其证候是

参考答案

A1 型题

1. A　2. B　3. C　4. D　5. E

6. C

A2 型题

1. E　　2. A　　3. B　　4. D

B1 型题

1. D　　2. B　　3. E　　4. A

细目九　崩　漏

A1 型题

1. 崩漏的诊断依据是
   A. 经血暴下不止
   B. 经血淋沥不断
   C. 崩与漏交替出现
   D. 伴有不同程度的贫血
   E. 月经周期、经期、经量的严重紊乱
2. 崩漏的主要病机是
   A. 冲任不固，不能制约经血
   B. 脾虚气不统血
   C. 血热迫血妄行
   D. 血瘀瘀阻冲任
   E. 肾虚封藏失职
3. 崩漏的常见病因是
   A. 脾虚、肾虚、肝郁、血热
   B. 湿热、肾虚、血热、血瘀
   C. 脾虚、肾虚、血热、血瘀
   D. 脾虚、肾虚、血热、气滞
   E. 气虚、肾虚、瘀热、血虚
4. 崩漏的治疗原则是
   A. 滋肾养阴，凉血固冲
   B. 急则治其标，缓则治其本
   C. 塞流、澄源、复旧
   D. 补肾、扶脾、疏肝
   E. 补气摄血，固冲止崩
5. 治疗崩漏肾气虚证，应首选的方剂是
   A. 固阴煎
   B. 当归地黄饮
   C. 大补元煎
   D. 加减苁蓉菟丝子丸
   E. 金匮肾气丸
6. 固本止崩汤治疗崩漏的适应证候是
   A. 气血不足证　　B. 肾虚证
   C. 心脾两虚证　　D. 虚热证
   E. 脾虚证
7. 治疗崩漏实热证，应首选的方剂是
   A. 丹栀逍遥散　　B. 清热固经汤
   C. 上下相资汤　　D. 滋阴固气汤
   E. 清热调血汤
8. 下列各项，不属于崩漏肾气虚证临床表现的是
   A. 出血量多势急如崩
   B. 色淡红，质清稀
   C. 腰脊酸软
   D. 四肢不温
   E. 小腹空坠
9. 崩漏虚热证的治法是
   A. 滋肾益阴，固冲止血
   B. 滋肾养血，凉血固冲
   C. 养阴清热，固冲止血
   D. 清热养阴，固冲调经
   E. 清热凉血，固冲止血
10. 左归丸合二至丸治疗崩漏的适应证候是
   A. 肾阴虚证　　B. 肾气虚证
   C. 肾阳虚证　　D. 虚热证
   E. 脾虚证
11. 下列各项，不属于崩漏虚热证临床表现的是

A. 经来无期　B. 血色鲜红
C. 烦热少寐　D. 咽干口燥
E. 腰膝酸软

12. 治疗崩漏血瘀证，应首选的方剂是
A. 血府逐瘀汤　B. 逐瘀止血汤
C. 桃红四物汤　D. 少腹逐瘀汤
E. 桂枝茯苓丸

13. 崩漏肾气虚证的治法是
A. 温肾益气，固冲止血
B. 补气摄血，调经止崩
C. 补肾益气，固冲止血
D. 温肾健脾，止血调经
E. 滋肾益阴，调经止崩

14. 下列各项，不属于崩漏常见证候的是
A. 肾虚证　B. 血热证
C. 脾虚证　D. 气滞证
E. 血瘀证

15. 下列各项，不属于崩漏急症处理的是
A. 清热凉血止崩　B. 补气摄血止崩
C. 温阳止崩　D. 滋阴固气止崩
E. 祛瘀止崩

A2 型题

1. 患者经血非时暴下不止，血色淡，质清稀；面色㿠白，神疲气短，面浮肢肿，小腹空坠，四肢不温，纳呆便溏；舌质淡胖，边有齿印，苔白，脉沉弱。其证候是
A. 血热证　B. 肾虚证
C. 脾虚证　D. 肝郁证
E. 血瘀证

2. 患者经乱无期，停经数月后暴下不止，血色淡暗，质稀；面色晦暗，肢冷畏寒，腰膝酸软，小便清长，夜尿多，眼眶暗；舌淡暗，苔白润，脉沉细无力。其治法是
A. 益气健脾，止血调经
B. 温肾益气，固冲止血
C. 补肾滋阴，调经止崩
D. 补肾益气，固冲止血
E. 滋阴养肝，止血调经

3. 患者经来无期，量少，淋沥不尽，血色鲜红；面颊潮红，烦热少寐，咽干口燥，便结；舌红，少苔，脉细数。治疗应首选的方剂是
A. 上下相资汤　B. 滋阴固气汤
C. 固本止崩汤　D. 补中益气汤
E. 大补元煎

4. 患者经来无期，经血突然暴崩如注，血色深红，质稠；口渴烦热，便秘溺黄；舌红，苔黄，脉滑数。其证候是
A. 肾虚证　B. 脾虚证
C. 虚热证　D. 血热证
E. 血瘀证

5. 患者经乱无期，时而出血量多势急如崩，时而淋沥日久不净，色淡红，质清稀；面色晦暗，眼眶暗，小腹空坠，腰脊酸软；舌淡暗，苔白润，脉沉弱。治疗应首选的方剂
A. 金匮肾气丸　B. 右归丸
C. 上下相资汤　D. 滋阴固气汤
E. 加减苁蓉菟丝子丸

B1 型题

A. 右归丸加味　B. 当归地黄饮
C. 大补元煎　D. 左归丸合二至丸
E. 固阴煎

1. 治疗崩漏肾阴虚证，应首选的方剂是
2. 治疗崩漏肾阳虚证，应首选的方剂是

A. 痰湿证　B. 血瘀证
C. 气滞证　D. 肾虚证
E. 虚热证

3. 患者经血非时而下，量时多时少，经色暗，有血块；小腹胀痛；舌质紫暗，尖边有瘀点，脉弦细。其证候是

4. 患者经来无期，量少，淋沥不尽，时而量多势急，血色鲜红；面颊潮红，烦热少寐，咽干

口燥，便结；舌红，少苔，脉细数。其证候是

A. 脾虚证　　B. 肾虚证
C. 血瘀证　　D. 血热证
E. 气滞证

5. 四草汤治疗崩漏的适应证候是
6. 举元崩治疗崩漏的适应证候是

参考答案

A1 型题

1. E　2. A　3. C　4. B　5. D
6. E　7. B　8. D　9. C　10. A
11. E　12. B　13. C　14. D　15. A

A2 型题

1. C　2. B　3. A　4. D　5. E

B1 型题

1. D　2. A　3. B　4. E　5. C
6. A

细目十　闭　经

A1 型题

1. 下列各项，不属于闭经常见病因的是
A. 气虚血弱　　B. 肾气亏损
C. 内伤七情　　D. 阴虚血燥
E. 气滞血瘀

2. 闭经的治疗原则是
A. 急则治其标，缓则治其本
B. 滋肾益肾，活血通经
C. 益气养血，补肾通经
D. 活血化瘀，理气通经
E. 虚者补而通之，实者泻而通之

3. 闭经虚证的主要病机是
A. 脾胃虚弱，气血乏源
B. 肾气不足，冲任虚弱
C. 肝肾亏损，经血不足
D. 脾肾阳虚，化源不足
E. 精亏血少，冲任血海空虚

4. 闭经实证的主要病机是
A. 气血阻滞，气滞血瘀
B. 痰湿下注，冲任瘀阻
C. 肝郁气滞，血行不畅
D. 血流不通，冲任受阻
E. 湿热瘀阻，冲任阻滞

5. 治疗闭经阴虚血燥证，应首选的方剂是
A. 保阴煎　　B. 加减一阴煎
C. 两地汤　　D. 清经散
E. 六味地黄丸

6. 下列各项，不属于生理性闭经的是
A. 育龄期闭经　　B. 妊娠期闭经
C. 哺乳期闭经　　D. 围绝经期闭经
E. 绝经期闭经

7. 治疗闭经肾气亏损证，应首选的方剂是
A. 加减苁蓉菟丝子丸　B. 肾气丸
C. 归脾丸　　D. 右归饮
E. 大补元煎

8. 下列各项，属闭经气血虚弱证临床表现的是
A. 神疲乏力，胸闷纳呆
B. 头晕腰酸，心悸失眠
C. 神疲肢倦，头晕眼花

D. 少腹胀痛，心悸耳鸣
E. 口干欲饮，潮热盗汗

9. 治疗闭经气滞血瘀证，应首选的方剂是
A. 少腹逐瘀汤　B. 桃红四物汤
C. 乌药汤　D. 血府逐瘀汤
E. 柴胡舒肝散

10. 下列各项，属闭经痰湿阻滞证临床表现的是
A. 月经停闭，肢倦神疲，食欲不振
B. 月经停闭，形体肥胖，胸闷痰多
C. 月经停闭，形体肥胖，头晕耳鸣
D. 月经停闭，气短懒言，神疲肢软
E. 月经停闭，小腹冷痛，形寒肢冷

11. 人参养荣汤治疗闭经的适应证候是
A. 肾气亏损证　B. 阴虚血燥证
C. 气滞血瘀证　D. 痰湿阻滞证
E. 气血虚弱证

12. 闭经痰湿阻滞证的治法是
A. 健脾燥湿化痰，活血调经
B. 燥湿祛痰，行气通经
C. 健脾祛湿，活血调经
D. 燥湿祛痰，健脾止带
E. 燥湿健脾，消食导滞

13. 下列各项，属闭经气滞血瘀证临床表现的是
A. 月经停闭，形体肥胖，带多色白
B. 月经停闭，精神抑郁，少腹胀痛
C. 月经停闭，四肢欠温，小腹冷痛
D. 月经停闭，头晕眼花，心悸气短
E. 月经停闭，胸胁满闷，呕恶痰多

14. 加减苁蓉菟丝子丸治疗闭经的适应证候是
A. 气血虚弱证　B. 阴虚血燥证
C. 肾气亏损证　D. 痰湿阻滞证
E. 寒凝血瘀证

15. 下列各项，属闭经寒凝血瘀证临床表现的是
A. 月经停闭，形体肥胖
B. 月经停闭，精神抑郁
C. 月经停闭，四肢欠温
D. 月经停闭，小腹冷痛拒按
E. 月经停闭，胸胁满闷

A2 型题

1. 患者年逾 16 岁尚未行经，体质虚弱，全身发育欠佳，第二性征发育不良，腰腿酸软，头晕耳鸣，倦怠乏力，夜尿频多；舌淡暗，苔薄白，脉沉细。其证候是
A. 气滞血瘀证　B. 肾气亏损证
C. 肝肾不足证　D. 痰瘀阻滞证
E. 气虚血瘀证

2. 患者月经 7 个月不行，乳房胀痛，精神抑郁，少腹胀痛拒按，烦躁易怒；舌紫暗，有瘀点，脉沉弦而涩。其治法是
A. 补肾益气，调理冲任
B. 补肾疏肝，理气活血
C. 滋肾养阴，调理冲任
D. 疏肝清热，活血调经
E. 理气活血，祛瘀通经

3. 患者未婚，月经 9 个月未行，心悸气短，头晕眼花，面色萎黄，神疲肢倦；舌淡，苔薄，脉沉缓。其证候是
A. 肝肾不足证　B. 肾气虚证
C. 气血虚弱证　D. 气阴两伤证
E. 脾虚证

4. 患者月经停闭 6 个月，形体肥胖，胸闷泛恶，神疲倦怠，纳少痰多，带下量多、色白；苔腻，脉滑。治疗应首选的方剂是
A. 启宫丸合四君子汤
B. 苍附导痰丸
C. 二陈汤合苍附导痰丸
D. 二陈汤合四君子汤
E. 丹溪治痰方合四君子汤

5. 患者月经停闭半年，神疲肢倦，头晕眼花，心悸气短，面色萎黄；舌淡，苔薄，脉沉

缓。治疗应首选的方剂是

A. 参苓白术散　　B. 归肾丸
C. 参芪四物汤　　D. 人参养荣汤
E. 大补元煎

6. 患者月经周期延后，经量减少渐至月经停闭，五心烦热，颧红唇干，骨蒸劳热，咳嗽唾血；舌红，少苔，脉细数。其治法是

A. 养血活血通经　　B. 补肾益气调经
C. 燥湿化痰健脾　　D. 益气养血调经
E. 养阴清热调经

7. 患者月经停闭数月，小腹冷痛拒按，得热则痛缓，形寒肢冷，面色青白，舌紫暗，苔白，脉沉紧。治疗应首选的方剂是

A. 人参滋血汤
B. 温经汤（《妇人大全良方》）
C. 参芪四物汤
D. 参苓白术散
E. 举元煎

B1 型题

A. 丹栀逍遥散　　B. 血府逐瘀汤
C. 保阴煎　　D. 加减一阴煎
E. 清经散

1. 治疗闭经气滞血瘀证，应首选的方剂是
2. 治疗闭经阴虚血燥证，应首选的方剂是

A. 气血虚弱证　　B. 肾气虚证
C. 阳盛血热证　　D. 痰湿阻滞证
E. 阴虚血热证

3. 患者月经周期延迟、量少，色淡红、质薄，渐至经闭不行；神疲肢倦，头晕眼花，心悸气短，面色萎黄；舌淡，苔薄，脉沉缓。其证候是

4. 患者月经延后，量少，色淡，质黏稠，渐至月经停闭；伴神疲倦怠，纳少痰多；苔腻，脉滑。其证候是

A. 补肾益气，调理冲任
B. 补肾疏肝，调理冲任
C. 滋肾养阴，调理冲任
D. 疏肝清热，活血调经
E. 理气活血，祛瘀通经

5. 闭经肾气亏损证的治法是
6. 闭经气滞血瘀证的治法是

参考答案

A1 型题

1. C	2. E	3. E	4. D	5. B
6. A	7. A	8. C	9. D	10. B
11. E	12. A	13. B	14. C	15. D

A2 型题

1. B	2. E	3. C	4. B	5. D
6. E	7. B			

B1 型题

1. B	2. D	3. A	4. D	5. A
6. E				

细目十一　痛　经

A1 型题

1. 下列各项，不属于痛经常见病因的是
A. 气滞血瘀　B. 阴虚血热
C. 寒凝血瘀　D. 肾气亏损
E. 湿热瘀阻

2. 痛经的主要病机是
A. 不通则痛，不荣则痛
B. 气郁不舒，血行失畅
C. 寒邪内犯，与血相搏
D. 气血虚弱，失于濡养
E. 肾气亏损，精血不足

3. 痛经气滞血瘀证的腹痛特点是
A. 冷痛拒按　B. 灼痛不适
C. 隐隐作痛　D. 胀痛拒按
E. 绵绵作痛

4. 痛经寒凝血瘀证的腹痛特点是
A. 冷痛拒按　B. 胀痛拒按
C. 隐隐作痛　D. 绵绵作痛
E. 酸痛不适

5. 痛经湿热瘀阻证的治法是
A. 清热除湿，理气止痛
B. 清热凉血，活血止痛
C. 清热化瘀，理气止痛
D. 清热除湿，化瘀止痛
E. 清热凉血，化瘀止痛

6. 痛经气血虚弱证的治法是
A. 益气养血，化瘀止痛
B. 养血益精，调经止痛
C. 健脾益气，养血调经
D. 益气养血，调经止痛
E. 滋肾益精，养血止痛

7. 下列各项，属痛经气滞血瘀证临床表现的是
A. 小腹胀痛拒按
B. 经血量多
C. 血色暗淡，质清稀
D. 腰膝酸软
E. 舌质淡暗，脉沉细

8. 下列各项，属痛经寒凝血瘀证临床表现的是
A. 小腹冷痛拒按
B. 小腹冷痛，按之痛减
C. 月经量多，质黏稠
D. 腰膝酸软，失眠多梦
E. 舌质红，苔黄腻

9. 治疗痛经肾气亏损证，应首选的方剂是
A. 二仙汤　B. 肾气丸
C. 归肾丸　D. 调肝汤
E. 右归丸

10. 下列各项，属痛经气滞血瘀证临床表现的是
A. 经行小腹胀痛拒按，乳胀胁痛，经行量少，淋沥不畅
B. 经行小腹冷痛，喜按喜揉，得热则舒，畏寒肢冷
C. 经行小腹疼痛，有灼热感，低热起伏
D. 经行小腹隐痛，头晕耳鸣，腰膝酸软
E. 经行小腹绵绵作痛，经血量少，色淡，质稀

11. 治疗痛经气滞血瘀证，应首选的方剂是
A. 血府逐瘀汤　B. 膈下逐瘀汤
C. 少腹逐瘀汤　D. 桃红四物汤
E. 温经散寒汤

A2 型题

1. 患者经前小腹胀痛拒按，经血量少，血色紫暗有块；胸胁、乳房胀痛不适；舌质暗，有瘀

点，脉弦。其证候是

A. 肝郁气滞证　　B. 肝脾不调证
C. 肾虚肝郁证　　D. 寒凝血瘀证
E. 气滞血瘀证

2. 患者经期小腹隐痛，喜温喜按，阴部空坠不适；经血量少，色淡质清；面色少华，神疲乏力；舌质淡，苔薄，脉细无力。治疗应首选的方剂是

A. 四物汤　　B. 圣愈汤
C. 归脾汤　　D. 举元煎
E. 补中益气汤

3. 患者经后1~2天内小腹绵绵作痛，伴腰骶酸痛；经色暗淡，量少，质稀薄；头晕耳鸣，面色晦暗，健忘失眠；舌质淡红，苔薄，脉沉细。其治法是

A. 补肾益精，养血止痛
B. 温肾助阳，暖宫止痛
C. 补肾扶脾，养血止痛
D. 理气行滞，活血化瘀
E. 滋肾益阴，缓急止痛

4. 患者经期小腹冷痛拒按，得热痛减；月经推后，量少，经色暗而有瘀块；面色青白，肢冷畏寒；舌暗，苔白，脉沉紧。其治法是

A. 温肾助阳，暖宫止痛
B. 温经散寒，化瘀止痛
C. 滋肾养血，缓急止痛
D. 温经散寒，养血止痛
E. 散寒利湿，化瘀止痛

5. 患者经前小腹灼热胀痛不适，时痛连腰骶，经期9~10天，量偏多，血色暗红，质稠黏；平素带下量多，色黄稠有臭气，小便黄热；舌质红，苔黄腻，脉滑数。治疗应首选的方剂是

A. 龙胆泻肝汤　　B. 解毒活血汤
C. 清热调血汤　　D. 知柏地黄丸
E. 萆薢渗湿汤

6. 患者经期或经后小腹冷痛，喜按，得热则舒，经量少，经色暗淡，腰腿酸软，小便清长。舌淡胖，苔白润，脉沉。治疗应首选的方剂是

A. 温经散寒汤
B. 膈下逐瘀汤
C. 少腹逐瘀汤
D. 温经汤（《金匮要略》）
E. 温经汤（《妇人大全良方》）

B1型题

A. 膈下逐瘀汤　　B. 血府逐瘀汤
C. 清热调血汤　　D. 加减一阴煎
E. 清经散

1. 治疗痛经气滞血瘀证，应首选的方剂是
2. 治疗痛经湿热瘀阻证，应首选的方剂是

A. 气滞血瘀证　　B. 肾气亏损证
C. 阳盛血热证　　D. 痰湿阻滞证
E. 寒凝血瘀证

3. 患者经期小腹胀痛拒按，经血量少，行而不畅，血色紫暗有块，块下痛暂减；乳房胀痛，胸闷不舒；舌质紫暗，有瘀点，脉弦。其证候是
4. 患者经期小腹冷痛拒按，得热痛减；月经推后，量少，经色暗而有瘀块；面色青白，肢冷畏寒；舌暗，苔白，脉沉紧。其证候是

A. 补肾疏肝，行气止痛
B. 补肾益精，养血止痛
C. 滋肾养阴，清热止痛
D. 理气行滞，化瘀止痛
E. 疏肝清热，化瘀止痛

5. 痛经肾气亏损证的治法是
6. 痛经气滞血瘀证的治法是

参考答案

A1型题

1. B　2. A　3. D　4. A　5. D
6. D　7. A　8. A　9. D　10. A

11. B

A2 型题

1. E　2. B　3. A　4. B　5. C
6. D

B1 型题

1. A　2. C　3. A　4. E　5. B
6. D

细目十二　经行乳房胀痛

A1 型题

1. 下列各项，属经行乳房胀痛常见病因的是
A. 气血虚弱　B. 阴虚血热
C. 肝肾亏损　D. 肾气亏损
E. 湿热阻滞

2. 经行乳房胀痛肝气郁结证的治法是
A. 疏肝解郁，行气止痛
B. 疏肝理气，和胃通络
C. 疏肝解郁，活血止痛
D. 疏肝理气，柔肝止痛
E. 疏肝解郁，养血止痛

3. 治疗经行乳房胀痛肝肾亏虚证，应首选的方剂是
A. 一贯煎　B. 六味地黄丸
C. 左归丸　D. 沙参麦冬汤
E. 二至丸

4. 治疗经行乳房胀痛肝气郁结证，应首选的方剂是
A. 一贯煎　B. 逍遥散
C. 丹栀逍遥散　D. 柴胡疏肝散
E. 四逆散

A2 型题

1. 患者经前乳房胀痛，痛不可触衣；经行不畅，血色暗红，小腹胀痛；胸闷胁胀，精神抑郁，时叹息；苔薄白，脉弦。治疗应首选的方剂是
A. 一贯煎　B. 逍遥散
C. 丹栀逍遥散　D. 柴胡疏肝散
E. 四逆散

2. 患者经后乳房胀痛，乳房按之柔软无块，月经量少，色淡；两目干涩，咽干口燥，五心烦热；舌红，少苔，脉细数。治疗应首选的方剂是
A. 一贯煎　B. 六味地黄丸
C. 左归丸　D. 沙参麦冬汤
E. 二至丸

B1 型题

A. 补肾益精，通络止痛
B. 滋肾养肝，和胃通络
C. 补肾疏肝，通络调经
D. 疏肝理气，和胃通络
E. 活血化瘀，理气通络

1. 治疗经行乳房胀痛肝肾亏损证的治法是
2. 治疗经行乳房胀痛肝气郁结证的治法是

参考答案

A1 型题

1. C　2. B　3. A　4. D

A2 型题

1. D　2. A

B1 型题

1. B　2. D

细目十三　经行头痛

A1 型题

1. 下列各项，属经行头痛常见病因的是
   A. 气滞血瘀　　B. 阴虚血热
   C. 肝火上逆　　D. 肾气亏损
   E. 湿热阻滞
2. 治疗经行头痛血瘀证，应首选的方剂是
   A. 失笑散合四物汤　　B. 桃红四物汤
   C. 少腹逐瘀汤　　D. 通窍活血汤
   E. 血府逐瘀汤
3. 治疗经行头痛肝火证，应首选的方剂是
   A. 丹栀逍遥散　　B. 羚角钩藤汤
   C. 天麻钩藤饮　　D. 一贯煎
   E. 知柏地黄汤
4. 治疗经行头痛血虚证，应首选的方剂是
   A. 八珍汤　　B. 十全大补汤
   C. 人参养荣汤　　D. 归脾汤
   E. 补中益气汤
5. 经行头痛肝火证的治法是
   A. 清热平肝息风　　B. 疏肝理气止痛
   C. 滋阴平肝息风　　D. 滋阴清热止痛
   E. 滋阴柔肝息风

A2 型题

1. 患者经行头痛，颠顶掣痛，头晕目眩，月经量稍多，色鲜红；烦躁易怒，口苦咽干；舌质红，苔薄黄，脉弦细数。治疗应首选的方剂是
   A. 一贯煎　　B. 羚角钩藤汤
   C. 丹栀逍遥散　　D. 柴胡疏肝散
   E. 四逆散
2. 患者每逢经前头痛剧烈，痛如锥刺，经色紫暗有块；伴小腹疼痛拒按，胸闷不舒；舌暗有瘀点，脉细涩。治疗应首选的方剂是
   A. 少腹逐瘀汤　　B. 血府逐瘀汤
   C. 小活络丹　　D. 通窍活血汤
   E. 芎归胶艾汤
3. 患者经前头痛，头晕目眩，形体肥胖，胸闷泛恶，平日带多稠黏，月经量少，色淡，面色不华；舌淡胖，苔白腻，脉滑，其治法是
   A. 健脾化湿，开窍止痛
   B. 燥湿化痰，通络止痛
   C. 行气化湿，开窍止痛
   D. 活血化瘀，行气止痛
   E. 疏肝理气，通络止痛
4. 患者经后头晕，头部绵绵作痛，月经量少，色淡，质稀；心悸少寐，神疲乏力；舌淡，苔薄，脉虚细。其治法是
   A. 健脾化湿　　B. 燥湿化痰
   C. 行气化湿　　D. 活血化瘀
   E. 养血益气

B1 型题

A. 养血益气　　B. 补肾疏肝
C. 滋肾养肝　　D. 疏肝理气
E. 化瘀通络

1. 治疗经行头痛血虚证的治法是
2. 治疗经行头痛血瘀证的治法是

A. 半夏白术天麻汤加味
B. 二陈汤加味
C. 八珍汤加味
D. 温胆汤加味
E. 通窍活血汤加味

3. 治疗经行头痛痰湿中阻证，应首选的方剂是
4. 治疗经行头痛血虚证，应首选的方剂是

参考答案

A1 型题

1. C　2. D　3. B　4. A　5. A

A2 型题

1. B　2. D　3. B　4. E

B1 型题

1. A　2. E　3. A　4. C

细目十四　经行感冒

A1 型题

1. 下列各项，属经行感冒常见病因的是
A. 风　B. 寒
C. 暑　D. 湿
E. 燥

2. 治疗经行感冒风寒证，应首选的方剂是
A. 银翘散　B. 桑菊饮
C. 小柴胡汤　D. 九味羌活汤
E. 荆穗四物汤

3. 治疗经行感冒风热证，应首选的方剂是
A. 银翘散　B. 桑菊饮
C. 小柴胡汤　D. 九味羌活汤
E. 荆穗四物汤

4. 治疗经行感冒邪入少阳证，应首选的方剂是
A. 银翘散　B. 桑菊饮
C. 葳蕤汤　D. 小柴胡汤
E. 九味羌活汤

5. 经行感冒邪入少阳证的治法是
A. 疏风清热　B. 散寒解表
C. 益气解表　D. 滋阴清热
E. 和解表里

A2 型题

1. 患者每于经期即出现寒热往来，胸胁苦满，口苦咽干，心烦欲呕，头晕目眩，默默不欲饮食；舌红，苔薄白，脉弦。治疗应首选的方剂是
A. 一贯煎　B. 小柴胡汤
C. 丹栀逍遥散　D. 柴胡疏肝散
E. 四逆散

2. 患者每至经行期间，发热，恶寒，无汗，鼻塞流涕，咽喉痒痛，咳嗽痰稀，头痛身痛；舌淡红，苔薄白，脉浮紧。经血净后，诸证渐愈。治疗应首选的方剂是
A. 银翘散　B. 桑菊饮
C. 荆穗四物汤　D. 小柴胡汤
E. 麻黄汤

B1 型题

A. 解表散寒，和血调经
B. 补肾疏肝，滋阴调经
C. 疏风清热，和血调经
D. 疏肝理气，滋阴调经
E. 滋肾养肝，调理冲任

1. 经行感冒风寒证的治法是
2. 经行感冒风热证的治法是

参考答案

A1 型题

1. A　2. E　3. B　4. D　5. E

A2 型题

1. B　2. C

B1 型题

1. A　2. C

细目十五　经行身痛

A1 型题

1. 下列各项，属经行身痛常见病因的是
A. 肝火证　B. 血热证
C. 血燥证　D. 血虚证
E. 湿热证

2. 治疗经行身痛血瘀证，应首选的方剂是
A. 失笑散合四物汤　B. 桃红四物汤
C. 趁痛散　D. 通窍活血汤
E. 血府逐瘀汤

3. 治疗经行身痛血虚证，应首选的方剂是
A. 八珍汤　B. 四物汤
C. 当归补血汤　D. 小营煎
E. 滋血汤

A2 型题

1. 患者经行时腰膝、肢体、关节疼痛，得热痛减，遇寒痛甚，月经推迟，经量少，色暗，有血块；舌紫暗，有瘀斑，苔薄白，脉沉紧。治疗应首选的方剂是
A. 温经汤　B. 小活络丹
C. 通窍活血汤　D. 身痛逐瘀汤
E. 趁痛散

2. 患者经行时肢体疼痛麻木，肢软乏力，月经量少，色淡，质薄；面色无华；舌质淡红，苔白，脉细弱。治疗应首选的方剂是
A. 少腹逐瘀汤　B. 血府逐瘀汤
C. 当归补血汤　D. 通窍活血汤
E. 芎归胶艾汤

B1 型题

A. 养血益气，柔筋止痛
B. 补肾疏肝，和络止痛
C. 滋肾养肝，通络止痛
D. 疏肝理气，通络止痛
E. 活血通络，益气散寒止痛

1. 经行身痛血虚证的治法是
2. 经行身痛血瘀证的治法是

参考答案

A1 型题

1. D　2. C　3. C

A2 型题

1. E　2. C

B1 型题

1. A　2. E

细目十六　经行泄泻

A1 型题

1. 下列各项，属经行泄泻常见病因的是
   A. 脾肾两虚　　B. 阴虚血热
   C. 肝郁火旺　　D. 气血亏虚
   E. 湿热内蕴
2. 治疗经行泄泻脾虚证，应首选的方剂是
   A. 参苓白术散　　B. 桃红四物汤
   C. 八珍汤　　D. 四物汤
   E. 健脾丸
3. 治疗经行泄泻肾虚证，应首选的方剂是
   A. 右归丸　　B. 四物汤
   C. 金匮肾气丸　　D. 健固汤合四神丸
   E. 六味地黄丸

A2 型题

1. 患者每值月经前后，大便溏泄，经行量多，色淡质薄；脘腹胀满，神疲肢软；舌淡红，苔白，脉濡缓。治疗应首选的方剂是
   A. 健脾丸　　B. 补中益气汤
   C. 参苓白术散　　D. 人参健脾丸
   E. 趁痛散
2. 患者经行前后，大便泄泻，经色淡，质清稀；腰膝酸软，头晕耳鸣，畏寒肢冷；舌淡，苔白，脉沉迟。治疗应首选的方剂是
   A. 参苓白术散　　B. 八珍散
   C. 补中益气汤　　D. 四神丸合健固汤
   E. 左归丸

B1 型题

A. 养血益气，柔肝止泄
B. 补肾疏肝，健脾止泻
C. 健脾渗湿，理气调经
D. 温阳补肾，健脾止泻
E. 清热利湿，健脾止泻

1. 经行泄泻脾虚证的治法是
2. 经行泄泻肾虚证的治法是

参考答案

A1 型题

1. A　　2. A　　3. D

A2 型题

1. C　　2. D

B1 型题

1. C　　2. D

细目十七　经行浮肿

A1 型题

1. 下列各项，属经行浮肿常见病因的是
   A. 脾肾阳虚　　B. 肾阳虚
   C. 气滞　　D. 血瘀
   E. 湿热内蕴
2. 治疗经行浮肿脾肾阳虚证，应首选的方剂是
   A. 参苓白术散

B. 二仙汤合苓桂术甘汤
C. 肾气丸合苓桂术甘汤
D. 金匮肾气丸
E. 右归丸合苓桂术甘汤

3. 治疗经行浮肿气滞血瘀证，应首选的方剂是
A. 四物汤　　B. 八物汤
C. 逍遥散　　D. 四神丸合健固汤
E. 六味地黄丸

A2 型题

1. 患者经行面浮肢肿，按之没指，晨起头面肿甚，月经推迟，经行量多，色淡，质薄；腹胀纳减，腰膝酸软，大便溏薄；舌淡，苔白腻，脉沉缓。治疗应首选的方剂是
A. 肾气丸合苓桂术甘汤
B. 补中益气汤
C. 人参健脾丸合肾气丸
D. 参苓白术散
E. 趁痛散

2. 患者经行肢体肿胀，按之随手而起，经血色暗有块，脘闷胁胀，善叹息；舌紫暗，苔薄白，脉弦涩。治疗应首选的方剂是
A. 四物汤　　B. 八物汤
C. 八珍散　　D. 失笑散
E. 五苓散

B1 型题

A. 益气养血，健脾利水
B. 理气行滞，养血调经
C. 健脾渗湿，理气调经
D. 温肾化气，健脾利水
E. 清热利湿，健脾利水

1. 经行浮肿脾肾阳虚证的治法是
2. 经行浮肿气滞血瘀证的治法是

参考答案

A1 型题

1. A　2. C　3. B

A2 型题

1. A　2. B

B1 型题

1. D　2. B

细目十八　经行吐衄

A1 型题

1. 下列各项，属经行吐衄肝经郁火证临床表现的是
A. 吐血、衄血，量少，色暗红
B. 吐血、衄血，量较多，色鲜红
C. 手足心热，两颧潮红
D. 潮热咳嗽，咽干口渴
E. 舌红，苔花剥，脉细数

2. 治疗经行吐衄肝经郁火证，应首选的方剂是
A. 顺经汤　　B. 加味麦门冬汤
C. 清肝引经汤　　D. 补中益气汤
E. 龙胆泻肝汤

3. 顺经汤治疗经行吐衄的适应证候是
A. 肝肾阴虚证　　B. 阴虚火旺证
C. 肝经郁火证　　D. 脾气虚弱证

E. 肺肾阴虚证

4. 经行吐衄肺肾阴虚证的治法是

A. 清肝调经　　B. 滋阴养肺
C. 滋养肝肾　　D. 健脾摄血
E. 滋阴降火

A2 型题

1. 患者经期吐血、衄血，量少，色暗红，月经先期、量少；平素头晕耳鸣，手足心热，两颧潮红，潮热咳嗽，咽干口渴；舌红，苔花剥，脉细数。治疗应首选的方剂是

A. 顺经汤　　B. 滋水清肝饮
C. 清肝引经汤　　D. 补中益气汤
E. 龙胆泻肝汤

2. 患者经前吐血、衄血，量较多，色鲜红，月经提前量少；心烦易怒，两胁胀痛，口苦咽干，头晕耳鸣，尿黄便结；舌红，苔黄，脉弦数。其治法是

A. 清肝调经　　B. 滋阴养肺
C. 滋养肝肾　　D. 健脾摄血
E. 滋阴降火

B1 型题

A. 顺经汤　　B. 滋水清肝饮
C. 清肝引经汤　　D. 补中益气汤
E. 龙胆泻肝汤

1. 治疗经行吐衄肝经郁火证，应首选的方剂是

2. 治疗经行吐衄肺肾阴虚证，应首选的方剂是

A. 肝肾阴虚证　　B. 阴虚火旺证
C. 肝经郁火证　　D. 脾气虚弱证
E. 肺肾阴虚证

3. 患者经前吐血、衄血，量较多，色鲜红，月经提前量少；心烦易怒，两胁胀痛，口苦咽干，头晕耳鸣，尿黄便结；舌红，苔黄，脉弦数。其证候是

4. 患者经期吐血、衄血，量少，色暗红，月经每先期、量少；平素头晕耳鸣，手足心热，两颧潮红，潮热咳嗽，咽干口渴；舌红，苔花剥，脉细数。其证候是

参考答案

A1 型题

1. B　2. C　3. E　4. B

A2 型题

1. A　2. A

B1 型题

1. C　2. A　3. C　4. E

细目十九　经行情志异常

A1 型题

1. 下列各项，属经行情志异常心血不足证临床表现的是

A. 面红目赤，溲黄便结
B. 经色深红，质稠黏
C. 抑郁不乐，头晕目眩
D. 无故悲伤，心悸失眠
E. 舌红，苔黄，脉弦数

2. 下列各项，不属于经行情志异常肝经郁热证临床表现的是

A. 烦躁易怒，抑郁不乐
B. 胸胁胀满，不思饮食
C. 口苦咽干，头晕目眩
D. 月经量多，色深红
E. 舌淡，苔薄白，脉细

3. 治疗经行情志异常痰火上扰证，应首选的方剂是
A. 生铁落饮加味　B. 丹栀逍遥散加味
C. 甘麦大枣汤加减　D. 血府逐瘀汤
E. 补中益气汤

4. 经行情志异常痰火上扰证的治法是
A. 清肝泄热，解郁安神
B. 补血养心，安神定志
C. 清热化痰，宁心安神
D. 疏肝理气，化痰安神
E. 补气养血，健脾安神

5. 经行情志异常心血不足证的经血特点是
A. 经色深红，质稠黏
B. 月经量少，夹有血块
C. 月经量多，色深红
D. 月经量少，色淡
E. 月经量多，色淡

6. 治疗经行情志异常心血不足证，应首选的方剂是
A. 丹栀逍遥散合养心汤
B. 甘麦大枣汤合养心汤
C. 炙甘草汤合甘麦大枣汤
D. 八珍汤合养心汤
E. 甘麦大枣汤合八珍汤

A2 型题

1. 患者每于经期，精神恍惚，心神不宁，无故悲伤，心悸失眠，月经量少，色淡，舌淡，苔薄白，脉细。其证候是
A. 肝经郁热证　B. 痰火上扰证
C. 肝风内动证　D. 心血不足证
E. 气血虚弱证

2. 患者经期精神狂躁，烦乱不安，语无伦次，头痛失眠，溲黄便结，心胸烦闷，不思饮食，月经色深红，质稠黏，夹小血块，舌质红，苔黄腻，脉滑数有力。治疗应首选的方剂是
A. 生铁落饮　B. 丹栀逍遥散
C. 甘麦大枣汤　D. 逍遥散
E. 血府逐瘀汤

3. 患者经期，烦躁易怒，头晕目眩，口苦咽干，胸胁胀满，不思饮食，月经量多，色深红，舌红，苔黄，脉弦数。其治法是
A. 补血养心，安神定志
B. 清肝泄热，解郁安神
C. 清热化痰，宁心安神
D. 祛痰通络，安神定志
E. 化瘀活血，平痉安神

B1 型题

A. 丹栀逍遥散　B. 甘麦大枣汤
C. 生铁落饮　D. 逍遥散
E. 涤痰丸

1. 患者经期精神狂躁，烦乱不安，语无伦次，头痛失眠，面红目赤，溲黄便结，不思饮食，经色深红，质稠黏，夹小血块，舌质红，苔黄腻，脉滑数有力。治疗应首选的方剂是

2. 患者经前烦躁易怒，抑郁不乐，头晕目眩，口苦咽干，胸胁胀满，不思饮食，月经量多，色深红，舌红，苔黄，脉弦数。治疗应首选的方剂是

A. 清肝泄热，解郁安神
B. 补血养心，安神定志
C. 涤痰活血，开郁安神
D. 平肝潜阳，安神定志
E. 清热化痰，宁心安神

3. 经行情志异常心血不足证的治法是

4. 经行情志异常痰火上扰证的治法是

A. 生铁落饮　B. 丹栀逍遥散

C. 羚角钩藤汤　　D. 炙甘草汤
E. 甘麦大枣汤

5. 治疗经行情志异常肝经郁热证，应首选的方剂是

6. 治疗经行情志异常痰火上扰证，应首选的方剂是

参考答案

A1 型题

1. D　2. E　3. A　4. C　5. D
6. B

A2 型题

1. D　2. A　3. B

B1 型题

1. C　2. A　3. B　4. E　5. B
6. A

细目二十　绝经前后诸证

A1 型题

1. 绝经前后诸证肾阳虚证的治法是
A. 温肾扶阳　　B. 填精益髓
C. 阴阳双补　　D. 滋肾养血
E. 健脾温肾

2. 下列各项，不属于绝经前后诸证临床表现的是
A. 烘热汗出，烦躁易怒
B. 潮热面红，眩晕耳鸣
C. 心悸失眠，腰背酸楚
D. 面浮肢肿，情志不宁
E. 四肢抽搐，肌肉酸楚

3. 治疗绝经前后诸证肾阳虚证，应首选的方剂是
A. 左归丸　　B. 二仙汤
C. 右归丸　　D. 金匮肾气丸
E. 肾气丸

4. 左归丸加减治疗绝经前后诸证的适应证候是
A. 肾阴虚证　　B. 肾阴阳两虚证
C. 肾精亏虚证　　D. 肾阳虚证
E. 脾虚证

5. 下列各项，属绝经前后诸证肾阳虚证临床表现的是
A. 经行量多，经色淡暗
B. 头晕目眩，耳鸣
C. 头部面颊阵发性烘热汗出
D. 五心烦热，腰膝酸痛
E. 舌红，少苔，脉细数

6. 治疗绝经前后诸证肾阴阳俱虚证，应首选的方剂是
A. 左归丸加减　　B. 二仙汤加减
C. 右归丸合二至丸　　D. 金匮肾气丸
E. 六味地黄丸

A2 型题

1. 患者 49 岁，月经紊乱，提前量少，经色鲜红；头晕目眩，耳鸣，阵发性烘热，汗出，五心烦热，腰膝酸痛，足跟疼痛，皮肤干燥、瘙痒，口干便结，尿少色黄；舌红，少苔，脉细数。应首先考虑的诊断是

A. 月经先期　　B. 经行情志异常
C. 绝经前后诸证　　D. 月经量少
E. 崩漏

2. 患者50岁，月经紊乱，经色淡暗，时有崩中漏下；精神萎靡，面色晦暗，腰背冷痛，小便清长，夜尿频数，面浮肢肿；舌淡，苔薄白，脉沉细弱。其证候是

A. 脾气虚证　　B. 肾阴虚证
C. 肾阴阳俱虚证　　D. 肾阳虚证
E. 肾气虚证

3. 患者48岁，月经紊乱，量时少时多；乍寒乍热，烘热汗出，头晕耳鸣，健忘，腰背冷痛；舌淡，苔薄，脉沉弱。其治法是

A. 滋阴潜阳　　B. 阴阳双补
C. 补益肾气　　D. 填精益髓
E. 温肾扶阳

4. 患者49岁，月经紊乱，经色鲜红；头晕目眩，耳鸣，头部面颊阵发性烘热，汗出，五心烦热，腰膝酸痛，足跟疼痛，尿少色黄；舌红，少苔，脉细数。治疗应首选的方剂是

A. 六味地黄丸　　B. 肾气丸
C. 左归丸　　D. 二仙汤加减
E. 左归丸加减

B1 型题

A. 二仙汤　　B. 肾气丸合左归丸
C. 金匮肾气丸　　D. 左归丸加减
E. 右归丸

1. 治疗绝经前后诸证肾阴虚证，应首选的方剂是

2. 治疗绝经前后诸证肾阳虚证，应首选的方剂是

A. 肾阴虚证　　B. 肾阳虚证
C. 肾阴阳俱虚证　　D. 肾气虚证
E. 脾气虚证

3. 患者48岁，月经紊乱，乍寒乍热，烘热汗出，头晕耳鸣，健忘，腰背冷痛；舌淡，苔薄，脉沉弱。其证候是

4. 患者50岁，月经紊乱，经色淡暗，精神萎靡，面色晦暗，腰背冷痛，小便清长，夜尿频数，面浮肢肿；舌淡，苔薄白，脉沉细弱。其证候是

A. 肾气丸合二至丸　　B. 左归丸加减
C. 六味地黄丸　　D. 二仙汤加减
E. 右归丸合二至丸

5. 患者50岁，月经紊乱，经色鲜红；头晕目眩，耳鸣，烘热汗出，五心烦热，腰膝酸痛，口干便结，尿少色黄；舌红，少苔，脉细数。治疗应首选的方剂是

6. 患者52岁，月经紊乱，量少；乍寒乍热，烘热汗出，头晕耳鸣，健忘，腰背冷痛；舌淡，苔薄，脉沉弱。治疗应首选的方剂是

参考答案

A1 型题

1. A　2. E　3. C　4. A　5. A
6. B

A2 型题

1. C　2. D　3. B　4. E

B1 型题

1. D　2. E　3. C　4. B　5. B
6. D

第七单元　带下病

细目一　概　述

A1 型题

1. 下列各项，不属于生理性带下的是
   A. 月经期前后带下量多
   B. 排卵期带下量多
   C. 妊娠期带下量多
   D. 绝经前后白带减少
   E. 带下黄绿色
2. 带下过多的治疗原则重在
   A. 除湿为主　　B. 益气养血
   C. 治本调经　　D. 疏肝养肝
   E. 调理冲任
3. 带下过少的治疗原则重在
   A. 除湿　　B. 益气养血
   C. 滋补肝肾之阴精　　D. 疏肝养肝
   E. 调理冲任

参考答案

A1 型题

1. E　　2. A　　3. C

细目二　带下过多

A1 型题

1. 下列各项，属带下过多脾虚证临床表现的是
   A. 腰酸如折，畏寒肢冷
   B. 带下赤白相兼，有气味
   C. 烘热汗出，失眠多梦
   D. 四肢倦怠，纳少便溏
   E. 烦热头晕，口苦咽干
2. 带下过多热毒蕴结证的带下特点是
   A. 带下色白或淡黄，质稀薄
   B. 带下黄绿如脓，臭秽难闻
   C. 带下绵绵不断，质清稀如水
   D. 带下色黄或赤白相兼，质稠
   E. 带下色白质黏，呈豆渣样
3. 治疗带下过多肾阳虚证，应首选的方剂是
   A. 内补丸　　B. 完带汤
   C. 知柏地黄汤　　D. 止带方
   E. 肾气丸
4. 带下过多阴虚夹湿证的治法是
   A. 健脾益气，升阳除湿
   B. 温肾培元，固涩止带
   C. 清利湿热，解毒杀虫
   D. 清肝利湿，杀虫止带
   E. 滋肾益阴，清热利湿
5. 完带汤治疗带下过多的适应证候是
   A. 肾阳虚证　　B. 阴虚夹湿证

C. 脾虚证　　D. 湿热下注证
E. 热毒蕴结证

6. 治疗带下过多热毒蕴结证，应首选的方剂是

A. 内补丸　　B. 完带汤
C. 知柏地黄汤　　D. 止带方
E. 五味消毒饮

A2 型题

1. 患者带下量多，黄绿如脓，质黏腻，臭秽难闻，小腹疼痛，腰骶酸痛，烦热头晕，口苦咽干，小便短赤，大便干结；舌红，苔黄，脉滑数。治疗应首选的方剂是

A. 五味消毒饮　　B. 内补丸
C. 知柏地黄汤　　D. 止带方
E. 龙胆泻肝汤

2. 患者带下量多色黄，质黏稠，呈泡沫状，有臭气，阴痒，烦躁易怒，口苦咽干，头晕头痛，舌边红，苔黄腻，脉弦滑。其证候是

A. 肾阳虚证　　B. 阴虚夹湿证
C. 肝经湿热下注　　D. 脾虚证
E. 热毒蕴结证

3. 患者带下量多，色白，如豆渣状，阴部瘙痒；脘闷纳差，舌红，苔黄腻，脉滑数。其治法是

A. 健脾益气，升阳除湿
B. 温肾培元，固涩止带
C. 清肝利湿，杀虫止带
D. 清热利湿，疏风化浊
E. 滋肾益阴，清热利湿

4. 患者带下量多，赤白相兼，质稠，有气味，阴部灼热感，腰酸腿软，头晕耳鸣，五心烦热，咽干口燥，烘热汗出，失眠多梦；舌质红，苔少，脉细数。其证候是

A. 肾阳虚证　　B. 阴虚夹湿证
C. 肝经湿热下注　　D. 脾虚证
E. 热毒蕴结证

5. 患者带下量多，绵绵不断，质清稀如水；腰酸如折，畏寒肢冷，小腹冷感，面色晦暗，小便清长，大便溏薄；舌质淡，苔白润，脉沉迟。治疗应首选的方剂是

A. 五味消毒饮　　B. 内补丸
C. 知柏地黄汤　　D. 止带方
E. 龙胆泻肝汤

6. 患者带下量多，色白，质稀薄，如涕如唾，绵绵不断，无臭；面色萎黄，四肢倦怠，脘胁不舒，纳少便溏；舌淡胖，苔白，脉细缓。其治法是

A. 滋肾益阴，清热利湿
B. 温肾培元，固涩止带
C. 健脾清肝，利湿止带
D. 清热利湿，疏风化浊
E. 健脾益气，升阳除湿

B1 型题

A. 五味消毒饮　　B. 内补丸
C. 知柏地黄汤　　D. 止带方
E. 龙胆泻肝汤

1. 治疗带下过多肝经湿热下注证，应首选的方剂是

2. 治疗带下过多阴虚夹湿证，应首选的方剂是

A. 清利湿热，解毒杀虫
B. 温肾培元，固涩止带
C. 清热解毒，利湿止带
D. 清热利湿，疏风化浊
E. 健脾益气，升阳除湿

3. 带下过多肾阳虚证的治法是

4. 带下过多湿热下注证的治法是

A. 肾阳虚证　　B. 阴虚夹湿证
C. 湿热下注　　D. 脾虚证
E. 热毒蕴结证

5. 患者带下量多，色黄，质稠，有气味，阴部灼热感，阴部瘙痒；腰酸腿软，头晕耳鸣，五心烦热，咽干口燥，失眠多梦；舌质红，苔少，脉细数。其证候是

6. 患者带下量多，色黄呈脓性，质黏稠，有臭气，小腹作痛，口苦口腻，胸闷纳呆，小便短赤；舌红，苔黄腻，脉滑数。其证候是

参考答案

A1 型题

1. D　2. B　3. A　4. E　5. C
6. E

A2 型题

1. A　2. C　3. D　4. B　5. B
6. E

B1 型题

1. E　2. C　3. B　4. A　5. B
6. C

细目三　带下过少

A1 型题

1. 治疗带下过少血枯瘀阻证，应首选的方剂是
A. 左归丸　B. 右归丸
C. 四物汤　D. 小营煎
E. 六味地黄丸

2. 带下过少血枯瘀阻证的治法是
A. 滋补肝肾，养精益血
B. 补血益精，活血化瘀
C. 补益肾气，固冲调经
D. 滋肾益阴，清热利湿
E. 益气养血，止带调冲

3. 下列各项，属带下过少血枯瘀阻证临床表现的是
A. 烦热胸闷　B. 膝腰酸软
C. 经色紫暗　D. 头晕耳鸣
E. 烘热汗出

4. 左归丸治疗带下过少的适应证候是
A. 血枯瘀阻证　B. 血枯风燥证
C. 气虚血瘀证　D. 肾阴虚证
E. 肝肾亏损证

A2 型题

1. 患者带下过少，甚至全无，阴部干涩灼痛，阴部萎缩，性交疼痛，甚则性交干涩困难；头晕耳鸣，膝腰酸软，烘热汗出，烦热胸闷，夜寐不安，小便黄，大便干结；舌红，少苔，脉细数。其治法是
A. 滋补肝肾，养精益血
B. 补血益精，活血化瘀
C. 补益肾气，固冲调经
D. 滋肾益阴，清热利湿
E. 益气养血，止带调冲

2. 患者带下过少，阴中干涩，阴痒；面色无华，头晕眼花，心悸失眠，神疲乏力，经行腹痛，经色紫暗，有血块，肌肤甲错，舌质暗，边有瘀点瘀斑，脉细涩。治疗应首选的方剂是
A. 左归丸　B. 右归丸
C. 四物汤　D. 小营煎

E. 六味地黄丸

B1 型题

A. 血枯瘀阻证　B. 血枯风燥证
C. 气虚血瘀证　D. 肾阴虚证
E. 肝肾亏损证

1. 患者带下过少，阴中干涩，阴痒；面色无华，头晕眼花，心悸失眠，神疲乏力，经行腹痛，经色紫暗，有血块，肌肤甲错，舌质暗，边有瘀点瘀斑，脉细涩。其证候是

2. 患者带下过少，阴部干涩灼痛，阴部萎缩，性交疼痛，甚则性交干涩困难；头晕耳鸣，腰膝酸软，烘热汗出，烦热胸闷，夜寐不安，小便黄，大便干结；舌红，少苔，脉沉弦细。其证候是

A. 左归丸　B. 右归丸
C. 四物汤　D. 小营煎
E. 六味地黄丸

3. 治疗带下过少血枯瘀阻证，应首选的方剂是

4. 治疗带下过少肝肾亏损证，应首选的方剂是

参考答案

A1 型题

1. D　2. B　3. C　4. E

A2 型题

1. A　2. D

B1 型题

1. A　2. E　3. D　4. A

第八单元　妊娠病

细目一　概　述

A1 型题

1. 胎元正常之妊娠病的治疗原则是
A. 治病与安胎并举　B. 补肾健脾
C. 从速下胎以益母　D. 调理气血
E. 治本调经

2. 下列各项，不属于妊娠病常见发病机理的是
A. 冲气上逆　B. 瘀血内阻
C. 阴血虚　D. 气滞
E. 脾肾虚

3. 下列各项，不属于妊娠期间应慎用或禁用药物的是
A. 峻下药　B. 破血药
C. 滑利药　D. 耗气药
E. 行气药

参考答案

A1 型题

1. A　2. B　3. E

细目二　妊娠恶阻

A1 型题

1. 下列各项，属妊娠恶阻发病机理的是
   A. 肝失条达，气机郁滞
   B. 冲气上逆，胃失和降
   C. 脾胃虚弱，肝气偏旺
   D. 重伤津液，胃阴不足
   E. 痰湿内停，阻滞胃脘

2. 下列各项，属妊娠恶阻脾胃虚弱证临床表现的是
   A. 呕吐清涎或痰涎
   B. 呕吐酸腐
   C. 呕吐酸水或苦水
   D. 干呕或呕吐血性物
   E. 呕吐黄水

3. 下列各项，不属于妊娠恶阻肝胃不和证临床表现的是
   A. 呕吐清涎或痰涎　B. 口干口苦
   C. 呕吐酸水或苦水　D. 头胀而晕
   E. 胸满胁痛

4. 妊娠恶阻脾胃虚弱证的中医治法是
   A. 健脾养阴，和胃止呕
   B. 健脾祛湿，豁痰止呕
   C. 清肝和胃，降逆止呕
   D. 健脾益气，降逆止呕
   E. 健脾和胃，降逆止呕

5. 治疗妊娠恶阻肝胃不和证，应首选的方剂是
   A. 参苓白术散　B. 香砂六君子汤
   C. 小半夏加茯苓汤　D. 橘皮竹茹汤
   E. 人参养荣汤

6. 香砂六君子汤治疗妊娠恶阻的适用证候是
   A. 脾胃虚弱证　B. 痰浊中阻证
   C. 肝胃不和证　D. 脾胃虚寒证
   E. 气阴两虚证

A2 型题

患者停经 45 天，一周前查尿妊娠试验阳性，近 2 天恶心，呕吐酸水，恶闻油腻，口干口苦，胸满胁痛，舌淡红，苔微黄，脉弦滑。治疗应首选的方剂是
   A. 香砂六君子汤　B. 橘皮竹茹汤
   C. 左金丸　D. 小半夏加茯苓汤
   E. 加味温胆汤

B1 型题

   A. 健脾养阴，和胃止呕
   B. 健脾祛湿，豁痰止呕
   C. 清肝和胃，降逆止呕
   D. 健脾益气，降逆止呕
   E. 健脾和胃，降逆止呕

1. 患者停经 45 天，一周前查尿妊娠试验阳性，近 2 天恶心，呕吐酸水，恶闻油腻，口干口苦，胸满胁痛，舌淡红，苔微黄，脉弦滑。其治法是

2. 患者停经 45 天，一周前查尿妊娠试验阳性，近 2 天恶心呕吐，食入即吐，口淡，头晕体倦，脘痞腹胀，舌淡，苔白，脉缓滑无力。其治法是

参考答案

A1 型题

1. B　2. A　3. A　4. E　5. D　6. A

A2 型题

B

B1 型题

1. C　2. E

细目三 异位妊娠

A1 型题

1. 下列各项，不属于宫外孕范畴的是
A. 输卵管妊娠 B. 卵巢妊娠
C. 腹腔妊娠 D. 阔韧带妊娠
E. 宫颈妊娠

2. 下列各项，属异位妊娠病机实质的是
A. 先天肾气不足 B. 后天脾气受损
C. 少腹血瘀 D. 气滞
E. 脉络破损

3. 下列各项，属异位妊娠破裂时最主要临床表现的是
A. 停经史和早孕反应
B. 突然发生下腹剧烈疼痛
C. 不规则阴道出血
D. 休克
E. 急性贫血

4. 下列各项，不属于异位妊娠已破损期不稳定型临床表现的是
A. 腹痛拒按
B. 一侧下腹撕裂样疼痛
C. 阴道少量出血
D. 腹部有压痛及反跳痛
E. 腹部可触及界限不清的包块

5. 下列各项，不属于异位妊娠已破损期休克型临床表现的是
A. 突发下腹剧痛
B. 面色苍白，四肢厥逆
C. 冷汗淋漓，恶心呕吐
D. 有时烦躁不安
E. 血压平稳

6. 下列各项，不属于异位妊娠急症处理的是
A. 患者平卧，立即监测生命体征，观察患者神志
B. 急查血常规、血型及交叉配血，备血，必要时输血
C. 立即给予输氧、补液
D. 予生脉散合宫外孕Ⅱ号方口服
E. 腹腔出血过多，或休克不能纠正者，应立即手术治疗

7. 下列各项，属异位妊娠手术适应证的是
A. 停经时间长，疑为输卵管间质部或残角子宫妊娠者
B. 阴道出血量多者
C. 腹痛剧烈者
D. 腹腔血肿包块形成者
E. 双合诊触及一侧附件有包块者

8. 治疗异位妊娠已破损期不稳定型的中医治法是
A. 活血祛瘀消癥
B. 益气固脱，活血祛瘀
C. 活血祛瘀，佐以益气
D. 活血化瘀，消癥杀胚
E. 活血化瘀，清热泻下

A2 型题

1. 患者停经 43 天，阴道不规则出血 3 天，尿妊娠试验（+），右下腹隐痛，双合诊触及右侧附件有软性包块，压痛（+），B 超提示宫腔未见妊娠囊，右附件区见一混合性包块，舌淡苔薄白，脉弦滑。应首先考虑的诊断是
A. 妊娠腹痛 B. 妇人腹痛
C. 异位妊娠 D. 胎动不安
E. 胎漏

2. 患者停经 46 天，突发性下腹剧痛 3 小时，肛门下坠感，面色苍白，四肢厥冷，尿妊娠试验（+），血压 80/50mmHg，下腹部压痛（+）、反跳痛（+），移动性浊音（+），舌淡苔薄白，脉细数无力，后穹隆穿刺抽出不凝血。现阶段处理首

选的方法是

A. 活血祛瘀消癥

B. 立即手术治疗

C. 活血化瘀，消癥杀胚

D. 活血化瘀，促胎排出

E. 止痛，养血安胎

3. 患者停经 50 天，阴道少量出血 20 天，1 天前下腹剧烈疼痛，后腹痛逐渐减轻，尿妊娠试验（+），B 超提示宫腔未见妊娠囊，右附件区见一混合性包块，妇检：阴道少量血污，宫颈抬举痛，子宫稍大于正常，质偏软，子宫右后方可触及界限不清的包块，触痛。其证候是

A. 未破损型 B. 已破损型

C. 已破损休克型 D. 已破损不稳定型

E. 已破损包块型

4. 患者停经 43 天，阴道少量出血 10 天，下腹疼痛 2 天，双合诊可触及一侧附件有软性包块，有压痛，尿妊娠试验为阳性，脉弦滑。其治法是

A. 活血祛瘀消癥

B. 立即手术治疗

C. 活血化瘀，消癥杀胚

D. 活血祛瘀，佐以益气

E. 益气固脱，活血祛瘀

B1 型题

A. 异位妊娠未破损型

B. 异位妊娠已破损型

C. 异位妊娠已破损休克型

D. 异位妊娠已破损不稳定型

E. 异位妊娠已破损包块型

1. 患者停经 37 天，下腹隐痛 7 天，阴道少量出血 2 天，尿妊娠试验阳性，右附件可及一软性包块，压痛（+），应首先考虑的诊断是

2. 患者停经 37 天，下腹疼痛 3 小时，逐渐减轻，伴少量阴道流血，体检腹部压痛（+）、反跳痛（+），妇检：附件可触及界限不清的包块，血压平稳。应首先考虑的诊断是

参考答案

A1 型题

1. E 2. C 3. B 4. B 5. E
6. D 7. A 8. C

A2 型题

1. C 2. B 3. E 4. C

B1 型题

1. A 2. D

细目四　胎漏、胎动不安

A1 型题

1. 下列各项，不属于胎动不安临床表现的是

A. 阴道出血似月经量

B. 妊娠期出现腰酸

C. 妊娠期出现腹痛

D. 妊娠期出现小腹下坠

E. 妊娠期出现少量阴道出血

2. 胎漏、胎动不安的主要发病机理是

A. 肾虚不固、胎元受损

B. 气血虚弱、难以养胎

C. 冲任损伤、胎元不固

D. 瘀血阻滞、胎元不固

E. 血热内扰、胎元不固

3. 下列各项，不属于胎漏、胎动不安常见病因的是

A. 肾虚　B. 血热
C. 气血虚弱　D. 脾虚
E. 跌仆伤胎

4. 下列各项，不属胎漏、胎动不安肾虚证临床表现的是

A. 妊娠期阴道少量下血，色淡暗
B. 腰酸、腹痛、下坠
C. 曾屡孕屡堕
D. 小腹空坠而痛
E. 头晕耳鸣，夜尿多

5. 胎漏血热证的中医治法是

A. 补肾健脾，益气安胎
B. 清热凉血，养血安胎
C. 补气养血，固肾安胎
D. 活血化瘀，补肾安胎
E. 疏肝理气，养血安胎

6. 胎动不安血瘀证的中医治法是

A. 补肾健脾，益气安胎
B. 清热凉血，养血安胎
C. 补气养血，固肾安胎
D. 补气和血，安胎
E. 疏肝理气，养血安胎

7. 胎漏、胎动不安气血两虚证的中医治法是

A. 补肾健脾，益气安胎
B. 清热凉血，养血安胎
C. 补气养血，固肾安胎
D. 活血化瘀，补肾安胎
E. 疏肝理气，养血安胎

8. 治疗胎漏气血虚弱证，应首选的方剂是

A. 胎元饮加减
B. 保阴煎加减
C. 桂枝茯苓丸合寿胎丸
D. 当归散
E. 寿胎丸加减

9. 治疗胎动不安肾虚证，应首选的方剂是

A. 胎元饮加减
B. 保阴煎加减
C. 桂枝茯苓丸合寿胎丸
D. 当归散
E. 寿胎丸加减

10. 治疗胎漏、胎动不安血热证，应首选的方剂是

A. 胎元饮加减
B. 保阴煎加减
C. 桂枝茯苓丸合寿胎丸
D. 滋肾育胎丸
E. 寿胎丸加减

A2 型题

1. 患者妊娠 37 天，阴道少量出血 7 天，色淡暗，腰酸、下腹坠痛 3 天，面部暗斑，舌淡，苔白，脉沉细滑尺脉弱。其证候是

A. 气血虚弱证　B. 肾虚证
C. 血热证　D. 脾虚证
E. 血瘀证

2. 患者妊娠 37 天，阴道少量出血 3 天，色深红，质稠，腰酸，口苦咽干，溲黄便结，舌红，苔黄，脉滑数。其治法是

A. 补肾健脾，益气安胎
B. 清热凉血，养血安胎
C. 补气养血，固肾安胎
D. 活血化瘀，补肾安胎
E. 疏肝理气，养血安胎

3. 患者妊娠 37 天，阴道少量出血 3 天，色淡红，质稀薄，小腹空坠而痛，神疲肢倦，舌淡，苔薄白，脉细弱略滑。治疗应首选的方剂是

A. 胎元饮加减
B. 保阴煎加减
C. 桂枝茯苓丸合寿胎丸
D. 滋肾育胎丸
E. 寿胎丸加减

A3 型题

患者，女，28 岁，已婚。妊娠 10 周。阴道少量出血，色淡质稀，腰酸，小腹空坠疼痛，神疲肢倦，面色少华，心悸气短，舌质淡，苔薄白，脉滑无力。

1. 其证型是
   A. 肾虚证　B. 湿热证
   C. 气血虚弱证　D. 血瘀证
   E. 虚热证
2. 其治法是
   A. 清热凉血，固冲止血
   B. 固肾安胎
   C. 益气养血，固冲安胎
   D. 滋阴清热，养血安胎
   E. 活血化瘀，补肾安胎
3. 治疗应首选
   A. 寿胎丸加减　B. 阿胶汤
   C. 保阴煎加减　D. 胎元饮加减
   E. 桂枝茯苓丸

B1 型题

A. 胎元饮
B. 寿胎丸
C. 桂枝茯苓丸合寿胎丸
D. 滋肾育胎丸
E. 保阴煎

1. 治疗胎漏、胎动不安气血虚弱证，应首选的方剂是
2. 治疗胎漏、胎动不安血热证，应首选的方剂是

参考答案

A1 型题

1. A　2. C　3. D　4. D　5. B
6. D　7. C　8. A　9. E　10. B

A2 型题

1. B　2. B　3. A

A3 型题

1. C　2. C　3. D

B1 型题

1. A　2. E

细目五　滑　胎

A1 型题

1. 滑胎肾气不足证的中医治法是
   A. 温补肾阳，固冲安胎
   B. 补肾填精，固冲安胎
   C. 清热养血，滋肾安胎
   D. 补肾健脾，固冲安胎
   E. 益气养血，固冲安胎
2. 治疗滑胎气血虚弱证，应首选的方剂是
   A. 泰山磐石散
   B. 补肾固冲丸
   C. 育阴汤
   D. 安奠二天汤
   E. 桂枝茯苓丸合寿胎丸

B1 型题

A. 下胎益母
B. 保胎治疗
C. 治病与安胎并举
D. 补肾填精，固冲安胎
E. 未孕前重防，已孕后重早治

1. 滑胎的治疗原则是
2. 堕胎、小产的治疗原则是

参考答案

A1 型题

1. D　2. A

B1 型题

1. E　2. A

细目六　子　肿

A1 型题

1. 下列各项，属子气临床表现的是
   A. 两脚肿而皮薄者
   B. 自膝至足肿，小水长者
   C. 妊娠期面目肿胀
   D. 两脚肿而肤厚者
   E. 妊娠期腹部增大，胸膈满闷
2. 治疗妊娠肿胀气滞证，应首选的方剂是
   A. 真武汤　B. 天仙藤散
   C. 五皮散　D. 防己黄芪汤
   E. 左归饮

A2 型题

患者妊娠 5 月，肢体肿胀，下肢尤甚，按之如泥，腰酸乏力，小便不利，舌淡，苔白润，脉沉迟。治疗应首选的方剂是

A. 真武汤　B. 天仙藤散
C. 五皮散　D. 防己黄芪汤
E. 左归饮

B1 型题

A. 真武汤　B. 天仙藤散
C. 五皮散　D. 防己黄芪汤
E. 白术散

1. 患者妊娠 6 个月，面目四肢浮肿，皮薄而光亮，按之凹陷不起，伴面色无华，少气懒言，大便溏，舌质淡体胖苔白，脉缓滑。治疗应首选的方剂是

2. 患者妊娠 6 个月，肢体肿胀，皮色不变，随按随起，头晕胀痛，苔薄腻，脉弦滑。治疗应首选的方剂是

参考答案

A1 型题

1. B　2. B

A2 型题

A

B1 型题

1. E　2. B

细目七　妊娠小便淋痛

A1 型题

1. 下列各项，属妊娠小便难心火偏亢证临床表现的是
   A. 小便频数，淋沥涩痛，量少色淡黄，午后潮热
   B. 突感尿频尿急尿痛，尿意不尽，欲解不能
   C. 小便频数，尿短赤，艰涩刺痛，面赤心烦
   D. 小便频数不畅，继则闭而不通
   E. 小便不通，或频数量少，小腹胀急疼痛
2. 治疗子淋湿热下注证，应首选的方剂是
   A. 加味五苓散　B. 导赤散
   C. 知柏地黄丸　D. 小蓟饮子
   E. 八正散
3. 子淋阴虚津亏证的中医治法是
   A. 清心泻火，润燥通淋
   B. 清热利湿，润燥通淋
   C. 滋阴清热，润燥通淋
   D. 清热利湿，养阴通淋
   E. 交通心肾，清热利尿

A2 型题

患者妊娠 5 个月，突感尿频尿急尿痛，排尿不畅，小腹坠胀，舌红苔黄腻，脉弦滑数。其证候是
A. 阴虚津亏证　B. 心火偏亢证
C. 肾虚证　D. 湿热下注证
E. 阴虚内热证

参考答案

A1 型题

1. C　2. A　3. C

A2 型题

D

第九单元　产后病

细目一　概　述

A1 型题

1. 下列各项，属产后三病的是
   A. 产后血晕、产后发热、产后腹痛
   B. 产后痉病、产后大便难、产后郁冒
   C. 产后小便不通、产后恶露不绝、产后小便淋痛
   D. 产后呕吐、泄泻、盗汗
   E. 产后冲心、冲肺、冲胃
2. 下列各项，不属于产后病病因病机的是
   A. 瘀血内阻　B. 元气受损
   C. 亡血伤津　D. 素体亏虚
   E. 外感六淫或饮食房劳所伤

参考答案

A1 型题

1. B　2. D

细目二　产后发热

A1 型题

1. 治疗产后发热感染邪毒证之热入营血，应首选的方剂是
A. 安宫牛黄丸　B. 清营汤
C. 五味消毒饮　D. 解毒活血汤
E. 荆穗四物汤

2. 下列各项，属产后发热感染邪毒证临床表现的是
A. 产后高热寒战，热势不退
B. 产后恶寒发热，鼻流清涕
C. 产后低热不退，腹痛绵绵
D. 产后寒热时作，恶露不下
E. 产后午后潮热，烦躁不安

3. 下列各项，不属于产后发热感染邪毒证临床表现的是
A. 小腹疼痛拒按
B. 产后高热寒战，热势不退
C. 肢体酸痛，无汗
D. 恶露量或多或少，色紫暗如败酱，气臭秽
E. 心烦口渴，尿少色黄，大便燥结

4. 治疗产后发热感染邪毒证，应首选的方剂是
A. 清营汤　B. 大黄牡丹皮汤
C. 解毒活血汤　D. 生化汤加味
E. 银翘散

5. 产后发热外感证的中医治法是
A. 养血祛风，疏解表邪
B. 活血化瘀，和营退热
C. 清热解毒，凉血化瘀
D. 解表散寒，疏风解毒
E. 养血祛风，活血化瘀

6. 治疗产后发热血瘀证，应首选的方剂是
A. 少腹逐瘀汤　B. 血府逐瘀汤
C. 补中益气汤　D. 生化汤加味
E. 桃红四物汤

7. 治疗产后发热血虚证，应首选的方剂是
A. 十全大补汤　B. 八珍汤
C. 补中益气汤　D. 桃红四物汤
E. 举元煎

A2 型题

1. 患者新产后，低热不退，腹痛绵绵，喜按，恶露量少，色淡质稀，自汗，头晕心悸；舌质淡，苔薄白，脉细数。其治法是
A. 活血化瘀，和营退热
B. 补血益气，和营退热
C. 养血祛风，疏解表邪
D. 清热解毒，凉血化瘀
E. 解毒清营，凉血养阴

2. 患者新产后，高热寒战，热势不退，小腹疼痛拒按，恶露量多，色紫暗如败酱，气臭秽；心烦口渴；舌红苔黄，脉数有力。其证候是

A. 热入营血证　B. 感染邪毒证
C. 外感证　D. 血瘀证
E. 血虚证

3. 患者产后24小时，恶寒发热，鼻流清涕，头痛，肢体酸痛，无汗；舌苔薄白，脉浮紧。治疗应首选的方剂是

A. 荆穗四物汤　B. 生化汤加味
C. 补中益气汤　D. 五味消毒饮
E. 桃红消瘀汤

B1 型题

A. 荆穗四物汤　B. 清营汤
C. 王氏清暑益气汤　D. 小柴胡汤
E. 清营汤送服安宫牛黄丸

1. 治疗产后发热热入心包证，应首选的方剂是

2. 治疗产后发热邪入少阳证，应首选的方剂是

A. 大黄牡丹皮汤加败酱草、红藤、益母草
B. 五味消毒饮合失笑散加减
C. 银翘散
D. 清营汤
E. 清营汤送服安宫牛黄丸

3. 患者新产后，持续高热，小腹疼痛剧烈，拒按，恶露不畅，秽臭如脓，烦渴引饮，大便燥结，舌紫暗，苔黄而燥，脉数。治疗应首选的方剂是

4. 患者新产后，高热寒战，热势不退，小腹疼痛拒按，恶露色紫暗如败酱，气臭秽；心烦口渴，尿少色黄，大便燥结，舌红苔黄，脉数有力。治疗应首选的方剂是

A. 热入营血证　B. 感染邪毒证
C. 外感证　D. 血瘀证
E. 血虚证

5. 患者产后寒热时作，恶露不下，色紫暗有块，小腹疼痛拒按；舌质紫暗或有瘀点，脉弦涩。其证候是

6. 患者产后低热不退，腹痛绵绵，喜按，恶露量多，色淡，头晕心悸，舌淡，苔薄，脉细数。其证候是

参考答案

A1 型题

1. B　2. A　3. C　4. C　5. A
6. D　7. B

A2 型题

1. B　2. B　3. A

B1 型题

1. E　2. D　3. A　4. B　5. D
6. E

细目三　产后腹痛

A1 型题

1. 治疗儿枕痛，应首选的方剂是

A. 少腹逐瘀汤　B. 温经汤
C. 生化汤加味　D. 肠宁汤
E. 血府逐瘀汤

2. 产后腹痛气血两虚证的中医治法是

A. 补血益气，温经止痛
B. 补血益气，缓急止痛

C. 补血养血，化瘀止痛
D. 补血益气，暖宫止痛
E. 温经散寒，化瘀止痛

A2 型题

1. 患者产后 1 周，小腹隐隐作痛，喜按喜揉，恶露量少，色淡红，质稀无块，面色苍白，头晕眼花，心悸怔忡，大便干结；舌质淡，苔薄白，脉细弱。治疗应首选的方剂是

A. 肠宁汤　　B. 八珍汤
C. 小建中汤　　D. 当归芍药散
E. 人参养荣汤

2. 患者分娩后小腹疼痛，拒按，得热痛减，恶露量少，涩滞不畅，色紫暗有块，块下痛减；面色青白，四肢不温；舌质紫暗，脉沉紧或弦涩。其治法是

A. 温经散寒，化瘀止痛
B. 理气行滞，活血化瘀
C. 活血化瘀，温经止痛
D. 养血活血，缓急止痛
E. 温经散寒，理气行滞

参考答案

A1 型题

1. C　2. B

A2 型题

1. A　2. C

细目四　产后身痛

A1 型题

1. 下列各项，不属于产后身痛的是

A. 产后痛风　　B. 产后关节痛
C. 产后痹证　　D. 儿枕痛
E. 产后风

2. 下列各项，属产后身痛血虚证临床表现的是

A. 产后肢体关节疼痛，屈伸不利
B. 产后身痛，尤见下肢疼痛、麻木
C. 产后遍身关节酸楚
D. 产后身痛，痛无定处
E. 产后腰膝、足跟疼痛

3. 治疗产后身痛外感证，应首选的方剂是

A. 桂枝汤　　B. 黄芪桂枝五物汤
C. 参苏饮　　D. 独活寄生汤
E. 人参败毒散

4. 产后身痛血瘀证的中医治法是

A. 养血活血，化瘀祛湿
B. 益气养血，活血祛瘀
C. 养血化瘀，活血定痛
D. 活血化瘀，温经通络
E. 益气活血，化瘀通经

5. 治疗产后身痛肾虚证，应首选的方剂是

A. 归肾丸　　B. 金匮肾气丸
C. 养荣壮肾汤　　D. 右归丸
E. 左归丸

A2 型题

1. 患者产后 1 周，遍身关节酸楚，疼痛，肢体麻木，面色萎黄，头晕，心悸，舌淡，苔薄，脉细弱。其证候是

A. 血虚证　　B. 血寒证
C. 血瘀证　　D. 气血两虚证
E. 肾虚证

2. 患者分娩数日后，肢体关节疼痛，屈伸不利，宛如针刺，得热则舒，伴恶寒怕风，脉濡

细。其治法是

A. 养血祛风，散寒除湿

B. 祛风散寒，温经活血

C. 温经散寒，化瘀止痛

D. 养血祛风，温经止痛

E. 养血温经，散寒止痛

3. 患者产后腰酸，足跟疼痛，艰于俯仰，头晕耳鸣，夜尿多，舌淡暗，脉沉细弦。治疗应首选的方剂是

A. 左归丸　　B. 养荣壮肾汤

C. 金匮肾气丸　　D. 右归丸

E. 归肾丸

4. 患者产后下肢疼痛，麻木，发硬，重着，肿胀明显，屈伸不利，小腿压痛，恶露量少，色紫暗有血块，小腹疼痛，拒按，舌暗，苔白，脉弦涩。治疗应首选的方剂是

A. 膈下逐瘀汤加味　B. 血府逐瘀汤加味

C. 养荣壮肾汤加味　D. 少腹逐瘀汤加味

E. 身痛逐瘀汤加味

B1 型题

A. 黄芪桂枝五物汤　B. 桂枝汤

C. 养荣壮肾汤　D. 人参养荣汤

E. 八珍汤

1. 患者产后1周，足跟疼痛，艰于俯仰，腰酸，头晕，夜尿频，舌淡暗，脉沉细弦。治疗应首选的方剂是

2. 患者产后1周，遍身关节酸楚，疼痛，肢体麻木，面色萎黄，头晕，心悸，舌淡，苔薄，脉细弱。治疗应首选的方剂是

A. 温经汤　　B. 少腹逐瘀汤

C. 独活寄生汤　　D. 身痛逐瘀汤

E. 黄芪桂枝五物汤

3. 患者分娩数日后，肢体关节疼痛，屈伸不利，宛如针刺，得热则舒，伴恶寒怕风，脉濡细。治疗应首选的方剂是

4. 患者产后下肢疼痛，麻木，发硬，重着，肿胀明显，屈伸不利，小腿压痛，恶露量少，色紫暗有血块，小腹疼痛，拒按，舌暗，苔白，脉弦涩。治疗应首选的方剂是

参考答案

A1 型题

1. D　2. C　3. D　4. A　5. C

A2 型题

1. A　2. A　3. B　4. E

B1 型题

1. C　2. A　3. C　4. D

细目五、六　产后恶露不绝、缺乳

A1 型题

1. 下列各项，属产后恶露不绝主要病机的是

A. 冲任不固，胞脉失常

B. 瘀血阻滞

C. 气血两虚，冲任失固，不能摄血

D. 胞宫藏泄失度，冲任不固，血海不宁

E. 冲任损伤，血海不固

2. 下列各项，不属于产后恶露不绝血瘀证临床表现的是

A. 恶露过期不尽

B. 恶露色暗有块

C. 小腹疼痛拒按

D. 恶露量时多或时少

E. 口燥咽干

3. 治疗产后恶露不绝气虚证，应首选的方剂是

A. 八珍汤　　B. 十全大补汤

C. 举元煎　　D. 补中益气汤

E. 生化汤加黄芪

A2 型题

1. 患者产后恶露过期不尽，量时多或时少，色暗有块，小腹疼痛拒按，舌紫暗或边有瘀点，脉沉涩。治疗应首选的方剂是

A. 少腹逐瘀汤　　B. 生化汤

C. 膈下逐瘀汤　　D. 失笑散

E. 逍遥散

2. 患者产后乳汁少甚或全无，乳汁稀薄，乳房柔软无胀感；面色少华，倦怠乏力；舌淡苔薄白，脉细弱。治疗应首选的方剂是

A. 下乳涌泉散　　B. 通乳丹

C. 漏芦散　　D. 八珍汤

E. 补中益气汤

B1 型题

A. 补中益气汤　　B. 生化汤

C. 保阴煎　　D. 大补元煎

E. 少腹逐瘀汤

1. 治疗产后恶露不绝血热证，应首选的方剂是

2. 治疗产后恶露不绝血瘀证，应首选的方剂是

A. 气血虚弱、肝郁气滞、痰浊阻滞

B. 气虚、血热、血瘀

C. 肝郁气滞、痰浊阻滞、气血不足

D. 气血不足、肝郁气滞、肾阴不足

E. 脾肾两虚、肝郁气滞、肾阴不足

3. 缺乳的主要病因是

4. 产后恶露不绝的主要病因是

参考答案

A1 型题

1. D　　2. E　　3. D

A2 型题

1. B　　2. B

B1 型题

1. C　　2. B　　3. A　　4. B

第十单元　妇科杂病

细目一、二　概述、癥瘕

A1 型题

1. 下列各项，不属于癥瘕主要病因的是

A. 气滞血瘀　　B. 气虚血瘀

C. 痰湿瘀结　　D. 湿热瘀阻

E. 肾虚血瘀

2. 治疗癥瘕气滞血瘀证，应首选的方剂是

A. 少腹逐瘀汤　　B. 血府逐瘀汤

C. 大黄䗪虫丸　　D. 银甲丸

E. 桂枝茯苓丸

3. 下列各项，属妇人癥瘕主要症状的是
A. 下腹部胀满　B. 下腹部疼痛
C. 腰腹部疼痛　D. 下腹部结块
E. 月经过多

4. 癥瘕肾虚血瘀证的中医治法是
A. 补肾活血，消癥散结
B. 补肾益气，活血消癥
C. 行气活血，化瘀消癥
D. 化痰除湿，活血消癥
E. 补肾益气，化瘀消癥

A2 型题

1. 患者下腹部肿块，疼痛 2 月余，伴低热，月经量多。妇检：盆腔右侧触及鸭卵大包块，形状不规整，触压痛（+）；舌红，苔黄厚，脉弦滑数。其证候是
A. 肾虚血瘀证　B. 痰湿瘀结证
C. 气滞血瘀证　D. 湿热瘀阻证
E. 寒湿凝滞证

2. 患者下腹部结块，触痛；月经量多，经行腹痛，经色紫暗有块，婚久不孕；腰酸膝软，头晕耳鸣；舌暗，脉弦细。治疗应首选的方剂是
A. 桂枝茯苓丸　B. 补肾祛瘀方
C. 香棱丸　D. 桃核承气汤
E. 大黄牡丹汤

B1 型题

A. 苍附导痰丸合桂枝茯苓丸
B. 补肾祛瘀方
C. 大黄䗪虫丸
D. 香棱丸
E. 大黄牡丹汤

1. 治疗癥瘕痰湿瘀结证，应首选的方剂是
2. 治疗癥瘕湿热瘀阻证，应首选的方剂是

参考答案

A1 型题

1. B　2. C　3. D　4. A

A2 型题

1. D　2. B

B1 型题

1. A　2. E

细目三　盆腔炎

A1 型题

1. 下列各项，不属于慢性盆腔炎常见病因的是
A. 湿热瘀结　B. 气滞血瘀
C. 寒湿凝滞　D. 气虚血瘀
E. 热毒炽盛

2. 下列各项，不属于急性盆腔炎诊断要点的是
A. 小腹部肌紧张、压痛、反跳痛
B. 易疲劳，劳则复发
C. 赤白带下或恶露量多
D. 宫体触压痛，拒按
E. 小腹部疼痛难忍

3. 治疗急性盆腔炎热毒炽盛证，应首选的方剂是
A. 仙方活命饮
B. 银甲丸
C. 五味消毒饮合大黄牡丹汤
D. 五味消毒饮
E. 大黄牡丹汤

4. 慢性盆腔炎湿热瘀结证的中医治法是
A. 清热除湿，活血化瘀
B. 清热利湿，化瘀止痛
C. 清热解毒，化瘀止痛
D. 益气化瘀，散结镇痛
E. 清热利湿，止痛化癥

5. 治疗急性盆腔炎湿热瘀结证，应首选的方剂是
A. 银甲丸　B. 仙方活命饮
C. 大黄牡丹汤　D. 五味消毒饮
E. 当归芍药散

6. 治疗慢性盆腔炎湿热瘀结证，应首选的方剂是
A. 银甲丸　B. 仙方活命饮
C. 大黄牡丹汤　D. 五味消毒饮
E. 桂枝茯苓丸

7. 治疗慢性盆腔炎气虚血瘀证，应首选的方剂是
A. 少腹逐瘀汤　B. 当归芍药散
C. 理冲汤　D. 逐瘀止血汤
E. 固冲汤

A2 型题

1. 患者人工流产后3天，高热腹痛，下腹部疼痛拒按，阴道流血，气味臭秽，量较多，脓血混杂，大便燥结，小便黄；舌红，苔黄厚，脉滑数。治疗应首选的方剂是
A. 仙方活命饮
B. 银甲丸
C. 五味消毒饮合大黄牡丹汤
D. 五味消毒饮
E. 大黄牡丹汤

2. 患者少腹部隐痛1周，痛连腰骶，低热起伏，劳累时加重，带下量多，色黄，质黏稠，胸闷纳呆，口干不欲饮，大便秘结，小便黄赤；舌体胖大，色红，苔黄腻，脉弦数或滑数。治疗应首选的方剂是
A. 银甲丸　B. 仙方活命饮
C. 大黄牡丹汤　D. 五味消毒饮
E. 桂枝茯苓丸

3. 患者少腹部刺痛，经行疼痛加重，经血量多有块，瘀块排出则痛减，带下量多，婚久不孕，经行情志抑郁，乳房胀痛，舌体紫暗，苔薄，脉弦涩。其治法是
A. 疏肝解郁，行气止痛
B. 疏肝行气，化瘀止痛
C. 活血疏肝，行气止痛
D. 行气解郁，化瘀止痛
E. 活血化瘀，理气止痛

4. 患者下腹部疼痛，缠绵日久，痛连腰骶，经行加重，经血量多有块，精神不振，疲乏无力，食少纳呆，舌体暗红，苔白，脉弦涩无力。其治法是
A. 益气健脾，化瘀散结
B. 补肾益气，活血化瘀
C. 健脾益肾，散结消癥
D. 补气活血，化瘀止痛
E. 益气健脾，消散瘀结

B1 型题

A. 少腹逐瘀汤　B. 血府逐瘀汤
C. 膈下逐瘀汤　D. 桃核承气汤
E. 逍遥散

1. 患者近2月少腹部胀痛，经行腰腹疼痛加重，经血量多有块，瘀块排出则痛减，带下量多，经行情志抑郁，乳房胀痛，舌体紫暗，有瘀斑、瘀点，苔薄，脉弦涩。治疗应首选的方剂是

2. 患者小腹冷痛1月余，经行腹痛加重，喜热恶寒，得热痛缓，经行错后，经血量少，色暗，带下淋沥，神疲乏力，腰骶冷痛，小便频数，舌暗红，苔白腻，脉沉迟。治疗应首选的方剂是

A. 银甲丸　B. 仙方活命饮
C. 大黄牡丹汤　D. 五味消毒饮
E. 桂枝茯苓丸

3. 治疗急性盆腔炎湿热瘀结证，应首选的方

剂是

4. 治疗慢性盆腔炎湿热瘀结证，应首选的方剂是

参考答案

A1 型题

1. E　2. B　3. C　4. B　5. B　6. A　7. C

A2 型题

1. C　2. A　3. E　4. A

B1 型题

1. C　2. A　3. B　4. A

细目四　不孕症

A1 型题

1. 下列各项，不属于排卵障碍性不孕症的是

A. 高催乳素血症

B. 卵巢早衰

C. 多囊卵巢综合征

D. 未破裂卵泡黄素化综合征

E. 慢性盆腔炎

2. 下列各项，不属不孕症肾气虚证临床表现的是

A. 月经停闭　B. 经量或多或少

C. 经色淡暗　D. 头晕耳鸣

E. 烦躁易怒

3. 治疗不孕症肾阳虚证，应首选的方剂是

A. 济生肾气丸　B. 金匮肾气丸

C. 温胞饮　D. 温冲汤

E. 二仙汤

4. 不孕症肾阴虚证的中医治法是

A. 滋肾填精，调补冲任

B. 滋肾养血，调补冲任

C. 滋肾补肾，调经助孕

D. 滋养肝肾，调经助孕

E. 滋阴清热，调经助孕

5. 不孕症肝气郁结证的中医治法是

A. 疏肝解郁，理血调经

B. 疏肝理气，活血调经

C. 理气活血，调经促孕

D. 疏肝补肾，活血调经

E. 疏肝解郁，调经促孕

6. 治疗不孕症瘀滞胞宫证，应首选的方剂是

A. 血府逐瘀汤　B. 少腹逐瘀汤

C. 桂枝茯苓丸　D. 养精种玉汤

E. 毓麟珠

7. 不孕症痰湿内阻证的中医治法是

A. 燥湿化痰，理气调经

B. 理气化痰，调经促孕

C. 燥湿行气，调经促孕

D. 燥湿化痰，调经促孕

E. 健脾化痰，理血调经

A2 型题

1. 患者婚久不孕，月经不调，经量少，色暗；头晕耳鸣，腰膝酸软，精神疲倦，小便清长；舌淡，苔薄，脉沉细，两尺尤甚。其治法是

A. 温肾暖宫，调补冲任

B. 滋肾养血，调补冲任

C. 燥湿化痰，行滞调经

D. 补肾健脾，调经促孕

E. 补肾益气，温养冲任

2. 患者婚久不孕，月经常提前，经量少，行

经时间延长，经色较鲜红，形体消瘦，腰膝酸软，五心烦热，失眠多梦，肌肤失润；舌质稍红略干，苔少，脉细或细数。治疗应首选的方剂是

A. 左归丸　　B. 六味地黄丸
C. 养精种玉汤　　D. 育阴汤
E. 加减苁蓉菟丝子丸

3. 患者婚久不孕，月经或先或后，经量多少不一，经前烦躁易怒，胸胁乳房胀痛，舌暗红，脉弦细。治疗应首选的方剂是

A. 逍遥散　　B. 柴胡疏肝散
C. 定经汤　　D. 调肝汤
E. 开郁种玉汤

4. 患者婚久不孕，形体肥胖，月经推后，带下量多，色白质黏无臭；头晕心悸，胸闷泛恶，面目虚浮；舌淡胖，苔白腻，脉滑。治疗应首选的方剂是

A. 苍附导痰丸　　B. 启宫丸
C. 丹溪治痰湿方　　D. 开郁二陈汤
E. 陈夏六君子汤

B1 型题

A. 毓麟珠　　B. 右归丸
C. 养精种玉汤　　D. 开郁种玉汤
E. 温胞饮

1. 治疗不孕症肾气虚证，应首选的方剂是
2. 治疗不孕症肾阴虚证，应首选的方剂是

A. 开郁二陈汤　　B. 苍附导痰丸
C. 启宫丸　　D. 养精种玉汤
E. 开郁种玉汤

3. 治疗不孕症肝气郁结证，应首选的方剂是
4. 治疗不孕症痰湿内阻证，应首选的方剂是

参考答案

A1 型题

1. E　2. E　3. C　4. B　5. A
6. B　7. A

A2 型题

1. E　2. C　3. E　4. A

B1 型题

1. A　2. C　3. E　4. B

细目五　阴　痒

A1 型题

治疗阴痒肝经湿热证，应首选的方剂是

A. 易黄汤　　B. 托里消毒散
C. 蛇床子汤　　D. 龙胆泻肝汤
E. 止带方

A2 型题

患者阴部瘙痒难忍，会阴部肤色变浅白，皮肤粗糙，皲裂破溃；眩晕耳鸣，五心烦热，烘热汗出，腰酸腿软，口干不欲饮；舌红苔少，脉细数无力。治疗应首选的方剂是

A. 六味地黄汤　　B. 龙胆泻肝汤
C. 易黄汤　　D. 知柏地黄汤
E. 左归丸

B1 型题

A. 萆薢渗湿汤　　B. 知柏地黄汤
C. 消风散　　D. 丹栀逍遥散
E. 托里消毒散

1. 治疗阴痒肝经湿热证，应首选的方剂是

2. 治疗阴痒肝肾阴虚证，应首选的方剂是

参考答案

A1 型题

D

A2 型题

D

B1 型题

1. A　2. B

细目六　阴　挺

A1 型题

1. 下列各项，不属于子宫脱垂中医病名的是
A. 阴挺　B. 阴蚀
C. 阴痔　D. 产肠不收
E. 阴脱

2. 下列各项，属阴挺发病主要病机的是
A. 胞络系胞无力　B. 肾气虚损
C. 肝肾两亏　D. 湿热下注
E. 产育过众

3. 下列各项，属子宫脱垂病因病机的是
A. 气虚、肾虚　B. 湿热、血瘀
C. 痰湿、肝郁　D. 血虚、阴虚
E. 脾虚、肺虚

4. 治疗阴挺气虚证，应首选的方剂是
A. 举元煎　B. 大补元煎
C. 补中益气汤　D. 归脾汤
E. 人参归脾汤

5. 脾胃虚弱，中气下陷，摄纳无权所导致的病证是
A. 阴痒　B. 吹挺
C. 阴疮　D. 不孕
E. 阴挺

参考答案

A1 型题

1. B　2. A　3. A　4. C　5. E

第十一单元　计划生育

细目一　避　孕

A1 型题

1. 下列各项，属放置宫内节育器适应证的是
A. 已婚育龄妇女，愿意选用而无禁忌证者
B. 妊娠
C. 重度宫颈糜烂
D. 月经紊乱
E. 生殖器肿瘤

2. 下列各项，不适合放置宫内节育器的是

A. 月经干净后 3~7 天
B. 人工流产术后，其经过顺利且宫腔在 10cm 以内，无感染或出血倾向者
C. 自然流产转经后
D. 药物流产后
E. 剖宫产后半年

参考答案

A1 型题

1. A　2. D

细目二　人工流产

A1 型题

1. 下列各项，属人工流产适应证的是
A. 盆腔炎
B. 妊娠剧吐酸中毒尚未纠正者
C. 妊娠 10 周内因某种疾病而不宜继续妊娠者
D. 术前相隔 4 小时两次体温在 37.5℃以上者
E. 阴道炎

2. 下列各项，不属于人流综合征临床表现的是
A. 头晕　B. 恶心、呕吐
C. 面色苍白　D. 下腹剧烈疼痛
E. 血压下降

A2 型题

1. 人工流产负压吸引术中出现无底感，宫腔深度超过应有深度，患者腹痛剧烈，出汗，面色苍白，血压下降。其诊断是
A. 人流综合征
B. 子宫穿孔
C. 人流不全
D. 宫腔或颈管内口粘连
E. 人流术后感染

2. 患者人流术后 10 天，间断阴道出血，近 1 天阴道出血大于月经量，夹有黑血块；B 超示宫腔内有组织残留。其诊断是
A. 人流综合征
B. 子宫穿孔
C. 人流不全
D. 宫腔或颈管内口粘连
E. 人流术后感染

3. 患者人流术后月经过少，伴周期性下腹坠胀；子宫稍大，压痛，宫颈举痛及附件压痛明显，探针探宫腔不顺，进入后流出暗紫色血液；子宫碘油造影示宫腔狭窄或充盈缺损或不显影。其诊断是
A. 人流综合征
B. 子宫穿孔
C. 人流不全
D. 宫腔或颈管内口粘连
E. 人流术后感染

4. 患者人流术后 1 周，下腹疼痛，发热，阴道分泌物浑浊，血常规白细胞增高；妇检示子宫体稍大而软，压痛，双侧附件增厚。其诊断是
A. 人流综合征
B. 子宫穿孔
C. 人流不全
D. 宫腔或颈管内口粘连
E. 人流术后感染

参考答案

A1 型题

1. C　2. D

A2 型题

1. B　2. C　3. D　4. E

细目三　经腹输卵管结扎术

A1 型题

下列各项，属经腹输卵管结扎术适应证的是
A. 患有严重全身疾病不宜生育而行治疗性绝育术
B. 急、慢性盆腔感染
C. 24 小时内有两次间隔 4 小时的体温在 37.5℃或以上者
D. 全身情况不良不能耐受手术者
E. 严重的精神官能症者

参考答案

A1 型题

A

第十二单元　妇产科特殊检查与常用诊断技术

A1 型题

1. 下列各项，不属于诊断性刮宫适应证的是
A. 子宫异常性出血，需排除或证实子宫内膜癌、宫颈癌者
B. 不孕症，了解有无排卵
C. 月经失调需了解子宫内膜变化及其对性激素的反应者
D. 因宫腔残留组织或子宫内膜脱落不完全导致长时间多量出血者
E. 急性或严重的全身性疾病

2. 宫腔镜的手术适应证不包括
A. 子宫内膜息肉
B. 宫腔粘连
C. 急性、亚急性生殖道感染
D. 纵隔子宫
E. 子宫内膜切除

3. 腹腔镜的禁忌证是
A. 急腹症
B. 盆腔包块
C. 严重的心脑血管疾病及肺功能不全
D. 不孕症
E. 计划生育并发症

参考答案

A1 型题

1. E　2. C　3. C

中医儿科学

第一单元　儿科学基础

细目一　小儿年龄分期

A1 型题

1. 胎儿期易发生先天畸形的是
   A. 妊娠早期 4 周　B. 妊娠早期 12 周
   C. 妊娠中期 10 周　D. 妊娠中期 15 周
   E. 妊娠晚期 13 周
2. 胎儿期体重增长快的阶段是
   A. 妊娠早期 4 周　B. 妊娠早期 12 周
   C. 妊娠中期 10 周　D. 妊娠中期 15 周
   E. 妊娠晚期 13 周
3. 幼儿期是
   A. 1 周岁　B. 2 周岁
   C. 1~3 周岁　D. 3~4 周岁
   E. 3~6 周岁

B1 型题

A. 从出生断脐到生后满 28 天
B. 出生后到满 1 周岁
C. 1~3 岁
D. 3~7 岁
E. 7~12 岁
1. 婴儿期是
2. 幼儿期是

A. 新生儿期　B. 婴儿期
C. 幼儿期　D. 学龄前期
E. 学龄期
3. 小儿生长发育最快的时期是
4. 多种小儿急性传染病发病率最高的时期是

参考答案

A1 型题

1. B　2. E　3. C

B1 型题

1. B　2. C　3. B　4. C

细目二　小儿生长发育

A1 型题

1. 体格发育的第二个高峰是
A. 婴儿期　B. 幼儿期
C. 学龄前期　D. 学龄期
E. 青春期

2. 正常新生儿出生时体重是
A. 1kg　B. 2kg
C. 3kg　D. 4kg
E. 5kg

3. 婴儿前半年平均每月增长的体重是
A. 0. 3kg　B. 0. 4kg
C. 0. 5kg　D. 0. 7kg
E. 1kg

4. 婴儿后半年平均每月增长的体重是
A. 0. 3kg　B. 0. 4kg
C. 0. 5kg　D. 0. 7kg
E. 1kg

5. 按公式计算，5 岁小儿正常身高是
A. 85cm　B. 90cm
C. 95cm　D. 100cm
E. 105cm

6. 按公式计算，5 个月婴儿正常体重是
A. 5kg　B. 6. 5kg
C. 6. 8kg　D. 7kg
E. 7. 2kg

7. 按公式计算，10 个月婴儿正常体重是
A. 8kg　B. 8. 5kg
C. 9kg　D. 9. 5kg
E. 9. 8kg

8. 按公式计算，6 岁小儿正常体重是
A. 15kg　B. 16kg
C. 18kg　D. 20kg
E. 22kg

9. 正常新生儿出生时身长是
A. 45cm　B. 48cm
C. 50cm　D. 54cm
E. 58cm

10. 小儿前囟正常关闭的时间是
A. 2~4 个月　B. 8~10 个月
C. 10~12 个月　D. 12~18 个月
E. 18~24 个月

11. 小儿出生时正常前囟大小是
A. 0. 5~0. 8cm　B. 0. 8~1. 0cm
C. 1. 0~1. 5cm　D. 1. 5~2cm
E. 2~3cm

12. 小儿后囟正常闭合时间是
A. 2~4 个月　B. 4~5 个月
C. 5~6 个月　D. 8~10 个月
E. 12~18 个月

13. 小儿出生时正常头围是
A. 33~34cm　B. 36~38cm
C. 42cm　D. 46cm
E. 48cm

14. 2 周岁时正常头围是
A. 46cm　B. 48cm
C. 50cm　D. 54cm
E. 58cm

15. 小儿出生时正常胸围是
A. 32cm　B. 34cm
C. 36cm　D. 38cm
E. 42cm

16. 1 周岁时正常胸围是
A. 32cm　B. 34cm
C. 38cm　D. 40cm
E. 44cm

17. 乳牙出齐的颗数是
A. 18　B. 20
C. 24　D. 28

E. 32

18. 恒牙出齐的颗数是

A. 24　　B. 28

C. 30　　D. 32

E. 34

19. 乳牙正常开始萌出的时间是

A. 2~4 个月　　B. 4~5 个月

C. 5~6 个月　　D. 4~10 个月

E. 12~18 个月

20. 恒牙正常开始萌出的时间是

A. 6 岁　　B. 8 岁

C. 10 岁　　D. 12 岁

E. 15 岁

21. 乳牙正常出齐的时间是

A. 10~12 个月　　B. 12~18 个月

C. 2~2.5 岁　　D. 2.5~3 岁

E. 3~4 岁

22. 11 个月婴儿正常乳牙的颗数是

A. 3~5　　B. 5~7

C. 7~9　　D. 9~11

E. 11~13

23. 随着小儿年龄增长，其脉搏、血压变化规律是

A. 同步增加

B. 同步减低

C. 基本不变

D. 脉搏增加、血压减低

E. 脉搏减低、血压增加

24. 随着小儿年龄增长，其呼吸、脉搏变化规律是

A. 同步增加

B. 同步减低

C. 基本不变

D. 呼吸增加、脉搏减低

E. 呼吸减低、脉搏增加

25. 新生儿正常心率是

A. 150~130 次/分　　B. 140~120 次/分

C. 130~110 次/分　　D. 120~100 次/分

E. 100~80 次/分

26. 1 岁婴儿正常呼吸次数是

A. 45~40 次/分　　B. 40~30 次/分

C. 30~25 次/分　　D. 25~20 次/分

E. 20~18 次/分

27. 5 岁儿童正常收缩压是

A. 110mmHg　　B. 100mmHg

C. 90mmHg　　D. 80mmHg

E. 70mmHg

A2 型题

1. 患儿，12 个月。体重 10kg，身长 65cm，前囟闭合，乳牙 7 个，脉搏 120 次/分。其中不正常的是

A. 体重　　B. 身长

C. 前囟　　D. 乳牙萌出

E. 脉搏次数

2. 患儿，3 岁。体重 11kg，身高 93cm，精神好，食欲差。应首先考虑的诊断是

A. 佝偻病　　B. 肥胖症

C. 侏儒症　　D. 解颅

E. 营养不良

B1 型题

A. 70%　　B. 75%

C. 80%　　D. 85%

E. 90%

1. 考虑营养不良，体重低于正常均值的百分数是

2. 考虑营养不良，身高低于正常均值的百分数是

A. 45~40　　B. 40~30

C. 30~25　　D. 25~20

E. 20~18

3. 幼儿期每分钟正常呼吸次数是

4. 学龄前期每分钟正常呼吸次数是

参考答案

A1 型题

1. E 2. C 3. D 4. C 5. E
6. B 7. C 8. D 9. C 10. D
11. D 12. A 13. A 14. B 15. A
16. E 17. B 18. D 19. D 20. A
21. C 22. B 23. E 24. B 25. B
26. B 27. C

A2 型题

1. B 2. E

B1 型题

1. D 2. A 3. C 4. D

细目三　小儿生理、病因、病理特点

A1 型题

1. 小儿的脏腑娇嫩，尤其突出的是
A. 肝脾肾 B. 肺脾肾
C. 心肺肾 D. 心肝肾
E. 肺肝肾

2. “脏腑娇嫩，行气未充”说明小儿体质特点是
A. 纯阳 B. 阴亏
C. 阳亢 D. 稚阴
E. 稚阴稚阳

3. 小儿容易发生食积、吐泻等疾病，原因主要是
A. 肾常虚 B. 心气未充
C. 肝气未实 D. 肺常不足
E. 脾常不足

4. 小儿易发感冒、咳喘等疾病，原因主要是
A. 肾常虚 B. 心气未充
C. 肝气未实 D. 肺常不足
E. 脾常不足

5. 小儿“纯阳”之体的含义是
A. 阳常有余 B. 发育迅速
C. 有阳无阴 D. 阴亏阳亢
E. 独阳

6. 儿科发病率最高的一类疾病是
A. 肺系疾病 B. 脾系疾病
C. 心系疾病 D. 肝系疾病
E. 肾系疾病

7. 儿科发病率居于第二位的疾病是
A. 肺系疾病 B. 脾系疾病
C. 心系疾病 D. 肝系疾病
E. 肾系疾病

8. 下列各项，不属小儿的病理特点的是
A. 发病容易 B. 传变迅速
C. 易趋康复 D. 脏腑娇嫩
E. 脏气清灵

9. 下列各项，不属小儿的生理特点的是
A. 行气未充 B. 生机蓬勃
C. 易趋康复 D. 脏腑娇嫩
E. 发育迅速

A2 型题

患儿，7 岁。自幼遗尿，1 夜 2~3 次，小便清长，面白少华，舌淡苔白，脉沉无力。其病理

特点是

A. 肺常不足　B. 脾常不足
C. 肾常虚　D. 易虚易实
E. 易寒易热

B1 型题

A. 肾常虚　B. 心常有余
C. 肝常有余　D. 肺常不足
E. 脾常不足

1. 小儿易患感冒、咳嗽、肺炎喘嗽等，主要原因是

2. 小儿易患呕吐、泄泻、厌食、积滞、疳证等，主要原因是

参考答案

A1 型题

1. B　2. E　3. E　4. D　5. B
6. A　7. B　8. D　9. C

A2 型题

C

B1 型题

1. D　2. E

细目四　儿科四诊特点

A1 型题

1. 面呈白色，其证是

A. 热证　B. 寒证
C. 瘀证　D. 实证
E. 痛证

2. 小儿诊法既主张四诊合参，又特别重视的诊法是

A. 按诊　B. 脉诊
C. 问诊　D. 闻诊
E. 望诊

3. 下列各项，不属于面色青的证候是

A. 寒证　B. 痛证
C. 瘀证　D. 惊痫
E. 热证

4. 望诊方法中有五色主病，其中五色是

A. 红黄青白黑　B. 红黄紫白黑
C. 红紫灰白黑　D. 红紫黄白黑
E. 红紫黄白青

5. 头大颌缩，前囟宽大，头缝开解，目睛下垂，其证是

A. 头小畸形　B. 五迟证
C. 痴呆　D. 五软证
E. 解颅

6. 枕秃的病因是

A. 气虚　B. 阴虚
C. 阳虚　D. 血虚
E. 血瘀

7. 小儿斑秃的病因是

A. 气血两虚　B. 血虚血瘀
C. 气阴两虚　D. 阴伤液脱
E. 肾精亏虚

8. 下列疾病，表现为草莓舌的是

A. 丹痧、皮肤黏膜淋巴结综合征
B. 流行性腮腺炎
C. 百日咳
D. 风疹
E. 麻疹

9. 热性病后而见剥苔，多是

A. 宿食内滞　　B. 阴虚火旺
C. 胃阴不足　　D. 阴伤津亏
E. 热入营血

10. 寐时眼睑张开而不闭之露睛，多是
A. 元气虚惫　　B. 气血两虚
C. 肾精不足　　D. 脾虚气弱
E. 肝风内动

11. 新生儿牙龈上有白色斑点斑块是
A. 马牙　　B. 乳牙
C. 口疮　　D. 丹痧
E. 鹅口疮

12. 察鼻时，肺气郁闭的特点是
A. 鼻塞流涕　　B. 鼻孔出血
C. 鼻孔干燥　　D. 鼻涕浊臭
E. 鼻翼扇动

13. 阴囊中有物下坠，时大时小，上下可移，为小肠下坠所致，俗称是
A. 水疝　　B. 狐疝
C. 脱肛　　D. 走肾
E. 尿布皮炎

14. 热退疹出，疹细稠密如玫瑰红色者是
A. 麻疹　　B. 风痧
C. 奶麻　　D. 丹痧
E. 瘾疹

15. 具有“麻疹黏膜斑”特征的疾病是
A. 麻疹　　B. 风痧
C. 奶麻　　D. 丹痧
E. 瘾疹

16. 低热出疹，分布稀疏，色泽淡红，出没较快的疾病是
A. 麻疹　　B. 风痧
C. 奶麻　　D. 丹痧
E. 瘾疹

17. 壮热，肤布疹点，舌绛如草莓者的疾病是
A. 麻疹　　B. 风痧
C. 奶麻　　D. 丹痧
E. 瘾疹

18. 疱疹相对较大，疱液混浊，疱壁薄而易破，流出脓水的疾病是
A. 脓疱疮　　B. 风痧
C. 奶麻　　D. 丹痧
E. 瘾疹

19. 丘疹、疱疹、结痂并见，疱疹内有水液色清的疾病是
A. 脓疱疮　　B. 水痘
C. 奶麻　　D. 丹痧
E. 瘾疹

20. 婴幼儿大便呈果酱色，伴阵发性哭闹的疾病是
A. 腹泻　　B. 便秘
C. 肠炎　　D. 肠套叠
E. 肠梗阻

21. 小儿指纹色青紫，其证是
A. 瘀热内结　　B. 外感风寒
C. 外感风热　　D. 内有虚寒
E. 邪热郁滞

22. 小儿指纹色紫红，其证是
A. 瘀热内结　　B. 外感风寒
C. 外感风热　　D. 内有虚寒
E. 邪热郁滞

23. 初生婴儿的胎粪特点是
A. 卵黄色，稠而不成形
B. 大便稀薄，色黄秽臭
C. 暗绿或赤褐，黏稠无臭
D. 大便稀薄，夹有白色凝块
E. 淡黄白，质地较硬，有臭气

24. 连声咳嗽，夜咳为主，咳而呕吐，伴鸡鸣样回声的疾病是
A. 咽炎　　B. 感冒
C. 白喉　　D. 顿咳
E. 急喉风

25. 健康小儿脉象平和，与成人相比，其脉象是
A. 软而稍数　　B. 浮而稍数
C. 软而稍缓　　D. 浮而稍缓

E. 软而稍沉

A2 型题

1. 患儿，3 岁。舌苔厚腻垢浊不化，便秘，腹胀。其病机是

A. 寒湿内停　B. 宿食内积
C. 湿热内蕴　D. 脾虚失运
E. 心脾积热

2. 患儿，15 天。口内舌上白屑成片，烦躁多啼。其诊断是

A. 马牙　B. 口糜
C. 白喉　D. 口疮
E. 鹅口疮

3. 患儿，4 岁。反复鼻流浊涕，气味腥臭，舌红，苔黄。其病机是

A. 肺气郁闭　B. 肺经郁热
C. 风热犯肺　D. 风寒束肺
E. 肺气失宣

4. 患儿，11 个月。恶寒发热，鼻塞流清涕，喷嚏咳嗽，咽部不红，指纹浮红。其证候是

A. 表虚　B. 表热
C. 表寒　D. 里热
E. 表实

5. 患儿，3 岁。发热，咳嗽，咳声嘶哑如犬吠状，其诊断是

A. 咽炎　B. 感冒
C. 哮喘　D. 顿咳
E. 急喉风

6. 患儿，3 岁。近 3 天来，夜间发热，腹壁手足心热，胸满不食，舌苔厚腻。其病机是

A. 外感风热　B. 湿热内蕴
C. 阳明热盛　D. 邪郁少阳
E. 内伤乳食

B1 型题

A. 痄腮　B. 口疮
C. 发颐　D. 丹痧
E. 鹅口疮

1. 腮腺管口红肿如粟粒，按摩肿胀腮部无脓水流出者是

2. 腮腺管口红肿如粟粒，按摩肿胀腮部有脓水流出者是

A. 正常胸　B. 鸡胸
C. 龟背　D. 漏斗胸
E. 桶状胸

3. 胸骨高突，按之不痛者是

4. 脊背高突，弯曲隆起，按之不痛者是

参考答案

A1 型题

1. B　2. E　3. E　4. A　5. E
6. A　7. B　8. A　9. D　10. D
11. A　12. E　13. B　14. C　15. A
16. B　17. D　18. A　19. B　20. D
21. A　22. E　23. C　24. D　25. A

A2 型题

1. B　2. E　3. B　4. C　5. E
6. E

B1 型题

1. A　2. C　3. B　4. C

细目五　儿科治法概要

A1 型题

1. 幼儿服用中药汤剂的剂量是
A. 成人量的 1/6　B. 成人量的 1/3
C. 成人量的 1/2　D. 成人量的 2/3
E. 成人量的 3/4

2. 乳婴儿服用中药汤剂的剂量是
A. 成人量的 1/6　B. 成人量的 1/3
C. 成人量的 1/2　D. 成人量的 2/3
E. 成人量的 3/4

3. 新生儿服用中药汤剂的剂量是
A. 成人量的 1/6　B. 成人量的 1/3
C. 成人量的 1/2　D. 成人量的 2/3
E. 成人量的 3/4

4. 小儿的用药原则，下列描述错误的是
A. 治疗及时准确　B. 方药精简灵巧
C. 中药用量相对较小　D. 注意顾护脾胃
E. 掌握用药剂量

5. 儿科用药要重视“先证后治”的原因是
A. 体禀纯阳，生机蓬勃
B. 发病容易，变化迅速
C. 脏气清灵，易趋康复
D. 脏腑清灵，活力充沛
E. 宿疾较少，病因单纯

6. 下列各项，不属于推拿疗法作用的是
A. 安神定志　B. 疏理经络
C. 调和气血　D. 凉血止血
E. 调节脏腑功能

7. 治疗痄腮，捣烂外敷腮部的中药是
A. 马齿苋　B. 延胡索
C. 白芥子　D. 吴茱萸
E. 芫荽子

8. 治风寒腹痛，炒热后布包熨腹部的中药是
A. 肉桂　B. 干姜
C. 吴茱萸　D. 延胡索
E. 白芥子

9. 在夏季三伏天，用延胡索、白芥子、甘遂、细辛研末，以生姜汁调成药饼，敷于肺俞、膏肓、百劳穴上，用于治疗的疾病是
A. 感冒　B. 热性哮喘
C. 寒性哮喘　D. 肺炎喘嗽
E. 咳嗽

10. 涂敷法常用于治疗的疾病是
A. 痄腮　B. 紫癜
C. 风疹　D. 夏季热
E. 猩红热

11. 不属于推拿疗法治疗的疾病是
A. 斜颈　B. 腹痛
C. 紫癜　D. 痿证
E. 泄泻

A2 型题

1. 患儿，5 个月。纯母乳喂养，精神好，乳食佳，大便稠而不成形，色呈卵黄色，略有酸臭气，日 2 次。察大便的诊断是
A. 正常大便　B. 内伤乳食
C. 肠腑湿热　D. 脾肾阳虚
E. 内有实热

2. 患儿，6 岁。有哮喘病史 4 年。平素反复感冒，气短自汗，咳嗽无力，面色少华，形瘦纳差，大便溏，舌质淡，苔薄白，脉细软。其预防所用外治法是
A. 罨包法　B. 涂敷法
C. 热熨法　D. 敷贴法
E. 擦拭法

B1 型题

A. 熏洗法　B. 敷贴法

C. 涂敷法　　D. 擦拭法
E. 热熨法
1. 常用于哮喘的外治法是
2. 常用于鹅口疮的外治法是

A. 推拿疗法　　B. 药袋疗法
C. 针灸疗法　　D. 敷贴法
E. 熏洗法
3. 上述各项，不属于泄泻常用治法的是
4. 上述各项，不属于腹痛常用治法的是

A. 10~30mL　　B. 30~40mL
C. 50~100mL　　D. 120~240mL
E. 250~300mL
5. 婴儿每剂内服中药煎剂总药量是
6. 幼儿每剂内服中药煎剂总药量是

参考答案

A1 型题

1. C　2. B　3. A　4. C　5. B
6. D　7. A　8. C　9. C　10. A
11. C

A2 型题

1. A　2. D

B1 型题

1. B　2. D　3. E　4. E　5. C
6. D

第二单元　儿童保健

A1 型题

1. 下列各项，属于新生儿病态的是
A. 马牙
B. 胎怯
C. 螳螂子
D. 女婴生后 3~5 天乳房隆起如蚕豆到鸽蛋大小，2~3 周消退
E. 女婴生后 5~7 天阴道有少量流血，1~3 天自止
2. 大黄法祛除胎毒，错误的是
A. 大黄略煮
B. 用生大黄
C. 胎粪通下后停服
D. 脾虚气弱者勿用
E. 大便正常者忌用
3. 母乳喂养应遵循的原则是
A. 按时　　B. 按需
C. 按量　　D. 按时按量
E. 按时不按量
4. 小儿断奶的适当年龄是
A. 4~6 个月　　B. 7~9 个月
C. 8~12 个月　　D. 1 岁半
E. 2 岁
5. 不属于小儿正常断奶季节是
A. 春季　　B. 酷暑
C. 初秋　　D. 深秋
E. 初冬
6. 下列情况，母亲仍应哺乳的是
A. 乳汁数量少　　B. 患有传染病
C. 重症心脏病　　D. 重症肾脏病
E. 身体过弱
7. 下列各项，不属于小儿添加辅食原则的是

A. 由少到多　　B. 由稠到稀
C. 由稀到稠　　D. 由细到粗
E. 品种渐增

8. 预防脐风最重要的措施是
A. 孕妇勿感风邪　　B. 产妇勿感风邪
C. 小儿生后避风　　D. 清洁断脐护脐
E. 脐疮防其走黄

A2 型题

患儿，出生 1 天。面目红赤，多啼声响，大便秘结。其诊断是
A. 五硬　　B. 胎怯
C. 胎惊　　D. 胎毒
E. 胎寒

B1 型题

A. 马牙　　B. 螳螂子
C. 痄腮　　D. 发颐
E. 口疮

1. 新生儿上腭中线和齿龈部位有散在黄白色、碎米大小隆起颗粒，称为
2. 新生儿两侧颊部各有一个脂肪垫隆起，称为

参考答案

A1 型题

1. B　2. E　3. B　4. C　5. B
6. A　7. B　8. D

A2 型题

D

B1 型题

1. A　2. B

第三单元　新生儿疾病

细目　胎　黄

A1 型题

1. 胎黄的病变脏腑是
A. 肝胆、脾胃　　B. 心小肠、肝胆
C. 肾膀胱、脾胃　　D. 肺大肠、肝胆
E. 肾膀胱、心肺

2. 下列属于生理性黄疸的是
A. 生后 24h 以内出现黄疸
B. 黄疸持续时间足月儿>2 周
C. 早产儿可延迟至 3~4 周消退
D. 足月儿血清总胆红素>221μmol/L，早产儿>257μmol/L
E. 血清总胆红素每日上升幅度>85.5μmol/L 或每小时上升幅度>8.5μmol/L

3. 下列属于病理性黄疸的是
A. 生后 24h 以内出现黄疸
B. 生后第 2~3 日出现黄疸，第4~6 日达高峰
C. 足月儿在生后 2 周消退，早产儿可延迟至 3~4 周消退
D. 足月儿血清总胆红素≤221μmol/L，早

产儿≤257μmol/L

E. 小儿一般情况良好，除偶有轻微食欲不振外，不伴有其他临床症状

4. 下列病机中，不属于胎黄病机的是

A. 脾胃湿热　B. 寒湿内蕴
C. 肺失通调　D. 肝失疏泄
E. 气滞血瘀

5. 胎黄光照治疗的注意事项不包括

A. 最好选择蓝光
B. 尽量裸露，用黑布遮盖保护眼睛和生殖器
C. 注意补充水分
D. 光疗时可出现发热、腹泻、皮疹、青铜症等，停止光疗可痊愈
E. 注意排除先天性心脏病

A2 型题

1. 患儿，生后4天。症见面目皮肤发黄，色泽鲜明如橘，哭声响亮，不欲吮乳，口渴唇干，大便秘结，小便深黄，舌质红，苔黄腻。其证候是

A. 寒湿阻滞　B. 气滞血瘀
C. 湿热郁蒸　D. 胎黄动风
E. 胎黄虚脱

2. 患儿，生后1天。症见面目皮肤发黄，色泽鲜明如橘，哭声响亮，不欲吮乳，口渴唇干，大便秘结，小便深黄，舌质红，苔黄腻。其治法是

A. 行气化瘀消积
B. 温中化湿退黄
C. 清热利湿退黄
D. 平肝息风，利湿退黄
E. 大补元气，温阳固脱

3. 患儿，出生5周。症见面目皮肤发黄，色泽晦暗，持久不退，精神萎靡，四肢欠温，纳呆，大便溏薄色灰白，小便短少，舌质淡，苔白腻。其证候是

A. 寒湿阻滞　B. 气滞血瘀
C. 湿热郁蒸　D. 胎黄动风
E. 胎黄虚脱

4. 患儿，出生5周。症见面目皮肤发黄，色泽晦暗，持久不退，精神萎靡，四肢欠温，纳呆，大便溏薄色灰白，小便短少，舌质淡，苔白腻。应首选的方剂是

A. 茵陈蒿汤　B. 羚角钩藤汤
C. 茵陈理中汤　D. 血府逐瘀汤
E. 参附汤合生脉散

B1 型题

A. 195μmol/L　B. 221μmol/L
C. 257μmol/L　D. 270μmol/L
E. 295μmol/L

1. 足月儿生理性黄疸血清总胆红素标准值是
2. 早产儿生理性黄疸血清总胆红素标准值是

参考答案

A1 型题

1. A　2. C　3. A　4. C　5. E

A2 型题

1. C　2. C　3. A　4. C

B1 型题

1. B　2. C

第四单元 肺系病证

细目一 感 冒

A1 型题

1. 小儿感冒后容易出现腹胀纳呆，或伴吐泻的症状，其病机是

A. 脾常不足 B. 肺常不足

C. 肝常有余 D. 肾常不足

E. 心常有余

2. 小儿感冒后容易出现咳嗽加剧，喉间痰鸣的症状，其病机是

A. 脾常不足 B. 肺常不足

C. 肝常有余 D. 肾常不足

E. 心常有余

3. 小儿感冒后容易出现睡卧不宁，惊惕抽风的症状，其病机是

A. 脾常不足 B. 肺常不足

C. 肝常有余 D. 肾常不足

E. 心常有余

4. 对于感冒的诊断标准描述错误的是

A. 肺部听诊可闻及中、细湿啰音

B. 感冒伴兼夹证者，可见睡卧不宁，惊惕抽搐

C. 感冒伴兼夹证者，可见咳嗽加剧，喉间痰鸣

D. 发热、恶风寒、鼻塞流涕、喷嚏、咳嗽等为主症

E. 感冒伴兼夹证者，可见脘腹胀满，不思饮食，呕吐酸腐，大便失调

5. 小儿风热感冒与风寒感冒的鉴别要点是

A. 恶风发热 B. 恶寒发热

C. 咽红肿痛 D. 咳嗽不爽

E. 咳嗽频作

6. 时疫感冒证的治法是

A. 辛温解表 B. 辛凉解表

C. 清暑解表 D. 消食导滞

E. 清瘟解表消毒

7. 时疫感冒证应首选的方剂是

A. 荆防败毒散

B. 新加香薷饮

C. 银翘散合黄连解毒汤

D. 银翘散合清瘟败毒散

E. 银翘散合普济消毒饮

8. 感冒夹惊证的治疗应该在疏风解表基础上加用的方剂是

A. 镇惊丸 B. 保和丸

C. 二陈汤 D. 桑菊饮

E. 三拗汤

A2 型题

1. 患儿，3 岁 3 个月。发热 37.8℃，恶寒重，无汗，头痛，流清涕，喷嚏，咳嗽，口不渴，咽不红，舌淡红，苔薄白，脉浮紧。其证候是

A. 风热感冒 B. 风寒感冒

C. 暑邪感冒 D. 时疫感冒

E. 感冒夹滞

2. 患儿，4 岁。发热 38.2℃，恶寒重，无汗，头痛，流清涕，喷嚏，咳嗽，口不渴，咽不红，舌淡红，苔薄白，脉浮紧。其治法是

A. 辛温解表，疏风散寒

B. 辛凉解表，疏风清热

C. 清暑解表，化湿和中

D. 辛温解表，宣肺化痰

E. 清瘟解表消毒

3. 患儿，4岁。发热38.2℃，恶寒重，无汗，头痛，流清涕，喷嚏，咳嗽，口不渴，咽不红，舌淡红，苔薄白，脉浮紧。应首选的方剂是

A. 荆防败毒散　　B. 新加香薷饮

C. 大柴胡汤　　D. 桑菊饮

E. 银翘散

4. 患儿，2岁。发热重，体温38.8℃，有汗或少汗，头痛，鼻塞，流浊涕，喷嚏，咳嗽，咽红肿痛，舌质红，苔薄黄，指纹浮紫。应首选的方剂是

A. 桑菊饮　　B. 银翘散

C. 大柴胡汤　　D. 荆防败毒散

E. 新加香薷饮

5. 患儿，1岁8个月。发热重，体温38.8℃，有汗或少汗，头痛，鼻塞，流浊涕，喷嚏，咳嗽，咽红肿痛，舌质红，苔薄黄，指纹浮紫。其治法是

A. 辛温解表，疏风散寒

B. 辛凉解表，疏风清热

C. 清暑解表，化湿和中

D. 辛温解表，宣肺化痰

E. 清瘟解表消毒

6. 患儿，1岁8个月。发热重，体温38.8℃，有汗或少汗，头痛，鼻塞，流浊涕，喷嚏，咳嗽，咽红肿痛，舌质红，苔薄黄，指纹浮紫。其证候是

A. 风热感冒　　B. 风寒感冒

C. 暑邪感冒　　D. 时疫感冒

E. 感冒夹滞

7. 患儿，7岁。症见发热，无汗，头晕，头痛，鼻塞，身重困倦，胸闷泛恶，口渴心烦，食欲不振，恶心呕吐，泄泻，舌质红，苔黄腻，脉数。其证候是

A. 风热感冒　　B. 风寒感冒

C. 暑邪感冒　　D. 时疫感冒

E. 感冒夹滞

8. 患儿7岁。发热，无汗，头晕，头痛，鼻塞，身重困倦，胸闷泛恶，口渴心烦，食欲不振，恶心呕吐，泄泻，舌质红，苔黄腻，脉数。其治法是

A. 辛温解表，疏风散寒

B. 辛凉解表，疏风清热

C. 清暑解表，化湿和中

D. 辛温解表，宣肺化痰

E. 清瘟解表消毒

9. 患儿7岁。发热，无汗，头晕，头痛，鼻塞，身重困倦，胸闷泛恶，口渴心烦，食欲不振，恶心呕吐，泄泻，舌质红，苔黄腻，脉数。应首选的方剂是

A. 桑菊饮　　B. 银翘散

C. 大柴胡汤　　D. 荆防败毒散

E. 新加香薷饮

10. 患儿，6岁。发热2日，恶寒，无汗，头痛，鼻塞，流清涕，咳嗽阵作，喉间痰鸣，舌淡红，苔白，脉浮滑。其治法，应在解表的基础上加用的治法是

A. 温肺化饮　　B. 肃肺化痰

C. 清肺化痰　　D. 涤痰降气

E. 宣肺化痰

B1型题

A. 感冒夹痰　　B. 感冒夹滞

C. 感冒夹惊　　D. 感冒夹火

E. 感冒夹湿

1. 感冒兼见惊惕哭闹，睡卧不宁，甚至骤然抽风的症状，其证候是

2. 感冒兼见脘腹胀满，不思饮食，呕吐酸腐，甚至泄泻的症状，其证候是

A. 疏风解表　　B. 宣通肺气

C. 清热解毒　　D. 开肺化痰
E. 清热解表

3. 感冒的治疗原则是

4. 咳嗽的治疗原则是

参考答案

A1 型题

1. A　2. B　3. C　4. A　5. C
6. E　7. E　8. A

A2 型题

1. B　2. A　3. A　4. B　5. B
6. A　7. C　8. C　9. E　10. E

B1 型题

1. C　2. B　3. A　4. B

细目二　乳　蛾

A1 型题

1. 乳蛾为小儿常见

A. 肝系疾病　　B. 心系疾病
C. 脾系疾病　　D. 肺系疾病
E. 肾系疾病

2. 乳蛾的治疗原则是

A. 清热解毒，利咽消肿
B. 疏风清热，利咽消肿
C. 养阴润肺，软坚利咽
D. 辛温解表，疏风散寒
E. 清热解毒，软坚散结

3. 乳蛾肺胃阴虚证应首选的方剂是

A. 银翘马勃散　　B. 牛蒡甘桔汤
C. 养阴清肺汤　　D. 普济消毒饮
E. 荆防败毒散

A2 型题

1. 患儿，7 岁。喉核赤肿，咽喉疼痛，吞咽不利，发热重，鼻塞流涕，头痛身痛，舌红，苔薄黄，脉浮数。其治法是

A. 疏风清热，利咽消肿
B. 清热解毒，利咽消肿
C. 养阴润肺，软坚利咽
D. 清热解毒，软坚散结
E. 利咽消肿，活血化瘀

2. 患儿，6 岁。喉核赤肿，咽喉疼痛，吞咽不利，发热重，鼻塞流涕，头痛身痛，舌红，苔薄黄，脉浮数。应首选的方剂是

A. 银翘马勃散　　B. 牛蒡甘桔汤
C. 养阴清肺汤　　D. 普济消毒饮
E. 荆防败毒散

3. 患儿，6 岁。发热 39.0℃，喉核赤肿，咽喉疼痛，吞咽不利，鼻塞流涕，头痛身痛，舌红，苔薄黄，脉浮数。其证候是

A. 风热搏结证　　B. 热毒炽盛证
C. 肺胃阴虚证　　D. 脾胃积热证
E. 肺胃蕴热证

4. 患儿，5 岁。高热不退，喉核赤肿，溃烂化脓，吞咽困难，口干口臭，大便干结，小便黄少，舌红，苔黄，脉数。应首选的方剂是

A. 银翘马勃散　　B. 牛蒡甘桔汤
C. 养阴清肺汤　　D. 普济消毒饮
E. 荆防败毒散

5. 患儿，3 岁。发热咽痛 2 天。高热不退，喉核赤肿，溃烂化脓，吞咽困难，口干口臭，大

便干结，小便黄少，舌红，苔黄，脉数。其治法是

A. 疏风清热，利咽消肿
B. 清热解毒，利咽消肿
C. 养阴润肺，软坚利咽
D. 清热解毒，软解散结
E. 利咽消肿，活血化瘀

6. 患儿，5 岁。发热咽痛 2 天。高热不退，喉核赤肿，溃烂化脓，吞咽困难，口干口臭，大便干结，小便黄少，舌红，苔黄，脉数。其证候是

A. 风热搏结　B. 热毒炽盛
C. 肺胃阴虚　D. 脾胃积热
E. 肺胃蕴热

7. 患儿，4 岁。咽痛 1 周。喉核肿大暗红，咽干咽痒，日久不愈，干咳少痰，大便干结，小便黄少，舌质红，苔少，脉细数。其证候是

A. 风热搏结　B. 热毒炽盛
C. 肺胃阴虚　D. 脾胃积热
E. 肺胃蕴热

8. 患儿，4 岁。咽痛 1 周。喉核肿大暗红，咽干咽痒，日久不愈，干咳少痰，大便干结，小便黄少，舌质红，苔少，脉细数。其治法是

A. 疏风清热，利咽消肿
B. 清热解毒，利咽消肿
C. 养阴润肺，软坚利咽
D. 清热解毒，软解散结
E. 利咽消肿，活血化瘀

9. 患儿，4 岁。咽痛 6 天。喉核肿大暗红，咽干咽痒，日久不愈，干咳少痰，大便干结，小便黄少，舌质红，苔少，脉细数。应首选的方剂是

A. 银翘马勃散　B. 牛蒡甘桔汤
C. 养阴清肺汤　D. 普济消毒饮
E. 荆防败毒散

B1 型题

A. 银翘马勃散　B. 牛蒡甘桔汤
C. 养阴清肺汤　D. 普济消毒饮
E. 荆防败毒散

1. 治疗乳蛾肺胃阴虚证应首选的方剂是
2. 治疗乳蛾热毒炽盛证应首选的方剂是

参考答案

A1 型题

1. D　2. A　3. C

A2 型题

1. A　2. A　3. A　4. B　5. B
6. B　7. C　8. C　9. C

B1 型题

1. C　2. B

细目三　咳　嗽

A1 型题

1. 小儿咳嗽的主要外因是

A. 风邪　B. 火邪
C. 湿邪　D. 寒邪
E. 燥邪

2. 小儿咳嗽的主要内因是

A. 肺脾虚弱　B. 肝肾阴虚
C. 肺肾两虚　D. 肝脾不和
E. 心脾两虚

3. 小儿咳嗽外感风寒证的主要症状是

A. 干咳无痰，咽痒声嘶
B. 咳嗽不爽，痰黄黏稠
C. 咳声重浊，痰白清稀
D. 咳声重浊，痰多壅盛，色白而稀
E. 咳嗽频作，声重咽痒，咳痰清稀

4. 小儿痰热咳嗽的主要特点是
A. 干咳无痰，咽痒声嘶
B. 咳嗽不爽，痰黄黏稠
C. 咳而无力，痰白清稀
D. 咳声重浊，痰多壅盛，色白而稀
E. 咳嗽频作，声重咽痒，咳痰清稀

5. 下列不属于内伤咳嗽证的是
A. 痰热咳嗽证　B. 痰湿咳嗽证
C. 气虚咳嗽证　D. 阴虚咳嗽证
E. 风寒咳嗽证

6. 治疗咳嗽阴虚咳嗽证应首选的方剂是
A. 银翘散　B. 桑菊饮
C. 沙参麦冬汤　D. 麦味地黄丸
E. 清金化痰汤

A2 型题

1. 患儿，3 岁。咳嗽频作、声重，咽痒，痰白清稀，鼻塞流涕，恶寒无汗，发热头痛，全身酸痛，舌苔薄白，脉浮紧。其证候是
A. 风寒咳嗽证　B. 风热咳嗽证
C. 风燥咳嗽证　D. 痰热咳嗽证
E. 痰湿咳嗽证

2. 患儿，3 岁。咳嗽频作、声重，咽痒，痰白清稀，鼻塞流涕，恶寒无汗，发热头痛，全身酸痛，舌苔薄白，脉浮紧。其治法是
A. 燥湿化痰，宣肺止咳
B. 滋阴润燥，养阴清肺
C. 疏风散寒，宣肺止咳
D. 疏风解热，宣肺止咳
E. 疏风清肺，润燥止咳

3. 患儿，4 岁。发病节气是秋季。咳嗽痰少，鼻燥咽干，口干欲饮，咽痒咽痛，皮肤干燥，伴低热、鼻塞、咽痛，大便干，舌质红，苔少乏津，脉浮数。其证候是
A. 风寒咳嗽证　B. 风热咳嗽证
C. 风燥咳嗽证　D. 痰热咳嗽证
E. 痰湿咳嗽证

4. 患儿 4 岁。平素易感冒。最近咳嗽反复不愈，痰白清稀，面白无华，气短懒言，语声低微，自汗盗汗，舌淡嫩，边有齿痕，脉细无力。其治法是
A. 健脾补肺，益气化痰
B. 燥湿化痰，宣肺止咳
C. 疏风散寒，宣肺止咳
D. 滋阴润燥，养阴清肺
E. 疏风清肺，润燥止咳

5. 患儿，5 岁。咳嗽 4 天。咳声重浊，痰多壅盛，色白清稀，胸闷纳呆，困倦乏力，舌淡红，苔白腻，脉滑。其治法是
A. 健脾补肺，益气化痰
B. 燥湿化痰，宣肺止咳
C. 疏风散寒，宣肺止咳
D. 滋阴润燥，养阴清肺
E. 疏风清肺，润燥止咳

6. 患儿，5 岁。咳嗽 4 天。咳声重浊，痰多壅盛，色白清稀，胸闷纳呆，困倦乏力，舌淡红，苔白腻，脉滑。其证候是
A. 风寒咳嗽　B. 风热咳嗽
C. 风燥咳嗽　D. 痰热咳嗽
E. 痰湿咳嗽

7. 患儿，5 岁。平素易感冒。最近咳嗽反复不愈，痰白清稀，面白无华，气短懒言，语声低微，自汗盗汗，舌淡嫩，边有齿痕，脉细无力。其证候是
A. 风寒咳嗽　B. 风热咳嗽
C. 风燥咳嗽　D. 气虚咳嗽
E. 痰湿咳嗽

8. 患儿，3 岁。咳嗽 7 天。干咳少痰，不易咯出，口渴咽干，喉痒，声音嘶哑，盗汗，手足心热，大便干结，舌红，少苔，脉细数。其证

候是

A. 风寒咳嗽　　B. 风热咳嗽

C. 风燥咳嗽　　D. 气虚咳嗽

E. 阴虚咳嗽

9. 患儿，3岁。咳嗽8天。干咳无痰，口渴咽干，喉痒，声音嘶哑，盗汗，手足心热，大便干结，舌红，少苔，脉细数。其治法是

A. 健脾补肺，益气化痰

B. 燥湿化痰，宣肺止咳

C. 疏风散寒，宣肺止咳

D. 滋阴润燥，养阴清肺

E. 疏风清肺，润燥止咳

10. 患儿，5岁。咳嗽2天。咳嗽痰多，色黄黏稠，难以咯出，喉间痰鸣，发热，烦躁不安，小便黄少，大便干结，舌质红，苔黄腻，脉滑数。其治法是

A. 健脾补肺，益气化痰

B. 清热化痰，宣肺止咳

C. 疏风散寒，宣肺止咳

D. 滋阴润燥，养阴清肺

E. 疏风清肺，润燥止咳

11. 患儿，5岁。咳嗽2天。咳嗽痰多，色黄黏稠，难以咯出，喉间痰鸣，发热，烦躁不安，小便黄少，大便干结，舌质红，苔黄腻，脉滑数。其证候是

A. 风寒咳嗽　　B. 风热咳嗽

C. 风燥咳嗽　　D. 气虚咳嗽

E. 痰热咳嗽

B1 型题

A. 沙参麦冬汤　　B. 六君子汤

C. 增液汤　　D. 二陈汤

E. 生脉饮

1. 治疗咳嗽阴虚咳嗽证应首选的方剂是
2. 治疗肺炎喘嗽阴虚肺热证应首选的方剂是

A. 咳嗽不爽，痰黄黏稠，不易咯出

B. 干咳无痰，口渴咽干，喉痒声嘶

C. 咳嗽频作，咽痒咽痛，痰白清稀

D. 咳嗽痰多，色黄黏稠，难以咯出

E. 咳声重浊，痰多壅盛，色白清稀

3. 阴虚咳嗽的证候特点是
4. 痰湿咳嗽的证候特点是

参考答案

A1 型题

1. A　2. A　3. E　4. B　5. E
6. C

A2 型题

1. A　2. C　3. C　4. A　5. B
6. E　7. D　8. E　9. D　10. B
11. E

B1 型题

1. A　2. A　3. B　4. E

细目四　肺炎喘嗽

A1 型题

1. 肺炎喘嗽的变证是

A. 风热闭肺　　B. 痰热闭肺
C. 毒热闭肺　　D. 肺脾气虚
E. 心阳虚衰

2. 肺炎喘嗽症见恶寒发热，头身痛，无汗，鼻塞流清涕，呼吸气急，痰稀色白。其病机是

A. 风寒闭肺　　B. 风热闭肺
C. 毒热闭肺　　D. 肺脾气虚
E. 痰热闭肺

3. 肺炎喘嗽的病机关键是

A. 肺卫失宣　　B. 肺失宣肃
C. 肺气郁闭　　D. 痰饮内伏
E. 痰阻气道

4. 肺炎喘嗽恢复期症见久咳，咳痰无力，痰稀白易咯，纳呆便溏，面白少华，神疲乏力。应首选的方剂是

A. 人参五味子汤　　B. 人参乌梅汤
C. 百合固金汤　　D. 养阴清肺汤
E. 生脉饮

5. 肺炎喘嗽症见咳喘日久不愈，伴有低热盗汗，手足心热，干咳少痰，面色潮红，口干便结。其病机是

A. 气阴两虚　　B. 风热闭肺
C. 毒热闭肺　　D. 肺脾气虚
E. 阴虚肺热

6. 肺炎喘嗽症见壮热不退，口唇紫绀，气促，喉间痰鸣，烦躁不安，神昏谵语，双目上视，四肢抽搐的症状。其病机是

A. 心阳虚衰　　B. 风热闭肺
C. 毒热闭肺　　D. 邪陷厥阴
E. 阴虚肺热

7. 下列各项，不属于肺炎合并心衰诊断标准的是

A. 肝脏迅速扩大
B. 心率、呼吸突然减慢
C. 突然发生极度烦躁不安
D. 心音低钝，有奔马律，颈静脉怒张
E. 颜面、眼睑或下肢水肿，尿少或无尿

8. 肺炎喘嗽心阳虚衰证的治法是

A. 清心开窍，平肝息风
B. 温补心阳，救逆固脱
C. 补肺益气，健脾化痰
D. 挽阴回阳，救逆固脱
E. 清热涤痰，开肺定喘

9. 肺炎合并心衰治疗，西地兰每次剂量是

A. 0.01～0.015mg/kg
B. 0.02～0.03mg/kg
C. 0.03～0.04mg/kg
D. 0.04～0.05mg/kg
E. 0.05～0.06mg/kg

10. 小儿肺炎喘嗽的主要治疗原则是

A. 宣肺开闭，化痰平喘
B. 辛温宣肺，化痰止咳
C. 清热涤痰，开肺定喘
D. 清热解毒，泻肺开闭
E. 辛凉宣肺，化痰止咳

A2 型题

1. 患儿，4 岁。发热咳嗽 3 天。发热恶风，头痛有汗，鼻塞流浊涕，咳嗽，气促，咽红肿，喉核红肿，纳呆，舌质红，苔薄黄，脉浮数。其证候是

A. 风寒闭肺　　B. 风热闭肺
C. 毒热闭肺　　D. 肺脾气虚
E. 痰热闭肺

2. 患儿，4 岁。发热咳嗽 3 天。发热恶风，

头痛有汗，鼻塞流浊涕，咳嗽，气促，咽红肿，喉核红肿，纳呆，舌质红，苔薄黄，脉浮数。应首选的方剂是

A. 华盖散

B. 麻杏石甘汤

C. 人参五味子汤

D. 黄连解毒汤合麻杏石甘汤

E. 麻杏石甘汤合葶苈大枣泻肺汤

3. 患儿4岁。发热咳嗽4天。壮热不退，咳嗽剧烈，痰黄稠难咯或痰中带血，气急喘憋，呼吸困难，鼻翼扇动，神昏谵语，舌红少津，苔黄腻，脉洪数。其证候是

A. 风寒闭肺　B. 风热闭肺

C. 毒热闭肺　D. 肺脾气虚

E. 痰热闭肺

4. 患儿，4岁。发热咳嗽2天。壮热不退，咳嗽剧烈，痰黄稠难咯或痰中带血，气急喘憋，呼吸困难，鼻翼扇动，神昏谵语，舌红少津，苔黄腻，脉洪数。其治则是

A. 清热解毒，泻肺开闭

B. 清热涤痰，开肺定喘

C. 温补心阳，救逆固脱

D. 清热解毒，软坚散结

E. 清心开窍，平肝息风

5. 患儿，5岁。发热咳嗽3天。发热烦躁，咳嗽喘促，气急鼻扇，咯痰黄稠，喉间痰鸣，咽红肿，面色红赤，口渴欲饮，大便干结，小便短黄，舌质红，苔黄，脉滑数。其证候是

A. 风寒闭肺　B. 风热闭肺

C. 毒热闭肺　D. 肺脾气虚

E. 痰热闭肺

6. 患儿，5岁。发热咳嗽3天。发热烦躁，咳嗽喘促，气急鼻扇，咯痰黄稠，喉间痰鸣，咽红肿，面色红赤，口渴欲饮，大便干结，小便短黄，舌质红，苔黄，脉滑数。其治法是

A. 清热解毒，泻肺开闭

B. 清热涤痰，开肺定喘

C. 辛温宣肺，化痰止咳

D. 辛凉宣肺，化痰止咳

E. 清心开窍，平肝息风

7. 患儿，5岁。发热咳嗽3天。发热烦躁，咳嗽喘促，气急鼻扇，咯痰黄稠，喉间痰鸣，咽红肿，面色红赤，口渴欲饮，大便干结，小便短黄，舌质红，苔黄，脉滑数。应首选的方剂是

A. 华盖散

B. 麻杏石甘汤

C. 人参五味子汤

D. 黄连解毒汤合麻杏石甘汤

E. 麻杏石甘汤合葶苈大枣泻肺汤

8. 患儿，5岁。发热咳嗽7天。咳喘持久，低热盗汗，手足心热，干咳少痰，面色潮红，口干便结，舌红少津，苔少，脉细数。应首选的方剂是

A. 沙参麦冬汤　B. 麻杏石甘汤

C. 人参乌梅汤　D. 人参五味子汤

E. 麻杏石甘汤合葶苈大枣泻肺汤

9. 患儿，5岁。发热咳嗽7天。咳喘持久，低热盗汗，手足心热，干咳少痰，面色潮红，口干便结，舌红少津，苔少，脉细数。其治法是

A. 清热解毒，泻肺开闭

B. 清热涤痰，开肺定喘

C. 辛温宣肺，化痰止咳

D. 养阴清肺，润肺止咳

E. 补肺益气，健脾化痰

10. 患儿，5岁。发热咳嗽7天。咳喘持久，低热盗汗，手足心热，干咳少痰，面色潮红，口干便结，舌红少津，苔少，脉细数。其证候是

A. 风寒闭肺　B. 风热闭肺

C. 阴虚肺热　D. 肺脾气虚

E. 毒热闭肺

11. 患儿，2岁。高热3天，持续不退，口唇紫绀，气促，喉间痰鸣，烦躁不安，忽见神昏谵语，双目上视，四肢抽搐，舌红，苔黄，指纹青紫，可达命关。其证候是

A. 风寒闭肺　B. 风热闭肺

C. 阴虚肺热　D. 肺脾气虚

E. 邪陷厥阴

12. 患儿，3 岁 2 个月。高热 4 天，持续不退，口唇紫绀，气促，喉间痰鸣，烦躁不安，忽见神昏谵语，双目上视，四肢抽搐，舌红，苔黄，脉细数。其治法是

A. 清热解毒，泻肺开闭
B. 清热涤痰，开肺定喘
C. 辛温宣肺，化痰止咳
D. 清心开窍，平肝息风
E. 补肺益气，健脾化痰

13. 患儿，2 岁 2 个月。高热 3 天，持续不退，口唇紫绀，气促，喉间痰鸣，烦躁不安，忽见神昏谵语，双目上视，四肢抽搐，舌红，苔黄，指纹青紫，可达命关。应首选的方剂是

A. 沙参麦冬汤
B. 麻杏石甘汤
C. 人参五味子汤
D. 参附龙牡救逆汤
E. 羚角钩藤汤合牛黄清心丸

B1 型题

A. 生脉饮合参附龙牡救逆汤
B. 黄连解毒汤合麻杏石甘汤
C. 羚角钩藤汤合牛黄清心丸
D. 温胆汤合安宫牛黄丸
E. 参附龙牡救逆汤

1. 治疗肺炎喘嗽心阳虚衰型应首选的方剂是
2. 治疗肺炎喘嗽邪陷厥阴型应首选的方剂是

A. 风寒闭肺　　B. 风热闭肺
C. 毒热闭肺　　D. 肺脾气虚
E. 痰热闭肺

3. 麻杏石甘汤用于治疗肺炎喘嗽
4. 麻杏石甘汤合葶苈大枣泻肺汤用于治疗肺炎喘嗽

A. 三拗汤　　B. 华盖散
C. 麻杏石甘汤　　D. 小青龙汤
E. 金沸草散

5. 治疗咳嗽风寒咳嗽证，应首选的方剂是
6. 治疗肺炎喘嗽风寒闭肺证，应首选的方剂是

参考答案

A1 型题

1. E　2. A　3. C　4. A　5. E
6. D　7. B　8. B　9. A　10. A

A2 型题

1. B　2. B　3. C　4. A　5. E
6. B　7. E　8. A　9. D　10. C
11. E　12. D　13. E

B1 型题

1. E　2. C　3. B　4. E　5. E
6. B

细目五　哮　喘

A1 型题

1. 治疗哮喘肺肾阴虚证应首选的方剂是

A. 六味地黄丸　　B. 杞菊地黄丸
C. 麦味地黄丸　　D. 知柏地黄丸
E. 附桂地黄丸

2. 下列对咳嗽变异性哮喘的描述错误的是

A. 抗生素治疗无效
B. 抗哮喘药物治疗有效
C. 常伴有过敏性鼻炎、湿疹等过敏性疾病
D. 发作时呼吸困难，呼气延长，伴有哮鸣音
E. 以干咳为主，常在夜间和（或）清晨及运动后发作或加重

3. 下列对哮喘的描述错误的是
A. 反复发作
B. 痼疾难愈
C. 发作可由异物过敏引起
D. 可因呼吸道感染而诱发
E. 发作时呼吸困难，呼气延长，伴有哮鸣音

4. 下列各项，不属于哮喘发作期证候的是
A. 寒性哮喘　B. 热性哮喘
C. 外寒内热证　D. 肺实肾虚证
E. 肺肾阴虚证

5. 下列各项，属于热性哮喘证候特征的是
A. 咳喘畏寒，痰多清稀，舌苔白滑
B. 咳喘痰黄，身热面赤，口干舌红
C. 喘促乏力，动则气喘，面色潮红
D. 喘促乏力，动则气喘，形寒肢冷
E. 咳喘无力，气短多汗，易感冒

6. 下列对于哮喘描述错误的是
A. 有反复发作的病史
B. 支气管哮喘有继发感染，可闻及湿啰音
C. 多有婴儿期湿疹史、过敏史、家族哮喘史
D. 肺部听诊两肺可闻及哮鸣音，以吸气时明显，吸气延长
E. 常突然发作，发作时咳嗽阵作，喘促，气急，喉间痰鸣

7. 与哮喘发病关系最密切的脏腑是
A. 肺脾心　B. 肺肝脾
C. 肝脾肾　D. 肺脾肾
E. 肺心肝

8. 哮喘发作期针灸疗法常用穴位
A. 大椎、肺俞、足三里
B. 肾俞、关元、脾俞
C. 定喘、天突、内关
D. 天突、肺俞、膈俞
E. 大椎、内关、足三里

A2 型题

1. 患儿，4岁。气喘，喉间哮鸣，咳嗽，痰稀色白有泡沫，流清涕，唇青，形寒肢凉，无汗，口不渴，小便清长，大便溏薄，咽不红，舌淡红，苔薄白，脉浮紧。其证候是
A. 寒性哮喘　B. 热性哮喘
C. 外寒内热证　D. 肺实肾虚证
E. 肺脾气虚证

2. 患儿，4岁。气喘，喉间哮鸣，咳嗽，痰稀色白有泡沫，形寒肢凉，无汗，口不渴，小便清长，大便溏薄，咽不红，舌淡红，苔薄白，脉浮紧。其治法是
A. 泻肺平喘，补肾纳气
B. 解表清里，止咳定喘
C. 清肺涤痰，止咳平喘
D. 温肺散寒，涤痰定喘
E. 补肺固表，健脾益气

3. 患儿，4岁。气喘，喉间哮鸣，咳嗽，痰稀色白有泡沫，形寒肢凉，无汗，口不渴，小便清长，大便溏薄，咽不红，舌淡红，苔薄白，脉浮紧。应首选的方剂是
A. 大青龙汤
B. 麦味地黄丸
C. 麻杏石甘汤合苏葶丸
D. 小青龙汤合三子养亲汤
E. 玉屏风散合人参五味子汤

4. 患儿，7岁。气喘，喉间哮鸣，咳嗽痰壅，痰黏色黄难咯，胸闷，呼吸困难，流涕黄稠，烦躁不宁，大便干，咽红，舌质红，苔黄腻，脉滑数。其证候是
A. 寒性哮喘　B. 热性哮喘

C. 外寒内热证　　D. 肺实肾虚证
E. 肺脾气虚证

5. 患儿，7岁。咳嗽喘息4天，咳嗽痰壅，痰黏色黄难咯，喉间哮鸣，胸闷，呼吸困难，流涕黄稠，烦躁不宁，大便干，咽红，舌质红，苔黄腻，脉滑数。其治法是
A. 泻肺平喘，补肾纳气
B. 解表清里，止咳定喘
C. 清肺涤痰，止咳平喘
D. 温肺散寒，涤痰定喘
E. 补肺固表，健脾益气

6. 患儿，7岁。气喘，喉间哮鸣，咳嗽痰壅，痰黏色黄难咯，胸闷，呼吸困难，流涕黄稠，烦躁不宁，大便干，咽红，舌质红，苔黄腻，脉滑数。应首选的方剂是
A. 大青龙汤
B. 麦味地黄丸
C. 麻杏石甘汤合苏葶丸
D. 小青龙汤合三子养亲汤
E. 玉屏风散合人参五味子汤

7. 患儿，6岁。气喘，喉间哮鸣，咳嗽痰黏，色黄难咯，流清涕，恶寒，发热，面色红赤，夜卧不安，无汗，口渴，小便黄赤，大便干，咽红，舌红苔薄白，脉浮紧。其证候是
A. 寒性哮喘　　B. 热性哮喘
C. 外寒内热证　　D. 肺实肾虚证
E. 肺脾气虚证

8. 患儿，6岁。症见气喘，喉间哮鸣，咳嗽痰黏，色黄难咯，流清涕，恶寒，发热，面色红赤，夜卧不安，无汗，口渴，小便黄赤，大便干，咽红，舌红苔薄白，脉浮紧。其治法是
A. 泻肺平喘，补肾纳气
B. 解表清里，止咳定喘
C. 清肺涤痰，止咳平喘
D. 温肺散寒，涤痰定喘
E. 补肺固表，健脾益气

9. 患儿，6岁。咳喘3小时，喉间哮鸣，咳嗽痰黏，色黄难咯，流清涕，恶寒，发热，面色红赤，夜卧不安，无汗，口渴，小便黄赤，大便干，咽红，舌红苔薄白，脉浮紧。应首选的方剂是
A. 大青龙汤
B. 麦味地黄丸
C. 麻杏石甘汤合苏葶丸
D. 小青龙汤合三子养亲汤
E. 玉屏风散合人参五味子汤

10. 患儿，5岁。反复咳嗽喘息2年余。喘促乏力，动则气喘，气短心悸，咳嗽无力，形体消瘦，形寒肢冷，腰膝酸软，面白少华，夜尿多，便溏，发育迟缓，舌质淡，苔薄白，脉细弱。其证候是
A. 寒性哮喘　　B. 脾肾阳虚证
C. 外寒内热证　　D. 肺实肾虚证
E. 肺脾气虚证

11. 患儿，5岁。反复咳嗽喘息2年余。喘促乏力，动则气喘，气短心悸，咳嗽无力，形体消瘦，形寒肢冷，腰膝酸软，面白少华，夜尿多，便溏，发育迟缓，舌质淡，苔薄白，脉细弱。应首选的方剂是
A. 大青龙汤
B. 金匮肾气丸
C. 麻杏石甘汤合苏葶丸
D. 小青龙汤合三子养亲汤
E. 玉屏风散合人参五味子汤

B1 型题

A. 大青龙汤
B. 麻杏石甘汤
C. 麻杏石甘汤合苏葶丸
D. 黄连解毒汤合麻杏石甘汤
E. 麻杏石甘汤合葶苈大枣泻肺汤
1. 治疗哮喘痰热阻肺证应首选的方剂是
2. 治疗肺炎喘嗽痰热闭肺证应首选的方剂是

A. 定喘汤
B. 大青龙汤

C. 苏子降气汤

D. 都气丸合射干麻黄汤

E. 麻杏石甘汤合苏葶丸

3. 治疗哮喘肺实肾虚证偏于肺实者应首选的方剂是

4. 治疗哮喘肺实肾虚证偏于肾虚者应首选的方剂是

参考答案

A1 型题

1. C　2. D　3. B　4. E　5. B
6. D　7. D　8. C

A2 型题

1. A　2. D　3. D　4. B　5. C
6. C　7. C　8. B　9. A　10. B
11. B

B1 型题

1. C　2. E　3. C　4. D

细目六　反复呼吸道感染

A1 型题

1. 诊断 0～2 岁的小儿反复呼吸道感染，其中 1 年上呼吸道感染的次数是

A. 5　B. 6
C. 7　D. 8
E. 9

2. 诊断 3～5 岁的小儿反复呼吸道感染，其中 1 年上呼吸道感染的次数是

A. 5　B. 6
C. 7　D. 8
E. 9

3. 诊断 6～14 岁的小儿反复呼吸道感染，其中 1 年上呼吸道感染的次数是

A. 5　B. 6
C. 7　D. 8
E. 9

4. 下列各项，不属于反复呼吸道感染恢复期治法的是

A. 补气固表　B. 温卫和营
C. 温补脾肾　D. 滋养肺脾
E. 益气养阴

5. 治疗反复呼吸道感染肺脾气虚证应首选的方剂是

A. 补中益气汤

B. 黄芪桂枝五物汤

C. 金匮肾气丸合理中丸

D. 生脉散合沙参麦冬汤

E. 玉屏风散合六君子汤

6. 反复呼吸道感染肺脾气虚证的治法是

A. 养阴润肺，益气健脾

B. 温补肾阳，健脾益气

C. 调和营卫，益气固表

D. 补肺固表，健脾益气

E. 温补脾肾，固摄纳气

7. 反复呼吸道感染脾肾两虚证的治法是

A. 养阴润肺，益气健脾

B. 温补肾阳，健脾益气

C. 调和营卫，益气固表

D. 补肺固表，健脾益气

E. 温补脾肾，固摄纳气

8. 下列各项，不属于小儿反复呼吸道感染外因的是

A. 喂养不当　B. 调护失宜
C. 用药不当　D. 疾病所伤
E. 肺脾肾三脏功能不足

9. 小儿反复呼吸道感染病位主要在肺，常涉及的脏腑是

A. 脾肾　B. 心肝
C. 脾胃　D. 肝肾
E. 心肾

10. 下列对小儿反复呼吸道感染诊断描述错误的是

A. 确定次数需连续观察 1 年
B. 两次感染间隔时间至少 7 日以上
C. 两次肺炎诊断期间肺炎体征和影像学改变应完全消失
D. 若下呼吸道感染次数不够，可以将上、下呼吸道感染次数相加
E. 若上呼吸道感染次数不够，可以将上、下呼吸道感染次数相加

A2 型题

1. 患儿，6 岁。反复外感，面黄少华，形体消瘦，肌肉松软，少气懒言，气短，自汗多汗，食少纳呆，大便不调，舌质淡，苔薄白，脉无力。其证候是

A. 肺脾气虚　B. 营卫失调
C. 脾肾两虚　D. 肺脾阴虚
E. 气阴两虚

2. 患儿，6 岁。反复外感，面黄少华，形体消瘦，肌肉松软，少气懒言，气短，自汗多汗，食少纳呆，大便不调，舌质淡，苔薄白，脉无力。其治法是

A. 调和营卫，益气固表
B. 温补肾阳，健脾益气
C. 养阴润肺，益气健脾
D. 补肺固表，健脾益气
E. 健脾益气，养阴益胃

3. 患儿，7 岁。反复外感，面黄少华，形体消瘦，肌肉松软，少气懒言，气短，自汗多汗，食少纳呆，大便不调，舌质淡，苔薄白，脉无力。应首选的方剂是

A. 黄芪桂枝五物汤
B. 玉屏风散合六君子汤
C. 金匮肾气丸合理中丸
D. 生脉散合沙参麦冬汤
E. 补中益气汤合生脉饮

4. 患儿，10 岁。反复呼吸道感染，恶风、恶寒，面色少华，四肢不温，多汗易汗，舌淡红，苔薄白，脉无力。应首选的方剂是

A. 黄芪桂枝五物汤
B. 玉屏风散合六君子汤
C. 金匮肾气丸合理中丸
D. 生脉散合沙参麦冬汤
E. 补中益气汤合生脉饮

5. 患儿，9 岁。反复呼吸道感染，诉恶风、恶寒，面色少华，四肢不温，多汗易汗，舌淡红，苔薄白，脉无力。其治法是

A. 调和营卫，益气固表
B. 温补肾阳，健脾益气
C. 养阴润肺，益气健脾
D. 补肺固表，健脾益气
E. 健脾益气，养阴益胃

6. 患儿，9 岁。反复呼吸道感染，诉恶风、恶寒，面色少华，四肢不温，多汗易汗，舌淡红，苔薄白，脉无力。其证候是

A. 肺脾气虚　B. 营卫失调
C. 脾肾两虚　D. 肺脾阴虚
E. 气阴两虚

7. 患儿，4 岁。反复外感，面白颧红少华，食少纳呆，口渴，盗汗自汗，手足心热，大便干结，舌质红，苔花剥，脉细数。其证候是

A. 肺脾气虚　B. 营卫失调
C. 脾肾两虚　D. 肺脾阴虚
E. 气阴两虚

8. 患儿，5岁。反复外感，面白颧红少华，食少纳呆，口渴，盗汗自汗，手足心热，大便干结，舌质红，苔花剥，脉细数。其治法是

A. 调和营卫，益气固表
B. 温补肾阳，健脾益气
C. 养阴润肺，益气健脾
D. 补肺固表，健脾益气
E. 健脾益气，养阴益胃

9. 患儿，3岁。平素反复外感。面白少华，形体消瘦，肌肉松软，鸡胸龟背，腰膝酸软，形寒肢冷，发育落后，动则气喘，少气懒言，多汗易汗，食少纳呆，大便稀溏，舌质淡，苔薄白，脉沉细无力。其治法是

A. 调和营卫，益气固表
B. 温补肾阳，健脾益气
C. 养阴润肺，益气健脾
D. 补肺固表，健脾益气
E. 健脾益气，养阴益胃

10. 患儿，3岁。平素反复外感。症见面白少华，形体消瘦，肌肉松软，鸡胸龟背，腰膝酸软，形寒肢冷，发育落后，动则气喘，少气懒言，多汗易汗，食少纳呆，大便稀溏，舌质淡，苔薄白，脉沉细无力。其证候是

A. 肺脾气虚　　B. 营卫失调
C. 脾肾两虚　　D. 肺脾阴虚
E. 气阴两虚

11. 患儿，3岁。平素反复外感。面白少华，形体消瘦，肌肉松软，鸡胸龟背，腰膝酸软，形寒肢冷，发育落后，动则气喘，少气懒言，多汗易汗，食少纳呆，大便稀溏，舌质淡，苔薄白，脉沉细无力。应首选的方剂是

A. 黄芪桂枝五物汤
B. 玉屏风散合六君子汤
C. 金匮肾气丸合理中丸
D. 生脉散合沙参麦冬汤
E. 补中益气汤合生脉饮

B1 型题

A. 黄芪桂枝五物汤
B. 玉屏风散合六君子汤
C. 金匮肾气丸合理中丸
D. 生脉散合沙参麦冬汤
E. 补中益气汤合生脉饮

1. 反复呼吸道感染脾肾两虚证应首选的方剂是

2. 反复呼吸道感染肺脾阴虚证应首选的方剂是

参考答案

A1 型题

1. C　2. B　3. A　4. E　5. E
6. D　7. B　8. E　9. A　10. D

A2 型题

1. A　2. D　3. B　4. A　5. A
6. B　7. D　8. C　9. B　10. C
11. C

B1 型题

1. C　2. D

第五单元　脾系病证

细目一　鹅口疮

A1 型题

1. 鹅口疮好发于
   A. 新生儿　B. 幼儿
   C. 学龄前儿童　D. 学龄儿童
   E. 青春期儿童

2. 鹅口疮的发病，可由胎热内蕴，口腔不洁，感受秽毒之邪所致。其主要病变在
   A. 心肝　B. 心肾
   C. 肝肾　D. 心脾
   E. 肺脾

3. 治疗鹅口疮心脾积热证，应首选的方剂是
   A. 导赤散　B. 泻黄散
   C. 泻心汤　D. 清胃散
   E. 清热泻脾散

4. 治疗鹅口疮虚火上浮证，应首选的方剂是
   A. 益黄散　B. 知柏地黄丸
   C. 六味地黄丸　D. 沙参麦冬汤
   E. 养胃增液汤

5. 下列各项，有关鹅口疮的预防与调护，错误的是
   A. 孕妇注意个人卫生，患阴道霉菌病者要及时治愈
   B. 注意口腔清洁，婴儿奶具要消毒
   C. 注意小儿营养，积极治疗原发病
   D. 注意观察口腔黏膜白屑变化，如发现患儿吞咽或呼吸困难，应立即处理
   E. 可长期应用抗生素或肾上腺皮质激素辅助治疗

6. 鹅口疮心脾积热证的治法是
   A. 清泻胃火　B. 清心泻脾
   C. 清心泻热　D. 滋阴增液
   E. 滋阴降火

A2 型题

1. 患儿，10 天。啼哭不安，不欲吮乳，口舌满布白屑，唇舌俱红，小便短赤。治疗应首选
   A. 导赤散　B. 泻黄散
   C. 竹叶石膏汤　D. 知柏地黄丸
   E. 清热泻脾散

2. 患儿，6 个月。泄泻 10 多天，经用抗生素治疗，泄泻已止，但口舌出现散在白屑，红晕不著，口干不渴，手足心热，舌红苔少。治疗应首选
   A. 导赤散　B. 泻黄散
   C. 竹叶石膏汤　D. 知柏地黄丸
   E. 清热泻脾散

3. 患儿，3 个月。形体瘦弱，两颧发红，口腔内有散在白屑，周围红晕不著，手足心热，舌红，苔少，指纹紫。治法应是
   A. 清泻胃火　B. 清心泻脾
   C. 清心泻热　D. 滋阴增液
   E. 滋阴降火

B1 型题

A. 口舌白屑满布　B. 口舌白屑散在
C. 舌如草莓　D. 舌起芒刺
E. 恶寒发热

1. 鹅口疮心脾积热证症见
2. 鹅口疮虚火上浮证症见

A. 清泻胃火　　B. 清心泻脾
C. 清心泻热　　D. 滋阴增液
E. 滋阴降火

3. 鹅口疮心脾积热证的治法是
4. 鹅口疮虚火上浮证的治法是

参考答案

A1 型题

1. A　2. D　3. E　4. B　5. E
6. B

A2 型题

1. E　2. D　3. E

B1 型题

1. A　2. B　3. B　4. E

细目二　口　疮

A1 型题

1. 治疗口疮风热乘脾证，应首选的方剂是
A. 导赤散　　B. 泻黄散
C. 清胃散　　D. 凉膈散
E. 银翘散

2. 治疗口疮心火上炎证，应首选的方剂是
A. 导赤散　　B. 凉膈散
C. 泻心汤　　D. 泻心导赤散
E. 黄连解毒汤

3. 治疗口疮虚火上浮证，应首选的方剂是
A. 六味地黄丸加吴茱萸
B. 六味地黄丸加肉桂
C. 知柏地黄丸加附子
D. 右归丸
E. 大补阴丸

4. 口疮患儿发病年龄多见于
A. 1~2 岁　　B. 2~4 岁
C. 4~6 岁　　D. 6~8 岁
E. 0~1 岁

5. 口疮患儿出现黄白色溃疡点，其部位除了齿龈、舌体、两颊外，还常出现的部位是
A. 下颚　　B. 扁桃体
C. 上颚　　D. 咽腭弓
E. 舌尖

A2 型题

1. 患儿，2 岁。起病 1 天，发热，口颊、齿龈见多个溃疡点，周围焮红，口臭流涎，舌红，苔黄。其证候是
A. 心火上炎　　B. 风热乘脾
C. 心脾积热　　D. 虚火上浮
E. 肝胆湿热

2. 患儿，4 岁。昨天外出游玩，今天舌边尖溃烂，色赤疼痛，饮食困难，心烦不安，口干欲饮，小便短赤，舌尖红，苔薄黄。其治法是
A. 疏风散火，清热解毒
B. 滋阴降火，引火归原
C. 清心凉血，泻火解毒
D. 疏风解表，泻火解毒
E. 消食导滞，清热解毒

3. 患儿，3 岁。形体消瘦，神疲颧红，口舌溃疡，反复发作，周围不红，疼痛不甚，口干不渴，舌红，苔少。治疗应首选
A. 沙参麦冬汤
B. 养胃增液汤

C. 益黄散

D. 六味地黄丸加肉桂

E. 知柏地黄丸加附子

4. 患儿，4岁。昨天外出游玩，今天舌边尖溃烂，色赤疼痛，饮食困难，心烦不安，口干欲饮，小便短赤，舌尖红，苔薄黄。应首选的方剂是

A. 导赤散　　B. 凉膈散

C. 泻心汤　　D. 泻心导赤散

E. 黄连解毒汤

5. 患儿，2岁。起病1天，发热，口颊、齿龈见多个溃疡点，周围焮红，口臭流涎，舌红，苔黄。应首选方剂是

A. 导赤散　　B. 泻黄散

C. 清胃散　　D. 凉膈散

E. 银翘散

6. 患儿，3岁。形体消瘦，神疲颧红，口舌溃疡，反复发作，周围不红，疼痛不甚，口干不渴，舌红，苔少。其证候是

A. 心火上炎　　B. 风热乘脾

C. 心脾积热　　D. 虚火上浮

E. 肝胆湿热

B1 型题

A. 疏风散火，清热解毒

B. 消食导滞，清热解毒

C. 清心凉血，泻火解毒

D. 疏风解表，泻火解毒

E. 滋阴降火，引火归原

1. 口疮虚火上浮证的治法是

2. 口疮风热乘脾证的治法是

A. 心　　B. 肺

C. 胃　　D. 肾

E. 脾

3. 与口疮的主要病变无关的脏腑是

4. 病后体虚未复，久病久泻，津液大伤，阴液耗损，而致口疮虚火上浮证其病位是

参考答案

A1 型题

1. E　2. D　3. B　4. B　5. C

A2 型题

1. B　2. C　3. D　4. D　5. E
6. D

B1 型题

1. E　2. A　3. B　4. D

细目三　泄　泻

A1 型题

1. 下列各项，不属小儿泄泻常证辨证要点的是

A. 虚　　B. 实

C. 寒　　D. 热

E. 阴

2. 泄泻的病变脏腑主要是

A. 肝、胆　　B. 心、小肠

C. 脾、胃　　D. 肺、大肠

E. 肾、膀胱

3. 泄泻的基本治疗原则是

A. 清肠化湿　　B. 消食化积

C. 祛风散寒　　D. 运脾化湿

E. 健脾化湿

4. 风寒泻与脾虚泻的鉴别诊断，以下各项中最重要的是

A. 食欲不振　B. 大便稀薄
C. 大便不臭　D. 腹痛较重
E. 形体偏瘦

5. 治疗脾虚泻的首选方是

A. 保和丸　B. 平胃散
C. 参苓白术散　D. 藿香正气散
E. 附子理中汤

6. 脾肾阳虚泻的治法是

A. 健脾温阳，助运止泻
B. 益气养阴
C. 补肾滋阴，平肝降火
D. 温补脾肾，固涩止泻
E. 回阳固脱

7. 小儿泄泻发病率较高的季节是

A. 春夏　B. 夏秋
C. 秋冬　D. 冬春
E. 四季无差异

8. 小儿泄泻的变证辨证重在辨

A. 虚实　B. 寒热
C. 表里　D. 阴阳
E. 轻重

A2 型题

1. 患儿，7 个月。病起 1 天，发热，泄泻 9 次，大便稀薄如水，泻下急迫，恶心呕吐，阵阵啼哭，小便短黄。治疗应首选

A. 保和丸　B. 平胃散
C. 参苓白术散　D. 藿香正气散
E. 葛根黄芩黄连汤

2. 患儿，6 个月。今晨起啼哭不安，阵阵捧腹啼叫，已解清稀大便 3 次，便多泡沫，臭气轻，可闻肠鸣，指纹淡红。其证候是

A. 湿热泻　B. 风寒泻
C. 伤食泻　D. 脾虚泻
E. 脾肾阳虚泻

3. 患儿，2 岁。昨晚吃鸡腿 3 只，夜间阵阵哭闹，呕吐 2 次，至今晨大便 3 次，便稀薄，便后哭闹减轻，不思进食，舌苔垢腻。其治法是

A. 消食化滞　B. 清肠化湿
C. 祛风散寒　D. 健脾益气
E. 温补脾肾

4. 患儿，11 个月。泄泻 2 周，起病时每日泻十多次，经治疗大减，但近日仍日行 3~4 次，大便稀溏色淡，每于食后作泻，神疲倦怠，舌质淡，苔薄白。其病机是

A. 风寒伤脾　B. 湿热蕴肠
C. 食伤脾胃　D. 脾气虚弱
E. 脾肾阳虚

5. 患儿，1 岁。泄泻时轻时重，已经 3 月，大便清稀无臭，夹不消化食物，有时便后脱肛，形寒肢冷，精神萎靡，指纹色淡。治疗应首选

A. 异功散合平胃散
B. 保和丸合二陈汤
C. 参苓白术散合理中丸
D. 附子理中汤合四神丸
E. 金匮肾气丸合人参乌梅汤

6. 患儿，8 个月。素来体弱，泄泻 2 天，大便日行二十余次，质稀如水，精神萎软，时而烦闹，皮肤干燥，囟门凹陷，啼哭无泪，小便量少，舌红少津。其治法是

A. 健脾温阳，助运止泻
B. 益气养阴
C. 补肾滋阴，平肝降火
D. 补肾温阳，涩肠止泻
E. 回阳固脱

7. 患儿，9 个月。泄泻 3 个月，身体日渐消瘦，现仍泻下不止，日行 7~8 次，精神萎靡，哭声微弱，面色青灰，四肢厥冷，脉微细欲绝。其证候是

A. 脾阳虚弱　B. 肾阳虚衰
C. 阴津耗伤　D. 气阴两伤
E. 阴竭阳脱

B1 型题

A. 大便稀薄，夹有残渣，泻后痛减
B. 便下急迫，便色黄褐，气味秽臭
C. 大便稀溏，色淡不臭，食后易泻
D. 大便清稀，完谷不化，澄澈清冷
E. 便稀多沫，臭气不重，肠鸣腹痛

1. 伤食泻症见
2. 脾肾阳虚泻症见

A. 小便短少，皮肤干燥
B. 小便短黄，皮肤灼热
C. 小便清长，四肢欠温
D. 尿少或无，四肢厥冷
E. 尿次频数，面色苍白

3. 泄泻气阴两伤变证症见
4. 泄泻阴竭阳脱变证症见

参考答案

A1 型题

1. E　2. C　3. D　4. D　5. C
6. D　7. B　8. D

A2 型题

1. E　2. B　3. A　4. D　5. D
6. B　7. E

B1 型题

1. A　2. D　3. A　4. D

细目四　厌　食

A1 型题

1. 厌食的主要病机是
   A. 脾胃虚弱，纳化无权
   B. 脾失健运，乳食不化
   C. 暑湿内伤，脾为湿困
   D. 脾胃不和，纳化失职
   E. 肝郁气滞，乘脾犯胃
2. 厌食的基本治疗法则是
   A. 消食导滞　B. 运脾开胃
   C. 健脾助运　D. 理气醒脾
   E. 养胃育阴
3. 治疗厌食脾失健运证，应首选的方剂是
   A. 不换金正气散　B. 保和丸
   C. 健脾丸　D. 异功散
   E. 平胃散
4. 治疗厌食脾胃气虚证，应首选的方剂是
   A. 保和丸　B. 异功散
   C. 四君子汤　D. 补中益气汤
   E. 不换金正气散
5. 治疗厌食脾胃阴虚证，应首选的方剂是
   A. 玉女煎　B. 异功散
   C. 养胃增液汤　D. 沙参麦冬汤
   E. 平胃散
6. 以下哪一项不属于小儿厌食的诊断要点
   A. 有喂养不当、病后失调、先天不足或情志失调史
   B. 长期食欲不振，厌恶进食，食量明显少于同龄正常儿童
   C. 面色少华，形体偏瘦，但精神尚好，活动如常
   D. 除外其他外感、内伤慢性疾病
   E. 可见精神倦怠、大便不调、或有发热等症
7. 下列各项，有关厌食的预防与调护，错误

的是

A. 母乳喂养的婴儿4个月后应逐步添加辅食

B. 纠正不良饮食习惯，不偏食、挑食，不强迫进食

C. 遵照“胃以喜为补”的原则，先从小儿喜欢的食物着手，来诱导开胃

D. 饮食定时适量，鼓励多食蔬菜及粗粮，尽量减少荤腥饮食

E. 注意生活起居，加强精神调护，保持良好情绪，饭菜多样化，以促进食欲

8. 小儿厌食在哪个季节容易使症状加重

A. 春　　B. 夏

C. 秋　　D. 冬

E. 四季无差异

A2 型题

1. 患儿，2岁。体重11kg，自入秋以来食欲不振，食而不化，面色少华，倦怠乏力，大便偏稀，夹有不消化食物。应首先考虑的诊断是

A. 厌食　　B. 积滞

C. 疳证　　D. 疰夏

E. 泄泻

2. 患儿，4岁。素喜煎炸食物，近两月来不思进食，食少饮多，皮肤欠润，大便干结，舌质红，苔花剥。治疗应首选

A. 增液汤　　B. 养胃增液汤

C. 沙参麦冬汤　　D. 养阴清肺汤

E. 增液承气汤

3. 患儿，3岁。体重13kg，自入幼儿园2个月来，食欲不振，面色少华，偶尔多食后则脘腹饱胀，恶心，精神尚可，二便调，舌苔薄腻。其治法是

A. 消食导滞，理气行滞

B. 健脾益气，开胃助运

C. 滋脾养胃，佐以助运

D. 疏肝开郁，理气助运

E. 调和脾胃，运脾开胃

4. 患儿，5岁。3个月前曾患肺炎，病愈后一直不思进食，食而不化，大便稀薄，夹有不消化食物，形体较瘦，乏力肢倦，舌质淡，苔薄白。治疗应首选

A. 肥儿丸　　B. 枳术丸

C. 异功散　　D. 保和丸

E. 四君子汤

5. 患儿，6岁。近3个月来食欲不振，食而乏味，多食则胸脘痞闷，嗳气泛恶，精神如常，二便调，舌淡红，苔薄腻。其病机是

A. 脾胃气虚　　B. 脾为湿困

C. 乳食积滞　　D. 脾失健运

E. 脾胃阴虚

B1 型题

A. 厌恶进食，多食饱胀，精神尚可

B. 不欲饮食，脘腹胀满，烦躁多啼

C. 不思进食，食而不化，形瘦肢倦

D. 不思进食，食少饮多，便干烦躁

E. 食欲不振，大便稀溏，完谷不化

1. 厌食脾胃气虚证症见

2. 厌食脾胃阴虚证症见

A. 调和脾胃，运脾开胃

B. 健脾益气，佐以助运

C. 滋脾养胃，佐以助运

D. 调和肝脾，佐以益气

E. 疏肝健脾，佐以助运

3. 厌食脾胃气虚证，其治法是

4. 厌食脾胃阴虚证，其治法是

参考答案

A1 型题

1. D　2. B　3. A　4. B　5. C

6. E　7. D　8. B

A2 型题

1. A　2. B　3. E　4. C　5. D

B1 型题

1. C　2. D　3. B　4. C

细目五　积　滞

A1 型题

1. 积滞的病变脏腑主要是
A. 胃、小肠　B. 胃、大肠
C. 脾、小肠　D. 脾、大肠
E. 脾、胃

2. 治疗积滞乳食内积证，应首选的方剂是
A. 健脾丸　B. 七味白术散
C. 枳实导滞丸　D. 肥儿丸或疳积散
E. 消乳丸或保和丸

3. 治疗积滞脾虚夹积证，应首选的方剂是
A. 肥儿丸　B. 健脾丸
C. 保和丸　D. 疳积散
E. 资生健脾丸

4. 积滞好发于
A. 新生儿　B. 婴幼儿
C. 学龄前儿童　D. 学龄期儿童
E. 年长儿

A2 型题

1. 患儿，8 个月。因一次食入 2 个鸡蛋，并饮用一大杯牛奶而致呕吐，不思进食，腹胀，啼哭不安，大便酸臭，舌苔厚腻。其诊断是
A. 厌食　B. 积滞
C. 呕吐　D. 疳积
E. 腹痛

2. 患儿，2 岁 4 个月。平素形体消瘦，面色萎黄，乏力食少，近日过食甜点后，进食更少，且稍食则饱胀，腹满喜按，大便溏、酸臭，夹有不消化食物，舌淡红，苔白腻，指纹淡滞。治疗应首选的方剂是
A. 保和丸　B. 消乳丸
C. 健脾丸　D. 八珍汤
E. 肥儿丸

3. 患儿，1 岁 2 个月。近日不思乳食，嗳腐酸馊，脘腹胀满疼痛，大便酸臭，烦躁啼哭，夜眠不安，手足心热，舌质红，苔黄厚腻，指纹紫滞。治疗应首选的方剂是
A. 保和丸　B. 消乳丸
C. 健脾丸　D. 八珍汤
E. 肥儿丸

B1 型题

A. 面色少华，精神尚好
B. 脘腹胀满，舌苔厚腻
C. 形体消瘦，精神萎靡
D. 腹痛拒按，嗳气泛酸
E. 神疲肢倦，大便不调
1. 积滞的主要症状有不思乳食，伴见
2. 疳证的主要症状有不思乳食，伴见

A. 肥儿丸或疳积散　B. 消乳丸或保和丸
C. 健脾丸　D. 八珍汤
E. 肥儿丸
3. 治疗积滞乳食内积证，应首选的方剂是
4. 治疗积滞脾虚夹积证，应首选的方剂是

参考答案

A1 型题

1. E 2. E 3. B 4. B

A2 型题

1. B 2. C 3. A

B1 型题

1. B 2. C 3. B 4. C

细目六 疳 证

A1 型题

1. 口疳的病位是

A. 心脾 B. 肝脾

C. 脾胃 D. 脾肾

E. 心肝

2. 疳气的发病机制是

A. 脾胃虚损，积滞内停

B. 脾胃失和，纳化失健

C. 脾胃虚衰，津液消亡

D. 脾胃阴虚，津液内耗

E. 肝气郁结，脾气虚弱

3. 干疳的主要治法是

A. 养血柔肝 B. 补益气血

C. 滋阴生津 D. 健脾温阳

E. 调脾健运

4. 疳肿胀的病位是

A. 脾肾 B. 肝脾

C. 心脾 D. 脾肺

E. 脾胃

5. 治疗疳气证应首选的方剂是

A. 资生健脾丸 B. 六君子汤

C. 四君子汤 D. 肥儿丸

E. 八珍汤

6. 治疗口疳应首选的方剂是

A. 肥儿丸 B. 石斛夜光丸

C. 泻心导赤散 D. 防己黄芪汤

E. 参苓白术散

7. 治疗眼疳应首选的方剂是

A. 肥儿丸 B. 石斛夜光丸

C. 泻心导赤散 D. 防己黄芪汤

E. 参苓白术散

A2 型题

1. 患儿，1 岁 6 个月。体重 9kg，纳呆，面色少华，性急易怒，大便干稀不调，舌质淡，苔薄微腻，指纹淡。其诊断是

A. 厌食 B. 疳气

C. 疳积 D. 干疳

E. 积滞

2. 患儿，10 个月。于出生 4 个月添加辅食时出现泄泻，纳差，形体日渐消瘦，面色萎黄，毛发稀疏发黄，烦躁哭闹，夜眠不安，腹大如鼓，喜揉眉挖鼻，吮指磨牙，舌质淡，苔腻，指纹紫滞。治疗应首选的方剂是

A. 肥儿丸 B. 八珍汤

C. 六君子汤 D. 四君子汤

E. 资生健脾丸

3. 患儿，1 岁。体重 7.2kg，面色无华，精神萎靡不振，不思饮食，腹膨如鼓，一身浮肿，双踝肿甚，按之凹陷，舌质淡，苔薄白，指纹淡。其治法是

A. 补益气血，佐以运脾

B. 养血柔肝，活血化瘀

C. 滋阴生津，养血安神

D. 健脾温阳，利水消肿

E. 调脾健运，开胃进食

4. 患儿，1岁9个月。极度消瘦，貌似老人，毛发干枯，面色白，精神萎靡，腹凹如舟，大便溏，舌质淡嫩，苔薄少，指纹淡。治疗应首选的方剂是

A. 肥儿丸　　B. 八珍汤

C. 六君子汤　　D. 六味地黄丸

E. 资生健脾丸

5. 患儿，2岁。体重7kg，腹大如鼓，青筋暴露，四肢大肉尽脱，杳不思食，精神萎靡，疲乏无力，舌质淡嫩，苔薄少，指纹淡。其病机是

A. 脾胃失和，纳化失健

B. 脾胃虚损，积滞内停

C. 肝血不足，筋脉失养

D. 脾胃虚衰，气血两败

E. 肾阳虚衰，精髓不充

B1 型题

A. 脾胃失和，纳化失健

B. 脾胃虚损，积滞内停

C. 脾胃虚衰，津液消亡

D. 脾胃阴虚，精血不足

E. 脾胃阳虚，运化无力

1. 疳积的主要病机是

2. 干疳的主要病机是

A. 脾病及肝，肝血不足

B. 脾病及心，心火上炎

C. 脾病及肾，阳气虚衰

D. 脾病及肝，肝阳上亢

E. 脾病及肾，阴虚火旺

3. 眼疳的主要病机是

4. 疳肿胀的主要病机是

A. 调脾健运

B. 消积理脾

C. 补益气血

D. 清心泻火，滋阴生津

E. 温阳健脾，利水消肿

5. 疳积的主要治法是

6. 口疳的主要治法是

参考答案

A1 型题

1. A　2. B　3. B　4. A　5. A
6. C　7. B

A2 型题

1. B　2. A　3. D　4. B　5. D

B1 型题

1. B　2. C　3. A　4. C　5. B
6. D

细目七　腹　痛

A1 型题

1. 发生在脐周部位的疼痛称为

A. 大腹痛　　B. 脐腹痛

C. 小腹痛　　D. 少腹痛

E. 全腹痛

2. 下列不属小儿腹痛发病原因的是

A. 腹部中寒　　B. 乳食积滞

C. 胃肠热结　　D. 脾胃虚寒

E. 外邪犯肺

3. 腹痛应与哪些疾病相鉴别

A. 阑尾炎　B. 感冒
C. 咳嗽　D. 肺炎喘嗽
E. 哮喘

4. 腹痛常用辨证思路不包括

A. 辨病位　B. 辨寒热
C. 辨虚实　D. 辨年龄
E. 分轻重

5. 腹痛腹部中寒证的主方为

A. 香砂平胃散　B. 大承气汤
C. 养脏汤　D. 小建中汤
E. 少腹逐瘀汤

6. 腹痛胃肠结热证的治法为

A. 温中散寒，理气止痛
B. 消食导滞，行气止痛
C. 通腑泄热，行气止痛
D. 温中理脾，缓急止痛
E. 活血化瘀，行气止痛

A2 型题

1. 患儿，8 岁。腹部疼痛，拘急疼痛，得温则舒，遇寒痛甚，痛处喜暖，面色苍白，痛甚者额冷汗出，或兼吐泻，小便清长，舌淡，苔白滑，脉沉弦紧。证属

A. 腹部中寒　B. 乳食积滞
C. 胃肠热结　D. 脾胃虚寒
E. 气滞血瘀

2. 患儿，6 岁。腹痛绵绵，时作时止，痛处喜按，得温则舒，面白少华，精神倦怠，手足清冷，食后腹胀，大便稀溏，舌淡苔白，脉沉缓。治宜

A. 温中散寒，理气止痛
B. 消食导滞，行气止痛
C. 通腑泄热，行气止痛
D. 温中理脾，缓急止痛
E. 活血化瘀，行气止痛

A3 型题

患儿，2 岁。脘腹胀满，按之痛甚，嗳腐吞酸，不思乳食，腹泻，呕吐，吐物酸馊，矢气频作，大便秽臭，夜卧不安，时时啼哭，舌红，苔厚腻，指纹紫滞。

1. 其诊断是

A. 腹痛，腹部中寒　B. 腹痛，乳食积滞
C. 腹痛，胃肠热结　D. 腹痛，脾胃虚寒
E. 腹痛，气滞血瘀

2. 其治法是

A. 温中散寒，理气止痛
B. 消食导滞，行气止痛
C. 通腑泄热，行气止痛
D. 温中理脾，缓急止痛
E. 活血化瘀，行气止痛

3. 治疗应首选

A. 香砂平胃散　B. 大承气汤
C. 养脏汤　D. 小建中汤
E. 少腹逐瘀汤

B1 型题

A. 腹部中寒证　B. 乳食积滞证
C. 胃肠热结证　D. 脾胃虚寒证
E. 气滞血瘀证

1. 香砂平胃散用治腹痛之
2. 大承气汤用治腹痛之

参考答案

A1 型题

1. B　2. E　3. A　4. D　5. C
6. C

A2 型题

1. A　2. D

A3 型题

1. B　2. B　3. A

B1 型题

1. B　2. C

细目八　便　秘

A1 型题

1. 下列不属小儿便秘发病原因的是
A. 乳食积滞　B. 邪热伤津
C. 气机郁滞　D. 气血亏虚
E. 脾不统血

2. 小儿便秘病位主要在
A. 大肠　B. 小肠
C. 三焦　D. 肾
E. 膀胱

3. 小儿便秘应首辨
A. 辨病位　B. 辨寒热
C. 辨虚实　D. 辨表里
E. 辨气血

4. 血虚便秘的主方为
A. 枳实导滞丸　B. 麻子仁丸
C. 六磨汤　D. 黄芪汤
E. 润肠丸

5. 气虚便秘的治法为
A. 消积导滞通便　B. 清热润肠通便
C. 理气导滞通便　D. 益气润肠通便
E. 养血润肠通便

A2 型题

1. 患儿，5 岁。大便秘结，欲便不得，甚或胸胁痞满，腹胀疼痛，嗳气频作，舌质红，苔薄白，脉弦。治宜
A. 消积导滞通便　B. 清热润肠通便
C. 理气导滞通便　D. 益气润肠通便
E. 养血润肠通便

2. 患儿，6 岁。大便干结，排便困难，面赤身热，腹胀或痛，小便短赤，口干口臭，舌质红，苔黄燥，脉滑实。证属
A. 食积便秘　B. 燥热便秘
C. 气滞便秘　D. 气虚便秘
E. 血虚便秘

A3 型题

患儿，4 岁。大便秘结，脘腹胀满，不思饮食，恶心呕吐，口臭，手足心热，小便黄少，舌质红，苔黄厚，脉沉有力。

1. 其诊断是
A. 食积便秘　B. 燥热便秘
C. 气滞便秘　D. 气虚便秘
E. 血虚便秘

2. 其治法是
A. 消积导滞通便　B. 清热润肠通便
C. 理气导滞通便　D. 益气润肠通便
E. 养血润肠通便

3. 治疗应首选
A. 黄芪汤　B. 麻子仁丸
C. 六磨汤　D. 枳实导滞丸
E. 润肠丸

B1 型题

A. 消积导滞通便　B. 清热润肠通便

C. 理气导滞通便　D. 益气润肠通便
E. 养血润肠通便
1. 燥热便秘治以
2. 气虚便秘治以

参考答案

A1 型题

1. E　2. A　3. C　4. E　5. D

A2 型题

1. C　2. B

A3 型题

1. A　2. A　3. D

B1 型题

1. B　2. D

细目九　营养性缺铁性贫血

A1 型题

1. 感染诸虫引起贫血，最常见的是
A. 蛔虫　B. 蛲虫
C. 绦虫　D. 钩虫
E. 姜片虫

2. 诊断 3 个月～6 岁小儿贫血，其末梢血血红蛋白值应低于
A. 90g/L　B. 100g/L
C. 110g/L　D. 120g/L
E. 130g/L

3. 诊断中度贫血，其血红蛋白值是
A. <30g/L　B. 30～60g/L
C. 60～90g/L　D. 90～110g/L
E. 90～120g/L

4. 缺铁性贫血的基本治疗原则是
A. 健脾益气，滋生化源
B. 健运脾胃，益气养血
C. 补血养心，益气生血
D. 滋养肝肾，益精生血
E. 培补脾肾，化生气血

5. 治疗贫血心脾两虚证，应首选方剂是
A. 归脾汤　B. 六君子汤
C. 左归丸　D. 右归丸
E. 四物汤

6. 下列各项，有关贫血的预防与调护，错误的是
A. 提倡母乳喂养，及时添加辅食
B. 养成良好的饮食习惯，合理配置膳食结构
C. 贫血患儿要预防外感，应随气候变化及时增减衣服
D. 饮食易消化，且富于营养
E. 重度贫血应适当参加体育活动，增加锻炼

7. 治疗贫血脾肾阳虚证，应首选方剂是
A. 归脾汤　B. 六君子汤
C. 左归丸　D. 右归丸
E. 四物汤

8. 治疗贫血肝肾阴虚证，应首选方剂是
A. 归脾汤　B. 六君子汤
C. 左归丸　D. 右归丸
E. 四物汤

A2 型题

1. 患儿，10 个月。母乳喂养，未添加辅食，近来发现食欲不振，面色萎黄，唇甲色淡，形体消

瘦，大便偏稀，舌淡苔白，指纹淡红。查血常规：血红蛋白96g/L，红细胞$3.3×10^{12}$/L。其证候是

A. 脾胃虚弱　　B. 心脾两虚
C. 肝肾阴虚　　D. 气血亏虚
E. 脾肾阳虚

2. 患儿，4岁，有久泻病史。近3个月来，面黄唇淡，发黄稀疏，食欲不振，体倦乏力，头晕目眩，睡眠不安，舌淡红，脉细弱。查血常规：血红蛋白95g/L。其治法是

A. 健运脾胃，益气养血
B. 补脾养心，益气生血
C. 滋养肝肾，益精生血
D. 温补脾肾，益阴养血
E. 健脾养血，补肾益精

3. 患儿，2岁。1年前因患肠套叠行肠切除术，术后体质虚弱，发育迟缓，近半年皮肤黏膜苍白，爪甲色淡易脆，毛发枯黄，头晕目涩，颧红盗汗，舌红苔薄，脉细数。查血常规：血红蛋白60g/L，红细胞$3.1×10^{12}$/L。治疗应首选的方剂是

A. 八珍汤　　B. 归脾汤
C. 一贯煎　　D. 左归丸
E. 右归丸

4. 患儿，1岁。面色苍白，神疲乏力，发黄稀疏，消瘦4个月，诊断为“营养性缺铁性贫血”。选用铁剂治疗时，正确的停药时间是

A. 血红蛋白开始升高时
B. 血红蛋白恢复正常时
C. 血红蛋白恢复至正常后2个月左右
D. 血红蛋白恢复至正常后4个月左右
E. 血红蛋白恢复至正常后6个月左右

5. 患儿，10个月。以奶糕喂养为主，食欲不振，时有泄泻，近5个月发现面色白，唇甲色淡，精神萎靡，毛发稀黄，手足欠温，舌淡苔白，指纹淡。查血常规：血红蛋白55g/L。其证候是

A. 脾胃虚弱　　B. 脾肾阳虚
C. 肝肾阴虚　　D. 心脾两虚
E. 气血亏虚

6. 患儿，18个月。近3个月来不思进食，大便偏稀，形体略瘦，精神稍差，面色萎黄，肢倦乏力，唇舌色淡，苔薄白，指纹淡红。查血常规：HGB 100g/L，RBC $3.8×10^{12}$/L，WBC $9.5×10^{9}$/L，MCHC 29%，MCV 76fL。其证候是

A. 肝肾阴虚　　B. 心脾两虚
C. 气血亏虚　　D. 脾肾阳虚
E. 脾胃虚弱

B1 型题

A. 面色苍白，唇甲色淡，头晕心悸
B. 面色苍黄，纳呆消瘦，大便不调
C. 面色苍白，头晕目涩，四肢震颤
D. 面色白，精神萎靡，四肢不温
E. 面色苍白，形体消瘦，发黄稀疏

1. 营养性缺铁性贫血肝肾阴虚证症见
2. 营养性缺铁性贫血心脾两虚证症见

A. 健运脾胃，益气养血
B. 补脾养心，益气生血
C. 滋养肝肾，益精生血
D. 温补脾肾，益阴养血
E. 调和肝胃，健脾益气

3. 贫血肝肾阴虚证的治法是
4. 贫血脾肾阳虚证的治法是

参考答案

A1 型题

1. D　2. C　3. C　4. E　5. A
6. E　7. D　8. C

A2 型题

1. A　2. B　3. D　4. C　5. B
6. E

B1 型题

1. C　2. A　3. C　4. D

第六单元　心肝病证

细目一　汗　证

A1 型题

1. 小儿常见汗证为
   A. 大汗，战汗　　B. 自汗，盗汗
   C. 自汗，大汗　　D. 自汗，战汗
   E. 大汗，手足心汗
2. 下列各项，不属小儿汗证病机的是
   A. 肺卫不固　　B. 营卫失调
   C. 气阴亏虚　　D. 阴阳失调
   E. 湿热迫蒸
3. 下列各项，有关汗证的描述，错误的是
   A. 汗证多属虚证
   B. 自汗以气虚、阳虚为主
   C. 盗汗以阴虚、血虚为主
   D. 小儿汗证多为虚实夹杂证
   E. 实证多为湿热迫蒸
4. 汗证应与何进行鉴别
   A. 大汗　　B. 热汗
   C. 冷汗　　D. 战汗
   E. 黏汗
5. 治疗汗证营卫失调证的首选方剂是
   A. 桂枝汤　　B. 黄芪桂枝五物汤
   C. 当归六黄汤　　D. 生脉散
   E. 牡蛎散
6. 治疗汗证气阴亏虚证的首选方剂是
   A. 生脉散　　B. 知柏地黄丸
   C. 玉屏风散　　D. 牡蛎散
   E. 桂枝汤
7. 汗证湿热迫蒸证，治疗原则是
   A. 益气固表　　B. 调和营卫
   C. 益气养阴　　D. 清热泻脾
   E. 通下利湿
8. 汗证肺卫不固证，治疗原则是
   A. 益气固表　　B. 调和营卫
   C. 益气养阴　　D. 清热泻脾
   E. 通下利湿

A2 型题

1. 患儿，3 岁。平时易患感冒，自汗，偶有盗汗，汗出以头部、肩背部汗出明显，动则尤甚，神疲乏力，面色少华，舌淡，苔薄白，脉细弱。治疗应首选的方剂是
   A. 桂枝汤
   B. 黄芪桂枝五物汤
   C. 黄芪建中汤
   D. 玉屏风散合牡蛎散
   E. 生脉散合当归六黄汤
2. 患儿，5 岁。易出汗，汗出遍身，畏寒恶风，不发热，精神疲倦，胃纳不振，舌质淡红，苔薄白，脉缓。治疗应首选的方剂是
   A. 参苓白术散　　B. 黄芪桂枝五物汤
   C. 生脉散　　D. 四君子汤
   E. 玉屏风散
3. 患儿，2 岁。经常在入睡后出汗，有时白天也汗出较多，形体消瘦，精神倦怠，心烦少寐，时有低热、口干、手足心灼热，哭声无力，口唇淡红，舌质淡，可见花剥苔，脉细弱。治疗应首选的方剂是

A. 泻黄散　B. 黄芪桂枝五物汤
C. 当归六黄汤　D. 牡蛎散
E. 玉屏风散

4. 患儿，4岁。易出汗，以额、心胸为甚，汗出肤热，汗渍色黄，口臭，口渴不欲饮，小便色黄，舌质红，苔黄腻，脉滑数。治疗应首选的方剂是

A. 生脉散　B. 黄芪桂枝五物汤
C. 泻黄散　D. 牡蛎散
E. 玉屏风散

B1 型题

A. 多汗而不温
B. 汗出以头颈、胸背为主
C. 汗出遍身而伴虚热征象
D. 汗出肤热
E. 不分寤寐，无故汗出

1. 汗证肺卫不固证的症状特征是
2. 汗证营卫失调证的症状特征是

A. 益气养阴　B. 调和营卫
C. 清热泻脾　D. 化湿和中
E. 益气固表

3. 汗证营卫失调证的治法是
4. 汗证气阴亏虚证的治法是

参考答案

A1 型题

1. B　2. D　3. D　4. D　5. B
6. A　7. D　8. A

A2 型题

1. D　2. B　3. C　4. C

B1 型题

1. B　2. A　3. B　4. A

细目二　病毒性心肌炎

A1 型题

1. 病毒性心肌炎的发病内因是

A. 痰瘀内阻　B. 正气亏虚
C. 外感风温邪毒　D. 湿热邪毒侵袭
E. 饮食内滞

2. 病毒性心肌炎的发病年龄多见于

A. 初生~1个月　B. 1个月~1岁
C. 1~3岁　D. 3~10岁
E. 10岁以上

3. 下列各项，不属病毒性心肌炎特征的是

A. 神疲乏力　B. 面色苍白
C. 心悸气短　D. 肢冷多汗
E. 恶寒发热

4. 与病毒性心肌炎发病关系密切的脏腑是

A. 心脾　B. 心肝
C. 心肺　D. 心肾
E. 肺脾

5. 治疗病毒性心肌炎气阴亏虚证应首选方剂是

A. 八珍汤　B. 归脾汤
C. 黄芪桂枝五物汤　D. 荆防败毒散
E. 炙甘草汤合生脉散

6. 下列各项，不属于病毒性心肌炎心阳虚弱证证候要点的是

A. 畏寒肢冷
B. 心悸怔忡

C. 舌质淡胖
D. 脉细数或脉微欲绝
E. 神疲乏力

7. 病毒性心肌炎急性期应卧床休息的时间为
A. 1 周　　B. 1~3 周
C. 3~6 周　　D. 6~12 周
E. 6~12 个月

8. 病毒性心肌炎心脏扩大及并发心力衰竭者，应卧床休息的时间是
A. 1 个月　　B. 1~3 个月
C. 3~6 个月　　D. 6~12 个月
E. 1 年以上

9. 病毒性心肌炎痰瘀阻络证的治法是
A. 清热解毒，宁心复脉
B. 温振心阳，宁心复脉
C. 豁痰化瘀，宁心通络
D. 益气养阴，宁心复脉
E. 清热化湿，宁心复脉

A2 型题

1. 患儿，4 岁。胸闷憋气，神疲乏力，时觉心前区疼痛，活动后诸症加重。2 周前曾患流行性腮腺炎。查心电图：二度Ⅱ型房室传导阻滞。为明确诊断，下列最有意义的检查是
A. 血常规　　B. 血培养
C. 血病毒分离　　D. 血沉
E. 血心肌酶

2. 患儿，7 岁。感冒 2 周未愈，乏力，时觉胸痛，间见憋气，纳差便调，咽红，咳嗽，苔黄，脉数。查心电图示Ⅱ、aVF、V_5 联 T 波倒置，血 CK-MB 升高。治疗应首选方剂是
A. 银翘散　　B. 失笑散
C. 生脉散　　D. 葛根黄芩黄连汤
E. 桂枝甘草龙骨牡蛎汤

3. 患儿，9 岁。罹患心肌炎 2 周，寒热起伏，胸闷憋气，心悸气短，肌肉酸痛，腹痛腹泻，倦怠乏力，恶心欲吐，舌质红，苔黄腻，脉濡数。其病机是
A. 风热犯心　　B. 湿热侵心
C. 气阴亏虚　　D. 心阳虚弱
E. 痰瘀阻络

4. 患儿，8 岁。罹患心肌炎 2 年，症见神疲乏力，畏寒肢冷，面色苍白，头晕多汗，舌质淡胖，脉缓无力。治疗应首选方剂是
A. 银翘散　　B. 失笑散
C. 生脉散　　D. 葛根芩连汤
E. 桂枝甘草龙骨牡蛎汤

B1 型题

A. 桂枝甘草龙骨牡蛎汤
B. 银翘散
C. 葛根芩连汤
D. 炙甘草汤合生脉散
E. 瓜蒌薤白半夏汤合失笑散

1. 病毒性心肌炎气阴两虚证治疗首选方是
2. 病毒性心肌炎心阳虚弱证治疗首选方是

A. 心悸不宁，胸闷憋气，心前区痛如针刺，舌质紫暗，脉结代
B. 心悸不宁，憋气乏力，少气懒言，烦热口渴，舌红少苔，脉细数
C. 心悸怔忡，神疲乏力，畏寒肢冷，舌质淡胖，脉缓无力
D. 寒热起伏，心悸胸闷，肌肉酸痛，腹痛泄泻，舌质红，苔黄腻，脉濡数
E. 心悸气短，胸闷胸痛，发热咳嗽，咽红肿痛，舌红脉数

3. 病毒性心肌炎湿热侵心证的证候是
4. 病毒性心肌炎痰瘀阻络证的证候是

参考答案

A1 型题

1. B　2. D　3. E　4. C　5. E

6. D　7. C　8. C　9. C

A2 型题

1. C　2. A　3. B　4. E

B1 型题

1. D　2. A　3. D　4. A

细目三　注意力缺陷多动障碍

A1 型题

1. 儿童多动症的发病年龄多见于
A. 新生儿期　B. 婴儿期
C. 幼儿期　D. 学龄前期
E. 学龄期

2. 下列症状中，与儿童多动症密切相关的是
A. 喜欢玩耍　B. 注意力不集中
C. 智力较差　D. 喜欢看电视
E. 常有不自主的肢体抽动

3. 儿童多动症的治疗原则是
A. 滋肾平肝　B. 补益心肾
C. 调和阴阳　D. 补益心脾
E. 清热化痰

4. 治疗儿童多动症心脾两虚证的首选方剂是
A. 八珍汤　B. 归脾汤
C. 杞菊地黄丸　D. 孔圣枕中丹
E. 归脾汤合甘麦大枣汤

5. 下列各项，有关多动症的预防与调护，错误的是
A. 孕妇应营养均衡，禁烟酒，慎用药物，避免早产、难产及新生儿窒息
B. 关心体谅患儿，对其行为及学习进行耐心的帮助与训练
C. 训练患儿有规律地生活，起床、吃饭、学习等都要形成规律，不要过于迁就
D. 避免食用有兴奋性和刺激性的饮料和食物，对于高蛋白高热量食物减少摄入
E. 加强管理，及时疏导，防止攻击性、破坏性及危险性行为发生

A2 型题

1. 男孩，8 岁。症见多动多语，冲动任性，难于制约，注意力不集中，胸中烦热，懊侬不眠，便秘尿赤，舌质红，苔黄腻，脉滑数。治疗应首选方剂是
A. 龙胆泻肝汤　B. 泻心导赤散
C. 泻心汤　D. 清心涤痰汤
E. 黄连温胆汤

2. 男孩，9 岁。平时注意力不集中，学习成绩低下，多动难静，急躁易怒，冲动任性，难以自控，夜间盗汗，大便秘结，舌质红，舌苔薄，脉细弦。其治法是
A. 养心安神，健脾益气
B. 滋养肝肾，平肝潜阳
C. 清热泻火，化痰宁心
D. 安神定志，滋养肝肾
E. 调和肝脾，佐以益气

3. 男孩，10 岁。身体消瘦，上课注意力不能集中，多动而不暴躁，言语冒失，做事有头无尾，睡眠不实，记忆力差，伴自汗盗汗，偏食纳少，面色无华，舌质淡，苔薄白，脉虚弱。治疗应首选方剂是
A. 八珍汤
B. 二陈汤合黄连温胆汤
C. 杞菊地黄丸
D. 孔圣枕中丹

E. 归脾汤合甘麦大枣汤

B1 型题

A. 易于冲动，好动难静，容易发怒，常不能自控
B. 兴趣多变，做事有头无尾，记忆力差
C. 脑失精明，学习成绩低下，记忆力欠佳，或有遗尿、腰酸乏力
D. 注意力不集中，情绪不稳定，多梦烦躁
E. 神思涣散，活动过多，动作笨拙

1. 儿童多动症，其病在肝者，临床证候是
2. 儿童多动症，其病在肾者，临床证候是

参考答案

A1 型题

1. E　2. B　3. C　4. E　5. D

A2 型题

1. E　2. B　3. E

B1 型题

1. A　2. C

细目四　惊　风

A1 型题

1. 下列各项中，属于急惊风主要病因的是
A. 脾胃虚弱　B. 脾肾阳虚
C. 外感时邪　D. 痰浊壅盛
E. 脾虚肝亢
2. 急惊风的“四证”是指
A. 风、火、积、热　B. 风、痰、热、惊
C. 痰、积、惊、热　D. 惊、热、痰、火
E. 痰、火、积、热
3. 下列各项，不属于急惊风四大基本治法的是
A. 清热　B. 养阴
C. 豁痰　D. 镇惊
E. 息风
4. 治疗急惊风气营两燔证应首选的方剂是
A. 新加香薷饮　B. 清瘟败毒饮
C. 清营汤　D. 白虎汤
E. 藿香正气散
5. 治疗急惊风邪陷心肝证应首选的方剂是
A. 羚角钩藤汤
B. 清瘟败毒饮
C. 白虎汤合紫雪丹
D. 清营汤合白虎汤
E. 黄连解毒汤合安宫牛黄丸
6. 治疗急惊风湿热疫毒证应首选的方剂是
A. 羚角钩藤汤
B. 黄连解毒汤合白头翁汤
C. 清瘟败毒饮
D. 普济消毒饮
E. 白虎汤合紫雪丹
7. 慢惊风的主要病变部位是
A. 心肝肺　B. 肝脾肺
C. 心脾肾　D. 肝脾肾
E. 心肝肾
8. 以下各项，不属于慢惊风常用治法的是
A. 清心开窍　B. 温中健脾
C. 育阴潜阳　D. 柔肝息风
E. 温阳逐寒
9. 下列各项，不属于慢惊风病机
A. 肝血亏损，虚风内动

B. 脾虚肝旺，肺亢化风
C. 素有痰饮，上蒙清窍
D. 脾肾阳虚，虚极生风
E. 肝肾阴亏，虚风内动

10. 治疗慢惊风脾肾阳衰证，应首选的方剂是
A. 理中汤
B. 四逆汤
C. 附桂八味丸
D. 木香肉桂逐寒方
E. 固真汤合逐寒荡惊汤

A2 型题

1. 患儿，3 岁。突然出现神昏惊厥，伴发热头痛，咳嗽流涕，咽红，舌苔薄黄，脉象浮数。治疗应首选的方剂是
A. 柴葛解肌汤
B. 银翘散
C. 银翘散合羚角钩藤汤
D. 桑菊饮
E. 紫雪丹

2. 患儿，5 岁。突然壮热，神志昏迷，烦躁谵妄，反复抽搐，惊厥不已，呕吐腹痛，大便夹脓血，舌质红，苔黄腻，脉象滑数。治疗应首选的方剂是
A. 羚角钩藤汤
B. 普济消毒饮
C. 黄连解毒汤合白头翁汤
D. 白虎汤合玉枢丹
E. 清瘟败毒饮

3. 患儿，5 岁。突然高热，不省人事，抽搐不已，大便化验见脓球成堆，大便腥臭异常，肛门灼热，舌红，苔黄腻，脉滑数。其证候是
A. 湿热疫毒　B. 邪陷心肝
C. 风热动风　D. 气营两燔
E. 湿热蕴伏

4. 患儿，2 岁。流涕，喷嚏，咳嗽 1 天，次日高热，于体温骤升时突然发生惊厥，咽喉红赤，苔薄黄，指纹浮紫于气关。其证候是
A. 风热感冒　B. 邪陷心肝
C. 风热动风　D. 气营两燔
E. 湿热疫毒

5. 患儿，3 岁。高热持续 3 天，神昏谵语，突然颈项强直，两目上视，口吐白沫，手足抽动，四肢厥冷。其证候是
A. 湿热疫毒　B. 邪陷心肝
C. 风热动风　D. 气营两燔
E. 脾肾阳虚

6. 患儿，1 岁。面色时青时赤，频作惊惕，甚则惊厥，喜投母怀，大便色青，脉律不整，指纹紫滞。治疗应首选的方剂是
A. 菖蒲丸　B. 定魄丸
C. 磁朱丸　D. 远志丸
E. 琥珀抱龙丸

7. 患儿，4 岁。精神萎靡，嗜睡露睛，面色萎黄，不欲饮食，大便稀溏，色带青绿，时有肠鸣，四肢不温，抽搐无力，时作时止，舌淡苔白，脉沉弱。治疗首选方剂是
A. 附子理中汤　B. 固真汤
C. 镇肝熄风汤　D. 缓肝理脾汤
E. 羚角钩藤汤

8. 患儿，3 岁半。面色潮红，身热消瘦，手足心热，肢体拘挛或强直，时或抽搐，大便干结，舌光无苔，质绛少津，脉象细数。治疗应首选的方剂是
A. 大定风珠　B. 地黄饮子
C. 大补阴丸　D. 理中汤
E. 四逆汤

B1 型题

A. 发病急骤，高热，抽搐，昏迷，头痛，项强，舌红苔黄
B. 发病较急，突然抽搐，神昏惊叫，四肢厥冷，脉乱不整

C. 高热不退，神昏抽搐，腹痛拒按，便下脓血，舌红苔腻

D. 面色萎黄，嗜睡露睛，频繁抽搐，舌淡苔白，脉象沉弱

E. 身热形瘦，手足心热，肢挛强直，舌绛少苔，脉细弦数

1. 急惊风气营两燔证的主症是

2. 急惊风湿热疫毒证的主症是

A. 大定风珠　　B. 固真汤
C. 远志丸　　D. 抱龙丸
E. 缓肝理脾汤

3. 治疗慢惊风脾虚肝亢证，治疗应首选的方剂是

4. 治疗慢惊风阴虚风动证，治疗应首选的方剂是

参考答案

A1 型题

1. C　2. B　3. B　4. B　5. A
6. B　7. D　8. A　9. C　10. E

A2 型题

1. B　2. C　3. A　4. C　5. B
6. E　7. D　8. A

B1 型题

1. A　2. C　3. E　4. A

第七单元　肾系病证

细目一　水　肿

A1 型题

1. 水肿涉及的病位主要是

A. 肺脾肾　　B. 脾肝肾
C. 心脾肾　　D. 脾肾
E. 肺脾

2. 小儿水肿好发年龄为

A. 0~2 岁　　B. 2~7 岁
C. 7~12 岁　　D. 12~14 岁
E. 14 岁以上

3. 急性肾小球肾炎的并发症是

A. 电解质紊乱　　B. 严重循环充血
C. 代谢性酸中毒　　D. 急进性肾炎
E. 惊厥

4. 小儿水肿突然出现头痛，眩晕，甚则抽搐，昏迷，其病机是

A. 水毒内闭　　B. 水凌心肺
C. 邪陷心肝　　D. 湿浊壅塞三焦
E. 热扰心肝

5. 患儿浮肿明显，伴见喘促心悸，紫绀，其病机是

A. 邪毒内侵，内犯肺脾
B. 湿热邪毒，内陷厥阴
C. 水邪泛滥，上凌心肺
D. 水毒内闭，三焦壅塞
E. 肝阳上亢，心窍闭阻

6. 下列各项，不属于小儿水肿水毒内闭证的主要症状的是

A. 尿少尿闭　　B. 恶心呕吐

C. 头晕头痛　　D. 嗜睡昏迷
E. 烦躁抽搐

7. 水肿水凌心肺证的治法是
A. 泻肺逐水，清心泻火
B. 泻肺逐水，温阳扶正
C. 泻肺逐水，止咳平喘
D. 平肝泻火，清心利水
E. 止咳平喘，温阳扶正

8. 下列各项，有关水肿的预防与调护，错误的是
A. 锻炼身体，增强体质，提高抗病能力
B. 预防感冒，保持皮肤清洁，彻底治疗各种皮肤疮毒
C. 发病后应长期卧床休息
D. 水肿期及血压升高者，应限制钠盐及水的摄入
E. 每日准确记录尿量、入水量和体重，监测血压

9. 以 24h 尿蛋白定量作为检测指标，肾病综合征大量蛋白尿应超过的定量标准是
A. 50mg/kg　　B. 60mg/kg
C. 70mg/kg　　D. 75mg/kg
E. 100mg/kg

10. 儿童肾病综合征高胆固醇血症的诊断标准是大于
A. 4. 5mmol/L　　B. 5. 2mmol/L
C. 5. 7mmol/L　　D. 6. 5mmol/L
E. 7mmol/L

11. 小儿水肿脾肾阳虚证的治法是
A. 健脾和胃，利水消肿
B. 清热解毒，利水消肿
C. 温肾健脾，利水消肿
D. 益气健脾，利水消肿
E. 滋补肝肾，利水消肿

12. 小儿水肿气阴两虚证的治法是
A. 益气养阴，利水消肿
B. 清热解毒，利水消肿
C. 活血化瘀，利水消肿
D. 滋阴补肾，平肝潜阳
E. 益气健脾，化湿清热

13. 治疗水肿气阴两虚证，应首选方剂的是
A. 知柏地黄丸
B. 防己黄芪汤合五苓散
C. 真武汤合黄芪桂枝五物汤
D. 实脾饮
E. 六味地黄丸加黄芪

14. 小儿水肿的病机是
A. 其标在肺，其制在脾，其本在肾
B. 脾肾阳虚
C. 肺脾气虚
D. 湿热内侵
E. 感受风邪

15. 下列哪项不是治疗水肿的常用方法
A. 抗感染　　B. 激素疗法
C. 利尿　　D. 止咳
E. 降压

A2 型题

1. 患儿，6 岁。突然出现头面眼睑浮肿，并迅速波及全身，呈紧张性水肿，尿少，色如浓茶，伴发热，恶风，口渴，咽痛，舌尖红，苔薄黄，脉浮数。治疗应首选的方剂是
A. 麻黄连翘赤小豆汤合五苓散
B. 五味消毒饮合小蓟饮子
C. 苓桂术甘汤
D. 甘露消毒丹
E. 五苓散

2. 患儿，8 岁。头面肢体浮肿，小便短赤，头身困重，脘闷纳呆，口苦口黏，大便干结，舌红，苔黄腻，脉滑数。治疗应首选的方剂是
A. 麻黄连翘赤小豆汤合五苓散
B. 五味消毒饮合小蓟饮子
C. 苓桂术甘汤合小蓟饮子
D. 甘露消毒丹
E. 五苓散

3. 患儿，4岁。全身明显浮肿，频咳气急，胸闷心悸，不能平卧，烦躁不宁，面色苍白，唇指青紫，舌质暗红，舌苔白腻，脉沉细无力。治疗应首选的方剂是

A. 龙胆泻肝汤合羚角钩藤汤
B. 五味消毒饮合小蓟饮子
C. 己椒苈黄丸合参附汤
D. 玉枢丹合小蓟饮子
E. 参附龙牡救逆汤合小蓟饮子

4. 患儿，7岁。全身浮肿，尿少或尿闭，头晕头痛，恶心呕吐，嗜睡，甚则昏迷，舌质淡胖，苔垢腻，脉弦。治疗应首选的方剂是

A. 龙胆泻肝汤合羚角钩藤汤
B. 五味消毒饮合小蓟饮子
C. 己椒苈黄丸合参附汤
D. 温胆汤合附子泻心汤
E. 参附龙牡救逆汤合小蓟饮子

5. 患儿，10岁。肢体面部浮肿，头痛眩晕，烦躁不安，视物模糊，口苦，恶心呕吐，甚至抽搐、昏迷，尿短赤，舌质红，苔黄糙，脉弦数。治疗应首选的方剂是

A. 麻黄连翘赤小豆汤合五苓散
B. 五味消毒饮合小蓟饮子
C. 龙胆泻肝汤合羚角钩藤汤
D. 龙胆泻肝汤合小蓟饮子
E. 甘露消毒丹合羚角钩藤汤

6. 患儿，6岁。患肾病综合征。症见高度浮肿，按之没指，腰腹下肢尤甚，面白无华，神疲畏寒，可伴有胸水、腹水，舌质淡，苔白，脉细无力。其证候是

A. 湿热内侵证　　B. 肝肾阴虚证
C. 脾虚湿困证　　D. 脾肾阳虚证
E. 风水相搏证

7. 患儿，4岁。反复浮肿月余，尿蛋白定性(+++)，尿蛋白定量>300mg/(kg·d)，血白蛋白28g/L，血胆固醇10.4mmol/L。症见腰腹下肢肿甚，面白无华，畏寒肢冷，神疲乏力，小便短少，纳少便溏，舌质淡，苔白滑，脉沉无力。其诊断是

A. 急性肾小球肾炎，风水相搏证
B. 肾病综合征，脾肾阳虚证
C. 肾病综合征，脾虚湿困证
D. 肾病综合征，肺脾气虚证
E. 急进性肾炎，脾虚湿困证

B1型题

A. 湿热内侵证　　B. 风水相搏证
C. 水凌心肺证　　D. 水毒内闭证
E. 脾虚湿停证

1. 全身浮肿，少尿，频咳气急，胸闷心悸，烦躁不宁，唇指青紫。其证候是

2. 全身浮肿，尿少或无尿，色如浓茶，头晕头痛，恶心呕吐，嗜睡。其证候是

A. 小儿浮肿兼见发热恶风，咳嗽，肢痛，苔薄白，脉浮
B. 小儿浮肿兼见疮毒，舌质红，苔黄腻
C. 小儿浮肿兼见头痛眩晕，视物模糊，苔黄，脉弦
D. 小儿浮肿兼见尿少或尿闭，恶心呕吐，苔腻，脉弦
E. 小儿浮肿兼见咳嗽气急，心悸胸闷，口唇青紫，脉细

3. 水肿风水相搏证的证候特征是
4. 水肿湿热内侵证的证候特征是

A. 浮肿、少尿、血尿、蛋白尿
B. 浮肿、少尿、血尿、高血压
C. 浮肿、少尿、血尿、低白蛋白血症
D. 浮肿、血尿、蛋白尿、低白蛋白血症
E. 浮肿、蛋白尿、高脂血症、低白蛋白血症

5. 急性肾小球肾炎的临床特点是
6. 肾病综合征的临床特点是

参考答案

A1 型题

1. A　2. B　3. B　4. C　5. C
6. E　7. B　8. C　9. A　10. C
11. C　12. A　13. E　14. A　15. D

A2 型题

1. A　2. B　3. C　4. D　5. C
6. D　7. B

B1 型题

1. C　2. D　3. A　4. B　5. B
6. E

细目二　尿　频

A1 型题

1. 尿频脾肾气虚证的症状特点是
   A. 病程长，小便频数，尿急，尿痛
   B. 病程长，小便频数，滴沥不尽，纳差畏寒
   C. 病程长，小便频数短赤，五心烦热
   D. 起病急，小便频数，滴沥不尽，小腹坠胀
   E. 病程长，小便频数，尿液混浊
2. 尿频脾肾气虚证的治法是
   A. 健脾益气，温肾固摄
   B. 益肺健脾，固涩膀胱
   C. 温补脾肾，升提固摄
   D. 滋阴补肾，固涩小便
   E. 健脾补肾，通利膀胱
3. 尿频湿热下注证的治法是
   A. 清热利湿，通利膀胱
   B. 清热泻火，固涩小便
   C. 健脾利湿，升提固摄
   D. 滋阴补肾，清热降火
   E. 利湿通淋，清肝泻火

A2 型题

1. 患儿，3 岁。患病日久，小便频数，滴沥不尽，尿液不清，神疲乏力，面色萎黄，食欲不振，畏寒怕冷，手足不温，大便稀薄，眼睑浮肿，舌质淡有齿痕，苔薄腻，脉细弱。其证候是
   A. 湿热下注证　B. 下元虚寒证
   C. 脾肾气虚证　D. 肺脾气虚证
   E. 肝经湿热证
2. 患儿，6 岁。突然出现小便频数短赤，尿道灼热疼痛，尿液淋沥混浊，小腹坠胀，腰部酸痛，伴有发热，烦躁口渴，甚有恶心呕吐，舌质红，苔黄腻，脉数有力。治疗应首选的方剂是
   A. 龙胆泻肝汤　B. 八正散
   C. 缩泉丸　D. 桑螵蛸散
   E. 知柏地黄丸

B1 型题

A. 八正散　B. 缩泉丸
C. 菟丝子散　D. 龙胆泻肝汤
E. 桑螵蛸散

1. 治疗尿频脾肾气虚证，应首选的方剂是
2. 治疗尿频湿热下注证，应首选的方剂是

参考答案

A1 型题

1. B　2. C　3. A

A2 型题

1. C　2. B

B1 型题

1. B　2. A

细目三　遗　尿

A1 型题

1. 小儿遗尿的病机主要是

A. 肾气不足，膀胱虚寒

B. 肺脾气虚，水道失约

C. 心肾失交，水火不济

D. 肝经郁热，疏泄失司

E. 脾肾气虚，下元不固

2. 遗尿肾气不足证的治法是

A. 补肾纳气，泻肝止遗

B. 补肺益脾，固涩膀胱

C. 补肾益气，升提固摄

D. 温补肾阳，固涩膀胱

E. 益气滋肾，固涩缩尿

3. 遗尿心肾失交证的治法是

A. 清心安神，滋阴潜阳

B. 清心滋肾，安神固脬

C. 清泻心火，固涩小便

D. 泻心安神，固涩膀胱

E. 清心泻火，滋肾缩尿

4. 治疗遗尿肝经湿热证的首选方剂是

A. 五苓散　　B. 导赤散

C. 龙胆泻肝汤　　D. 甘露消毒丹

E. 三仁汤

5. 下列各项，有关遗尿的预防与调护，错误的是

A. 应使患儿白天增加锻炼，加强体质

B. 幼儿每晚按时唤醒排尿，逐渐养成自控的排尿习惯

C. 白天可饮水，晚餐不进稀饭、汤水

D. 既要严格要求，又不能打骂体罚，消除紧张心理，积极配合治疗

E. 睡前尽量不喝水，中药汤剂也不要在晚间服

A2 型题

1. 患儿，4 岁。每晚尿床 1 次以上，小便清长，面白少华，神疲乏力，智力较同龄儿稍差，肢冷畏寒，舌质淡，苔白滑，脉沉无力。治疗应首选的方剂是

A. 桑螵蛸散　　B. 交泰丸

C. 补肾地黄丸　　D. 菟丝子散

E. 桂枝加龙骨牡蛎汤

2. 患儿，6 岁。时有尿频，小便清长，每晚尿床 1 次以上，面白少华，神疲乏力，肢冷畏寒，舌淡，苔白滑，脉沉无力。其诊断是

A. 尿频，脾肾气虚　　B. 遗尿，肾气不足

C. 遗尿，心肾失交　　D. 尿频，脾肾阳虚

E. 遗尿，肺脾气虚

3. 患儿，5 岁。经常梦中遗尿，睡眠不安，白天多动，较少安静，手足心热，舌红，苔薄少津，脉沉细而数。治疗应首选的方剂是

A. 补中益气汤合缩泉丸

B. 交泰丸合导赤散

C. 缩泉丸

D. 导赤散

E. 五子衍宗丸

4. 患儿，6 岁半。经常夜间遗尿，白天尿频量多，平素易感，面色少华，食欲不振，大便溏薄，舌淡苔白，脉沉无力。治疗应首选的方剂是

A. 菟丝子散
B. 导赤散
C. 缩泉丸合玉屏风散
D. 补中益气汤合缩泉丸
E. 桑螵蛸散

B1 型题

A. 清热利湿，通利膀胱
B. 温补肾阳，固涩膀胱
C. 温补脾肾，升提固摄
D. 清热利湿，泻肝止遗
E. 培元益气，安神固脬
1. 尿频脾肾气虚证的治法是
2. 遗尿肾气不足证的治法是

A. 八正散
B. 缩泉丸
C. 菟丝子散
D. 补中益气汤合缩泉丸
E. 桑螵蛸散
3. 治疗尿频脾肾气虚证的首选方剂是
4. 治疗遗尿肾气不足证的首选方剂是

参考答案

A1 型题

1. A　2. D　3. B　4. C　5. A

A2 型题

1. D　2. B　3. B　4. D

B1 型题

1. C　2. B　3. B　4. C

第八单元　传染病

细目一　麻　疹

A1 型题

1. 麻疹好发的年龄是
A. 1 个月　B. 1~5 个月
C. 6 个月~5 岁　D. 6~7 岁
E. 10~12 岁
2. 麻疹的好发季节是
A. 春秋　B. 冬春
C. 秋冬　D. 春夏
E. 夏秋
3. 麻疹的发病原因是
A. 湿热　B. 风邪
C. 麻疹时邪　D. 胎毒加湿热
E. 胎毒加风邪
4. 麻疹的主要病变部位是
A. 肝肺　B. 肺脾
C. 心脾　D. 肺肾
E. 肝肾
5. 麻疹早期诊断的特征性依据是
A. 发热起伏　B. 咳嗽频繁
C. 麻疹黏膜斑　D. 玫瑰色斑丘疹
E. 枕部淋巴结肿大
6. 麻疹疹点先见于的部位是

A. 头面　B. 颈部
C. 胸腹　D. 四肢
E. 耳后发际

7. 麻疹应与下列哪种疾病相鉴别
A. 系统性红斑狼疮　B. 过敏性紫癜
C. 过敏性皮炎　D. 幼儿急疹
E. 痈

8. 麻疹初热期应首选方剂是
A. 宣毒发表汤　B. 透疹凉解汤
C. 清解透表汤　D. 普济消毒饮
E. 清瘟败毒饮

9. 麻疹邪入肺胃的治法是
A. 清凉解毒，透疹达邪
B. 辛凉透表，清宣肺卫
C. 辛凉透表，清热利咽
D. 疏风清热，利湿解毒
E. 清气凉营，解毒化湿

10. 麻疹收没期的皮肤特点是
A. 无色素沉着及脱屑
B. 无色素沉着，有大片脱皮
C. 有色素沉着，无脱屑
D. 有色素沉着，少有脱皮
E. 有色素沉着，并有麦麸状细微脱屑

11. 麻疹的基本治疗原则是
A. 辛温解表　B. 清热解毒
C. 益气透表　D. 温肺化痰
E. 辛凉透疹

12. 麻疹邪犯肺卫证与邪入肺胃证的鉴别，其重要依据是
A. 发热升高　B. 咳嗽加重
C. 烦躁加剧　D. 疹点出现
E. 舌红苔黄

13. 治疗麻疹逆证邪毒攻喉证，应首选的方剂是
A. 定喘汤　B. 苏葶丸
C. 清宁散　D. 清咽下痰汤
E. 葶苈大枣泻肺汤

14. 治疗麻疹逆证邪毒闭肺的治法是
A. 宣肺开闭，清热解毒
B. 清热解毒，利咽消肿
C. 清热凉营，泻火解毒
D. 疏风清热，消肿利咽
E. 辛凉宣透，清热利咽

15. 治疗麻疹逆证邪陷心肝证，应首选的方剂是
A. 朱衣滚痰丸
B. 羚角钩藤汤
C. 小儿回春丹
D. 加味温胆汤
E. 涤痰汤

16. 易并发肺炎喘嗽的疾病是
A. 麻疹　B. 风痧
C. 奶麻　D. 丹痧
E. 水痘

17. 下列各项，不属麻疹预防措施的是
A. 按计划接种麻疹减毒活疫苗
B. 麻疹流行期间，少去公共场所
C. 一般对接触者宜隔离观察 14 天
D. 易感儿接触传染源后，应隔离观察 7 天
E. 有麻疹接触史者，可及时注射丙种球蛋白

A2 型题

1. 患儿，3 岁 10 个月。素体虚弱易感。冬春之季，发热 2 天，咳嗽有痰，鼻塞流涕，面色潮红，怕光流泪，烦躁啼哭，耳后、面部有玫瑰色斑丘疹，口腔两颊近臼齿处出现麻疹黏膜斑。被诊断为麻疹。其最主要的诊断依据是
A. 发热咳嗽　B. 虚弱易感
C. 冬春之季　D. 烦躁不安
E. 麻疹黏膜斑

2. 患儿，5 岁。麻疹第 5 天，壮热持续，起伏如潮，烦躁不安，目赤眵多，皮疹布发，疹点逐渐稠密，皮疹凸起，触之碍手，压之退色，大

便干结，小便短少，舌质红赤，舌苔黄腻，脉数有力。其证候是

A. 邪犯肺卫　　B. 邪毒闭肺
C. 邪入肺胃　　D. 邪毒攻喉
E. 阴津耗伤

3. 患儿，3岁。高热不退，面色青灰，烦躁不安，咳嗽气促，鼻翼扇动，喉间痰鸣，唇周发绀，皮疹稠密，疹色紫暗，大便秘结，小便短赤，舌红苔黄，脉数有力。治疗应首选的方剂是

A. 定喘汤　　B. 二陈汤
C. 大青龙汤　　D. 麻杏石甘汤
E. 葶苈大枣泻肺汤

4. 患儿，3岁5个月。壮热如潮，肤有微汗，烦躁不安，目赤眵多，皮疹布发，疹点稠密，疹色暗红，大便干结，小便短赤，舌质红赤，舌苔黄腻，脉数有力。其治法是

A. 清热解毒，利湿泄浊
B. 清凉解毒，透疹达邪
C. 辛温解表，宣肺化痰
D. 燥湿化痰，宣肺止咳
E. 养阴润肺，止咳化痰

5. 患儿，3岁。麻疹出齐，低热不退，神烦欠安，咳嗽少痰，胃纳增加，皮疹渐回，可见皮肤糠麸样脱屑及色素斑痕，舌红少津，舌苔薄净，脉细数。治疗应首选的方剂是

A. 玉女煎　　B. 桑菊饮
C. 桑杏汤　　D. 二陈汤
E. 沙参麦冬汤

B1 型题

A. 热、咳、涕、泪，麻疹黏膜斑
B. 热、烦、汗出，皮疹透发
C. 疹没脱屑，低热不退
D. 热、烦、渴、饮，疹稠色暗，神昏抽搐
E. 热、咳、喘、痰，疹稠色暗

1. 麻疹邪犯肺卫证的主要证候是
2. 麻疹邪入肺胃证的主要证候是

A. 高热骤降，涕泪横流，两目红赤
B. 高热不退，咳嗽气促，鼻扇痰鸣
C. 壮热起伏，烦躁不安，咳嗽阵作
D. 高热不退，烦躁谵妄，四肢抽搐
E. 咽喉肿痛，咳声重浊，声如犬吠

3. 麻疹邪毒闭肺证在麻疹的基础上症见
4. 麻疹邪毒攻喉证在麻疹的基础上症见

A. 辛凉透表，清宣肺卫
B. 清凉解毒，透疹达邪
C. 养阴益气，清解余邪
D. 宣肺开闭，清热解毒
E. 平肝息风，清心开窍

5. 麻疹出疹期治法是
6. 麻疹邪陷心肝治法是

参考答案

A1 型题

1. C　2. B　3. C　4. B　5. C
6. E　7. D　8. A　9. A　10. E
11. E　12. D　13. D　14. A　15. B
16. A　17. D

A2 型题

1. E　2. C　3. D　4. B　5. E

B1 型题

1. A　2. B　3. B　4. E　5. B
6. E

细目二　奶　麻

A1 型题

1. 以热退疹出为特征的疾病是
   A. 麻疹　　B. 奶麻
   C. 风痧　　D. 丹痧
   E. 手足口病
2. 奶麻好发年龄是
   A. 1~3 个月　　B. 3~6 个月
   C. 6~18 个月　　D. 18~24 个月
   E. 3 岁以上
3. 奶麻好发季节是
   A. 冬春　　B. 春夏
   C. 夏秋　　D. 秋冬
   E. 盛夏
4. 奶麻邪郁肌表的治法是
   A. 疏风清热，宣透邪毒
   B. 辛凉透表，清宣肺卫
   C. 疏风清热，利湿解毒
   D. 清热生津，以助康复
   E. 泻火解毒，清热凉营
5. 奶麻毒透肌肤的首选方剂是
   A. 清燥救肺汤　　B. 普济消毒饮
   C. 清瘟败毒饮　　D. 清解透表汤
   E. 银翘散合养阴清肺汤
6. 奶麻出疹时间是在发热后
   A. 1~2 天　　B. 3~4 天
   C. 5~6 天　　D. 7~8 天
   E. 9~10 天

A2 型题

1. 患儿，7 个月，骤然发热 3 天，神智正常，饮食减少，咽红，舌质偏红，舌苔薄黄，指纹浮紫。应首选方剂是
   A. 银翘散　　B. 桑菊饮
   C. 麻杏石甘汤　　D. 宣毒发表汤
   E. 甘露消毒饮

2. 患儿，1 岁 3 个月，突发高热 4 天，神智正常，现热已退，肌肤出现玫瑰色丘疹，皮疹始发于躯干，很快延及全身，肤无痒感。舌质偏红，苔薄少津，指纹淡紫。其治法是
   A. 辛凉透表，清宣肺卫
   B. 清凉解毒，透疹达邪
   C. 疏风解表，清热解毒
   D. 疏风清热，利湿解毒
   E. 清热生津，以助康复

B1 型题

A. 银翘散　　B. 麻杏石甘汤
C. 宣毒发表汤　　D. 透疹凉解汤
E. 银翘散合养阴清肺汤

1. 奶麻邪郁肌表首选的方剂是
2. 奶麻毒透肌肤首选的方剂是

参考答案

A1 型题

1. B　　2. C　　3. A　　4. A　　5. E
6. B

A2 型题

1. A　　2. E

B1 型题

1. A　　2. E

细目三　风　痧

A1 型题

1. 下列各项，属风痧发病特点的是
   A. 口腔颊黏膜红赤，近臼齿处可见白色疹点
   B. 耳后及枕部淋巴结肿大
   C. 发热，咽喉红肿化脓
   D. 多发于春夏二季
   E. 热退疹出
2. 风痧的好发年龄是
   A. 1 岁以下　　B. 1~5 岁
   C. 6~9 岁　　D. 9 岁以上
   E. 任何年龄
3. 风痧发病的主要病因是
   A. 风温时邪　　B. 风疹时邪
   C. 风热邪毒　　D. 湿热邪毒
   E. 麻疹时邪
4. 风痧的病变部位在
   A. 肺卫　　B. 肺胃
   C. 肺心　　D. 肺脾
   E. 肺肾
5. 风痧邪犯肺卫证的治法是
   A. 辛凉宣肺透表　　B. 疏风清热透疹
   C. 辛温解表　　D. 清热解毒
   E. 调和营卫
6. 治疗风痧邪入气营证，应首选的方剂是
   A. 银翘散　　B. 白虎汤
   C. 透疹凉解汤　　D. 清气凉营汤
   E. 解肌透痧汤

A2 型题

1. 患儿，2 岁。发热 1 天，发热恶风，喷嚏流涕，全身及面部可见鲜红皮疹，有瘙痒感，枕部淋巴结肿大，舌红，苔黄，指纹浮紫。其诊断是
   A. 丹痧　　B. 奶麻
   C. 麻疹　　D. 风痧
   E. 水痘

2. 患儿，2 岁 4 个月。发热恶风，喷嚏流涕，轻微咳嗽，皮疹分布均匀，疹点稀疏细小，疹色淡红，肌肤轻度瘙痒，耳后及枕部臖核肿大触痛，舌质偏红，舌苔薄黄，指纹浮紫。治疗应首选的方剂是
   A. 银翘散　　B. 桑菊饮
   C. 桑杏汤　　D. 香苏散
   E. 麻杏石甘汤

3. 患儿，3 岁。壮热口渴，烦躁哭闹，疹色鲜红，部分紫暗，疹点稠密，皮疹融合成片，皮肤猩红，小便短赤，大便秘结，舌红苔黄，脉数有力。其病机是
   A. 邪犯肺卫　　B. 邪入气营
   C. 邪热入血　　D. 血热夹瘀
   E. 血热妄行

B1 型题

A. 发热 3~4 天，热退疹出
B. 发热 3~4 天，皮疹出现，热度增高
C. 发热 1~2 天出疹，疹点细小有痒感
D. 发热 1~2 天，出现斑疹、丘疹、水疱及结痂
E. 发热半天至 1 天出疹，疹点细小鲜红，颜面无疹

1. 奶麻的特点是
2. 风痧的特点是

A. 热退疹出
B. 口腔黏膜斑

C. 口周苍白圈
D. 耳后、枕后淋巴结肿大
E. 丘疹、疱疹、结痂同时存在
3. 麻疹的主要临床特征是
4. 风痧的主要临床特征是

A. 发热恶风，喷嚏流涕，疹点细小，分布均匀
B. 发热恶风，鼻塞流涕，咳嗽有痰，泪水汪汪
C. 壮热口渴，烦躁啼哭，疹点稠密，疹色紫暗
D. 两目红赤，口鼻衄血，舌红苔黄
E. 腋下及腹股沟臀核肿大触痛
5. 风痧邪犯肺卫证见
6. 风痧邪入气营证见

参考答案

A1 型题

1. B　2. B　3. B　4. A　5. B
6. C

A2 型题

1. D　2. A　3. B

B1 型题

1. A　2. C　3. B　4. D　5. A
6. C

细目四　丹　痧

A1 型题

1. 丹痧的主要辨证方法是
A. 八纲　B. 气血
C. 六经　D. 脏腑
E. 卫气营血
2. 丹痧发热与出疹的关系表现是
A. 发热 1~2 天出疹
B. 发热数小时~1 天出疹
C. 皮肤出疹，有服药病史
D. 发热 3~4 天，热退出疹
E. 发热 3~4 天出疹，出疹时发热更高
3. 丹痧病机主要涉及的脏腑是
A. 心肺　B. 心肝
C. 肺胃　D. 脾胃
E. 脾肾
4. 丹痧的西医名称的是
A. 猩红热　B. 丹毒
C. 风痧　D. 奶麻
E. 水痘
5. 丹痧的基本治疗原则是
A. 疏风解表，清利咽喉
B. 辛散寒邪，化痰利咽
C. 清热解毒，清利咽喉
D. 温化寒湿，化痰利咽
E. 滋阴清热，润肺利咽
6. 丹痧作周围血象检查时，可见
A. 白细胞总数下降，淋巴细胞升高
B. 白细胞总数增高，淋巴细胞下降
C. 白细胞总数下降，中性粒细胞下降
D. 白细胞总数增高，中性粒细胞升高
E. 白细胞总数正常，中性粒细胞下降
7. 病后常易并发心悸、水肿、痹证的疾病是
A. 麻疹　B. 风痧
C. 水痘　D. 丹痧
E. 奶麻

A2 型题

1. 患儿，3 岁。发热骤起，头痛畏寒，肌肤无汗，咽喉红肿疼痛，影响吞咽，皮肤潮红，痧疹隐隐，舌质偏红，舌苔薄黄，脉浮有力。治疗应首选的方剂是

A. 解肌透痧汤　B. 凉营清气汤
C. 沙参麦冬汤　D. 犀角地黄汤
E. 羚角钩藤汤

2. 患儿，2 岁。壮热不解，烦躁口渴，咽喉肿痛，伴有糜烂白腐，皮疹密布，色红如丹，紫如瘀点。疹由颈、胸开始，继而弥漫全身，压之退色，舌苔黄糙、舌红起刺，脉数有力。其证候是

A. 邪侵肺卫　B. 毒炽气营
C. 疹后阴伤　D. 邪入肺胃
E. 邪毒闭肺

3. 患儿，2 岁。丹痧皮疹布齐，全身皮肤脱屑脱皮。低热不退，伴有干咳，食欲不振，舌红少津，苔剥脱，脉细数。其治法是

A. 养阴生津，清热润喉
B. 清气凉营，泻火解毒
C. 辛凉宣透，清热利咽
D. 疏风解表，清热解毒
E. 滋阴清热，清利小便

B1 型题

A. 麻疹　B. 风痧
C. 丹痧　D. 奶麻
E. 水痘

1. 上述病证中，前驱期目赤、畏光、眼泪汪汪的是

2. 上述病证中，前驱期发热、咽喉红肿，有糜烂的是

A. 发热骤起，头痛畏寒，咽喉红肿疼痛，皮肤潮红，痧疹隐隐
B. 发热渐升，咽红口干，鼻塞流涕，咳嗽频作，皮肤散在丘疹
C. 恶寒发热，头痛项强，呕吐频繁，时有抽搐，皮肤大块瘀斑
D. 壮热不解，烦躁口渴，咽喉肿痛，伴有糜烂白腐，皮疹密布，色红如丹
E. 皮疹始于耳后、发际，继而头面、颈部、胸腹、四肢，最后手足心、鼻准部见疹

3. 丹痧邪侵肺卫证见

4. 丹痧毒炽气营证见

A. 清气凉营，泻火解毒
B. 清热解毒，软坚消肿
C. 养阴益气，清解余邪
D. 辛凉宣透，清热利咽
E. 辛凉透表，清宣肺卫

5. 丹痧毒炽气营证的治法是

6. 丹痧邪侵肺卫证的治法是

A. 疹退后，留有色素斑痕，有麦麸样脱屑
B. 疹退后，留有色素斑痕，有大片脱皮
C. 疹退后，无色素沉着，很少有脱屑
D. 疹退后，无色素沉着，有大片脱皮
E. 疹退后，无色素沉着，无脱屑

7. 麻疹恢复期皮肤的特点是

8. 丹痧恢复期皮肤的特点是

A. 暗红色斑丘疹
B. 玫瑰色细小斑丘疹
C. 红色细小丘疹，密集成片
D. 丘疹、疱疹、结痂同时存在
E. 疹色紫暗或紫黑，形成斑块

9. 水痘的皮疹特点是

10. 丹痧的皮疹特点是

参考答案

A1 型题

1. E　2. B　3. C　4. A　5. C
6. D　7. D

A2 型题

1. A　2. B　3. A

B1 型题

1. A　2. C　3. A　4. D　5. A
6. D　7. A　8. D　9. D　10. C

细目五　水　痘

A1 型题

1. 水痘的好发年龄是
   A. 6 月~1 岁　B. 1~3 岁
   C. 3~6 岁　D. 6~9 岁
   E. 9 岁以上
2. 水痘的主要病位是
   A. 肺肾　B. 肺脾
   C. 脾肾　D. 脾胃
   E. 肺胃
3. 小儿水痘的发生为感受
   A. 风寒　B. 风热
   C. 时邪　D. 寒湿
   E. 湿热
4. 水痘的基本治疗原则是
   A. 清热宣肺利湿　B. 健脾益气利湿
   C. 宣肺化痰利湿　D. 益气温阳利湿
   E. 清热解毒利湿
5. 水痘邪伤肺卫证的治法是
   A. 宣肺解毒，利湿清热
   B. 疏风清热，利湿解毒
   C. 疏风解表，清热宣肺
   D. 辛凉解表，清热渗湿
   E. 清热渗湿，解毒凉营
6. 治疗水痘邪伤肺卫证，应首选的方剂是
   A. 桑菊饮　B. 银翘散
   C. 桑杏汤　D. 宣毒发表汤
   E. 五味消毒饮
7. 治疗水痘邪炽气营证，应首选的方剂是
   A. 柴葛解肌汤　B. 宣毒发表汤
   C. 清胃解毒汤　D. 清瘟败毒饮
   E. 五味消毒饮
8. 水痘愈后的皮肤特点是
   A. 瘢痕
   B. 大片脱皮
   C. 脱屑伴色素沉着
   D. 结痂后不留瘢痕
   E. 色素沉着，无脱屑

A2 型题

1. 患儿，6 岁。发热轻微，鼻塞流涕，喷嚏，咳嗽，起病后 1~2 天出皮疹，疹色红润，疱浆清亮，根盘红晕，皮疹瘙痒，分布稀疏，此起彼伏，以躯干为多，舌苔薄白，脉浮数。其病机是
   A. 邪伤肺卫　B. 邪伤肺胃
   C. 邪炽气营　D. 邪炽心肝
   E. 邪伤肺肾

2. 患儿，7 岁。发热轻微，鼻塞流涕，喷嚏，咳嗽，起病第 2 天出皮疹，疹色红润，疱浆清亮，根盘红晕，皮疹瘙痒，分布稀疏，此起彼伏，以躯干为多，舌苔薄白，脉浮数。其治法是

A. 疏风清热，利湿解毒
B. 清热解表，宣肺化痰
C. 清热解表，和胃化湿
D. 清热解毒，利尿化湿
E. 清热解毒，燥湿止痒

3. 患儿，5 岁。壮热不退，烦躁不安，口渴欲饮，面红目赤，皮疹稠密，疹色紫暗，疱浆混浊，可见出血性皮疹、紫癜，大便干结，小便短赤，舌质红绛，苔黄糙而干，脉数有力。治疗应首选的方剂是

A. 银翘散　　B. 白虎汤
C. 清营汤　　D. 玉女煎
E. 清胃解毒汤

B1 型题

A. 疏风清热，利湿解毒
B. 辛凉透表，清宣肺卫
C. 清凉解毒，透疹达邪
D. 清气凉营，解毒化湿
E. 清气凉营，通腑泻火

1. 治疗水痘邪伤肺卫证的治法是
2. 治疗水痘毒炽气营证的治法是

参考答案

A1 型题

1. D　2. B　3. C　4. E　5. B
6. B　7. C　8. D

A2 型题

1. A　2. A　3. E

B1 型题

1. A　2. D

细目六　手足口病

A1 型题

1. 手足口病的主要病位是

A. 肺卫　　B. 脾胃
C. 脾肾　　D. 肺脾
E. 肺胃

2. 下列各项，属于手足口病表现的是

A. 目泪汪汪，畏光羞明
B. 耳后及枕部淋巴结肿大
C. 全身布发弥漫性猩红色皮疹
D. 丘疹、疱疹、结痂同时并见
E. 手足肌肤、口咽部发生疱疹

3. 治疗手足口病邪犯肺脾证应首选的方剂是

A. 银翘散　　B. 清瘟败毒饮
C. 清胃黄连丸　　D. 甘露消毒丹
E. 清解透表汤

4. 手足口病的好发年龄是

A. 6 月~1 岁　　B. 1~2 岁
C. 5 岁以下　　D. 3~6 岁
E. 6~9 岁

A2 型题

1. 患儿，3 岁。发热 2 天来诊。T 37.6℃，流涕，咳嗽，不欲进食，便稀。查体见口腔黏膜散在疱疹、溃疡，手足散在斑丘疹，偶见疱疹，疹色红润，疱液清亮，舌质红，苔薄黄略腻，脉浮数。其治法是

A. 疏风清热，利湿解毒
B. 清气凉营，解毒化湿
C. 辛凉宣透，泻火解毒

D. 宣肺解表，清热化湿

E. 清热凉营，解毒化湿

2. 患儿，1岁。突然发热，T 37.8℃，伴咳嗽，流涕，纳差；1天后口腔硬腭、颊部黏膜出现疱疹，2天后出现米粒大小皮疹，以手、足、臀部为主，部分为疱疹，质地较硬，内有混浊液体，周围绕有红晕。其诊断是

A. 水痘　　B. 风痧

C. 奶麻　　D. 丹痧

E. 手足口病

B1 型题

A. 透疹凉解汤　　B. 清胃解毒汤

C. 宣毒发表汤　　D. 清解透表汤

E. 清瘟败毒饮

1. 治疗水痘邪炽气营证，应首选的方剂是

2. 治疗手足口病湿热壅盛证，应首选的方剂是

A. 热退疹出

B. 鸡皮样皮疹，颜面无疹，口周苍白圈

C. 充血性皮疹，耳后、枕部淋巴结肿大

D. 皮疹以口腔、手足为主，口腔疱疹破溃后形成溃疡

E. 皮疹向心性分布，同一皮损区丘疹、疱疹、结痂并存

3. 手足口病的临床特征是

4. 水痘的临床特征是

A. 手足口病　　B. 麻疹

C. 风痧　　D. 水痘

E. 丹痧

5. 上述疾病，有口腔黏膜斑体征的是

6. 上述疾病，口腔及手足有疱疹的是

参考答案

A1 型题

1. D　2. E　3. D　4. C

A2 型题

1. D　2. E

B1 型题

1. B　2. E　3. D　4. E　5. B　6. A

细目七　痄　腮

A1 型题

1. 痄腮的流行季节是

A. 夏秋　　B. 秋冬

C. 冬春　　D. 春夏

E. 不分季节

2. 痄腮的好发年龄是

A. 6个月以内　　B. 7个月~2岁

C. 2~3岁　　D. 3岁以上儿童

E. 青春期

3. 痄腮的肿胀部位是

A. 颌下　　B. 颈前

C. 耳后　　D. 面颊部

E. 以耳垂为中心

4. 痄腮临床上最为常见的变证是

A. 亡阴亡阳　　B. 水饮凌心

C. 水毒内闭　　D. 心阳暴脱

E. 邪陷心肝

5. 痄腮的病位主要是

A. 太阳经脉　　B. 少阳经脉

C. 阳明经脉　　D. 太阴经脉

E. 少阴经脉

6. 下列哪项最有助于痄腮的诊断

A. 白细胞总数升高

B. 腮腺管口可见红肿

C. 发热，面颊红肿疼痛

D. 血清及尿中淀粉酶升高

E. 腮部红肿疼痛，压之有波动感

7. 痄腮邪犯少阳证的治法是

A. 疏风清热，散结消肿

B. 清热解毒，软坚散结

C. 清热凉血，散瘀消肿

D. 辛凉解表，软坚散结

E. 清肝泻火，活血止痛

8. 痄腮热毒蕴络证，宜选用的方剂是

A. 柴胡葛根汤　　B. 普济消毒饮

C. 清瘟败毒饮　　D. 仙方活命散

E. 犀角地黄汤

9. 痄腮西医学称为

A. 急性淋巴结炎　　B. 化脓性腮腺炎

C. 急性扁桃体炎　　D. 疱疹性咽峡炎

E. 流行性腮腺炎

10. 痄腮变证毒窜睾腹的首选方剂是

A. 普济消毒饮　　B. 清瘟败毒饮

C. 仙方活命饮　　D. 龙胆泻肝汤

E. 黄连解毒汤

A2 型题

1. 患儿，6 岁。症见轻微发热恶寒，左侧耳下腮部漫肿疼痛，咀嚼不便，咽红，舌质红，舌苔薄白，脉浮数。治疗应首选的方剂是

A. 普济消毒饮　　B. 五味消毒饮

C. 荆防败毒散　　D. 柴胡葛根汤

E. 桑菊饮

2. 患儿，5 岁。高热，双侧腮部肿大 2 天，以耳垂为中心，疼痛，坚硬拒按，舌红苔黄，脉数。其病机是

A. 邪犯少阳　　B. 热毒蕴络

C. 邪陷心肝　　D. 气血凝滞

E. 余邪留恋

3. 患儿，6 岁。因左腮部肿痛 3 天，抽搐 1 次就诊。现症见发热，耳下腮部漫肿，神昏，嗜睡，项强，呕吐，舌红，苔黄，脉弦数。治疗应首选的方剂是

A. 仙方活命饮　　B. 普济消毒饮

C. 黄连解毒汤　　D. 羚角钩藤汤

E. 清瘟败毒饮

4. 患儿，10 岁。昨日起突然发热，右侧腮部肿大，疼痛拒按，表皮不红。有流行性腮腺炎接触史。查血象：白细胞及中性粒细胞均在正常值范围内。该患儿应至少隔离至

A. 3 天　　B. 1 周

C. 体温恢复正常　　D. 腮肿完全消退

E. 腮肿消肿后 3 天

B1 型题

A. 柴胡葛根汤　　B. 黄连解毒汤

C. 五味消毒饮　　D. 清瘟败毒饮

E. 普济消毒饮

1. 治疗痄腮邪犯少阳证，应首选的方剂是

2. 治疗痄腮邪陷心肝证，应首选的方剂是

A. 脑膜脑炎　　B. 睾丸炎

C. 胰腺炎　　D. 心肌炎

E. 关节炎

3. 痄腮患者出现发热，头痛，呕吐，嗜睡或谵语等症时，应考虑的并发症是

4. 痄腮患者出现发热，头痛，睾丸肿胀、变硬、疼痛等症时，应考虑的并发症是

A. 清热解毒，软坚散结

B. 清气凉营，泻火解毒

C. 清热解毒，息风开窍

D. 疏风清热，散结消肿

E. 清肝泻火，活血止痛

5. 痄腮热毒蕴络的治法是

6. 痄腮毒窜睾腹证的治法是

参考答案

A1 型题

1. C　2. D　3. E　4. E　5. B
6. D　7. A　8. B　9. E　10. D

A2 型题

1. D　2. B　3. E　4. E

B1 型题

1. A　2. D　3. A　4. B　5. A
6. E

第九单元　虫　证

细目　蛔虫病

A1 型题

1. 治疗蛔虫病肠虫证，应首选的方剂是
A. 使君子散　B. 化虫丸
C. 追虫丸　D. 乌梅丸
E. 驱虫粉

2. 蛔虫病以腹痛为主要症状，其疼痛部位主要是
A. 胃脘部　B. 脐周部
C. 左下腹　D. 右下腹
E. 痛无定处

3. 蛔虫病的诊断，以下各项中最有意义的是
A. 饮食不洁　B. 反复腹痛
C. 吐蛔排蛔　D. 肛周瘙痒
E. 夜间磨牙

4. 肠蛔虫证以哪种证型居多
A. 寒热错杂　B. 虚实夹杂
C. 热　D. 虚
E. 实

5. 蛔虫病以哪种治疗原则为主，辅以调理脾胃
A. 驱蛔杀虫　B. 安蛔定痛
C. 通腑驱蛔　D. 通腑散结
E. 暖中安蛔

6. 治疗蛔虫病虫瘕证，治法是
A. 驱蛔杀虫，调理脾胃
B. 散蛔驱虫，调胃定痛
C. 行气通腑，散蛔驱虫
D. 安蛔定痛，继则驱虫
E. 调气活络，驱蛔杀虫

7. 预防小儿蛔虫病的有效措施是
A. 注意个人卫生，饭前便后洗手，不饮用生水
B. 饮食宜清淡，少食辛辣
C. 口服食醋 60~100mL
D. 可食适量使君子
E. 饭后服用驱虫药

A2 型题

1. 患儿，6 岁。腹痛剧烈，以右上腹为主，疼痛时四肢发凉，恶心呕吐，并吐出蛔虫 1 条。其诊断是

A. 呕吐　　B. 腹痛
C. 蛔厥证　　D. 虫瘕证
E. 肠虫证

2. 患儿，7岁。反复脐周疼痛半年，发作加重一天，纳差，食入即吐，大便2日未行，腹胀满，扪之有团块，舌苔黄腻。治疗应首选的方剂是

A. 大承气汤　　B. 小承气汤
C. 增液承气汤　　D. 驱蛔承气汤
E. 调胃承气汤

B1 型题

A. 腹满胀，口气酸臭
B. 腹部隐痛，痛处喜按
C. 痛如针刺，痛有定处
D. 阵发性绞痛，得温则舒
E. 反复脐周疼痛，时作时止

1. 乳食积滞腹痛的特点是
2. 蛔虫病腹痛的特点是

A. 满腹疼痛，拒按
B. 下腹部疼痛，拒按
C. 腹痛绵绵喜按，得温则舒
D. 突然右上腹部绞痛伴呕吐
E. 腹痛绕脐乍作乍止，可及索状物

3. 蛔虫病肠虫证的腹痛特点是
4. 蛔虫病蛔厥证的腹痛特征是

A. 安蛔定痛　　B. 驱蛔杀虫
C. 调理脾胃　　D. 散结下虫
E. 通腑排蛔

5. 蛔厥证治疗法是
6. 肠蛔虫病治疗原则是

参考答案

A1 型题

1. A　2. B　3. C　4. E　5. A
6. C　7. A

A2 型题

1. C　2. D

B1 型题

1. A　2. E　3. E　4. D　5. A
6. B

第十单元　其他病证

细目一　紫　癜

A1 型题

1. 小儿紫癜主要涉及的病变脏腑是
A. 心、肺、脾、肾
B. 心、肝、脾、肾
C. 肝、脾、肾
D. 心、肝、脾
E. 肺、肝、肾

2. 下列各项，属于血小板减少性紫癜的特征
A. 瘀点多为针尖样大小，一般不高于皮肤，或可见瘀斑

B. 紫癜多见于下肢伸侧及臀部、关节周围

C. 可出现肉眼血尿或镜下血尿、蛋白尿

D. 多呈对称性，分批出现

E. 束臂试验阴性

3. 过敏性紫癜早期最常见的证候是

A. 风热伤络　　B. 湿热痹阻

C. 热伤胃络　　D. 阴虚火旺

E. 气不摄血

4. 血小板减少性紫癜急性型多是由于

A. 风热伤络　　B. 血热妄行

C. 热伤胃络　　D. 阴虚火旺

E. 气不摄血

5. 血液溢于皮肤、黏膜之下称之为

A. 尿血　　B. 便血

C. 呕血　　D. 齿衄

E. 紫癜

6. 紫癜血热妄行证的治法是

A. 疏风散邪，清热凉血

B. 滋阴降火，凉血止血

C. 清热解毒，益气摄血

D. 清气凉营，活血消斑

E. 清热解毒，凉血止血

A2 型题

1. 患儿，6 岁。瘀点、瘀斑高出皮肤，色泽鲜红，大小不一，压之不退色；呈对称性，分批出现，多见于下肢伸侧及臀部、关节周围。伴有腹痛、呕吐、便血。实验室检查：血小板计数，出血、凝血时间，血块收缩时间均正常。尿常规见镜下血尿、蛋白尿。其诊断是

A. 水痘　　B. 丹痧

C. 风痧　　D. 过敏性紫癜

E. 血小板减少性紫癜

2. 患儿，8 岁。皮肤出现瘀点瘀斑，色泽鲜红，伴见鼻衄、齿衄，尿色红赤，大便如柏油样，心烦，口渴，舌红，脉数有力。治疗应首选的方剂是

A. 麻黄连翘赤小豆汤

B. 清瘟败毒饮

C. 连翘败毒散

D. 黄连解毒汤

E. 犀角地黄汤

3. 患儿，4 岁。病程迁延，紫癜反复出现，瘀点、瘀斑颜色淡紫，面色少华，神疲气短，食欲不振，头晕心悸，舌质淡，苔薄，脉细无力。治疗首选方剂是

A. 小建中汤　　B. 大建中汤

C. 八珍汤　　D. 归脾汤

E. 四物汤

4. 患儿，9 岁。紫癜时发时止，低热，盗汗，心烦少寐，小便黄赤，大便干燥，舌光红，苔少，脉细数。其证候是

A. 阴虚火旺　　B. 气滞血瘀

C. 风热伤络　　D. 血热妄行

E. 气不摄血

B1 型题

A. 头面部　　B. 四肢

C. 躯干　　D. 四肢及头面部

E. 下肢伸侧及臀部

1. 过敏性紫癜皮疹的常见部位是

2. 血小板减少性紫癜皮疹的常见部位是

A. 1~3 岁　　B. 2~5 岁

C. 3~14 岁　　D. 4~15 岁

E. 5~16 岁

3. 过敏性紫癜好发年龄是

4. 血小板减少性紫癜好发年龄是

A. 益气摄血，滋阴降火

B. 疏风清热，活血化瘀

C. 清热凉血

D. 清热解毒

E. 健脾益气

5. 紫癜实证治疗原则是

6. 紫癜虚证治疗原则是

参考答案

A1 型题

1. B 2. A 3. A 4. B 5. E
6. E

A2 型题

1. D 2. E 3. D 4. A

B1 型题

1. E 2. D 3. C 4. B 5. C
6. A

细目二 维生素 D 缺乏性佝偻病

A1 型题

1. 佝偻病在我国各地发病率不同，从地理位置分布，高发地区是

A. 东部 B. 北方
C. 南方 D. 东南
E. 沿海

2. 佝偻病的病机主要是

A. 脾肾虚亏 B. 心肝血虚
C. 肝肾阴虚 D. 肝风阴虚
E. 肺脾两虚

3. 佝偻病的基本治疗原则是

A. 健脾养血 B. 益气温阳
C. 固表止汗 D. 平肝潜阳
E. 调补脾肾

4. 佝偻病的主要辨证方法是

A. 六经 B. 气血
C. 痰瘀 D. 三焦
E. 脏腑

5. 佝偻病肺脾气虚证的治法是

A. 健脾补肺 B. 滋养胃津
C. 清热解毒 D. 益气养阴
E. 疏风清热

6. 佝偻病激期的服药应是

A. 日服维生素 D 1 万~2 万 U
B. 日服维生素 D 5000~10000 U
C. 日服维生素 D 500 U
D. 日服维生素 D 400 U
E. 日服维生素 D 100 U

A2 型题

1. 患儿，5 个月。多汗夜惊，烦躁不安，发稀枕秃，囟门开大，伴有轻度骨骼改变。其治法是

A. 补肺养阴，固表敛汗
B. 平肝降火，镇惊安神
C. 清心泻火，平肝潜阳
D. 健脾益气，补肺固表
E. 补益肝肾，填精生髓

2. 患儿，4 个月。头部多汗，发稀枕秃，囟门迟闭，坐立行走无力，易惊多惕。证属

A. 肾阴不足 B. 脾虚肝旺
C. 心肝火旺 D. 肺气不固
E. 肝阴不足

3. 患儿，11 个月。出牙延迟，头颅方大，肋骨串珠，行走迟缓。证属

A. 肾阳不足 B. 肝肾阴虚
C. 肾精亏损 D. 脾气虚弱

E. 肺气不足

4. 患儿，1岁半。头颅方大，肋软骨沟，肋串珠，鸡胸，现8颗牙，行走迟缓，并有面白虚烦，多汗肢软，舌淡苔少，脉细无力。治疗应首选的方剂是

A. 人参五味子汤　B. 益脾镇惊散
C. 补肾地黄丸　D. 健脾益气汤
E. 健脾丸

B1 型题

A. 多汗夜惊，烦躁，发稀枕秃，囟门开大
B. 头部多汗，夜惊，囟门迟闭，出牙延迟
C. 微有汗出，X形腿，鸡胸、龟背明显
D. 头部多汗，夜啼不宁，易惊多惕
E. 多汗，夜惊，烦躁，X形腿

1. 佝偻病脾虚肝旺证多见
2. 佝偻病肺脾气虚证多见

A. 苦笑面容　B. 前囟凹陷
C. 三凹征　D. 落日状
E. 多汗夜惊，烦躁不安，发稀枕秃

3. 上述各项，属解颅临床特征的是
4. 上述各项，属佝偻病临床特征的是

参考答案

A1 型题

1. B　2. A　3. E　4. E　5. A
6. A

A2 型题

1. D　2. B　3. C　4. C

B1 型题

1. D　2. A　3. D　4. E

细目三　传染性单核细胞增多症

A1 型题

1. 传染性单核细胞增多症是因感染
A. EB 病毒所致
B. EV-71 病毒所致
C. 巨细胞病毒所致
D. 单纯疱疹病毒所致
E. 金黄色葡萄球菌所致

2. 传染性单核细胞增多症的发病年龄多见于
A. 婴儿和幼儿　B. 幼儿和儿童
C. 年长儿和青少年　D. 青少年和成人
E. 儿童和成人

3. 治疗小儿传染性单核细胞增多症邪犯肺胃证的治法是
A. 辛凉宣透，清热利咽
B. 清热解毒，泻火涤痰
C. 辛凉解表，清暑化湿
D. 凉血清心，增液潜阳
E. 疏风清热，宣肺利咽

4. 治疗小儿传染性单核细胞增多症湿热壅滞证，应首选的方剂是
A. 消风散　B. 止痉散
C. 白虎汤　D. 甘露消毒丹
E. 清瘟败毒饮

5. 传染性单核细胞增多症作周围血象检查时，可见
A. 白细胞总数下降，淋巴细胞下降

B. 白细胞总数下降，中性粒细胞下降
C. 白细胞总数正常，中性粒细胞下降
D. 白细胞总数增高，中性粒细胞升高
E. 白细胞总数增高，异型淋巴细胞 10% 以上

6. 传染性单核细胞增多症的治则
A. 辛凉宣透　　B. 清热解毒
C. 清暑化湿　　D. 凉血清心
E. 解毒利咽

A2 型题

1. 患儿，5 岁。诊断为传染性单核细胞增多症。症见发热，咳嗽，少汗，咽红肿痛，口微干，舌边尖红，苔薄白，脉浮数。治疗应首选的方剂是
A. 桑菊饮　　B. 银翘散
C. 新加香薷饮　　D. 藿朴夏苓汤
E. 清瘟败毒饮

2. 患儿，8 岁。发热 3 天，壮热烦渴，咽喉红肿疼痛，乳蛾肿大溃烂，口疮口臭，面红唇赤，便秘尿赤，舌质红，苔黄糙，脉洪数。诊为传染性单核细胞增多症，治疗应首选的方剂是
A. 白虎汤　　B. 犀角地黄汤
C. 清瘟败毒饮　　D. 竹叶石膏汤
E. 普济消毒饮

3. 患儿，4 岁。发热 4 天，高热烦渴，乳蛾肿大溃烂，颈、腋、腹股沟处浅表淋巴结肿大，肝脾肿大，舌质红，苔黄腻，脉滑数。诊为传染性单核细胞增多症，治疗应首选的方剂是
A. 清肝化痰丸
B. 安宫牛黄丸
C. 犀角地黄汤
D. 犀角地黄汤合增液汤
E. 青蒿鳖甲汤合清络饮

4. 患儿，10 岁。10 天前患传染性单核细胞增多症，现发热缠绵，面目发黄，四肢困倦无力，胃脘胀满，恶心，呕吐，肝脾肿大，舌红苔黄腻，脉濡数。治疗应首选的方剂是
A. 参苓白术散　　B. 七味白术散
C. 甘露消毒丹　　D. 黄芪桂枝五物汤
E. 青蒿鳖甲汤合清络饮

B1 型题

A. 温胆汤　　B. 甘露消毒丹
C. 银翘散　　D. 涤痰汤
E. 龙胆泻肝汤

1. 治疗小儿传染性单核细胞增多症邪犯肺胃证，应首选的方剂是

2. 治疗小儿传染性单核细胞增多症湿热蕴滞证，应首选的方剂是

A. 辛凉解表，清暑化湿
B. 清气凉营，解毒化痰
C. 清气凉营，泻火涤痰
D. 清热化痰，通络散瘀
E. 清热解毒，泻火涤痰

3. 传染性单核细胞增多症气营两燔证的治法是

4. 传染性单核细胞增多症痰热流注证的治法是

A. 身热夜甚，皮肤斑疹隐隐，出现瘰疬、癥瘕，舌红绛而无苔，脉细数
B. 发热缠绵，四肢困倦，恶心呕吐，肝脾肿大，舌红苔黄腻，脉濡数
C. 壮热头痛，颈项强直，神昏谵语，四肢抽搐，舌红绛苔黄腻
D. 发热，烦躁，项强，嗜睡，舌质偏红，苔腻
E. 发热，皮肤干燥，口渴引饮，精神烦躁

5. 传染性单核细胞增多症气营两燔证，其主症是

6. 传染性单核细胞增多症湿热蕴滞证，其主症是

参考答案

A1 型题

1. A　2. C　3. E　4. D　5. E
6. B

A2 型题

1. B　2. E　3. A　4. C

B1 型题

1. C　2. B　3. B　4. D　5. A
6. B

针 灸 学

第一单元 经络系统

A1 型题

1. 手足三阳经在四肢的分布规律是
   A. 太阳在前，少阳在中，阳明在后
   B. 太阳在前，阳明在中，少阳在后
   C. 阳明在前，太阳在中，少阳在后
   D. 阳明在前，少阳在中，太阳在后
   E. 少阳在前，阳明在中，太阳在后
2. 足三阳经在下肢的分布规律是
   A. 太阳在前，阳明在中，少阳在后
   B. 太阳在前，少阳在中，阳明在后
   C. 少阳在前，太阳在中，阳明在后
   D. 阳明在前，太阳在中，少阳在后
   E. 阳明在前，少阳在中，太阳在后
3. 足三阴经在内踝上 8 寸以下的分布规律是
   A. 厥阴在前，太阴在中，少阴在后
   B. 少阴在前，厥阴在中，太阴在后
   C. 厥阴在前，少阴在中，太阴在后
   D. 太阴在前，厥阴在中，少阴在后
   E. 太阴在前，少阴在中，厥阴在后
4. 下列各组经脉中，不属于表里关系的是
   A. 手太阴肺经、手阳明大肠经
   B. 足少阴肾经、足太阳膀胱经
   C. 手少阴心经、手少阳三焦经
   D. 足太阴脾经、足阳明胃经
   E. 足厥阴肝经、足少阳胆经
5. 相表里的阴经与阳经的循行交接部位是
   A. 心中 B. 胸中
   C. 腹中 D. 头面部
   E. 手足末端
6. 相互衔接的阴经与阴经的循行交接部位是
   A. 头面部 B. 肘膝部
   C. 胸部 D. 腹部
   E. 手足末端
7. 手少阳三焦经与足少阳胆经的循行交接部位是
   A. 鼻旁 B. 目外眦
   C. 目内眦 D. 无名指端
   E. 足小趾端
8. 足太阴脾经与手少阴心经的循行交接部位是
   A. 心中 B. 肺中
   C. 胸中 D. 手小指端
   E. 足大趾内端
9. 足少阴肾经与手厥阴心包经的循行交接部位是
   A. 肺内 B. 腹中
   C. 胸中 D. 心中
   E. 目旁
10. 足三阳经的循行规律是
    A. 从胸走手 B. 从足走头
    C. 从头走足 D. 从足走胸
    E. 从胸走足

11. 下列各项中，被称为“一源三歧”的是
A. 任脉、督脉、带脉
B. 任脉、督脉、冲脉
C. 任脉、冲脉、带脉
D. 任脉、督脉、阴跷脉
E. 任脉、督脉、阴维脉

12. 对奇经八脉的叙述中，错误的是
A. 阳维脉总督六阳
B. 阳跷脉调节肢体运动
C. 冲脉涵蓄十二经气血
D. 任脉总任六阴经
E. 阴跷脉司眼睑开合

13. 被称为“十二经之海”的是
A. 任脉　　B. 冲脉
C. 督脉　　D. 带脉
E. 阴维脉

14. 被称为“阳脉之海”的是
A. 带脉　　B. 督脉
C. 冲脉　　D. 阳维脉
E. 阳跷脉

15. 十二经脉的别络从本经分出的部位是
A. 腕踝关节以下
B. 肘膝关节以下
C. 肘膝关节以上
D. 肩关节、髀枢周围
E. 四肢末端的指、趾部

16. 属于十五络脉的是
A. 带脉之络、冲脉之络、脾之大络
B. 带脉之络、冲脉之络、胃之大络
C. 任脉络、督脉络、脾之大络
D. 任脉络、督脉络、胃之大络
E. 任脉络、督脉络、冲脉之络

17. 下列各项中，叙述错误的是
A. 任脉别络散布于腹部
B. 督脉别络散布于头部
C. 脾之大络散布于全身
D. 大肠经之络脉走向肺经
E. 心经络脉走向小肠经

18. 下列对于经筋的叙述中，不正确的是
A. 循行均起始于四肢末端
B. 行于体表，不入内脏
C. 有刚筋、柔筋之分
D. 手三阴经筋起于责
E. 足三阴经筋起于足趾

19. 属于脏，循行分布于上肢内侧和胸腹的是
A. 奇经八脉　　B. 手三阴经
C. 手三阳经　　D. 足三阴经
E. 足二阳经

B1 型题

A. 厥阴在前，太阴在中，少阴在后
B. 少阴在前，厥阴在中，太阴在后
C. 厥阴在前，少阴在中，太阴在后
D. 太阴在前，厥阴在中，少阴在后
E. 太阴在前，少阴在中，厥阴在后

1. 足三阴经在内踝上 8 寸以下的分布规律是
2. 足三阴经在内踝上 8 寸以上肢体部的分布规律是

A. 从胸走手　　B. 从手走胸
C. 从手走头　　D. 从头走足
E. 从胸腹走足

3. 手三阴经的循行走向规律是
4. 足三阳经的循行走向规律是

A. 任脉　　B. 冲脉
C. 带脉　　D. 阴跷脉
E. 阴维脉

5. 具有调节全身阴经经气作用的是
6. 具有调节六阴经经气作用的是

A. 调节全身阴经经气
B. 涵蓄十二经气血
C. 调节六阴经经气

D. 调节肢体运动
E. 约束纵行躯干的诸条经脉
7. 带脉的功能是
8. 冲脉的功能是

A. 手少阳三焦经　B. 十二经筋
C. 十二皮部　D. 十五络脉
E. 阴维脉
9. 属于奇经的是
10. 属于正经的是

A. 从鸠尾分出散布于背部
B. 从鸠尾分出散布于腹部
C. 从鸠尾分出散布于胸部
D. 从长强分出散布于头部
E. 从长强分出散布于腹部
11. 任脉别络的分布部位是
12. 督脉别络的分布部位是

参考答案

A1 型题

1. D　2. E　3. A　4. C　5. E
6. C　7. B　8. A　9. C　10. C
11. B　12. A　13. B　14. B　15. B
16. C　17. C　18. D　19. B

B1 型题

1. A　2. D　3. A　4. D　5. A
6. E　7. E　8. B　9. E　10. A
11. B　12. D

第二单元　经络的作用和经络学说的临床应用

A1 型题

1. 不属于经络生理功能的是
A. 联系脏腑　B. 沟通内外
C. 营养全身　D. 抗御病邪
E. 蓄积渗灌气血
2. 不属于经络学说临床应用的是
A. 通过经络望诊帮助诊断疾病
B. 依据经络学说指导针灸临床选穴
C. 依据经络学说指导刺灸方法的选用
D. 经络可以运行气血，濡养周身
E. 指导药物归经
3. 经络按诊最常用的部位是
A. 交会穴　B. 五输穴
C. 背俞穴　D. 八会穴
E. 八脉交会穴

参考答案

A1 型题

1. E　2. D　3. C

第三单元 腧穴的分类

A1 型题

1. 腧穴的分类是
   A. 十四经穴、奇穴、特定穴
   B. 十四经穴、奇穴、阿是穴
   C. 十二经穴、奇穴、特定穴
   D. 十二经穴、奇穴、阿是穴
   E. 十二经穴、奇穴、五输穴
2. 最新国家标准规定的经穴数是
   A. 354 个　　B. 359 个
   C. 361 个　　D. 362 个
   E. 365 个
3. 下列关于奇穴的描述，错误的是
   A. 有固定名称和位置
   B. 某些奇穴是多个穴点的组合
   C. 分布都不在十四经循行路线上
   D. 对某些病证有特殊疗效
   E. 是在“阿是穴”的基础上发展起来

B1 型题

A. 无固定位置　　B. 无固定名称
C. 又称为压痛点　　D. 又称为天应穴
E. 多数对某些病证有特殊疗效
1. 有关奇穴，叙述正确的是
2. 有关阿是穴，叙述不正确的是

A. 以痛为腧　　B. 是经验效穴
C. 主治病证较多　　D. 归属于十四经脉
E. 是腧穴的主要组成部分
3. 以上选项中，属于阿是穴特性的是
4. 以上选项中，属于奇穴特性的是

参考答案

A1 型题

1. B　2. D　3. C

B1 型题

1. E　2. E　3. A　4. B

第四单元 腧穴的主治特点和规律

A1 型题

1. 手阳明大肠经的主治特点是
   A. 后头、神志病
   B. 侧头、胁肋病
   C. 侧头、耳病，胁肋病
   D. 前头、鼻、口齿病
   E. 前头、咽喉病、胃肠病
2. 手厥阴心包经的主治特点是
   A. 心病　　B. 心、胃病
   C. 肺、喉病　　D. 肝病、脾胃病

E. 肾、肺、咽喉病

3. 手少阳三焦经的主治特点是

A. 前头、鼻、口齿病

B. 前头、口齿、胃肠病

C. 侧头、胁肋病

D. 后头、肩胛病、神志病

E. 后头、背腰病

4. 足太阳膀胱经的主治特点是

A. 后头、肩胛病，神志病

B. 后头、背腰病，脏腑病

C. 侧头、耳病，胁肋病

D. 前头、鼻、口齿病

E. 前头、口齿、胃肠病

5. 属于腧穴特殊作用的是

A. 养老治疗肩背痛

B. 三阴交治疗下肢不遂

C. 中脘治疗胃痛、呕吐

D. 天枢既可治泄泻，又可治便秘

E. 合谷可以治疗痛证和头面部病证

6. 属于腧穴远治作用的是

A. 气病胸闷取膻中　B. 头项强痛取昆仑

C. 腰痛取大肠俞　D. 失眠多梦取神门

E. 皮肤瘙痒取膈俞

7. 属于腧穴近治作用的是

A. 气病取膻中　B. 血病取膈俞

C. 膝痛取梁丘　D. 头痛取列缺

E. 呕吐取公孙

B1 型题

A. 胸部病、神志病　B. 咽喉病、热病

C. 神志病、热病　D. 前阴病、妇科病

E. 神志病、脏腑病、妇科病

1. 手三阳经主治相同的是

2. 足三阳经主治相同的是

A. 肝、脾、肾病

B. 中风脱证、虚寒、下焦病

C. 后头、肩胛病，神志病

D. 中风、昏迷、热病、头面病

E. 前头、口齿、咽喉病，胃肠病

3. 任脉的主治是

4. 督脉的主治是

A. 睛明治疗眼病　B. 下脘治疗胃痛

C. 大椎退热　D. 合谷治疗五官病

E. 听宫治疗耳鸣

5. 属于腧穴特殊作用的是

6. 属于腧穴远治作用的是

参考答案

A1 型题

1. D　2. B　3. C　4. B　5. D
6. B　7. C

B1 型题

1. B　2. C　3. B　4. D　5. C
6. D

第五单元 特定穴

A1 型题

1. 下列特定穴中，不位于肘膝关节以下部位的是

A. 原穴　B. 十二经脉络穴
C. 八脉交会穴　D. 五输穴
E. 八会穴

2. 六阴经中，与原穴为同一腧穴的是

A. 井穴　B. 荥穴
C. 输穴　D. 经穴
E. 合穴

3. 督脉之络穴位于

A. 头项部　B. 上腹部
C. 下腹部　D. 胸胁部
E. 尾骶部

4. 脏腑之气汇聚于胸腹部的腧穴称为

A. 原穴　B. 络穴
C. 募穴　D. 五输穴
E. 八会穴

5. 主客原络配穴指的是

A. 先病经脉的原穴与后病的相表里经脉的络穴相配合
B. 后病经脉的原穴与先病的相表里经脉的络穴相配合
C. 阴经的原穴与后病的相表里阳经的络穴相配合
D. 阳经的原穴与后病的相表里阴经的络穴相配合
E. 同一条经脉的原穴与络穴相配合

6. 手阳明大肠经的络穴是

A. 商阳　B. 合谷
C. 阳池　D. 偏历
E. 温溜

7. 手阳明大肠经的合穴是

A. 合谷　B. 曲池
C. 天枢　D. 偏历
E. 手三里

8. 大肠的募穴是

A. 下脘　B. 中脘
C. 梁门　D. 水道
E. 天枢

9. 治疗急性胃痛应首选的腧穴是

A. 梁门　B. 梁丘
C. 内庭　D. 天枢
E. 内关

10. 解溪穴的特定穴属性是

A. 原穴　B. 输穴
C. 经穴　D. 郄穴
E. 络穴

11. 既为脾经络穴又属于八脉交会穴的是

A. 公孙　B. 丰隆
C. 后溪　D. 列缺
E. 阴陵泉

12. 心的募穴是

A. 极泉　B. 膻中
C. 巨阙　D. 鸠尾
E. 天池

13. 后溪穴的特定穴属性是

A. 荥穴　B. 输穴
C. 经穴　D. 络穴
E. 郄穴

14. 下列腧穴中，小肠的募穴是

A. 中极　B. 关元
C. 气海　D. 神阙
E. 中脘

15. 足少阴肾经的络穴是
A. 涌泉 B. 然谷
C. 太溪 D. 复溜
E. 大钟

16. 阴谷穴的特定穴属性是
A. 原穴 B. 络穴
C. 经穴 D. 郄穴
E. 合穴

17. 手厥阴心包经的原穴是
A. 巨阙 B. 神门
C. 劳宫 D. 大陵
E. 曲泽

18. 以下腧穴中，胆的募穴是
A. 胆俞 B. 阳陵泉
C. 章门 D. 期门
E. 日月

19. 募穴指的是
A. 脏腑之气输注于背腰部的腧穴
B. 脏腑之气汇聚于胸腹部的腧穴
C. 十二经脉与奇经八脉相通的 8 个输穴
D. 六腑之气下合于足三阳经的腧穴
E. 两经或数经相交会的腧穴

20. 中极属于募穴，与其相应的脏腑是
A. 大肠 B. 小肠
C. 膀胱 D. 肾
E. 肝

21. 下列各组中，不属于同一脏腑俞穴、募穴的是
A. 肺俞、中府 B. 胃俞、中脘
C. 肝俞、章门 D. 膀胱俞、中极
E. 大肠俞、天枢

22. 八脉交会穴中通于阴维脉的是
A. 列缺 B. 内关
C. 照海 D. 公孙
E. 大陵

23. 八脉交会穴中通于督脉的是
A. 照海 B. 后溪
C. 申脉 D. 外关
E. 足临泣

24. 八脉交会穴中通于冲脉的是
A. 内关 B. 太白
C. 公孙 D. 照海
E. 列缺

25. 下列八脉交会穴所通奇经错误的是
A. 后溪——督脉
B. 外关——阳维脉
C. 足临泣——阳跷脉
D. 内关——阴维脉
E. 照海——阴跷脉

26. 下列腧穴中，不属于八会穴的是
A. 阳陵泉 B. 阴陵泉
C. 悬钟 D. 大杼
E. 章门

27. 治疗急症宜选用
A. 原穴 B. 络穴
C. 郄穴 D. 募穴
E. 八会穴

28. 治疗肺系、咽喉、胸膈疾病宜选用
A. 鱼际、曲池 B. 外关、足临泣
C. 照海、列缺 D. 后溪、申脉
E. 内关、公孙

29. 治疗腑病多选用
A. 背俞穴 B. 五输穴
C. 原穴 D. 募穴
E. 郄穴

30. 特定穴中，多用于治疗急性病的是
A. 募穴 B. 原穴
C. 郄穴 D. 络穴
E. 输穴

31. 八会穴之髓会是
A. 太渊 B. 绝骨
C. 中脘 D. 章门
E. 膈俞

32. 既属于八会穴又属于合穴的是
A. 委中 B. 委阳
C. 阳陵泉 D. 足三里

E. 太渊

33. 治疗表里经疾病，常与络穴配伍的是

A. 郄穴　　B. 原穴

C. 俞穴　　D. 募穴

E. 合穴

34. 常用于治疗血证的腧穴是

A. 膈俞　　B. 太渊

C. 悬钟　　D. 章门

E. 中脘

35. 治疗耳聋，应首选的背俞穴是

A. 肺俞　　B. 肝俞

C. 脾俞　　D. 肾俞

E. 三焦俞

36. 八脉交会穴中，主治目内眦、项、耳、肩疾患的是

A. 照海、阳陵泉　　B. 后溪、申脉

C. 列缺、照海　　D. 外关、足临泣

E. 内关、公孙

37. 下列有关募穴概念的叙述，错误的是

A. 均位于胸腹部

B. 是脏腑经气汇聚的地方

C. 位于相关脏腑的附近

D. 在各脏腑所属的经脉循行线上

E. 腑病取之，有“阳病引阴”之意

38. 治疗腰脊强痛应首选

A. 列缺　　B. 足临泣

C. 公孙　　D. 照海

E. 后溪

39. 根据俞募配穴法，治疗胃痛应选用

A. 中脘、足三里　　B. 太冲、三阴交

C. 中脘、胃俞　　D. 章门、胃俞

E. 中脘、脾俞

40. 根据主客原络配穴法，治疗咳嗽兼便秘应选用

A. 太渊、列缺　　B. 合谷、偏历

C. 太渊、偏历　　D. 合谷、列缺

E. 支沟、照海

41. 治疗肝胆两经病证应首选

A. 蠡沟　　B. 公孙

C. 大钟　　D. 飞扬

E. 丰隆

42. 八会穴之脏会所在的经脉是

A. 任脉　　B. 足太阳膀胱经

C. 手太阴肺经　　D. 足少阳胆经

E. 足厥阴肝经

B1 型题

A. 脏腑之气输注于背腰部的腧穴

B. 脏腑之气汇聚于胸腹部的腧穴

C. 经脉从本经别出部位的腧穴

D. 十二经脉与奇经八脉相通的 8 个输穴

E. 脏、腑、气、血、筋、脉、骨、髓等精气聚会的 8 个腧穴

1. 八会穴所指的是

2. 八脉交会穴所指的是

A. 井穴　　B. 荥穴

C. 输穴　　D. 经穴

E. 合穴

3. 急救时宜选用

4. 治疗热证时宜选用

A. 少商　　B. 太渊

C. 鱼际　　D. 列缺

E. 孔最

5. 手太阴肺经的原穴是

6. 手太阴肺经的输穴是

A. 隐白　　B. 太白

C. 公孙　　D. 三阴交

E. 地机

7. 足太阴脾经的原穴是

8. 足太阴脾经的郄穴是

A. 后溪　　B. 腕骨

C. 养老　　D. 小海
E. 支正

9. 手太阳小肠经的原穴是
10. 手太阳小肠经的郄穴是

A. 委中　　B. 至阴
C. 昆仑　　D. 京骨
E. 承山

11. 膀胱的原穴是
12. 膀胱经的合穴是

A. 曲泽　　B. 间使
C. 内关　　D. 大陵
E. 劳宫

13. 手厥阴心包经的原穴是
14. 手厥阴心包经的输穴是

A. 阳池　　B. 关冲
C. 中渚　　D. 外关
E. 支沟

15. 手少阳三焦经的原穴是
16. 手少阳三焦经的输穴是

A. 膈俞　　B. 石门
C. 章门　　D. 期门
E. 血海

17. 三焦的募穴是
18. 八会穴之血会是

A. 原穴　　B. 络穴
C. 郄穴　　D. 下合穴
E. 背俞穴

19. 治疗六腑病常选
20. 治疗表里经同病宜选

A. 悬钟　　B. 太渊
C. 太白　　D. 公孙
E. 足临泣

21. 既是原穴又是八会穴的穴是
22. 既是络穴又是八脉交会穴的是

A. 丘墟　　B. 悬钟
C. 血海　　D. 膈俞
E. 阳陵泉

23. 八会穴中的髓会是
24. 八会穴中的血会是

A. 气海　　B. 中脘
C. 膻中　　D. 关元
E. 太渊

25. 心包的募穴是
26. 八会穴之气会是

A. 郄门　　B. 地机
C. 阳交　　D. 跗阳
E. 养老

27. 治疗痛经、崩漏，常选用
28. 治疗急性肩背疼痛，常选用

A. 太渊　　B. 血海
C. 膈俞　　D. 章门
E. 中脘

29. 八会穴中的血会是
30. 八会穴中的脉会是

A. 太渊　　B. 阳池
C. 后溪　　D. 内关
E. 合谷

31. 既属于原穴，又属于八会穴的是
32. 既属于络穴，又属于八脉交会穴的是

A. 八脉交会穴　　B. 下合穴
C. 原穴　　D. 络穴
E. 郄穴

33. 病在腑者，治疗应首选的是
34. 表里两经同病者，治疗应首选的是

A. 脏病　　B. 腑病
C. 血病　　D. 髓病
E. 筋病
35. 俞穴偏于治疗
36. 募穴偏于治疗

A. 期门　　B. 章门
C. 中脘　　D. 膻中
E. 膈俞
37. 治疗脾病，宜选用的腧穴是
38. 治疗肝病，宜选用的腧穴是

A. 外关　　B. 公孙
C. 列缺　　D. 太渊
E. 后溪
39. 与任脉脉气相通的八脉交会穴是
40. 与督脉脉气相通的八脉交会穴是

参考答案

A1 型题

1. E　2. C　3. E　4. C　5. A
6. D　7. B　8. E　9. B　10. C
11. A　12. C　13. B　14. B　15. E
16. E　17. D　18. E　19. B　20. C
21. C　22. B　23. B　24. C　25. C
26. B　27. C　28. C　26. D　30. C
31. B　32. C　33. B　34. A　35. D
36. B　37. D　38. E　39. C　40. C
41. A　42. E

B1 型题

1. E　2. D　3. A　4. B　5. B
6. B　7. B　8. E　9. B　10. C
11. D　12. A　13. D　14. D　15. A
16. C　17. B　18. A　19. D　20. B
21. B　22. D　23. B　24. D　25. C
26. C　27. B　28. E　29. C　30. A
31. A　32. D　33. B　34. D　35. A
36. B　37. B　38. A　39. C　40. E

第六单元　腧穴的定位方法

A1 型题

1. 眉间至后发际正中的骨度分寸是
A. 12 寸　　B. 13 寸
C. 14 寸　　D. 15 寸
E. 16 寸
2. 耳后两乳突之间的骨度分寸是
A. 4 寸　　B. 6 寸
C. 8 寸　　D. 9 寸
E. 12 寸
3. 肩胛骨内缘（近脊柱侧）至后正中线的骨度分寸是
A. 3 寸　　B. 4 寸
C. 5 寸　　D. 6 寸
E. 8 寸
4. 耻骨联合上缘至股骨内上髁上缘的骨度分寸是
A. 13 寸　　B. 14 寸
C. 16 寸　　D. 18 寸

E. 19 寸

5. 腋前、后纹头至肘横纹（平肘尖）的骨度分寸是

A. 6 寸　B. 8 寸
C. 9 寸　D. 12 寸
E. 13 寸

6. 属于横指同身寸法量取规定的是

A. 中指中节横纹　B. 食指中节横纹
C. 无名指中节横纹　D. 小指中节横纹
E. 小指末节横纹

7. 下列各项中，叙述错误的是

A. 股骨大转子至腘横纹 19 寸
B. 耻骨联合上缘至股骨内上髁上缘 18 寸
C. 腘横纹至外踝尖 16 寸
D. 两肩胛骨喙突内侧缘之间 12 寸
E. 胫骨内侧髁下方至内踝尖 12 寸

B1 型题

A. 6 寸　B. 8 寸
C. 9 寸　D. 12 寸
E. 13 寸

1. 胫骨内侧髁下方至内踝尖的骨度分寸是
2. 肘横纹（平肘尖）至腕掌（背）侧横纹的骨度分寸是

A. 13 寸　B. 14 寸
C. 16 寸　D. 18 寸
E. 19 寸

3. 腘横纹至外踝尖的骨度分寸是
4. 股骨大转子至腘横纹的骨度分寸是

A. 6 寸　B. 8 寸
C. 9 寸　D. 12 寸
E. 13 寸

5. 前额两发角（头维）之间的骨度分寸是
6. 前发际正中至后发际正中的骨度分寸是

参考答案

A1 型题

1. D　2. D　3. A　4. D　5. C
6. A　7. E

B1 型题

1. E　2. D　3. C　4. E　5. C
6. D

第七单元　手太阴肺经、腧穴

A1 型题

1. 既治疗咳嗽、气喘，又治疗头项疾患的是

A. 鱼际　B. 尺泽
C. 列缺　D. 太渊
E. 少商

2. 肺的募穴所属的经脉是

A. 肺经　B. 任脉
C. 胃经　D. 脾经
E. 肾经

3. 手太阴肺经的终止穴是

A. 少商　B. 少泽
C. 少冲　D. 商阳
E. 至阴

4. 不属于尺泽穴主治病证的是

A. 咯血、咽喉肿痛
B. 咳嗽、气喘

C. 急性腹痛、吐泻
D. 肘臂挛痛、小儿惊风
E. 齿痛、口眼㖞斜

B1 型题

A. 大陵　B. 太渊
C. 合谷　D. 鱼际
E. 后溪

1. 在腕前区，桡骨茎突与手舟骨之间，拇长展肌腱尺侧凹陷中的穴位是

2. 在手外侧，第 1 掌骨桡侧中点赤白肉际处的穴位是

A. 鱼际　B. 太渊
C. 列缺　D. 尺泽
E. 少商

3. 治疗咽痛、掌中热首选的是

4. 治疗齿痛、项强首选的是

参考答案

A1 型题

1. C　2. A　3. A　4. E

B1 型题

1. B　2. D　3. A　4. C

第八单元　手阳明大肠经、腧穴

A1 型题

1. 循行“入下齿中”的经脉是
A. 小肠经　B. 大肠经
C. 胃经　D. 脾经
E. 肝经

2. 下列各项中，不正确的是
A. 肩髎属于手少阳三焦经
B. 养老属于手太阳小肠经
C. 肩髃属于手阳明大肠经
D. 支沟属于手太阳小肠经
E. 后溪属于手太阳小肠经

3. 下列腧穴中，治疗高血压首选
A. 曲泽　B. 尺泽
C. 曲池　D. 中渚
E. 列缺

4. 下列腧穴中，可以治疗胆道蛔虫病的是
A. 商阳　B. 合谷
C. 曲池　D. 手三里
E. 迎香

5. 经脉循行中，不与目内眦或目外眦发生联系的是
A. 手少阳三焦经　B. 手太阳小肠经
C. 手阳明大肠经　D. 足阳明胃经
E. 足少阳胆经

6. 下列各项中，不属于手阳明大肠经腧穴的主治病证的是
A. 热病　B. 神志病
C. 皮肤病　D. 胸胁病
E. 头面五官疾患

7. 手太阴肺经与手阳明大肠经的循行交接部位是
A. 拇指　B. 食指
C. 中指　D. 无名指
E. 小指

8. 位于肘横纹上，肱二头肌腱桡侧缘凹陷中的腧穴是

A. 神门　B. 曲泽
C. 尺泽　D. 曲池
E. 列缺

9. 应注意避开血管针刺的是
A. 列缺　B. 合谷
C. 血海　D. 太渊
E. 鱼际

10. 下列腧穴中，治疗头痛项强应首选
A. 少泽　B. 尺泽
C. 列缺　D. 太渊
E. 鱼际

11. 既可治疗咳嗽，又可治疗昏迷、癫狂的是
A. 少商　B. 鱼际
C. 尺泽　D. 太渊
E. 列缺

B1 型题

A. 商阳　B. 曲池
C. 合谷　D. 尺泽
E. 手三里

1. 位于肘区，在尺泽与肱骨外上髁连线中点的腧穴是
2. 位于手指，食指末节桡侧，指甲根角侧上方 0.1 寸处的腧穴是

A. 商阳　B. 合谷
C. 阳池　D. 偏历
E. 阳溪

3. 手阳明大肠经的原穴是
4. 手阳明大肠经的经穴是

A. 咳喘，口祸　B. 咳嗽，无脉症
C. 瘾疹，湿疹　D. 无汗，多汗
E. 惊悸，怔忡

5. 曲池穴主治的病证是
6. 太渊穴主治的病证是

参考答案

A1 型题

1. B　2. D　3. C　4. E　5. C
6. D　7. B　8. C　9. D　10. C
11. A

B1 型题

1. B　2. A　3. B　4. E　5. C
6. B

第九单元　足阳明胃经、腧穴

A1 型题

1. 胃的募穴所属的经脉是
A. 肺经　B. 任脉
C. 胃经　D. 脾经
E. 肾经

2. 头维穴所属的经脉是
A. 足少阳胆经　B. 足阳明胃经
C. 足太阳膀胱经　D. 手阳明大肠经
E. 手少阳三焦经

3. 在胸部，距前正中线 4 寸循行的经脉是
A. 足少阴肾经　B. 足阳明胃经
C. 手太阴肺经　D. 足太阴脾经
E. 手厥阴心包经

4. 在小腿外侧，外踝尖上 8 寸，胫骨前肌外

缘的穴位是

A. 丰隆　　B. 地机
C. 解溪　　D. 上巨虚
E. 足三里

5. 以下各项中，不属于天枢穴主治病证的是

A. 疝气　　B. 痛经
C. 月经不调　　D. 腹痛、腹胀
E. 便秘、泄泻

6. 胃经循行未至的部位是

A. 口　　B. 目
C. 鼻　　D. 膈
E. 下齿

7. 循行至第3趾的经脉是

A. 足太阴脾经　　B. 足厥阴肝经
C. 足阳明胃经　　D. 足少阳胆经
E. 足太阳膀胱经

8. 可治疗齿痛、口噤、颊肿、口角㖞斜等病证的腧穴是

A. 迎香　　B. 听宫
C. 地仓　　D. 颊车
E. 攒竹

9. 位于足背第2、3趾间，趾蹼缘后方赤白肉际处的腧穴是

A. 内庭　　B. 中渚
C. 丘墟　　D. 公孙
E. 照海

10. 位于下腹部，脐中下4寸，前正中线旁开2寸的腧穴是

A. 带脉　　B. 中极
C. 期门　　D. 归来
E. 中脘

11. 位于面部，颧弓下缘中央与下颌切迹之间凹陷中的腧穴是

A. 下关　　B. 太阳
C. 颊车　　D. 耳门
E. 听宫

B1 型题

A. 足三里　　B. 上巨虚
C. 下巨虚　　D. 条口
E. 丰隆

1. 用于强壮保健的要穴是
2. 治疗痰饮病证的要穴是

A. 解溪　　B. 梁丘
C. 大横　　D. 归来
E. 太白

3. 可治疗头痛、眩晕、癫狂的是
4. 可治疗带下、阴挺、闭经的是

A. 梁丘　　B. 归来
C. 梁门　　D. 丰隆
E. 归来

5. 治疗便秘的腧穴是
6. 治疗痛经的腧穴是

参考答案

A1 型题

1. B　2. B　3. B　4. A　5. A
6. E　7. C　8. D　9. A　10. D
11. A

B1 型题

1. A　2. E　3. A　4. D　5. D
6. E

第十单元　足太阴脾经、腧穴

A1 型题

1. 在足趾，大趾末节内侧，趾甲根角侧后方0.1 寸的穴位是

A. 隐白　　B. 大敦
C. 太冲　　D. 至阴
E. 足临泣

2. 下列各项中，不属于三阴交穴主治病证的是

A. 脾胃虚弱证
B. 妇产科病证
C. 生殖泌尿系统病证
D. 心悸、失眠
E. 阳虚诸证

3. “起于大指之端……夹咽，连舌本，散舌下”的经脉是

A. 手少阴心经　　B. 足厥阴肝经
C. 足太阴脾经　　D. 足少阴肾经
E. 手厥阴心包经

4. 位于小腿内侧，胫骨内侧髁下缘与胫骨内侧缘之间的凹陷中的腧穴是

A. 复溜　　B. 悬钟
C. 阳陵泉　　D. 足三里
E. 阴陵泉

B1 型题

A. 隐白　　B. 公孙
C. 阳陵泉　　D. 三阴交
E. 阴陵泉

1. 善治脾湿证的腧穴是
2. 善治出血证的腧穴是

A. 乳痈　　B. 逆气里急
C. 瘾疹　　D. 四肢疼痛
E. 全身疼痛

3. 常用公孙穴治疗的是
4. 常用血海穴治疗的是

A. 血海　　B. 阴陵泉
C. 三阴交　　D. 悬钟
E. 公孙

5. 位于小腿内侧，内踝尖上 3 寸，胫骨内侧缘后际的腧穴是
6. 位于股前区，髌底内侧端上 2 寸，股内侧肌隆起处的腧穴是

参考答案

A1 型题

1. A　2. D　3. E　4. E

B1 型题

1. E　2. A　3. B　4. C　5. C
6. A

第十一单元　手少阴心经、腧穴

A1 型题

1. 不属于手少阴心经的腧穴是
A. 少冲　B. 少泽
C. 神门　D. 少海
E. 通里

2. 在手指，小指末节桡侧，指甲根角侧上方 0.1 寸的腧穴是
A. 少冲　B. 劳宫
C. 少泽　D. 少商
E. 商阳

3. 阴郄穴位于尺侧腕屈肌腱的桡侧缘，腕掌侧远端横纹上
A. 0.5 寸　B. 1 寸
C. 1.5 寸　D. 2 寸
E. 2.5 寸

4. 在胸部没有穴位的经脉是
A. 手太阴肺经　B. 手少阴心经
C. 手厥阴心包经　D. 足少阴肾经
E. 足太阴脾经

B1 型题

A. 神门　B. 少海
C. 通里　D. 阴郄
E. 少冲

1. 常用于治疗心痛、昏迷、热病的腧穴是
2. 常用于治疗吐血、衄血等血证的腧穴是

A. 少海　B. 神门
C. 通里　D. 少冲
E. 阴郄

3. 在腕前区，腕掌侧远端横纹尺侧端，尺侧腕屈肌腱的桡侧缘的腧穴是
4. 在前臂前区，腕掌侧远端横纹上 1 寸，尺侧腕屈肌腱的桡侧缘的腧穴是

参考答案

A1 型题

1. B　2. A　3. A　4. B

B1 型题

1. E　2. D　3. B　4. C

第十二单元　手太阳小肠经、腧穴

A1 型题

1. 循行“绕肩胛”的经脉是
   A. 手阳明大肠经　B. 足太阳膀胱经
   C. 手太阳小肠经　D. 手少阳三焦经
   E. 足少阳胆经
2. 属于手太阳小肠经的腧穴是
   A. 听会　B. 听宫
   C. 耳门　D. 神门
   E. 下关
3. 按对应顺序，耳门、听宫、听会所属的经脉分别是
   A. 胆经、三焦经、小肠经
   B. 三焦经、胆经、小肠经
   C. 三焦经、小肠经、胆经
   D. 胆经、小肠经、三焦经
   E. 小肠经、胆经、三焦经
4. 下列经脉中，经穴数目最少的是
   A. 足阳明胃经　B. 足太阴脾经
   C. 手阳明大肠经　D. 手太阳小肠经
   E. 手少阳三焦经
5. 在面部，耳屏正中与下颌骨髁突之间的凹陷中的腧穴是
   A. 后溪　B. 听宫
   C. 养老　D. 阳池
   E. 下关
6. 循行既到目内眦又到目外眦的经脉是
   A. 手阳明大肠经　B. 手太阳小肠经
   C. 手少阳三焦经　D. 足太阳膀胱经
   E. 足少阳胆经
7. 养老穴的主治病证是
   A. 目视不明　B. 疣症
   C. 乳痈　D. 疟疾
   E. 聤耳
8. 可治疗癫狂、头痛、咽喉肿痛的腧穴是
   A. 后溪　B. 少泽
   C. 养老　D. 列缺
   E. 听宫

B1 型题

A. 肺　B. 脾
C. 肾　D. 胃
E. 胆

1. 手少阴心经循行联络的脏腑有
2. 手太阳小肠循行联络的脏腑有

A. 后溪　B. 内关
C. 外关　D. 养老
E. 支沟

3. 位于前臂后区，腕背横纹上 1 寸，尺骨头桡侧凹陷中的腧穴是
4. 位于手内侧，第 5 掌指关节尺侧近端赤白肉际凹陷中的腧穴是

A. 乳痈　B. 气喘
C. 癫狂痫　D. 目视不明
E. 齿痛

5. 后溪的主治病证是
6. 听宫的主治病证是

参考答案

A1 型题

1. C　2. B　3. C　4. D　5. B

6. B　7. A　8. B

B1 型题

1. A　2. D　3. D　4. A　5. C

6. E

第十三单元　足太阳膀胱经、腧穴

A1 型题

1. 循行至头顶并入络脑的经脉是
   A. 足厥阴肝经
   B. 足太阳膀胱经
   C. 手少阳三焦经
   D. 足少阳胆经
   E. 手太阳小肠经
2. 下列腧穴中，常用于治疗呃逆的是
   A. 睛明　B. 攒竹
   C. 下关　D. 颊车
   E. 印堂
3. 下列经脉中，腧穴数最多的是
   A. 督脉　B. 足太阳膀胱经
   C. 足阳明胃经　D. 足少阳胆经
   E. 手太阳小肠经
4. 治疗急性吐泻有速效的腧穴是
   A. 太溪　B. 委中
   C. 承山　D. 内关
   E. 昆仑
5. 下列有关睛明穴针刺操作的叙述，不正确的是
   A. 遇到阻力时，可继续进针
   B. 不捻转，不提插
   C. 出针后按压针孔片刻
   D. 针具宜细，消毒宜严
   E. 禁灸
6. 与腰阳关穴在同一水平线上的腧穴是
   A. 脾俞　B. 大肠俞
   C. 肝俞　D. 膈俞
   E. 肾俞
7. 常用于治疗皮肤瘙痒等皮肤病证的腧穴是
   A. 心俞　B. 肝俞
   C. 脾俞　D. 肾俞
   E. 膈俞

B1 型题

A. 在脊柱区，第 3 胸椎棘突下，后正中线旁开 1.5 寸
B. 在脊柱区，第 5 胸椎棘突下，后正中线旁开 1.5 寸
C. 在脊柱区，第 6 胸椎棘突下，后正中线旁开 1.5 寸
D. 在脊柱区，第 7 胸椎棘突下，后正中线旁开 1.5 寸
E. 在脊柱区，第 9 胸椎棘突下，后正中线旁开 1.5 寸

1. 心俞穴的定位是
2. 肝俞穴的定位是

A. 手阳明大肠经　B. 足阳明胃经
C. 足太阳膀胱经　D. 手太阳小肠经
E. 足少阳胆经

3. 起于目内眦的经脉是
4. 起于目锐眦的经脉是

A. 滞产　　B. 痛经
C. 丹毒　　D. 呃逆
E. 便秘
5. 次髎穴的主治病证是
6. 委中穴的主治病证是

A. 攒竹　　B. 承山
C. 太溪　　D. 外关
E. 照海
7. 善于治疗呃逆的腧穴是
8. 善于治疗急性腰扭伤的腧穴是

参考答案

A1 型题

1. B　2. B　3. B　4. B　5. A
6. B　7. E

B1 型题

1. B　2. E　3. C　4. E　5. B
6. C　7. A　8. A

第十四单元　足少阴肾经、腧穴

A1 型题

1. 下列经脉中，在大腿部没有经穴分布的是
A. 足阳明胃经　　B. 足少阳胆经
C. 足太阴脾经　　D. 足厥阴肝经
E. 足少阴肾经
2. 下列腧穴中，治疗汗证首选的是
A. 复溜　　B. 然谷
C. 太溪　　D. 涌泉
E. 照海
3. 下列各项中，不属于照海穴主治病证的是
A. 不寐，癫痫
B. 呕吐涎沫，吐舌
C. 月经不调，带下
D. 小便频数，癃闭
E. 咽喉干痛，目赤肿痛
4. 循行中“贯脊”的经脉是
A. 督脉　　B. 带脉
C. 足少阴肾经　　D. 足太阳膀胱经
E. 足少阳胆经
5. 肾经循行中，未发生联系的脏腑是
A. 肝　　B. 肺
C. 心　　D. 膀胱
E. 心包

B1 型题

A. 血海　　B. 昆仑
C. 照海　　D. 申脉
E. 太溪
1. 在踝区，外踝尖直下，外踝下缘与跟骨之间凹陷中的腧穴是
2. 在踝区，内踝尖下 1 寸，内踝下缘边际凹陷中的腧穴是

A. 内关　　B. 复溜
C. 太溪　　D. 阴谷
E. 太冲
3. 以上腧穴中，治疗汗证首选的是
4. 以上腧穴中，善于治疗口㖞的是

参考答案

A1 型题

1. E　2. A　3. B　4. C　5. E

B1 型题

1. D　2. C　3. B　4. E

第十五单元　手厥阴心包经、腧穴

A1 型题

1. 在肘前区，肘横纹上，肱二头肌腱的尺侧缘凹陷中的腧穴是

A. 少海　B. 照海
C. 曲泽　D. 曲池
E. 尺泽

2. 除心、胸、神志病外，手厥阴经腧穴还可用于治疗的病证是

A. 胃病　B. 肾病
C. 肝病　D. 胆病
E. 脾病

3. 下列不属于曲泽穴主治病证的是

A. 心痛、善惊　B. 胃痛、呕吐
C. 咳嗽、胸满　D. 热病
E. 肘臂挛痛

4. 用于治疗心痛、心悸、呕血、咯血、疔疮的腧穴是

A. 内关　B. 孔最
C. 间使　D. 外关
E. 郄门

B1 型题

A. 5 寸　B. 4 寸
C. 3 寸　D. 2 寸
E. 1 寸

1. 通里穴位于前臂前区，尺侧腕屈肌腱桡侧缘，腕掌侧远端横纹上

2. 内关穴位于前臂前区，掌长肌腱与桡侧腕屈肌腱之间，腕掌侧远端横纹上

A. 内关　B. 劳宫
C. 间使　D. 外关
E. 曲泽

3. 善于治疗心痛、烦闷、口疮、口臭的腧穴是

4. 善于治疗胃痛、呕吐、热病、中暑的腧穴是

参考答案

A1 型题

1. C　2. A　3. C　4. E

B1 型题

1. E　2. D　3. B　4. E

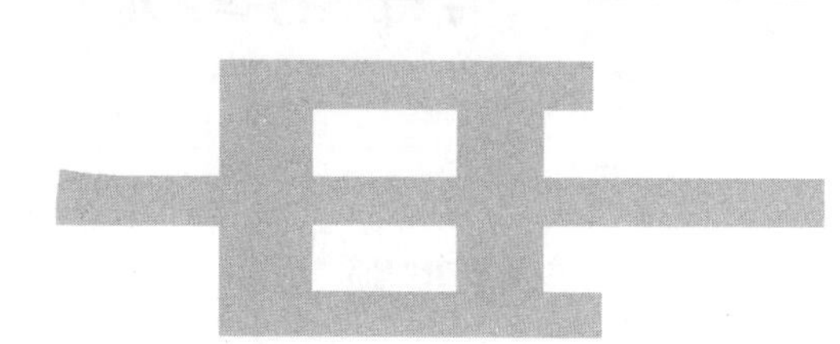

第十六单元　手少阳三焦经、腧穴

A1 型题

1. 下列腧穴中，治疗便秘效果较好的是
A. 关冲　B. 中渚
C. 阳池　D. 支沟
E. 外关
2. 下列腧穴中，属于手少阳三焦经的是
A. 肩髎　B. 肩髃
C. 次髎　D. 内关
E. 颊车
3. 位于颈部，耳垂后方，乳突下端前方凹陷中的腧穴是
A. 角孙　B. 翳风
C. 听宫　D. 听会
E. 头临泣
4. 下列不属于支沟穴主治病证的是
A. 失眠、癫狂痫　B. 便秘、热病
C. 耳鸣、耳聋　D. 暴喑、瘰疬
E. 胁肋疼痛
5. 循行“从耳后入耳中，出走耳前，过客主人，前交颊，至目锐眦”的经脉是
A. 足少阳胆经　B. 足少阴肾经
C. 手阳明大肠经　D. 手少阳三焦经
E. 手太阳小肠经

B1 型题

A. 鱼际　B. 阳池
C. 照海　D. 中渚
E. 后溪
1. 常用于治疗消渴、口干、腕部疼痛的腧穴是
2. 常用于治疗耳鸣、耳聋、肘臂肩背痛的腧穴是

A. 目上　B. 目下
C. 鼻旁　D. 目内眦
E. 目外眦
3. 手少阳经与足少阳经相交接的部位是
4. 手太阳经与足太阳经相交接的部位是

参考答案

A1 型题

1. D　2. A　3. B　4. A　5. D

B1 型题

1. B　2. D　3. E　4. D

第十七单元　足少阳胆经、腧穴

A1 型题

1. “其支者，从耳后入耳中，出走耳前，至目锐眦后”的经脉是
A. 足太阳膀胱经　B. 手太阳小肠经
C. 足阳明胃经　D. 手阳明大肠经
E. 足少阳胆经

2. 不属于足少阳胆经的腧穴是

A. 风市　　B. 阴陵泉
C. 风池　　D. 足临泣
E. 悬钟

3. 针刺环跳穴的最佳体位是

A. 坐位　　B. 站位
C. 仰卧位　　D. 俯卧位
E. 侧卧位

4. 下列各项中，不属于阳陵泉主治病证的是

A. 黄疸、胁痛、口苦
B. 腹泻、水肿、小便不利
C. 呕吐、吞酸
D. 膝肿痛、下肢痿痹
E. 小儿惊风、脚气

5. 位于头部，眉上 1 寸，瞳孔直上的腧穴是

A. 承泣　　B. 阳白
C. 睛明　　D. 四白
E. 隐白

B1 型题

A. 手太阳、足少阳、手少阳经
B. 手阳明、足太阳、足少阳经
C. 手太阴、手阳明、足少阳经
D. 手少阴、足厥阴、足少阴经
E. 手太阴、足厥阴、手太阳经

1. 以上各组经脉中，皆通于耳的是
2. 以上各组经脉中，皆与肺联系的是

A. 在足背，第 4、5 趾间，趾蹼缘后方赤白肉际处
B. 在踝区，外踝的前下方，趾长伸肌腱的外侧凹陷中
C. 在小腿外侧，外踝尖上 3 寸，腓骨前缘
D. 在足趾，第 4 趾末节外侧，趾甲根角侧后方 0.1 寸
E. 在足背，第 4、5 跖骨底结合部的前方，第 5 趾长伸肌腱外侧凹陷中

3. 丘墟穴的定位是
4. 悬钟穴的定位是

A. 23 个　　B. 28 个
C. 44 个　　D. 45 个
E. 67 个

5. 手少阳三焦经的穴数是
6. 足少阳胆经的穴数是

A. 丘墟　　B. 翳风
C. 悬钟　　D. 风市
E. 风池

7. 常用于治疗内、外风证的腧穴是
8. 常用于中风、痴呆治疗的腧穴是

参考答案

A1 型题

1. E　2. B　3. E　4. B　5. B

B1 型题

1. A　2. D　3. B　4. C　5. A
6. C　7. E　8. C

第十八单元　足厥阴肝经、腧穴

A1 型题

1. 循行“环阴器”的经脉是
   A. 足太阴脾经　B. 足阳明胃经
   C. 足太阳膀胱经　D. 足厥阴肝经
   E. 足少阳胆经
2. 下列各项中，不属于期门穴主治病证的是
   A. 胸胁胀痛　B. 呕吐、腹胀
   C. 奔豚气　D. 乳痈
   E. 癃闭、遗尿
3. 肝经循行中未发生联系的部位是
   A. 喉咙　B. 唇内
   C. 耳中　D. 目系
   E. 颊部
4. “循喉咙之后，上入颃颡，连目系，上出额”的经脉是
   A. 足厥阴肝经　B. 手太阴肺经
   C. 足阳明胃经　D. 手阳明大肠经
   E. 手少阴心经
5. 足厥阴肝经的起始穴是
   A. 大敦　B. 涌泉
   C. 隐白　D. 章门
   E. 期门
6. 期门穴位于胸部，前正中线旁开 4 寸
   A. 第 3 肋间隙　B. 第 4 肋间隙
   C. 第 5 肋间隙　D. 第 6 肋间隙
   E. 第 7 肋间隙

B1 型题

A. 足厥阴、足少阳、足少阴经
B. 手太阴、足阳明、手厥阴经
C. 足太阴、手阳明、足厥阴经
D. 足阳明、手阳明、手厥阴经
E. 足厥阴、手太阳、足太阴经

1. 以上各组经脉中，皆与肝相联系的是
2. 以上各组经脉中，皆与胃相联系的是

A. 期门　B. 大敦
C. 隐白　D. 中脘
E. 太冲

3. 常用于治疗疝气、少腹痛的腧穴是
4. 常用于治疗口歪、痛经、小便不利的腧穴是

A. 昆仑　B. 悬钟
C. 丘墟　D. 承山
E. 足临泣

5. 常用于治疗痴呆、中风、半身不遂的腧穴是
6. 常用于治疗目赤肿痛、足内翻的腧穴是

参考答案

A1 型题

1. D　2. E　3. C　4. A　5. A
6. D

B1 型题

1. A　2. E　3. B　4. E　4. B
6. C

第十九单元　督脉、腧穴

A1 型题

1. 下列对百会穴的描述，不正确的是
   A. 位于头部，前发际正中直上 7 寸
   B. 可治疗神志病证
   C. 可治疗头面病证
   D. 可治疗气虚下陷证
   E. 可用灸法
2. 下列各项中，不属于大椎穴主治病证的是
   A. 热病、疟疾　　B. 项强、脊痛
   C. 癫狂、惊风　　D. 痢疾、脱肛
   E. 风疹、痤疮
3. 位于颈后区，第 2 颈椎棘突上际凹陷中，后正中线上的腧穴是
   A. 风池　　B. 哑门
   C. 头维　　D. 大椎
   E. 定喘

B1 型题

A. 身柱　　B. 腰阳关
C. 风府　　D. 陶道
E. 大椎
1. 以上腧穴中，退热的要穴是
2. 以上腧穴中，治疗疔疮的要穴是

A. 印堂　　B. 大椎
C. 素髎　　D. 水沟
E. 百会
3. 既治疗骨蒸潮热，又治疗癫狂痫证的腧穴是
4. 既治疗急危重症，又治疗闪挫腰痛的腧穴是

参考答案

A1 型题

1. A　2. D　3. B

B1 型题

1. E　2. A　3. C　4. D

第二十单元　任脉、腧穴

A1 型题

1. 气海穴的定位是在下腹部，前正中线上
   A. 脐中下 0.5 寸　　B. 脐中下 1 寸
   C. 脐中下 1.5 寸　　D. 脐中下 2 寸
   E. 脐中下 2.5 寸
2. 下列各组腧穴中，相距 1 寸的是
   A. 中极、关元　　B. 气海、关元
   C. 气海、神阙　　D. 列缺、太渊
   E. 曲池、手三里
3. 下列腧穴中，不属于任脉的是
   A. 廉泉　　B. 中极
   C. 水沟　　D. 承浆

E. 膻中

4. 任脉循行未至的部位是

A. 口唇　B. 面部

C. 咽喉　D. 鼻

E. 目

5. 位于面部，颏唇沟的正中凹陷处的腧穴是

A. 承浆　B. 迎香

C. 廉泉　D. 地仓

E. 牵正

6. 不属于神阙穴主治病证的是

A. 虚脱、中风脱证　B. 便秘、脱肛

C. 水肿、泄泻　D. 身体虚弱

E. 食谷不化

B1 型题

A. 阴陵泉　B. 膻中

C. 中极　D. 气海

E. 关元

1. 善于治疗虚劳羸瘦、脏气衰惫、乏力等气虚病证的腧穴是

2. 善于治疗遗尿、尿频、尿急、癃闭等泌尿系病证的腧穴是

A. 关元　B. 气海

C. 膻中　D. 中脘

E. 中极

3. 位于上腹部，脐中上 4 寸，前正中线上的腧穴是

4. 位于下腹部，脐中下 4 寸，前正中线上的腧穴是

A. 气海　B. 中极

C. 关元　D. 膻中

E. 肾俞

5. 善于治疗气虚病证的腧穴是

6. 善于治疗阳虚病证的腧穴是

参考答案

A1 型题

1. C　2. A　3. C　4. D　5. A
6. E

B1 型题

1. D　2. C　3. D　4. E　5. A
6. C

第二十一单元　奇　穴

A1 型题

1. 夹脊穴位于脊柱区，后正中线旁开 0.5 寸

A. 第 1 颈椎至第 12 胸椎棘突下两侧

B. 第 7 颈椎至第 5 腰椎棘突下两侧

C. 第 1 胸椎至第 5 腰椎棘突下两侧

D. 第 1 胸椎至第 12 胸椎棘突下两侧

E. 第 1 胸椎至骶管裂孔棘突下两侧

2. 定喘穴的定位是在脊柱区

A. 横平第 6 颈椎棘突下，后正中线旁开 0.5 寸

B. 横平第 6 颈椎棘突下，后正中线旁开 1 寸

C. 横平第 7 颈椎棘突下，后正中线旁开 0.5 寸

D. 横平第 7 颈椎棘突下，后正中线旁开 1 寸

E. 横平第 7 颈椎棘突下，后正中线旁开 1.5 寸

3. 胆囊穴位于小腿外侧，腓骨小头直下

A. 1 寸　　B. 1.5 寸
C. 2 寸　　D. 2.5 寸
E. 3 寸

4. 不属于十宣穴主治病证的是

A. 昏迷　　B. 晕厥
C. 高热　　D. 手指麻木
E. 牙松龈痛

5. 不属于四神聪穴主治病证的是

A. 头痛　　B. 失眠，健忘
C. 癫痫　　D. 眩晕
E. 脱肛

B1 型题

A. 在膝上部，髌底的中点上方 2 寸处
B. 在小腿外侧，腓骨小头直下 2 寸
C. 在膝部，髌韧带内侧凹陷处的中央
D. 在小腿内侧，内踝尖上 5 寸，胫骨内侧面的中央
E. 在小腿前侧上部，当犊鼻下 5 寸，胫骨前缘旁开一横指

1. 内膝眼穴的定位是
2. 阑尾穴的定位是

A. 哑门　　B. 太阳
C. 定喘　　D. 腰痛点
E. 夹脊穴

3. 在脊柱区，横平第 7 颈椎棘突下，后正中线旁开 0.5 寸的腧穴是

4. 位于头部，当眉梢与目外眦之间，向后约一横指的凹陷处的腧穴是

参考答案

A1 型题

1. C　2. C　3. C　4. E　5. E

B1 型题

1. C　2. E　3. C　4. B

第二十二单元　毫针刺法

A1 型题

1. 适宜仰靠坐位针刺的腧穴是

A. 头、面、胸部腧穴和上、下肢部分腧穴
B. 身体侧面腧穴和上、下肢部分腧穴
C. 头、项、脊背、腰骶部的腧穴
D. 前头、颜面和颈前等部位的腧穴
E. 后头和项、背部的腧穴

2. 下列腧穴中，不适宜俯卧位针刺的是

A. 天柱　　B. 天枢
C. 天宗　　D. 风门
E. 风市

3. 下列各组腧穴中，宜取仰卧位的是

A. 攒竹、命门、昆仑
B. 血海、照海、臑俞
C. 气海、大包、阳陵泉
D. 隐白、次髎、中极
E. 天柱、委中、申脉

4. 适用于皮肤松弛部位腧穴的进针方法是

A. 单手进针法　　B. 舒张进针法

C. 提捏进针法　　D. 夹持进针法
E. 指切进针法

5. 下列有关针刺深度的叙述，错误的是
A. 年老体弱者宜浅刺
B. 形瘦体弱者宜浅刺
C. 阳证宜浅刺
D. 久病宜浅刺
E. 头面、胸背部的腧穴宜浅刺

6. 下列有关风府穴针刺操作的叙述，正确的是
A. 正坐位，头微后倾，项部放松
B. 向下颌方向缓慢刺入 0.5~1 寸
C. 向鼻尖方向缓慢刺入 0.5~1 寸
D. 向上缓慢刺入 0.5~1 寸
E. 向上缓慢刺入 1~1.5 寸

7. 属于行针基本手法的是
A. 循法　　B. 弹法
C. 刮法　　D. 提插法
E. 震颤法

8. 下列有关提插法的叙述，不正确的是
A. 将针刺入腧穴一定深度后，施以上提下插的操作
B. 幅度不宜过大，一般以 3~5 分为宜
C. 指力一定要均匀一致
D. 频率应较快，每分钟 100 次左右
E. 保持针身垂直

9. 以下各项中，不属于得气感觉或反应的是
A. 针刺部位有酸胀、麻重感
B. 针刺部位出现热、凉、痒、痛、抽搐、蚁行等感觉
C. 患者出现循经性肌肤瞤动、震颤
D. 医者刺手体会到针下空松、虚滑
E. 医者刺手体会到针体颤动

10. 下列有关捻转补泻中补法的叙述，错误的是
A. 捻转角度小　　B. 用力重
C. 频率慢　　D. 操作时间短
E. 拇指向前，食指向后（左转用力为主）

11. 下列有关捻转补泻中泻法的叙述，错误的是
A. 捻转角度小　　B. 用力重
C. 频率快　　D. 操作时间长
E. 拇指向后，食指向前（右转用力为主）

12. 下列有关提插补泻中补法的叙述，错误的是
A. 先深后浅
B. 重插轻提
C. 提插幅度小，频率慢
D. 操作时间短
E. 以下插用力为主

13. 属于捻转补泻中补法的操作是
A. 捻转角度小，用力轻，频率慢，操作时间短
B. 捻转角度小，用力重，频率慢，操作时间短
C. 捻转角度大，用力轻，频率快，操作时间短
D. 捻转角度小，用力轻，频率慢，操作时间长
E. 捻转角度大，用力轻，频率慢，操作时间短

14. 有关晕针处理方法的叙述，不正确的是
A. 立即停止针刺，将针全部起出
B. 使患者平卧，头部抬高
C. 宽衣解带，注意保暖
D. 予以饮温开水或糖水
E. 重者可刺人中、素髎、内关、足三里等穴

15. 有关妊娠妇女针刺注意事项的叙述，不正确的是
A. 孕期不可以针刺三阴交、合谷
B. 怀孕 3 个月以内者，不宜针刺小腹部的腧穴
C. 怀孕 3 个月以上者，腹部腧穴不宜针刺
D. 怀孕 3 个月以上者，腰骶部腧穴不宜

针刺
E. 可用昆仑、至阴保胎
16. 下列关于针刺方向的叙述，错误的是
A. 补法针尖须与经脉循行的方向一致，泻法针尖则与经脉循行的方向相反
B. 背部膀胱经第 1 侧线腧穴，针尖一般朝向脊柱方向
C. 为使针感达到病变所在的部位，针尖应朝向病所
D. 根据病位深浅、病性的虚实选择针尖朝向阳经或阴经
E. 哑门穴，针尖应朝向舌根方向缓慢刺入
17. 下列关于针刺导致外周神经损伤的叙述，错误的是
A. 一旦出现神经损伤症状，应立即停止操作，切忌拔针
B. 原因是粗针强刺激后，仍然大幅度的提插
C. 主要临床表现是触电样针感或麻木、灼痛等症状
D. 出现症状后可应用 B 族维生素类药物治疗
E. 针刺神经干附近穴位时手法宜轻

B1 型题

A. 仰卧位　　B. 侧卧位
C. 俯卧位　　D. 仰靠坐位
E. 俯伏坐位
1. 针刺肾俞、环跳、足临泣，宜采用
2. 针刺人迎、廉泉、通里，宜采用

A. 短针
B. 长针
C. 皮肤松弛部位的腧穴
D. 皮肤紧张部位的腧穴
E. 皮肉浅薄部位的腧穴
3. 指切进针法适宜于
4. 舒张进针法适宜于

参考答案

A1 型题

1. D　2. B　3. C　4. B　5. D
6. B　7. D　8. D　9. D　10. B
11. A　12. A　13. A　14. B　15. E
16. E　17. A

B1 型题

1. B　2. D　3. A　4. C

第二十三单元　灸　法

A1 型题

1. 下列各项中，不属于灸法治疗作用的是
A. 温经散寒　　B. 扶阳固脱
C. 开窍泻热　　D. 消瘀散结
E. 防病保健
2. 隔蒜灸治疗的病证是
A. 阳痿早泄　　B. 呕吐腹痛
C. 未溃疮疡　　D. 腹痛泄泻

E. 疮疡久溃

3. 瘢痕灸治疗的病证是

A. 肺痨瘰疬　　B. 虚寒病证
C. 风寒痹痛　　D. 阳痿早泄
E. 疮疡久溃不敛

4. 有关瘢痕灸的叙述，不正确的是

A. 选用大小适宜的艾炷
B. 施灸前先在所灸腧穴部位涂以少量大蒜汁
C. 每壮艾炷不必燃尽，燃剩 1/4 时应易炷再灸
D. 灸后 1 周左右，施灸部位化脓形成灸疮
E. 常用于治疗哮喘、肺痨、瘰疬等慢性顽疾

5. 有关灸法注意事项的叙述，不正确的是

A. 先灸上部，后灸下部
B. 先灸阴部，后灸阳部
C. 壮数应先少后多
D. 艾炷应先小后大
E. 施灸也应注意补泻的操作方法

6. 下列各项中，施灸的禁忌证是

A. 泄泻　　B. 脱肛
C. 瘿瘤　　D. 乳痈初起
E. 阴虚发热证

7. 下列各项中，不属于灸法治疗作用的是

A. 温经散寒　　B. 扶阳固脱
C. 开窍泄热　　D. 消瘀散结
E. 引热外行

B1 型题

A. 瘰疬、初起的肿疡
B. 哮喘、肺痨、瘰疬
C. 吐泻并作、中风脱证
D. 因寒而致的呕吐、腹痛
E. 命门火衰而致的阳痿、早泄

1. 隔蒜灸的适应证是
2. 隔姜灸的适应证是

A. 瘰疬、初起的肿疡
B. 风寒痹痛、呕吐
C. 吐泻并作、中风脱证
D. 因寒而致的呕吐、腹痛
E. 疮疡久溃不敛

3. 隔盐灸的适应证是
4. 隔附子饼灸的适应证是

A. 隔姜灸　　B. 隔蒜灸
C. 隔盐灸　　D. 隔附子饼灸
E. 瘢痕灸

5. 有温补肾阳作用的灸法是
6. 有温胃止呕作用的灸法是

参考答案

A1 型题

1. C　2. C　3. A　4. C　5. B
6. E　7. C

B1 型题

1. A　2. D　3. C　4. E　5. D
6. A

第二十四单元　拔罐法

A1 型题

1. 留罐法的留置时间一般为

A. 3～5 分钟　B. 5～10 分钟

C. 10～15 分钟　D. 15～20 分钟

E. 20～30 分钟

2. 以下各项中，不属于拔罐治疗作用的是

A. 通经活络　B. 祛风散寒

C. 行气活血　D. 消肿止痛

E. 解毒杀虫

3. 以下各项中，不属于走罐法适宜施术部位的是

A. 脊背　B. 头部

C. 腰臀　D. 大腿

E. 肩胛

4. 将罐吸附在体表后，使罐子吸拔留置于施术部位一定时间的操作方法，称为

A. 闪罐法　B. 留罐法

C. 走罐法　D. 刺血拔罐法

E. 留针拔罐法

5. 治疗热证、实证、瘀血证时宜选用的拔罐法是

A. 闪罐法　B. 留罐法

C. 走罐法　D. 留针拔罐法

E. 刺血拔罐法

6. 治疗局部皮肤麻木、疼痛或功能减退等疾患时宜选用的拔罐法是

A. 闪罐法　B. 留罐法

C. 走罐法　D. 留针拔罐法

E. 刺血拔罐法

7. 不可进行拔罐的病证是

A. 中风　B. 腹痛

C. 头痛　D. 抽搐

E. 失眠

8. 不宜进行拔罐的病证是

A. 伤风感冒　B. 溃疡患处

C. 瘀血痹阻　D. 体弱疲劳

E. 闪挫扭伤

9. 有关拔罐，操作不当的是

A. 动作要稳准轻快

B. 起罐时旋转罐具

C. 拔罐起小疱无需处理

D. 留针拔罐时应避免碰压针柄

E. 留罐过程中出现疼痛可减压放气

B1 型题

A. 闪罐法　B. 留罐法

C. 走罐法　D. 刺血拔罐法

E. 留针拔罐法

1. 治疗丹毒、扭伤常选用

2. 治疗局部皮肤麻木或功能减退常选用

A. 留罐法　B. 走罐法

C. 闪罐法　D. 留针拔罐法

E. 刺血拔罐法

3. 在肌肉松弛部位拔罐时，多选用

4. 在面积较大、肌肉丰厚处拔罐时，多选用

参考答案

A1 型题

1. C　2. E　3. B　4. B　5. E

6. A　7. D　8. B　9. B

B1 型题

1. D　2. A　3. C　4. B

第二十五单元　其他针法

A1 型题

1. 电针取穴应选用
   A. 身体左右两侧腧穴组成 1 对，选 1～3 对穴位为宜
   B. 身体左右两侧腧穴组成 1 对，选 5～6 对穴位为宜
   C. 身体同侧腧穴组成 1 对，选 1～3 对穴位为宜
   D. 身体同侧腧穴组成 1 对，选 5～6 对穴位为宜
   E. 根据病情选择腧穴，不拘左右，穴数不限

2. 具有镇静、止痛、缓解肌肉痉挛作用的电针波型是
   A. 疏波　B. 密波
   C. 疏密波　D. 断续波
   E. 锯齿波

3. 治疗痿证、瘫痪宜选用的电针波型是
   A. 疏密波　B. 断续波
   C. 锯齿波　D. 密波
   E. 疏波

4. 下列各项中，不属于三棱针操作方法的是
   A. 点刺法　B. 散刺法
   C. 透刺法　D. 刺络法
   E. 挑刺法

5. 三棱针散刺法治疗的病证是
   A. 昏厥　B. 中暑
   C. 发热　D. 局限性顽癣
   E. 急性吐泻

B1 型题

A. 疏密波　B. 断续波
C. 锯齿波　D. 密波
E. 疏波

1. 对横纹肌有良好的刺激收缩作用的是
2. 能促进气血循环，消除炎性水肿的是

A. 十宣、井穴　B. 曲泽、委中
C. 肺俞、胃俞　D. 合谷、太冲
E. 列缺、照海

3. 三棱针刺络法常取的腧穴是
4. 三棱针点刺法常取的腧穴是

参考答案

A1 型题

1. C　2. B　3. B　4. C　5. D

B1 型题

1. B　2. A　3. B　4. A

第二十六单元　针灸治疗总论

A1 型题

1. 属于针灸治疗作用的是
   A. 扶正祛邪　B. 联系脏腑
   C. 运行气血　D. 抗御病邪
   E. 沟通内外
2. 不属于针灸选穴原则的是
   A. 辨证选穴　B. 对症选穴
   C. 近部取穴　D. 远部取穴
   E. 上下取穴
3. 下列各项中，属于近部选穴的是
   A. 头痛取膈俞　B. 脱肛取百会
   C. 咳嗽取列缺　D. 鼻病选迎香
   E. 鼻病选合谷
4. 下列各项中，不属于对症选穴的是
   A. 落枕取外劳宫　B. 目赤取耳尖
   C. 发烧取大椎　D. 痛经取次髎
   E. 肝阳上亢者取太冲
5. 下列各项中，属于远部选穴的是
   A. 面瘫选风池　B. 胃痛选中脘
   C. 耳聋选听宫　D. 扭伤取阿是穴
   E. 头痛选至阴
6. 下列各项中，不属于远部选穴的是
   A. 目赤选关冲　B. 胃痛选足三里
   C. 耳聋选中渚　D. 咳嗽取中府
   E. 头痛选至阴
7. 下列各项中，属于对证选穴的是
   A. 前额痛选合谷、内庭
   B. 肾阴不足选肾俞、太溪
   C. 面瘫选风池、地仓
   D. 落枕选外劳宫
   E. 发热选大椎
8. 下列各项中，不属于对证选穴的是
   A. 胃火牙痛选合谷、内庭
   B. 肾阴不足选肾俞、太溪
   C. 风火牙痛选风池、地仓
   D. 中气不足取百会
   E. 腰痛取委中
9. 下列各项中，属于表里经配穴的是
   A. 咳嗽取尺泽、鱼际
   B. 感冒取列缺、合谷
   C. 膝痛取阳陵泉、阴陵泉
   D. 胃痛取中脘、内庭
   E. 痛经取地机、隐白
10. 下列各项中，不属于同名经配穴的是
    A. 耳鸣取中渚、足临泣
    B. 头痛取外关、阳陵泉
    C. 失眠取神门、三阴交
    D. 牙痛取合谷、内庭
    E. 便秘取天枢、曲池
11. 下列各组取穴中，不属于前后配穴的是
    A. 中府、肺俞　B. 中脘、膈俞
    C. 期门、外关　D. 天枢、肾俞
    E. 中极、次髎
12. 下列各组取穴中，属于俞募配穴的是
    A. 厥阴俞、巨阙　B. 三焦俞、京门
    C. 肝俞、章门　D. 心俞、膻中
    E. 胆俞、日月
13. 根据针灸治疗原则，寒证应采用的治疗原则是
    A. 补之　B. 泻之
    C. 留之　D. 除之
    E. 疾之

B1 型题

A. 头痛取率谷、太冲
B. 头痛取头维、丰隆
C. 牙痛取合谷、内庭
D. 腰痛取命门、肾俞
E. 腹泻取天枢、尺泽

1. 属于本经配穴的是
2. 属于同名经配穴的是

A. 感冒取列缺、合谷
B. 牙痛取合谷、内庭
C. 耳鸣取耳门、中渚
D. 胃痛取双侧梁丘
E. 头痛取头临泣、足临泣

3. 属于左右配穴的是
4. 属于表里经配穴的是

A. 陷下则灸之　　B. 热则疾之
C. 寒则留之　　D. 标本同治
E. 三因制宜

5. 属于补虚泻实治疗原则的是
6. 属于治病求本治疗原则的是

参考答案

A1 型题

1. A　2. E　3. D　4. E　5. E
6. D　7. B　8. E　9. B　10. C
11. C　12. E　13. C

B1 型题

1. B　2. C　3. D　4. A　5. A
6. D

第二十七单元　内科病证的针灸治疗

A1 型题

1. 治疗肝阳上亢头痛应配用的是
   A. 风门、列缺　　B. 太溪、太冲
   C. 中脘、丰隆　　D. 血海、膈俞
   E. 印堂、内庭
2. 治疗太阳头痛应配用的是
   A. 天柱、后溪、昆仑
   B. 率谷、外关、足临泣
   C. 印堂、内庭、偏历
   D. 太冲、内关、四神聪
   E. 血海、膈俞、内关
3. 治疗血虚头痛应配用的是
   A. 风门、列缺　　B. 脾俞、足三里
   C. 血海、膈俞　　D. 太冲、太溪
   E. 中脘、丰隆
4. 风池善于治疗外感头痛，其主要依据是
   A. 穴居头部，近治作用突出
   B. 穴属胆经，肝胆经相表里
   C. 是足少阳与阳维脉的交会穴
   D. 具有较强的活血通经的作用
   E. 具有较强的清利头目的作用
5. 痛在腰脊中部，与之相关的经脉是
   A. 足太阳膀胱经　　B. 足少阴肾经
   C. 足少阳胆经　　D. 带脉
   E. 督脉
6. 针灸治疗腰痛，应主取的是
   A. 督脉、足少阴经穴
   B. 局部阿是穴、足少阴经穴

C. 局部阿是穴、足少阳经穴

D. 局部阿是穴、足太阳经穴

E. 督脉、足太阳经穴

7. 针灸治疗腰痛的主穴是

A. 阿是穴、肾俞、太溪

B. 腰眼、委中、太溪

C. 阿是穴、大肠俞、委中

D. 阿是穴、背俞穴、太溪

E. 肾俞、昆仑、委中

8. 肾虚腰痛除主穴外，应加取

A. 命门、腰阳关　B. 膈俞、次髎

C. 太冲、肝俞　D. 肾俞、太溪

E. 关元、后溪

9. 辨证为痛痹者，治疗应加用

A. 肾俞、关元　B. 大椎、曲池

C. 肝俞、太冲　D. 膈俞、血海

E. 阴陵泉、足三里

10. 辨证为热痹者，治疗应加用

A. 肝俞、太冲　B. 膈俞、血海

C. 肾俞、关元　D. 大椎、曲池

E. 合谷、内庭

11. 下列各项中，不属于中风病因的是

A. 风　B. 火

C. 痰　D. 湿

E. 瘀

12. 治疗中风中脏腑闭证，除十二井穴外，应主取的是

A. 督脉、手厥阴经穴

B. 任脉、手厥阴经穴

C. 督脉、足厥阴经穴

D. 任脉、足厥阴经穴

E. 任脉、手足厥阴经穴

13. 治疗眩晕实证的主穴是

A. 风池、百会、太阳、列缺

B. 风池、头维、太阳、百会

C. 风池、百会、内关、太冲

D. 风池、百会、肝俞、肾俞

E. 百会、内关、后溪、水沟

14. 取百会治疗眩晕虚证，因本穴具有

A. 醒神定眩作用　B. 安神定志作用

C. 清利脑窍作用　D. 升提气血作用

E. 清泻肝胆作用

15. 与面瘫主要相关的是

A. 手太阳、足阳明经筋

B. 手阳明、足太阳经筋

C. 足少阳、足太阳经筋

D. 手阳明、足厥阴经筋

E. 手少阳、足太阳经筋

16. 与痞痳关系密切的经脉是

A. 心经、阳维脉　B. 心经、阴维脉

C. 阳维脉、阴维脉　D. 阳跷脉、阴跷脉

E. 督脉、脾经

17. 治疗感冒的主穴是

A. 列缺、合谷、肺俞、太渊、大椎

B. 太渊、肺俞、合谷、鱼际、三阴交

C. 列缺、合谷、大椎、太阳、风池

D. 鱼际、尺泽、膻中、肺俞、定喘

E. 尺泽、肺俞、膏肓、太溪、足三里

18. 呕吐的基本病机是

A. 胃气不和　B. 胃气上逆

C. 脾气不升　D. 肝胃不和

E. 胃失濡养

19. 治疗饮食伤胃型胃痛，除主穴外，还应加用

A. 三阴交、内庭　B. 膈俞、三阴交

C. 胃俞、脾俞　D. 天枢、梁门

E. 期门、太冲

20. 治疗便秘的主穴，除天枢外，还有

A. 神阙、足三里、公孙

B. 支沟、大肠俞、上巨虚

C. 上巨虚、阴陵泉、水分

D. 支沟、下脘、关元

E. 支沟、足三里、中脘

21. 治疗面痛主选的经穴是

A. 手、足阳明及足少阳经脉

B. 手、足阳明及足太阳经脉

C. 手、足太阳及足厥阴经脉
D. 手、足少阳及足太阳经脉
E. 手、足阳明及足少阴经脉

22. 治疗面痛属于风热证者，除主穴外，应加用

A. 列缺、风池　B. 曲池、外关
C. 内关、三阴交　D. 行间、内庭
E. 太溪、风池

23. 有关针灸治疗坐骨神经痛的叙述，不正确的是

A. 以通经止痛为法
B. 以足太阳、足少阳经穴为主
C. 腰部取腰夹脊
D. 属于气血不足者，配足三里、三阴交
E. 向下肢的放射样针感以多次重复出现为佳

A2 型题

1. 患者 3 日来头痛如裹，痛无休止，肢体困重，苔白腻，脉濡。针灸治疗除主穴外，宜取

A. 风门、列缺　B. 曲池、大椎
C. 丰隆、中脘　D. 阴陵泉、头维
E. 足临泣、太冲

2. 患者一侧头痛反复发作，并常伴恶心、呕吐，对光及声音过敏者，针灸治疗除局部穴外，宜主取的是

A. 督脉及手、足太阳经穴
B. 督脉及手、足少阳经穴
C. 督脉及手、足阳明经穴
D. 足厥阴及手、足阳明经穴
E. 足厥阴及手、足少阳经穴

3. 患者头部空痛 10 年，头痛隐隐，遇劳发作，兼头晕，神疲乏力，面色不华，舌淡，脉细弱。其辨证为

A. 风湿头痛　B. 血虚头痛
C. 痰浊头痛　D. 瘀血头痛
E. 肝阳上亢头痛

4. 患者腰部冷痛重着，拘挛不可俯仰，舌淡，苔白，脉紧，针灸治疗除阿是穴、大肠俞、委中外，还应选取

A. 膈俞、次髎　B. 命门、腰阳关
C. 肾俞、足三里　D. 肾俞、太溪
E. 悬钟、申脉

5. 患者 3 年来腰部时常酸痛，腰部肌肉僵硬，久坐加重，舌质淡暗，边有瘀点。针灸治疗除主穴外，应加取

A. 膈俞、次髎　B. 肾俞、足三里
C. 命门、腰阳关　D. 悬钟、太冲
E. 肾俞、太溪

6. 患者肘关节肌肉酸痛重着不移 2 个月，伴有肿胀，肌肤麻木不仁，阴雨天加重，苔白腻，脉濡缓。针灸治疗除主穴外，应加取

A. 膈俞、血海　B. 曲池、尺泽
C. 曲池、大椎　D. 肾俞、关元
E. 足三里、阴陵泉

7. 患者突然出现右半身活动不利，舌强语謇，兼眩晕头痛，烦躁，舌红，苔黄，脉弦而有力。针灸治疗除主穴外，应加用

A. 丰隆、合谷　B. 曲池、内庭
C. 太冲、太溪　D. 足三里、气海
E. 太溪、风池

8. 患者头晕目眩，昏眩欲仆，伴耳鸣，腰膝酸软，舌淡，脉沉细。除主穴外，应选用

A. 行间、侠溪、太溪
B. 头维、丰隆、中脘
C. 气海、脾俞、胃俞
D. 太溪、悬钟、三阴交
E. 血海、膈俞、内关

9. 患者 2 天前受凉后出现右侧面部肌肉板滞，额纹消失，眼裂变大，鼻唇沟变浅，口角歪向左侧，舌淡，苔薄白，脉浮紧。治疗除面部穴位、合谷外，还应取

A. 外关、关冲　B. 风府、风池
C. 太冲、曲池　D. 列缺、风池
E. 内庭、足三里

10. 患者 2 天前受风后出现左侧面部麻木，额纹变浅，眼裂变大，鼻唇沟变浅，舌淡，苔薄白。针刺面部穴位应采用

A. 直刺深刺　B. 多穴重刺
C. 轻刺浅刺　D. 提插泻法
E. 电针强刺激

11. 患者寐而易醒，头晕耳鸣，腰膝酸软，五心烦热，舌红，脉细数。除主穴外，还应选取

A. 行间、侠溪　B. 心俞、脾俞
C. 心俞、胆俞　D. 太溪、肾俞
E. 足三里、内关

12. 患者经常寐而易醒，伴心悸健忘，面色无华，纳差倦怠，舌淡，脉细弱。针灸治疗除主穴外，应加取

A. 行间、侠溪　B. 心俞、脾俞
C. 心俞、胆俞　D. 太溪、肾俞
E. 足三里、内关

13. 患者因吵架出现性情急躁易怒，口苦而干，头痛，目赤，大便秘结，舌红，苔黄，脉弦数。其辨证为

A. 肝气郁结　B. 气郁化火
C. 痰气郁结　D. 心神惑乱
E. 肝肾阴虚

14. 患者微恶风寒，发热重，浊涕，痰稠或黄，咽喉肿痛，苔薄黄，脉浮数。治疗取大椎穴，宜采用的刺灸法是

A. 刺络拔罐法　B. 毫针捻转补法
C. 毫针提插补法　D. 毫针平补平泻法
E. 温针灸

15. 患者哮喘多年，喘促气短，动则喘甚，汗出肢冷，舌淡，脉沉细。治疗除手太阴经穴外，还应选取的是

A. 足太阴、任脉穴
B. 足太阴、足少阴经穴
C. 足厥阴、督脉穴
D. 足少阴、背俞穴
E. 足少阴、督脉穴

16. 患者体质素弱，近半年来，呕吐时作时止，倦怠乏力，舌苔薄白，脉弱。治疗除主穴外，应选用

A. 丰隆、公孙　B. 上脘、胃俞
C. 梁门、天枢　D. 期门、太冲
E. 脾俞、胃俞

17. 患者胃脘隐痛，喜按喜暖，兼泛吐清水，便溏，舌淡苔薄，脉虚弱，治疗除主穴外，应加取

A. 梁门、下脘
B. 期门、太冲
C. 膈俞、三阴交
D. 胃俞、三阴交、内庭
E. 关元、脾俞、胃俞

18. 患者胃脘疼痛，时胀痛或刺痛，针灸治疗应取的腧穴是

A. 胃俞、脾俞、太冲
B. 期门、阳陵泉、中脘
C. 三阴交、膈俞、中脘
D. 足三里、内关、中脘
E. 合谷、太冲、中脘

19. 患者大便不通 1 周，伴腹中胀痛，胸胁痞满，苔薄腻，脉弦，治疗应选

A. 大肠的募穴、足阳明、足少阳经穴
B. 大肠的背俞穴、手阳明经穴
C. 大肠的背俞穴、募穴及下合穴
D. 大肠的下合穴、足阳明经穴
E. 大肠的募穴，足阳明、足太阴经穴

20. 患者大便排出困难，腹中冷痛，面色㿠白，畏寒喜暖，小便清长，舌淡苔白，脉沉迟。治疗除主穴外，还应加用

A. 合谷、内庭　B. 太冲、中脘
C. 脾俞、气海　D. 神阙、关元
E. 足三里、气海

21. 患者右面部疼痛 2 年，间断发作，呈闪电样剧痛，持续数秒，痛时面部抽搐，伴流泪，有灼热感，舌红，苔薄黄，脉浮数。其辨证为

A. 外感风寒　B. 外感风热
C. 气血瘀滞　D. 肝胃郁热

E. 阴虚阳亢

B1 型题

A. 风门、列缺　　B. 印堂、内庭
C. 曲池、大椎　　D. 太溪、太冲
E. 中脘、丰隆

1. 治疗风寒头痛宜取
2. 治疗风热头痛宜取

A. 太冲、太溪　　B. 太溪、悬钟
C. 中脘、丰隆　　D. 血海、膈俞
E. 脾俞、足三里

3. 治疗痰浊头痛，除主穴外应配合
4. 治疗血虚头痛，除主穴外应配合

A. 印堂、内庭、后溪
B. 率谷、外关、足临泣
C. 血海、膈俞、内关
D. 天柱、后溪、昆仑
E. 太冲、内关、四神聪

5. 治疗太阳头痛，除主穴外应配用
6. 治疗厥阴头痛，除主穴外应配用

A. 大肠俞、膈俞、次髎
B. 大肠俞、志室、腰夹脊
C. 肾俞、志室、申脉
D. 大肠俞、命门、腰阳关
E. 肾俞、太溪、后溪

7. 腰痛固定不移，触之僵硬，舌暗，除阿是穴、委中外，应选取
8. 腰部冷痛重着，俯仰受限，舌淡红，除阿是穴、委中外，应选取

A. 肾俞、关元　　B. 膈俞、血海
C. 肝俞、太冲　　D. 大椎、曲池
E. 阴陵泉、足三里

9. 治疗行痹，应对证选用
10. 治疗痛痹，应对证选用

A. 太冲、太溪
B. 丰隆、合谷
C. 曲池、丰隆、内庭
D. 足三里、气海、血海
E. 太溪、风池

11. 治疗中经络之痰热腑实证，应配用
12. 治疗中经络之阴虚风动证，应配用

A. 太溪、中封
B. 商丘、解溪
C. 丘墟透照海
D. 颊车、合谷、太冲
E. 廉泉、通里、哑门

13. 治疗中风足内翻者，宜加用
14. 治疗中风语言謇涩者，宜加用

A. 风池、百会、内关、太冲
B. 百会、行间、侠溪、太冲
C. 风池、气海、脾俞、胃俞
D. 风池、太溪、悬钟、三阴交
E. 风池、百会、肝俞、足三里

15. 治疗眩晕实证，应选取
16. 治疗眩晕虚证，应选取

A. 风池、风府　　B. 足三里、气海
C. 外关、关冲　　D. 列缺、风池
E. 太溪、太冲

17. 治疗风热侵袭型面瘫，宜加用
18. 治疗气血不足型面瘫，宜加用

A. 行间、侠溪　　B. 心俞、胆俞
C. 心俞、脾俞　　D. 足三里、内关
E. 太溪、肾俞

19. 治疗脾胃不和型不寐，应配合
20. 治疗心胆气虚型不寐，应配合

A. 毫针补法　　B. 毫针泻法
C. 毫针平补平泻法　　D. 温和灸
E. 点刺出血
21. 治疗失眠取照海穴，宜用
22. 治疗失眠取申脉穴，宜用

A. 阴陵泉　　B. 太冲
C. 委中　　D. 尺泽
E. 足三里
23. 治疗感冒夹暑者，宜加用
24. 治疗体虚感冒者，宜加用

A. 阴谷、关元　　B. 气海、膻中
C. 丰隆、曲池　　D. 天突、神阙
E. 风门、合谷
25. 治疗哮喘风寒外袭者，除主穴外，宜配用
26. 治疗哮喘痰热阻肺者，除主穴外，宜配用

A. 上脘、胃俞
B. 合谷、金津、玉液
C. 脾俞、胃俞
D. 期门、太冲
E. 丰隆、公孙
27. 治疗呕吐之寒吐者，应配用
28. 治疗呕吐脾胃虚寒证，应配用

A. 胃俞、三阴交、内庭
B. 膈俞、三阴交
C. 梁门、下脘
D. 期门、太冲
E. 气海、关元
29. 治疗胃阴不足型胃痛，应加用
30. 治疗瘀血停胃型胃痛，应加用

A. 合谷、曲池　　B. 太冲、中脘
C. 照海、太溪　　D. 足三里、气海
E. 神阙、关元
31. 治疗便秘之气秘，应加用
32. 治疗便秘之虚秘，应加用

A. 丝竹空、阳白、外关
B. 内关、太冲、三阴交
C. 颧髎、迎香
D. 承浆、颊车、翳风
E. 人中、印堂
33. 面痛之眼部痛者，应配用
34. 面痛之下颌痛者，应配用

参考答案

A1 型题

1. B　2. A　3. B　4. C　5. E
6. D　7. C　8. D　9. A　10. D
11. D　12. A　13. C　14. D　15. A
16. D　17. C　18. B　19. D　20. B
21. B　22. B　23. E

A2 型题

1. D　2. E　3. B　4. B　5. A
6. E　7. C　8. D　9. B　10. C
11. D　12. B　13. B　14. A　15. D
16. E　17. E　18. D　19. C　20. D
21. B

B1 型题

1. A　2. C　3. C　4. E　5. D
6. E　7. A　8. D　9. B　10. A
11. C　12. E　13. C　14. E　15. A
16. E　17. C　18. B　19. D　20. B
21. A　22. B　23. C　24. E　25. E
26. C　27. A　28. C　29. A　30. B
31. B　32. D　33. A　38. D

第二十八单元　妇儿科病证的针灸治疗

A1 型题

1. 治疗经乱应主取的是
A. 任脉、足太阴经穴
B. 任脉、足厥阴经穴
C. 任脉、足少阴经穴
D. 带脉、冲脉、任脉穴
E. 任脉、督脉、冲脉穴

2. 针灸治疗实证痛经应主取的是
A. 任脉、足少阴经穴
B. 任脉、足厥阴经穴
C. 任脉、足太阴经穴
D. 冲脉、足厥阴经穴
E. 督脉、足厥阴经穴

3. 针灸治疗气血不足型痛经应主取的是
A. 带脉、中极、阴陵泉、十七椎
B. 三阴交、足三里、次髎、十七椎
C. 足三里、肝俞、脾俞、十七椎
D. 三阴交、足三里、关元、十七椎
E. 关元、三阴交、肾俞、十七椎

4. 与崩漏的发生密切相关的经脉是
A. 肝经、肾经　　B. 肝经、脾经
C. 任脉、带脉　　D. 任脉、冲脉
E. 任脉、督脉

5. 针灸治疗遗尿，常选的耳穴是
A. 肾、膀胱、尿道、皮质下、脑点
B. 膀胱、三焦、脾、肺、肾
C. 尿道、肾、三焦、肺、交感
D. 内分泌、膀胱、脾、肺、三焦
E. 肾、脾、肺、尿道、脑点

6. 针灸治疗绝经前后诸证的主穴，除气海、三阴交外，还包括
A. 肝俞、脾俞、太冲
B. 肾俞、肝俞、太溪
C. 脾俞、带脉、中极
D. 肝俞、地机、足三里
E. 肾俞、归来、命门

A2 型题

1. 某女，23 岁。经期提前半年余，每次提前 10 天左右，月经量多，色深红，质黏稠，伴心胸烦热，小便短赤，舌红苔黄，脉数。除关元、三阴交、血海外，应加用
A. 行间　　B. 太溪
C. 脾俞、足三里　　D. 命门、关元
E. 气海、归来

2. 治疗月经周期不规律，经量少，色淡，腰骶酸痛，头晕，舌淡苔白，脉沉弱，针灸治疗应主选的经脉是
A. 任脉、足少阴经
B. 任脉、足厥阴经
C. 任脉、足太阴经
D. 带脉、冲脉、任脉
E. 任脉、督脉、冲脉

3. 某女，26 岁。每至经期出现腹痛，痛势绵绵，月经色淡，量少，伴面色苍白，倦怠无力，舌淡，脉细弱。治疗除三阴交、关元、足三里、十七椎外，宜选取
A. 太冲、血海　　B. 关元、归来
C. 太冲、气海　　D. 太溪、肾俞
E. 气海、脾俞

4. 某女，36 岁。经血淋漓不净 30 天，血色淡，质稀薄，伴面色萎黄，神疲肢倦，舌淡，苔白，脉沉细无力。除气海、三阴交、足三里、肾俞外，应加取
A. 肾俞、太溪　　B. 然谷、太溪

C. 百会、脾俞　　D. 隐白、血海
E. 隐白、地机

5. 治疗睡中遗尿，精神疲乏，肢冷畏寒，舌淡，脉沉细。除膀胱的背俞穴、募穴外，应主选的是

A. 足太阳、足少阴经穴
B. 足太阳、手太阴经穴
C. 足太阳、手少阳经穴
D. 任脉、足太阴经穴
E. 任脉、足太阳经穴

6. 患儿，女，6岁。白天小便频而量少，夜晚睡中遗尿，面白，气短，大便溏，舌淡苔白，脉细。针灸治疗除主穴外，应加取

A. 百会、神门
B. 阳陵泉、行间
C. 肾俞、命门、太溪
D. 脾俞、肾俞、足三里
E. 气海、肺俞、足三里

B1 型题

A. 太溪　　B. 行间
C. 足三里、脾俞　　D. 肾俞、太溪
E. 命门、关元

1. 经早虚热证，宜加用
2. 经迟寒凝证，宜加用

A. 太溪、肾俞　　B. 阴陵泉、外关
C. 太冲、血海　　D. 气海、脾俞
E. 关元、归来

3. 针灸治疗气血虚弱痛经，宜加用
4. 针灸治疗肾气亏损痛经，宜加用

A. 中极、血海　　B. 膈俞、血海
C. 中极、阴陵泉　　D. 阴陵泉、太冲
E. 膻中、太冲

5. 治疗湿热型崩漏，宜配用
6. 治疗气郁型崩漏，宜配用

A. 三阴交、足三里、气海、肾俞
B. 隐白、血海、阴陵泉、关元
C. 三阴交、肝俞、气海
D. 关元、隐白、三阴交
E. 三阴交、足三里、气海

7. 针灸治疗崩漏实证应选取
8. 针灸治疗崩漏虚证应选取

A. 肾俞、命门、太溪
B. 行间、阳陵泉
C. 四神聪、列缺
D. 肺俞、气海、足三里
E. 百会、命门、阴陵泉

9. 遗尿脾肺气虚者，宜加用
10. 遗尿肾气不足者，宜加用

参考答案

A1 型题

1. A　2. C　3. D　4. D　5. A
6. B

A2 型题

1. A　2. C　3. E　4. C　5. D
6. E

B1 型题

1. A　2. E　3. D　4. A　5. C
6. E　7. D　8. A　9. D　10. A

第二十九单元　皮外伤科病证的针灸治疗

A1 型题

1. 治疗瘾疹的主穴是
   A. 曲池、合谷、血海、膈俞、三阴交、委中
   B. 曲池、太冲、大椎、风池、中脘、委中
   C. 大椎、太冲、血海、内庭、三阴交、委中
   D. 血海、内庭、气海、天枢、足三里、委中
   E. 外关、风池、大椎、膈俞、三阴交、委中

2. 有关针灸治疗蛇串疮，叙述不正确的是
   A. 以局部阿是穴、相应夹脊穴为主
   B. 毫针刺，泻法，强刺激
   C. 疱疹局部阿是穴用围刺法
   D. 出现的疱疹不能用三棱针点刺
   E. 后遗神经痛者可在局部用皮肤针叩刺

3. 治疗落枕的主穴是
   A. 天柱、肩井、天髎、肩贞、合谷
   B. 天柱、养老、后溪、阳池、合谷
   C. 阿是穴、外关、天髎、肩井、合谷
   D. 阿是穴、外劳宫、后溪、悬钟、天柱
   E. 后溪、外劳宫、外关、束骨、昆仑

4. 与漏肩风相关的经脉是
   A. 手三阳、足太阳　B. 手三阴、手太阳
   C. 手三阳、手太阴　D. 手三阴、足少阳
   E. 手三阴、足阳明

5. 下列有关扭伤针灸辨证论治的叙述，不正确的是
   A. 扭伤多为关节伤筋，属经筋病
   B. 以受伤局部腧穴为主
   C. 可配合循经远取
   D. 可在扭伤部位上下循经邻近取穴
   E. 陈旧性损伤不宜用灸法

6. 有关肘劳针灸辨证论治的叙述，不正确的是
   A. 属于络脉病证
   B. 治疗以舒筋通络为法
   C. 以阿是穴为主穴
   D. 阿是穴采用多向透刺，或做多针齐刺
   E. 病变局部可加温和灸或电针

7. 针灸治疗颈椎病，除颈夹脊、天柱、阿是穴外，还包括
   A. 曲池、合谷、申脉
   B. 肩髎、外关、养老
   C. 风池、曲池、悬钟
   D. 肩髃、风府、太溪
   E. 曲池、合谷、列缺

A2 型题

1. 某女，20 岁。食海鲜后皮肤出现大小不等、形状不一的风团，高起皮肤，边界清楚，色红，瘙痒，伴恶心，肠鸣泄泻，舌红，苔黄腻，脉滑数。除主穴外，应加取
   A. 大椎、风门　　B. 足三里、天枢
   C. 风门、肺俞　　D. 足三里、脾俞
   E. 三阴交、风池

2. 患者胁部皮肤灼热疼痛 2 天后患部皮肤出现簇集粟粒大小丘状疱疹，呈带状排列，疱壁紧张，口苦，心烦，脉弦数。治疗本病除局部阿是穴、夹脊穴外，宜选取
   A. 神门、大陵　　B. 合谷、列缺
   C. 血海、三阴交　　D. 阴陵泉、内庭
   E. 行间、侠溪

3. 患者因夜吹风扇，晨起出现右颈项痛，转动受限，并向同侧肩部放射。针灸治疗除主穴外，宜选取
   A. 血海、膈俞、肩髃
   B. 合谷、曲池、大椎

C. 风池、内关、肩井

D. 风池、合谷、肩髃

E. 大椎、束骨、天宗

4. 患者腰部扭伤，痛在腰部正中，舌质淡红，脉弦。针灸治疗除阿是穴、腰痛点、委中外，宜选取

A. 太冲　　B. 阳陵泉

C. 太溪　　D. 手三里

E. 后溪

5. 治疗肩周疼痛，以肩后部为重，疼痛拒按，除肩部穴外，还应选取的是

A. 手太阳小肠经穴　　B. 手阳明大肠经穴

C. 手少阳三焦经穴　　D. 足少阳胆经穴

E. 足太阳膀胱经穴

B1 型题

A. 风门、肺俞　　B. 曲池、内关

C. 天枢、足三里　　D. 脾俞、足三里

E. 大椎、风门

1. 治疗风热犯表型瘾疹，应加用
2. 治疗风寒束表型瘾疹，应加用

A. 足阳明、足厥阴经

B. 足太阴、足太阳经

C. 手阳明、足阳明经

D. 手阳明、足太阴经

E. 局部穴、相应夹脊穴

3. 针灸治疗瘾疹，应主选的经穴是
4. 针灸治疗蛇串疮，应主选的经穴是

A. 风池、合谷　　B. 大椎、束骨

C. 内关、合谷　　D. 风池、肩井

E. 血海、肩井

5. 风寒袭络型落枕，除主穴外应配用
6. 气血瘀滞型落枕，除主穴外应配用

A. 申脉、丘墟、解溪

B. 膝眼、梁丘、膝阳关

C. 曲池、小海、天井

D. 阳溪、阳池、阳谷

E. 环跳、秩边、居髎

7. 治疗肘部扭伤，除阿是穴外，宜选用
8. 治疗髋部扭伤，除阿是穴外，宜选用

A. 风池　　B. 肩髃

C. 大椎　　D. 天宗

E. 至阳

9. 落枕兼肩痛者，宜配用

10 落枕兼背痛者，宜配用

A. 合谷　　B. 足三里

C. 外关　　D. 三阴交

E. 后溪

11. 漏肩风肩后部压痛明显者，应配用
12. 漏肩风肩外侧压痛明显者，应配用

参考答案

A1 型题

1. A　2. D　3. D　4. C　5. E
6. A　7. C

A2 型题

1. B　2. E　3. D　4. E　5. A

B1 型题

1. E　2. A　3. D　4. E　5. A
6. C　7. C　8. E　9. B　10. D
11. E　12. C

第三十单元　五官科病证的针灸治疗

A1 型题

1. 目赤肿痛属外感风热者，可配用
A. 少商、外关　B. 列缺、上星
C. 行间、侠溪　D. 血海、膈俞
E. 列缺、照海

2. 治疗耳聋实证，应主选的是
A. 足少阴、手太阳经穴
B. 足少阳、手少阳经穴
C. 足少阴、手少阴经穴
D. 足少阳、手少阴经穴
E. 足少阴、手少阳经穴

3. 治疗耳聋虚证，应主选的是听宫、翳风以及
A. 合谷、神门　B. 百会、风池
C. 太溪、肾俞　D. 中渚、侠溪
E. 太冲、太溪

4. 治疗耳鸣实证，应主选的是听会、翳风以及
A. 合谷、风池　B. 百会、风池
C. 太溪、肾俞　D. 中渚、侠溪
E. 太冲、阳陵泉

5. 与目赤肿痛的发生密切相关的经脉是
A. 足厥阴、足少阳经
B. 足太阴、足阳明经
C. 手厥阴、手少阳经
D. 足少阴、足太阳经
E. 手太阴、手阳明经

6. 与上牙痛关系最密切的经脉是
A. 手阳明大肠经　B. 手太阳小肠经
C. 足少阳胆经　D. 足阳明胃经
E. 手少阳三焦经

7. 治疗牙痛的主穴是
A. 合谷、地仓、上关
B. 合谷、颊车、上关
C. 太冲、地仓、下关
D. 合谷、颊车、下关
E. 外关、颊车、下关

8. 治疗咽喉肿痛阴虚火旺者，应主选的是
A. 手太阴、足阳明经穴
B. 手少阳、足厥阴经穴
C. 手太阴、足少阴经穴
D. 手阳明、手太阴经穴
E. 足阳明、阳维脉经穴

9. 治疗咽喉肿痛肺胃热盛者，应主选的是
A. 中渚、风池　B. 风池、外关
C. 太渊、曲池　D. 列缺、照海
E. 内庭、鱼际

A2 型题

1. 患者两眼红肿疼痛，眵多，畏光，流泪，兼见头痛，发热，脉浮数。针灸治疗宜
A. 少商、太阳点刺出血
B. 行间、侠溪点刺出血
C. 外关、中渚点刺出血
D. 少商、上星毫针泻法
E. 内庭、曲池毫针泻法

2. 某男，65 岁。耳中如蝉鸣，时作时止，按之鸣声减弱，听力亦下降，同时伴神疲乏力，食少腹胀，便溏，脉细弱。治疗宜在听宫、翳风、太溪、肾俞基础上，加用
A. 行间、丘墟　B. 外关、合谷
C. 丰隆、阴陵泉　D. 气海、足三里
E. 肾俞、肝俞

3. 患者暴病耳聋1周，鸣声隆隆，伴畏寒，发热，脉浮，宜在听会、翳风、中渚、侠溪基础上，加取

A. 外关、合谷　B. 行间、丘墟
C. 丰隆、阴陵泉　D. 气海、足三里
E. 肾俞、肝俞

4. 患者初起眼有异物感，视物不清，继而目赤肿痛，羞明，流泪，眵多，口苦咽干，苔黄，脉弦数。治疗除主穴外，还应选取

A. 少商、外关　B. 侠溪、行间
C. 太冲、外关　D. 合谷、太冲
E. 太阳、行间

5. 患者右上齿痛半年，隐隐作痛，时作时止，脉沉。针灸治疗在合谷、颊车、下关的基础上，应加取

A. 外关、风池　B. 内庭、二间
C. 太溪、行间　D. 风池、侠溪
E. 风池、太冲

6. 患者咽喉肿痛，咽干，口渴，便秘，尿黄，舌红，苔黄，脉洪大。除少商、合谷、尺泽、关冲外，应加取

A. 内庭、关冲　B. 厉兑、天突
C. 内庭、鱼际　D. 列缺、照海
E. 曲池、鱼际

7. 患者咽痛2年，微痛干涩，色暗红，入夜尤甚。针灸治疗的主穴是

A. 尺泽、合谷、少商、照海
B. 关冲、合谷、少商、行间
C. 关冲、厉兑、鱼际、侠溪
D. 少商、合谷、尺泽、关冲
E. 太溪、照海、列缺、鱼际

B1 型题

A. 鱼腰、球后　B. 血海、膈俞
C. 少商、外关　D. 行间、侠溪
E. 列缺、照海

1. 治疗目赤肿痛外感风热者，可配用
2. 治疗目赤肿痛肝胆火盛者，可配用

A. 翳风、中渚　B. 听宫、中渚
C. 行间、丘墟　D. 中渚、侠溪
E. 外关、合谷

3. 治疗耳鸣的处方中，属于同名经配穴的是
4. 治疗耳鸣的处方中，属于本经配穴的是

A. 肾俞、太溪　B. 太溪、行间
C. 内庭、二间　D. 外关、风池
E. 大杼、束骨

5. 治疗胃火牙痛，宜加用
6. 治疗阴虚牙痛，宜加用

A. 内庭、鱼际　B. 风池、外关
C. 列缺、照海　D. 太溪、鱼际
E. 行间、侠溪

7. 治疗咽喉肿痛外感风热证，应配用的腧穴是

8. 治疗咽喉肿痛肺胃热盛证，应配用的腧穴是

参考答案

A1 型题

1. A　2. B　3. C　4. D　5. A
6. D　7. D　8. C　9. E

A2 型题

1. A　2. D　3. A　4. B　5. C
6. C　7. E

B1 型题

1. C　2. D　3. D　4. A　5. C
6. B　7. B　8. A

第三十一单元　急症及其他病证的针灸治疗

A1 型题

1. 治疗因体质虚弱所致的虚性晕厥，除主穴外应选用

A. 气海、关元　B. 风池、肾俞
C. 合谷、太冲　D. 合谷、内关
E. 素髎、内关

2. 有关针灸治疗胆道蛔虫症，叙述不正确的是

A. 治疗以足少阳经穴、胆的俞募穴为主
B. 毫针刺，用泻法
C. 可以选用针刺迎香透四白
D. 耳针治疗可取肝、胰胆、交感、神门、耳迷根等
E. 胆囊穴只用于治疗胆囊炎不用于治疗胆道蛔虫症

3. 治疗心绞痛的主穴是

A. 内关、血海、太冲、膻中
B. 内关、郄门、阴郄、膻中
C. 外关、郄门、阴郄、膻中
D. 外关、血海、太冲、神门
E. 心俞、血海、膻中、神门

4. 治疗肾绞痛，主穴除肾俞、中极外，还包括

A. 膀胱俞、阴陵泉、委阳
B. 三焦俞、三阴交、委阳
C. 三焦俞、三阴交、阳陵泉
D. 膀胱俞、三阴交、阴陵泉
E. 三焦俞、阴陵泉、委中

A2 型题

1. 某男，40 岁。突然眼前发黑，昏倒不省人事，呼吸急促，牙关紧闭，舌淡，苔薄，脉沉弦。治疗应选用的腧穴是

A. 水沟、曲池、合谷、足三里
B. 水沟、素髎、内关、三阴交
C. 水沟、百会、内关、足三里
D. 素髎、厉兑、太冲、足三里
E. 素髎、厉兑、太冲、三阴交

2. 某女，45 岁。突然头晕乏力，泛泛欲吐，昏倒不省人事，牙关紧闭，脉沉弦。治疗宜选用的是

A. 手厥阴经穴　B. 手少阴经穴
C. 足厥阴经穴　D. 督脉穴
E. 任脉穴

3. 患者突然心前区刺痛，心痛彻背，心慌汗出，面色晦暗，唇甲青紫，舌有瘀斑，脉涩。针灸取穴内关、郄门、阴郄、膻中以及

A. 神阙、关元　B. 血海、太冲
C. 中脘、丰隆　D. 心俞、至阳
E. 心俞、脾俞

4. 患者右上腹痛，阵发性加剧，并向右肩部放射，伴有恶心、呕吐，黄疸，舌苔黄腻，脉滑数，针灸取穴除阳陵泉、胆囊、胆俞、日月外，应对证加用

A. 内庭、阴陵泉　B. 太冲、丘墟
C. 肩井、内关　D. 中脘、天枢
E. 梁丘、太冲

B1 型题

A. 关元、气海　B. 合谷、太冲
C. 十宣、气海　D. 内关、百会
E. 十二井穴

1. 治疗晕厥虚证者，宜加用
2. 治疗晕厥实证者，宜加用

A. 内关、足三里　B. 内庭、阴陵泉

C. 曲池、足三里　　D. 委阳、合谷

E. 胃俞、阴陵泉

3. 肾绞痛属于下焦湿热者，宜加用

4. 胆绞痛属于肝胆湿热者，宜加用

参考答案

A1 型题

1. A　2. E　3. B　4. D

A2 型题

1. C　2. D　3. B　4. A

B1 型题

1. A　2. B　3. D　4. B

西医综合

诊断学基础

第一单元　症状学

A1 型题

1. 可被患者自行感知的体征是
A. 肝肿大　B. 心脏杂音
C. 水肿　D. 肺部啰音
E. 病理反射阳性

2. 表现为典型弛张热的疾病是
A. 风湿热　B. 渗出性胸膜炎
C. 疟疾　D. 布鲁杆菌病
E. 肺炎球菌性肺炎

3. 体温上升期的临床表现是
A. 皮肤潮红而灼热
B. 畏寒或寒战，皮肤苍白无汗
C. 呼吸加快、加强
D. 心率减慢，脉搏有力
E. 可有出汗，尿少色黄

4. 体温下降呈渐降形式的是
A. 疟疾　B. 输液反应
C. 风湿热　D. 肺炎球菌性肺炎
E. 急性肾盂肾炎

5. 脑出血引起发热的主要原因是
A. 植物神经功能紊乱
B. 体温调节中枢的功能失常
C. 无菌性坏死物质的吸收
D. 皮肤散热量的减少
E. 感染性发热

6. 属感染性发热的疾病是
A. 肝癌　B. 斑疹伤寒
C. 白血病　D. 风湿热
E. 广泛性皮炎

7. 甲状腺功能亢进引起发热的主要原因是
A. 产热过多　B. 散热过少
C. 抗原-抗体反应　D. 坏死物质吸收
E. 植物神经功能紊乱

8. 下列可引起反射性呕吐的是
A. 晕动病　B. 脑膜炎
C. 幽门梗阻　D. 休克
E. 有机磷中毒

9. 浅昏迷的主要临床特点是
A. 对声、光刺激仍有反应
B. 对强烈疼痛刺激无反应
C. 意识完全丧失，有较少无意识自发动作
D. 角膜、对光反射消失
E. 吞咽反射消失

10. 典型心绞痛的疼痛性质是
A. 灼痛　B. 刺痛
C. 闷痛　D. 压榨样痛
E. 酸痛

11. 下列各项，可引起腹痛伴急性高热、寒战的是
A. 急性化脓性胆管炎
B. 结缔组织病

C. 急性腹腔内出血
D. 肠梗阻
E. 结核性腹膜炎

12. 下列各项，可引起腹痛伴休克的是
A. 溃疡性结肠炎　B. 肝破裂
C. 慢性胰腺炎　D. 胃癌
E. 急性阑尾炎

13. 可引起持续性广泛性剧烈腹痛的是
A. 消化性溃疡　B. 胆道蛔虫梗阻
C. 肾结石　D. 肠梗阻
E. 急性弥漫性腹膜炎

14. 急性喉头水肿的主要临床表现是
A. 体温 38℃以上　B. 心率加快
C. 烦躁不安　D. 饮水呛咳
E. 吸气时出现“三凹征”

15. 吗啡中毒引起呼吸困难的主要原因是
A. 兴奋呼吸中枢　B. 使支气管痉挛
C. 使肺淤血　D. 肺泡弹性减弱
E. 呼吸中枢受抑制

16. 肺气肿时，呼吸困难的主要特点是
A. 呼吸深快　B. 吸气费力
C. 呼吸深慢　D. 呼气费力
E. 吸气和呼气均感费力

17. 心源性哮喘最主要的临床表现是
A. 气闷、气促　B. 心率加快
C. 发绀、出汗　D. 端坐呼吸
E. 两肺哮鸣音及湿啰音

18. 夜间阵发性呼吸困难，夜间发作的原因主要是
A. 迷走神经兴奋性增高
B. 呼吸中枢被抑制
C. 代谢性酸中毒
D. 压力感受器受刺激
E. 肺通气、换气功能不良

19. 支气管哮喘发作时的主要临床表现是
A. 胸闷、咳嗽　B. 出汗、微绀
C. 鼻痒、喷嚏　D. 双肩耸起
E. 呼气延长伴哮鸣音

20. 支气管扩张的典型症状是
A. 发热、盗汗　B. 消瘦、贫血
C. 长期干咳　D. 呼吸困难
E. 慢性咳嗽、咯脓性痰

21. 可引起混合性呼吸困难的疾病是
A. 肺气肿　B. 支气管哮喘
C. 急性喉炎　D. 重症肺炎
E. 支气管异物

22. 咳嗽伴杵状指的疾病是
A. 支气管炎　B. 支气管扩张症
C. 肺结核　D. 肺炎球菌性肺炎
E. 胸膜炎

23. 主动脉瘤引起嘶哑样咳嗽的主要原因是
A. 压迫喉返神经　B. 气管受压
C. 刺激胸膜　D. 刺激支气管黏膜
E. 引起急性肺水肿

24. 引起痰分层现象的疾病是
A. 慢性支气管炎　B. 肺脓肿
C. 肺结核　D. 肺炎链球菌肺炎
E. 心源性哮喘

25. 引起咯血最常见的疾病是
A. 肺结核　B. 肺淤血
C. 肺部恶性肿瘤　D. 肺炎球菌性肺炎
E. 肺梗死

26. 大咯血的日咯血量应是
A. 100～200mL　B. 200～300mL
C. 300～400mL　D. 400～500mL
E. >500mL

27. 可引起咯血伴黄疸的疾病是
A. 流行性出血热　B. 肺炎支原体肺炎
C. 钩端螺旋体病　D. 支气管肺癌
E. 肺吸虫病

28. 咯血量较大而能骤然停止的疾病是
A. 支气管扩张症　B. 肺结核空洞
C. 肺脓肿　D. 二尖瓣狭窄
E. 肺炎球菌性肺炎

29. 发生妊娠呕吐，最可能的原因是
A. 精神因素

B. HCG 增加

C. 维生素 B_6缺乏

D. 前庭功能障碍

E. 颅内压增高

30. 呕吐与头部位置改变有密切关系的疾病是

A. 颅内高压症　B. 甲状腺危象

C. Addison 病危象　D. 迷路炎

E. 脑疝形成

31. 幽门梗阻时，呕吐物的特点是

A. 含血液　B. 隔夜食物

C. 大量黏液　D. 咖啡色

E. 黄绿色稀薄液

32. 引起上消化道出血最常见的疾病是

A. 胃癌　B. 胃炎

C. 急性胆囊炎　D. 消化性溃疡

E. 肝硬化

33. 导致大量出血后 24 小时内低热的原因是

A. 坏死物质吸收

B. 继发感染

C. 失血导致体温调节中枢功能障碍

D. 代谢障碍

E. 植物神经功能紊乱

34. 符合溶血性黄疸表现的是

A. 网织红细胞减少

B. 尿中尿胆原减少

C. 尿中有胆红素

D. 大便色浅

E. 结合胆红素与总胆红素比值<20%

35. 符合阻塞性黄疸表现的是

A. 粪便颜色加深

B. 尿中胆红素阴性

C. 尿中尿胆原增加

D. 心率增快

E. 血清碱性磷酸酶明显增高

36. 可引起阻塞性黄疸的疾病是

A. 原发性胆汁性肝硬化

B. 系统性红斑狼疮

C. 毒蕈中毒

D. 蚕豆病

E. 病毒性肝炎

37. 可引起黄疸持续性加重的疾病是

A. 胆石症　B. 肝炎

C. 肝癌　D. 急性胰腺炎

E. 胆道蛔虫症

38. 可引起黄疸伴寒战、高热的疾病是

A. 病毒性肝炎　B. 肝硬化

C. 胆石症　D. 急性胆囊炎

E. 壶腹癌

39. 引起黄疸伴持续性右上腹部痛的疾病是

A. 肝脓肿　B. 病毒性肝炎

C. 中毒性肝炎　D. 胆道结石

E. 胆道蛔虫症

40. 正常人血中胆红素主要来自

A. 骨髓内血红蛋白分解

B. 骨髓内在红细胞成熟前血红素分解

C. 骨髓内新生红细胞分解

D. 由肝、肾内铁卟啉蛋白产生

E. 周围血中红细胞被裂解

41. 病毒性肝炎时出现黄疸的主要原因是

A. 非结合胆红素生成增加

B. 胆红素转化过程障碍

C. 胆红素排泄障碍

D. 骨髓内新生红细胞破坏

E. 肝、肾内铁卟啉蛋白增加

42. 显性黄疸的诊断标准是

A. 超过 1.7μmol/L

B. 超过 8.55μmol/L

C. 超过 17.1μmol/L

D. 超过 34.2μmol/L

E. 超过 51.3μmol/L

43. 溶血性黄疸的主要特点是

A. 血中结合胆红素增高

B. 血中非结合胆红素增高

C. 血中两种胆红素均增高

D. 尿胆红素阳性

E. 尿胆原阴性

44. 阻塞性黄疸的主要特点是

A. 血中非结合胆红素增高

B. 血中两种胆红素均增高

C. 血中结合胆红素增高

D. 尿胆红素阴性

E. 尿胆原阳性

45. 下列各项，属内因性中毒引起抽搐的是

A. 一氧化碳 B. 有机磷农药

C. 阿托品 D. 尿毒症

E. 乙醇

46. 先有体温升高后有意识障碍的疾病是

A. 脑出血 B. 病毒性脑炎

C. 蛛网膜下腔出血 D. 巴比妥中毒

E. 冬眠灵中毒

47. 意识障碍伴呼吸缓慢的疾病是

A. 代谢性酸中毒 B. 肝昏迷

C. 吗啡中毒 D. 尿毒症

E. 脑型疟疾

48. 下列各项，引起意识障碍伴瞳孔缩小的是

A. 乌头碱中毒 B. 吗啡中毒

C. 乙醇中毒 D. 氰化物中毒

E. 颠茄类中毒

49. 意识障碍伴瞳孔散大的是

A. 巴比妥类中毒 B. 吗啡类中毒

C. 颠茄类中毒 D. 有机磷农药中毒

E. 毒蕈类中毒

50. 表现为慢性、周期性、节律性上腹部疼痛的疾病是

A. 慢性胃炎 B. 消化性溃疡

C. 胃癌 D. 慢性胆囊炎

E. 慢性胰腺炎

51. 下列关于咯血与呕血的鉴别要点，正确的是

A. 咯血多为暗红色

B. 呕血多为鲜红色

C. 呕血中常伴有泡沫

D. 咯血患者可有黑便

E. 咯血多为酸性

52. 可引起胸痛并向左肩、左前臂放射的是

A. 急性心包炎 B. 纵隔疾病

C. 急性胸膜炎 D. 心绞痛

E. 食管炎

53. 腹痛位于右上腹部，并向右肩部放射的是

A. 肠炎 B. 阿米巴痢疾

C. 胃炎 D. 胆囊炎

E. 胰腺炎

54. 可引起咳嗽伴鸡鸣样吼声的是

A. 纵隔肿瘤 B. 声带炎

C. 喉头水肿 D. 百日咳

E. 支气管肺癌

55. 心源性水肿最常见的病因是

A. 左心衰竭 B. 右心衰竭

C. 渗出性心包炎 D. 缩窄性心包炎

E. 心绞痛

56. 营养不良性水肿主要的发病机理是

A. 淋巴回流受阻

B. 血浆胶体渗透压降低

C. 毛细血管壁通透性增加

D. 毛细血管内滤过压升高

E. 肾血流量减少

57. 可表现为非凹陷性水肿的疾病是

A. 急性肾炎 B. 肾病综合征

C. 右心衰竭 D. 肝硬化

E. 甲状腺功能减退症

58. 肾源性水肿者，其水肿常先出现的部位是

A. 下肢 B. 上肢

C. 眼睑 D. 胸腔

E. 腹腔

59. 可出现水肿伴肝掌、蜘蛛痣的疾病是

A. 右心衰竭

B. 肾病综合征

C. 肝硬化

D. 甲状腺功能减退症

E. 原发性醛固酮增多症

60. 可出现水肿伴颈静脉怒张、肝颈静脉反流征阳性的是

A. 右心衰竭

B. 肾小球肾炎

C. 肝硬化

D. 甲状腺功能减退症

E. 肾病综合征

61. 水肿多表现为局部性的是

A. 心性水肿　B. 肝性水肿

C. 营养不良性水肿　D. 肾性水肿

E. 血管神经性水肿

B1 型题

A. 寄生虫

B. 甲状腺功能亢进

C. 广泛皮炎

D. 风湿热

E. 白血病

1. 属感染性发热的疾病是
2. 属无菌坏死物质吸收而发热的疾病是
3. 属抗原-抗体反应而发热的疾病是

A. 重症脱水　B. 慢性心功能不全

C. 内出血　D. 溶血反应

E. 脑出血

4. 内分泌与代谢障碍引起发热的疾病是
5. 体温调节中枢功能失常引起发热的疾病是
6. 皮肤散热减少引起发热的疾病是

A. 败血症　B. 结核病

C. 伤寒　D. 霍奇金病

E. 急性肾盂肾炎

7. 热型呈稽留热的是
8. 热型呈弛张热的是
9. 热型呈间歇热的是

A. 稽留热　B. 弛张热

C. 间歇热　D. 回归热

E. 波状热

10. 疟疾常出现的热型是
11. 伤寒常出现的热型是
12. 肺炎链球菌肺炎的热型是

A. 刀割样痛　B. 烧灼样痛

C. 压榨样痛　D. 绞痛

E. 胀痛

13. 消化性溃疡的疼痛性质是
14. 胆道蛔虫症梗阻的疼痛性质是
15. 肾结石的疼痛性质是

A. 带状疱疹

B. 自发性气胸

C. 非化脓性肋软骨炎

D. 食道疾患

E. 流行性胸痛

16. 胸痛常位于胸骨后的是
17. 多侵犯第 1、2 肋软骨的疾病是
18. 可引起患侧剧烈胸痛的是

A. 中毒性心肌炎　B. 胰头癌

C. 化脓性胆管炎　D. 慢性肠炎

E. 绞窄性肠梗阻

19. 腹痛伴高热、寒战的是
20. 腹痛伴黄疸的是
21. 腹痛伴血便的是

A. 肺栓塞　B. 肺气肿

C. 肺结核　D. 急性肺水肿

E. 肺纤维化

22. 呼吸困难伴大量咯血的是
23. 呼吸困难伴窒息感的是
24. 呼吸困难伴一侧胸痛的是

A. 肺炎链球菌肺炎　B. 支气管扩张

C. 支气管哮喘　D. 肺癌
E. 急性肺水肿
25. 咳嗽伴大量脓痰的是
26. 咳嗽伴铁锈色痰的是
27. 咳嗽伴粉红色泡沫痰的是

A. 脑肿瘤　B. 大量胸腔积液
C. 左心衰竭　D. 尿毒症
E. 败血症
28. 能导致库斯莫尔呼吸（Kussmaul 呼吸）的是
29. 能导致中枢性呼吸困难的是
30. 能导致混合性呼吸困难的是

A. 百日咳　B. 急性肺水肿
C. 支气管扩张　D. 主动脉瘤
E. 胸膜炎
31. 可引起长期慢性咳嗽的是
32. 可引起声音嘶哑的咳嗽的是
33. 可引起金属音调咳嗽的是

A. 肺脓肿　B. 胸膜炎
C. 气管异物　D. 急性咽炎
E. 大片肺不张
34. 咳嗽、咯痰伴杵状指（趾）的是
35. 咳嗽伴哮鸣音的是
36. 清晨起床或夜间卧下时咳嗽加剧的是

A. 浸润型肺结核　B. 支气管扩张症
C. 肺囊肿　D. 急性肺水肿
E. 风湿性二尖瓣狭窄
37. 可引起大量咯血的是
38. 可引起粉红色泡沫样痰的是
39. 引起痰中带血最多见的是

A. 肺结核　B. 咽炎
C. 急性支气管炎　D. 慢性支气管炎
E. 自发性气胸
40. 咳嗽伴明显呼吸困难的是
41. 胸膜疾病引起的咳嗽是
42. 咳嗽伴体重减轻的是

A. 肺炎球菌性肺炎　B. 急性肺水肿
C. 胸腔积液　D. 肺结核
E. 支气管扩张症
43. 双肺满布大、中、小水泡音的是
44. 局限性持久性肺下部湿啰音的是
45. 一侧肺尖部局限性响性水泡音的是

A. 钩端螺旋体病　B. 肺癌
C. 肺炎　D. 肺吸虫病
E. 鼻咽癌
46. 咯血伴皮肤黏膜出血的疾病是
47. 不属咯血范围的疾病是
48. 多次反复少量咯血的疾病是

A. 伴眩晕及眼球震颤
B. 吐后即感舒适
C. 呕吐物有酸臭味
D. 呕吐物呈咖啡色
E. 呕吐物有粪臭味
49. 胃及十二指肠溃疡的呕吐特点是
50. 梅尼埃病的呕吐特点是
51. 低位肠梗阻的特点是

A. 破伤风　B. 铅中毒
C. 癫痫　D. 癔症性抽搐
E. 蛛网膜下腔出血
52. 抽搐前伴剧烈头痛的是
53. 抽搐伴瞳孔散大、意识丧失的是
54. 抽搐伴苦笑面容的是

参考答案

A1 型题

1. C　2. A　3. B　4. C　5. B

6. B 7. A 8. C 9. C 10. D
11. A 12. B 13. E 14. E 15. E
16. D 17. E 18. A 19. E 20. E
21. D 22. B 23. A 24. B 25. A
26. E 27. C 28. A 29. B 30. D
31. B 32. D 33. A 34. E 35. E
36. A 37. C 38. D 39. A 40. E
41. B 42. D 43. B 44. C 45. D
46. B 47. C 48. B 49. C 50. B
51. D 52. D 53. D 54. D 55. B
56. B 57. E 58. C 59. C 60. A
61. E

B1 型题

1. A 2. E 3. D 4. A 5. E

6. B 7. C 8. A 9. E 10. C
11. A 12. A 13. B 14. D 15. D
16. D 17. C 18. B 19. C 20. B
21. E 22. C 23. D 24. A 25. B
26. A 27. E 28. D 29. A 30. B
31. C 32. D 33. D 34. A 35. C
36. A 37. B 38. D 39. A 40. E
41. E 42. A 43. B 44. E 45. D
46. A 47. E 48. B 49. B 50. A
51. E 52. E 53. C 54. A

第二单元 问 诊

A1 型题

1. 正确诊断的第一步是
A. 体格检查 B. 问诊
C. 实验室检查 D. CT 检查
E. 心电图检查
2. 通过问诊就可基本确定诊断的疾病是
A. 肺炎球菌性肺炎 B. 风湿性心脏病
C. 慢性支气管炎 D. 肝硬化
E. 肺结核
3. 医师正确的询问方法应是
A. “你心前区疼痛向左肩、左前臂内侧放射吗?”
B. “你是不是下午发热?”
C. “发热前有寒战吗?”
D. “你腹痛时还有别的什么不舒服吗?”
E. “你头痛时伴有呕吐吗?”
4. 符合书写要求的主诉是
A. 寒战、高热、咳嗽、右胸痛两天
B. 风心病 5 年
C. 2 年前开始多饮、多食、多尿
D. 已患高血压 3 年
E. 因慢性腹泻全身乏力 1 个月
5. 对危重病人正确的做法是
A. 必须仔细问诊，以免误诊
B. 简要问诊，重点体检，迅速抢救
C. 全面体检，收集完整资料
D. 等待化验结果，然后治疗
E. 立即转院
6. 下列属“个人史”内容的是
A. 过敏史 B. 习惯与嗜好
C. 预防接种 D. 生育史
E. 手术史
7. 下列属于“既往史”内容的是
A. 发病时间 B. 预防接种
C. 疫水接触史 D. 病因与诱因
E. 工业毒物接触史

B1 型题

A. 心绞痛　B. 风湿性关节炎
C. 颈静脉怒张　D. 甲状腺功能亢进
E. 焦虑

1. 属症状的是
2. 问诊即可基本确定诊断的疾病是
3. 属体征的是

A. 月经情况　B. 生育情况
C. 冶游史　D. 家族遗传病史
E. 预防接种史

4. 属于既往史的是
5. 属于个人史的是

参考答案

A1 型题

1. B　2. C　3. D　4. A　5. B
6. B　7. B

B1 型题

1. E　2. A　3. C　4. E　5. C

第三单元　检体诊断

A1 型题

1. 在所有体格检查方法中，使用器械最少、得到体征最多的是

A. 视诊　B. 触诊
C. 叩诊　D. 听诊
E. 嗅诊

2. 下列各项，不属机械性肠梗阻表现的是

A. 腹部绞痛　B. 频繁呕吐
C. 无排气、排便　D. 肠蠕动波
E. 肠鸣音减弱或消失

3. 下列各项，属麻痹性肠梗阻表现的是

A. 腹部胀痛
B. 腹部绞痛
C. 肠型及蠕动波
D. 肠鸣音呈金属音调
E. 频繁排气、排便

4. 下列各项，对急性阑尾炎最有诊断意义的体征是

A. 发热
B. 腰大肌试验阳性
C. 结肠充气试验阳性
D. 腹肌紧张
E. 阑尾点固定性压痛

5. 幽门梗阻的体征有

A. 肠型　B. 移动性浊音
C. 液波震颤　D. 振水音
E. 全腹膨隆

6. 可引起胆囊肿大、无压痛，伴显著黄疸的疾病是

A. 胆囊炎　B. 胆管炎
C. 胰头癌　D. 胆囊结石
E. 胆总管结石

7. 脑性瘫痪患者常采取的步态是

A. 醉酒步态　B. 慌张步态
C. 剪刀步态　D. 跨阈步态
E. 共济失调步态

8. 可引起胆囊肿大伴有压痛的疾病是

A. 急性胆囊炎　B. 慢性胆囊炎
C. 胆囊癌　D. 胰头癌
E. 肝癌

9. 可引起肝浊音界消失的疾病是
A. 急性胃炎 B. 急性胆囊炎
C. 急性胰腺炎 D. 急性阑尾炎
E. 胃溃疡穿孔

10. 腹部反跳痛发生的病理机制是
A. 空腔脏器扩张
B. 内脏肿大与肿瘤压迫
C. 腹膜后淋巴结肿大压迫
D. 腹腔脏器炎症累及壁层腹膜
E. 腹腔脏器炎症累及脏层腹膜

11. 下列关于正常脾脏大小的描述，正确的是
A. 在左腋中线第 6～9 肋之间叩到脾浊音
B. 在左腋前线第 9～11 肋之间叩到脾浊音
C. 其长度为 7～9cm
D. 其长度为 9～11cm
E. 前方不超过腋前线

12. 腹部叩诊鼓音范围缩小见于
A. 肝、脾极度肿大
B. 胃肠穿孔
C. 肠梗阻
D. 胃肠高度胀气
E. 人工气腹

13. 肿大的脾触诊时的显著特征是
A. 形态不规则，表面凸凹不平
B. 质软，有压痛
C. 质硬，有压痛
D. 摩擦感
E. 有明显切迹

14. 下列各项，可引起紫纹的是
A. 肥胖者 B. 经产妇
C. 皮质醇增多症 D. Addison 病
E. 流行性出血热

15. 下列各项，可引起腹式呼吸增强的是
A. 急性腹膜炎 B. 膈肌麻痹
C. 腹水 D. 腹腔内巨大肿物
E. 胸腔疾病

16. 诊断主动脉瓣关闭不全最重要的体征是
A. 靴形心
B. 水冲脉
C. 心尖区第一心音减弱
D. 心尖部柔和收缩期杂音
E. 主动脉瓣区舒张期杂音

17. 不属于阻塞性肺气肿体征的是
A. 桶状胸
B. 触觉语颤增强
C. 叩诊呈过清音，心浊音界缩小
D. 肺下界和肝浊音界下降
E. 肺泡呼吸音降低，呼气明显延长

18. 胸廓前后径与横径之比为 1∶1，肋骨与脊柱夹角大于 45°，此种胸廓为
A. 正常胸廓 B. 扁平胸
C. 桶状胸 D. 漏斗胸
E. 鸡胸

19. 触诊肠管或索条状包块最适用的是
A. 浅部滑行触诊法 B. 深部滑行触诊法
C. 深压触诊法 D. 双手触诊法
E. 冲击触诊法

20. 当实质性器官被含气组织覆盖时，其叩诊音为
A. 清音 B. 浊音
C. 实音 D. 鼓音
E. 过清音

21. 下列关于腋测法体温测量的描述，正确的是
A. 放置腋窝深处，测量 5 分钟读数
B. 寒冷季节可以隔薄衣测量
C. 正常值为 35℃～37℃
D. 优点是安全、方便，不易交叉感染
E. 因是测量体外温度，因此结果不可靠

22. 伤寒患者可见的面容是
A. 无欲貌 B. 水肿面容
C. 面具面容 D. 急性热病容
E. 慢性病容

23. 甲状腺功能减退病人可见的面容为

A. 无欲貌　B. 苦笑面容

C. 面具面容　D. 肢端肥大面容

E. 黏液水肿面容

24. 患者因病不能自行改变自己的体位是

A. 自动体位　B. 被动体位

C. 强迫体位　D. 角弓反张位

E. 辗转体位

25. 震颤麻痹患者常采取的步态是

A. 蹒跚步态　B. 醉酒步态

C. 慌张步态　D. 剪刀步态

E. 跨阈步态

26. 长期服用肾上腺糖皮质激素的病人会出现的面容是

A. 黏液性水肿病容　B. 满月面容

C. 二尖瓣面容　D. 无欲貌

E. 苦笑面容

27. 下列各项，不属于皮肤黏膜出血的是

A. 瘀点　B. 瘀斑

C. 紫癜　D. 蜘蛛痣

E. 血肿

28. 下列可以引起全身淋巴结肿大的疾病是

A. 急性化脓性扁桃体炎

B. 肺炎球菌性肺炎

C. 肺癌

D. 再生障碍性贫血

E. 系统性红斑狼疮

29. 胃癌常引起淋巴结转移的部位是

A. 颈部　B. 左锁骨上窝

C. 右锁骨上窝　D. 腋窝

E. 滑车上

30. 可出现草莓舌的疾病是

A. 贫血　B. 结核

C. 猩红热　D. 维生素 A 缺乏

E. 慢性萎缩性胃炎

31. 蜘蛛痣罕见的部位是

A. 面颊部　B. 前胸

C. 上臂　D. 手背

E. 下肢

32. 可引起心室收缩时颈静脉搏动的疾病是

A. 高血压性心脏病

B. 三尖瓣关闭不全

C. 主动脉瓣关闭不全

D. 甲状腺功能亢进症

E. 严重贫血

33. 提示左心衰竭的体征是

A. 脉搏过缓　B. 脉搏有力

C. 奇脉　D. 舒张早期奔马律

E. 脉搏绝对不齐

34. 下列各项，叩诊不出现浊音的是

A. 胸壁水肿　B. 肺空洞

C. 肺不张　D. 胸膜肥厚粘连

E. 胸腔积液

35. 对脾脏肿大与腹腔肿块的鉴别，最有意义的是

A. 质地　B. 大小

C. 活动度　D. 有无压痛

E. 有无切迹

36. 空腹听诊，可出现振水音的疾病是

A. 肝硬化腹水　B. 结核性腹膜炎

C. 急性肠炎　D. 幽门梗阻

E. 肾病综合征

37. 下列关于中枢性瘫痪的描述，正确的是

A. 肌张力降低　B. 肌肉萎缩明显

C. 深反射消失　D. 不出现病理反射

E. 肌张力增强

38. 查体出现“三偏”征，常见的病变部位是

A. 脑干　B. 脊髓

C. 内囊　D. 基底节

E. 脑皮质

39. 呼吸有烂苹果味最常见于

A. 糖尿病酮症酸中毒

B. 尿毒症

C. 酒精中毒

D. 有机磷农药中毒

E. 昏迷

40. 乳腺炎时常出现淋巴结肿大的部位是

A. 右锁骨上淋巴结 B. 左锁骨上淋巴结

C. 滑车上淋巴结 D. 腋窝淋巴结

E. 腹股沟淋巴结

41. 肾绞痛病人常采取的体位是

A. 强迫侧卧位 B. 强迫俯卧位

C. 强迫坐位 D. 辗转体位

E. 角弓反张位

42. 可见匙状甲的疾病是

A. 发绀型先天性心脏病

B. 缺铁性贫血

C. 支气管扩张

D. 肝硬化

E. 支气管扩张症

43. 可引起球结膜水肿的疾病是

A. 沙眼

B. 虹膜炎

C. 肝豆状核变性

D. 甲状腺功能亢进症

E. 颅内高压

44. 不出现肝颈静脉回流征的疾病是

A. 上腔静脉阻塞综合征

B. 右心衰竭

C. 心包积液

D. 缩窄性心包炎

E. 肺心病

45. 正常肺泡呼吸音最明显的听诊部位在

A. 喉部 B. 胸骨角附近

C. 右肺尖 D. 肩胛下部

E. 肩胛上部

46. 肺气肿时，心脏浊音界的改变多为

A. 心浊音界向左扩大

B. 心浊音界向右扩大

C. 心底部扩大

D. 心浊音界向两侧扩大

E. 心浊音界缩小

47. 容易闻及二尖瓣狭窄杂音的体位是

A. 平卧位 B. 左侧卧位

C. 右侧卧位 D. 坐位

E. 立位

48. 在胸骨左缘第 3、4 肋间触及收缩期震颤，应考虑的疾病是

A. 二尖瓣狭窄

B. 主动脉瓣关闭不全

C. 三尖瓣狭窄

D. 肺动脉瓣狭窄

E. 室间隔缺损

49. 高血压性心脏病左心室增大，其心脏浊音界呈

A. 梨形 B. 靴形

C. 烧瓶形 D. 普大型

E. 右位心

50. 风湿性心脏瓣膜病二尖瓣狭窄的特有体征是

A. 心尖部第一心音亢进

B. 胸骨左缘第 2 肋间隙第二心音亢进伴分裂

C. 心尖部舒张期隆隆样杂音

D. 心尖部收缩期吹风样杂音

E. 开瓣音

51. 听诊心包摩擦音最清楚的部位是

A. 心尖部

B. 胸骨左缘第 3、4 肋间

C. 胸骨右缘第 3、4 肋间

D. 左侧腋前线第 3、4 肋间

E. 心底部

52. 上肢锥体束征是

A. Babinski（巴宾斯基征）

B. Chaddock（查多克征）

C. Hoffmann（霍夫曼征）

D. Gordon（戈登征）

E. Oppenheim（奥本海姆征）

53. 肛门与直肠的检查，错误的体位是

A. 仰卧位 B. 俯卧位

C. 左侧卧位 D. 蹲位

E. 肘膝位

54. 多发生脊柱前凸的部位是

A. 颈段　　B. 颈胸段

C. 胸段　　D. 腰椎

E. 骶椎

55. 下列各项，不出现胸壁压痛的是

A. 肋间神经炎　　B. 肋骨骨折

C. 肋软骨炎　　D. 胸壁带状疱疹

E. 胸膜炎

56. 乳腺皮肤呈“橘皮样”改变伴有乳头血性分泌物，最可能的疾病是

A. 急性乳腺炎　　B. 乳腺增生

C. 乳腺结核　　D. 乳腺囊肿

E. 乳腺癌

57. 严重的代谢性酸中毒常出现的呼吸类型为

A. Biots 呼吸

B. 间停呼吸

C. Cheyne-Stokes 呼吸

D. 叹息样呼吸

E. Kussmaul 呼吸

58. 正常人触诊语音震颤较强的部位是

A. 左胸上部　　B. 右胸上部

C. 右胸下部　　D. 乳房下部

E. 肩胛间区

59. 胸部触诊时语音震颤增强常见于

A. 大叶性肺炎

B. 胸腔积液

C. 胸壁皮下气肿

D. 支气管哮喘发作时

E. 阻塞性肺不张

60. 触诊胸膜摩擦感最明显的部位是

A. 两肺尖

B. 锁骨中线第 3~5 肋间隙

C. 腋中线第 5~7 肋间隙

D. 肩胛线第 7~9 肋间隙

E. 双侧前胸下部

61. 不使肺泡呼吸音减弱的疾病是

A. 胸腔积液　　B. 贫血

C. 支气管哮喘　　D. 重症肌无力

E. 慢性支气管炎

62. 下列各项，最常出现病理性支气管呼吸音的是

A. 气胸

B. 支气管哮喘

C. 慢性支气管炎

D. 大叶性肺炎实变期

E. 慢性阻塞性肺气肿

63. 下列各项，可引起听觉语音增强的是

A. 气管异物　　B. 阻塞性肺气肿

C. 胸腔积液　　D. 肺实变

E. 胸膜增厚粘连

64. 鉴别胸膜摩擦音和心包摩擦音主要依靠的是

A. 声音发出的部位

B. 声音粗糙的程度

C. 屏住呼吸看声音是否存在

D. 声音持续的时间长短

E. 伴有啰音还是杂音

65. 慢性阻塞性肺气肿时不会出现的体征是

A. 桶状胸

B. 触觉语颤减弱

C. 肺下界下移

D. 肺下界移动度减小

E. 吸气期明显延长

66. 引起青少年脊柱后凸“成角畸形”的是

A. 佝偻病　　B. 胸椎骨折

C. 强直性脊柱炎　　D. 胸椎结核

E. 胸椎肿瘤

67. 下列各项，属脊柱器质性侧凸特点的是

A. 可见于正常人

B. 平卧时可消失

C. 向前弯腰时可消失

D. 改变体位不能使侧弯得到纠正

E. 俗称驼背

68. 下列疾病，不出现杵状指（趾）的是

A. 发绀型先天性心脏病
B. 佝偻病
C. 肺间质纤维化
D. 支气管扩张
E. 肺癌

69. 下列关于周围性面瘫的叙述，正确的是
A. 病灶对侧颜面肌麻痹
B. 病灶同侧颜面肌麻痹
C. 能够皱额、皱眉
D. 面部无汗
E. 多因脑血管病引起

70. 肢体可做水平移动但不能抬起，此时的肌力为
A. 1 级　B. 2 级
C. 3 级　D. 4 级
E. 5 级

71. 腰椎间盘脱出所致的坐骨神经痛的体征是
A. 戈登征阳性
B. 布鲁津斯基征阳性
C. 查多克征阳性
D. 拉塞格征阳性
E. 霍夫曼征阳性

72. 帕金森病常出现的体征是
A. 铅管样强直
B. 折刀样肌张力增强
C. 肌张力降低
D. 交叉瘫
E. 三偏征

73. 属脑膜刺激征的体征是
A. Babinski 征　B. Oppenheim 征
C. Hoffmann 征　D. Chaddock 征
E. Kernig 征

74. 下列各项，呈抬举样心尖搏动的是
A. 左心室肥大　B. 右心室肥大
C. 肺源性心脏病　D. 病毒性心肌炎
E. 心包积液

75. 第二心音产生的机理主要是
A. 两个房室瓣关闭时的震动
B. 两个半月瓣关闭时的震动
C. 心室壁的震动
D. 血液流动的声音
E. 乳头肌拉紧时的震动

76. 主动脉瓣狭窄，可出现的体征是
A. 心尖部舒张期震颤
B. 胸骨左缘第 2 肋间收缩期震颤
C. 胸骨左缘第 2 肋间舒张期震颤
D. 胸骨右缘第 2 肋间收缩期震颤
E. 胸骨右缘第 2 肋间舒张期震颤

77. 下列各项，最易触及心包摩擦感的是
A. 坐位，胸骨左缘第 4 肋间处，深吸气末
B. 坐位，胸骨左缘第 4 肋间处，深呼气末
C. 卧位，胸骨左缘第 2 肋间处，深呼气末
D. 卧位，胸骨左缘第 2 肋间处，深吸气末
E. 卧位，剑突下，屏住呼吸时

78. 心包摩擦音和胸膜摩擦音的鉴别要点是
A. 有无心脏病史
B. 呼吸是否增快
C. 改变体位后摩擦音是否消失
D. 咳嗽后摩擦音是否消失
E. 屏住呼吸后摩擦音是否消失

79. 下列各项，可见剑突下异常搏动的是
A. 左心室肥大　B. 右心室肥大
C. 大量腹水　D. 右位心
E. 门静脉高压

80. 下列各项，可引起心尖区出现舒张期震颤的是
A. 二尖瓣狭窄　B. 主动脉瓣狭窄
C. 肺动脉瓣狭窄　D. 室间隔缺损
E. 动脉导管未闭

81. 下列各项，心浊音界呈三角形的是
A. 左、右心室增大

B. 左、右心房增大
C. 心包积液
D. 大量腹腔积液
E. 左心房显著增大

82. 单纯二尖瓣狭窄时，第一心音亢进的原因是
A. 心脏收缩时，二尖瓣前叶处于低位置
B. 二尖瓣及腱索增厚
C. 心脏收缩时，二尖瓣后叶关闭延迟
D. 心肌收缩力提高
E. 心室收缩时间延长

83. 闻及开瓣音提示的是
A. 二尖瓣轻、中度狭窄，瓣膜弹性和活动性较好
B. 二尖瓣严重狭窄，瓣膜钙化
C. 二尖瓣狭窄伴二尖瓣关闭不全
D. 二尖瓣狭窄伴左心衰竭
E. 二尖瓣狭窄分离术的禁忌证

84. 下列各项，不出现第一心音强弱不等的是
A. 频发室性早搏
B. 室性心动过速
C. Ⅰ度房室传导阻滞
D. Ⅲ度房室传导阻滞
E. 心房颤动

85. 下列各项，不出现水冲脉的是
A. 贫血
B. 高热
C. 甲状腺功能亢进症
D. 主动脉瓣狭窄
E. 主动脉瓣关闭不全

86. 下列关于奇脉的描述，正确的是
A. 脉律不规则
B. 吸气时脉搏增加
C. 吸气时脉搏明显减弱或消失
D. 常见于主动脉瓣关闭不全
E. 常见于主动脉瓣狭窄

87. 下列各项，不属周围血管征的是
A. 水冲脉
B. 枪击音
C. Duroziez 双重杂音
D. 颈静脉搏动
E. 毛细血管搏动征

88. 下列关于主动脉瓣区器质性收缩期杂音的特点的描述，错误的是
A. 粗糙　B. 向颈部传导
C. 常伴震颤　D. 常有 A_2亢进
E. 主要见于主动脉瓣狭窄

89. 触诊心尖搏动在心浊音界内侧的疾病是
A. 高血压性心脏病
B. 风湿性心脏病
C. 扩张性心肌病
D. 冠状动脉粥样硬化性心脏病
E. 心包积液

90. 可在胸骨左缘第 1、2 肋间及其附近区域听到连续性杂音的疾病是
A. 二尖瓣狭窄
B. 二尖瓣关闭不全
C. 主动脉瓣狭窄
D. 主动脉瓣关闭不全
E. 动脉导管未闭

91. 剑突下出现心脏搏动，吸气时加强，提示的是
A. 左心房扩大　B. 右心房扩大
C. 左心室扩大　D. 右心室扩大
E. 脉压增大

92. 周围血管征的发生机理是
A. 收缩压升高　B. 舒张压升高
C. 脉压增大　D. 右心室肥大
E. 左心室肥大

93. 叩诊发现心影呈梨形的是
A. 二尖瓣狭窄
B. 二尖瓣关闭不全
C. 主动脉瓣狭窄
D. 主动脉瓣关闭不全
E. 室间隔缺损

94. 老年人听到第三心音，常提示的是
A. 高血压　B. 动脉粥样硬化
C. 健康人　D. 贫血
E. 心功能不全

95. 心尖区触及舒张期震颤，可提示的疾病是
A. 二尖瓣狭窄　B. 二尖瓣关闭不全
C. 肺动脉瓣狭窄　D. 主动脉瓣狭窄
E. 室间隔缺损

96. 下列疾病，不会出现脉搏强而大的是
A. 甲亢
B. 发热
C. 主动脉瓣狭窄
D. 主动脉瓣关闭不全
E. 高血压病

97. 心房颤动时可出现的体征是
A. 奇脉　B. 重搏脉
C. 交替脉　D. 水冲脉
E. 短绌脉

98. 下列各项，引起心尖搏动向左下移位的是
A. 左心房增大　B. 左心室增大
C. 右心房增大　D. 右心室增大
E. 心包积液

99. 下列器质性心脏病中，不易触及震颤的是
A. 二尖瓣狭窄
B. 主动脉瓣关闭不全
C. 肺动脉瓣狭窄
D. 动脉导管未闭
E. 室间隔缺损

100. 急性纤维蛋白性心包炎最具特征的体征是
A. 颈静脉怒张　B. 心尖搏动减弱
C. 心包叩击音　D. 心包摩擦音
E. 腹水

101. 引起肺动脉瓣第二心音亢进的疾病是
A. 二尖瓣狭窄
B. 肺动脉瓣狭窄
C. 主动脉瓣狭窄
D. 主动脉瓣关闭不全
E. 病毒性心肌炎

102. 毛细血管搏动征最常见于
A. 甲亢
B. 贫血
C. 二尖瓣关闭不全
D. 主动脉瓣狭窄
E. 主动脉瓣关闭不全

103. 下列疾病可见脉压减低的是
A. 贫血　B. 甲亢
C. 缩窄性心包炎　D. 动脉导管未闭
E. 主动脉瓣关闭不全

104. 可见颈外静脉怒张伴收缩期搏动的是
A. 二尖瓣狭窄　B. 二尖瓣关闭不全
C. 三尖瓣狭窄　D. 三尖瓣关闭不全
E. 主动脉瓣关闭不全

105. 可出现单侧上眼睑下垂的疾病是
A. 动眼神经麻痹　B. 面神经麻痹
C. 重症肌无力　D. 营养不良
E. 先天性上眼睑下垂

106. 大骨节病的患者可出现的异常步态是
A. 偏瘫步态　B. 蹒跚步态
C. 慌张步态　D. 醉酒步态
E. 剪刀步态

107. 叩出移动性浊音阳性，腹水量至少是
A. 100mL　B. 300mL
C. 500mL　D. 1000mL
E. 3000mL

108. 下列属于湿啰音的听诊特点的是
A. 是气流冲击管腔内黏稠分泌物引起震动所致
B. 是气流通过狭窄的气道时发生漩涡所致
C. 性质多变
D. 部位较恒定
E. 呼气时更加清楚

109. 正常心尖搏动的位置是
A. 左侧第 5 肋间锁骨中线内 0.5～1.0cm 处
B. 左侧第 5 肋间锁骨中线外 0.5～1.5cm 处
C. 左侧第 5 肋间锁骨中线内 1.5～2.0cm 处
D. 左侧第 5 肋间锁骨中线外 1.5～2.0cm 处
E. 左侧第 5 肋间锁骨中线内 2.0～2.5cm 处

110. 主动脉听诊区的位置是
A. 胸骨左缘第 2 肋间
B. 胸骨右缘第 2 肋间
C. 胸骨左缘第 3、4 肋间
D. 心尖部
E. 剑突下偏左、偏右处

111. 关于体温，正确的是
A. 腋下温度正常值是 36.5℃～37.5℃
B. 正常人 24 小时内体温恒定不变
C. 妇女在月经前期或妊娠期体温略低
D. 体温在 39.1℃～41℃为超高热
E. 体温过低可见于甲状腺功能减退症

112. 下列可引起血压增高的疾病是
A. 肾动脉狭窄
B. 甲状腺功能减退症
C. 肾上腺皮质功能减退症
D. 心包填塞
E. 休克

113. 可引起第二磨牙的颊黏膜处针头大小白色斑点周围绕以红晕的是
A. 风疹　　B. 麻疹
C. 带状疱疹　　D. 幼儿急疹
E. 伤寒

114. 淋巴结结核常发生的部位是
A. 颌下　　B. 颈部血管周围
C. 腋窝　　D. 滑车上
E. 腹股沟

115. 可引起颈静脉怒张的疾病是
A. 严重贫血
B. 缩窄性心包炎
C. 二尖瓣关闭不全
D. 主动脉瓣关闭不全
E. 左心衰竭

116. 诊断甲状腺功能亢进，最有意义的体征是
A. 甲状腺肿大，质地柔软
B. 甲状腺弥漫、对称性肿大
C. 甲状腺结节性肿大
D. 甲状腺可随吞咽上下移动
E. 甲状腺可触及震颤或能听到连续性血管杂音

117. 检查发现某患者呼吸由浅慢逐渐变深快，然后由深快转为浅慢，随之出现短时暂停，周而复始。其呼吸变化是
A. 间停呼吸　　B. 叹息样呼吸
C. 潮式呼吸　　D. 库斯莫尔呼吸
E. 抽泣样呼吸

118. 正常支气管呼吸音的部位是
A. 胸骨上窝、喉部
B. 背部第 3、4 胸椎附近
C. 乳房下部
D. 肩胛下区
E. 胸骨角附近

119. 可出现第一心音增强的是
A. 心肌炎
B. 二尖瓣狭窄
C. 主动脉瓣狭窄
D. 二尖瓣关闭不全
E. 主动脉瓣关闭不全

120. 动脉导管未闭时杂音性质是
A. 机器样　　B. 吹风样
C. 隆隆样　　D. 叹气样
E. 乐音样

B1 型题

A. 舟状腹　　B. 尖腹
C. 气腹　　D. 蛙腹
E. 球状腹

1. 肝硬化腹水的腹部外形常呈
2. 结核性腹膜炎的腹部外形常呈

A. 腹壁静脉血流方向脐以上向上，脐以下向下
B. 腹壁静脉血流方向脐以上向上，脐以下向上
C. 腹壁静脉血流方向脐以上向下，脐以下向下
D. 腹壁静脉血流方向脐以上向下，脐以下向上
E. 胸壁静脉血流方向向下

3. 门静脉阻塞有门脉高压时血流方向是
4. 下腔静脉阻塞时血流方向是

A. 腹壁柔软　　B. 腹部饱满
C. 板状腹　　D. 揉面感
E. 腹肌紧张度降低

5. 结核性腹膜炎时腹部触诊的表现为
6. 癌性腹膜炎时腹部触诊的表现为

A. 急性肝炎　　B. 肝淤血
C. 脂肪肝　　D. 肝硬化
E. 肝癌

7. 可引起肝脏轻度肿大，表面光滑，边缘钝，质稍韧，有压痛的疾病是
8. 可引起肝脏明显肿大，表面光滑，边缘钝，质韧，有压痛，肝颈静脉反流征阳性的疾病是

A. 脾脏轻度肿大，质地柔软
B. 脾脏中度肿大，质地较硬
C. 脾脏高度肿大
D. 脾脏压痛，有摩擦感
E. 脾脏有囊性感

9. 脾梗死时脾脏触诊的表现为
10. 慢性粒细胞白血病时触诊脾脏的表现为

A. 胆囊不肿大，明显黄疸
B. 胆囊不肿大，墨菲征阴性
C. 胆囊肿大、实性感
D. 胆囊肿大、囊性感、有压痛
E. 胆囊肿大、囊性感、无压痛，黄疸渐进性加深

11. 急性胆囊炎时触诊胆囊的表现为
12. 胰头癌时触诊胆囊的表现为

A. 胃肠胀气　　B. 急性肝炎
C. 急性胃肠穿孔　　D. 右下肺不张
E. 肺气肿

13. 肝浊音界消失见于
14. 肝浊音界上移见于

A. 右锁骨中线与肋缘交界处
B. 脐与髂前上棘连线的中外 1/3 交界处
C. 脐水平线上腹直肌外缘
D. 髂前上棘水平腹直肌外缘
E. 第 12 肋与腰肌外缘交角的顶点

15. 胆囊点位于
16. 上输尿管压痛点位于

A. 匙状甲　　B. 杵状指（趾）
C. 肢端肥大症　　D. 爪形手
E. 指间关节梭形

17. 类风湿性关节炎常出现的体征是
18. 支气管扩张常出现的体征是

A. 匙状甲　　B. 指间关节梭形
C. 肢端肥大症　　D. 爪形手
E. 杵状指

19. 尺神经损伤常出现的体征是
20. 垂体前叶肿瘤常出现的体征是

A. 呼气时更加清楚，性质多变，部位变换不定
B. 呼气时更加清楚，性质多变，部位较恒定
C. 吸气终末时多而清楚，性质多变，部位较恒定
D. 呼气时更加清楚，性质不易改变，部位变换不定
E. 吸气终末时多而清楚，性质不易改变，部位较恒定

21. 湿啰音的听诊特点是
22. 干啰音的听诊特点是

A. 两肺散在哮鸣音　B. 局限性湿啰音
C. 两肺散在湿啰音　D. 局限性哮鸣音
E. 胸膜摩擦音

23. 支气管肺癌的体征是
24. 支气管扩张症的体征是

A. 气管异物　B. 支气管哮喘
C. 肺癌早期　D. 胸腔积液
E. 大叶性肺炎

25. 双肺满布哮鸣音常见于
26. 肺部局部而持久的干啰音常见于

A. 呼吸音增强　B. 呼吸音粗糙
C. 呼吸音正常　D. 呼吸音减弱
E. 呼吸音消失

27. 甲状腺功能亢进症的体征是
28. 肺气肿的体征是

A. 清音　B. 过清音
C. 实音　D. 浊音
E. 鼓音

29. 气胸患者病变部位的叩诊音为
30. 大量胸腔积液患者病变部位的叩诊音为

A. 桶状胸　B. 扁平胸
C. 鸡胸　D. 漏斗胸
E. 肋骨串珠

31. 胸廓前后径常不到横径的一半，此种胸廓称为
32. 胸骨下部显著前凸，两侧肋骨凹陷，此种胸廓称为

A. 直肠周围脓肿　B. 直肠息肉
C. 直肠癌　D. 肛裂
E. 直肠炎

33. 直肠触诊触及柔软光滑而有弹性的包块，应考虑的是
34. 直肠触诊触及质地坚硬，表面凸凹不平的包块，应考虑的是

A. 皮下气肿
B. 胸骨压痛
C. 吸气时肋间隙回缩
D. 上腔静脉阻塞
E. 肋间隙膨隆

35. 大量胸腔积液时可见
36. 白血病可见

A. 心源性哮喘　B. 支气管哮喘
C. 支气管扩张　D. 慢性支气管炎
E. 肺炎球菌性肺炎

37. 两肺散在干、湿啰音，其多少及部位不固定者，见于
38. 患侧呼吸运动减弱，叩诊浊音，可闻及支气管呼吸音者，见于

A. 肺脓肿　B. 肺气肿
C. 阻塞性肺不张　D. 气胸
E. 肺实变

39. 患侧呼吸活动度减弱伴叩诊为浊音，呼

吸音消失者，见于

40. 患侧呼吸活动度减弱伴叩诊为鼓音，呼吸音消失者，见于

A. 肺气肿　　B. 大量胸腔积液
C. 气胸　　D. 支气管肺炎
E. 肺不张

41. 肺部叩诊呈过清音的是
42. 胸部叩诊呈鼓音的是

A. 交替脉　　B. 水冲脉
C. 奇脉　　D. 颈静脉搏动
E. 脉搏短绌

43. 主动脉瓣关闭不全多表现为
44. 缩窄性心包炎多表现为

A. 双颊暗红，口唇紫绀
B. 表情淡漠，反应迟钝，呈无欲状态
C. 面色苍白，颜面浮肿
D. 眼裂增大，眼球突出，目光闪烁，呈惊恐貌
E. 面色潮红，兴奋不安，口唇干燥

45. 典型二尖瓣面容的特点是
46. 典型伤寒面容的特点是

A. 左侧卧位　　B. 右侧卧位
C. 坐位体前倾　　D. 仰卧位深吸气
E. 俯卧位

47. 听诊二尖瓣狭窄的舒张期杂音时应选取的体位是
48. 听诊主动脉瓣关闭不全的舒张期杂音时应选取的体位是

A. 麦氏点压痛
B. 墨菲征阳性
C. 库瓦济埃征阳性
D. 库瓦济埃征阴性
E. 板状腹

49. 胰头癌的体征是
50. 急性胆囊炎的体征是

A. 收缩期吹风样杂音
B. 舒张期隆隆样杂音
C. 舒张期叹气样杂音
D. 连续性机器样杂音
E. 乐音样杂音

51. 二尖瓣狭窄的杂音是
52. 主动脉瓣关闭不全的杂音是

A. 胸骨左缘第 5 肋间锁骨中线内搏动
B. 负性心尖搏动
C. 抬举性搏动
D. 剑突下搏动
E. 胸骨右缘第 2 肋间搏动

53. 粘连性心包炎的体征是
54. 高血压性心脏病的体征是

A. 二尖瓣狭窄　　B. 二尖瓣关闭不全
C. 肺动脉瓣狭窄　　D. 主动脉瓣狭窄
E. 主动脉瓣关闭不全

55. S_1亢进，P_2亢进的疾病是
56. 出现周围血管征的疾病是

A. 水冲脉　　B. 交替脉
C. 重搏脉　　D. 奇脉
E. 无脉

57. 符合左心功能不全的体征是
58. 符合甲状腺功能亢进症的体征是

A. 半月瓣关闭　　B. 半月瓣开放
C. 心肌收缩力　　D. 房室瓣开放
E. 房室瓣关闭

59. 第一心音产生的主要构成成分是
60. 第二心音产生的主要构成成分是

A. 梨形心

B. 靴形心
C. 三角烧瓶状心
D. 心底部浊音界增宽
E. 心浊音界明显缩小

61. 二尖瓣狭窄时心脏叩诊可见到的体征是
62. 心包积液时坐位心脏叩诊可见到的体征是

A. 氨味 B. 腥臭味
C. 血腥味 D. 刺激性蒜味
E. 烂苹果味

63. 糖尿病酮症酸中毒患者可出现的呼气味是
64. 尿毒症患者可出现的呼气味是

参考答案

A1 型题

1. A 2. E 3. A 4. E 5. D
6. C 7. C 8. A 9. E 10. D
11. E 12. A 13. E 14. C 15. E
16. E 17. B 18. C 19. B 20. B
21. D 22. A 23. E 24. B 25. C
26. B 27. D 28. E 29. B 30. C
31. E 32. B 33. D 34. B 35. E
36. D 37. E 38. C 39. A 40. D
41. D 42. B 43. E 44. A 45. D
46. E 47. B 48. E 49. B 50. C
51. B 52. C 53. B 54. D 55. E
56. E 57. E 58. B 59. A 60. C
61. B 62. D 63. D 64. C 65. E
66. D 67. D 68. B 69. B 70. B
71. D 72. A 73. E 74. A 75. B
76. D 77. B 78. E 79. B 80. A
81. C 82. A 83. A 84. C 85. D
86. C 87. D 88. D 89. E 90. E
91. D 92. C 93. A 94. E 95. A
96. C 97. E 98. B 99. B 100. D
101. A 102. E 103. C 104. D 105. A
106. B 107. D 108. D 109. A 110. B
111. E 112. A 113. B 114. B 115. B
116. E 117. C 118. A 119. B 120. A

B1 型题

1. D 2. B 3. A 4. B 5. D
6. D 7. A 8. B 9. D 10. C
11. D 12. E 13. C 14. D 15. A
16. C 17. E 18. B 19. D 20. C
21. E 22. A 23. D 24. B 25. B
26. C 27. A 28. D 29. E 30. C
31. B 32. C 33. B 34. C 35. E
36. B 37. D 38. E 39. C 40. D
41. A 42. C 43. B 44. C 45. A
46. B 47. A 48. C 49. C 50. B
51. B 52. C 53. B 54. C 55. A
56. E 57. B 58. A 59. E 60. A
61. A 62. C 63. E 64. A

第四单元 实验室诊断

A1 型题

1. 判断成年女性贫血的血红蛋白含量应低于

A. 120g/L B. 115g/L
C. 105g/L D. 100g/L
E. 90g/L

2. 引起红细胞相对性增多的疾病是

A. 脾功能亢进

B. 真性红细胞增多症

C. 肺源性心脏病

D. 紫绀型先心病

E. 大面积烧伤

3. 引起红细胞病理性绝对性增多的疾病是

A. 系统性红斑狼疮 B. 大面积烧伤

C. 肺源性心脏病 D. 脾功能亢进

E. 严重腹泻

4. 由于维生素 B_{12}缺乏所引起的贫血是

A. 缺铁性贫血 B. 巨幼细胞贫血

C. 再生障碍性贫血 D. 溶血性贫血

E. 失血性贫血

5. 由于红细胞破坏过多所引起的贫血是

A. 失血性贫血 B. 再生障碍性贫血

C. 缺铁性贫血 D. 溶血性贫血

E. 巨幼细胞贫血

6. 出现小细胞低色素性贫血的常见疾病是

A. 缺铁性贫血 B. 巨幼细胞贫血

C. 失血性贫血 D. 溶血性贫血

E. 再生障碍性贫血

7. 正常情况下，白细胞分类计数正常时，淋巴细胞所占的百分比是

A. 0%~1% B. 1%~5%

C. 3%~8% D. 20%~40%

E. 50%~70%

8. 白细胞分类计数正常时，单核细胞所占的百分比是

A. 0%~1% B. 1%~5%

C. 3%~8% D. 20%~40%

E. 50%~70%

9. 引起白细胞总数及中性粒细胞增多的疾病是

A. 伤寒 B. 流行性感冒

C. 化脓性感染 D. 脾功能亢进

E. 麻疹

10. 引起中性粒细胞增多的疾病是

A. 脾功能亢进 B. 伤寒

C. 麻疹 D. 流行性感冒

E. 急性大失血

11. 引起中性粒细胞减少的疾病是

A. 脾功能亢进 B. 尿毒症

C. 肺炎链球菌肺炎 D. 急性心肌梗死

E. 急性溶血

12. 外周血象检查出现核右移的疾病是

A. 急性大失血 B. 巨幼细胞贫血

C. 化脓性感染 D. 急性中毒

E. 急性溶血

13. 引起嗜酸性粒细胞增多的原因是

A. 伤寒 B. 应激状态

C. 库欣综合征 D. 寄生虫病

E. 应用皮质激素后

14. 引起淋巴细胞比例相对增高的疾病是

A. 风疹

B. 流行性腮腺炎

C. 传染性单核细胞增多症

D. 病毒性肝炎

E. 再生障碍性贫血

15. 下列各项，不引起淋巴细胞增多的疾病是

A. 百日咳 B. 流行性腮腺炎

C. 肾综合征出血热 D. 免疫缺陷性疾病

E. 结核病

16. 引起网织红细胞减少的贫血是

A. 巨幼细胞贫血 B. 缺铁性贫血

C. 再生障碍性贫血 D. 溶血性贫血

E. 失血性贫血

17. 引起网织红细胞明显增多的贫血是

A. 缺铁性贫血 B. 溶血性贫血

C. 巨幼细胞贫血 D. 再生障碍性贫血

E. 骨髓病性贫血

18. 引起血小板增多的疾病是

A. 再生障碍性贫血

B. 急性放射病

C. 慢性粒细胞白血病

D. 急性白血病

E. 脾功能亢进

19. 下列各项，不属血小板减少的疾病是

A. 脾功能亢进　B. 急性白血病

C. 再生障碍性贫血　D. 急性放射病

E. 急性大失血

20. 引起血小板减少的疾病是

A. 急性白血病

B. 真性红细胞增多症

C. 慢性粒细胞白血病

D. 急性大失血

E. 急性溶血

21. 下列各项，不引起血沉增快的疾病是

A. 活动性结核病　B. 恶性肿瘤

C. 多发性骨髓瘤　D. 心绞痛

E. 严重贫血

22. 下列各项，不引起血沉增快的疾病是

A. 细菌性急性炎症　B. 良性肿瘤

C. 慢性肾炎　D. 急性心肌梗死

E. 系统性红斑狼疮

23. 监测肝素治疗的首选指标是

A. 活化部分凝血活酶时间（APTT）测定

B. 血浆纤维蛋白原（Fg）测定

C. 血浆 D-二聚体测定

D. 血浆凝血酶原时间（PT）测定

E. 出血时间（BT）测定

24. 引起血浆凝血酶原时间延长的疾病是

A. 心肌梗死　B. 多发性骨髓瘤

C. 严重肝病　D. 脑血栓形成

E. 深静脉血栓形成

25. 引起血浆纤维蛋白原增高的疾病是

A. DIC　B. 原发性纤溶症

C. 重症肝炎　D. 肝硬化

E. 多发性骨髓瘤

26. 下列各项，不属血浆纤维蛋白原减少的疾病是

A. 糖尿病　B. 肝硬化

C. 重症肝炎　D. DIC

E. 原发性纤溶症

27. 正常人血清白蛋白/球蛋白（A/G）的比值是

A. （0.5~1.0）：1

B. （1.0~1.5）：1

C. （1.5~2.0）：1

D. （1.5~2.5）：1

E. （3.0~4.5）：1

28. 引起血清总蛋白及白蛋白减少的疾病是

A. 急性肝炎　B. 疟疾

C. 肾病综合征　D. 多发性骨髓瘤

E. 黑热病

29. 导致血清白蛋白减少，γ球蛋白增多的疾病是

A. 肾病综合征　B. 肝硬化

C. 急性肝炎　D. 糖尿病肾病

E. 多发性骨髓瘤

30. 引起白蛋白/球蛋白（A/G）降低的疾病是

A. 肾上腺皮质功能减退症

B. 急性肝炎

C. 阻塞性黄疸

D. 甲状腺功能亢进症

E. 慢性肝炎

31. 血清蛋白电泳时，α_2及β球蛋白增高，白蛋白及γ球蛋白减低的疾病是

A. 多发性骨髓瘤　B. 肾病综合征

C. 肝硬化　D. 肝癌

E. 原发性巨球蛋白血症

32. 以非结合胆红素增加为主的疾病是

A. 病毒性肝炎　B. 胆石症

C. 中毒性肝炎　D. 蚕豆病

E. 胰头癌

33. 下列各项，不属肝细胞性黄疸实验室检查结果的是

A. 总胆红素增高

B. 非结合胆红素增高

C. 结合胆红素增高

D. 尿胆原增高

E. 尿胆红素阴性

34. 尿胆原减低或缺如，尿胆红素强阳性的疾病是

A. 胰头癌　　B. 溶血性贫血

C. 蚕豆病　　D. 中毒性肝炎

E. 病毒性肝炎

35. 血清中 LDH_1 和 LDH_2 均增高，且 $LDH_1/LDH_2>1$。考虑的诊断是

A. 急性心肌梗死　　B. 心肌炎

C. 急性肝炎　　D. 阻塞性黄疸

E. 肝硬化

36. 急性病毒性肝炎时明显增高的酶是

A. 肌酸激酶（CK）

B. 乳酸脱氢酶（LDH）

C. 碱性磷酸酶（ALP）

D. 天门冬氨酸氨基转移酶（AST）

E. 丙氨酸氨基转移酶（ALT）

37. 丙氨酸氨基转移酶（ALT）增高最明显的疾病是

A. 急性心肌梗死　　B. 肝硬化

C. 急性病毒性肝炎　　D. 肝癌

E. 急性重症肝炎

38. ALT 基本正常，AST 显著增高，ALT/AST<1 的疾病是

A. 肝硬化　　B. 酒精性肝病

C. 脂肪肝　　D. 急性病毒性肝炎

E. 慢性病毒性肝炎

39. 碱性磷酸酶明显增高的疾病是

A. 骨软化症　　B. 阻塞性黄疸

C. 纤维性骨炎　　D. 甲亢

E. 佝偻病

40. 提示既往感染过甲型肝炎病毒，已获得免疫力，并可作为流行病学调查指标的是

A. HAVAg 阳性

B. HAV-RNA 阳性

C. 抗 HAV-IgM 阳性

D. 抗 HAV-IgA 阳性

E. 抗 HAV-IgG 阳性

41. 下列各项，属于保护性抗体的是

A. 抗 HBc-IgA 阳性

B. 抗-HBs 阳性

C. 抗-HBe 阳性

D. 抗 HBc-IgG 阳性

E. 抗 HBc-IgM 阳性

42. 提示病毒复制，传染性强，持续阳性，表明肝细胞损害较重，且可转为慢性乙型肝炎的指标是

A. HBsAg　　B. HBeAg

C. HBcAg　　D. 抗-HBe

E. 抗 HBc

43. 一般情况下血液中测不到，但其阳性提示病人感染 HBV，传染性强的是

A. HBsAg　　B. HBeAg

C. 抗-HBs　　D. HBcAg

E. 抗 HBc

44. 当内生肌酐清除率（Ccr）为 15mL/min 时，肾功能的分期是

A. 肾功能正常　　B. 肾衰竭代偿期

C. 肾衰竭失代偿期　　D. 肾衰竭期

E. 肾衰竭终末期

45. 血肌酐（Cr）测定反映的功能是

A. 肾小球滤过功能

B. 肾小管排泌功能

C. 肾小管重吸收功能

D. 肾脏调节水液平衡功能

E. 肾脏调节酸碱平衡功能

46. 因肾后性因素引起血尿素氮增高的疾病是

A. 尿毒症

B. 上消化道出血

C. 尿路结石

D. 甲状腺功能亢进症

E. 大面积烧伤

47. 反映远端肾小管和集合管稀释-浓缩功能的敏感试验是

A. 血肌酐

B. 昼夜尿比密试验

C. 血 $β_2$-微球蛋白（$β_2$-MG）测定

D. 血尿酸（UA）测定

E. 尿 $β_2$-微球蛋白（$β_2$-MG）测定

48. 作为诊断痛风主要依据的试验是

A. 内生肌酐清除率测定

B. 昼夜尿比密试验

C. 血 $β_2$-微球蛋白测定

D. 血尿酸测定

E. 血清尿素氮测定

49. 昼夜尿比密试验结果为：尿量明显增多，而各次尿比密均明显降低的疾病是

A. 急性肾盂肾炎　B. 肾病综合征

C. 急性肾小球肾炎　D. 尿崩症

E. 糖尿病

50. 下列各项，不引起空腹血糖增高的疾病是

A. 胰高血糖素瘤

B. 急性脑血管病

C. 甲状腺功能亢进症

D. 颅脑外伤

E. 急性酒精中毒

51. 下列各项，不引起空腹血糖降低的是

A. 胰岛 β 细胞肿瘤

B. 严重营养不良

C. 甲状腺功能亢进症

D. 肾上腺皮质激素缺乏

E. 急性酒精中毒

52. 引起血清总胆固醇增高的疾病是

A. 肝硬化

B. 甲状腺功能亢进症

C. 严重贫血

D. 严重营养不良

E. 肾病综合征

53. 下列各项，不引起血清总胆固醇增高的疾病是

A. 阻塞性黄疸　B. 肝硬化

C. 高脂蛋白血症　D. 肾病综合征

E. 糖尿病

54. 可防止动脉粥样硬化的发生，与冠心病发病呈负相关的试验是

A. 高密度脂蛋白（HDL）测定

B. 低密度脂蛋白（LDL）测定

C. 血清总胆固醇（TC）测定

D. 血清糖化血红蛋白（GHb）测定

E. 血清甘油三酯（TG）测定

55. 下列各项，不引起高钾血症的疾病是

A. 急性肾功能衰竭　B. 严重溶血

C. 缺铁性贫血　D. 挤压综合征

E. 代谢性酸中毒

56. 引起高钾血症的疾病是

A. 急性肾衰竭多尿期

B. 醛固酮增多症

C. 心功能不全

D. 肾上腺皮质功能减退症

E. 代谢性碱中毒

57. 引起高钠血症的疾病是

A. 醛固酮增多症　B. 幽门梗阻

C. 肺结核　D. 尿崩症

E. 大面积烧伤

58. 因抗利尿激素分泌过多而引起血钠减低的疾病是

A. 醛固酮增多症　B. 尿崩症

C. 幽门梗阻　D. 肺结核

E. 大面积烧伤

59. 引起低氯血症的疾病是

A. 尿路梗阻

B. 肾上腺皮质功能亢进症

C. 急性肾衰竭

D. 充血性心力衰竭

E. 呼吸性酸中毒

60. 引起高钙血症的疾病是

A. 甲状旁腺功能亢进症

B. 维生素 D 缺乏症

C. 骨质软化症

D. 阻塞性黄疸

E. 佝偻病

61. 引起低钙血症的原因是

A. 甲状旁腺功能亢进症

B. 多发性骨髓瘤

C. 骨质软化症

D. 应用维生素 D

E. 急性肾衰竭

62. 血清铁及血清铁蛋白均增高的疾病是

A. 维生素 C 缺乏症 B. 消化性溃疡

C. 缺铁性贫血 D. 再生障碍性贫血

E. 恶性肿瘤

63. 作为诊断血色病的可靠指标，血清转铁蛋白饱和度（Tfs）应大于的数值是

A. 20% B. 33%

C. 55% D. 60%

E. 70%

64. 引起尿淀粉酶明显增高的疾病是

A. 急性胆囊炎 B. 胰腺癌

C. 流行性腮腺炎 D. 急性胃肠炎

E. 急性胰腺炎

65. 对急性胰腺炎有诊断价值的血清淀粉酶的数值应大于

A. 800U/L B. 1800U/L

C. 3500U/L D. 5000U/L

E. 6000U/L

66. 怀疑急性胰腺炎时，血清淀粉酶的数值应大于

A. 800U/L B. 1800U/L

C. 3500U/L D. 5000U/L

E. 6000U/L

67. 下列各项，不属急性心肌梗死检测指标的是

A. 天门冬氨酸氨基转移酶（AST）

B. 碱性磷酸酶（ALP）

C. 乳酸脱氢酶（LDH）

D. 肌酸激酶（CK）

E. 心肌肌钙蛋白 T（cTnT）

68. 用于急性心肌梗死早期诊断的敏感指标是

A. 丙氨酸氨基转移酶（ALT）

B. 碱性磷酸酶（ALP）

C. 肌酸激酶（CK）

D. 乳酸脱氢酶（LDH）

E. γ-谷氨酰转移酶（γ-GT）

69. 原发性巨球蛋白血症时，明显增高的 Ig 是

A. IgG B. IgA

C. IgM D. IgD

E. IgE

70. 支气管哮喘时，增高的 Ig 是

A. IgG B. IgA

C. IgM D. IgD

E. IgE

71. 多发性骨髓瘤可分别有 4 种 Ig 增高，并以此分型，应除外的是

A. IgG B. IgA

C. IgM D. IgD

E. IgE

72. 表现为 IgG、IgA、IgM 均增高的疾病是

A. 类风湿性关节炎

B. 原发性巨球蛋白血症

C. 多发性骨髓瘤

D. 支气管哮喘

E. 过敏性鼻炎

73. 血清免疫球蛋白测定中，不属多克隆增高的疾病是

A. 类风湿性关节炎 B. 系统性红斑狼疮

C. 淋巴瘤 D. 慢性肝病

E. 寄生虫感染

74. 可引起总补体溶血活性（CH50）增高的疾病是

A. 肾小球肾炎 B. 类风湿性关节炎

C. 慢性肝炎 D. 系统性红斑狼疮

E. 恶性肿瘤

75. 下列各项，不引起总补体溶血活性（CH50）减低的疾病是

A. 慢性肝炎　B. 系统性红斑狼疮
C. 类风湿性关节炎　D. 急性炎症
E. 肾小球肾炎

76. 可引起补体 C_3 增高的疾病是
A. 急性炎症　B. 急性肾炎
C. 狼疮性肾炎　D. 系统性红斑狼疮
E. 类风湿性关节炎

77. 可引起补体 C_3 减低的原因是
A. 急性炎症　B. 狼疮性肾炎
C. 传染病早期　D. 恶性肿瘤
E. 排斥反应

78. 血清抗体效价 O>1∶80 及 H>1∶160 时，考虑的诊断是
A. 副伤寒　B. 伤寒
C. 狼疮性肾炎　D. 风湿热
E. 风湿性关节炎

79. 血清甲胎蛋白阳性最常见的疾病是
A. 生殖腺胚胎肿瘤　B. 原发性肝癌
C. 肝硬化　D. 转移性肝癌
E. 卵巢癌

80. 导致抗核抗体（ANA）阳性的主要疾病是
A. 多发性骨髓瘤　B. 原发性肝癌
C. 肝硬化　D. 系统性红斑狼疮
E. 甲状腺功能亢进症

81. 下列各项免疫学检查，系统性红斑狼疮患者常呈阳性，但应除外的是
A. 类风湿因子（RF）
B. 抗核抗体（ANA）
C. 抗双链 DNA（dsDNA）
D. 狼疮细胞（LE 细胞）
E. 抗甲状腺球蛋白抗体（ATG）

82. 引起病理性尿量增多的疾病是
A. 休克　B. 水肿
C. 高热　D. 糖尿病
E. 急性肾炎

83. 少尿时 24 小时尿量应低于的数值是
A. 100mL　B. 200mL
C. 300mL　D. 400mL
E. 500mL

84. 下列各项，不属尿量减少的疾病是
A. 尿路梗阻　B. 休克
C. 急性肾炎　D. 心功能不全
E. 尿崩症

85. 肉眼血尿时，每升尿液中的含血量至少应该是
A. 1mL　B. 2mL
C. 3mL　D. 4mL
E. 5mL

86. 引起血红蛋白尿的疾病是
A. 急性肾小球肾炎　B. 溶血性贫血
C. 阻塞性黄疸　D. 肾盂肾炎
E. 血小板减少性紫癜

87. 阵发性睡眠性血红蛋白尿患者，尿液改变的特点是
A. 肉眼血尿　B. 镜下血尿
C. 酱油色尿　D. 胆红素尿
E. 乳糜尿

88. 尿液呈浓茶色，镜检无红细胞，隐血试验阳性。考虑的疾病是
A. 急性肾小球肾炎
B. 丝虫病
C. 血小板减少性紫癜
D. 膀胱炎
E. 蚕豆病

89. 引起脓尿和菌尿的疾病是
A. 急性肾小球肾炎　B. 丝虫病
C. 肾结石　D. 肾盂肾炎
E. 恶性疟疾

90. 引起病理性尿比重减低的疾病是
A. 急性肾小球肾炎　B. 慢性肾衰竭
C. 糖尿病　D. 心功能不全
E. 脱水

91. 蛋白尿阳性时，24 小时尿蛋白量应大于
A. 50mg　B. 100mg
C. 150mg　D. 200mg

E. 250mg

92. 巨球蛋白血症患者出现蛋白尿的类型是

A. 肾小球性蛋白尿 B. 肾小管性蛋白尿

C. 溢出性蛋白尿 D. 组织性蛋白尿

E. 混合性蛋白尿

93. 出现尿酮体阳性的疾病是

A. 糖尿病酮症酸中毒

B. 恶性疟疾

C. 阵发性睡眠性血红蛋白尿

D. 肾盂肾炎

E. 急性肾小球肾炎

94. 引起应激性糖尿的疾病是

A. 糖尿病

B. 慢性肾炎

C. 甲状腺功能亢进症

D. 肝硬化

E. 颅脑外伤

95. 尿中出现大量白细胞的疾病是

A. 急性肾炎

B. 慢性肾炎急性发作

C. 肾病综合征

D. 泌尿系统感染

E. 肾动脉硬化

96. 尿中出现尾形上皮细胞的疾病是

A. 急性肾小球肾炎 B. 尿道炎

C. 肾结核 D. 肾病综合征

E. 输尿管炎

97. 正常人尿中可出现的管型是

A. 细胞管型 B. 颗粒管型

C. 透明管型 D. 蜡样管型

E. 脂肪管型

98. 尿中出现红细胞管型的疾病是

A. 狼疮性肾炎 B. 间质性肾炎

C. 肾盂肾炎 D. 肾动脉硬化

E. 膀胱炎

99. 出现脂肪管型的疾病是

A. 尿道炎 B. 急性膀胱炎

C. 肾盂肾炎 D. 肾病综合征

E. 肾结石

100. 尿菌阳性提示尿路感染时，尿菌落计数的数值应大于

A. 10^4/mL B. 10^5/mL

C. 10^6/mL D. 10^7/mL

E. 10^8/mL

101. 霍乱患者的粪便性状是

A. 米泔样便 B. 粥样稀便

C. 鲜血便 D. 冻状便

E. 柏油样便

102. 粪便显微镜检查出现巨噬细胞的疾病是

A. 急性胃肠炎 B. 阿米巴痢疾

C. 直肠癌 D. 溃疡性结肠炎

E. 直肠息肉

103. 粪便隐血试验呈持续阳性的疾病是

A. 消化性溃疡 B. 急性胃肠炎

C. 阿米巴痢疾 D. 钩虫病

E. 消化道癌症

104. 下列各项，不引起渗出液的疾病是

A. 胸膜炎 B. 恶性肿瘤

C. 结核性腹膜炎 D. 心包炎

E. 肾病综合征

105. 下列各项，不引起漏出液的疾病是

A. 重度营养不良

B. 恶性肿瘤

C. 肝硬化

D. 慢性心功能不全

E. 肾病综合征

106. 漏出液的特点是

A. 外观脓性

B. 能自凝

C. 比重<1. 018

D. 黏蛋白定性阳性

E. 可找到致病菌

107. 渗出液的特点是

A. 外观淡黄色

B. 不能自凝

C. 比重<1. 018

D. 黏蛋白定性阳性

E. 无致病菌

108. 浆膜腔积液化验结果为：混浊，黄色，比重为 1.020，黏蛋白定性阳性，细胞数为 $600\times10^6/L$。考虑的疾病是

A. 结核性腹膜炎　B. 重度营养不良

C. 肝硬化　D. 慢性心功能不全

E. 肾病综合征

109. 浆膜腔积液化验结果为：淡黄色，比重为 1.016，黏蛋白定性阴性，细胞数为 $80\times10^6/L$。考虑的疾病是

A. 胸膜炎　B. 恶性肿瘤

C. 结核性腹膜炎　D. 肝硬化

E. 心包炎

110. 脑脊液外观呈毛玻璃样混浊的疾病是

A. 化脓性脑膜炎　B. 结核性脑膜炎

C. 病毒性脑膜炎　D. 蛛网膜下腔出血

E. 流行性乙型脑炎

111. 脑脊液检查蛋白质定量显著增加的疾病是

A. 化脓性脑膜炎　B. 结核性脑膜炎

C. 病毒性脑膜炎　D. 蛛网膜下腔出血

E. 脑肿瘤

112. 脑脊液检查结果：蛋白质定性(+++)，葡萄糖(-)，氯化物 96mmol/L。最可能的疾病是

A. 流行性乙型脑炎B. 病毒性脑膜炎

C. 脑膜白血病　D. 化脓性脑膜炎

E. 结核性脑膜炎

113. 关于化脓性脑膜炎脑脊液特点的叙述，错误的是

A. 外观呈毛玻璃样混浊

B. 压力显著增高

C. 细胞数显著增加

D. 可发现致病菌

E. 细胞分类以中性粒细胞为主

A2 型题

1. 腹泻患者，粪便以黏液和脓血为主，镜检发现大量白细胞。最可能的诊断是

A. 急性胃肠炎　B. 阿米巴痢疾

C. 细菌性痢疾　D. 急性阑尾炎

E. 甲状腺功能亢进症

2. 患者烦渴多饮，多尿达 8L/24h，尿比重为 1.003。最可能的疾病是

A. 糖尿病　B. 尿崩症

C. 慢性肾炎　D. 心功能不全

E. 肾病综合征

3. 患者尿量为 3000mL/24h，尿比重为 1.035。应考虑的原因是

A. 大量饮水后　B. 肾功能不全

C. 糖尿病　D. 尿崩症

E. 精神性多尿

B1 型题

A. 巨幼细胞贫血　B. 缺铁性贫血

C. 再生障碍性贫血　D. 溶血性贫血

E. 失血性贫血

1. 维生素 B_{12}或叶酸缺乏引起的贫血是

2. 红细胞破坏过多引起的贫血是

A. 血红蛋白 S 病　B. 缺铁性贫血

C. 乙醇中毒　D. 骨髓纤维化

E. 自身免疫性溶血性贫血

3. 出现球形红细胞的疾病是

4. 出现镰形红细胞的疾病是

A. 镰形红细胞　B. 口形红细胞

C. 球形红细胞　D. 椭圆形红细胞

E. 靶形红细胞

5. 珠蛋白生成障碍性贫血患者红细胞的形态改变是

6. 乙醇中毒患者可出现的红细胞形态改变是

A. 中性粒细胞　B. 嗜酸性粒细胞

C. 嗜碱性粒细胞　D. 淋巴细胞

E. 单核细胞

7. 脾功能亢进时主要减少的细胞是
8. 支气管哮喘时增多的细胞是

A. 真性红细胞增多症
B. 大面积烧伤
C. 急性白血病
D. 急性失血性贫血
E. 糖尿病酮症酸中毒
9. 引起网织红细胞减少的疾病是
10. 引起网织红细胞明显增多的疾病是

A. 1：1　　B. 10：1
C. 20：1　　D. 50：1
E. 200：1
11. 骨髓增生明显活跃时，成熟红细胞与有核细胞的比值是
12. 骨髓增生减低时，成熟红细胞与有核细胞的比值是

A. 糖尿病肾病
B. 原发性巨球蛋白血症
C. 阻塞性黄疸
D. 多发性骨髓瘤
E. 慢性肝炎
13. 引起血清白蛋白减少，γ球蛋白增多的疾病是
14. 引起血清白蛋白减少，γ球蛋白减少的疾病是

	STB	CB	UCB	尿胆原	尿胆红素
A	↑↑	轻度↑或正常	↑↑↑	(+++)	(-)
B	↑↑↑	↑↑↑	轻度↑或正常	(-)	(+++)
C	↑↑	↑↑	↑↑	(-)	(-)
D	↑↑	正常	↑↑	(-)	(-)
E	↑↑	↑	↑	(+)	(+)

15. 溶血性黄疸的实验室检查结果是
16. 阻塞性黄疸的实验室检查结果是

A. 丙氨酸氨基转移酶（ALT）
B. 碱性磷酸酶（ALP）
C. 天门冬氨酸氨基转移酶（AST）
D. γ-谷氨酰转移酶（γ-GT）
E. 淀粉酶（AMS）
17. 急性病毒性肝炎时明显增高的酶是
18. 急性心肌梗死时明显增高的酶是

A. ALT　　B. AMS
C. ALP　　D. AST
E. AFP
19. 肝癌时明显增高的酶是
20. 阻塞性黄疸时明显增高的酶是

	HBsAg	抗-HBs	HBeAg	抗-HBe	抗-HBc
A	+	+	+	-	-
B	-	+	+	+	-
C	+	-	+	-	+
D	-	+	+	-	+
E	+	-	-	+	+

21. 乙型肝炎病毒检测中“大三阳”指的是
22. 乙型肝炎病毒检测中“小三阳”指的是

A. 肾功能正常　　B. 肾衰竭代偿期
C. 肾衰竭失代偿期　D. 肾衰竭期
E. 肾衰竭终末期
23. 当Ccr为51~80mL/min时，肾功能的分期是
24. 当Ccr为50~20mL/min时，肾功能的分期是

A. 肾脏调节酸碱平衡功能
B. 肾小管排泌功能
C. 肾小管重吸收功能
D. 肾脏调节水液平衡功能
E. 肾小球滤过功能
25. 尿β_2-微球蛋白测定反映的功能是
26. 血β_2-微球蛋白测定反映的功能是

A. 肾功能正常　B. 肾衰竭代偿期
C. 肾衰竭失代偿期　D. 肾衰竭期
E. 肾衰竭终末期

27. 当血 Cr＜178μmol/L 时，肾功能的分期是

28. 当血 Cr 为 178～445μmol/L 时，肾功能的分期是

A. 丙氨酸氨基转移酶（ALT）
B. 碱性磷酸酶（ALP）
C. γ-谷氨酰转移酶（γ-GT）
D. 肌酸激酶（CK）
E. 淀粉酶（AMS）

29. 急性胰腺炎时明显增高的酶是

30. 急性心肌梗死时明显增高的酶是

A. 天门冬氨酸氨基转移酶（AST）
B. 肌酸激酶同工酶（CK-MB）
C. 乳酸脱氢酶（LDH）
D. 肌酸激酶（CK）
E. 心肌肌钙蛋白 T（cTnT）

31. 对急性心肌梗死早期诊断最灵敏，且具有高度特异性的指标是

32. 用于判断微小心肌损伤的指标是

A. 血清铁增高、血清铁蛋白正常
B. 血清铁、铁蛋白均降低
C. 血清铁增高、血清铁蛋白降低
D. 血清铁、铁蛋白均增高
E. 血清铁降低、血清铁蛋白增高

33. 符合溶血性贫血改变的指标是

34. 符合缺铁性贫血改变的指标是

A. 风湿热　B. 伤寒
C. 艾滋病　D. 梅毒
E. 肾综合征出血热

35. 表现为稽留热，肥达反应阳性的疾病是

36. 表现为弛张热，抗链球菌溶血素“O”增高的疾病是

A. 大量蛋白尿　B. 尿酮体阳性
C. 血红蛋白尿　D. 乳糜尿
E. 胆红素尿

37. 肾病综合征主要的尿液改变是

38. 丝虫病患者尿液改变的特点是

A. 溶血性黄疸　B. 肝细胞性黄疸
C. 急性肾小球肾炎　D. 泌尿系结石
E. 膀胱炎

39. 出现胆红素尿的疾病是

40. 出现脓尿和菌尿的疾病是

A. 血尿　B. 蛋白尿
C. 血红蛋白尿　D. 胆红素尿
E. 乳糜尿

41. 恶性疟疾患者尿液改变的特点是

42. 阻塞性黄疸患者尿液改变的特点是

A. 肾小球性蛋白尿　B. 肾小管性蛋白尿
C. 溢出性蛋白尿　D. 组织性蛋白尿
E. 混合性蛋白尿

43. 肾病综合征患者出现蛋白尿的类型是

44. 多发性骨髓瘤患者出现蛋白尿的类型是

A. 肾小球性蛋白尿　B. 肾小管性蛋白尿
C. 溢出性蛋白尿　D. 组织性蛋白尿
E. 假性蛋白尿

45. 间质性肾炎患者出现蛋白尿的类型是

46. 膀胱炎患者出现蛋白尿的类型是

A. 小圆上皮细胞　B. 大圆上皮细胞
C. 扁平上皮细胞　D. 尾形上皮细胞
E. 脂肪颗粒细胞

47. 膀胱炎患者尿中大量出现的细胞是

48. 成年女性尿中可出现的细胞是

A. 小圆上皮细胞　B. 大圆上皮细胞
C. 扁平上皮细胞　D. 尾形上皮细胞
E. 脂肪颗粒细胞
49. 尿道炎患者尿中大量出现的细胞是
50. 肾盂肾炎患者尿中可出现的细胞是

A. 透明管型　B. 蜡样管型
C. 白细胞管型　D. 红细胞管型
E. 脂肪管型
51. 肾盂肾炎患者尿中常出现的管型是
52. 急性肾炎患者尿中常出现的管型是

A. 透明管型　B. 蜡样管型
C. 白细胞管型　D. 红细胞管型
E. 脂肪管型
53. 提示肾小管病变严重的管型是
54. 间质性肾炎患者尿中常出现的管型是

A. 灰白色便　B. 粥样稀便
C. 米泔样便　D. 细条状便
E. 柏油样便
55. 急性胃肠炎患者粪便的性状是
56. 直肠癌患者粪便的性状是

A. 冻状便　B. 灰白色便
C. 绿色便　D. 鲜血便
E. 暗红色果酱样便
57. 阻塞性黄疸患者粪便的性状是
58. 阿米巴痢疾患者粪便的性状是

A. 冻状便　B. 灰白色便
C. 绿色便　D. 鲜血便
E. 暗红色果酱样便
59. 消化不良患者粪便的性状是
60. 肠易激综合征患者粪便的性状是

A. 冻状便　B. 柏油样便
C. 绿色便　D. 鲜血便
E. 暗红色果酱样便
61. 上消化道出血患者粪便的性状是
62. 肛裂患者粪便的性状是

参考答案

A1 型题

1. B	2. E	3. C	4. B	5. D
6. A	7. D	8. C	9. C	10. E
11. A	12. B	13. D	14. E	15. D
16. C	17. B	18. C	19. E	20. A
21. D	22. B	23. A	24. C	25. E
26. A	27. D	28. C	29. B	30. E
31. B	32. D	33. E	34. A	35. A
36. E	37. C	38. B	39. B	40. E
41. B	42. B	43. D	44. D	45. A
46. C	47. B	48. D	49. D	50. E
51. C	52. E	53. B	54. A	55. C
56. D	57. A	58. B	59. E	60. A
61. C	62. D	63. E	64. E	65. D
66. C	67. B	68. C	69. C	70. E
71. C	72. A	73. E	74. E	75. D
76. A	77. B	78. B	79. B	80. D
81. E	82. D	83. D	84. E	85. A
86. B	87. C	88. E	89. D	90. B
91. C	92. C	93. A	94. E	95. D
96. E	97. C	98. A	99. D	100. B
101. A	102. D	103. E	104. E	105. B
106. C	107. D	108. A	109. D	110. B
111. A	112. D	113. A		

A2 型题

1. C　2. B　3. C

B1 型题

1. A	2. D	3. E	4. A	5. E
6. B	7. A	8. B	9. C	10. D

11. B 12. D 13. E 14. A 15. A
16. B 17. A 18. C 19. E 20. C
21. C 22. E 23. B 24. C 25. C
26. E 27. B 28. C 29. E 30. D
31. B 32. E 33. D 34. B 35. B
36. A 37. A 38. D 39. B 40. E
41. C 42. D 43. A 44. C 45. B
46. E 47. B 48. C 49. C 50. D
51. C 52. D 53. B 54. C 55. B
56. D 57. B 58. E 59. C 60. A
61. B 62. D

第五单元　心电图诊断

A1 型题

1. 反映左、右心房电激动过程的是
A. P 波　B. P-R 段
C. QRS 波群　D. ST 段
E. T 波

2. 前间壁心肌梗死特征性心电图改变出现的导联是
A. V_1、V_2、V_3
B. V_1、V_2、V_3、V_4、V_5
C. V_3、V_4、V_5
D. V_5、Ⅰ、aVL
E. Ⅱ、Ⅲ、aVF

3. 典型心绞痛发作时，心电图的改变是
A. P 波高尖
B. 异常 Q 波
C. ST 段水平压低 0.1mV 以上
D. P-R 间期延长
E. 完全性右束支传导阻滞

4. 下列各项，对急性心肌梗死最有诊断意义的是
A. 心电图+血清酶　B. 测中心静脉压
C. X 线胸片　D. 测定血压及脉搏
E. 心音图

5. 下列最不符合Ⅲ度房室传导阻滞的是
A. P 与 QRS 无传导关系
B. 心房率快于心室率
C. 心房率慢于心室率
D. 心室率 40～60 次/分时，QRS 波群形态正常
E. 心室率 40 次/分以下时，QRS 波群宽大、畸形

6. 下列各项，可引起 U 波增高的是
A. 低血钙　B. 低血钾
C. 高血压　D. 冠心病
E. 高血钠

7. 左心室肥大的心电图诊断标准是
A. $R_{V5}+S_{V1}>4.0mV$
B. $R_{V1}+S_{V5}>3.5mV$
C. $R_{V5}+S_{V1}>1.2mV$
D. $R_{V1}+S_{V5}>1.2mV$
E. 心电轴正常

8. QRS 波群代表的是
A. 心室肌除极过程　B. 心房肌除极过程
C. 心室肌复极过程　D. 心房肌复极过程
E. 房室交界区的兴奋性

9. 一度房室传导阻滞时的心电图改变是
A. P 波增宽>0.12s
B. QRS 增宽>0.12s
C. P-R 间期≥0.21s
D. P-R 间期<0.21s
E. P-R 间期逐渐延长

10. 下壁心肌梗死的心电图表现是

A. Ⅱ、Ⅲ、aVF 导联有病理性 Q 波

B. V_1、V_2、V_3有病理性 Q 波

C. V_4、V_5、V_6有病理性 Q 波

D. V_7、V_8有病理性 Q 波

E. Ⅰ、aVL 导联有病理性 Q 波

11. 下列关于右心室肥厚的描述，错误的是

A. R_{V1}≥1.0mV

B. V_1、V_2呈 R、RS 及 QR 型

C. V_1导联 R/S>1

D. 心电轴右偏

E. R_{V5}≥2.5mV

12. 下列关于胸导联电极的安放，错误的是

A. V_1导联在胸骨右缘第 4 肋间处

B. V_2导联在胸骨左缘第 4 肋间处

C. V_3导联在 V_2导联与 V_4导联连线的中点处

D. V_4导联在左锁骨中线第 5 肋间处

E. V_5导联在左腋中线第 5 肋间处

13. 下列关于心电图价值的描述，错误的是

A. 能反映心功能　B. 能确诊心律失常

C. 诊断心肌梗死　D. 辅助诊断房室肥大

E. 辅助诊断电解质紊乱

14. 下列关于心电轴的描述，错误的是

A. Ⅰ导联主波向上，Ⅲ导联主波向下，电轴左偏

B. Ⅰ、Ⅲ导联主波向上，电轴不偏

C. Ⅰ导联主波向下，Ⅲ导联主波向上，电轴右偏

D. 正常心电轴在 0°~+90°之间

E. -30°~-90°为电轴显著右偏

15. 右房肥大的心电图表现为

A. P 波呈双峰状　B. P 波增宽

C. P 波出现切迹　D. P 波尖锐高耸

E. P 波低平

16. 心肌梗死的“损伤型”心电图改变的主要表现为

A. R 波电压降低　B. 异常 Q 波

C. T 波直立高耸　D. ST 段抬高

E. T 波对称性倒置

17. 下列各项提示 P 波异常的是

A. Ⅱ导联 P 波直立

B. Ⅲ导联 P 波双向

C. aVR 导联 P 波倒置

D. aVL 导联 P 波低平

E. V_5导联 P 波倒置

18. 下列各项，不属室性早搏心电图特点的是

A. 提前出现宽大的 QRS 波

B. 宽大 QRS 波前无 P 波

C. QRS 波时间>0.12s

D. 其 T 波方向与 QRS 主波方向相反

E. 代偿间期不完全

19. 下列关于阵发性房性心动过速的心电图特点描述，正确的是

A. 连续 3 个以上的房性早搏

B. 心率 140~160 次/分

C. 心律整齐

D. QRS 波型正常

E. ST 段可下移，T 波倒置

20. 心电图示心率 180 次/分，QRS 波时间为 0.10s，R-R 绝对整齐，心电图诊断是

A. 窦性心动过速

B. 阵发性室上性心动过速

C. 阵发性室性心动过速

D. 心房纤颤

E. 心室颤动

21. Ⅱ度Ⅰ型房室传导阻滞的心电图特征是

A. P-R 间期进行性缩短

B. R-R 间距进行性延长

C. 房室传导比例 3∶1 下传多见

D. P-R 间期进行性延长，伴 QRS 波脱漏

E. QRS 波宽大畸形

22. 下列各项，不出现心电轴左偏的是

A. 左后分支传导阻滞

B. 左心室肥厚

C. 左心室起源的室性心动过速

D. 横位心脏

E. 肥胖

23. 下列各项，不符合心房纤颤的心电图特征的是

A. P 波消失，代之以一系列大小、形态及间距均不等的心房纤颤波（f 波）

B. f 波频率为 250~350 次/分

C. R-R 间期绝对不规则

D. QRS 波群与窦性 QRS 波群相同

E. 伴Ⅲ度房室传导阻滞时，心室率可规整

24. 不符合Ⅲ度房室传导阻滞心电图特征的是

A. 心房率<心室率

B. 心房率>心室率

C. P-P 间期相等

D. R-R 间期相等

E. QRS 波群形态可正常，也可呈宽大畸形

25. 引起心电图 ST 段上抬超过正常范围且弓背向上的疾病是

A. 急性心肌梗死　B. 急性心包炎

C. 陈旧性心肌梗死　D. 慢性心包炎

E. 心室肥厚

26. ST 段下移在各导联均应不超过

A. -0. 05mV　B. -0. 1mV

C. -0. 2mV　D. -0. 3mV

E. -0. 5mV

27. 典型心绞痛发作时，面对缺血区的导联 ST 段的改变为

A. 延长　B. 缩短

C. 不变　D. 下移

E. 抬高

28. 诊断左心室肥大的最基本条件是

A. 电轴左偏

B. 左室高电压

C. V_5、V_6导联 VAT>0. 05s

D. ST-T 改变

E. QRS 波群时间延长达 0. 10~0. 11s

29. 下列各项，符合正常 Q 波的是

A. V_1、V_2导联可有 Q 波

B. Q 波振幅大于同导联 R 波的 1/4

C. Q 波时间>0. 04s

D. aVR 导联常出现 Q 波

E. Q 波常见于 V_5、V_6导联

B1 型题

A. P 波　B. QRS 波群

C. ST 段　D. T 波

E. Q-T 间期

1. 代表心室除极和复极总时间的是

2. 代表心房除极波形的是

A. 0°~+90°　B. +30°~+90°

C. -30°~-90°　D. +120°~+180°

E. +90°~+120°

3. 心电轴显著右偏的是

4. 心电轴显著左偏的是

A. aVR　B. aVL

C. aVF　D. V_1

E. V_2

5. 正常 P 波一定倒置的导联是

6. 正常 P 波一定直立的导联是

A. ST 段下垂型压低

B. ST 段上抬型压低

C. ST 段抬高，对应导联 ST 段压低

D. ST 段弓背向上抬高

E. ST 段弓背向下抬高

7. 典型心绞痛

8. 变异型心绞痛

A. V_1、V_2、V_3

B. Ⅰ、Ⅱ、Ⅲ

C. Ⅰ、aVL、V_6

D. Ⅱ、Ⅲ、aVF

E. V_7、V_8、V_9

9. 反映侧壁心肌梗死的导联是
10. 反映下壁心肌梗死的导联是

A. 时间　B. 速度

C. 振幅　D. 电压

E. 频率

11. 心电图纸上横向距离代表
12. 心电图纸上纵向距离代表

A. $R_{V1}>1.0mV$、$R_{V1}+S_{V5}>1.2mV$

B. V_3、V_4导联呈 RS 型，R/S 接近于 1

C. V_5、V_6导联以 R 波为主，R/S>1，$R_{V5}<2.5mV$

D. V_1至 V_5，R 波逐渐增大，而 S 波逐渐变小

E. $R_{V5}>2.5mV$，V_1 或 $R_{V5}+S_{V1}>3.5\sim4.0mV$

13. 左心室肥大的心电图可表现为
14. 右心室肥大的心电图可表现为

A. 急性心肌梗死

B. 心绞痛

C. 急性心包炎

D. 主动脉夹层动脉瘤

E. 室壁瘤

15. 可引起 ST 段下移 0.07mV 的疾病是
16. 可引起 ST 段弓背向下抬高的疾病是

A. P 波时间=0.15s

B. P 波时间=0.10s

C. Ⅰ导联 P 波振幅=0.1mV

D. aVL 导联 P 波振幅=0.22mV

E. Ⅱ导联 P 波振幅=0.3mV

17. 符合左心房肥大心电图特点的是
18. 符合右心房肥大心电图特点的是

参考答案

A1 型题

1. A	2. A	3. C	4. A	5. C
6. B	7. A	8. A	9. C	10. A
11. E	12. E	13. A	14. E	15. D
16. D	17. E	18. E	19. B	20. B
21. D	22. A	23. B	24. A	25. A
26. B	27. D	28. B	29. E	

B1 型题

1. E	2. A	3. D	4. C	5. A
6. C	7. A	8. C	9. C	10. D
11. A	12. D	13. E	14. A	15. B
16. C	17. A	18. E		

第六单元　影像诊断

A1 型题

1. 婴幼儿咳嗽、发烧，首选的 X 线检查方法是

A. 摄胸片正位　B. 摄胸片侧位

C. 摄胸片正侧位　D. 胸部透视

E. 支气管造影

2. 消化道造影检查常用的造影剂是

A. 碘化油　B. 硫酸钡

C. 胆影葡胺　D. 泛影葡胺
E. 气体

3. 下列关于CT临床应用优点的描述，错误的是
A. CT对癌症及微小病变的早期发现和诊断有重要意义
B. CT对头颅病变、脊椎与脊髓及盆部器官的疾病诊断都有良好的运用价值
C. 双源CT下的冠脉造影，可以帮助判断冠状动脉有无狭窄及狭窄程度
D. CT检查具有无X线辐射、无痛苦、无骨性伪影的特点
E. CT对中枢神经系统疾病的诊断价值更高

4. 下列关于MRI诊断的临床应用的描述，错误的是
A. MRI检查具有无X线辐射、无痛苦、无骨性伪影的特点
B. MRI具有高度的软组织分辨能力
C. MRI对肺癌的早期发现和诊断有重要意义
D. MRI对钙化与颅骨病变的诊断能力较差
E. MRI检查时间长，容易产生运动伪影

5. 慢性支气管炎的常见并发症是
A. 肺气肿　B. 肺不张
C. 肺空洞　D. 胸膜炎
E. 肺钙化灶

6. 支气管肺炎的基本病变是
A. 渗出　B. 增殖
C. 纤维化　D. 钙化
E. 肺水肿

7. 肺结核的干酪性病灶液化的基本X线表现是
A. 渗出　B. 增殖
C. 纤维化　D. 钙化
E. 空洞

8. 肺结核早期病变的X线表现是
A. 渗出　B. 增殖
C. 纤维化　D. 钙化
E. 空洞

9. 肺结核的治愈阶段的X线表现是
A. 渗出　B. 增殖
C. 纤维化及钙化　D. 干酪性病灶
E. 空洞

10. 急性肺脓肿的典型X线表现是
A. 两上肺多发纤维空洞，周围纤维索条，斑片状密度较高的阴影
B. 中下野大团片状致密阴影内见液平呈厚壁空洞
C. 肺野边缘部见甚细的薄壁空洞
D. 团块边缘有毛刺或呈分叶状，中心有空洞，内壁不光整，有结节
E. 大片状密度均匀、边缘模糊的阴影

11. 肺结核原发综合征的原发灶早期是
A. 渗出性病变　B. 纤维索条
C. 肿块　D. 增殖性病变
E. 钙化

12. 胸部肿块的X线平片的检查方法是
A. 胸部正位片　B. 胸部双斜位片
C. 胸部前弓位片　D. 胸部侧位片
E. 胸部正侧位片

13. 大叶性肺炎出现典型的X线表现是在
A. 充血期
B. 实变期
C. 消散期
D. 实变期与消散期之间
E. 潜伏期

14. 支气管肺炎发生在小儿，主要表现是
A. 可出现三角形的肺不张，尖端指向肺门
B. 脊柱旁及心脏边缘部病变较多
C. 肺门增大、模糊，伴局限性肺气肿改变
D. 不局限于一个肺野或肺段的密度增高阴影

E. 两肺中下部内、外带，沿肺纹理分布的病变

15. 原发综合征的典型表现为

A. 通常位于上野的片状阴影，中央密度较深，周围逐淡

B. 条状边缘模糊阴影，由病变区伸向肺门

C. 肺门及气管、支气管淋巴结肿大

D. 原发病灶、肺门淋巴结及结核性淋巴管炎组成的哑铃状影

E. 两肺散在斑点状密度增高影

16. Ⅱ型肺结核是指

A. 浸润型肺结核

B. 原发型肺结核

C. 血型播散型肺结核

D. 慢性纤维空洞型肺结核

E. 结核性胸膜炎

17. 原发性支气管肺癌的最常见组织类型为

A. 鳞状细胞癌　B. 腺癌

C. 小细胞未分化癌　D. 混合癌

E. 大细胞未分化癌

18. 周围型肺癌是指肿瘤发生在

A. 主支气管

B. 肺叶支气管

C. 肺段支气管

D. 肺段以下、细支气管以上

E. 细支气管以下

19. 中央型肺癌最早出现的征象是

A. 黏液嵌塞征

B. 局限性肺气肿

C. 段或叶的肺不张

D. 阻塞性肺炎

E. 肺门阴影增浓

20. 最常见的支气管扩张类型是

A. 囊状扩张

B. 柱状扩张

C. 囊状或柱状扩张混合存在

D. 局限性梭形扩张

E. 球状扩张

21. 肺癌空洞常发生于

A. 鳞状上皮癌

B. 腺癌

C. 大细胞未分化癌

D. 小细胞未分化癌

E. 细支气管-肺泡癌

22. 右上肺中心型肺癌的典型 X 线表现为

A. 两上肺锁骨下区的片状阴影

B. 左心缘影呈直线状斜向外下方

C. 肺门肿块和右肺上叶不张连在一起形成横行“S”状的下缘

D. 肺内有多发的薄壁空洞

E. 肺内有多发的肿块影

23. 胸膜粘连最常见的是

A. 肺尖部胸膜　B. 肋膈角处

C. 心膈角处　D. 纵隔胸膜

E. 叶间胸膜

24. 高血压型心脏病的心脏形状是

A. 二尖瓣型　B. 主动脉型

C. 梨形　D. 普大型

E. 三角形

25. 慢性肺源性心脏病的心脏形态是

A. 靴形　B. 主动脉型

C. 二尖瓣型　D. 球形

E. 三角形

26. 胃肠道穿孔应采用的检查方法是

A. 卧位腹平片　B. 立位腹平片

C. 卧位腹透　D. 盆腔像

E. 全消化道造影

27. 十二指肠溃疡的好发部位是

A. 降部　B. 升部

C. 水平部　D. 球部

E. 壶腹部

28. 食管内非金属异物的 X 线检查方法是

A. 硫酸钡造影法　B. 钡棉造影法

C. 胸部正侧位像　D. 断层像

E. 碘剂造影法

29. 消化道X线诊断目前常用的最佳检查方法是

A. 腹部平片像
B. 硫酸钡造影检查
C. 双重对比造影检查
D. 碘化油造影检查
E. 腹部透视

30. 胃癌的好发部位是

A. 胃体前壁
B. 胃体大弯侧
C. 胃底部
D. 胃窦部幽门前区
E. 胃体后壁

31. 胃溃疡的好发部位是

A. 胃体小弯、胃窦部
B. 胃体后壁
C. 胃底部
D. 胃体大弯侧
E. 胃体前壁

32. 下列食管癌的分型，错误的是

A. 浸润型食管癌　B. 增生型食管癌
C. 狭窄型食管癌　D. 溃疡型食管癌
E. 混合型食管癌

33. 下列关于十二指肠球部溃疡的间接征象描述，错误的是

A. 激惹征
B. 幽门痉挛，开放延迟
C. 胃分泌增多和胃张力及蠕动方面的改变
D. 十二指肠球部狭窄，通过缓慢、受阻
E. 球部固定压痛

34. 下列关于胃癌的描述，错误的是

A. 胃内形态不规则的充盈缺损，多见于蕈伞型癌
B. 胃腔狭窄，胃壁僵硬，多见于浸润型癌
C. 形状不规则、位于胃轮廓之内的龛影，多见于增生型癌
D. 黏膜皱襞破坏、消失或中断
E. 肿瘤区蠕动消失

35. 盆腔内病变X线平片最佳的检查方法是

A. 照腹平片　B. 照骨盆像
C. 照盆腔像　D. 照骶骨像
E. 照腹部侧位像

36. 临床怀疑泌尿系结石，应首选的检查方法是

A. 卧位腹平片
B. 立位腹平片
C. 体层检查
D. 上消化道造影检查
E. 腹部侧位片

37. 为观察肾的分泌、排泄功能，应做的检查是

A. 逆行肾盂造影　B. 静脉肾盂造影
C. 口服胆囊造影　D. 静脉胆道造影
E. “T”管造影

38. 肠结核的好发部位是

A. 回盲部和升结肠
B. 横结肠
C. 空肠
D. 回肠
E. 直肠和乙状结肠

39. 胃溃疡的主要X线表现是

A. 黏膜破坏　B. 黏膜中断
C. 龛影　D. 充盈缺损
E. 痉挛性切迹

40. 充盈缺损的主要X线表现是

A. 向腔内突出的轮廓缺损
B. 黏膜消失
C. 向腔外突出的乳头状影
D. 蠕动减弱
E. 管腔狭窄

41. 龛影的主要X线表现是

A. 切线位圆形钡斑
B. 钡斑周围环绕透明带
C. 胃黏膜溃烂

D. 切线位见向腔外突出的钡斑阴影

E. 胃壁僵直

42. 骨及关节病变X线检查的首选方法是

A. 透视检查　B. 摄片检查

C. 放大摄影　D. 体层检查

E. 关节造影

43. 腰椎椎体不易除外骨破坏病变时，须做的检查是

A. 腰椎正位像　B. 腰椎侧位像

C. 腰椎双斜位　D. 腰椎CT

E. 高千伏像

44. 周围型类风湿性关节炎的骨骼早期X线改变常规最佳的投照位置是

A. 双手正位像（包括腕关节）

B. 双手正斜位像

C. 双膝关节正位像

D. 双手正侧位像

E. 双骶髂关节正位像

45. 慢性化脓性骨髓炎，显示死骨的最佳检查方法是

A. 平片检查　B. 透视检查

C. CT检查　D. 造影检查

E. 放大像检查

46. 正常骨骼中，下列组织在X线平片不能显示的是

A. 骨膜　B. 骨皮质

C. 骨髓腔　D. 骨松质

E. 骨骺线

47. 慢性化脓性骨髓炎的骨膜反应的X线表现为

A. 与骨皮质表面平行的线状阴影

B. 花边状

C. 葱皮样

D. 放射状

E. 袖口状

48. 儿童骨折的特点是

A. 青枝骨折

B. 与成人骨折一样

C. 易见骨折线

D. 不易发生骨骺分离

E. 多数为完全骨折

49. 科勒斯骨折是指

A. 桡骨近端骨折　B. 桡骨远端骨折

C. 尺骨远端骨折　D. 尺骨近端骨折

E. 肱骨骨折

50. 急性化脓性骨髓炎骨改变的X线表现在发病多长时间可出现

A. 即刻2周　B. 3天内

C. 3~7天　D. 1~2周

E. 2周以上

51. 急性化脓性骨髓炎的主要X线表现是

A. 骨膜增生　B. 新生骨形成

C. 骨质破坏　D. 死骨形成

E. 骨质增生

52. 慢性化脓性骨髓炎的主要X线表现是

A. 骨干增粗　B. 骨膜增厚

C. 骨皮质增厚　D. 骨质硬化增生

E. 骨质破坏

53. 长骨结核与化脓性骨髓炎的明显不同点是

A. 病变区骨膜反应轻微

B. 常破坏关节

C. 易向骨干发展

D. 弥漫性骨质破坏

E. 病变部位软组织肿胀

54. 关于骨关节结核叙述错误的是

A. 好发于骺和干骺端，可见骨质疏松；骨质破坏区有时可见“泥沙”状死骨

B. 骨膜反应轻微，病变发展破坏骺可侵入关节

C. 脊椎结核好发于腰椎，可累及相邻的两个椎体，附件较少受累

D. 脊椎结核发生塌陷变形或呈楔形改变，椎间隙变窄或消失，无冷脓肿

E. 滑膜型结核以髋关节和膝关节常见，早期关节间隙正常或增宽，周围骨骼

骨质疏松

55. 椎间盘突出最常见于

A. $L_{4\sim5}$和$L_5\sim S_1$

B. $C_{5\sim6}$

C. $T_{10\sim11}$

D. 骶椎

E. $L_{1\sim2}$

56. 骨肉瘤的好发部位是

A. 扁骨　B. 短骨干骺端

C. 长骨干骺端　D. 长骨骨干

E. 关节面软骨

57. 骨巨细胞瘤的好发部位是

A. 长骨骨端　B. 长骨干骺端

C. 短骨干骺端　D. 长骨骨干

E. 扁骨

58. 骨软骨瘤的好发部位是

A. 长骨骨干　B. 长骨干骺端

C. 短骨干骺端　D. 长骨骨端

E. 扁骨

59. 骨肉瘤主要的 X 线表现为

A. 骨质破坏　B. 软组织肿块

C. 骨膜反应　D. 瘤骨形成

E. 骨质增生

60. 退行性骨关节病主要的病变部位是

A. 关节软骨　B. 骨皮质

C. 关节韧带　D. 滑膜组织

E. 骨膜

61. 下列关于颈椎病的描述，错误的是

A. 颈椎生理曲度变直或向后反向成角

B. 椎体前缘唇样骨质增生或后缘骨质增生、后翘

C. 椎间隙变窄，椎间孔变小

D. CT、MRI 对颈椎病的诊断不一定优于普通 X 线平片

E. 前、后纵韧带及项韧带钙化

62. 脑血管病的影像检查方法目前最常用的是

A. 头颅平片　B. 体层摄影

C. CT 检查　D. 造影检查

E. 核磁共振检查

63. 下列各项，不属急性粟粒性肺结核的 X 线表现的是

A. 密度均匀　B. 大小均匀

C. 分布均匀　D. 边缘清楚

E. 厚壁空洞

64. 浸润型肺结核不常发生的部位是

A. 肺尖　B. 锁骨下区

C. 下叶背段　D. 肺底

E. 肺上叶后段

65. 下列各项，不属周围型肺癌的典型 X 线表现的是

A. 肺野中外带见一团块状致密阴影

B. 边缘不规则

C. 呈分叶状

D. 可伴有细小毛刺样影

E. 肺门影明显增大

66. 下列关于结肠癌的描述，错误的是

A. 好发于降结肠

B. 绝大多数结肠癌是腺癌

C. 浸润型表现为肠腔狭窄

D. 增生型表现为腔内充盈缺损

E. 混合型多是晚期表现

67. 下列关于骨肉瘤的描述，错误的是

A. 好发于长骨的干骺端

B. 在股骨远端、胫骨近端、肱骨近端多见

C. 多见于 10～25 岁的青少年，男性比女性多 1 倍

D. 均为溶骨性破坏

E. 疼痛肿块是最常见的临床症状

68. 下列关于脊柱结核的描述，错误的是

A. 好发于青年　B. 以腰椎最多

C. 椎体骨质破坏　D. 椎间隙变窄

E. 不形成椎旁冷脓肿

69. 下列关于脑出血的描述，错误的是

A. 急性期血肿呈圆形、椭圆形或不规则

形的均匀密度增高影

B. 周围有环形密度减低影（水肿带）

C. 囊变期与脑梗死软化灶不难鉴别

D. 血液进入脑室或蛛网膜下腔时，可见脑室或蛛网膜下腔内有积血影

E. 吸收期可见血肿缩小、密度降低，水肿带增宽

70. 颅内肿瘤的X线检查方法目前最常用的是

A. 头颅平片　B. 体层摄影

C. CT检查　D. 造影检查

E. 核磁共振检查

71. 小儿右髋部摔伤，首选的X线检查方法是

A. 透视检查

B. 摄右髋关节正位片

C. 摄右髋关节侧位片

D. 摄右髋关节正侧位片

E. 摄骨盆正位片，包括两侧髋关节

72. 患者上腹痛1月余，伴恶心呕吐，首选的X线检查方法是

A. 腹部透视　B. 摄腹部平片

C. 胃肠道造影　D. 食管造影

E. 钡剂灌肠

73. 胸片后前位右上肺野呈大片状密度增高阴影，下缘整齐，以水平裂为界，上缘模糊不清，在实变的阴影中间见到支气管气像。应考虑的疾病是

A. 大叶性肺炎　B. 支气管肺炎

C. 右上肺不张　D. 肺结核

E. 中心性肺癌

74. 胸片后前位两侧肺野透亮度减低，可见大小相等、密度一致、分布均匀的小结节状阴影。应考虑的疾病是

A. 支气管肺炎　B. 过敏性肺炎

C. 浸润性肺结核　D. 粟粒性肺结核

E. 肺水肿

75. 胸片后前位示左肺门肿块影约3cm大小，边缘有分叶征，伴有左上叶肺不张。应考虑的疾病是

A. 肺结核　B. 肺炎

C. 结节病　D. 肺癌

E. 肺脓肿

76. 胸片示左侧全胸呈均匀的致密增高阴影，与纵隔连成一片，患侧肋间隙增宽，膈肌下降，气管纵隔移向右侧。应考虑的疾病是

A. 左侧肺结核　B. 左侧肺炎

C. 左侧胸腔积液　D. 左侧肺癌

E. 左侧肺不张

77. 胸片示左侧全胸呈均匀的致密增高阴影，与纵隔连成一片，患侧肋间隙变窄，气管纵隔移向左侧。应考虑的疾病是

A. 左侧肺结核　B. 左侧肺炎

C. 左侧胸腔积液　D. 左侧肺不张

E. 左侧肺癌

78. 心脏后前位X线片示心脏阴影向两侧增大，心缘弧度消失呈烧瓶状。应考虑的疾病是

A. 二尖瓣狭窄　B. 心包积液

C. 心肌病　D. 高血压性心脏病

E. 肺源性心脏病

79. 消化道造影所示食管中、下段的黏膜皱襞明显增宽、迂曲，呈蚯蚓状或串珠状充盈缺损，管壁边缘呈锯齿状。应考虑的疾病是

A. 食管癌　B. 食管静脉曲张

C. 反流性食管炎　D. 正常食管影像

E. 食管异物

80. 结肠气钡双重对比造影检查可见肠管从下向上呈连续性的向心性狭窄，边缘僵直，同时肠管明显缩短，肠腔舒张或收缩受限，形如硬管状。应考虑的疾病是

A. 结肠炎症　B. 结肠憩室

C. 结肠多发息肉病　D. 结肠癌

E. 溃疡性结肠炎

81. X线表现为：肠管扩张，积气、积液，立位或侧位水平摄片可见肠管扩张，呈阶梯状气液平。应考虑的疾病是

A. 消化道穿孔　B. 消化道溃疡
C. 肠梗阻　D. 消化道肿瘤
E. 消化道结核

82. X 线平片脊柱旁双肾区可见圆形、卵圆形致密影，密度高而均匀。应考虑的疾病是

A. 肾结核　B. 肾结石
C. 胆囊结石　D. 肾癌
E. 肾囊肿

83. 尿路造影可见肾盏伸长、狭窄、受压变形；CT 可见肾实质内密度略高于周围肾实质的类圆形影，突向肾外。应考虑的疾病是

A. 肾癌　B. 肾囊肿
C. 肾结核　D. 肾结石
E. 肾错构瘤

84. X 线平片在长骨干骺端可见到偏侧性的膨胀性骨质破坏透亮区，其内可见数量不等的骨嵴；CT 平扫可见骨端的囊性膨胀性骨破坏区，骨壳基本完整，骨破坏与正常骨小梁的交界处多没有骨增生硬化带。应考虑的疾病是

A. 溶骨型骨肉瘤　B. 成骨型骨肉瘤
C. 混合型骨肉瘤　D. 骨巨细胞瘤
E. 骨软骨瘤

85. X 线表现可见大片致密的骨质硬化改变，骨膜增生明显，软组织肿块中有肿瘤骨形成。应考虑的疾病是

A. 溶骨型骨肉瘤　B. 成骨型骨肉瘤
C. 混合型骨肉瘤　D. 骨巨细胞瘤
E. 骨软骨瘤

86. 双手 X 线可见多发对称性梭形软组织肿胀，关节间隙变窄，发生在关节边缘的关节面骨质侵蚀（边缘性侵蚀）。应考虑的疾病是

A. 类风湿性关节炎　B. 双手退行性改变
C. 内生骨软骨瘤　D. 双手结核
E. 双手恶性骨肿瘤

87. X 线可见双膝关节间隙变窄，关节面变平，边缘有骨赘突出，软骨下骨质致密，关节面下方骨内呈不规整形透明区。应考虑的疾病是

A. 双膝关节结核
B. 双膝关节骨质增生
C. 双膝关节囊肿
D. 双膝关节肿瘤
E. 双膝关节退行性改变

88. CT 可见颅内圆形、椭圆形的均匀密度增高影，边界清楚，周围有环形密度减低影，局部脑室受压移位，中线移位。应考虑的疾病是

A. 脑梗死　B. 蛛网膜下腔出血
C. 脑出血　D. 脑挫裂伤
E. 腔隙性脑梗死

B1 型题

A. 上消化道钡餐造影
B. 小肠导管造影
C. 钡剂灌肠
D. 立位腹平片
E. 断层摄影

1. 胃肠道穿孔应做的检查是
2. 小肠梗阻应做的检查是

A. 上消化道钡餐造影
B. 小肠导管造影
C. 钡剂灌肠
D. 腹部透视
E. 断层摄影

3. 胃溃疡应做的检查是
4. 结肠癌应做的检查是

A. 两肺锁骨下区的片状阴影
B. 左上缘影呈直线状斜向外下方
C. 右上肺与肺门部形成“S”状影
D. 肺内有多发的薄壁空腔
E. 肺内有多发的肿块影

5. 右上中心型肺癌的 X 线表现是
6. 浸润型肺结核的典型征象是

A. 渗出　B. 增殖

C. 空洞　　D. 钙化

E. 纤维化

7. 肺部大范围炎症破坏，坏死组织液化并经支气管排出形成的是

8. 肺部慢性炎症的通常表现是

9. 肺部炎症破坏后发生坏死、出血、机化，钙盐沉着最终导致的结果是

A. 厚壁空洞

B. 薄壁空洞

C. 空洞壁厚伴有液平

D. 不规则偏心空洞

E. 虫蚀样空洞

10. 在原发性周围型肺癌中可出现的 X 线表现是

11. 肺脓肿通常形成的空洞特点是

12. 肺大泡表现为

A. 肺气肿　　B. 肺不张

C. 黏液嵌塞征　　D. 阻塞性肺炎

E. 肺门区及纵隔肿块

13. 中央型肺癌的直接 X 线征象是

14. 中央型肺癌常规胸部 X 线片不易被发现的征象是

A. 肺野大片致密，胸廓塌陷，纵隔向患侧移位

B. 肺野大片致密，肋间隙增宽，纵隔向健侧移位

C. 肺纹理增多、增粗、紊乱

D. 肺野透亮度增加

E. 一侧肺野团块状阴影

15. 一侧胸腔积液的表现是

16. 一侧肺不张的表现是

A. 梨形心　　B. 靴形心

C. 主动脉型心脏　　D. 横位心

E. 悬滴状心

17. 正常肥胖人的心影呈

18. 风湿性心脏病二尖瓣狭窄时的心影呈

A. 结肠充盈良好，管壁光滑，结肠袋规则整齐

B. 结肠内充盈缺损，与肠壁不固定，随肠内容物活动

C. 结肠局限性不规则充盈缺损，结肠袋消失，管腔变窄，与正常肠壁分界清楚

D. 结肠有痉挛，可见向心性狭窄，肠袋变浅，肠壁见小毛刺状突出龛影

E. 结肠黏膜呈蚯蚓状或串珠状

19. 结肠癌的 X 线表现是

20. 结肠炎的 X 线表现是

A. 小肠扩张，大量积气、积液

B. 两膈下可见新月形透亮气体影

C. 内积气

D. 结肠内可见气体

E. 腹部均致密，腰大肌清晰

21. 小肠机械性肠梗阻的 X 线表现

22. 胃肠道穿孔的 X 线表现

A. 颅内圆形均匀密度增高影，边界清楚，周围有环形密度减低影，中线移位

B. 基底节区可见多发点状低密度影，边缘清晰

C. 右额叶低密度区内散在斑点状高密度出血灶，中线向左移位

D. 脑沟、脑池、脑裂内密度增高影

E. 颅板下见梭形高密度影

23. 脑挫裂伤的 X 线表现

24. 蛛网膜下腔出血的 X 线表现

A. 椎体可见栅栏样高密度影

B. 椎体密度不均，边缘可见高密度影

C. 椎体楔形改变，密度稍高，有帽檐征，椎间隙正常
D. 椎体楔形改变，可见溶骨性破坏累及附件，椎间隙正常
E. 椎体后缘唇样肥大增生

25. 椎体压缩骨折的 X 线表现
26. 椎体转移癌（溶骨转移）的 X 线表现

A. 由长骨干骺端向外突出的类圆形或圆形骨质阴影，基底与骨体相连，又称外生骨疣
B. 在长骨干骺端可见偏心性膨胀性的骨质破坏透亮区，呈圆形、分叶状或椭圆形，边界清楚
C. 在骨骺与干骺端间可见一透亮带
D. 在骨端可见一条或数条横行致密影
E. 病灶区磨玻璃样斑片状骨质硬化改变

27. 骨巨细胞瘤的 X 线表现是
28. 骨软骨瘤的 X 线表现是

参考答案

A1 型题

1. C 2. B 3. D 4. C 5. A
6. A 7. E 8. A 9. C 10. B
11. A 12. E 13. B 14. C 15. D
16. C 17. A 18. D 19. E 20. A
21. A 22. C 23. B 24. B 25. C
26. B 27. D 28. B 29. C 30. D
31. A 32. C 33. D 34. C 35. C
36. A 37. B 38. A 39. C 40. A
41. D 42. B 43. D 44. A 45. C
46. A 47. B 48. A 49. B 50. E
51. C 52. D 53. B 54. D 55. A
56. C 57. A 58. B 59. D 60. A
61. D 62. C 63. E 64. D 65. E
66. A 67. D 68. E 69. C 70. C
71. E 72. C 73. A 74. D 75. D
76. C 77. D 78. B 79. B 80. E
81. C 82. B 83. A 84. D 85. B
86. A 87. E 88. C

B1 型题

1. D 2. D 3. A 4. C 5. C
6. A 7. C 8. B 9. D 10. D
11. C 12. A 13. E 14. A 15. B
16. A 17. D 18. A 19. C 20. D
21. A 22. B 23. C 24. D 25. C
26. D 27. B 28. A

第七单元　病历与诊断方法

A1 型题

1. 门诊（电子）病历常规记录内容不包括
A. 患者的基本个人信息
B. 就诊 ID 号
C. 就诊时间与科别
D. 诊疗操作记录
E. 初诊与复诊等

2. 初诊门诊病历重点记录内容不包括
A. 本次就诊的主诉
B. 现病史
C. 既往史
D. 家族史
E. 诊断修正情况

3. 下列哪项不是初诊门诊病历的要求
A. 重点记录内容为本次就诊的主诉、现病史

B. 既往史、家族史等仅扼要记录与本次发病有关的内容
C. 系统体格检查（包括一般情况、心、肺、腹、四肢及神经反射等）结果按顺序逐项详细记载
D. 阳性体征及具有鉴别诊断价值的阴性体征应重点记载
E. 专科检查结果应详细记载

4. 下列哪项可以不依据即能做出初步诊断
A. 主诉
B. 现病史
C. 体格检查
D. 已有的辅助检查结果
E. 组织学病理检查结果

5. 初诊门诊病历记录医嘱药品不包括
A. 药物名称
B. 药物剂量
C. 药物用法
D. 药物所给总量
E. 药物不良反应

6. 以下哪项不是复诊门诊病历重点记录内容
A. 上次就诊治疗后病情变化
B. 治疗效果与对治疗（药物）的反应
C. 有无新发症状
D. 辅助检查结果
E. 家族史

7. 复诊门诊病历重点记录内容不包括
A. 诊断（无改变者）
B. 药物品名、剂量、用法及所给总量
C. 特殊治疗措施
D. 健康教育与人文关怀内容
E. 预约诊疗日期及随访要求等

8. 以下哪项不是入院记录的内容
A. 患者一般情况
B. 病史
C. 体格检查
D. 辅助检查
E. 诊疗计划

B1 型题

A. 心房颤动　　B. 心慌气短
C. 下肢浮肿　　D. 二尖瓣狭窄
E. 风湿性心脏病

1. 属病因诊断的是
2. 属病理解剖诊断的是
3. 属病理生理诊断的是

A. 会诊记录　　B. 入院记录
C. 病程记录　　D. 出院记录
E. 死亡记录

4. 病人住院期间的全部病情经过应记录在
5. 内容同住院病历，但重点更突出、更简要的是

参考答案

A1 型题

1. D　2. E　3. C　4. E　5. E
6. E　7. A　8. E

B1 型题

1. E　2. D　3. A　4. C　5. B

内 科 学

（师承或确有专长人员不测试）

第一单元 呼吸系统疾病

A1 型题

1. COPD 最主要的病因是
A. 吸烟 B. 职业粉尘
C. 空气污染 D. 感染
E. 氧化应激

2. 诊断 COPD 的基础条件是
A. $FEV_1/FVC<50\%$
B. $FEV_1/FVC<60\%$
C. $FEV_1/FVC<70\%$
D. $FEV_1/FVC<80\%$
E. $FEV_1/FVC<90\%$

3. 患者肺功能显示 $50\%>FEV_1\geqslant30\%$，COPD 严重程度分级是
A. 不能分级 B. Ⅰ级
C. Ⅱ级 D. Ⅲ级
E. Ⅳ级

4. 患者肺功能显示 $80\%>FEV_1\geqslant50\%$，COPD 严重程度分级是
A. 不能分级 B. Ⅰ级
C. Ⅱ级 D. Ⅲ级
E. Ⅳ级

5. COPD 典型的症状是
A. 慢性咳嗽 B. 咳痰
C. 气短及呼吸困难 D. 喘息和胸闷
E. 食欲减退

6. COPD 发生与发展的重要因素是
A. 过敏因素 B. 气候因素
C. 长期吸烟 D. 感染因素
E. 遗传因素

7. COPD 急性加重期的重要治疗措施是
A. 止咳、祛痰
B. 解痉、平喘
C. 控制感染
D. 避免及减少各种诱因
E. 抗过敏

8. 下列各项，有助于判断气流阻塞严重程度的是
A. 病史 B. 肺气肿体征
C. X 线检查 D. 肺功能检查
E. 血气分析

9. 可以改善 COPD 患者生存率的治疗措施是
A. 及时应用抗菌药物
B. 支气管扩张药
C. 长期家庭氧疗
D. 康复治疗
E. 肺减容手术

10. COPD 患者长期家庭氧疗的氧流量是
A. 0.5~1L/min B. 1~2L/min
C. 1.5~2.5L/min D. 2~3L/min
E. 3.5~4.5L/min

11. COPD 急性加重期控制性氧疗应达到的满意的氧合水平是

A. PaO_2>45mmHg，SaO_2>75%

B. PaO_2>50mmHg，SaO_2>80%

C. PaO_2>55mmHg，SaO_2>85%

D. PaO_2>60mmHg，SaO_2>90%

E. PaO_2>65mmHg，SaO_2>95%

12. 慢性肺心病最常见的病因是

A. 重症肺结核

B. 先天性肺囊肿

C. 支气管扩张

D. 慢性阻塞性肺疾病

E. 支气管哮喘

13. 慢性肺心病肺动脉高压形成的最主要机制是

A. 血液黏滞度增加

B. 急性缺氧反复发作

C. 长期慢性缺氧

D. 血流阻力增加

E. 肺血管慢性炎症

14. 慢性肺心病最多见的并发症是

A. 肺性脑病　B. 心律失常

C. 酸碱失衡　D. 消化道出血

E. 肾衰竭

15. 属慢性肺心病肺动脉高压 X 线检查表现的是

A. 双肺纹理增多

B. 右心室肥厚

C. 右下肺动脉干扩张

D. 双肺透亮度增高

E. 右心房肥大

16. 慢性肺心病急性加重期的关键性的治疗措施是

A. 改善呼吸功能　B. 控制呼吸道感染

C. 减轻心脏负荷　D. 应用洋地黄制剂

E. 控制心律失常

17. 治疗慢性肺心病心衰合并房性早搏应选用的药物是

A. 利多卡因　B. 美托洛尔

C. 地高辛　D. 阿托品

E. 胺碘酮

18. 治疗慢性肺心病右心衰竭选用洋地黄制剂的原则是

A. 速效类、常规剂量

B. 速效类、常规剂量的 1/2～2/3

C. 缓效类、小剂量

D. 缓效类、常规剂量

E. 缓效类、常规剂量的 1/2～2/3

19. 不属慢性肺心病肺动脉高压发生相关因素的是

A. 肺血管重塑

B. 高碳酸血症

C. 呼吸中枢功能异常

D. 长期缺氧

E. 血容量及血液黏滞度增加

20. 提示 COPD 患者出现肺动脉高压的体征是

A. P_2亢进

B. 剑突下心脏搏动增强

C. 颈静脉充盈

D. 三尖瓣区收缩期杂音

E. 三尖瓣区舒张期奔马律

21. 慢性肺心病急性加重期右心衰竭的体征，错误的是

A. 颈静脉怒张

B. 肝肿大

C. 肝颈静脉反流征阳性

D. 心尖部舒张期奔马律

E. 下肢水肿

22. 慢性肺心病的首要死亡原因是

A. 酸碱失衡　B. 电解质紊乱

C. 心律失常　D. 消化道出血

E. 肺性脑病

23. 慢性肺心病患者普遍存在的酸碱失衡是

A. 代谢性酸中毒　B. 呼吸性酸中毒

C. 代谢性碱中毒　D. 呼吸性碱中毒

E. 呼吸性酸中毒合并代谢性碱中毒

24. 慢性肺心病急性加重期并发肺性脑病时

应慎用的药物是

A. 镇静剂　B. 祛痰剂

C. 解痉平喘药　D. 呼吸兴奋剂

E. 抗生素

25. 慢性肺心病右心衰竭时，首选的治疗措施是

A. 利尿剂降低心脏前负荷

B. 洋地黄增加心肌收缩力

C. 血管扩张剂降低右心前后负荷

D. 控制感染，改善呼吸功能

E. 气管插管机械通气

26. 慢性肺心病早期诊断的主要依据是

A. 肺气肿征象

B. 肺动脉高压征象

C. 右心衰竭体征

D. 反复咳嗽、咳痰病史

E. 心悸、气促症状

27. 慢性肺心病心力衰竭时应用强心剂，正确的是

A. 因易发生中毒属禁忌证

B. 如需用，迅速达到洋地黄化

C. 选用作用快、排泄快的强心剂

D. 应用常规剂量

E. 以心率快慢作为衡量强心药疗效的指标

28. 慢性肺心病的辅助检查结果，错误的是

A. 右下肺动脉干扩张，其横径≥15mm

B. 电轴右偏，重度顺钟向转位

C. 肺动脉段突出高度≥3mm

D. $SV_1+RV_5≥4cm$

E. 右室流出道增宽

29. 慢性肺心病急性加重期，应用利尿剂不当常诱发的是

A. 代谢性酸中毒　B. 代谢性碱中毒

C. 低血压　D. 房性早搏

E. 消化道出血

30. 支气管哮喘典型发作的表现是

A. 吸气性呼吸困难

B. 伴有哮鸣音的呼气性呼吸困难

C. 伴哮鸣音的混合性呼吸困难

D. 伴哮鸣音的呼吸困难，粉红色泡沫痰

E. 发作 24 小时以上伴咯血

31. 下列各项，危重哮喘患者肺部哮鸣音减弱或消失提示的是

A. 支气管痉挛缓解

B. 支气管高度狭窄或痰栓堵塞

C. 合并严重肺部感染

D. 支气管内大量痰液被清除

E. 合并气胸

32. 属短效-速效 $β_2$ 受体激动剂的药物是

A. 麻黄碱　B. 氨茶碱

C. 异丙肾上腺素　D. 沙丁胺醇

E. 去甲肾上腺素

33. 尤其适用于夜间哮喘及多痰的哮喘患者的药物是

A. 二羟丙茶碱　B. 溴化异丙托品

C. 东莨菪碱　D. 特布他林

E. 氨茶碱

34. 支气管哮喘最重要的发病机制是

A. α 肾上腺素神经反应性增加

B. 气道慢性炎症

C. 迷走神经张力增高

D. β 肾上腺素受体功能低下

E. 气道高反应性

35. 适用于夜间发作性哮喘的药物是

A. 茶碱控释片　B. 氨茶碱

C. 喘定　D. $β_2$受体激动剂

E. 沙丁胺醇

36. 缓解哮喘症状的首选药物是

A. 氨茶碱　B. 麻黄素

C. 溴化异丙托品　D. 沙丁胺醇

E. 糖皮质激素

37. 预防哮喘发作应首选的药物是

A. 酮替芬

B. 色甘酸钠

C. 氯雷他定

D. 吸入性糖皮质激素

E. 茶碱缓释片

38. 支气管哮喘应用拟肾上腺药物舒张支气管，其主要激动的受体是

A. α 受体　B. β 受体

C. α、β 受体　D. β_2受体

E. β_1受体

39. 下列表现，提示哮喘病情危急的是

A. 端坐呼吸

B. 两肺哮鸣音减弱或消失

C. 奇脉

D. 口唇发绀

E. 胸廓饱满，叩诊呈过清音

40. 有助于鉴别心源性哮喘与支气管哮喘的临床表现是

A. 端坐呼吸

B. 气急、呼吸困难

C. 心律失常

D. 咳粉红色泡沫样痰

E. 奇脉

41. 肺炎链球菌肺炎的典型体征是

A. 急性病容　B. 肺实变体征

C. 休克体征　D. 呼吸困难体征

E. 感染的全身体征

42. 典型肺炎链球菌肺炎的痰液性状是

A. 血性黏液痰　B. 脓痰

C. 铁锈色痰　D. 白色泡沫样痰

E. 脓臭痰

43. 肺炎链球菌肺炎患者出现胸痛的特点，错误的是

A. 多在患侧　B. 呈针刺样

C. 可放射至肩部　D. 可伴腹部疼痛

E. 咳嗽时疼痛减轻

44. 肺炎链球菌肺炎 X 线检查的表现是

A. 早期可见病变部位的密度均匀影

B. 肺实变期呈叶、段状密度均匀影

C. 消散期阴影密度逐渐升高

D. 多数阴影需 6 周才完全吸收

E. 肺纹理增粗、增深

45. 下列各项，对肺炎链球菌肺炎诊断价值大的是

A. 起病急，寒战、高热、胸痛、咳嗽

B. 血白细胞总数升高

C. 并发休克

D. 肺部局限性湿啰音

E. X 线检查呈肺叶分布的密度均匀影

46. 治疗肺炎链球菌肺炎应首选的抗生素是

A. 红霉素

B. 青霉素

C. 复方磺胺甲基异噁唑

D. 氟喹诺酮类

E. 头孢菌素类

47. 无并发症的肺炎链球菌肺炎最主要的治疗措施是

A. 卧床休息　B. 高热时物理降温

C. 抗菌药物治疗　D. 氧疗

E. 止咳、祛痰

48. 肺炎链球菌致病力最强的血清型是

A. 第 1 型　B. 第 2 型

C. 第 3 型　D. 第 9 型

E. 第 12 型

49. 决定肺炎链球菌致病力主要成分是

A. 内毒素　B. 外毒素

C. 抗原性物质　D. 荚膜多糖

E. 类脂质

50. 肺炎链球菌肺炎最突出的表现是

A. 咳嗽、咳铁锈色样痰

B. 发热、咽痛

C. 胸痛、呼吸困难

D. 肌痛

E. 寒战、高热

51. 肺炎链球菌肺炎实变期的体征，错误的是

A. 患侧呼吸运动减弱

B. 患侧触觉语颤减弱

C. 患侧叩诊呈浊音

D. 患侧呼吸音减弱或消失

E. 患侧可闻及支气管呼吸音

52. 治疗肺炎链球菌肺炎，停用抗生素的指征是

A. 体温降至正常后 3~5 天

B. 痰培养阴性

C. 血培养阴性

D. X 线检查炎症吸收

E. 血常规白细胞恢复正常

53. 社区获得性肺炎的主要致病菌是

A. 金黄色葡萄球菌

B. 大肠埃希菌

C. 克雷白杆菌

D. 肺炎链球菌

E. 链球菌

54. 肺炎链球菌肺炎患者痰量明显增多的病理学时期是

A. 潜伏期　　B. 渗出期

C. 实变期　　D. 消散期

E. 恢复期

55. 关于肺炎链球菌肺炎合并感染性休克，错误的是

A. 因严重毒血症导致感染性休克

B. 应尽早使用血管活性药物

C. 必要时使用糖皮质激素

D. 补充循环血容量是重要措施

E. 足量静脉应用有效抗生素

56. 肺癌恶性肿瘤细胞的起源部位是

A. 肺组织　　B. 支气管平滑肌

C. 肺间质组织　　D. 支气管黏膜

E. 支气管软骨

57. 中央型肺癌生长的解剖学部位是

A. 叶、段以下的支气管

B. 段以上的支气管

C. 远离肺门、靠近肺的边缘

D. 肺泡

E. 呼吸性细支气管

58. 下列关于周围型肺癌的叙述，正确的是

A. 以腺癌多见

B. 生长在段以上的支气管

C. 位于肺门附近

D. 纤维支气管镜确诊率高

E. 约占肺癌的 3/4

59. 肺癌压迫喉返神经引起的表现是

A. 声音嘶哑　　B. 偏瘫

C. 哮鸣音　　D. 胸闷气急

E. 刺激性干咳

60. 肺癌远处转移可出现的表现是

A. 锁骨上淋巴结肿大

B. Horner 综合征

C. 肥大性骨关节病

D. 上腔静脉压迫综合征

E. 咽下困难

61. 对肺癌诊断最有价值的表现是

A. 声音嘶哑

B. 刺激性干咳

C. 肺部局限性哮鸣音

D. 胸腔积液

E. 肺内高密度块影

62. 周围型肺癌最常见的组织学类型是

A. 鳞状上皮细胞癌

B. 小细胞未分化癌

C. 大细胞未分化癌

D. 腺癌

E. 细支气管-肺泡细胞癌

63. 肺癌发病的最重要因素是

A. 室内空气污染　　B. 室外空气污染

C. 吸烟　　D. 长期接触石棉

E. 电离辐射

64. 中央型肺癌最常见的组织学类型是

A. 鳞状上皮细胞癌

B. 腺鳞癌

C. 类癌

D. 腺癌

E. 大细胞未分化癌

65. 易引起 Horner 综合征的肺癌是

A. 中央型肺癌
B. 周围型肺癌
C. 肺上沟瘤
D. 细支气管-肺泡癌
E. 小细胞癌

66. 肺癌的副癌综合征表现，错误的是
A. 杵状指　　B. 低钙血症
C. Cushing 综合征　　D. 神经肌肉综合征
E. 周围神经性病变

67. 不属肺癌原发肿瘤引起的表现是
A. 咳嗽　　B. 胸闷气急
C. 大咯血　　D. 局限性喘鸣
E. 胸痛

68. 肺癌局部扩展引起的症状，错误的是
A. 压迫肋间神经：剧烈胸痛
B. 压迫大气道：呼气性呼吸困难
C. 压迫喉返神经：声音嘶哑
D. 压迫上腔静脉：上腔静脉压迫综合征
E. 压迫颈交感神经：Horner 综合征

69. 肺癌常见的淋巴结转移部位是
A. 颈前淋巴结　　B. 锁骨上淋巴结
C. 腋窝淋巴结　　D. 颌下淋巴结
E. 颏下淋巴结

70. 左上肺癌患者出现声音嘶哑时被压迫的神经是
A. 迷走神经　　B. 舌下神经
C. 副神经　　D. 舌咽神经
E. 喉返神经

71. 对化疗最敏感的肺癌组织学类型是
A. 鳞状上皮癌　　B. 类癌
C. 腺癌　　D. 小细胞肺癌
E. 大细胞肺癌

72. 不属肺癌局部扩展所引起的表现是
A. 局限性喘鸣　　B. 胸痛
C. 吞咽困难　　D. 声音嘶哑
E. 上腔静脉压迫综合征

73. 对放射治疗最敏感的肺癌组织学类型是
A. 鳞状上皮癌　　B. 类癌
C. 腺癌　　D. 小细胞肺癌
E. 大细胞肺癌

74. 作为 COPD 患者最终结局的并发症是
A. 肺性脑病　　B. 慢性呼吸衰竭
C. 自发性气胸　　D. 慢性肺心病
E. 支气管扩张症

75. COPO 患者的体征，错误的是
A. 桶状胸
B. 双肺触觉语颤减弱
C. 叩诊呈过清音
D. 心浊音界缩小
E. 吸气延长

76. COPD 患者肺功能显示 $50\% \leqslant FEV_1\% \leqslant 80\%$，其肺功能分级是
A. 1 级　　B. 2 级
C. 3 级　　D. 4 级
E. 5 级

77. COPD 患者肺功能显示 $FEV_1 \leqslant 30\%$ 预计值，其肺功能分级是
A. 1 级　　B. 2 级
C. 3 级　　D. 4 级
E. 5 级

78. 下列各项，对确诊 COPD 患者是否发生呼吸衰竭最有价值的是
A. 呼吸困难　　B. 发绀
C. X 线胸片　　D. 动脉血气分析
E. 双肺哮鸣音

79. COPD 患者用力后突发一侧撕裂样胸痛伴呼吸困难加重，最可能发生的是
A. 呼吸衰竭　　B. 肺部感染加重
C. 自发性气胸　　D. 急性肺栓塞
E. 肺性脑病

80. COPD 患者家庭氧疗的吸氧持续时间的要求是
A. 1~2h/d　　B. 3~5h/d
C. 5~8h/d　　D. 8~12h/d
E. 10~15h/d

81. 慢性肺心病急性加重期突出的症状是

A. 呼吸困难　B. 胸闷、心悸
C. 头晕、头痛　D. 烦躁不安
E. 意识障碍

82. 慢性肺心病急性加重期控制性氧疗的吸入氧浓度是
A. 10%~15%　B. 15%~23%
C. 25%~33%　D. 35%~40%
E. 40%~43%

83. "沉默肺" 指的是
A. 轻度哮喘发作之哮鸣音
B. 危重哮喘发作哮鸣音消失
C. 肺气肿呼吸音减弱
D. 气胸患者呼吸音消失
E. 肺炎患者呼吸音减弱

84. 呼吸功能基本正常的患者，吸入组胺后，判断支气管激发试验阳性的标准是
A. FEV_1 下降>10%
B. FEV_1 下降>15%
C. FEV_1 下降>20%
D. FEV_1 下降>25%
E. FEV_1 下降>30%

85. 呼吸功能低于正常的患者，吸入支气管舒张剂后，判断支气管舒张试验阳性的标准是
A. FEV_1 增加≥60%
B. FEV_1 增加≥12%
C. FEV_1 增加≥18%
D. FEV_1 增加≥24%
E. FEV_1 增加≥30%

86. 肺炎链球菌肺炎应用抗生素的疗程通常是
A. 1~3 天　B. 3~5 天
C. 5~7 天　D. 7~9 天
E. 9~12 天

87. 抢救肺炎链球菌肺炎合并感染性休克的重要措施是
A. 监测生命体征
B. 补充血容量
C. 纠正代谢性酸中毒
D. 应用糖皮质激素
E. 应用血管活性药物

88. 早期诊断肺癌简单而有效的方法是
A. 影像学检查
B. 痰脱落细胞检查
C. 纤维支气管镜检查
D. 淋巴结活检
E. 肺吸针活检

89. 肺癌中恶性程度高，较早发生转移的组织学类型是
A. 鳞癌　B. 腺癌
C. 小细胞肺癌　D. 大细胞肺癌
E. 肺泡癌

90. 对化学药物治疗最敏感的肺癌是
A. 小细胞肺癌　B. 大细胞肺癌
C. 鳞癌　D. 腺癌
E. 肺泡癌

91. 肺癌中手术切除概率最高的类型是
A. 鳞癌　B. 腺癌
C. 肺泡癌　D. 大细胞肺癌
E. 小细胞肺癌

92. 关于慢性呼吸衰竭，以下哪项叙述欠妥
A. 各种原因引起的肺通气和（或）换气功能严重障碍
B. 在静息状态下不能维持足够的气体交换
C. 机体缺氧伴或不伴二氧化碳潴留
D. 为生理功能和代谢紊乱的临床综合征
E. 存在心内解剖分流和原发心排血量降低

93. 呼吸衰竭的诊断有赖于
A. 动脉血气分析检查
B. 胸部 CT 检查
C. 血象检查
D. X 线正侧位胸片检查
E. 超声检查

94. 以下哪项不是慢性呼吸衰竭的缺氧表现
A. 呼吸困难是最早出现的症状

B. 发绀是缺氧严重的表现

C. 精神神经症状常见注意力不集中，智能及定向力障碍，缺氧加重时可出现烦躁、恍惚，甚至昏迷

D. 循环系统表现为早期血压升高、心动过速，严重者出现心动过缓、心律失常甚至血压下降

E. 早期出现睡眠习惯改变，昼睡夜醒，严重时出现抽搐、昏迷等

95. 慢性呼吸衰竭患者动脉血气分析，以下哪项不常见

A. $PaO_2<60mmHg$，伴或不伴 $PaCO_2>50mmHg$，以伴有 $PaCO_2>50mmHg$ 的Ⅱ型呼衰为常见

B. pH 改变不如 $PaCO_2$ 改变明显，当 $PaCO_2$ 增高伴有 $pH>7.35$ 时，称为代偿性呼吸性酸中毒，如 $pH<7.35$ 则称为失代偿性呼吸性酸中毒

C. 呼吸性酸中毒合并代谢性酸中毒见于低氧血症、血容量不足、心排血量减少和周围循环障碍、肾功能损害等，在呼酸的基础上可并发代谢性酸中毒

D. 呼吸性酸中毒合并代谢性碱中毒常见于慢性呼吸性酸中毒的治疗过程中，由于机械通气不当或由于补充碱性药物过量，导致代谢性碱中毒

E. 呼吸性碱中毒合并代谢性酸中毒

96. 对慢性呼吸衰竭病情评估，以下哪项欠妥

A. 明确呼吸衰竭的病变部位。根据病史及临床表现特点，明确发生呼吸衰竭的关键病变部位，确定是中枢性呼吸衰竭还是周围性呼吸衰竭

B. 明确呼吸衰竭类型。根据病因结合动脉血气分析结果，判断是Ⅰ型呼吸衰竭还是Ⅱ型呼吸衰竭，对选择正确的氧疗措施极为重要

C. 判断严重程度。依据病史、临床表现、有无并发症及并发症的类型，结合动脉血气分析结果，判断患者病情

D. 评估预后。并发肺性脑病、严重心律失常、弥散性血管内凝血等严重并发症者，病情危重，预后不良，死亡率高，其中并发肺性脑病是最主要的死亡原因

E. 明确感染类型，选择相应抗菌药物

97. 以下哪项不是慢性呼吸衰竭的诊断要点

A. 有慢性支气管-肺疾患病史

B. 有缺氧的临床表现如呼吸困难、发绀

C. 有感染的明确依据，如外周血白细胞增多及中性粒细胞分类增高

D. 有二氧化碳潴留的临床表现如精神神经症状等

E. 动脉血气分析 $PaO_2<60mmHg$，或伴有 $PaCO_2>50mmHg$

98. 以下哪项不是慢性呼吸衰竭的治疗原则

A. 积极处理原发病，去除诱因

B. 保持呼吸道通畅

C. 纠正缺氧、二氧化碳潴留和代谢紊乱

D. 维持心、脑、肾等重要脏器功能，防治并发症

E. 尽快实施机械通气

99. 关于慢性阻塞性肺疾病导致慢性呼吸衰竭的氧疗叙述，以下哪项正确

A. 应采取控制性氧疗，氧疗原则为低浓度持续给氧，吸入氧浓度<35%

B. 应采取控制性氧疗，氧疗原则为低浓度间断给氧，吸入氧浓度<35%

C. 应采取控制性氧疗，氧疗原则为高浓度持续给氧，吸入氧浓度≥40%

D. 应采取控制性氧疗，氧疗原则为高浓度间断给氧，吸入氧浓度≥40%

E. 应采取控制性氧疗，氧疗原则为低浓度持续给氧，吸入氧浓度≥40%

100. 吸入氧流量的计算方法，哪项正确

A. 吸入氧浓度（%）=21+1×吸入氧流量（L/min）

B. 吸入氧浓度（%）=21+2×吸入氧流量（L/min）

C. 吸入氧浓度（%）=21+3×吸入氧流量（L/min）

D. 吸入氧浓度（%）=21+4×吸入氧流量（L/min）

E. 吸入氧浓度（%）=21+5×吸入氧流量（L/min）

101. 以下哪项不是机械通气的作用

A. 增加通气量

B. 增加呼吸兴奋性

C. 提供适当的氧浓度

D. 改善换气功能

E. 减少呼吸做功

102. 属于Ⅱ型呼吸衰竭的血气分析变化是

A. $PaO_2$65mmHg，$PaCO_2$40mmHg

B. $PaO_2$55mmHg，$PaCO_2$45mmHg

C. $PaO_2$50mmHg，$PaCO_2$60mmHg

D. $PaO_2$85mmHg，$PaCO_2$55mmHg

E. $PaO_2$75mmHg，$PaCO_2$30mmHg

103. 伴有高碳酸血症的慢性呼吸衰竭者，最适宜的吸氧浓度是

A. 15%~20%　　B. 25%~33%

C. 33%~40%　　D. 40%~50%

E. >50%

104. 诊断早期缺氧最敏感的指标是

A. 血液酸碱度

B. 动脉血二氧化碳分压

C. 动脉血氧分压

D. 动脉血氧饱和度

E. 剩余碱

105. 肺心病慢性呼吸衰竭患者，血气分析结果 pH 为 7.188，动脉血氧分压为 75mmHg，HCO_3^-为 27.6mmol/L，剩余碱为-5mmol/L，正确的诊断是

A. 代谢性酸中毒

B. 呼吸性酸中毒

C. 呼吸性酸中毒合并代谢性酸中毒

D. 代谢性碱中毒

E. 呼吸性酸中毒合并代谢性碱中毒

106. 肺心病慢性呼吸衰竭患者，血气分析结果动脉血氧分压为 48mmHg，动脉血二氧化碳分压为 84mmHg，宜采取的治疗措施是

A. 持续高浓度氧疗

B. 呼吸中枢兴奋剂

C. 持续底浓度氧疗

D. 先高浓度，后持续底浓度氧疗

E. 持续底浓度氧疗加呼吸中枢兴奋剂

107. 肺心病慢性呼吸衰竭患者，神志恍惚，躁动不安，血气分析为 pH7.20，动脉血二氧化碳分压 78mmHg，其最重要的处理是

A. 补充碳酸氢钠，积极纠正酸中毒

B. 适量应用镇静剂，减少耗氧量

C. 氧疗

D. 改善通气，增加肺泡通气量

E. 抗生素

108. 关于慢性呼吸衰竭正确的是

A. 当伴有红细胞增多时，紫绀不明

B. 均出现神经精神症状

C. 呼吸困难是其最早出现的症状

D. 肝、肾功能损害均为不可逆性

E. 同时具有缺氧和二氧化碳潴留的临床表现

109. 慢性呼衰的分型依据是

A. 根据起病急缓

B. 有无二氧化碳潴留

C. 缺氧程度

D. 病理生理特点

E. 临床表现特点

A2 型题

1. 患者李某，男，65 岁，慢支病史 5 年，近来反复发作，病程进展最可能出现的并发症是

A. 阻塞性肺气肿　B. 间质性肺炎
C. 支气管扩张　D. 肺癌
E. 肺结核

2. 患者慢性咳嗽病史 12 年，近 1~2 年咳嗽加重，无明显季节性，伴活动后气短、胸闷等，应考虑的诊断是

A. COPD　B. 慢性肺心病
C. 支气管哮喘　D. 间质性肺炎
E. 支气管扩张症

3. 患者 COPD 病史多年，每年冬季发作，查体呈桶状胸，双肺叩诊呈过清音，心浊音界缩小，呼吸音减弱，肺功能检查显示 $FEV_1\%$ 为 70%，COPD 严重程度分级是

A. Ⅰ级　B. Ⅱ级
C. Ⅲ级　D. Ⅳ级
E. Ⅴ级

4. 患者张某，男，67 岁，慢性肺心病史 6 年，因呼吸道感染原有症状、体征加重，因睡眠障碍服用镇静剂 3 天后，出现精神恍惚，烦躁不安，可能出现的并发症是

A. 消化道出血　B. 心律失常
C. 肺性脑病　D. 休克早期
E. 酸碱平衡失调

5. 患者李某，59 岁，COPD 病史 11 年，近来因咳、痰、喘加重就诊，查体示 P_2 亢强，剑突下可触及心脏搏动，该患者最可能的诊断是

A. 合并支气管肺炎
B. 合并支气管扩张
C. 合并冠心病
D. 慢性肺源性心脏病
E. COPD 急性加重期

6. 男性患者，慢性肺心病病史 5 年，受凉后出现咳、痰量较多，伴气喘加重、下肢浮肿，其关键性的治疗措施是

A. 控制肺部感染　B. 解痉平喘
C. 吸氧　D. 应用利尿剂
E. 使用洋地黄

7. 男性患者，20 岁，接触花粉后，突然鼻痒、打喷嚏，继之出现带哮鸣音的呼气性呼吸困难，喉中发出哮鸣音，应考虑的诊断是

A. 喘息型慢性支气管炎
B. 心源性哮喘
C. 过敏性鼻炎
D. 支气管哮喘
E. 支气管扩张症

8. 女性患者，26 岁，支气管哮喘病史 13 年，今晨上班途中因吸入汽车尾气突然发作，以喘憋、呼吸困难为主，伴心悸、乏力，遂急诊，为控制发作应首选的药物是

A. 沙丁胺醇气雾剂
B. 溴化异丙托品气雾剂
C. 泼尼松口服
D. 色甘酸钠
E. 茶碱缓释片

9. 男性患者，37 岁，支气管哮喘病史，突发极度呼吸困难就诊，拟诊为危重哮喘发作，查体示肺部哮鸣音减弱或消失，该病情变化提示发生的临床情况是

A. 支气管高度狭窄或痰栓堵塞
B. 支气管痉挛缓解
C. 合并肺部感染
D. 合并气胸
E. 病情趋于缓解

10. 女性患者，16 岁，支气管哮喘病史 3 年，在吸入刺激性气体后哮喘发作，肺部检查可出现的叩诊音是

A. 鼓音　B. 浊音
C. 过清音　D. 清音
E. 实音

11. 患者，男，24 岁，平素健康，酗酒后淋雨，数小时后出现寒战、高热，伴咳嗽、咳痰、胸痛，听诊右肺下部呼吸音减低，出现支气管呼吸音，应考虑的诊断是

A. 肺炎链球菌肺炎
B. 肺炎支原体肺炎
C. 浸润性肺结核

D. 支气管扩张症

E. 急性肺脓肿

12. 患者，男，28 岁突发寒战、高热、胸痛、咳嗽、咳铁锈色痰伴有肺实变体征，拟诊为肺炎链球菌肺炎，有助于诊断的检查是

A. 白细胞计数　　B. 痰病原学检查

C. X 线透视　　D. 纤维支气管镜

E. 血沉

13. 患者高热、胸痛、咳嗽、咳痰，经检查诊断为肺炎链球菌肺炎，其治疗应首选的药物是

A. 青霉素　　B. 红霉素

C. 甲硝唑　　D. 氧氟沙星

E. 头孢唑啉钠

14. 肺炎链球菌肺炎患者，病程中出现心悸、气短、心脏扩大、奔马律、心脏收缩期杂音，应考虑出现的并发症是

A. 感染性休克　　B. 胸膜炎

C. 心肌炎　　D. 脓胸

E. 急性肾衰竭

15. 老年患者，多年吸烟史，近 2 个月来咳嗽、体重下降、发热、痰中持续带血，首先考虑的诊断是

A. 支气管扩张症

B. 继发性肺结核

C. 原发性支气管肺癌

D. 急性肺脓肿

E. 肺炎链球菌肺炎

16. 患者，男，40 岁，既往有肺结核病史，近 1 个月咳嗽、咳痰、痰中带血，伴发热、消瘦就诊，为排除肺癌，最有鉴别意义的是

A. 原发病史

B. 全身中毒症状

C. 咳嗽、咳痰、咯血症状

D. 血沉增快

E. 痰液检查

17. 男性患者，60 岁，干咳、胸痛、发热、消瘦 1 个月，经检查诊断为小细胞肺癌，其治疗应首选的措施是

A. 化疗　　B. 手术治疗

C. 放射治疗　　D. 免疫支持治疗

E. 肺移植

18. 男性患者，40 岁，4 年来每年冬季咳嗽，咳少量白痰或伴喘息，每年发病 3 个月余，无发热、盗汗等症状，无粉尘接触史，患者最可能出现的表现是

A. 左上肺湿啰音

B. 肺功能 $FEV_1/FVC<65\%$

C. 左下肺叩诊呈浊音

D. X 线胸片示两下肺蜂窝状改变

E. 胸部 CT 示两上肺多个薄壁空洞

19. 男性患者，60 岁，慢性支气管炎、阻塞性肺气肿病史 10 余年，近 3 年来反复双下肢浮肿，3 天前因受凉病情加剧，口唇发绀、神志恍惚。确定有无呼吸衰竭，最有意义的检查是

A. 血气分析　　B. X 线胸片

C. 血生化　　D. 肺功能检查

E. 气道反应性测定

20. 男性患者，20 岁，在参加运动会 800m 赛跑比赛后 5 分钟，出现呼气性呼吸困难发作。查体：双肺满布哮鸣音，心率 108 次/分，律齐，无杂音；血压正常，最妥当的处理是

A. 吸入沙丁胺醇

B. 吸入溴化异丙托品

C. 静脉注射肾上腺素

D. 吸入二丙酸倍氯米松

E. 静脉注射毛花苷 C

21. 患者李某，78 岁，患慢性支气管炎病 38 年，近两周咳嗽、喘憋加重，3 天前出现睡眠习惯改变，昼睡夜醒，烦躁，精神恍惚。今早动脉血气分析示 PaO_2 为 45mmHg，$PaCO_2$ 为 70mmHg。血象：白细胞 $12\times10^9/L$，中性粒细胞 0.85。患者目前最主要的治疗是

A. 吸氧　　B. 氨茶碱

C. 抗菌治疗　　D. 呼吸机

E. 碳酸氢钠

22. 患者张某，67 岁，患慢性支气管炎病 20

年，近两周咳嗽、喘憋加重，咳白色黏痰，两天前出现烦躁，昼睡夜醒，精神恍惚。动脉血气分析示 PaO_2为 45mmHg，$PaCO_2$为 70mmHg。血象：白细胞 13×10^9/L，中性粒细胞 0.78。患者目前治疗下列哪项不妥

A. 吸氧　B. 氨茶碱
C. 抗菌药物　D. 呼吸机治疗
E. 氨溴索

23. 某男，55 岁，慢性呼吸衰竭患者，近 1 周病情加重，肺部啰音增多，经治疗后，病情好转，但不能改善的是

A. 神经精神症状　B. 心律失常
C. 肺气肿　D. 蛋白尿
E. ALT 升高、黄疸

24. 某男，63 岁，慢性呼吸衰竭患者，病情加重，咳大量黄脓痰 1 周，入院时已有气道阻塞，此时错误的治疗是

A. 积极排痰　B. 有效氧疗
C. 呼吸兴奋剂　D. 抗感染
E. 雾化吸入

25. 某男，60 岁，慢性呼吸衰竭患者，因水肿加重，尿少，使用较多的利尿剂，不常出现的是

A. 神经精神症状
B. 低钾等电解质紊乱
C. 使痰液黏稠不易咯出
D. 使血液稀释，增加循环血容量
E. 代谢性酸中毒

A3 型题

患者张某，77 岁，患慢性支气管炎病 35 年，两周前因受凉出现胸闷、咳嗽、喘憋加重，咳白色黏痰，经治疗咳嗽减轻，但出现烦躁，昼睡夜醒，精神恍惚。动脉血气分析示 PaO_2为 45mmHg，$PaCO_2$为 70mmHg。血象：白细胞 12×10^9/L，中性粒细胞 0.88。

1. 患者的诊断哪项根据不足

A. 肺部感染　B. 呼吸衰竭
C. 肺性脑病　D. 支气管哮喘
E. 慢性支气管炎

2. 目前的治疗，哪项措施欠妥

A. 吸氧　B. 氨茶碱
C. 抗菌药物　D. 呼吸机治疗
E. 氨溴索

B1 型题

A. COPD
B. 胸膜广泛粘连致严重胸廓畸形
C. 原发性肺动脉高压
D. 重症肌无力
E. 胸廓改形术后

1. 慢性肺心病病因中属支气管、肺疾病的是
2. 慢性肺心病病因中属肺血管疾病的是

A. 支气管哮喘
B. COPD
C. 支气管扩张症
D. 原发性肺泡通气不足
E. 慢性高原病

3. 慢性肺心病最常见的病因是
4. 大咯血的常见病因是

A. 主动脉瓣区第二心音亢进
B. 拍击样第一心音
C. 心尖区第一心音增强
D. 肺动脉瓣区第二心音亢进
E. 三尖瓣区收缩期杂音和剑突下搏动

5. 慢性肺心病肺动脉高压的主要表现是
6. 慢性肺心病右心室扩大的主要表现是

A. 代谢性酸中毒
B. 呼吸性酸中毒
C. 呼吸性酸中毒并发代谢性酸中毒
D. 呼吸性酸中毒并发代谢性碱中毒

E. 呼吸性碱中毒

7. 慢性肺心病最常见的酸碱失衡是

8. 慢性肺心病大量应用利尿剂后易出现的是

A. 糖皮质激素　　B. β_2 受体激动剂

C. 抗生素　　D. 肾上腺素

E. 吗啡

9. 控制支气管哮喘发作首选的药物是

10. 支气管哮喘发作时禁用的药物用是

A. 沙丁胺醇

B. 色甘酸钠

C. 山莨菪碱

D. 二丙酸倍氯米松

E. 酮替芬

11. 属 β_2 受体激动剂的是

12. 属肥大细胞膜稳定剂的药物是

A. 铁锈色痰

B. 粉红色乳样或脓性痰

C. 大量脓臭痰

D. 粉红色泡沫痰

E. 红棕色胶冻样痰

13. 肺炎链球菌肺炎的特征性痰液是

14. 急性肺脓肿的典型痰液是

A. 肺叶实变

B. 双肺播散性病灶

C. 脓腔及液平面

D. 双肺透光度增加

E. 多种形态的浸润影

15. 肺炎链球菌肺炎 X 线检查的表现是

16. 肺炎支原体肺炎 X 线检查的表现是

A. 急性起病、高热、咳铁锈色痰

B. 持续性低热、盗汗

C. 急性起病、高热、大量脓痰

D. 起病缓慢、乏力、咽痛、咳嗽

E. 刺激性干咳、少量黏液痰

17. 原发性肺癌的临床表现是

18. 肺炎链球菌肺炎的临床表现是

A. 化学药物治疗

B. 放射治疗

C. 手术治疗

D. 免疫治疗

E. 中医中药治疗

19. 局限性非小细胞性肺癌首选的治疗方法是

20. 发生转移的小细胞肺癌首选的治疗方法是

A. 支原体肺炎　　B. 立克次体肺炎

C. 放射性肺炎　　D. 化学性肺炎

E. 念珠菌肺炎

21. 属非典型病原体所致的肺炎是

22. 属肺真菌病的肺炎是

A. 鳞癌　　B. 腺癌

C. 肺泡癌　　D. 小细胞肺癌

E. 大细胞肺癌

23. 手术切除概率最高的肺癌是

24. 对放射治疗最敏感的肺癌是

A. 患者出现注意力不能集中，智能和视力减退

B. 出现精神神经症状如头痛、烦躁不安、精神错乱等

C. 出现意识障碍甚至昏迷

D. 出现中枢神经不可逆性损伤

E. 出现扑翼样震颤

25. PaO_2<30mmHg 时

26. PaO_2<20mmHg 时

27. PaO_2<60mmHg 时

28. PaO_2 40～50mmHg 时

A. 重症肺结核

B. 脊髓灰质炎

C. 广泛胸膜增厚

D. 系统性红斑狼疮

E. 慢性肾小球肾炎

29. 引起呼吸衰竭病因中属支气管、肺疾病的是

30. 引起呼吸衰竭病因中属神经肌肉疾病的是

31. 引起呼吸衰竭病因中属胸廓疾病的是

A. 小量地西泮肌内注射

B. 利尿、强心

C. 碱性药物

D. 输血

E. 升压

32. 呼吸衰竭，精神症状明显时，可予

33. 呼吸衰竭，出现大量呕血时，可予

34. 呼吸衰竭，合并心衰时，可予

35. 呼吸衰竭，合并呼吸性酸中毒和代谢性酸中毒时，可予

参考答案

A1 型题

1. A　2. C　3. D　4. C　5. C
6. D　7. C　8. D　9. C　10. B
11. D　12. D　13. C　14. C　15. C
16. B　17. C　18. B　19. C　20. A
21. D　22. E　23. B　24. A　25. D
26. B　27. C　28. D　29. B　30. B
31. B　32. D　33. B　34. B　35. A
36. D　37. D　38. D　39. B　40. D
41. B　42. C　43. E　44. B　45. E
46. B　47. C　48. C　49. D　50. A
51. B　52. A　53. D　54. D　55. B
56. D　57. B　58. A　59. A　60. A
61. E　62. D　63. C　64. A　65. C
66. B　67. E　68. B　69. B　70. E
71. D　72. A　73. D　74. D　75. E
76. B　77. D　78. D　79. C　80. E
81. A　82. C　83. B　84. C　85. B
86. C　87. B　88. B　89. C　90. A
91. A　92. E　93. A　94. E　95. E
96. E　97. C　98. E　99. A　100. D
101. B　102. C　103. B　104. C　105. C
106. E　107. D　108. C　109. B

A2 型题

1. A　2. A　3. B　4. C　5. D
6. A　7. D　8. A　9. A　10. C
11. A　12. B　13. A　14. C　15. C
16. E　17. A　18. B　19. A　20. B
21. C　22. D　23. C　24. C　25. D

A3 型题

1. D　2. D

B1 型题

1. A　2. C　3. B　4. C　5. D
6. E　7. B　8. D　9. B　10. E
11. A　12. B　13. A　14. C　15. A
16. E　17. E　18. A　19. C　20. A
21. A　22. E　23. A　24. D　25. C
26. D　27. A　28. B　29. A　30. B
31. C　32. A　33. D　34. B　35. C

第二单元　循环系统疾病

A1 型题

1. 诱发与加重心力衰竭的最主要、最常见诱因是

A. 肺部感染
B. 过度劳累
C. 情绪激动
D. 原有心脏病加重
E. 过多过快输血输液

2. 慢性左心衰竭最早出现的症状是

A. 下肢水肿
B. 咳嗽、咳痰
C. 端坐呼吸
D. 劳力性呼吸困难
E. 尿量减少

3. 慢性左心衰竭患者的体征中，最不具有诊断价值的是

A. 心音低钝
B. 肺动脉瓣区第二心音亢进
C. 心率减慢
D. 心脏扩大
E. 舒张期奔马律

4. 判断慢性心力衰竭患者心室收缩功能的主要指标是

A. 心率加快
B. 心音低钝
C. 心室舒张末期容积增加
D. LVEF 下降
E. E/A 下降

5. 关于慢性左心衰竭的临床表现，错误的是

A. 劳力性呼吸困难
B. 夜间阵发性呼吸困难
C. 反复咯血
D. 心源性哮喘
E. 肝-颈静脉反流征阳性

6. 血管紧张素转换酶抑制剂治疗慢性心力衰竭的机制是

A. 阻断心肌重塑
B. 减慢心率
C. 增强心肌收缩力
D. 增加排尿量
E. 心肌 β 受体密度上调

7. 洋地黄中毒最重要的反应是

A. 恶心、呕吐
B. 倦怠、乏力
C. 频发室性早搏
D. 视力模糊、黄视
E. 腹痛、腹泻

8. 关于 NYHA 分级评价心功能的描述，错误的是

A. 患者活动不受限制为Ⅰ级
B. 患者一般活动即出现症状为Ⅱ级
C. 患者小于平时活动即出现症状为Ⅲ级
D. 患者休息状态下即有症状为Ⅳ级
E. 根据患者自觉的活动能力划分为五级

9. 具有扩张血管特别是能同时扩张动静脉作用的药物是

A. 肾上腺素　　B. 硝普钠
C. 硝酸甘油　　D. 多巴酚丁胺
E. 多巴胺

10. 舒张性心力衰竭在无收缩功能障碍的情况下，禁用的药物是

A. 氢氯噻嗪　　B. 硝苯地平
C. 地高辛　　D. 依那普利
E. 美托洛尔

11. 最有助于诊断心力衰竭的辅助检查是

A. 超声心动图　　B. 放射性核素

C. 冠状动脉造影　D. 血浆脑钠肽

E. 胸部X线

12. 慢性心力衰竭的治疗药物中，可以同时扩张静脉与动脉的药物是

A. 硝苯地平　B. 硝普钠

C. 硝酸甘油　D. 酚妥拉明

E. 美托洛尔

13. 慢性心力衰竭患者发生夜间阵发性呼吸困难的机制是

A. 回心血量增加

B. 副交感神经张力降低

C. 膈肌下移

D. 心肌氧耗增加

E. 心率减慢

14. 急性肺水肿的早期治疗措施，错误的是

A. 取平卧位抬高下肢

B. 高流量给氧

C. 应用利尿剂

D. 应用洋地黄类强心剂

E. 皮下或静脉注射吗啡

15. 急性心力衰竭患者频繁咳嗽、咳痰，常见的痰液性状是

A. 铁锈色痰

B. 粉红色泡沫样痰

C. 白色泡沫样黏痰

D. 灰白色浆液痰

E. 棕红色痰

16. 心力衰竭的基本病因中，属增加心脏容量负荷的是

A. 高血压

B. 主动脉瓣狭窄

C. 二尖瓣关闭不全

D. 肺动脉高压

E. 肺动脉瓣狭窄

17. 心力衰竭的基本病因中，属增加心脏压力负荷的是

A. 主动脉瓣关闭不全

B. 主动脉瓣狭窄

C. 二尖瓣关闭不全

D. 室间隔缺损

E. 动脉导管未闭

18. 诊断慢性左心衰竭最有价值的体征是

A. 心音低钝

B. 心率增快

C. 交替脉

D. 肺动脉瓣区第二心音亢进

E. 舒张期奔马律

19. 治疗急性肺水肿常用的正性肌力药，错误的是

A. 毛花苷C　B. 米力农

C. 多巴酚丁胺　D. 多巴胺

E. 硝普钠

20. 急性肺水肿患者应采取坐位且双下肢下垂，其目的是

A. 降低心脏压力负荷

B. 增加回心血量

C. 增加肺通气量

D. 减少静脉回流

E. 减慢心率，降低氧耗

21. 慢性心力衰竭肺淤血的表现中，提示病情危重的表现是

A. 运动后呼吸困难

B. 劳力性呼吸困难

C. 夜间阵发性呼吸困难

D. 端坐呼吸

E. 心源性哮喘

22. 对鉴别右心衰竭和心包积液最有意义的是

A. 下肢水肿

B. 超声心动图检查结果

C. 呼吸困难

D. 肝脏肿大

E. 颈静脉怒张

23. 下列各项，属慢性心力衰竭基本病因的是

A. 感染　B. 心律失常

C. 体力活动　　D. 情绪激动
E. 心脏负荷增加

24. 不属慢性心力衰竭肺淤血表现的是
A. 咳嗽、咳痰　　B. 端坐呼吸
C. 咯血　　D. 呼吸困难
E. 尿量减少

25. 慢性心力衰竭患者不出现的体征的是
A. 心界轻度扩大
B. 心率增快
C. 肺动脉瓣区第二心音亢进
D. 舒张期奔马律
E. 奇脉

26. 急性心肌梗死发病的最初 24 小时内并发左心衰竭，应慎用的药物是
A. 硝酸甘油　　B. 硝酸异山梨酯
C. 多巴酚丁胺　　D. 硝普钠
E. 毛花苷 C

27. 诊断慢性心力衰竭时首先应明确的诊断内容是
A. 心功能分级
B. 急慢性分类
C. 发生衰竭的心室部位
D. 发生衰竭的心肌功能
E. 器质性心脏病的诊断

28. 慢性右心衰竭的早期表现是
A. 呼吸困难
B. 颈静脉怒张
C. 食欲不振、腹胀
D. 三尖瓣区收缩期杂音
E. 肺部湿啰音

29. 不属小剂量应用多巴胺治疗急性心力衰竭作用的是
A. 改善冠脉血流
B. 增强心肌收缩力
C. 增加脑血流量
D. 降低外周血管阻力
E. 扩张肾动脉

30. 属慢性心力衰竭病因治疗措施的是
A. 控制肺部感染
B. 应用正性肌力药
C. 应用血管扩张药
D. 应用血管紧张素转换酶抑制剂
E. 应用利尿剂

31. 不属于心力衰竭临床分期标准的是
A. 前心衰阶段
B. 前临床心衰阶段
C. 临床心衰阶段
D. 临床显性心衰阶段
E. 难治性终末期心衰阶段

32. 治疗急性肺水肿的主要措施是
A. 卧床休息　　B. 静脉补液
C. 快速利尿　　D. 控制感染
E. 限制钠盐摄入

33. 治疗慢性心力衰竭增加心排血量的药物是
A. 呋塞米　　B. 硝普钠
C. 地高辛　　D. 氨茶碱
E. 吗啡

34. 洋地黄中毒引发的室早，首选的治疗措施是
A. 休息
B. 吸氧
C. 停用排钾利尿剂
D. 立即停用洋地黄
E. 静脉注射利多卡因

35. 急性心肌梗死早期出现的室早治疗应首选的是
A. 静注利多卡因
B. 静注毛花苷 C
C. 口服胺碘酮
D. 口服苯妥英钠
E. 静注普罗帕酮

36. 下列各项，每一个窦性心搏后出现一个早搏的是
A. 二联律　　B. 三联律
C. 偶发室早　　D. 频发室早

E. 多源性室早

37. 阵发性室性心动过速最常见的病因是

A. 心脏瓣膜病　B. 冠心病

C. 代谢性酸中毒　D. 心力衰竭

E. 高钾血症

38. 易发生房室交界区相关的折返性心动过速多见的是

A. 冠心病患者

B. 心肌炎患者

C. 高血压病患者

D. 药物中毒患者

E. 无器质性心脏病者

39. 伴有血流动力学异常的阵发性室性心动过速，治疗应首选的是

A. 静注毛花苷 C

B. 静注胺碘酮

C. 同步直流电复律

D. 静注利多卡因

E. 超速起搏

40. 房室交界区折返性心动过速发作时，首选的治疗措施是

A. 静注毛花苷 C

B. 静注利多卡因

C. 肌注升压药

D. 机械刺激迷走神经

E. 同步直流电复律

41. 下列各项，可发生心室夺获的心律失常是

A. 房性早搏

B. 室性早搏

C. 阵发性室上性心动过速

D. 阵发性室性心动过速

E. 房室传导阻滞

42. 下列各项，心电图出现室性融合波的心律失常是

A. 房室传导阻滞

B. 房室交界性早搏

C. 阵发性室上性心动过速

D. 室性早搏

E. 阵发性室性心动过速

43. 持续性心房颤动常见的病因是

A. 风心病二尖瓣狭窄

B. 慢性肺心病

C. 心肌炎

D. 甲状腺功能减退

E. 乙醇中毒

44. 急性房颤患者，心室率过快或伴有心功能不全治疗时首选的药物是

A. 美托洛尔　B. 毛花苷 C

C. 奎尼丁　D. 维拉帕米

E. 利多卡因

45. 快速性心律失常最常见的发生机制是

A. 折返激动

B. 异位起搏点自律性增高

C. 触发活动

D. 冲动传导障碍

E. 窦房结抑制

46. 下列各项，属缓慢性心律失常的是

A. 阵发性心动过速

B. 预激综合征

C. 心房颤动

D. 房室传导阻滞

E. 过早搏动

47. 治疗伴有严重血流动力学障碍的室性心动过速的首选方法是

A. 静注利多卡因

B. 超速抑制

C. 非同步直流电复律

D. 同步直流电复律

E. 人工心脏起搏

48. 提示心律失常严重的临床表现是

A. 心悸　B. 乏力

C. 头晕　D. 恶心、呕吐

E. 阿-斯综合征

49. 易引起阿-斯综合征发作常见的心律失常是

A. 心房颤动

B. 三度房室传导阻滞

C. 左前分支传导阻滞

D. 阵发性室上性心动过速

E. 二度Ⅰ型房室传导阻滞

50. 室性心动过速的特征性心电图改变是

A. 房室分离

B. QRS 波群宽大畸形

C. R-R 间期不规则

D. P 波频率小于 R 波频率

E. 心室夺获和室性融合波

51. 目前用于心脏骤停心脏复苏的主要药物是

A. 肾上腺素

B. 去甲肾上腺素

C. 利多卡因

D. 阿托品

E. 多巴胺

52. 心脏性猝死最常见的病因是

A. 心肌病　　B. 冠心病

C. 急性心肌炎　　D. 主动脉瓣狭窄

E. 预激综合征

53. 现场判断成人心脏骤停最简易常用的方法是

A. 触诊大动脉搏动

B. 听诊心音

C. 进行心电图描记

D. 心电监护

E. 触诊心尖搏动

54. 依据国际指南，成人胸外心脏按压与人工呼吸的比值是

A. 5∶1　　B. 15∶1

C. 15∶2　　D. 30∶1

E. 30∶2

55. 心肺复苏有效的指标，错误的是

A. 瞳孔由大变小，出现对光反应

B. 面色由发绀转为红润

C. 出现颈、股动脉搏动

D. 恢复自主呼吸

E. 测得血压≥90/60mmHg

56. 心肺复苏时人工呼吸的操作，错误的是

A. 开始连续吹气两口

B. 吹气频率 8~10 次/分

C. 快速用力吹气，时间应≤1 秒

D. 必须首先畅通气道

E. 与胸外心脏按压之比为 2∶30

57. 人工呼吸的前提条件是

A. 心脏按压　　B. 判断意识

C. 通畅气道　　D. 判断脉搏

E. 降低体温

58. 新指南中强调 CPR 时胸外心脏按压的重要性，要求按压中断不应超过的时间是

A. 5 秒　　B. 10 秒

C. 15 秒　　D. 20 秒

E. 25 秒

59. 早期诊断心脏骤停的最佳指标是

A. 瞳孔明显放大

B. 测不到血压

C. 颈动脉和股动脉搏动消失

D. 呼吸停止

E. 皮肤黏膜呈青紫色

60. 由高血钾引起的心肌无脉性电活动，应立即静脉注射的药物是

A. 肾上腺素　　B. 碳酸氢钠

C. 利多卡因　　D. 葡萄糖酸钙

E. 阿托品

61. 心肺复苏时心脏搏动恢复后脑复苏治疗，$PaCO_2$的控制水平是

A. ≤15mmHg　　B. 15~25mmHg

C. 25~35mmHg　　D. 35~45mmHg

E. ≥45mmHg

62. 心跳呼吸骤停时，最有效的急救措施是

A. 胸外心脏按压

B. 应用体外除颤器

C. 静脉推注肾上腺素

D. 安装人工心脏起搏器

E. 应用收缩血管药升高血压

63. 属血管紧张素转换酶抑制剂的抗高血压药物是

A. 卡托普利　B. 美托洛尔

C. 哌唑嗪　D. 硝苯地平

E. 硝普钠

64. 属β受体阻滞剂类的抗高血压药物是

A. 苄胺唑啉　B. 哌唑嗪

C. 美托洛尔　D. 氯沙坦

E. 卡托普利

65. 高血压患者首先出现的心脏并发症是

A. 心绞痛　B. 心律不齐

C. 左心室肥厚　D. 左心室扩大

E. 心力衰竭

66. 特别适用于伴有心力衰竭的高血压患者的降压药物是

A. 利尿剂

B. 血管紧张素转换酶抑制剂

C. 钙拮抗剂

D. α受体阻滞剂

E. β受体阻滞剂

67. 下列各项，不属高血压病病因的是

A. 饮酒　B. 遗传因素

C. 高钠饮食　D. 高钾饮食

E. 超重

68. 高血压最常见的并发症是

A. 高血压脑病　B. 脑血管病

C. 慢性肾衰竭　D. 主动脉夹层

E. 冠心病

69. 导致我国高血压病患者残疾与死亡的主要并发症是

A. 脑出血与脑梗死

B. 冠心病

C. 主动脉夹层

D. 肾脏损害

E. 高血压性心脏病

70. 高血压伴有低血钾时首先应考虑的疾病是

A. 皮质醇增多症

B. 原发性醛固酮增多症

C. 嗜铬细胞瘤

D. 肾动脉狭窄

E. 慢性肾炎

71. 心绞痛发作的典型部位是

A. 胸骨上中段之后

B. 心尖部

C. 心前区向颈咽部放射

D. 胸骨下段后

E. 剑突下

72. 诊断冠心病心绞痛有意义的心电图表现是

A. QRS 宽大畸形　B. T 波倒置

C. ST 段下移　D. 病理性 Q 波

E. ST-T 鱼钩样改变

73. 广泛前壁心肌梗死，出现特征性改变的心电图导联是

A. $V_1 \sim V_6$

B. V_1、V_2、V_3

C. Ⅰ、aVL、V_5、V_6

D. V_3、V_4、V_5

E. Ⅱ、Ⅲ、aVF

74. 急性心肌梗死的先兆表现，最具临床意义的是

A. 胸闷　B. 活动后心悸

C. 烦躁不安　D. 不典型胸痛

E. 原有的稳定型心绞痛变为不稳定型

75. 变异型心绞痛发作时心电图的改变是

A. 有关导联 ST 段抬高

B. 有关导联 T 波高耸

C. 有关导联 T 波倒置

D. 有关导联 ST 段压低

E. 全部导联 ST 段抬高

76. 急性心肌梗死最多见的心律失常是

A. 房性早搏　B. 室性心律失常

C. 房室传导阻滞　D. 束支传导阻滞

E. 心房颤动

77. 对诊断急性心肌梗死最有价值的心电图改变是

A. 冠状 T　　B. ST 段明显压低

C. ST 段抬高　　D. 异常 Q 波

E. T 波倒置

78. 心肌梗死时心电图的特征性改变出现在 $V_1 \sim V_3$ 导联，发生梗死的部位是

A. 局限前壁　　B. 正后壁

C. 前间壁　　D. 下壁

E. 高侧壁

79. 心肌梗死时心电图特征性改变出现在Ⅱ、Ⅲ、aVF 导联，定位诊断是

A. 局限前壁　　B. 正后壁

C. 前间壁　　D. 下壁

E. 高侧壁

80. 急性心肌梗死引起急性左心衰竭，主要的治疗措施是

A. 扩充血容量

B. 强心

C. 应用吗啡和利尿剂

D. 抗感染

E. 升血压

81. 对冠心病最有确诊意义的检查是

A. 心电图

B. 选择性冠状动脉造影

C. 24 小时动态心电图

D. 超声心动图

E. 心功能检查

82. 发作时心电图 ST 段抬高的心绞痛是

A. 劳累性心绞痛

B. 稳定型心绞痛

C. 恶化型心绞痛

D. 变异型心绞痛

E. 卧位型心绞痛

83. 心肌损伤的心电图特征性表现是

A. ST 段抬高　　B. T 波倒置

C. ST 段压低　　D. 病理性 Q 波

E. ST-T 鱼钩样压低

84. 增高的程度能较准确反映心肌梗死范围并有助于判断溶栓治疗是否成功的检查是

A. 肌红蛋白

B. 血沉

C. 天冬氨酸转氨酶

D. 肌钙蛋白

E. 肌酸激酶同工酶

85. 鉴别心肌梗死与心绞痛最有意义的心电图改变是

A. ST 段抬高　　B. T 波倒置

C. 病理性 Q 波　　D. 冠状 T 波

E. ST 段降低

86. 急性心肌梗死发病早期，心尖区出现粗糙收缩期杂音，应首先考虑的是

A. 急性心力衰竭

B. 室间隔穿孔

C. 室壁瘤形成

D. 二尖瓣乳头肌功能失调

E. 急性心包炎

87. 急性下壁心肌梗死出现三度房室传导阻滞时，首选的治疗方法是

A. 静滴异丙肾上腺素

B. 静注阿托品

C. 安装临时人工心脏起搏器

D. 同步直流电复律

E. 食道调搏

88. 确诊左心衰竭肺水肿的主要依据是

A. 血浆脑钠肽>400pg/mL

B. X 线心影增大、肺纹理增粗

C. 左室射血分数≤40%

D. E/A<1.2

E. 尿蛋白阳性

89. 导致左心室收缩期压力负荷增加的病因是

A. 高血压

B. 主动脉瓣关闭不全

C. 二尖瓣狭窄

D. 室间隔缺损

E. 动脉导管未闭

90. 导致右心室收缩期压力负荷增加的病因是

A. 高血压

B. 主动脉瓣关闭不全

C. 肺动脉瓣狭窄

D. 二尖瓣关闭不全

E. 三尖瓣关闭不全

91. 治疗急性心力衰竭的措施，错误的是

A. 绝对卧床　　B. 高流量吸氧

C. 快速利尿　　D. 吗啡镇静

E. 应用正性肌力药

92. 常发生于无器质性心脏病的心动过速是

A. 自律性房速　　B. 折返性房速

C. 紊乱性房速　　D. 室速

E. 房室结折返性心动过速

93. 出现 Graham-Steell 杂音的心脏瓣膜病是

A. 二尖瓣狭窄

B. 肺动脉瓣狭窄

C. 二尖瓣关闭不全

D. 主动脉瓣关闭不全

E. 二尖瓣关闭不全

94. 可出现周围血管征的心脏瓣膜病是

A. 主动脉瓣关闭不全

B. 二尖瓣关闭不全

C. 三尖瓣关闭不全

D. 主动脉瓣狭窄

E. 肺动脉瓣狭窄

95. 65 岁以上老年人降压治疗的目标值是

A. SBP<120mmHg

B. SBP<130mmHg

C. SBP<140mmHg

D. SBP<150mmHg

E. SBP<160mmHg

96. 应采取联合用药的起始血压值是

A. ≥130/80mmHg

B. ≥140/90mmHg

C. ≥150/90mmHg

D. ≥160/100mmHg

E. ≥180/110mmHg

97. 作为无并发症的高血压患者的首选降压药是

A. 噻嗪类利尿剂

B. 钙拮抗剂

C. β 受体阻滞剂

D. α 受体阻滞剂

E. 血管紧张素受体拮抗剂

98. 尤其适用于合并稳定型心绞痛的老年高血压的降压药是

A. 利尿剂

B. 钙拮抗剂

C. β 受体阻滞剂

D. 血管紧张素转换酶抑制剂

E. α 受体阻滞剂

99. 轻微活动或休息时即可发生心绞痛，该心绞痛严重程度分级是

A. Ⅰ级　　B. Ⅱ级

C. Ⅲ级　　D. Ⅳ级

E. Ⅴ级

100. 心肌梗死发病 24 小时后，血液一般检查结果，错误的是

A. 血白细胞增多

B. 中性粒细胞增多

C. 嗜酸粒细胞减少

D. 淋巴细胞增多

E. 血沉增快

101. 心肌梗死时血心肌坏死标志物最先升高的实验室指标是

A. 肌钙蛋白

B. 肌红蛋白

C. 门冬酸氨基转移酶

D. 乳酸脱氢酶

E. 肌酸激酶同工酶

102. 心肌梗死合并左心衰竭的主要治疗药物是

A. 吗啡和利尿剂

B. 硝普钠
C. 毛花苷 C
D. 卡托普利
E. 美托洛尔

103. 心肌梗死发病后，应行再灌注治疗的最迟时间是
A. 2 小时以内 B. 4 小时以内
C. 6 小时以内 D. 8 小时以内
E. 12 小时以内

104. 心肌梗死溶栓治疗的禁忌证，错误的是
A. 出血性卒中病史
B. 颅内肿瘤
C. 血压 160/100mmHg
D. 疑诊有主动脉夹层
E. 正在使用治疗剂量的抗凝药

105. 易导致二尖瓣狭窄患者并发栓塞的心律失常是
A. 室性早搏 B. 窦性心动过缓
C. 房颤 D. 阵发性心动过速
E. 房室传导阻滞

106. 二尖瓣狭窄并发心律失常最多见的是
A. 房性早搏
B. 阵发性心动过速
C. 房颤
D. 心动过缓
E. 房室传导阻滞

107. 诊断二尖瓣狭窄最重要的体征是
A. 二尖瓣面容
B. 肺动脉瓣区第二心音亢进
C. 肺动脉瓣区第二心音分裂
D. 心尖区闻及隆隆样舒张中晚期杂音
E. 心尖区收缩期杂音

108. 心尖区触及舒张期震颤应考虑的诊断是
A. 主动脉瓣狭窄
B. 主动脉瓣关闭不全
C. 二尖瓣狭窄
D. 二尖瓣关闭不全
E. 三尖瓣关闭不全

109. 出现心尖区全收缩期杂音并向左腋下传导的疾病是
A. 二尖瓣狭窄
B. 二尖瓣关闭不全
C. 主动脉瓣狭窄
D. 主动脉瓣关闭不全
E. 肺动脉瓣狭窄

110. 胸骨左缘第 2～3 肋间听到舒张期高调、递减型叹气样杂音的疾病是
A. 二尖瓣狭窄
B. 二尖瓣关闭不全
C. 主动脉瓣狭窄
D. 主动脉瓣关闭不全
E. 肺动脉瓣狭窄

111. 主动脉瓣关闭不全的体征，错误的是
A. 毛细血管搏动征
B. Duroziez 双重杂音
C. 颈静脉怒张
D. 枪击音
E. 点头征

112. 最常出现周围血管征的疾病是
A. 主动脉瓣关闭不全
B. 二尖瓣关闭不全
C. 主动脉瓣狭窄
D. 二尖瓣狭窄
E. 肺动脉瓣关闭不全

113. 单纯主动脉瓣关闭不全的临床表现，错误的是
A. 头部搏动感
B. 心悸
C. 靴形心
D. Graham-Steell 杂音
E. 左心衰竭

114. 超过 65 岁的单纯主动脉瓣狭窄患者，最常见的病因是
A. 冠心病 B. 心肌炎
C. 风湿性瓣膜病 D. 主动脉瓣纤维化
E. 老年性退行性变

115. 心脏瓣膜病患者中最易发生心绞痛和晕厥的是

A. 二尖瓣狭窄

B. 主动脉瓣狭窄

C. 二尖瓣狭窄合并主动脉瓣关闭不全

D. 主动脉瓣关闭不全

E. 二尖瓣关闭不全

116. 心脏瓣膜病中，在直立位、运动时易发生晕厥的是

A. 二尖瓣狭窄

B. 主动脉瓣狭窄

C. 二尖瓣关闭不全

D. 主动脉瓣关闭不全

E. 二尖瓣狭窄合并主动脉瓣关闭不全

117. 主动脉瓣关闭不全心脏 X 线检查的表现是

A. 左房增大　　B. 右房增大

C. 左室增大　　D. 右室增大

E. 左房右室明显增大

118. 心脏瓣膜病中可出现第二心音逆分裂的是

A. 肺动脉瓣关闭不全

B. 肺动脉瓣狭窄

C. 二尖瓣狭窄

D. 三尖瓣关闭不全

E. 主动脉瓣狭窄

119. 慢性主动脉瓣关闭不全最早出现的症状是

A. 咳嗽、咳痰

B. 胸闷、乏力

C. 心悸、心前区不适

D. 呼吸困难

E. 直立性晕厥

120. 心脏瓣膜病中常出现头部搏动感及节律性点头运动的是

A. 二尖瓣狭窄

B. 二尖瓣关闭不全

C. 主动脉瓣狭窄

D. 主动脉瓣关闭不全

E. 肺动脉瓣狭窄

121. 严重的主动脉瓣关闭不全的主要治疗方法是

A. 有效预防风湿热

B. 仅能药物对症治疗

C. 经皮球囊介入治疗

D. 人工瓣膜置换术

E. 心脏移植

A2 型题

1. 患者，女，71 岁，平素自服地高辛和氢氯噻嗪，治疗剂量不详，因突发胸闷、心悸就诊，心电图示室早二联律，血清钾 2.4mmol/L，当前最关键的处理是

A. 立即停用地高辛

B. 鼻导管给氧

C. 静注利多卡因

D. 静注普罗帕酮

E. 静注苯妥英钠

2. 患者，女，37 岁，风湿性心脏病病史，因并发心力衰竭服用地高辛和利尿剂治疗，症状减轻，近 2 日无明显诱因出现食欲不振、恶心，心电图示频发室早，可能性最大的情况是

A. 病情加重

B. 发生洋地黄中毒

C. 伴发消化道疾病

D. 药物的不良反应

E. 洋地黄用量不足

3. 患者，女，44 岁，风湿性心脏病病史 11 年，并发持续性房颤 5 年，5 天前因受寒病情加重，并发心力衰竭，口服地高辛治疗，治疗期间为防止洋地黄中毒，应注意避免发生的情况是

A. 低钙血症　　B. 低钠血症

C. 低钾血症　　D. 高钠血症

E. 高钾血症

4. 患者，男，73 岁，近日夜间睡眠中憋醒，

端坐呼吸伴气促、咳嗽，既往史不详，拟诊为慢性左心衰竭，不支持诊断的检查结果是

A. X线胸片示肺纹理增粗

B. 超声心动图示 LVEF 值 67%

C. 超声心动图示 E/A 值 0.6

D. X线胸片示心脏增大

E. 脑钠肽>400pg/mL

5. 患者，男，73岁，既往有慢性肺心病病史22年，近日受凉后出现端坐呼吸、胸闷、气促伴咳嗽、咳痰，下列体征中有助于右心衰竭诊断的是

A. 心率121次/分

B. 交替脉

C. 颈静脉怒张

D. 双肺底小水泡音

E. 心尖区舒张期奔马律

6. 患者，57岁，高血压病史23年，高血压性心脏病史3年，近半个月血压控制不理想，劳累后出现气短、呼吸困难，伴咳嗽、咳痰、心悸、交替脉等表现，应考虑出现的并发症是

A. 左心衰竭　　B. 右心衰竭

C. 全心衰竭　　D. 急性肺水肿

E. 肾衰竭

7. 患者，慢性肺心病病史6年，近1个月来食欲不振、腹胀、恶心、呕吐、肝区痛，查体肝肿大、双下肢水肿、颈静脉怒张，最可能的诊断是

A. 左心衰竭　　B. 右心衰竭

C. 全心衰竭　　D. 急性肺水肿

E. 慢性肾衰竭

8. 患者因急性前壁心肌梗死并发急性左心衰竭3小时入院，此时应慎重使用的药物是

A. 硝酸异山梨酯　　B. 硝普钠

C. 酚妥拉明　　D. 硝酸甘油

E. 毛花苷C

9. 心律失常患者，35岁，心率184次/分，心律规则，按压颈动脉窦后，心率短时内减慢至76次/分，该患者最可能的心律失常是

A. 心房颤动

B. 心房扑动

C. 窦性心动过速

D. 阵发性室上性心动过速

E. 室性心动过速

10. 患者，男，65岁，临床诊断为急性心肌梗死，入院第2天出现三度房室传导阻滞，最恰当的治疗措施是

A. 静注阿托品

B. 静注异丙肾上腺素

C. 口服阿托品

D. 安装临时心脏起搏器

E. 安装永久性心脏起搏器

11. 心脏病患者，突发心悸、气促、大汗，查体心率156次/分，心律轻度不规则，血压80/50mmHg，该患者首选的治疗是

A. 胺碘酮

B. 利多卡因

C. 同步直流电复律

D. 非同步直流电复律

E. 维拉帕米

12. 老年患者，因急性前间壁心肌梗死3小时入院，现出现频发室早，其治疗首选的药物是

A. 利多卡因　　B. 苯妥英钠

C. 普罗帕酮　　D. 维拉帕米

E. 普鲁卡因胺

13. 患者因急性前间壁心肌梗死入院治疗，心电图检查每个窦性搏动后出现1个室早，此心电图的诊断是

A. 偶发早搏

B. 频发早搏

C. 成对出现的早搏

D. 室早呈二联律

E. 室早呈三联律

14. 患者有长期高血压病史，因突发心悸、气短来医院急诊，心电图表现为连续出现的房性早搏，其心电图诊断是

A. 偶发房性早搏

B. 频发房性早搏

C. 室性心动过速

D. 房性心动过速

E. 交界性心动过速

15. 急性前间壁心肌梗死并发室性心动过速患者，为终止室速发作，应首选的抗心律失常药物是

A. 苯妥英钠　　B. 美托洛尔

C. 普罗帕酮　　D. 利多卡因

E. 维拉帕米

16. 女性患者，29 岁，风湿热病史 7 年，现呼吸困难、咳嗽、咳痰、咯血，查体心尖部闻及舒张中晚期杂音，心电图显示左房增大，该患者的诊断是

A. 二尖瓣狭窄

B. 二尖瓣关闭不全

C. 主动脉瓣狭窄

D. 主动脉瓣关闭不全

E. 联合瓣膜病变

17. 患者风湿热病史 9 年，因心悸、气急就诊，听诊心尖区闻及响亮粗糙、音调高的全收缩期杂音，X 线检查示左房、左室增大，其诊断是

A. 三尖瓣狭窄

B. 二尖瓣关闭不全

C. 主动脉瓣狭窄

D. 肺动脉瓣关闭不全

E. 联合瓣膜病变

18. 患者既往有风心病史，活动时突然出现“三偏”综合征表现，确诊为脑梗死，该患者最可能的诊断是

A. 主动脉瓣狭窄合并房颤

B. 主动脉瓣关闭不全

C. 二尖瓣关闭不全伴心力衰竭

D. 三尖瓣狭窄

E. 二尖瓣狭窄并发房颤

19. 男性患者，41 岁，体力活动耐力下降 4 年，活动后气急，既往有反复低热史。查体：脉搏 92 次/分，呼吸 21 次/分，血压 118/72mmHg，心界向左侧扩大，心率 92 次/分，节律规整，于胸骨右缘第 2 肋间闻及粗糙的收缩期杂音。最有助于诊断的检查是

A. 胸部 CT　　B. X 线胸片

C. 超声心动图　　D. 放射性核素

E. 心电图

20. 男性患者，66 岁，原发性高血压病史 20 余年，高血压性心脏病伴心功能不全，心电图示二度房室传导阻滞，双肺底可闻及小水泡音，不能应用的降压药物是

A. 氢氯噻嗪　　B. 硝苯地平

C. 卡托普利　　D. 哌唑嗪

E. 美托洛尔

21. 男性患者，20 岁，发现高血压 1 年余，血压最高 180/110mmHg，实验室检查：尿蛋白（++），尿素氮 28.6mmol/L，肌酐 442μmol/L，最可能的诊断是

A. 高血压病　　B. 高血压危象

C. 恶性高血压　　D. 嗜铬细胞瘤

E. 肾性高血压

22. 男性患者，68 岁，原发性高血压病史 30 余年，肾功能不全 3 年，现出现尿少、水肿，血肌酐 441μmol/L，不能应用的降压药物是

A. 利尿剂

B. 血管紧张素转换酶抑制剂

C. 钙拮抗剂

D. α 受体阻滞剂

E. β 受体阻滞剂

23. 男性患者，30 岁，高血压病史 3 年，今日下午突然剧烈头痛、烦躁、恶心、呕吐，测血压 220/120mmHg，迅速降压宜选用的方法是

A. 硝普钠静滴　　B. 普萘洛尔静滴

C. 地西泮肌注　　D. 呋塞米静注

E. 苯巴比妥肌注

24. 男性患者，65 岁，冠心病病史 6 年，体力活动后突然胸骨后疼痛，有压迫感、胸闷，被迫停止原来活动，持续 3～5 分钟疼痛自行缓解。其胸痛最可能的诊断是

A. 肋间神经痛　　B. 急性心肌梗死
C. 胆绞痛　　D. 胃食管反流
E. 心绞痛

25. 女性患者，60 岁，心前区疼痛 6 小时入院，心电图Ⅱ、Ⅲ、aVF 导联出现异常 Q 波伴 ST 段抬高，心肌酶 CK 明显升高，最可能的诊断是

A. 右室心肌梗死
B. 急性下壁心肌梗死
C. 心内膜下心肌梗死
D. 心绞痛
E. 急性前壁心肌梗死

26. 男性患者，50 岁，心前区剧痛 2 小时就诊，查体：血压 100/66mmHg，端坐呼吸，两肺底细湿啰音，心率 120 次/分，律齐，S_1减弱，有 S_3。心电图示 $V_{1\sim5}$呈病理性 Q 波及 ST 段上抬。治疗中不可应用的药物是

A. 吗啡　　B. 硝酸甘油
C. 毛花苷 C　　D. 阿司匹林
E. 尿激酶

27. 男性患者，60 岁，胸痛 2 小时就诊，诊断为急性心肌梗死，急诊溶栓，提示冠状动脉再通的可靠指标是

A. 冠状动脉造影动脉再通
B. 胸痛 2 小时内基本消失
C. 出现心律失常
D. 抬高的 ST 段回降>50%
E. 心肌酶峰值提前出现

A3 型题

女性患者，38 岁。心慌气短十余年，加重伴不能平卧 2 小时。查体：心率 142 次/分，心音强弱不等，心律绝对不齐，心尖区闻及Ⅱ级收缩期杂音和舒张期隆隆样杂音，双肺底闻及细小湿啰音，心界向左侧扩大，肝大，肋下 5cm，肝-颈静脉反流征阳性，双下肢水肿。

1. 此患者的诊断为

A. 二尖瓣狭窄、房颤、右心衰竭
B. 二尖瓣关闭不全、房颤、右心衰竭
C. 二尖瓣狭窄、房颤、左心衰竭
D. 三尖瓣狭窄、房颤、右心衰竭
E. 三尖瓣关闭不全、房颤、右心衰竭

2. 治疗应首选

A. 口服地高辛　　B. 静注西地兰
C. 肌注呋塞米　　D. 皮下注射吗啡
E. 静注普萘洛尔

B1 型题

A. 胸部 X 线心影大小
B. 放射性核素检查心室大小
C. E/A 比值
D. 左心室射血分数
E. 血浆脑钠肽

1. 有助于心力衰竭诊断及判断预后的指标是
2. 有助于鉴别心源性哮喘与支气管哮喘的指标是

A. 洋地黄
B. β 受体阻滞剂
C. 血管紧张素转换酶抑制剂
D. 血管紧张素Ⅱ受体拮抗剂
E. 利尿剂

3. 减少心力衰竭患者病情反复，降低猝死率的药物是
4. 明显改善心力衰竭患者临床症状，减少住院率的药物是

A. 伴房颤　　B. 伴高血压
C. 伴肾衰竭　　D. 伴肺部感染
E. 伴低钾血症

5. 心力衰竭患者最适合应用洋地黄治疗的是
6. 心力衰竭患者最适合应用血管扩张剂的是

A. 铁锈色痰　　B. 白色黏痰
C. 棕红色痰　　D. 灰白色浆液痰

E. 粉红色泡沫样痰

7. 肺炎链球菌肺炎典型的痰液性状是

8. 急性心力衰竭典型的痰液性状是

A. 利尿剂

B. 血管紧张素转换酶抑制剂

C. β受体阻滞剂

D. 血管紧张素Ⅱ受体拮抗剂

E. 洋地黄

9. 单纯舒张性心力衰竭患者禁用的药物是

10. 心力衰竭伴有支气管哮喘患者禁用的药物是

A. 乏力、疲倦　　B. 食欲不振、腹胀

C. 心悸、胸闷　　D. 记忆力减退

E. 呼吸困难

11. 慢性左心衰竭最早出现的症状是

12. 慢性右心衰竭最早出现的症状是

A. 心肌炎

B. 主动脉瓣狭窄

C. 主动脉瓣关闭不全

D. 缩窄性心包炎

E. 甲状腺功能亢进症

13. 导致原发性心肌损害的疾病是

14. 导致心肌后负荷加重的疾病是

A. 劳力性呼吸困难

B. 咳嗽、咳痰

C. 咯血

D. 下垂性压陷性水肿

E. 发绀

15. 右心衰竭时典型的体征是

16. 左心衰竭时最早出现的症状是

A. 支气管哮喘　　B. 缩窄性心包炎

C. 肺气肿　　D. 胃癌

E. 慢性肾炎

17. 左心衰竭急性肺水肿时需鉴别的疾病是

18. 右心衰竭腹水时主要需鉴别的疾病是

A. 美托洛尔　　B. 普鲁卡因胺

C. 普罗帕酮　　D. 利多卡因

E. 苯妥英钠及氯化钾

19. 急性心肌梗死出现的室早，治疗应首选的药物是

20. 洋地黄中毒所致室早伴低血钾治疗宜首选的是

A. P 波消失代之以 F 波

B. P 波消失代之以 f 波

C. 提早出现的室上性 QRS 波群，其前无相关的 P 波

D. 提早出现的宽大、畸形的 QRS 波群，其前无相关的 P 波

E. 频率较慢的窦性 P 波与 QRS 波群无固定关系

21. 室性早搏的心电图表现是

22. 心房颤动的心电图表现是

A. 呼吸道感染

B. 心力衰竭

C. 心律失常

D. 亚急性感染性心内膜炎

E. 栓塞

23. 风心病最常见的并发症是

24. 风心病二尖瓣狭窄伴房颤最易出现的并发症是

A. 左房增大　　B. 左房右室增大

C. 左室增大　　D. 右室增大

E. 右房增大

25. 重度二尖瓣狭窄 X 线检查显示的异常是

26. 主动脉瓣关闭不全 X 线检查显示的异常是

A. 呼吸困难　　B. 晕厥
C. 心绞痛　　D. 心悸
E. 下肢水肿

27. 主动脉瓣狭窄最常见的表现是

28. 主动脉瓣关闭不全最早出现的表现是

A. 主动脉瓣狭窄
B. 二尖瓣狭窄
C. 肺动脉瓣狭窄
D. 主动脉瓣关闭不全
E. 二尖瓣关闭不全

29. 易发生直立性、运动性晕厥的疾病是

30. 常有头部搏动感、有节律性点头运动的疾病是

A. 二尖瓣狭窄　　B. 肺动脉瓣狭窄
C. 主动脉瓣狭窄　　D. 二尖瓣关闭不全
E. 主动脉瓣关闭不全

31. 心脏瓣膜病中出现第二心音逆分裂的疾病是

32. 心脏瓣膜病中出现第二心音减弱或消失的疾病是

A. 感染性心内膜炎
B. 风湿热
C. 先天性畸形
D. 主动脉夹层
E. 主动脉瓣钙化

33. 心脏瓣膜病主动脉瓣狭窄的常见病因是

34. 心脏瓣膜病主动脉瓣关闭不全的常见病因是

A. （120～139）／（80～89） mmHg
B. （140～159）／（90～99） mmHg
C. （160～179）／（100～109） mmHg
D. ≥140/≥90mmHg
E. ≥180/≥110mmHg

35. 诊断为1级高血压是

36. 诊断为2级高血压是

A. 哌唑嗪　　B. 美托洛尔
C. 硝苯地平　　D. 依那普利
E. 缬沙坦

37. 属钙拮抗剂的抗高血压药物是

38. 属血管紧张素转换酶抑制剂的抗高血压药物是

A. 短暂性脑缺血发作
B. 蛛网膜下腔出血
C. 冠心病
D. 心肌病
E. 脑出血

39. 高血压病累及心脏多见的是

40. 高血压病累及脑最常见的是

A. Ⅱ、Ⅲ、aVF 病理性 Q 波及 ST 段上抬
B. V_1～V_6 病理性 Q 波及 ST 段上抬
C. V_1～V_3 病理性 Q 波及 ST 段上抬
D. Ⅰ、V_5、V_6 病理性 Q 波及 ST 段上抬
E. V_3～V_5 病理性 Q 波及 ST 段上抬

41. 急性前间壁心肌梗死出现的心电图异常是

42. 广泛前壁心肌梗死出现的心电图异常是

A. 广泛前壁心肌梗死
B. 下壁心肌梗死
C. 后壁心肌梗死
D. 心内膜下心肌梗死
E. 正后壁心肌梗死

43. 特征性心电图改变出现在Ⅱ、Ⅲ、aVF导联的诊断是

44. 特征性心电图改变出现在 V_1～V_6 导联的诊断是

A. 血液一般检查　　B. 血浆脑钠肽

C. 胸部X线检查　D. 超声心动图
E. 冠状动脉造影

45. 确诊心力衰竭肺水肿的主要依据是
46. 有助于心力衰竭诊断及判断预后的是

参考答案

A1 型题

1. A　2. D　3. C　4. D　5. E
6. A　7. C　8. E　9. B　10. C
11. A　12. B　13. A　14. A　15. B
16. C　17. B　18. E　19. E　20. D
21. E　22. B　23. E　24. E　25. E
26. E　27. E　28. C　29. B　30. A
31. D　32. C　33. C　34. D　35. A
36. A　37. B　38. E　39. C　40. D
41. D　42. E　43. A　44. B　45. A
46. D　47. D　48. E　49. B　50. E
51. A　52. B　53. A　54. E　55. E
56. C　57. C　58. A　59. C　60. B
61. C　62. B　63. A　64. C　65. C
66. B　67. D　68. B　69. A　70. B
71. A　72. C　73. A　74. E　75. A
76. B　77. D　78. C　79. D　80. C
81. B　82. D　83. A　84. E　85. C
86. D　87. C　88. B　89. A　90. C
91. A　92. E　93. A　94. A　95. D
96. D　97. A　98. B　99. D　100. D
101. B　102. A　103. E　104. C　105. C
106. C　107. D　108. C　109. B　110. D
111. C　112. A　113. D　114. E　115. B
116. B　117. C　118. E　119. C　120. D
121. D

A2 型题

1. A　2. B　3. C　4. B　5. C
6. A　7. B　8. E　9. D　10. D
11. C　12. A　13. D　14. D　15. D
16. A　17. B　18. E　19. C　20. E
21. E　22. B　23. A　24. E　25. B
26. C　27. A

A3 型题

1. A　2. B

B1 型题

1. E　2. E　3. B　4. A　5. A
6. B　7. A　8. E　9. E　10. C
11. E　12. B　13. A　14. B　15. D
16. A　17. A　18. B　19. D　20. E
21. D　22. B　23. C　24. E　25. B
26. C　27. A　28. D　29. A　30. D
31. C　32. E　33. B　34. B　35. B
36. C　37. C　38. D　39. C　40. E
41. C　42. B　43. B　44. A　45. C
46. B

第三单元　消化系统疾病

A1 型题

1. 诊断慢性胃炎最可靠的方法是
A. X线钡餐检查　B. 胃液分析
C. 胃镜加活检　D. 血清胃泌素测定
E. 大便隐血试验
2. 慢性胃炎最主要的病因是

A. 自身免疫反应
B. 十二指肠液反流
C. 遗传因素
D. 饮食因素
E. 幽门螺杆菌感染

3. 血清胃泌素水平降低，应考虑的诊断是
A. 慢性萎缩性胃体炎
B. 慢性非萎缩性胃炎
C. 慢性萎缩性胃窦炎
D. 胃息肉
E. 胃泌素瘤

4. 十二指肠溃疡发病的最主要因素是
A. 胃酸分泌增高
B. 胃黏膜屏障减弱
C. 遗传因素
D. 免疫因素
E. 饮食因素

5. 消化性溃疡发病的最主要病因是
A. 胃酸分泌增高　B. Hp 感染
C. 遗传因素　D. 免疫因素
E. 饮食因素

6. 消化性溃疡最主要的症状是
A. 上腹疼痛　B. 嗳气、反酸
C. 恶心、呕吐　D. 食欲减退
E. 呕血、黑便

7. 消化性溃疡腹痛的特征是
A. 进食后饱胀
B. 无规律性
C. 周期性、节律性
D. 转移性
E. 持续性疼痛阵发性加剧

8. 十二指肠溃疡的好发部位是
A. 球部
B. 乳头的近段降部
C. 乳头的远段降部
D. 十二指肠水平段
E. 十二指肠升段

9. 消化性溃疡最常见的并发症是
A. 上消化道出血　B. 胃肠穿孔
C. 幽门梗阻　D. 癌变
E. 恶性贫血

10. 胃溃疡的好发部位是
A. 胃小弯　B. 胃底
C. 胃大弯　D. 胃窦部
E. 贲门

11. 最有助于消化性溃疡诊断的症状是
A. 恶心、呕吐　B. 反酸、嗳气
C. 反复呕吐宿食　D. 规律性上腹痛
E. 进食后腹胀

12. 以空腹痛为腹痛特点的疾病是
A. 胃溃疡　B. 十二指肠溃疡
C. 慢性胆囊炎　D. 急性胰腺炎
E. 胃癌

13. 胃溃疡节律性疼痛的特点是
A. 空腹痛
B. 进餐时痛
C. 夜间痛
D. 餐后 1 小时内痛
E. 餐后 3~4 小时痛

14. X 线钡餐检查诊断消化性溃疡的直接征象是
A. 黏膜呈锯齿状增粗
B. 有激惹及变形
C. 龛影
D. 充盈缺损
E. 胃壁蠕动减少呈皮革状

15. 消化性溃疡患者需紧急手术治疗的并发症是
A. 急性胃穿孔　B. 幽门梗阻
C. 可疑癌变　D. 上消化道出血
E. 恶性贫血

16. 鉴别消化性溃疡和胃癌最有价值的检查是
A. 大便隐血试验
B. 胃黏膜脱落细胞检查
C. X 线钡餐检查

D. 胃液分析

E. 电子胃镜

17. 最有助于快速诊断消化性溃疡并发急性穿孔的辅助检查是

A. 血象　　B. X 线钡餐检查

C. 腹部 B 超　　D. 腹部透视

E. 腹腔穿刺

18. 不属胃溃疡胃镜下特点的是

A. 溃疡呈圆形或椭圆形

B. 溃疡基底部覆有白色或黄白色厚苔

C. 溃疡周围黏膜充血、水肿

D. 溃疡呈火山口状，底部凹凸不平

E. 可见周围皱襞向溃疡集中现象

19. 十二指肠溃疡节律性疼痛的特点是

A. 餐后 1 小时内出现疼痛

B. 饥饿时疼痛

C. 夜间痛

D. 餐后 2~4 小时痛

E. 进餐前 0.5~1 小时出现疼痛

20. 诊断消化性溃疡最有价值的表现是

A. 钡餐透视局部有压痛、激惹、变形

B. 钡餐透视见到龛影

C. 胃液分析为高胃酸

D. 多年周期性腹痛

E. 上腹部压痛

21. 下列关于复合性溃疡的叙述，错误的是

A. 胃和十二指肠同时有溃疡

B. DU 常先于 GU 出现溃疡

C. 女性多见

D. 易并发幽门狭窄

E. 易发生消化道出血

22. 下列关于幽门管溃疡的叙述，错误的是

A. 多发生于幽门孔 2cm 以内

B. 男性多发

C. 呈高胃酸分泌

D. 周期性节律性疼痛多典型

E. 内科治疗效果较差

23. 下列关于球后溃疡的叙述，错误的是

A. 发生于十二指肠球部

B. 夜间痛及背部放射痛常见

C. 易并发消化道出血

D. 内科治疗效果差

E. 胃镜检查易漏诊

24. 下列关于消化性溃疡合并幽门梗阻的叙述，错误的是

A. 腹痛为主要症状

B. 呕吐后症状多减轻

C. 呕吐物有发酵宿食

D. 出现胃型及胃蠕动波

E. 震水音阳性

25. 治疗消化性溃疡的药物中，属胃黏膜保护剂的是

A. 米索前列醇　　B. 氢氧化铝

C. 西咪替丁　　D. 奥美拉唑

E. 山莨菪碱

26. 十二指肠溃疡发病的主要机制是

A. 胃酸、胃蛋白酶等侵蚀因素增强

B. 黏膜屏障减弱

C. 黏膜血流量减低

D. 细胞更新能力减弱

E. 胃排空延迟

27. 最易发生幽门梗阻的溃疡是

A. 胃角溃疡　　B. 胃窦溃疡

C. 幽门管溃疡　　D. 球后溃疡

E. 胃多发溃疡

28. 消化性溃疡的手术适应证是

A. 复合性溃疡

B. 慢性穿孔

C. 直径大于 2cm 的溃疡

D. 功能性幽门梗阻

E. 瘢痕性幽门梗阻

29. 下列各项，不属胃癌癌前状态的是

A. 萎缩性胃炎　　B. 胃溃疡

C. 胃息肉　　D. 胃平滑肌瘤

E. 胃大部切除术后残胃

30. 诊断恶性溃疡最有价值的是

A. 粪便隐血持续阳性
B. 胃液分析缺乏
C. 内镜见溃疡形状不规则，底部凹凸不平
D. 胃组织学检查有核质变异细胞
E. X 线检查看到胃内充盈缺损

31. 进展期胃癌最多见的病理类型是
A. 息肉型　B. 胃炎型
C. 局限溃疡型　D. 弥漫浸润型
E. 浸润溃疡型

32. 胃癌普查时首选的筛选试验是
A. 胃镜及活检　B. 粪便隐血实验
C. Hp 检测　D. 钡餐透视
E. 胃液分析

33. 胃癌的好发部位依次是
A. 胃窦、胃体、贲门
B. 贲门、胃窦、胃大弯
C. 胃体、贲门、胃窦
D. 胃小弯、胃大弯、胃窦
E. 胃窦、贲门、胃体

34. 胃癌最好发的部位是
A. 胃窦　B. 胃小弯
C. 贲门　D. 胃体
E. 胃底

35. 胃癌最常见、最早发生的转移方式是
A. 直接蔓延　B. 淋巴转移
C. 血行转移　D. 种植转移
E. 局部转移

36. 胃癌的主要症状是
A. 上腹部疼痛　B. 食欲减退
C. 恶心、呕吐　D. 呕血、黑便
E. 低热、体重减轻

37. 诊断早期胃癌最重要的手段是
A. 癌胚抗原测定　B. 大便隐血试验
C. 胃液分析　D. X 线钡餐检查
E. 胃镜检查

38. 治疗早期胃癌最好的方法是
A. 手术治疗　B. 放射治疗
C. 综合治疗　D. 联合化疗
E. 免疫治疗

39. 关于溃疡性结肠炎的叙述，错误的是
A. 为多基因病
B. 病因尚未完全明确
C. 免疫因素是发病的直接原因
D. 可发生在任何年龄
E. 女性明显较男性多见

40. 临床分级为轻、中度的溃疡性结肠炎的首选治疗药物是
A. 强的松　B. 6-MP
C. 柳氮磺吡啶　D. 替硝唑
E. 羟氨苄青霉素

41. 关于溃疡性结肠炎应用糖皮质激素治疗的叙述，错误的是
A. 具有非特异性抗炎作用
B. 抑制免疫反应
C. 对急性发作期疗效好
D. 可采用药物保留灌肠
E. 主要用于轻中型患者

42. 诊断溃疡性结肠炎最重要的手段是
A. 血沉检查　B. 免疫指标检查
C. 粪便检查　D. X 线钡剂造影
E. 结肠镜检查

43. 不属溃疡性结肠炎主要临床表现的是
A. 腹痛　B. 腹泻
C. 黏液脓血便　D. 里急后重
E. 腹部包块

44. 溃疡性结肠炎腹痛的临床特点，错误的是
A. 多位于左下腹
B. 发生结肠扩张时出现持续性腹痛
C. 有疼痛→便意→排便→缓解的规律
D. 多伴有腹部压痛
E. 见于所有患者

45. 溃疡性结肠炎最多见的临床分型是
A. 初发型　B. 急性复发型
C. 慢性复发型　D. 慢性持续型

E. 急性暴发型

46. 判断重度溃疡性结肠炎的要点，错误的是

A. 肉眼脓血便

B. 血红蛋白低于 100g/L

C. 血沉超过 30mm/h

D. 腹泻 4 次/日以上

E. 体温超过 37.5℃

47. 溃疡性结肠炎急性发作期的一般治疗措施，错误的是

A. 富含蛋白的流质饮食

B. 贫血明显者应输血

C. 病情严重者暂禁食

D. 必要时应用抗胆碱能药缓解腹痛

E. 加强支持治疗

48. 溃疡性结肠炎使用免疫抑制剂的指征，错误的是

A. 氨基水杨酸制剂治疗无效的轻型患者

B. 氨基水杨酸制剂治疗无效的中型患者

C. 重型急性发作期患者

D. 暴发型患者

E. 各型经氨基水杨酸治疗已缓解者巩固治疗

49. 溃疡性结肠炎病变最常发生的部位是

A. 降结肠

B. 横结肠

C. 回肠末段及升结肠

D. 直肠及乙状结肠

E. 全结肠

50. 提示溃疡性结肠炎活动期的重要表现是

A. 进行加重的贫血

B. 持续存在的高热

C. 持续存在的腹痛

D. 腹部压痛

E. 黏液血便

51. 提示溃疡性结肠炎为缓解期的是

A. 临床症状持续　B. 腹痛消失

C. 黏液脓血便　D. 有全身表现

E. 排便次数每日 5 次

52. 溃疡性结肠炎肠道炎症发生、发展的直接原因是

A. 遗传因素　B. 精神因素

C. 神经因素　D. 感染因素

E. 免疫因素

53. 可出现“倒灌性回肠炎”的慢性肠病是

A. 克罗恩病　B. 肠易激综合征

C. 慢性细菌性痢疾　D. 溃疡性结肠炎

E. 慢性阿米巴痢疾

54. 溃疡性结肠炎急性期发生电解质紊乱，其中最常见的是

A. 低钙血症　B. 低镁血症

C. 低钠血症　D. 低氯血症

E. 低钾血症

55. 关于溃疡性结肠炎急性期内镜下特征的叙述，错误的是

A. 肠黏膜充血水肿

B. 红色斑点

C. 假息肉形成

D. 肠腔痉挛

E. 分泌亢进

56. 我国肝硬化的最主要病因是

A. 病毒性肝炎

B. 营养不良

C. 慢性酒精中毒

D. 慢性心力衰竭

E. 慢性细菌性痢疾

57. 下列各项，属肝硬化内分泌失调引起的表现是

A. 夜盲　B. 出血倾向

C. 肝掌、蜘蛛痣　D. 贫血

E. 不规则低热

58. 肝硬化最常见的并发症是

A. 急性上消化道出血

B. 肝性脑病

C. 肝肾综合征

D. 自发性腹膜炎

E. 肝肺综合征

59. 肝硬化晚期最常见的死亡原因是

A. 急性上消化道出血

B. 肝性脑病

C. 肝肾综合征

D. 自发性腹膜炎

E. 肝肺综合征

60. 肝硬化失代偿期治疗轻度腹水首选的利尿剂是

A. 甘露醇　B. 利尿酸钠

C. 螺内酯　D. 氢氯噻嗪

E. 呋塞米

61. 肝硬化并发肝性脑病时，饮食治疗的原则是

A. 高优质蛋白饮食

B. 低盐、低脂饮食

C. 高糖饮食

D. 限制蛋白摄入

E. 低糖饮食

62. 肝硬化失代偿期最突出的体征是

A. 脾肿大　B. 腹水

C. 皮肤黏膜瘀斑　D. 肝掌、蜘蛛痣

E. 皮肤色素沉着

63. 肝硬化腹水无水肿患者，利尿后体重减轻的适宜水平是

A. 每天 100g　B. 每天 200g

C. 每天 300g　D. 每天 400g

E. 每天 500g

64. 肝硬化腹水患者，下肢显著水肿时，利尿后体重减轻的适宜水平是

A. 每天 100g　B. 每天 500g

C. 每天 1000g　D. 每天 1500g

E. 每天 2000g

65. 肝硬化患者的治疗措施中，可诱发肝性脑病的是

A. 限制水钠摄入　B. 应用白蛋白

C. 应用利尿剂　D. 抗病毒治疗

E. 高热量高蛋白饮食

66. 不属减少肝性脑病患者肠道毒物生成及吸收的治疗措施是

A. 限制蛋白质摄入

B. 乳果糖灌肠

C. 应用谷氨酸钠

D. 口服抗生素

E. 导泻清除肠内积食

67. 作为肝硬化患者常规检查有助于早期发现肝癌的是

A. 肝脏 B 超　B. 肝脏 CT

C. 肝穿刺活检　D. 腹腔镜

E. 腹水检查

68. 原发性肝癌最早出现、最常见的转移方式是

A. 淋巴转移　B. 肝内转移

C. 肝外血行转移　D. 种植转移

E. 直接蔓延

69. 原发性肝癌发生肝外血行转移最多见的脏器是

A. 肺　B. 骨

C. 肾　D. 脑

E. 皮肤

70. 原发性肝癌最多见的形态学分类是

A. 块状型　B. 弥漫型

C. 小癌型　D. 结节型

E. 亚临床型

71. 原发性肝癌的特征性表现是

A. 食欲减退

B. 进行性肝脏肿大及肝区痛

C. 肝硬化表现

D. 血性腹水

E. 黄疸

72. 诊断原发性肝癌最特异性的标记物是

A. γ-GT　B. AFP

C. LPH　D. ALT

E. AST

73. 关于 AFP 诊断肝癌的叙述，错误的是

A. 是诊断肝癌的最特异性标记物

B. >500μg/L 持续 4 周可诊断

C. >200μg/L 持续 8 周可诊断

D. 由低浓度逐渐升高不降可诊断

E. 浓度与肝癌大小不明显相关性

74. 原发性肝癌最有效的治疗方法是

A. 放射性治疗 B. 局部消融治疗

C. 分子靶向治疗 D. 手术治疗

E. 介入性治疗

75. 与原发性肝癌发生相关的致癌因素，错误的是

A. 黄曲霉污染食物

B. 肝硬化

C. 华支睾吸虫胆道感染

D. 病毒性肝炎

E. 家庭史及遗传因素

76. 动物肝癌最强的致癌剂是

A. 黄曲霉毒素 B_1 B. 苯并芘

C. 亚硝酸盐 D. 四氯化碳

E. 有机氯类农药

77. 肝硬化患者出现血性腹水，应首先考虑的并发症是

A. 自发性腹膜炎 B. 继发性腹膜炎

C. 结核性腹膜炎 D. 原发性肝癌

E. 出血倾向

78. 原发性肝癌的特征性体征是

A. 肝区压痛

B. 肝脏触诊质地坚硬

C. 进行性肝肿大

D. 黄疸

E. 腹水

79. 排除其他疾病后，AFP 诊断原发性肝癌的标准是

A. AFP>500μg/mL 持续 2 周

B. AFP>500μg/mL 持续 4 周

C. AFP>200μg/mL 持续 2 周

D. AFP>200μg/mL 持续 4 周

E. AFP>100μg/mL 持续 8 周

80. 肝硬化腹水患者常见的腹水特点是

A. 淡黄色漏出液

B. 淡黄色渗出液

C. 血性漏出液

D. 毛玻璃样渗出液

E. 介于漏出液与渗出液之间

81. 对肝炎后肝硬化的诊断最有价值的异常是

A. 脾肿大

B. 蜘蛛痣

C. 肝功能异常

D. 超声显示肝回声不均质

E. 食管钡餐检查下段有蚯蚓样充盈缺损

82. 肝硬化大量腹水患者，治疗腹水首选的利尿剂联合方案是

A. 甘露醇+螺内酯

B. 利尿酸钠+氢氯噻嗪

C. 氢氯噻嗪+甘露醇

D. 螺内酯+呋塞米

E. 呋塞米+甘露醇

83. 肝硬化失代偿期患者的检查结果，错误的是

A. 凝血因子减少 B. 血红蛋白减低

C. 雄激素减少 D. 雌激素减少

E. 肾上腺糖皮质激素可减少

84. 不属肝硬化代偿期表现的是

A. 乏力、食欲减退

B. 食管胃底静脉曲张

C. 肝脏质地坚实或偏硬

D. 脾脏轻度肿大

E. 肝功能轻度异常

85. 下列各项，属肝硬化肝功能减退表现的是

A. 食管静脉曲张

B. 外周血白细胞减少

C. 外周血血小板减少

D. 肝掌、蜘蛛痣

E. 腹壁静脉曲张

86. 下列各项，属肝硬化门静脉高压的表现

的是

A. 腹泻　　B. 脾大
C. 出血倾向　　D. 肝掌
E. 皮肤色素沉着

87. 肝硬化内分泌紊乱的表现，少见的是

A. 男性乳房发育
B. 肝掌、蜘蛛痣
C. 月经异常
D. 阳痿、性欲减退
E. 手足抽搐、周期麻痹

88. 肝性脑病患者给予肠道消毒剂的最主要原因是

A. 清除致病菌的毒素
B. 减少氨的吸收
C. 预防感染性腹膜炎
D. 抑制肠道细菌减少氨的形成
E. 预防肠道感染

89. 下列各项，不属肝硬化肝功能减退的临床表现的是

A. 黄疸　　B. 紫癜
C. 水肿　　D. 脾肿大
E. 男性乳房发育

90. 胃癌的高发年龄段是

A. 25～30 岁　　B. 30～40 岁
C. 45～55 岁　　D. 55～70 岁
E. 70～85 岁

91. 胃癌的主要体征是

A. 上腹触痛
B. 腹部肿块
C. 剑突下反跳痛
D. 移动性浊音（+）
E. 振水音（+）

92. 可以确诊代偿期肝硬化的方法是

A. B 超
B. 血清蛋白水平
C. 甲胎蛋白测定
D. 血清Ⅲ型前胶原肽水平
E. 肝穿刺活检

93. 用于肝硬化保护肝细胞的维生素类药，错误的是

A. 维生素 C　　B. 维生素 B
C. 维生素 E　　D. 维生素 K
E. 维生素 D

94. 目前诊断小肝癌的最佳方法是

A. 肝动脉造影　　B. 超声检查
C. MRI　　D. AFP 测定
E. 异常凝血酶原测定

95. 有典型的影像学表现且病灶直径超过 2cm，可以确诊肝癌的 AFP 水平是

A. >200μg/L　　B. >400μg/L
C. >600μg/L　　D. >800μg/L
E. >1000μg/L

96. 直径≤3cm 的小肝癌，可获得根治的非手术治疗方法是

A. 分子靶向治疗　　B. 放射治疗
C. 局部消融治疗　　D. 生物治疗
E. 肺动脉灌注性化疗

97. 关于急性胰腺炎的叙述，下列哪项不妥

A. 多种病因导致胰酶在胰腺组织内被激活
B. 引起胰腺组织自身消化
C. 导致局部炎症反应甚至引发全身炎症反应及多系统器官功能障碍
D. 临床以突发上腹痛伴腹肌紧张、休克为特点
E. 血淀粉酶、脂肪酶升高

98. 以下哪项是引起急性胰腺炎的主要原因

A. 大量饮酒和暴食
B. 胆石症及胆道感染
C. 胰管梗阻
D. 代谢障碍
E. 高钙血症

99. 以下哪项不是急性胰腺炎腹痛的特点

A. 腹痛为本病主要和首发症状
B. 常于空腹时突然发生
C. 初起疼痛位于中上腹或左上腹部，可

迅速扩散至全腹

D. 腹痛轻重不一，持续性疼痛伴阵发性加剧，可向腰背部呈束带状放射

E. 少数年老体弱者腹痛可不明显

100. 重症急性胰腺炎较少出现哪项体征

A. 黄疸

B. 眼睑水肿

C. 胸水、腹水征

D. 脐周皮肤出现青紫（Cullen 征）

E. 两腰部皮肤呈暗灰蓝色（Grey - Turner 征）

101. 重症胰腺炎并发胰腺脓肿多出现在

A. 发病 2~3 周后

B. 发病 4~5 周后

C. 发病 6~7 周后

D. 发病 8~9 周后

E. 发病 10 周后

102. 重症胰腺炎并发胰腺假性囊肿多出现在

A. 发病 2~3 周后

B. 发病 3~4 周后

C. 发病 6~7 周后

D. 发病 8~9 周后

E. 发病 10 周后

103. 关于重症胰腺炎血淀粉酶的叙述，以下哪项不确切

A. 血清淀粉酶在起病 12~14 小时开始上升，约 24 小时达高峰，48 小时左右开始下降，多持续 3~5 天

B. 血淀粉酶超过正常值上限 3 倍（>500U/L，苏氏法）即可确诊急性胰腺炎

C. 血淀粉酶水平的高低与病情严重程度不一定平行，重症患者血淀粉酶可正常或低于正常

D. 血淀粉酶持续增高常提示病情反复、并发假性囊肿或脓肿

E. 其他急腹症如消化性溃疡穿孔、胆石症、胆囊炎、肠梗阻等亦可引起血清淀粉酶增高，但一般不超过正常值上限 2 倍

104. 关于重症胰腺炎血淀粉酶持续时间的叙述，以下哪项正确

A. 持续 1~2 天　B. 持续 2~3 天

C. 持续 3~5 天　D. 持续 1~2 周

E. 持续 2~3 周

105. 关于重症胰腺炎尿淀粉酶的叙述，以下哪项正确

A. 尿淀粉酶在发病后 2~12 小时开始升高

B. 尿淀粉酶在发病后 2~14 小时开始升高

C. 尿淀粉酶在发病后 6~12 小时开始升高

D. 尿淀粉酶在发病后 8~14 小时开始升高

E. 尿淀粉酶在发病后 12~14 小时开始升高

106. 关于重症胰腺炎尿淀粉酶持续时间的叙述，以下哪项正确

A. 持续 1~2 天　B. 持续 2~3 天

C. 持续 3~5 天　D. 持续 1~2 周

E. 持续 2~3 周

107. 关于重症胰腺炎血清脂肪酶酶的叙述，以下哪项正确

A. 在发病后 2~12 小时开始升高

B. 在发病后 8~12 小时开始升高

C. 在发病后 8~14 小时开始升高

D. 在发病后 12~14 小时开始升高

E. 在发病后 24~72 小时开始升高

108. 关于重症胰腺炎血清脂肪酶持续时间的叙述，以下哪项正确

A. 持续 1~2 天　B. 持续 2~3 天

C. 持续 3~5 天　D. 持续 7~10 天

E. 持续 10~15 天

109. 下列哪项不是急性胰腺炎的表现

A. 急性腹痛　B. 恶心

C. 呕吐　　D. 急性腹泻
E. 血、尿淀粉酶增高

110. 胰酶在何处被激活后就可引起胰腺自身消化
A. 胆囊内　　B. 十二指肠内
C. 胃内　　D. 胆道内
E. 胰腺内

111. 胰蛋白酶原在什么环境下可自动激活
A. 微酸性　　B. 微碱性
C. 强酸性　　D. 强碱性
E. 中性

112. 与胆源性急性胰腺炎有关的因素有
A. 暴饮暴食
B. 败血症
C. 肝炎病毒
D. 胆石症、胆道感染
E. 乙醇

113. 下列哪种药物不会引起胰腺炎
A. 利尿剂　　B. 糖皮质激素
C. 磺胺类药　　D. 硫唑嘌呤
E. 法莫替丁

114. 下列哪种疾病不增加胰液分泌
A. 高脂血症　　B. 甲减
C. 乙醇中毒　　D. 甲状旁腺肿瘤
E. 高钙血症

115. 急性胰腺炎引起中毒性肠麻痹时不会出现
A. 肠鸣音消失　　B. 肠鸣音亢进
C. 腹部疼痛　　D. 腹部胀气
E. 恶心呕吐

116. 下列哪项不是轻症急性胰腺炎的病理改变
A. 胰腺肿大　　B. 胰腺苍白
C. 间质充血水肿　　D. 血管破裂明显
E. 有炎性细胞浸润

117. 下列哪种情况不是重症急性胰腺炎的病理表现
A. 胰腺细胞坏死
B. 脂肪组织坏死
C. 血管破坏不明显
D. 有出血
E. 有血栓形成

118. 轻症急性胰腺炎患者一般没有的表现
A. 腹痛　　B. 发热
C. 恶心　　D. 呕吐
E. 休克

119. 急性胰腺炎患者呕吐频繁，可引起
A. 代谢性酸中毒　　B. 代谢性碱中毒
C. 呼吸性酸中毒　　D. 呼吸性碱中毒
E. 高血钾

120. 急性胰腺炎是
A. 感染性疾病
B. 遗传性疾病
C. 自身消化性疾病
D. 免疫性疾病
E. 结缔组织病

121. 急性胰腺炎产生休克的原因是
A. 低血容量性休克
B. 心源性休克
C. 疼痛性休克
D. 失血性休克
E. 过敏性休克

122. 急性胰腺炎愈后不良的征兆多为
A. 血甘油三酯增高
B. 血清白蛋白<40g/L
C. 血钙<1. 5mmol/L
D. 动脉血氧分压<10. 6mmHg
E. AKP 增高

123. 急性胰腺炎最基本的治疗方法是
A. 抗生素　　B. 肾上腺皮质激素
C. 禁食补液　　D. 抑肽酶
E. 胰岛素

124. 下列哪项不是重症急性型胰腺炎的表现
A. 淀粉酶明显升高
B. 低血磷
C. 高血钙

D. 高血糖

E. 血白细胞明显升高

125. 轻症急性胰腺炎不正确的治疗方法是

A. 补液

B. 补充电解质

C. 高热量、高维生素饮食

D. 抑制胰酶分泌

E. 必要时解痉镇痛

126. 发病已5天的急性胰腺炎，对诊断有帮助的检查是

A. 血清淀粉酶

B. 尿淀粉酶

C. 血清脂肪酶

D. 血清正铁血红蛋白

E. 血钙

A2 型题

1. 男性患者，50岁，1个月来上腹胀满不适，餐后加重，明显反酸、恶心、呕吐，查体：腹部可见蠕动波，触之有震水音，可能的诊断是

A. 十二指肠球部溃疡并幽门梗阻

B. 胃体溃疡并幽门梗阻

C. 慢性胃体炎并幽门梗阻

D. 慢性胃窦炎并幽门梗阻

E. 胃角溃疡并幽门梗阻

2. 男性患者，42岁，胃溃疡史12年，近2个月上腹痛失去原规律性，伴反酸、嗳气，内科治疗疗效不满意，急需的检查是

A. 钡餐检查　　B. B超检查

C. 胃酸测定　　D. 便隐血试验

E. 胃镜+活检检查

3. 患者因上腹痛、腹胀、反酸、呕吐就诊，经胃镜检查诊断为慢性胃炎，其常见的主要病因是

A. 幽门螺杆菌感染

B. 自身免疫反应

C. 胆汁反流

D. 饮酒

E. 遗传

4. 患者因上腹痛、腹胀、恶心、呕吐2年就诊，拟诊为慢性胃炎，为明确诊断，最有价值的检查是

A. X线检查钡剂造影

B. 胃液分析

C. 血清学检查

D. 胃镜检查

E. ^{13}碳-尿素呼气试验

5. 患者节律性上腹痛伴有恶心、呕吐、反酸等，胃镜检查诊断为胃溃疡，提示处于活动期的内镜下表现是

A. 黏膜皱襞向溃疡集中

B. 溃疡基底部呈现红色瘢痕

C. 溃疡基底部呈现白色瘢痕

D. 溃疡基底部有白色厚苔

E. 溃疡表浅苔变薄

6. 患者十二指肠溃疡病史5年，因饮食不当，突发上腹剧痛就诊，疑诊为十二指肠溃疡并发急性穿孔，为明确诊断不宜进行的检查是

A. 电子胃镜　　B. X线腹透

C. X线钡餐　　D. 腹部B超

E. 诊断性腹穿

7. 患者十二指肠溃疡病史8年，饮酒后突发上腹剧痛，查体呈板状腹，拟诊为急性穿孔，确诊最重要的检查是

A. 腹部X线透视　　B. 钡餐透视

C. 血常规　　D. 粪便隐血试验

E. 腹腔穿刺

8. 男性患者，50岁，胃溃疡病史12年，近1个月来疼痛的节律性消失，食欲减退，体重减轻，粪便隐血试验持续（+++），应首先考虑的诊断是

A. 癌变　　B. 慢性穿孔

C. 幽门梗阻　　D. Hp感染

E. 消化道出血

9. 患者胃溃疡病史15年，因上腹痛、呕吐、

消瘦就诊，经胃镜检查确诊为进展期胃癌，治疗最好的方法是

A. 手术治疗　B. 内镜下治疗
C. 化疗　D. 免疫疗法
E. 放射治疗

10. 男性患者，55 岁，消化性溃疡病史 15 年，近 2 个月疼痛复发，经 8 周内科药物治疗无效，粪便隐血试验持续阳性，最可能的诊断是

A. 胃溃疡活动
B. 十二指肠溃疡活动
C. 胃溃疡癌变
D. 慢性胃体炎
E. 慢性胃窦炎

11. 男性患者，27 岁，慢性腹泻 3 年余，近来大便 4~5 次/日，常带少量脓血，大便培养阴性，纤维结肠镜检查见乙状结肠、直肠黏膜充血，散在浅溃疡。首选的治疗药物是

A. 甲硝唑　B. 氧氟沙星
C. 乳酸杆菌制剂　D. 柳氮磺吡啶
E. 糖皮质激素

12. 男性患者，31 岁，慢性腹泻 3 年，大便 3~5 次/日，常带少量脓血，多次大便培养阴性，纤维结肠镜检查见乙状结肠、直肠黏膜弥漫性充血，散在浅溃疡。该患者最可能的诊断是

A. 肠易激综合征
B. 克罗恩病
C. 慢性细菌性痢疾
D. 溃疡性结肠炎
E. 阿米巴痢疾

13. 男性患者，29 岁，慢性腹泻 3 年余，大便 4~5 次/日，近日劳累后病情加重，大便增加至 7~9 次/日，多为肉眼脓血便，伴腹痛及发热，排便后腹痛可缓解，已应用柳氮磺吡啶治疗，症状缓解不佳，应给予的进一步治疗是

A. 克拉霉素　B. 诺氟沙星
C. 泼尼松　D. 环孢素 A
E. 环磷酰胺

14. 男性患者，31 岁，6 个月前劳累后出现腹泻、腹痛，大便 3~4 次/日，多呈少量脓血便，便后腹痛可缓解，伴消瘦，多次大便培养阴性，对明确诊断最有意义的检查是

A. 粪便常规+隐血实验
B. 血液一般检查
C. 免疫指标检查
D. X 线钡剂灌肠
E. 结肠镜检查

15. 男性患者，43 岁，腹痛、腹泻半年余，大便 4~6 次/日，常有脓血便及里急后重，便后腹痛多可缓解，伴消瘦等，反复查粪便常规以红细胞、白细胞及巨噬细胞为主要异常，结肠镜检查见乙状结肠末端黏膜充血，散在浅溃疡。该患者最可能的诊断是

A. 慢性细菌性痢疾
B. 肠易激综合征
C. 克罗恩病
D. 结肠癌
E. 溃疡性结肠炎

16. 患者慢性肝炎病史 6 年，近 1 个月来病情恶化，为早期诊断肝硬化，最有价值的检查是

A. 肝活检　B. B 超检查
C. AFP 检查　D. X 线检查
E. 放射性核素检查

17. 男性患者，40 岁，慢性肝炎病史 14 年，近来腹胀、消瘦。查体：巩膜黄染，右上腹部触到拳头大、质硬、表面不光滑包块，最可能的诊断是

A. 原发性肝癌
B. 转移性肝癌
C. 慢性活动性肝炎
D. 肝脓肿
E. 肝硬化

18. 男性患者，45 岁，不规则发热 3 个月，伴右下腹胀痛。颈部可见蜘蛛痣，肝肋下 4cm，质硬，稍触痛，肝表面可闻及血管杂音，脾肋下 1.5cm。外周血白细胞 5×10^9/L，中性粒细胞 60%，AFP 800μg/L，HBsAg 阳性，最可能的诊

断是

A. 肝脓肿

B. 肝硬化后肝癌

C. 慢性活动性肝炎

D. 肝炎后肝硬化

E. 肝豆状核变性

19. 女性患者，54 岁，腹部 B 超检查发现肝占位性病变，查肝功能正常。最有助于诊断或排除原发性肝癌的检查项目是

A. γ-GT　　B. AFP

C. AST　　D. ALT

E. LPH

20. 男性患者，43 岁，CT 检查发现左外叶肝癌直径 6cm，无手术禁忌证，首选治疗方案是

A. 全身化学治疗

B. 肿瘤局部放射治疗

C. 手术切除

D. 介入治疗

E. 分子靶向治疗

21. 男性患者，45 岁，2 周来感右上腹隐痛，呈持续性，否认呕吐及发热史，腹部 B 超示肝脏有一 7cm×6.4cm 低回声区，回声不均，边界欠清，收入院。为明确诊断首要的检查是

A. 腹部 CT　　B. 血 AFP

C. 肝功能检测　　D. 肝血管造影

E. 血 LPH

22. 男性患者，48 岁，乙肝病史 10 年，因乏力、低热、腹胀、少尿就诊。查体巩膜黄染，腹部膨隆，移动性浊音（+）。肝略小，脾大，超声显示肝内纤维增生，肝硬化结节形成，门静脉增宽。其治疗措施不妥的是

A. 卧床休息

B. 无盐饮食

C. 给予复方氨基酸和白蛋白

D. 合用保钾和排钾利尿剂

E. 每日进水量不超过 500mL

23. 男性患者，44 岁，既往有慢性乙肝病史 12 年，肝硬化病史 3 年，近几天出现发热、腹痛腹胀，腹水增长明显，可能的诊断是

A. 乙型肝炎进入活动期

B. 肝肾综合征

C. 自发性腹膜炎

D. 肝破裂

E. 原发性肝癌

24. 某男，50 岁，既往体健，查体时发现肝右季肋下 2cm，质硬无压痛，脾可触及，ALT 正常范围，肝穿刺病理：假小叶形成，诊断是

A. 慢性活动性肝病

B. 慢性持续性肝炎

C. 代偿期肝硬化

D. 肝脓肿

E. 肝纤维化

25. 某男，30 岁。酗酒后突起上腹剧痛，伴恶心、呕吐、腹胀，并出现手足抽搐。查体：体温 39℃，血压 70/50mmHg，神志清楚，心率 126 次/分，律齐，无杂音，腹稍膨隆，腹软，肠鸣音减弱。诊断为重症急性胰腺炎。该患者首要的治疗原则是

A. 抑制胰液分泌　　B. 补充血容量

C. 镇痛解痉　　D. 抗菌药物治疗

E. 抑制胰酶活性

26. 某女，35 岁。餐后突起上腹束带状持续性疼痛，呕吐 8 小时。查体：脉搏 116 次/分，收缩压 68mmHg。上腹有压痛，肠鸣音无明显异常。血 WBC 14×10^9/L，血淀粉酶 510U/L（苏氏法）。最可能的诊断是

A. 溃疡病穿孔　　B. 急性胰腺炎

C. 胆囊结石　　D. 急性胃炎

E. 急性胆囊炎

27. 某男，25 岁。饱餐后上腹剧痛 6 小时，伴呕吐，低热，腹平软，脐周压痛。血清淀粉酶 600U/L（苏氏法）。伴有下列哪种情况时提示预后不良

A. 腹水　　B. 低钙血症明显

C. 高血糖症　　D. 发热

E. 高甘油三酯血症

28. 某女，40岁。晚餐后4小时突起中上腹剧痛，既往有胆石症病史。检查：皮肤、巩膜黄染，右肋下扪及肿大的胆囊，并有明显触痛。血清淀粉酶600U/L（苏氏法）。入院后黄疸进行性加深，诊断为胆源性胰腺炎。最关键的治疗是

A. 输液
B. 止痛解痉
C. 禁食
D. 抑制或减少胰液分泌
E. 手术解除胆道梗阻

29. 某男，58岁。有胰腺炎病史，3小时前饮酒后出现上腹部束带样疼痛，恶心呕吐频频，呕吐后疼痛不缓解，伴手足麻木，面部及肢体肌肉小抽动。诊断上除考虑胰腺炎外，还可能并发何种情况

A. 代谢性酸中毒　B. 代谢性碱中毒
C. 电解质紊乱　D. 低血压
E. 氮质血症

A3 型题

男性患者，38岁，间歇性左下腹痛5，解脓血便2个月，反复抗菌药物治疗无效。查体：腹平软，左下腹轻压痛，未扪及包块。

1. 根据以上资料，最有可能的诊断是
A. 克隆病　B. 溃疡性结肠炎
C. 结肠癌　D. 慢性细菌性痢疾
E. 慢性阿米巴痢疾

2. 为明确诊断，最有价值的诊断方法是
A. 临床症状及体征　B. 大便常规与培养
C. X线钡剂灌肠　D. 结肠镜检查
E. 血清免疫球蛋白测定

男性患者，35岁，餐后突起上腹部持续疼痛，伴呕吐，已8小时。查体：脉搏116次/分，血压78/50mmHg，上腹部压痛，肠鸣音无明显异常。血白细胞14×10^9/L，血淀粉酶510U/L。

3. 最有可能的诊断为
A. 溃疡病穿孔　B. 急性胰腺炎
C. 胆囊结石　D. 急性胃炎
E. 急性胆囊炎

4. 该患者首要的治疗原则是
A. 抑制胰液分泌　B. 补充血容量
C. 镇痛解痉　D. 抗菌药物治疗
E. 抑制胰酶活性

B1 型题

A. 基本正常　B. 增高
C. 降低　D. 缺乏
E. 降低或缺乏

1. 慢性萎缩性胃窦炎血清胃泌素水平
2. 慢性萎缩性胃体炎血清胃泌素水平

A. 黏膜红斑，粗糙不平
B. 黏膜苍白，呈颗粒状
C. 黏膜水肿，可见龛影
D. 黏膜红斑，肠腺化生
E. 黏膜苍白，可见环堤

3. 慢性非萎缩性胃炎胃镜下的主要改变是
4. 慢性萎缩性胃炎胃镜下的主要改变是

A. 胃小弯　B. 胃窦部
C. 胃大弯　D. 十二指肠球部
E. 十二指肠球后部

5. 十二指肠溃疡好发部位是
6. 胃溃疡的好发部位是

A. 进食后1小时内疼痛
B. 进食后2~4小时疼痛
C. 进餐前2小时疼痛
D. 进餐后2小时疼痛
E. 疼痛无固定时间

7. 胃溃疡疼痛的特点是
8. 十二指肠溃疡疼痛的特点是

A. 质子泵抑制剂　B. 保护胃黏膜药
C. H_2 受体拮抗剂　D. 抗胆碱药
E. 胃动力药

9. 侧重于治疗胃溃疡的药物是

10. 侧重于治疗十二指肠溃疡的药物是

A. 有机磷农药　B. 黄曲霉毒素
C. 亚硝基化合物　D. 四氯化碳
E. 重金属铅

11. 与胃癌发病关系密切的致癌因素是

12. 与原发性肝癌发病关系密切的致癌因素是

A. 腹泻，排便次数增多
B. 腹部压痛
C. 里急后重
D. 黏液血便
E. 腹痛，便后缓解

13. 溃疡性结肠炎最主要的症状是

14. 溃疡性结肠炎活动期的重要表现是

A. 腹部 B 超　B. 免疫指标检查
C. 粪便检查　D. X 线检查
E. 结肠镜检查

15. 最有助于溃疡性结肠炎诊断的检查是

16. 最有助于鉴别溃疡性结肠炎与克罗恩病的检查是

A. 柳氮磺吡啶　B. 5-氨基水杨酸
C. 泼尼松　D. 环孢素 A
E. 秋水仙碱

17. 轻、中型溃疡性结肠炎的主要治疗药物是

18. 重型、暴发型溃疡性结肠炎的主要治疗药物是

A. 出血倾向　B. 黄疸
C. 腹水　D. 蜘蛛痣、肝掌
E. 肝臭

19. 肝硬化肝功能减退，雌激素增多的表现是

20. 肝硬化门静脉高压的表现是

A. 虫蚀样充盈缺损
B. 龛影
C. 变形
D. 菊花样缺损
E. 皮革状

21. 肝硬化食管静脉曲张 X 线钡餐检查表现的是

22. 肝硬化胃底静脉曲张 X 线钡餐检查表现的是

A. 淡黄色漏出液　B. 血性腹水
C. 乳糜液　D. 草绿色渗出液
E. 淡黄色渗出液

23. 肝硬化腹水检查的一般表现是

24. 肝硬化癌变时腹水的特征是

A. 氨苄西林　B. 乳果糖
C. 谷氨酸钠　D. 左旋多巴
E. 维生素 K

25. 治疗肝性脑病抑制肠道细菌减少产氨的药物是

26. 治疗肝性脑病降低血氨的药物是

A. 块状型　B. 巨块型
C. 小癌型　D. 弥漫型
E. 结节型

27. 原发性肝癌最常见的形态学类型是

28. 原发性肝癌最少见的形态学类型是

A. 肝区疼痛　B. 食欲不振
C. 恶心呕吐　D. 进行性肝肿大
E. 脾肿大、黄疸

29. 原发性肝癌最常见的表现是

30. 原发性肝癌特征性的表现是

A. 血 AFP 检测　B. 腹部 B 超
C. 腹部 CT　D. 血 CEA 测定
E. 肝功能检查

31. 有助于鉴别原发性与继发性肝癌的检查是
32. 有助于鉴别原发性肝癌与肝脓肿的检查是

A. 复合性溃疡　B. 幽门管溃疡
C. 球后溃疡　D. 无症状性溃疡
E. 难治性溃疡

33. 老年人多见的特殊类型的消化性溃疡是
34. 正规治疗 12 周后愈合缓慢的消化性溃疡是

A. 无症状性溃疡
B. 复合性溃疡
C. 幽门管溃疡
D. 球后溃疡
E. 难治性溃疡

35. 呈高胃酸分泌，内科治疗效果差的溃疡是
36. 常见背部放射痛，易并发出血且易漏诊的溃疡是

A. 病毒性肝炎
B. 慢性酒精中毒
C. 非酒精性脂肪性肝病
D. 胆汁淤积
E. 循环障碍

37. 我国肝硬化最常见的病因是
38. 欧美国家肝硬化最常见的病因是

A. 休克　B. 恶心呕吐
C. 腹痛　D. 黄疸
E. 发热

39. 急性胰腺炎的主要症状是
40. 重症急性胰腺炎的重要特征是

A. B 超检查　B. 肝功能测定
C. 血钙测定　D. 血糖测定
E. 血、尿淀粉酶测定

41. 可发现胰腺脓肿和假性囊肿的检查是
42. 诊断急性胰腺炎的重要方法是

A. 外科手术
B. 补充电解质
C. 纠正酸中毒
D. 内镜下 Oddi 括约肌切开术
E. 血液透析

43. 胰腺炎并发脓肿的治疗应选择
44. 胆源性胰腺炎去除胆石梗阻应选择
45. 胰腺坏死合并感染应选择
46. 胰腺炎并发胰腺假性囊肿的治疗应选择

A. 血液一般检查　B. 血钙测定
C. 腹部 CT　D. 腹部 B 超
E. 腹部 X 线平片

47. 对排除内脏穿孔有重要意义的是
48. 对诊断胰腺肿大、脓肿及假性囊肿最有意义的是
49. 对诊断胰腺坏死最有意义的是

参考答案

A1 型题

1. C	2. E	3. C	4. A	5. B
6. A	7. C	8. A	9. A	10. A
11. D	12. B	13. D	14. C	15. A
16. E	17. D	18. D	19. D	20. B
21. C	22. D	23. A	24. A	25. A
26. A	27. C	28. E	29. D	30. C
31. E	32. B	33. E	34. A	35. B

36. A　37. E　38. A　39. E　40. C
41. E　42. E　43. E　44. E　45. C
46. D　47. A　48. E　49. D　50. E
51. B　52. E　53. D　54. E　55. C
56. A　57. C　58. A　59. B　60. C
61. D　62. B　63. E　64. C　65. C
66. C　67. A　68. B　69. A　70. A
71. B　72. B　73. E　74. D　75. C
76. A　77. D　78. B　79. B　80. A
81. D　82. D　83. D　84. B　85. D
86. B　87. E　88. D　89. D　90. D
91. B　92. E　93. E　94. A　95. B
96. C　97. D　98. B　99. B　100. B
101. A　102. B　103. A　104. C　105. E
106. D　107. E　108. D　109. D　110. E
111. B　112. D　113. E　114. B　115. B
116. D　117. C　118. E　119. B　120. C
121. A　122. C　123. C　124. C　125. C
126. C

A2 型题

1. A　2. E　3. A　4. D　5. D
6. C　7. A　8. A　9. A　10. C
11. D　12. D　13. C　14. E　15. E
16. A　17. A　18. B　19. B　20. C
21. B　22. E　23. C　24. C　25. B
26. B　27. B　28. E　29. C

A3 型题

1. B　2. D　3. B　4. B

B1 型题

1. C　2. B　3. A　4. B　5. D
6. A　7. A　8. B　9. B　10. A
11. C　12. B　13. A　14. D　15. E
16. E　17. A　18. C　19. D　20. C
21. A　22. D　23. A　24. B　25. A
26. C　27. A　28. D　29. A　30. D
31. A　32. B　33. D　34. E　35. C
36. D　37. A　38. B　39. C　40. A
41. A　42. E　43. A　44. D　45. A
46. A　47. E　48. D　49. C

第四单元　泌尿系统疾病

A1 型题

1. 绝大多数慢性肾小球肾炎的病因是
A. 链球菌感染　B. 病毒感染
C. 病因不明确　D. 高血压
E. 糖尿病

2. 下列各项，不属慢性肾炎基本表现的是
A. 蛋白尿　B. 血尿
C. 高血压　D. 水肿
E. 管型尿

3. 慢性肾炎与慢性肾盂肾炎最主要的鉴别点是
A. 尿细菌培养阳性
B. 水肿
C. 尿蛋白
D. 低比重尿
E. 肾功能减退

4. 最有助于慢性肾炎与高血压病肾损害鉴别的检查是
A. 尿常规　B. 肾功能
C. 血常规　D. 肾穿刺病理检查

E. 血压水平监测

5. 不属慢性肾炎常规治疗措施的是

A. 应用激素及细胞毒药物

B. 积极控制血压

C. 优质低蛋白饮食及低磷饮食

D. 避免有损肾功能的因素

E. 应用血小板解聚药

6. 慢性肾炎患者尿蛋白低于1g/d时控制高血压的目标值是

A. <160/95mmHg B. <150/95mmHg

C. <140/90mmHg D. <130/85mmHg

E. <130/80mmHg

7. 慢性肾炎患者尿蛋白≥1g/d时控制高血压的目标值是

A. <150/95mmHg B. <140/90mmHg

C. <135/85mmHg D. <130/80mmHg

E. <125/75mmHg

8. 治疗慢性肾炎高血压应首选的降压药是

A. 利尿剂

B. 钙拮抗剂

C. 血管紧张素转换酶抑制剂

D. α受体阻滞剂

E. β受体阻滞剂

9. 尿路感染最常见的致病菌是

A. 大肠埃希菌 B. 副大肠杆菌

C. 粪链球菌 D. 变形杆菌

E. 葡萄球菌

10. 膀胱炎与肾盂肾炎都有的表现是

A. 血尿 B. 膀胱刺激征

C. 蛋白尿 D. 发热、乏力

E. 血沉增快

11. 诊断急性肾盂肾炎最重要的依据是

A. 尿频、尿急、尿痛

B. 脓尿和菌尿

C. 高热、寒战、腰痛

D. 肾区叩击痛和肋脊点压痛

E. 肉眼血尿

12. 肾盂肾炎最常见的感染途径是

A. 上行感染 B. 血行感染

C. 淋巴道感染 D. 直接感染

E. 局部浸润

13. 最容易发生泌尿系统感染的疾病是

A. 缺铁性贫血 B. 高尿酸血症

C. 高脂血症 D. 高血压病

E. 糖尿病

14. 不属急性肾盂肾炎临床表现的是

A. 畏寒、发热

B. 尿频、尿急、尿痛

C. 腰痛

D. 肉眼血尿

E. 贫血

15. 诊断尿路感染最有意义的改变是

A. 畏寒、高热、白细胞增高

B. 尿中大量红细胞

C. 尿中白细胞>5个/HP

D. 尿培养菌落计数>10^5/mL

E. 肾区叩击痛

16. 慢性肾盂肾炎早期肾功能减退的主要表现是

A. 血尿素氮升高

B. 血肌酐浓度升高

C. 内生肌酐清除率下降

D. 尿浓缩功能减低

E. 代谢性酸中毒

17. 关于尿道综合征的叙述，错误的是

A. 中年女性多见

B. 仅有膀胱刺激征

C. 尿常规多查见细菌

D. 有长期使用抗菌药物治疗无效的病史

E. 地西泮治疗有效

18. 慢性肾衰竭的最常见病因是

A. 急性肾炎 B. 慢性肾炎

C. 糖尿病 D. 慢性肾盂肾炎

E. 高血压

19. 慢性肾衰竭时尿毒症症状的发病机制是

A. 肾小球高滤过

B. 毒素作用
C. 肾小管高代谢
D. 肾小球基底膜病变
E. 脂代谢紊乱

20. 慢性肾衰竭的透析指征，错误的是
A. 血尿素氮≥28.6mmol/L
B. 血钾>6mmol/L
C. 尿毒症心包炎
D. 血肌酐≥884μmol/L
E. 并发贫血，红细胞压积低于15%

21. 导致肾性骨病最主要的原因是
A. 活性维生素 D_3缺乏
B. 继发甲状旁腺功能亢进
C. 营养不良
D. 铝中毒
E. 铁负荷减少

22. 慢性肾衰竭时常有的水与电解质紊乱表现是
A. 代谢性酸中毒，低血磷和低钙血症
B. 代谢性碱中毒，低钾和低氮血症
C. 代谢性酸中毒，高磷和低钙血症
D. 代谢性酸中毒，高钾和低镁血症
E. 代谢性酸中毒，失水和低钠、低钾血症

23. 慢性肾衰竭患者最早出现与最常见的症状是
A. 水肿
B. 食欲不振、恶心
C. 贫血
D. 电解质紊乱
E. 少尿

24. 慢性肾衰竭患者发生贫血的主要机制是
A. 血尿红细胞丢失过多
B. 叶酸与维生素 B_{12}缺乏
C. 铁利用障碍
D. 水钠潴留血液稀释
E. 促红细胞生成素分泌减少

25. 慢性肾衰竭高血压的最主要原因是
A. 容量负荷加重
B. 水钠潴留
C. 代谢废物潴留
D. 钙磷代谢紊乱
E. 交感神经兴奋性增高

26. 慢性肾衰竭尿毒症最常见的死亡原因是
A. 消化道大出血
B. 继发性甲状旁腺功能亢进
C. 心血管并发症
D. 尿毒症脑病
E. 代谢性酸中毒

27. 慢性肾小球肾炎的鉴别诊断中，应首先鉴别的继发性肾小球疾病是
A. 狼疮肾炎
B. 过敏性紫癜性肾炎
C. 糖尿病肾病
D. 痛风肾
E. 高血压肾损害

28. 尿液检查结果中，有助于肾盂肾炎诊断的是
A. WBC>5 个/HP
B. 有大量红细胞
C. 尿蛋白（+）
D. 出现白细胞管型
E. 肉眼血尿

29. 目前推荐的短疗程抗菌药物治疗急性膀胱炎的疗程是
A. 3 天　　B. 7 天
C. 10 天　　D. 12 天
E. 15 天

30. 急性肾盂肾炎停用抗菌药物后需要复查的指标是
A. 尿常规
B. 尿蛋白定量
C. 尿沉渣细胞计数
D. 尿渗透压
E. 尿细菌定量培养

31. 急性肾盂肾炎停用抗菌药物后需要复查

尿细菌定量培养的时间是

A. 第1、2周　B. 第1、4周

C. 第2、4周　D. 第2、6周

E. 第4、8周

32. 治疗慢性肾盂肾炎的关键措施是

A. 长期应用抗菌药物

B. 低蛋白饮食

C. 联合应用抗菌药物

D. 去除易感因素

E. 多饮水勤排尿

33. 慢性肾衰竭肾功能进行性恶化的机制是

A. 肾小球高滤过　B. 尿毒症毒素

C. 水钠潴留　D. 营养与代谢失调

E. 内分泌异常

A2 型题

1. 某患者因水肿、高血压、尿液改变就诊，经检查拟诊为慢性肾炎，需与慢性肾盂肾炎鉴别，两者最主要的鉴别点是

A. 尿细菌培养　B. 尿常规

C. 血常规　D. 肾功能检测

E. 静脉肾盂造影

2. 男性患者，57岁，慢性肾炎病史，水肿明显，血压160/95mmHg，控制血压应首选的药物是

A. 苯那普利　B. 硝苯地平

C. 呋塞米　D. 利血平

E. 降压灵

3. 男性患者，32岁，慢性肾炎，肾功能正常，有大量蛋白尿，饮食治疗每天适宜的蛋白质摄入量是

A. 0.5g/kg　B. 1g/kg

C. 1.5g/kg　D. 2g/kg

E. 2.5g/kg

4. 女性患者，26岁，因尿痛、尿频、尿急诊断为急性膀胱炎，应首选的抗生素是

A. 氧氟沙星　B. 青霉素

C. 罗红霉素　D. 头孢唑啉

E. 克拉霉素

5. 女性患者，30岁，尿痛、尿频、尿急2天，伴发热、腰痛、恶心、呕吐，血压120/80mmHg，尿常规检查有红、白细胞及白细胞管型，其诊断可能是

A. 急性膀胱炎　B. 急性肾盂肾炎

C. 慢性肾盂肾炎　D. 急性肾炎

E. 慢性肾炎

6. 男性患者，46岁，慢性肾小球肾炎病史6年，近1年来病情明显加重，实验室检查GFR18mL/（min·1.73m^2），其分期诊断是

A. 1期（肾损伤GFR正常）

B. 2期（肾损伤GFR轻度下降）

C. 3期（GFR轻度到重度下降）

D. 4期（GFR重度下降）

E. 5期（肾衰竭）

7. 男性患者，39岁，慢性肾小球肾炎病史12年，近1年来病情明显加重，实验室检查GFR12mL/（min·1.73m^2），其分期诊断是

A. 1期（肾损伤GFR正常）

B. 2期（肾损伤GFR轻度下降）

C. 3期（GFR轻度到重度下降）

D. 4期（GFR重度下降）

E. 5期（肾衰竭）

8. 女性患者，32岁，因双侧腰背酸痛，尿频、尿急，尿痛7天就诊，体温39℃，双肾叩击痛（+）。尿检：蛋白（+），脓细胞（+++），红细胞（+），最可能的诊断是

A. 急性肾炎　B. 急性膀胱炎

C. 肾结核　D. 急性肾盂肾炎

E. 慢性肾盂肾炎

9. 女性患者，48岁，反复尿频、尿急、尿痛、夜尿增多、低热1年余，近2天来高热，上述症状加剧入院。每次发作抗生素治疗有效。既往有肺结核病史，血压165/95mmHg，尿蛋白（+），白细胞8个/HP，静脉肾盂造影示肾盂肾盏瘢痕狭窄扩张，尿菌培养阴性，诊断最可能

的是

A. 慢性肾小球肾炎

B. 慢性肾盂肾炎

C. 急性肾盂肾炎

D. 肾结石

E. 肾结核

10. 男性患者，36 岁，反复浮肿，高血压 4 年，近日气喘明显，深大呼吸，查血红蛋白 60g/L，双肺呼吸音清晰，未闻及啰音，心率 92 次/分，节律整齐。患者气喘最可能的原因是

A. 心功能不全　B. 贫血

C. 代谢性酸中毒　D. 上呼吸道感染

E. 水肿

11. 男性患者，25 岁，慢性肾炎病史 7 年，近日来恶心、呕吐、气喘，血压 175/100mmHg，颈静脉怒张，双肺底闻及湿啰音，血尿素氮 30mmol/L，血肌酐 752μmol/L，血钾 7.2mmol/L，最宜采用的治疗是

A. 5%碳酸氢钠静滴

B. 硝普钠静滴

C. 葡萄糖酸钙静推

D. 血液透析

E. 50%葡萄糖静滴

12. 男性患者，23 岁，咳嗽、流涕 3 天后出现尿少、浮肿、恶心，血压 160/100mmHg，血红蛋白为 62g/L，血尿素氮 20mmol/L，血肌酐 810μmol/L，血钙 1.3mmol/L，尿常规：蛋白（++），红细胞（+++），最可能的诊断是

A. 急性肾小球肾炎

B. 急性肾炎

C. 肾病综合征

D. 高血压肾病

E. 慢性肾炎急性发作

A3 型题

患者张某，男，31 岁。无明显诱因面部浮肿，头晕，已 1 年余，未就医，近两周出现恶心，食欲差。查体：血压 175/100mmHg，心率 90 次/分，双肺呼吸音请，未闻及干湿啰音，心律齐，腹平软，无压痛及反跳痛，双肾区无叩痛。实验室检查：Hb90g/L，BUN29mmol/L，Cr753μmol/L。尿液：蛋白（++），红细胞（++），管型（+）。

1. 患者最有可能的诊断为哪一项

A. 肾衰竭

B. 高血压肾病、肾衰竭

C. 急性肾小球肾炎、肾衰竭

D. 慢性肾盂肾炎、肾衰竭

E. 慢性肾小球肾炎、肾衰竭

2. 患者饮食中蛋白质的摄入量哪项为宜

A. 0.5g/kg　B. 0.7g/kg

C. 1.0g/kg　D. 1.2g/kg

E. 1.5g/kg

3. 患者血压控制目标是

A. （100~110）/（60~80）mmHg

B. （110~120）/（75~80）mmHg

C. （120~130）/（75~80）mmHg

D. （130~140）/（90~100）mmHg

E. （140~150）/（90~100）mmHg

B1 型题

A. 颗粒管型

B. 透明管型

C. 白细胞管型

D. 红细胞管型

E. 蜡样管型

1. 慢性肾小球肾炎常出现的尿管型是

2. 急性肾盂肾炎常出现的尿管型是

A. 上皮细胞　B. 红细胞

C. 单核细胞　D. 白细胞

E. 淋巴细胞

3. 慢性肾炎尿常规检查中最多见的细胞是

4. 急性肾盂肾炎尿常规检查中最多见的细胞是

A. 狼疮肾炎　　B. 急性肾小球肾炎
C. 肾结核　　D. 急性肾盂肾炎
E. 糖尿病肾病

5. 慢性肾炎应首先鉴别的继发性肾小球疾病是

6. 慢性肾盂肾炎应鉴别的是

A. 感染　　B. 尿路梗阻
C. 妊娠　　D. 重症肝病
E. 糖尿病

7. 慢性肾炎急性发作最常见诱因是

8. 尿路感染最重要的易患因素是

A. $<10^3$/mL　　B. 10^3~10^4/mL
C. $<10^4$/mL　　D. 10^4~10^5/mL
E. $\geqslant 10^5$/mL

9. 清洁中段尿细菌培养确诊为尿路感染的结果是

10. 清洁中段尿细菌培养确诊为尿标本污染的结果是

A. 少量白细胞　　B. 畸形红细胞
C. 白细胞管型　　D. 颗粒管型
E. 透明管型

11. 多见于肾盂肾炎的尿液异常是

12. 多见于慢性肾衰竭的尿液异常是

A. 琥珀酸亚铁　　B. 叶酸及维生素 B_{12}
C. EPO　　D. 雄激素
E. 强的松

13. 治疗慢性肾衰竭贫血最有效的药物是

14. 治疗慢性再生障碍性贫血最有效的药物是

A. 3 天疗法　　B. 7 天疗程
C. 7~14 天疗程　　D. 6 个月疗程
E. 半年~1 年疗程

15. 治疗急性膀胱炎目前推荐的疗程是

16. 治疗急性肾盂肾炎的一般疗程是

A. 尿沉渣 WBC>5 个/HP
B. 尿畸形 RBC>80%
C. 选择性蛋白尿
D. 尿细菌定量培养菌落 10^4/mL
E. 尿镜检有大量白细胞管型

17. 慢性肾小球肾炎尿液检查的主要改变是

18. 急性肾盂肾炎尿液检查的主要改变是

A. 肾小球高滤过
B. 促红素分泌减少
C. 甲状旁腺功能亢进
D. 肾素-血管紧张素-醛固酮活性增高
E. 营养与代谢失衡

19. 慢性肾衰竭引起肾性骨病的主要原因是

20. 慢性肾衰竭继发贫血的主要原因是

A. 促红素分泌减少
B. 肾小球高滤过
C. 甲状旁腺功能亢进
D. 尿毒症毒素作用
E. 肾素-血管紧张素-醛固酮活性增高

21. 慢性肾衰竭肾功能进行性恶化的主要机制是

22. 慢性肾衰竭出现尿毒症症状的发病机制是

参考答案

A1 型题

1. C	2. E	3. A	4. D	5. A
6. E	7. E	8. C	9. A	10. B
11. B	12. A	13. E	14. E	15. D
16. D	17. C	18. B	19. B	20. D
21. B	22. C	23. B	24. E	25. B
26. C	27. A	28. D	29. A	30. E

31. D　32. D　33. A

A2 型题

1. E　2. A　3. B　4. A　5. B
6. D　7. E　8. D　9. B　10. C
11. D　12. E

A3 型题

1. E　2. B　3. C

B1 型题

1. A　2. C　3. B　4. D　5. A
6. C　7. A　8. B　9. E　10. C
11. C　12. D　13. C　14. D　15. A
16. C　17. B　18. E　19. C　20. B
21. B　22. D

第五单元　血液系统疾病

A1 型题

1. 缺铁性贫血未治疗前，外周血的主要特点是

A. 红细胞计数下降最明显
B. 红细胞形态增大
C. 网织红细胞升高
D. 血红蛋白下降最明显
E. 血小板下降最明显

2. 铁剂治疗缺铁性贫血后，首先出现的治疗反应是

A. 红细胞总数升高
B. 血清铁增加
C. 血红蛋白升高
D. 血清铁饱和度增加
E. 网织红细胞升高

3. 不属贫血常见体征的是

A. 皮肤黏膜苍白
B. 心率增快
C. 心尖部收缩期杂音
D. 匙状指
E. 出血倾向

4. 成年人缺铁性贫血最主要的病因是

A. 铁摄入不足　B. 慢性失血
C. 铁吸收障碍　D. 需铁量增加
E. 铁利用障碍

5. 关于缺铁性贫血的实验室检查，错误的是

A. 小细胞低色素性贫血
B. 骨髓增生活跃，幼红细胞增生
C. 骨髓铁染色阴性
D. 血清铁减少
E. 血清总铁结合力降低

6. 口服铁剂治疗有效，网织红细胞开始升高的时间是

A. 5~10 天　B. 2 周后
C. 2 个月　D. 3~6 个月
E. 6 个月以上

7. 可出现异嗜癖症状的贫血是

A. 缺铁性贫血
B. 溶血性贫血
C. 巨幼细胞贫血
D. 自身免疫性溶血性贫血
E. 再生障碍性贫血

8. 下列哪项不影响铁剂吸收

A. 胃大部切除　B. 胃空肠吻合
C. 萎缩性胃炎　D. 溃疡病
E. 长期腹泻

9. 下列检查中对缺铁性贫血最有诊断价值的是

A. 血红蛋白减少
B. 血清铁减少
C. 红细胞呈小细胞低色素
D. 骨髓铁染色阴性
E. 总铁结合力增高

10. 缺铁性贫血早期诊断最有价值的检查是

A. 血清铁减少
B. 红细胞呈小细胞低色素
C. 血清铁蛋白减少
D. 血红蛋白减少
E. 总铁结合力增高

11. 用铁剂治疗缺铁性贫血，疗效表现最早的是

A. 血红蛋白增加
B. 网织红细胞增加
C. 红细胞体积增大
D. 红细胞平均血红蛋白量增多
E. 红细胞计数增多

12. 下列各项，小细胞低色素性贫血最常见的是

A. 缺铁性贫血
B. 再生障碍性贫血
C. 骨髓病性贫血
D. 铁粒幼细胞性贫血
E. 巨幼红细胞性贫血

13. 口服铁剂治疗缺铁性贫血有效者，血红蛋白恢复正常后仍需继续治疗的时间是

A. 半个月~1个月　　B. 2个月
C. 3个月　　D. 6个月
E. 1年

14. 下列各项，治疗缺铁性贫血最重要的措施是

A. 病因治疗　　B. 口服铁剂
C. 肌注铁剂　　D. 输红细胞悬液
E. 进食富含铁的食物

15. 注射铁剂治疗缺铁性贫血的指征，错误的是

A. 口服治疗不良反应严重者
B. 口服铁剂治疗无效者
C. 妊娠早期急需纠正贫血者
D. 有严重消化道疾患者
E. 不易控制的慢性出血患者

16. 引起继发性再生障碍性贫血最常见的药物是

A. 磺胺嘧啶　　B. 西咪替丁
C. 氯霉素　　D. 卡马西平
E. 甲巯咪唑

17. 下列哪项不是再生障碍性贫血的发病机制

A. 造血干祖细胞缺陷
B. 铁缺乏
C. 造血微环境缺陷
D. 免疫功能异常
E. 遗传因素

18. 治疗非重型再生障碍性贫血的首选药物是

A. 强的松龙　　B. EPO
C. 丙酸睾酮　　D. 一叶萩碱
E. 抗胸腺球蛋白

19. 不属急性再生障碍性贫血的主要临床表现的是

A. 出血　　B. 感染
C. 发热　　D. 贫血
E. 脾肿大

20. 不属再生障碍性贫血的诊断要点的是

A. 全细胞减少
B. 脾肿大
C. 骨髓增生减低
D. 一般抗贫血治疗无效
E. 除外其他引起全血细胞减少的疾病

21. 不属再生障碍性贫血的病因的是

A. 电离辐射　　B. 氯霉素等药物
C. 农药等化学因素　　D. 病毒感染
E. 脾功能亢进

22. 再生障碍性贫血的主要发病机制是

A. 造血干细胞缺陷

B. 缺乏造血原料

C. 造血微环境缺陷

D. 感染

E. 遗传因素

23. 再生障碍性贫血的分类是

A. 大细胞性贫血

B. 单纯小细胞性贫血

C. 正细胞正色素性贫血

D. 小细胞低色素性贫血

E. 畸形红细胞性贫血

24. 下列各项，有助于再生障碍性贫血与急性白血病鉴别的是

A. 感染、发热　B. 皮肤黏膜出血

C. 贫血　D. 胸骨压痛

E. 网织红细胞减少

25. 表现为全血细胞减少、骨髓三系增生低下的血液病是

A. 缺铁性贫血

B. 再生障碍性贫血

C. 巨幼红细胞性贫血

D. 急性白血病

E. 原发性血小板减少性紫癜

26. 再生障碍性贫血骨髓组织中明显减少或无的细胞是

A. 淋巴细胞　B. 浆细胞

C. 组织嗜碱细胞　D. 巨核细胞

E. 网状细胞

27. 成年人最多见的急性白血病是

A. 急红白血病

B. 急单核白血病

C. 急巨细胞白血病

D. 急粒白血病

E. 急淋白血病

28. 急性白血病常见的首发表现是

A. 发热及感染　B. 贫血、出血

C. 淋巴结肿大　D. 关节疼痛

E. 脾肿大

29. 诊断白血病的主要依据是

A. 外周血见大量原始细胞

B. 外周血全血细胞减少

C. 细胞化学染色

D. 细胞遗传学检查

E. 骨髓象中原始细胞≥30%

30. 急性白血病中最易发生中枢神经系统白血病的是

A. 急红白血病　B. 急粒白血病

C. 急淋白血病　D. 急单核白血病

E. 急巨细胞白血病

31. 急性白血病最主要的死亡原因是

A. 严重感染　B. 严重贫血

C. 大出血　D. 肝功能衰竭

E. 中枢神经系统浸润

32. 最常见于儿童的急性白血病是

A. 急红白血病　B. 急粒白血病

C. 急淋白血病　D. 急单核白血病

E. 急巨细胞白血病

33. 关于急性白血病的叙述，错误的是

A. 是造血干细胞的恶性克隆性疾病

B. 半数以上患者以发热起病

C. 感染是最常见的死亡原因之一

D. 出血的机制是凝血因子缺乏

E. 呈正细胞正色素性贫血

34. 急性白血病出血的主要原因是

A. 血小板减少

B. 纤维蛋白溶解

C. 弥散性血管内凝血

D. 凝血因子减少

E. 小血管浸润破坏

35. 急性白血病发生感染，最常见的是

A. 皮肤感染

B. 肺部感染

C. 肛周炎

D. 咽峡炎、口腔炎

E. 泌尿道感染

36. 下列疾病中，不会发展成急性白血病的血液病是

A. 多发性骨髓瘤
B. 淋巴瘤
C. 再生障碍性贫血
D. 原发性血小板增多症
E. 真性红细胞增多症

37. 急性白血病患者出现正细胞正色素性贫血的最主要原因是

A. 化疗的不良反应
B. 产生抗红细胞抗体
C. 脾功能亢进
D. 严重出血
E. 红细胞发育受白血病细胞干扰

38. 关于白血病细胞增多的表现，错误的是

A. 出血
B. 胸骨压痛
C. 全身浅表淋巴结肿大
D. 齿龈肿胀
E. 绿色瘤

39. 可出现牙龈肿胀的急性白血病是

A. 急红白血病
B. 急淋白血病
C. 急粒白血病
D. 急巨细胞白血病
E. 急单白血病

40. 下列各项，有助于白血病诊断分型及治疗监测的是

A. 血常规
B. 免疫学检查
C. 细胞遗传学检查
D. 骨髓象检查
E. 细胞化学染色

41. 下列各项，不属急性白血病完全缓解的指标的是

A. 症状、体征完全消失
B. 外周血中仅见少量白血病细胞
C. 中性粒细胞绝对值≥1.5×10^9/L
D. Hb≥100g/L（男性）
E. 血小板≥100×10^9/L

42. 用于诱导缓解急淋白血病的基本治疗方案是

A. VAP 方案
B. VDLP 方案
C. HOAP 方案
D. DA（3+7）方案
E. HA 方案

43. 治疗急性白血病患者出血症状的有效措施是

A. 输注新鲜全血
B. 应用止血药物
C. 输注浓集血小板悬液
D. 应用促凝药物
E. 以外止血为主

44. 完全治愈白血病最有效的治疗方法是

A. 化学药物治疗　　B. 免疫治疗
C. 放射治疗　　D. 骨髓移植
E. 营养及药物支持治疗

45. 关于慢性髓细胞白血病的叙述，以下哪项不妥

A. 是慢性白血病国最多见的临床类型
B. 是一种发生在恶性造血干细胞的恶性骨髓增殖性血液系统疾病
C. 患者年龄以 45~50 岁居多，女性多于男性
D. 患者外周血粒细胞显著增多，受累细胞中可见 Ph 染色体
E. 病程进展较缓慢，多数患者因急性变而死亡

46. 关于慢性髓细胞白血病临床表现的叙述，以下哪项不妥

A. 慢性髓细胞白血病起病缓慢，自发病到就诊时间多在半年至 1 年
B. 早期多无明显症状，有些患者常因其他原因就医或体检时无意发现
C. 临床可有低热、出汗及消瘦等代谢亢

进表现，发热、贫血及出血均不多见

D. 脾脏肿大是本病的主要体征

E. 其慢性期一般约 5 年，以后逐渐进入加速期及急变期

47. 关于慢性髓细胞白血病实验室检查的叙述，以下哪项不妥

A. 白细胞计数明显增多为慢性髓细胞白血病特征

B. 血象的多样化为慢性髓细胞白血病的特点

C. 骨髓中有核细胞显著增多，以粒系为主，主要为中、晚幼粒细胞及杆状核细胞，原粒细胞不超过 10%

D. 中性粒细胞碱性磷酸酶（NAP）测定值增高

E. Ph 染色体阴性者比阳性者预后差

48. 以下哪项对慢性髓细胞白血病诊断意义不大

A. 血象检查　　B. 骨髓象检查

C. B 超检查　　D. 肝功能检查

E. Ph 染色体检查

49. 以下哪项不是类白血病反应的临床表现

A. 常并发于严重感染、恶性肿瘤等基础疾病

B. 外周血白细胞很少超过 $50.0\times10^9/L$，中性粒细胞胞浆中有中毒颗粒和空泡

C. Ph 染色体及 BCR-ABL 融合基因阳性

D. NAP 呈强阳性

E. 原发病控制后血象可恢复正常

50. 以下哪项不是骨髓纤维化的特点

A. 一般白细胞计数不超过 $30.0\times10^9/L$

B. 血液中幼稚粒细胞百分数较低，NAP 阳性

C. 红细胞异形较明显，泪滴形红细胞多见

D. 骨髓活检示纤维组织增生较明显

E. Ph 染色体及 BCR-ABL 融合基因阳性

51. 以下哪项不是慢性髓细胞白血病慢性期的特点

A. 一般持续 1~4 年，部分患者可稳定达 10 年以上

B. 此期对化疗有效

C. 此期患外周血白细胞常在（20.0~100.0）$\times10^9/L$，血涂片可见各阶段粒细胞，以中性中幼、晚幼和杆状核粒细胞为主，原始细胞<10%，血小板可正常或增多，晚期出现贫血

D. 95%以上的 CML 细胞中出现 Ph 染色体及 BCR-ABL 融合基因

E. 血清尿酸水平显著降低

52. 以下哪项不是慢性髓细胞白血病加速期的特点

A. 加速期可维持数月至数年，对通常化疗敏感

B. 出现不明原因发热，贫血、出血加重

C. 脾脏进行性肿大，血小板进行性降低或增高

D. 外周血嗜碱粒细胞明显增多，超过 20%，原始细胞在血中或骨髓中超过 10%

E. 出现 Ph 以外的染色体异常

53. 以下哪项不是慢性髓细胞白血病急变期的特点

A. 原粒细胞或原淋加幼淋，或原单加幼单在外周血或骨髓中≥0.30

B. 骨髓中原始粒加早幼粒细胞≥50%

C. 有髓外原始细胞浸润

D. 多数为急淋变，少数可急粒变或急单核变

E. 急性变预后差，患者可在数月内发生死亡

54. 下列哪个时期是慢性髓细胞白血病治疗的重点

A. 急变期　　B. 加速期

C. 慢性期早期　　D. 慢性期中期

E. 慢性期晚期

55. 关于伊马替尼，以下哪项叙述欠妥

A. 为慢性髓细胞白血病分子靶向治疗药

B. 为第一代酪氨酸激酶抑制剂

C. 可有效促进 BCR-ABL 融合基因阳性的细胞增殖

D. 患者完全细胞遗传学缓解率高达 92%，10 年总生存率为 84%

E. 尼洛替尼、达沙替尼为其升级产品

56. 关于羟基脲，以下哪项叙述欠妥

A. 为慢性髓细胞白血病常用化疗药

B. 起效慢，持续时间长

C. 副作用较少

D. 单独使用仅限于高龄患者或有合并症、不能耐受酪氨酸激酶抑制剂的患者

E. 为周期特异性抑制 DNA 合成药物

57. 慢性髓细胞白血病最突出的体征是

A. 绿色瘤

B. 肝肿大

C. 浅表淋巴结肿大

D. 胸骨压痛

E. 脾肿大

58. 慢性髓细胞白血病慢性期血象改变以下哪项不正确

A. 白细胞增高

B. 嗜酸粒细胞减少

C. 血小板正常

D. 原粒细胞少见

E. 红细胞正常

59. Ph 染色体阳性常见于以下哪种疾病

A. 急性粒细胞白血病

B. 急性淋巴细胞白血病

C. 慢性髓细胞白血病

D. 慢性淋巴细胞白血病

E. 急性单核细胞白血病

60. 慢性髓细胞白血病急变期以下哪项不正确

A. 贫血明显

B. 出血明显

C. 骨髓中原始细胞≥20%

D. 血小板减少

E. 周围血原始细胞增多

61. 周围血出现泪滴样红细胞见于以下哪种疾病

A. 急性粒细胞白血病

B. 再生障碍性贫血

C. 急性淋巴细胞白血病

D. 骨髓纤维化

E. 慢性髓细胞白血病

62. 慢性髓细胞白血病慢性期首选的化疗药物是

A. 阿糖胞苷　　B. 羟基脲

C. 长春新碱　　D. 泼尼松

E. 环磷酰胺

63. 特发性血小板减少性紫癜的主要病因是

A. 感染

B. 骨髓巨核细胞成熟障碍

C. 脾功能亢进

D. 免疫因素

E. 肝脾作用

64. 急性型特发性血小板减少性紫癜的特点是

A. 多数病程迁延

B. 骨髓巨核细胞发育成熟障碍

C. 多见于成人

D. 多见于女性

E. 无感染病史

65. 慢性型特发性血小板减少性紫癜的首选治疗是

A. 输浓缩血小板

B. 脾脏切除术

C. 糖皮质激素

D. 输注大量免疫球蛋白

E. 应用免疫抑制剂

66. 骨髓巨核细胞增多的血液病是

A. 急性白血病

B. 再生障碍性贫血

C. 白细胞减少症

D. 特发性血小板减少性紫癜

E. 骨髓增生异常综合征

67. 特发性血小板减少性紫癜血小板破坏的主要场所是

A. 骨髓　　B. 肝脏

C. 血管内　　D. 脾脏

E. 外周血

68. 首选糖皮质激素治疗的疾病是

A. 缺铁性贫血

B. 再生障碍性贫血

C. 急性白血病

D. 白细胞减少症

E. 特发性血小板减少性紫癜

69. 脾切除治疗特发性血小板减少性紫癜的主要机制是

A. 减少血小板抗体的产生

B. 延长血小板寿命

C. 抑制抗原抗体反应

D. 降低毛细血管通透性

E. 降低单核-巨噬细胞系统活性

70. 关于骨髓增生异常综合征，以下哪项叙述欠妥

A. 起源于造血干细胞

B. 以病态造血及高风险向急性白血病转化为特征

C. 任何年龄的人群均可发病

D. 约80%患者大于50岁

E. 男女均可发病

71. 关于骨髓增生异常综合征的病因，以下哪项叙述欠妥

A. 原发性MDS的病因尚不明确

B. 继发性MDS见于烷化剂、放射线、有机毒物等密切接触者

C. MDS是起源于造血干细胞的克隆性疾病，异常克隆细胞在骨髓中分化、成熟障碍，出现病态造血

D. 原癌基因突变或染色体异常也参与MDS的发生和发展

E. 病态造血在骨髓原位或释放入血后长期不被破坏

72. 关于骨髓增生异常综合征的临床表现，以下哪项叙述欠妥

A. 几乎所有的MDS患者有贫血症状

B. 半数以上的患者有中性粒细胞减少，由于同时存在中性粒细胞功能低下，因此，患者容易发生各种感染，约有20%的MDS死于感染

C. 40%~60%的MDS患者有血小板减少，随着疾病进展可出现进行性血小板减少

D. 难治性贫血伴原始细胞增多和难治性贫血伴原始细胞增多转变型患者多以全血细胞减少为主，贫血、出血及感染表现均常见，可伴有脾肿大

E. 慢性粒-单核细胞性白血病类型的患者约50%转变为急性髓系白血病。

73. 关于骨髓增生异常综合征的血象和骨髓象检查，以下哪项叙述欠妥

A. 持续性全血细胞减少，一系减少多见

B. 多为红细胞减少，Hb<100g/L

C. 中性粒细胞$<1.8\times10^9/L$，血小板$<100\times10^9/L$

D. 骨髓增生度多在活跃以上，1/3~1/2达明显活跃以上，少部分呈增生减低

E. 多数MDS患者出现两系以上病态造血

74. 关于骨髓增生异常综合征的克隆性染色体核型异常，以下哪项叙述欠妥

A. 以+5最为常见

B. 以+8最为常见

C. 以-5/5q-最为常见

D. 以-7/7q-最为常见

E. 以20q-最为常见

75. 以下哪项不属MDS分型

A. 难治性贫血
B. 环形铁粒幼细胞性难治性贫血
C. 难治性贫血伴原始细胞减少
D. 难治性贫血伴原始细胞增多转变型
E. 慢性粒-单核细胞性白血病

76. 关于 MDS 国际预后积分系统（IPSS）依据，以下哪项欠妥
A. 患者血白细胞绝对值
B. 患者血红蛋白量
C. 患者血小板数量
D. 骨髓原始细胞百分比
E. 细胞遗传学

77. 对于 MDS 低危患者，哪项治疗欠妥
A. 支持治疗
B. 促进造血
C. 诱导分化
D. 生物反应调节剂
E. 联合化疗

A2 型题

1. 患者，女，20 岁，因疲乏、无力、烦躁、易激动、注意力不集中等就诊，诊断为缺铁性贫血，支持该诊断检查结果是
A. 血清铁浓度正常
B. 总铁结合力降低
C. 转铁蛋白饱和度升高
D. 血清铁蛋白降低
E. 骨髓铁染色弱阳性

2. 患者，女，30 岁，因月经量多 1 年，出现贫血表现，拟诊断为缺铁性贫血，可作为缺铁依据的检查结果是
A. 血清铁蛋白<12μg/L
B. 总铁结合力>64. 4μmmol/L
C. 血清铁<8. 9μmmol/L
D. 转铁蛋白饱和度<15%
E. FEP>4. 5μg/gHb

3. 患者，女，因月经量多 2 年，出现贫血表现，经检查诊断为缺铁性贫血，其首选的治疗方法是
A. 口服铁剂　　B. 注射铁剂
C. 口服叶酸　　D. 增加营养
E. 输血

4. 女性患者，32 岁，因缺铁性贫血给予口服铁剂治疗，用药 2 个月后检查血常规恢复正常，下一步的治疗措施是
A. 停止服用铁剂
B. 逐渐减量停药
C. 继续用药治疗 1~2 个月
D. 继续用药治疗 2~4 个月
E. 继续治疗 3~6 个月

5. 患者因皮肤黏膜出血、发热 1 个月就诊，诊断为急性型再障，支持诊断的血小板检查结果是
A. $<100\times10^9/L$　　B. $<50\times10^9/L$
C. $<30\times10^9/L$　　D. $<20\times10^9/L$
E. $<10\times10^9/L$

6. 患者因贫血、发热、反复皮肤黏膜出血 2 个月就诊，经检查拟诊为再障，支持诊断的血液一般检查结果是
A. 白细胞减少　　B. 红细胞减少
C. 网织红细胞增多　　D. 血小板减少
E. 全血细胞减少

7. 患者因贫血、长期低热、反复牙龈出血 2 个月就诊，经检查诊断为慢性型再障，首选的治疗药物是
A. 丙酸睾酮　　B. 强的松
C. 反复多次输血　　D. 一叶萩碱
E. EPO

8. 男性患者，21 岁，发热、反复感染、周身乏力 2 个月，拟诊为急性白血病，行骨髓检查有核细胞显著增生，有助于确诊的结果是
A. 原始细胞≥5%　　B. 原始细胞≥10%
C. 原始细胞≥15%　　D. 原始细胞≥20%
E. 原始细胞≥30%

9. 男性患者，19 岁，发热、反复感染、周

身乏力 2 个月，骨髓检查确诊为急性白血病，有助于白血病分类鉴别的检查是

A. 骨髓象　　B. 血液一般检查

C. 免疫学检查　　D. 细胞化学染色

E. 全身 MRI 检查

10. 男性患者，15 岁，发热、反复感染、周身乏力、头痛、恶心呕吐、视力模糊 2 个月，拟诊为急性白血病伴脑膜浸润，该患者最可能的白血病类型是

A. 急红白血病

B. 急淋白血病

C. 急粒白血病

D. 急巨细胞白血病

E. 急单核白血病

11. 女性患者，32 岁，近 2 个月余出现发热、咽痛、牙龈出血，自服阿莫西林后咽痛缓解，仍有发热、乏力，并于洗浴时发现胸骨压痛，就诊检查示血红蛋白 72g/L，血小板 57×10^9/L，骨髓原始细胞 37%，确诊为急性白血病，分类诊断应首选的检查是

A. 血象

B. 骨髓象

C. 细胞化学染色

D. 细胞遗传学检查

E. 免疫学检查

12. 男性患者，37 岁，确诊为急粒细胞白血病，近 1 周高热，大面积皮肤瘀斑，反复鼻出血且止血困难，查血红蛋白 50g/L，白细胞 20×10^9/L，血小板 50×10^9/L，有效的止血措施是

A. 明胶海绵填塞　　B. 应用止血药物

C. 输注新鲜全血　　D. 应用促凝药物

E. 输注浓集血小板悬液

13. 男性患者，37 岁，确诊为急粒细胞白血病，近 2 周出现发热，坐位站立时黑蒙、头晕、极度乏力，急查血常规血红蛋白 47g/L，纠正贫血快速有效的方法是

A. 补充铁剂

B. 补充叶酸及维生素 B_{12}

C. 输注全血

D. 应用促红细胞生成素

E. 输用浓集红细胞

14. 男性患者，31 岁，大面积烧伤后出现高热，查血红蛋白 102g/L，白细胞 31×10^9/L，血小板 147×10^9/L，骨髓象检查各系细胞比例无异常，各系细胞形态无异常，白细胞碱性磷酸酶活力显著升高，该患者最可能的诊断是

A. 急粒白血病　　B. 急单白血病

C. 类白血病反应　　D. 急淋白血病

E. 红白血病

15. 男性患者，29 岁，确诊为急粒细胞白血病，经综合治疗后病情好转，复查血象及骨髓象，检查结果中提示未达到完全缓解的指标是

A. 无任何症状及体征

B. 中性粒细胞绝对值 3.5×10^9/L

C. 血红蛋白 119g/L

D. 血小板 164×10^9/L

E. 外周血中偶见少量白血病细胞

16. 患者因突然发热、畏寒、大面积皮肤黏膜瘀斑就诊，诊断为急性型特发性血小板减少性紫癜，行骨髓检查，支持诊断的结果是

A. 骨髓巨核细胞减少

B. 骨髓幼稚型巨核细胞减少

C. 骨髓幼稚型巨核细胞比例增加

D. 骨髓颗粒型巨核细胞比例减少

E. 骨髓颗粒型巨核细胞比例增加

17. 患者，女，因反复皮肤瘀点、牙龈出血、月经量多就诊，诊断为特发性血小板减少性紫癜急性型，治疗首选的药物是

A. 甲泼尼龙　　B. 环磷酰胺

C. 硫唑嘌呤　　D. 达那唑

E. 司坦唑

18. 某男，40 岁。牙龈出血、发热半月。检查：Hb 50g/L，WBC 12×10^9/L，原始粒细胞 0.30，PLT 7×10^9/L。患者贫血的主要原因是

A. 出血

B. 红细胞寿命缩短

C. 造血原料缺乏

D. 红细胞生成受到异常增生细胞的干扰

E. 无效性红细胞生成

19. 某男，32 岁。患慢性髓细胞白血病半年，应用马利兰治疗，近半月牙龈出血明显。检查：双下肢出血点，脾肋下 7cm，红细胞无异常，Hb 70g/L，WBC $50\times10^9/L$，PLT $50\times10^9/L$，骨髓增生活跃，原始粒细胞占 0.15。该例的诊断为

A. 慢性髓细胞白血病慢性期

B. 慢性髓细胞白血病急变期

C. 慢性髓细胞白血病加速期

D. 慢性髓细胞白血病并严重感染

E. 骨髓纤维化

20. 患者肝肋下 2.0cm，脾肋下 7.0cm，RBC $3.0\times10^{12}/L$，WBC $80\times10^9/L$，PLT $100\times10^9/L$。末梢血分类：中性晚幼粒细胞 0.005，中性杆状核细胞 0.20，中性分叶核细胞 0.70，嗜酸性粒细胞 0.05。中性粒细胞碱性磷酸酶活力降低。最可能的诊断是

A. 肝硬化脾功能亢进

B. 慢性髓细胞白血病

C. 溶血性贫血

D. 类白血病反应

E. 黑热病

21. 某男，12 岁。发热伴鼻 1 周。检查皮肤出血点，胸骨中下段有压痛。Hb 90g/L，WBC $10\times10^9/L$，PLT $50\times10^9/L$。血涂片可见幼稚细胞。下列哪项检查对诊断最有意义

A. 胸片检查

B. 尿液检查

C. 骨髓检查

D. 酸化血清溶血试验

E. 网织红细胞计数

22. 慢性髓细胞白血病患者，近 1 月发热，伴牙龈出血。Hb 90g/L，WBC $25\times10^9/L$，PLT $70\times10^9/L$。血涂片原始粒细胞占 0.30。患者应诊断为

A. 慢性髓细胞白血病慢性期

B. 慢性髓细胞白血病加速期

C. 慢性髓细胞白血病急变期

D. 骨髓纤维化

E. 急性再障

23. 某男，50 岁，确诊为慢性随细胞白血病慢性期。首选治疗是

A. 骨髓移植　　B. 泼尼松

C. 长春新碱　　D. 羟基脲

E. 环磷酰胺

24. 某男，67 岁，无明显原因出现乏力、疲倦、活动后心悸气短 8 个月，3 天前血象和骨髓象检查：血红蛋白 90g/L，中性粒细胞 $1.5\times10^9/L$，血小板 $90\times10^9/L$，骨髓增生明显活跃。该患者首先疑诊哪项

A. 再生障碍性贫血

B. 阵发性睡眠性血红蛋白尿症

C. 骨髓增生异常综合征

D. 慢性粒细胞性白血病

E. 巨幼细胞性贫血

25. 某男，76 岁，乏力、疲倦、活动后心悸气短 9 个月，发热 1 周，3 天前血象检查：血红蛋白 85g/L，中性粒细胞 $1.6\times10^9/L$，血小板 $96\times10^9/L$。骨髓病理活检：骨小梁旁区和间区可见 5 个呈簇状分布的原粒和早幼粒细胞。该患者首先疑诊哪项

A. 再生障碍性贫血

B. 骨髓增生异常综合征

C. 阵发性睡眠性血红蛋白尿症

D. 慢性粒细胞性白血病

E. 巨幼细胞性贫血

A3 型题

某男患者，1 年前出现低热、出汗，逐渐消瘦，左肋下有包块，常伴有左上腹坠痛，食后饱胀感，近 1 月发热，伴牙龈出血。Hb 90g/L，WBC $25\times10^9/L$，PLT $70\times10^9/L$。血涂片原始粒

细胞占 0.50。

1. 此患者最有可能的诊断是
   A. 再生障碍性贫血
   B. 慢性髓细胞白血病
   C. 急性粒细胞白血病
   D. 甲状腺功能亢进
   E. 慢性乙型肝炎
2. 此患者最有可能用的药物是
   A. 羟基脲　　B. 环磷酰胺
   C. 顺铂　　D. 长春新碱
   E. 阿糖胞苷

某男，73 岁，无明显原因出现乏力、疲倦、活动后心悸气短 8 个月，3 天前血象检查：血红蛋白 90g/L，中性粒细胞 1.5×10^9/L，血小板 90×10^9/L。骨髓病理活检：骨小梁旁区和间区可见 7 个呈簇状分布的原粒和早幼粒细胞。

3. 该患者诊断首先考虑哪项
   A. 再生障碍性贫血
   B. 骨髓增生异常综合征
   C. 阵发性睡眠性血红蛋白尿症
   D. 慢性粒细胞性白血病
   E. 巨幼细胞性贫血
4. 以下哪项措施最不应考虑
   A. 支持治疗　　B. 促进造血
   C. 诱导分化　　D. 生物反应调节剂
   E. 联合化疗

B1 型题

A. 大细胞性贫血
B. 靶形红细胞性贫血
C. 小细胞低色素性贫血
D. 正细胞正色素性贫血
E. 高色素性贫血

1. 缺铁性贫血红细胞的形态分类是
2. 再生障碍性贫血红细胞的形态分类是

A. 血清铁蛋白<12μg/L
B. 总铁结合力>64.4μmmol/L
C. 血清铁<8.9μmmol/L
D. 转铁蛋白饱和度<15%
E. FEP>4.5μg/gHb

3. 贫血患者可作为缺铁依据的检查结果是
4. 用于人群铁缺乏筛检的检查结果是

A. 叶酸　　B. 维生素 B_{12}
C. 硫酸亚铁　　D. 丙酸睾酮
E. 白消安

5. 治疗再生障碍性贫血应选用的药物是
6. 治疗缺铁性贫血应选用的药物是

A. 10 天内　　B. 2 周
C. 1 个月　　D. 2 个月
E. 3 个月

7. 缺铁性贫血患者应用铁剂治疗后网织红细胞开始升高的时间是
8. 缺铁性贫血患者应用铁剂治疗后血红蛋白恢复正常的时间是

A. 丙酸睾酮　　B. 一叶萩碱
C. 糖皮质激素　　D. 抗胸腺球蛋白
E. 输新鲜全血

9. 治疗再障可作用于造血干细胞的药物是
10. 治疗再障可改善骨髓微循环的药物是

A. VDLP 方案　　B. 维 A 酸
C. 白消安　　D. 丙酸睾酮
E. 硫酸亚铁

11. 急性早幼粒白血病诱导缓解选用的是
12. 急淋白血病治疗选用的是

A. 贫血　　B. 出血
C. 发热　　D. 感染
E. 淋巴结肿大

13. 急性白血病最早出现的表现是

14. 急性白血病最常见的死亡原因是

A. 颅内出血　B. 消化道出血
C. 泌尿道出血　D. 眼底出血
E. 牙龈出血

15. 急性白血病最早出现的出血表现是
16. 急性白血病晚期出现的出血表现是

A. 急红白血病
B. 急单核白血病
C. 急巨细胞白血病
D. 急粒白血病
E. 急淋白血病

17. 儿童最多见的急性白血病是
18. 脑膜浸润最多见的急性白血病是

A. 细胞遗传学检查
B. 细胞化学染色
C. 免疫学检查
D. 骨髓象
E. 血象

19. 用于确诊急性白血病的检查是
20. 用于急性白血病分类鉴别的检查是

A. 粒细胞显著减少
B. 红细胞大小不等、中心淡染
C. 异型淋巴细胞增多
D. 原始粒细胞增多
E. 幼稚淋巴细胞增多

21. 白细胞减少症血液一般检查的特点是
22. 缺铁性贫血血液一般检查的特点是

A. 出血时间延长
B. 凝血时间延长
C. 白细胞显著增高
D. 血小板计数正常
E. 网织红细胞显著减少

23. 再生障碍性贫血出现的是
24. 特发性血小板减少性紫癜出现的是

A. 幼稚淋巴细胞增加
B. 幼稚型巨核细胞增加
C. 颗粒型巨核细胞增加
D. 血小板形成型巨核细胞增加
E. 幼稚红细胞增加

25. 特发性血小板减少性紫癜急性型出现的是
26. 特发性血小板减少性紫癜慢性型出现的是

A. 硫酸亚铁　B. 丙酸睾酮
C. 阿糖胞苷　D. 甲泼尼龙
E. 维生素 K

27. 再生障碍性贫血选用的药物是
28. 特发性血小板减少性紫癜选用的药物是

A. 干扰素　B. 伊马替尼
C. 羟基脲　D. 阿糖胞苷
E. 顺铂

29. 慢性髓细胞白血病常用的化疗药为
30. 慢性髓细胞白血病常用的分子靶向药为

A. 脾切除　B. 羟基脲
C. 骨髓移植　D. 免疫抑制剂
E. VLDP 方案

31. 慢性髓细胞性白血病慢性期首选
32. 急性淋巴细胞白血病诱导缓解治疗首选

A. 皮肤色素沉着　B. 心脏毒性
C. 出血性膀胱炎　D. 上消化道出血
E. 周围神经炎

33. 长春新碱的主要不良反应是
34. 柔红霉素的主要不良反应是
35. 环磷酰胺的主要不良反应是

A. 慢性再障

B. 急性粒细胞白血病
C. 慢性特发性血小板减少性紫癜
D. 慢性髓细胞白血病
E. 急性再障

36. 脾脏明显肿大的是
37. 胸骨局限性压痛明显的是

A. 再生障碍性贫血
B. 骨髓增生异常综合征
C. 阵发性睡眠性血红蛋白尿症
D. 慢性粒细胞性白血病
E. 巨幼细胞性贫血

38. Ham 试验阳性
39. 补充叶酸、维生素 B_{12}后可纠正贫血
40. Ph 染色体、BCR-ABL 融合基因检测为阳性

参考答案

A1 型题

1. D	2. E	3. E	4. B	5. E
6. A	7. A	8. D	9. D	10. C
11. B	12. A	13. B	14. B	15. C
16. C	17. B	18. C	19. E	20. B
21. E	22. A	23. C	24. D	25. B
26. D	27. D	28. A	29. E	30. C
31. A	32. C	33. D	34. A	35. D
36. C	37. E	38. A	39. E	40. B
41. B	42. B	43. C	44. D	45. C
46. E	47. D	48. D	49. C	50. E
51. E	52. A	53. D	54. C	55. C
56. B	57. E	58. B	59. C	60. C
61. D	62. B	63. D	64. B	65. C
66. D	67. D	68. E	69. B	70. D
71. E	72. E	73. A	74. A	75. C
76. A	77. E			

A2 型题

1. D	2. A	3. A	4. E	5. E
6. E	7. A	8. E	9. D	10. B
11. C	12. E	13. E	14. C	15. E
16. C	17. A	18. D	19. C	20. B
21. C	22. C	23. D	24. C	25. B

A3 型题

1. B	2. A	3. D	4. E

B1 型题

1. C	2. D	3. A	4. A	5. D
6. C	7. A	8. D	9. A	10. B
11. B	12. A	13. C	14. D	15. E
16. A	17. E	18. E	19. D	20. B
21. A	22. B	23. E	24. A	25. B
26. B	27. B	28. D	29. C	30. B
31. B	32. E	33. E	34. B	35. C
36. D	37. B	38. C	39. E	40. D

第六单元　内分泌与代谢疾病

A1 型题

1. 淡漠型甲亢的特点是
A. T_3、T_4明显增高
B. 高代谢症候群明显
C. 甲状腺弥漫性肿大
D. 常有突眼

E. 多见于老年人，消瘦明显

2. 不属甲亢高代谢综合征表现的是

A. 怕热、多汗　B. 多食善饥

C. 体重锐减　D. 糖耐量减低

E. 血胆固醇升高

3. 诊断甲亢最有临床意义的指标是

A. 基础代谢率　B. 甲状腺摄[131]碘率

C. TRH 兴奋试验　D. TT_3、TT_4测定

E. FT_3、FT_4测定

4. [131]碘治疗甲亢的作用机制是

A. 释放 X 射线　B. 释放 α 射线

C. 释放 δ 射线　D. 释放 γ 射线

E. 释放 β 射线

5. 诊断甲亢最有意义的体征是

A. 弥漫性甲状腺肿大伴血管杂音

B. 心率增快，第一心音亢进

C. 浸润性突眼

D. 脉压增大，周围血管征阳性

E. 双手震颤（+）

6. 不属甲亢手术治疗禁忌证的是

A. 妊娠前 3 个月的甲亢患者

B. 妊娠后 6 个月的甲亢患者

C. 伴有严重 GD 眶病的甲亢患者

D. 合并严重肝肾疾病的甲亢患者

E. 年龄小于 20 岁的甲亢患者

7. 与 Graves 病发病无关的因素是

A. 体液免疫

B. 遗传因素

C. 细胞免疫

D. 高功能性甲状腺腺瘤

E. 慢性淋巴细胞性甲状腺炎

8. 甲亢最严重的临床表现是

A. 甲亢性心脏病并房颤

B. 浸润性突眼

C. 重症肌无力

D. 甲状腺危象

E. 甲亢性肌病

9. 甲亢患者由甲状腺素分泌过多引起的临床表现是

A. 突眼

B. 甲状腺肿大

C. 怕热，多汗，多食而消瘦

D. 畏寒

E. 眼裂增宽，凝视

10. 抗甲状腺药物最常见的不良反应是

A. 胃肠道反应　B. 肝功能损害

C. 肾功能损害　D. 粒细胞减少

E. 过敏性休克

11. 甲亢患者抗甲状腺药物治疗前必须检查的项目是

A. 心电图　B. 肝功

C. 甲状腺大小　D. 血白细胞数

E. 肝功能

12. 甲亢浸润性突眼的主要机制是

A. 交感神经兴奋眼外肌

B. 上睑肌张力增高

C. 眶内软组织增生和眼肌病变

D. 精神兴奋、紧张

E. 球后水肿

13. 咪唑类抗甲状腺药物的主要药理作用是

A. 抑制甲状腺素的释放

B. 抑制甲状腺素的合成

C. 抑制碘的吸收

D. 促进碘的吸收

E. 抑制促甲状腺素的作用

14. 临床用于甲亢治疗疗效判断指标的是

A. 基础代谢率

B. 甲状腺摄[131]碘率

C. 突眼程度

D. T_3、T_4

E. 甲状腺肿大程度

15. 治疗甲状腺危象的首选药物是

A. 甲硫氧嘧啶　B. 甲巯咪唑

C. 卡比马唑　D. 普萘洛尔

E. 丙硫氧嘧啶

16. 甲状腺危象治疗时，抑制甲状腺素释放

的药物是

A. 复方碘溶液　B. 丙硫氧嘧啶
C. 普萘洛尔　D. 利血平
E. 甲巯咪唑

17. 甲亢危象治疗时，能阻滞儿茶酚胺释放、降低组织对甲状腺素反应的药物是

A. 丙硫氧嘧啶　B. 甲巯咪唑
C. 普萘洛尔　D. 无机碘溶液
E. 卡比马唑

18. 甲亢时最常见的心律失常类型是

A. 室性早搏　B. 房性心动过速
C. 交界性早搏　D. 心房颤动
E. 房室传导阻滞

19. 妊娠及哺乳期甲亢患者禁止应用的治疗措施是

A. 甲状腺次全切除　B. 硫脲类
C. 放射性碘治疗　D. 普萘洛尔
E. 甲巯咪唑

20. 1 型糖尿病最常见、最严重的急性并发症是

A. 心血管病变
B. 酮症酸中毒昏迷
C. 感染
D. 肺结核
E. 神经系统病变

21. 早期诊断糖尿病的重要指标是

A. 多饮、多尿
B. 多食、消瘦
C. 尿糖阳性
D. 空腹血糖升高
E. 皮肤瘙痒

22. 目前引起 2 型糖尿病患者死亡的主要原因是

A. 高渗性非酮症糖尿病昏迷
B. 心血管病变
C. 酮症酸中毒昏迷
D. 感染
E. 神经病变

23. 糖尿病并发神经系统病变最常见的是

A. 神经根病变
B. 自主神经病变
C. 中枢神经病变
D. 多发性周围神经病变
E. 运动神经病变

24. 糖尿病并发感染最常见的是

A. 皮肤疖、痈等化脓感染
B. 肺结核
C. 胆管感染
D. 泌尿系感染
E. 败血症

25. 糖尿病引起失明的主要原因是

A. 白内障
B. 青光眼
C. 视网膜微血管病变
D. 角膜炎
E. 结膜炎

26. 2 型糖尿病的主要病因及发病机制是

A. 环境因素
B. 自身免疫反应
C. 胰岛素抵抗及胰岛 β 细胞功能缺陷
D. 病毒感染
E. 中心型肥胖

27. 糖尿病最基础的治疗措施是

A. 一般治疗　B. 饮食治疗
C. 口服降糖药物　D. 胰岛素治疗
E. 支持治疗

28. 决定糖尿病患者胰岛素用量的依据，错误的是

A. 年龄与性别
B. 血糖水平
C. 胰岛素抵抗程度
D. 饮食情况
E. 运动情况

29. 胰岛素治疗糖尿病最常见的不良反应是

A. 过敏反应　B. 胰岛素抗药性
C. 低血糖反应　D. 皮疹

E. 肝功能损害

30. 糖尿病的基本病理生理改变是

A. 胰岛素绝对或相对不足

B. 胰高血糖素分泌减少

C. 胰高血糖素分泌过多

D. 生长激素分泌过多

E. 血浆胰岛素明显增高

31. 磺脲类药物的主要作用机制是

A. 提高外周组织对糖的利用

B. 抑制肝糖异生

C. 促使胰岛素受体亲和力增强

D. 抑制肠道糖吸收

E. 促进胰岛素分泌

32. 可疑糖尿病患者诊断时最有意义的检查是

A. 空腹血糖

B. 尿糖

C. 餐后血糖

D. 血浆胰岛素测定

E. 糖耐量试验

33. 监控糖尿病患者血糖控制水平的最佳指标是

A. 24 小时尿糖定量

B. 糖化血红蛋白

C. 空腹血糖

D. 口服糖耐量试验

E. 胰岛素释放试验

34. 超重的 2 型糖尿病患者，适宜的治疗措施是

A. 医学营养治疗

B. 医学营养治疗+胰岛素

C. 医学营养治疗+磺脲类降糖药

D. 医学营养治疗+双胍类降糖药

E. 胰岛素治疗

35. 下列各项，不属糖尿病周围神经病变临床特点的是

A. 呈多发性

B. 呈对称性

C. 上肢重于下肢

D. 早期以感觉异常为主

E. 后期出现肌肉萎缩

36. HbA1c 可反映平均血糖水平的时间是

A. 1~2 周　　B. 2~4 周

C. 4~6 周　　D. 6~8 周

E. 8~12 周

37. 1 型糖尿病患者的主要死因是

A. 糖尿病性心脏病变

B. 糖尿病性脑血管病变

C. 糖尿病性神经病变

D. 糖尿病视网膜病变

E. 糖尿病肾脏病变

38. 发现与诊断糖尿病的重要线索是

A. 空腹血糖测定

B. 糖化血红蛋白测定

C. 尿糖测定

D. 血胰岛素水平测定

E. OGTT

39. 诊断糖尿病的主要依据是

A. 空腹血糖测定

B. 糖化血红蛋白测定

C. 尿糖测定

D. 血胰岛素水平测定

E. OGTT

40. 中国糖尿病的控制目标中，HbA1c 应达到的水平是

A. <8%　　B. <7. 5%

C. <7%　　D. <6. 5%

E. <6%

41. 对 1 型与 2 型糖尿病的鉴别最有意义的是

A. 年龄

B. 体重

C. 有无自发性酮症倾向

D. 有无明显“三多一少”症状

E. 并发症的多少与严重程度

42. 有助于鉴别 1 型与 2 型糖尿病的检查是

A. 空腹血糖 + 胰岛素

B. 餐后血糖 + 胰岛素

C. OGTT + 胰岛素或 C 肽释放试验

D. 糖化血红蛋白

E. 餐后血糖+C 肽释放试验

43. 磺脲类降糖药的主要适应证是

A. 1 型糖尿病

B. 单用饮食治疗不能满意控制的非肥胖型 2 型糖尿病

C. 糖尿病围术期

D. 糖尿病合并感染

E. 糖尿病合并妊娠

44. 口服阿卡波糖降低餐后血糖的机制是

A. 抑制小肠上皮细胞 α-葡萄糖苷酶

B. 抑制蛋白质非酶促糖基化

C. 增加外周组织对胰岛素的敏感性

D. 增加胰岛素分泌

E. 增加外周细胞对葡萄糖的摄入

45. 需在进餐时服用的口服降糖药是

A. 二甲双胍　　B. 格列本脲

C. 阿卡波糖　　D. 吡格列酮

E. 瑞格列奈

46. 降糖药物中，具有减轻胰岛素抵抗作用的药物是

A. 二甲双胍　　B. 格列吡嗪

C. 阿卡波糖　　D. 吡格列酮

E. 瑞格列奈

47. 抗甲状腺药物治疗期间，复查血清甲状腺激素水平的时间是

A. 每 2 周　　B. 每 4 周

C. 每 6 周　　D. 每 2 个月

E. 每 6 个月

48. 抗甲状腺药物维持的时间是

A. 6~12 个月　　B. 12~18 个月

C. 18~24 个月　　D. 24~36 个月

E. 6 个月

49. 甲亢合并妊娠的患者，不可实施手术治疗的妊娠期是

A. <2 个月　　B. 2~3 个月

C. 4~5 个月　　D. 6~8 个月

E. >8 个月

50. 中国 2 型糖尿病的控制目标中，非空腹血糖的目标值是

A. ≤7mmol/L　　B. ≤8mmol/L

C. ≤9mmol/L　　D. ≤10mmol/L

E. ≤11mmol/L

51. 中国 2 型糖尿病的控制目标中，HbA1c 的目标值是

A. <6%　　B. <7%

C. <8%　　D. <9%

E. <10%

52. 2 型糖尿病控制达标的血压目标值是

A. <120/80mmHg　　B. <130/80mmHg

C. <140/90mmHg　　D. <150/90mmHg

E. <160/100mmHg

53. 2 型糖尿病的控制目标中，主动有氧运动的要求是

A. ≥90 分钟/周　　B. ≥120 分钟/周

C. ≥150 分钟/周　　D. ≥180 分钟/周

E. ≥240 分钟/周

54. 糖尿病的饮食治疗中，糖类占饮食总热量的百分比是

A. 30%~40%　　B. 40%~50%

C. 50%~60%　　D. 60%~70%

E. 70%~80%

55. 糖尿病的饮食治疗中，脂肪占总热量的百分比是

A. 5%　　B. 10%

C. 20%　　D. 30%

E. 40%

56. 关于血脂异常的描述，以下哪项欠妥

A. 血脂异常是指血浆中脂质的量和质发生异常

B. 血浆胆固醇（CH）和（或）甘油三酯（TG）升高

C. 高密度脂蛋白胆固醇（HDL－C）

降低

D. 高胆固醇血症与动脉粥样硬化关系密切

E. 血脂异常增加动脉粥样硬化性心血管疾病的发病率和死亡率

57. 关于血脂的描述，以下哪项欠妥

A. 血脂是血浆中的胆固醇、甘油三酯和类脂如磷脂等的总称

B. 与临床密切相关的血脂主要是胆固醇和甘油三酯

C. 在人体内胆固醇主要以游离胆固醇及胆固醇酯形式存在

D. 血脂异常实际上表现为脂蛋白异常血症

E. 高甘油三酯血症与动脉粥样硬化关系密切

58. 属于混合型高脂血症的是

A. 血清 TC 与 TG 均增高

B. TC 与 LDL-C 增高

C. TC 与 HIDL-C 增高

D. LDL-C 与 HDL-C 增高

E. LDL-C 与 VLDL 增高

59. 他汀类药物的主要作用机制是

A. 对 HMG-CoA 还原酶特异的竞争性抑制作用

B. 促进 TC 分解

C. 促进 TC 排出

D. 减少 TC 吸收

E. 抑制 TC 的肾脏重吸收

60. 辛伐他汀最主要的功能是

A. 降低 TC　　B. 降低 TG

C. 降低 HDL-C　　D. 降血糖

E. 降尿酸

61. 他汀类最主要的不良反应是

A. 肾损害　　B. 贫血

C. 肝损害　　D. 白细胞降低

E. 水肿

62. 非诺贝特最主要的不良反应是

A. 白细胞降低　　B. 皮疹

C. 肝损害　　D. 心动过缓

E. 腹泻

63. 烟酸类的特征是

A. 属 A 族维生素

B. 抑制 cGMP 的形成

C. 能降低 TC、TG、LDL-C

D. 治疗应从大剂量开始

E. 主要不良反应是肾损害

64. 调脂药物首选哪类药

A. 烟酸类

B. 他汀类

C. 肠道胆固醇吸收抑制剂

D. 胆酸螯合剂

E. 贝特类

65. 诊断血脂异常测定空腹血浆或血清血脂四项一般不包括

A. TC　　B. TG

C. VLDL-C　　D. LDL-C

E. HDL-C

66. 以下哪项增高不是 ASCVD 的危险因素

A. TC　　B. LDL-C

C. TG　　D. VLDL-C

E. HDL-C

67. 以下哪项具有对 ASCVD 的保护作用

A. TC　　B. LDL-C

C. TG　　D. VLDL-C

E. HDL-C

68. 关于血脂异常的治疗原则，以下哪项欠妥

A. 根据患者个体 ASCVD 危险程度，决定是否启动药物治疗

B. 将控制 LDL-C 水平达标作为防控 ASCVD 危险的首要干预靶点，非 HDL-C 作为次要干预靶点

C. 明确患者个体干预目标值，并使调脂治疗达到目标值

D. 调脂药物首选贝特类

E. 单用他汀类药物胆固醇水平不能达标者，可与其他调脂药物联合使用

69. 关于血脂异常的控制饮食，以下哪项欠妥

A. 控制饮食总热量

B. 改善饮食结构

C. 改变饮食习惯

D. 一般成年人每天胆固醇摄入量低于500mg

E. 碳水化合物占食物总热量50%~60%

70. 关于血脂异常的生活方式，以下哪项欠妥

A. 通过锻炼将体重指数（BMI）控制在20.0~23.9kg/m^2

B. 坚持每周5~7天、每次30分钟以上中等强度的有氧运动

C. 完全戒烟并避免吸入二手烟

D. 限制饮酒，包括酒的种类及饮酒量、饮酒习惯

E. 早睡早起

71. 以下哪项不属主要降低胆固醇的药物

A. 他汀类

B. 肠道胆固醇吸收抑制剂

C. 胆酸螯合剂

D. 普罗布考

E. 贝特类

72. 关于他汀类药物的描述，以下哪项欠妥

A. 是目前首选的降胆固醇药物

B. 能够抑制胆固醇合成的限速酶HMG-CoA还原酶，减少胆固醇合成

C. 上调细胞表面LDL受体，加速血清LDL分解，减少VLDL合成

D. 能显著降低血清TC、LDL-C和Apo B水平，也能降低血清TG水平和轻度升高HDL-C水平

E. 只适用于高胆固醇血症

73. 下列除哪项外，他汀类不宜与之合用

A. 头孢菌素

B. 雷公藤

C. 环磷酰胺

D. 大环内酯类抗生素

E. 吡咯类抗真菌药（如酮康唑）

74. 下列除哪项外，他汀类禁用

A. 儿童

B. 孕妇

C. 哺乳期妇女

D. 准备生育的妇女

E. 70岁以上的老人

75. 关于肠道胆固醇吸收抑制剂，以下哪项表述不妥

A. 口服后抑制胆固醇和植物固醇在肠道的吸收

B. 促进肝脏合成LDL受体

C. 加速LDL清除，降低血清LDL-C水平

D. 治疗高CH症、以CH升高为主的混合性高脂血症。

E. 妊娠期和哺乳期也可应用。

76. 关于胆酸螯合剂，以下哪项叙述欠妥

A. 阻碍胆酸的肠肝循环，促使胆酸随粪便排出，从而阻断肠道胆固醇的重吸收

B. 降低TC和LDL-C

C. 适应证为高CH症、以CH升高为主的混合性高脂血症

D. 常用普罗布考等

E. 主要不良反应为恶心、呕吐、腹胀、腹痛、便秘等消化道症状

77. 关于贝特类调脂药，以下哪项表述欠妥

A. 通过激活过氧化物酶体增殖物激活受体α（PPAR-α），激活脂蛋白脂酶（LPL）

B. 降低血TG和VLDL-C水平，轻度降低TC和LDL-C，升高HDL-C

C. 用于高TG血症和以TG升高为主的混合性高脂血症

D. 常见不良反应与烟酸类相似
E. 禁用于肝肾功能不全患者及儿童、孕妇、哺乳期女性

78. 关于高尿酸血症/痛风，以下哪项表述欠妥
A. 由于嘌呤代谢障碍所致
B. 关键是尿酸生成过多或/和尿酸排泄减少引起血尿酸水平升高
C. 约30%高尿酸血症患者发展为痛风
D. 痛风是由于尿酸盐沉积所致的异质性疾病
E. 痛风可并发急性和慢性痛风性关节炎、痛风石、痛风性肾病，严重者出现关节破坏、肾功能损伤，常伴发血脂异常、高血压病、糖尿病及动脉硬化症等

79. 以下哪项不增加尿酸生成
A. 进食动物肝脏、凤尾鱼
B. 进食年糕
C. 白血病化疗
D. 急性心肌梗死
E. 剧烈运动

80. 血尿酸增高最主要的原因是
A. 食物中核苷酸分解过多
B. 体内氨基酸合成过多
C. 内源性核酸分解过多
D. 家族遗传性疾病所致
E. 尿酸盐排出减少

81. 引起原发性痛风的主要原因是
A. 高嘌呤食物　B. 遗传
C. 肾脏病　D. 血液病
E. 恶性肿瘤

82. 与痛风发病率较高无关的因素是
A. 40岁以下者　B. 男性
C. 女性绝经后　D. 肥胖者
E. 富裕者

83. 痛风性急性关节炎常首发的关节是
A. 膝　B. 踝
C. 足拇趾的跖趾　D. 腕
E. 肘

84. 痛风性急性关节炎的特征是
A. 常是痛风的首发症状
B. 起病缓慢
C. 初发时为多关节
D. 多无诱因
E. 不能自然缓解

85. 痛风性慢性关节炎最具特征性的表现为
A. 急性反复发作而成
B. 为多关节受累
C. 常有痛风石
D. 可致骨折
E. 关节可僵硬畸形

86. 下列哪项不是痛风性肾病的特征
A. 可引起间质性肾炎
B. 有蛋白尿、血尿
C. 常伴高血压
D. 常伴肾结石
E. 死于尿毒症者罕见

87. 属于低嘌呤的食物是
A. 牛奶　B. 虾蟹
C. 动物内脏　D. 啤酒
E. 肉类

88. 痛风饮食治疗中最重要的是
A. 控制总热量　B. 忌高嘌呤食物
C. 戒酒　D. 多饮水
E. 忌高脂、高糖饮食

89. 下列哪项不是秋水仙碱的主要不良反应
A. 胃肠道反应　B. 肝损伤
C. 皮疹　D. 骨髓抑制
E. 脱发

90. 关于苯溴马龙治疗痛风的表述，正确的是
A. 晚餐后服用
B. 无胃肠道反应
C. 用于急性尿酸性肾病
D. 能抑制尿酸合成

E. 应保持尿液酸化

91. 关于别嘌呤醇治疗痛风的表述，正确的是

A. 能促进尿酸排泄

B. 由大剂量开始逐渐减量

C. 代谢产物半衰期短

D. 肾功能不全者需减量使用

E. 无皮疹

92. 抑制尿酸合成的药物是

A. 别嘌呤醇　　B. 苯溴马龙

C. 秋水仙碱　　D. 吲哚美辛

E. 泼尼松

93. 促进尿酸排泄的药物是

A. 秋水仙碱　　B. 别嘌呤醇

C. 苯溴马龙　　D. 吲哚美辛

E. 泼尼松

A2 型题

1. 女性患者，25 岁，因甲状腺肿大就诊，检查甲状腺Ⅲ度肿大，触之坚硬并有触痛，无震颤，^{131}碘吸收率下降，最可能的诊断是

A. 甲状腺功能亢进症

B. 亚急性甲状腺炎

C. 甲状腺癌

D. 甲状腺囊肿

E. 慢性甲状腺炎

2. 女性患者，29 岁，孕 5 月，确诊为甲亢，最适当的治疗是

A. 甲状腺次全切除

B. 最小有效剂量硫脲类药物治疗

C. 放射性碘治疗

D. 普萘洛尔

E. 甲巯咪唑

3. 男性患者，38 岁。甲亢复发。查体：轻度突眼，甲状腺弥漫性肿大，心率 120 次/分。实验室检查：FT_3 增高，FT_4 增高，TSH 下降，AST 中度升高，血 WBC 3.8×10^9/L。适宜的治疗措施是

A. 抗甲状腺药物治疗

B. 复方碘溶液

C. 甲状腺手术治疗

D. 抗甲状腺药物+糖皮质激素

E. 放射性^{131}碘治疗

4. 女性患者，18 岁。轻度甲亢表现，血清 TT_4正常，有助于诊断的检查是

A. 基础代谢率测定

B. 血清 TT_3测定

C. 甲状腺摄^{131}碘率

D. TSH 测定

E. 血清 rT_3测定

5. 女性患者，58 岁。甲状腺Ⅰ度肿大，反应迟钝，厌食，腹泻。实验室检查：FT_3升高，TT_4正常，TSH 下降，甲状腺摄^{131}碘率正常。诊断是

A. 亚急性甲状腺炎

B. 亚临床型甲亢

C. T_3型甲亢

D. 甲状腺危象

E. 淡漠型甲亢

6. 女性患者，36 岁，确诊为 Graves 病，PTU 治疗症状控制，甲状腺缩小，维持治疗 25mg/d 已超过 1 年半。考虑停药，有助于判断是否停药的检查是

A. TSAb 测定

B. 甲状腺摄^{131}碘率

C. T_3抑制试验

D. 放射性核素扫描

E. 基础代谢率测定

7. 女性患者，28 岁，妊娠 5 个月合并甲亢。治疗宜选择的是

A. 首选药物治疗

B. 待分娩后治疗甲亢

C. 首选碘剂治疗

D. 首选放射性^{131}碘治疗

E. 首选手术治疗

8. 女性患者，28 岁，对抗甲状腺药物有过

敏反应。治疗宜选择的是

A. 放射性^{131}碘治疗

B. 甲状腺次全切除术

C. 抗甲状腺药联合糖皮质激素

D. 复方碘液

E. 普萘洛尔

9. 中年男性，心悸、消瘦 2 年。体格检查：结节性甲状腺肿伴血管杂音，心脏增大，房颤律，心尖部Ⅱ级收缩期杂音。最可能的诊断是

A. 甲亢性心脏病　　B. 心脏瓣膜病

C. 冠心病　　D. 心肌病

E. 先心病

10. 中年女性，甲亢患者。抗甲状腺药物治疗 8 个月，外周血白细胞降至 $3×10^9/L$，中性粒细胞 $1.35×10^9/L$。应采取的治疗是

A. 减少抗甲状腺药物剂量

B. 减少抗甲状腺药物剂量，加用促进白细胞增生药

C. 停用抗甲状腺药

D. 停用抗甲状腺药，严密观察

E. 停用抗甲状腺药，严密观察，加用促进白细胞增生药

11. 女性患者，48 岁。胸骨后甲状腺肿伴甲亢，拟行手术治疗。术前准备是

A. 无须做术前准备

B. 使用复方碘液

C. 使用抗甲状腺药

D. 使用抗甲状腺药及复方碘液

E. 使用 β 受体阻滞剂

12. 患者因怕热、多汗、心悸、甲状腺肿大等诊断为甲亢，心电图检查为心律失常，最可能出现的心律失常是

A. 室性早搏

B. 交界性早搏

C. 阵发性室上性心动过速

D. 房颤

E. 房室传导阻滞

13. 甲亢患者给以卡比马唑治疗 6 个月，病情基本控制，药物减量后进入维持阶段，维持期时间一般是

A. 1 个月　　B. 2 个月

C. 3 个月　　D. 6 个月

E. 18~24 个月

14. 男性患者，56 岁，身高 175cm，体重 75kg，因 2 个月内体重下降 5kg 而就诊，查空腹血糖 7.9mmol/L，下列正确的是

A. 可诊断糖尿病

B. 应进行口服葡萄糖耐量试验

C. 可诊断继发性糖尿病

D. 可诊断糖耐量减低

E. 应进行 100g 口服葡萄糖耐量试验

15. 女性患者，56 岁，身高 155cm，体重 55kg，体检发现空腹血糖 6.4mmol/L，下列正确的是

A. 可诊断糖尿病

B. 应进行口服葡萄糖耐量试验

C. 可排除糖尿病

D. 应进行 100g 口服葡萄糖耐量试验

E. 应做 24 小时尿糖定量

16. 女性患者，56 岁，身高 155cm，体重 55kg，体检发现空腹血糖 6.4mmol/L，做口服葡萄糖耐量试验，空腹血糖 6.6mmol/L，餐后 2 小时血糖 8.4mmol/L，正确的是

A. 可诊断糖尿病

B. 应重复口服葡萄糖耐量试验

C. 可排除糖尿病

D. 空腹血糖过高

E. 糖耐量降低

17. 女性患者，63 岁，糖尿病病史 10 余年，近 2 个月感双足趾端麻木、下肢皮肤针刺样疼痛伴尿失禁、无汗就诊。体检：消瘦，营养欠佳，双手骨间肌萎缩，肌力Ⅳ级，空腹血糖 14.1mmol/L，血酮（-）。下列最可能的诊断是

A. 糖尿病并发脑血管意外

B. 糖尿病神经病变

C. 糖尿病微血管病变

D. 糖尿病肾病

E. 糖尿病并发酮症酸中毒

18. 患者因多饮、多食、多尿、体重减轻就诊，有助于确诊糖尿病的检查是

A. 尿糖

B. 空腹血糖测定

C. 葡萄糖耐量试验

D. 血浆胰岛素

E. 血酮测定

19. 1 型糖尿病患者，近期由于肺部感染，原有症状明显加重，诊断并发酮症酸中毒，其首要的治疗措施是

A. 补液　　B. 纠正酸中毒

C. 控制感染　　D. 纠正电解质紊乱

E. 应用胰岛素

20. 王某，女，70 岁，近 1 月精神不振，疲乏无力，怕冷喜热，懒于行动。查体：体温 35℃，呼吸 12 次/分，心率 55 次/分，血压 110/70mmHg。肥胖体型，皮肤苍白，颜面虚浮。血清 TSH 增高，TT_4、FT_4均降低。患者首先考虑哪项诊断

A. 低血糖症　　B. 低钾血症

C. 糖尿病酮症　　D. 肾病综合征

E. 甲状腺功能低下

21. 张某，女，38 岁。无明显症状，肥胖，上眼睑见黄疣，肝肾功能、心电图均正常。为明确诊断，首选的检查是

A. 心肌酶谱　　B. 血脂

C. 出凝血时间　　D. 乙肝抗原抗体

E. 甲胎球蛋白

22. 李某，男，45 岁。检查 TC 6.5mmol/L，TG 3.8mmol/L。其诊断为

A. 血脂正常者　　B. 高胆固醇血脂

C. 高甘油三酯血症　D. 混合性高脂血症

E. 低高密度脂蛋白血症

23. 黎某，男，60 岁，有冠心病史。TC 5.3mmol/L，TG 正常，肝功能正常。目前治疗首选的是

A. 饮食治疗

B. 运动治疗

C. 饮食治疗+他汀类

D. 饮食治疗+贝特类

E. 他汀类+贝特类

24. 王某，男，65 岁，有冠心病史，因高 TC 采用饮食及药物治疗，其总胆固醇的治疗目标值（mmol/L）为

A. 低于 5.7　　B. 低于 5.2

C. 低于 6.24　　D. 低于 4.68

E. 低于 4.16

25. 李某，男，48 岁。因右足拇趾的跖趾关节红肿疼痛而半夜突然惊醒，过去曾有类似发作史。其诊断首选的是

A. 风湿性关节炎　B. 类风湿性关节炎

C. 化脓性关节炎　D. 痛风性关节炎

E. 创伤性关节炎

26. 王某，女，64 岁。反复突然踝关节红肿疼，且于耳轮处可触及赘生物。首选的检查为

A. 抗“O”及血沉　B. 类风湿因子

C. 血尿酸　　D. 找狼疮细胞

E. 血常规

27. 陈某，男，38 岁。体检发现血尿酸 470μmol/L，无其他症状及体征。其治疗首选的是

A. 积极饮食控制　B. 秋水仙碱

C. 苯溴马龙　　D. 别嘌呤醇

E. 吲哚美辛

28. 张某，男，52 岁。平素体健，突然右踝关节疼痛，血尿酸 637μmol/L，血肌酐正常。其治疗首选的是

A. ACTH　　B. 吲哚美辛

C. 苯溴马龙　　D. 别嘌呤醇

E. 碳酸氢钠

A3 型题

李某，女，72 岁，近 1 周精神不振，不吃不

语，一直卧床睡觉。查体：体温 35℃，呼吸 12 次/分，心率 45 次/分，血压 100/70mmHg。嗜睡，皮肤苍白，颜面虚浮，心律齐，呼吸音清，未闻及啰音，腹平软，肝脾未扪及。血清 TSH 增高，TT_4、FT_4均降低。

1. 此患者诊断首先考虑为
   A. 低血糖症　B. 黏液性水肿昏迷
   C. 酮症酸中毒　D. 高渗性昏迷
   E. 低钾血症
2. 治疗措施首选
   A. 静脉注射左甲状腺素
   B. 静脉滴注氢化可的松
   C. 静脉滴注左旋氧氟沙星
   D. 静脉滴注 5%葡萄糖生理盐水
   E. 静脉滴注氯化钾注射液

李某，男，45 岁。有高血压史。检查 TC 6.5mmol/L，TG 3.8mmol/L。

3. 其诊断为
   A. 血脂正常者
   B. 高胆固醇血脂
   C. 高甘油三酯血症
   D. 混合性高脂血症
   E. 低高密度脂蛋白血症
4. 治疗首选的是
   A. 辛伐他汀+饮食治疗
   B. 非诺贝特+饮食治疗
   C. 单纯饮食治疗
   D. 海鱼油制剂
   E. 辛伐他汀+烟酸缓释片

李某，男，58 岁。平素体健，突然左踝关节红肿疼痛，血尿酸 678μmol/L，血肌酐正常。

5. 其诊断首先考虑
   A. 风湿性关节炎　B. 类风湿性关节炎
   C. 化脓性关节炎　D. 狼疮性关节炎
   E. 痛风性关节炎
6. 其治疗首选的是
   A. ACTH　B. 吲哚美辛
   C. 苯溴马龙　D. 别嘌呤醇
   E. 碳酸氢钠

B1 型题

A. 抗甲状腺药物治疗
B. 放射性^{131}碘治疗
C. 甲状腺次全切除
D. β 受体阻滞剂
E. 甲状腺素

1. 妊娠期甲亢患者应选用的是
2. 甲状腺Ⅲ度肿大、有吞咽困难者应选用的是

A. 大量抗甲状腺药物
B. 无机碘溶液
C. 普萘洛尔
D. 氢化可的松
E. 地西泮

3. 治疗甲状腺危象迅速抑制甲状腺素的合成应选用的药物是
4. 治疗甲状腺危象降低周围组织对甲状腺激素的反应性应选用的药物是

A. FT_3、FT_4
B. TSH
C. TRAb
D. 甲状腺摄^{131}碘率
E. 超声检查

5. 主要用于甲状腺毒症病因鉴别的指标是
6. 反映甲状腺功能最敏感的指标是

A. 甲状腺摄^{131}碘率
B. FT_4、FT_3
C. TSH
D. 基础代谢率
E. TRAb

7. 诊断甲亢的首选指标是

8. 用于鉴别甲亢病因、诊断 GD 的指标是

A. OGTT
B. 血酮体、尿酮体检查
C. 血脂测定
D. 糖化血红蛋白测定
E. 空腹血糖测定

9. 空腹或餐后血糖未达到诊断标准，应进一步检查的是

10. 监测糖尿病病情的重要指标是

A. 二甲双胍　　B. 格列吡嗪
C. 阿卡波糖　　D. 吡格列酮
E. 瑞格列奈

11. 伴有超重的 2 型糖尿病应首选的口服降糖药是

12. 显著胰岛素抵抗的 2 型糖尿病应选用的口服降糖药是

A. 二甲双胍　　B. 格列吡嗪
C. 阿卡波糖　　D. 吡格列酮
E. 瑞格列奈

13. 应于进餐时服用的降糖药是

14. 应于餐前半小时服用的降糖药是

A. 医学营养治疗
B. 口服降糖药
C. 医学营养治疗+胰岛素
D. 医学营养治疗+胰岛素+口服降糖药
E. 胰岛素治疗

15. 1 型糖尿病患者应选用的是

16. 无并发症的轻型 2 型糖尿病患者初始选用的是

A. 辛伐他汀+饮食治疗
B. 非诺贝特+饮食治疗
C. 单纯饮食治疗
D. 海鱼油制剂
E. 辛伐他汀+非诺贝特

17. 李某，男，55 岁。有高血压史，TC 6.0mmol/L。治疗首选的是

18. 杨某，女，60 岁。TG 5.5mmol/L。治疗首选的是

19. 包某，女，40 岁。消瘦，无其他危险因素，TC 6.0mmol/L，LDL-C 3.6mmol/L。治疗首选的是

A. 白细胞减少　　B. 肝损害
C. 肾损害　　D. 水肿
E. 脱发

20. 他汀类药物的主要不良反应是

21. 丙硫氧嘧啶的主要不良反应是

22. 氨基糖苷类药物的主要不良反应是

A. 秋水仙碱　　B. 吲哚美辛
C. 泼尼松　　D. 苯溴马龙
E. 别嘌呤醇

23. 能抑制肾小管的再吸收而致尿酸排出增多的是

24. 能抑制尿酸合成的是

25. 通过抑制前列腺素合成而具有抗炎止痛疗效的是

A. 风湿性　　B. 类风湿性
C. 化脓性　　D. 狼疮性
E. 痛风性

26. 关节肿痛，好发于手指小关节，有明显晨僵，关节畸形、僵硬，血尿酸正常。这种关节炎的诊断首选为

27. 关节肿痛，起病骤急，常自然缓解，血尿酸增高。这种关节炎的诊断首选为

参考答案

A1 型题

1. E　　2. E　　3. E　　4. E　　5. A

6. E　7. E　8. D　9. C　10. D
11. D　12. C　13. B　14. D　15. E
16. A　17. C　18. D　19. C　20. B
21. D　22. B　23. D　24. A　25. C
26. C　27. B　28. A　29. C　30. A
31. E　32. A　33. B　34. D　35. C
36. E　37. E　38. C　39. A　40. C
41. C　42. A　43. B　44. A　45. C
46. D　47. B　48. C　49. C　50. D
51. B　52. B　53. C　54. C　55. D
56. E　57. E　58. A　59. A　60. A
61. C　62. C　63. C　64. B　65. C
66. E　67. E　68. D　69. D　70. E
71. E　72. E　73. A　74. E　75. E
76. D　77. D　78. C　79. B　80. E
81. B　82. A　83. C　84. A　85. C
86. E　87. A　88. B　89. C　90. E
91. D　92. A　93. C

A2 型题

1. B　2. B　3. E　4. D　5. C
6. A　7. A　8. A　9. A　10. E
11. D　12. D　13. E　14. A　15. B
16. E　17. B　18. B　19. A　20. E
21. B　22. D　23. C　24. B　25. D
26. C　27. A　28. B

A3 型题

1. B　2. A　3. D　4. A　5. E
6. B

B1 型题

1. A　2. C　3. A　4. C　5. D
6. B　7. B　8. E　9. A　10. D
11. A　12. D　13. C　14. B　15. C
16. A　17. A　18. B　19. C　20. B
21. A　22. C　23. D　24. E　25. B
26. B　27. E

第七单元　结缔组织病

A1 型题

1. 不属类风湿关节炎临床特点的是
A. 女性多见
B. 起病隐匿
C. 好发于 60 岁以上老年人
D. 早期小关节受累
E. 可致关节畸形与功能障碍

2. 不属类风湿关节炎关节外表现的是
A. 贫血　B. 肺间质病变
C. 心脏瓣膜病变　D. 类风湿结节
E. 周围神经病变

3. 用于诊断类风湿关节炎的最常用实验室检查是
A. 血沉　B. 抗核抗体
C. 类风湿因子　D. C 反应蛋白
E. 关节滑液检查

4. 治疗类风湿关节炎的药物，错误的是
A. 长效青霉素
B. 糖皮质激素
C. 非甾体类抗炎药
D. 改变病情抗风湿药
E. 雷公藤多苷

5. 除关节肿痛外对诊断类风湿关节炎的最有意义的表现是

A. 贫血

B. 足跟、脚掌痛

C. 出血性皮疹

D. 弥漫性肺间质病变

E. 关节无痛性皮下结节

6. 类风湿关节炎最早出现的关节表现是

A. 疼痛　　B. 肿胀

C. 活动障碍　　D. 畸形

E. 晨僵

7. 关于非甾体类抗炎药治疗类风湿关节炎的叙述，错误的是

A. 口服用药　　B. 长期应用

C. 不单独使用　　D. 有效缓解症状

E. 不能控制病情进展

8. 关于类风湿关节炎关节疼痛的临床特征，错误的是

A. 腕、掌指关节最常见

B. 持续性但时轻时重

C. 双侧对称性

D. 关节间游走性疼痛

E. 最早出现的表现

9. 不属诊断类风湿关节炎诊断标准中必备关节表现的是

A. 晨僵　　B. 关节畸形

C. 关节肿痛≥6 周　　D. 对称性关节肿

E. 腕、掌指、指间关节肿

10. 关于类风湿关节炎关节表现的特点，错误的是

A. 对称性　　B. 游走性

C. 晨僵　　D. 累及小关节

E. 关节畸形

11. 能阻止类风湿关节炎关节侵蚀及破坏的药物是

A. 非甾体类抗炎药

B. 改变病情抗风湿药物

C. 植物药

D. 生物制剂

E. 糖皮质激素

12. 关于类风湿因子的叙述，错误的是

A. 诊断特异性高

B. 常规检测 IgM 型

C. 与疾病严重性成正比

D. 与疾病活动性有关

E. 阳性率约 70%

13. 关于类风湿关节炎的临床特点，错误的是

A. 晨僵见于 95%以上患者

B. 多由腕、掌指关节、近端指间关节开始

C. 类风湿结节多位于关节隆突部位皮下

D. 晚期出现手指关节鹅颈样畸形

E. 活动期可见血小板减少

14. 类风湿关节炎最早出现的表现是

A. 关节肿痛　　B. 类风湿结节

C. 关节畸形　　D. 晨僵

E. 类风湿血管炎

15. 关于类风湿关节炎晨僵的特点，错误的是

A. 为最早出现的表现

B. 出现于 95%的患者

C. 晨起后最明显

D. 一般持续 1 小时以上

E. 活动后减轻

16. 与类风湿关节炎活动期无关的表现是

A. 晨僵加重　　B. 血沉增快

C. 类风湿结节　　D. 血小板增多

E. 关节功能障碍

17. 诊断类风湿关节炎，X 线检查最有价值的部位是

A. 双手指及腕关节

B. 双侧踝关节

C. 双侧膝关节

D. 双侧肘关节

E. 双侧肩关节

A2 型题

1. 女性患者，21 岁，四肢关节痛 6 个月，近 2 个月出现面颊部对称性红斑，口腔溃疡反复发作，检查白细胞 $2.7 \times 10^9/L$，血沉 67mm/h，该患者最可能的诊断是

A. 类风湿关节炎
B. 系统性红斑狼疮
C. 干燥综合征
D. 白塞病
E. 风湿性关节炎

2. 女性患者，43 岁，反复低热 1 年，伴四肢大小关节肿痛。血白细胞 $8.4 \times 10^9/L$，血红蛋白 97g/L，ANA（-），RF（+）。经多种抗生素正规治疗无效，最可能的诊断是

A. 风湿关节炎
B. 系统性红斑狼疮
C. 骨关节炎
D. 类风湿关节炎
E. 结核菌感染引起的关节炎

3. 女性患者，54 岁，类风湿关节炎病史 5 年，可生活自理，不能参加工作，活动受限，其关节功能障碍的分级是

A. Ⅰ级　　B. Ⅱ级
C. Ⅲ级　　D. Ⅳ级
E. Ⅴ级

4. 女性患者，29 岁，因手部关节疼痛、肿胀就诊。发病前有病毒性呼吸道感染史，慢性起病，逐渐加重。下列检查结果中，有助于鉴别类风湿关节炎与系统性红斑狼疮的是

A. 轻度贫血
B. 血沉增快
C. C 反应蛋白升高
D. 心脏超声示少量心包积液
E. 手部 X 线检查未见骨质改变

5. 女性患者，57 岁，类风湿关节炎病史 7 年，生活基本不能自理，不能参加工作和其他活动，其关节功能障碍的分级是

A. Ⅰ级　　B. Ⅱ级
C. Ⅲ级　　D. Ⅳ级
E. Ⅴ级

6. 女性患者，37 岁，低热伴双手关节肿胀疼痛半年就诊，查血白细胞 $8.3 \times 10^9/L$，血红蛋白 99g/L，ANA（-），RF（+），进一步检查关节 X 线明确诊断，应首选的检查部位是

A. 双侧踝关节　　B. 双侧膝关节
C. 双手指及腕关节　　D. 双侧肘关节
E. 双侧肩关节

7. 女性患者，57 岁，反复低热 5 月余，伴四肢大小关节肿痛。血白细胞 $8.7 \times 10^9/L$，血红蛋白 89g/L，ANA（-），RF（+），拟诊为类风湿关节炎，提示疾病处于活动期最有价值的表现是

A. 关节疼痛　　B. 关节肿胀
C. 类风湿结节　　D. 贫血
E. 抗角蛋白抗体阳性

8. 女性患者，54 岁，反复低热 1 年，伴双手小关节肿痛。血白细胞 $7.8 \times 10^9/L$，血红蛋白 97g/L，血沉 88mm/h，ANA（-），RF（+），经多种抗生素正规治疗无效，拟诊为类风湿关节炎，应给予的治疗措施是

A. 服用塞来昔布
B. 服用大剂量糖皮质激素
C. 服用环磷酰胺
D. 关节穿刺给药
E. 滑膜切除术

9. 女性患者，47 岁，反复低热半年余，伴双手腕关节及掌指关节肿痛，晨起关节有胶黏着样感觉，症状加重时脚踝部可见大小不一、无压痛的皮下结节，伴口干，查血白细胞 $9.3 \times 10^9/L$，血红蛋白 93g/L，血沉 83mm/h，ANA（-），RF（+），应首先考虑的诊断是

A. 风湿性关节炎
B. 系统性红斑狼疮
C. 干燥综合征
D. 类风湿关节炎

E. 痛风性关节炎

10. 女性患者，35 岁，反复低热半年余，伴双手腕关节及掌指关节肿痛，晨起关节有胶黏着样感觉，近日症状加重，脚踝部可见大小不一、无压痛的皮下结节，伴心包炎及肺间质病变，查血白细胞 8.9×10^9/L，血红蛋白 84g/L，血沉 98mm/h，ANA（-），RF（+），已应用布洛芬、甲氨蝶呤、雷公藤多苷等药物规范治疗，进一步治疗措施是

A. 加用糖皮质激素

B. 加用环磷酰胺

C. 滑膜切除术

D. 关节置换术

E. 增加布洛芬用量

11. 女性患者，30 岁，出现蛋白尿 3 个月，24 小时尿蛋白总量为 35g，有肘、肩、双手指关节疼痛病史已 2 年，为明确诊断，最需要做的检查是

A. 抗核抗体检查　　B. 肾功能检查

C. 抗"O"检查　　D. 类风湿因子

E. C 反应蛋白

12. 女性患者，25 岁，2 周来发热，四肢关节酸痛，无皮疹，胸透示两侧少量胸腔积液，体检：体温 39℃，心率 120 次/分，两下肺叩诊浊音，呼吸音降低，肝脾未触及，两手掌指关节及膝关节轻度肿胀。血常规：血红蛋白 100g/L，白细胞 3×10^9/L，血小板 5×10^9/L；尿常规：蛋白 1 g/L。最可能的诊断是

A. 类风湿关节炎

B. 系统性红斑狼疮

C. 结核性胸膜炎

D. 病毒感染

E. 再生障碍性贫血

A3 型题

李某，女，23 岁。自觉清晨两手指间关节和掌指关节强直，4 个月后，关节疼痛肿胀，伴功能障碍，经阿司匹林治疗无效。

1. 患者最可能的诊断是

A. 风湿性关节炎　　B. 类风湿关节炎

C. 原发性骨关节病　　D. 痛风

E. 系统性红斑狼疮

2. 哪项检查最有意义

A. 血常规　　B. 尿常规

C. 血沉　　D. 类风湿因子

E. 肝功能

B1 型题

A. 关节肿胀

B. 类风湿结节

C. 抗角蛋白抗体阳性

D. 贫血

E. 晨僵

1. 提示类风湿关节炎处于活动期的表现是

2. 类风湿关节炎最多见的表现是

A. 塞来昔布　　B. 甲氨蝶呤

C. 雷公藤多苷　　D. 干扰素

E. 泼尼松

3. 有效缓解类风湿关节炎症状但不能控制病情进展的药物是

4. 对类风湿关节炎疼痛缓解作用较差但能阻止关节破坏的药物是

A. 血沉　　B. 类风湿因子

C. 抗核抗体　　D. 抗角蛋白抗体

E. C 反应蛋白

5. 与类风湿关节炎活动性及严重性成正比的指标是

6. 对类风湿关节炎诊断特异性较高有助于早期诊断的指标是

参考答案

A1 型题

1. C　　2. C　　3. C　　4. A　　5. E

6. A　7. B　8. D　9. B　10. B
11. B　12. A　13. E　14. A　15. A
16. E　17. A

A2 型题

1. B　2. D　3. C　4. E　5. D
6. C　7. C　8. A　9. D　10. A
11. A　12. B

A3 型题

1. A　2. D

B1 型题

1. B　2. E　3. A　4. B　5. B
6. D

第八单元　神经系统疾病

A1 型题

1. 按神经功能缺失症状持续时间划分短暂性脑缺血发作与脑卒中的时间界限为

A. 6 小时　B. 12 小时
C. 18 小时　D. 24 小时
E. 36 小时

2. 诊断短暂性脑缺血发作的主要依据是

A. 病史　B. 体格检查
C. CTA 或 DSA　D. MRI
E. 脑脊液

3. 关于短暂性脑缺血发作，以下哪项表述不正确

A. 局部脑动脉血供不足引起局部脑组织或视网膜缺血，出现短暂的神经功能缺失
B. 临床症状 24 小时内完全恢复
C. 不易反复发作
D. 患者不仅易发生脑梗死，也有心肌梗死的风险
E. 患者近 1 周内发生卒中的风险为 4%~10%，90 天内发生卒中的风险为 10%~20%

4. 关于颈内动脉系统 TIA 的表述，以下哪项欠妥

A. 较少
B. 不易引起完全性脑卒中
C. 常有一过性单眼失明或视觉障碍
D. 发作性偏身瘫痪或单肢瘫痪，发作性偏身感觉障碍或单肢感觉障碍，发作性偏盲或视野缺损
E. 如为主侧半球受累则可出现一过性失语。

5. 关于椎-基底动脉系统 TIA 的表述，以下哪项欠妥

A. 少见
B. 易反复发作，持续时间较短
C. 常见症状有发作性眩晕，常伴有恶心、呕吐，多数患者出现眼球震颤
D. 可出现一侧眼或双眼皮质盲或视野缺损，或复视、共济失调、吞咽困难、构音障碍和交叉性瘫痪等
E. 少数患者可有猝倒发作（双下肢突感无力而倒地，但意识清楚，常可立即站立，称为跌倒发作），短暂性全面遗忘等

6. 关于短暂性脑缺血发作病因的表述，以下哪项欠妥

A. 动脉粥样硬化　B. 动脉狭窄
C. 器质性心脏病　D. 血液成分异常

E. 外伤

7. 动脉血栓性脑梗死最常见的病因是

A. 心脏瓣膜病

B. 心律失常

C. 休克

D. 脑动脉硬化与高血压

E. 先天性脑底动脉瘤

8. 下列各项，脑 CT 不易显示的是

A. 基底节区脑出血

B. 脑叶出血

C. 内囊区血栓形成

D. 脑干梗死

E. 蛛网膜下腔出血

9. 脑栓塞最常见的病因是

A. 长期高血压

B. 脑动脉硬化

C. 脑动脉炎

D. 二尖瓣狭窄合并房颤

E. 长骨骨折

10. 腔隙性梗死最常见的病因是

A. 冠心病

B. 脑动脉硬化

C. 感染性心内膜炎

D. 风心病伴房颤

E. 高血压性小动脉硬化

11. 大脑中动脉闭塞的脑梗死主要表现是

A. 三偏征　　B. 共济失调

C. 吞咽困难　　D. 球麻痹

E. 眩晕

12. 高血压性脑出血的最好发部位是

A. 皮层出血　　B. 中脑出血

C. 脑桥出血　　D. 小脑出血

E. 壳核出血

13. 脑出血最常见的病因是

A. 先天性脑动脉瘤

B. 动静脉畸形

C. 颅脑外伤

D. 高血压性动脉硬化

E. 脑动脉炎

14. 高血压性脑出血最常见的诱发因素是

A. 外伤

B. 感染

C. 电解质紊乱

D. 情绪激动或过度用力

E. 高脂血症

15. 脑出血患者颅脑 CT 的主要改变是

A. 起病后即可见低密度影

B. 起病后即可见高密度影

C. 起病后 2 小时逐渐出现低密度影

D. 脑沟及外侧裂高密度影

E. 脑积水改变

16. 完全性卒中发病后，病情达到高峰的时间是

A. <0. 5 小时　　B. <1 小时

C. <3 小时　　D. <6 小时

E. <12 小时

17. 脑梗死的治疗中，目前尚不作为常规治疗的是

A. 应用低分子量肝素抗凝

B. 控制血压、血糖

C. 应用巴曲酶等降纤治疗

D. 应用尿激酶溶栓治疗

E. 抗血小板治疗

18. 颈内动脉闭塞综合征的临床表现，错误的是

A. 视力减退

B. Horner 综合征

C. 交叉性瘫痪

D. 病变对侧皮质感觉障碍

E. 优势半球受累出现失语

19. 出现交叉性瘫痪的脑出血是

A. 脑外出血　　B. 小脑出血

C. 脑桥出血　　D. 丘脑出血

E. 壳核出血

20. 脑出血患者需要开始降压治疗的血压值是

A. ≥140/90mmHg B. ≥150/90mmHg
C. ≥160/100mmHg D. ≥180/100mmHg
E. ≥200/110mmHg

A2 型题

1. 患者，女，38 岁，洗衣时突发右侧肢体活动不灵。查体：意识清，失语，二尖瓣区可闻及双期杂音，房颤，右侧偏瘫，上肢重于下肢，右偏身痛觉减退。最可能的诊断是
A. 动脉缺血性脑梗死
B. 脑栓塞
C. 脑出血
D. 蛛网膜下腔出血
E. 可逆性缺血性神经功能缺失

2. 患者，男，67 岁，突然偏盲、右上肢瘫痪、感觉障碍、失语约 1 分钟，1 小时内完全恢复，最可能的诊断是
A. 可逆性缺血性神经功能缺失
B. 癫痫发作
C. 动脉血栓性梗死
D. 脑栓塞
E. 腔隙性梗死

3. 患者，男，65 岁，高血压病史 14 年，今晨起床突然发现右侧肢体瘫痪、感觉障碍伴有失语，经检查诊断为动脉血栓性脑梗死，其最可能的梗死部位是
A. 左侧大脑中动脉
B. 右侧大脑中动脉
C. 左侧大脑前动脉
D. 右侧大脑前动脉
E. 椎-基底动脉

4. 患者，男，66 岁，情绪激动后突然剧烈头痛、头晕、呕吐，随之出现“三偏征”伴瞳孔缩小、光反射消失，诊断为脑出血，其最可能的出血部位是
A. 壳核出血 B. 丘脑出血
C. 脑桥出血 D. 小脑出血
E. 脑叶出血

5. 患者，女，73 岁，高血压病史 20 余年，进餐时与家人争吵，随后突然剧烈头痛、头晕、呕吐，继之出现“三偏征”就诊，拟诊断为脑出血，确诊首选的检查方法是
A. 头颅 CT B. 脑脊液检查
C. 脑血管造影 D. 凝血功能
E. 脑血流图

6. 患者，女，73 岁，高血压病史 20 余年，进餐时与家人争吵，随后突然剧烈头痛、头晕、呕吐，继之出现“三偏征”就诊，诊断为脑出血，应进行降压治疗的血压水平是
A. ≥130/80mmHg
B. ≥140/90mmHg
C. ≥160/95mmHg
D. ≥180/100mmHg
E. ≥200/110mmHg

7. 李某，男，46 岁。糖尿病史多年，仰头时突然下肢无力而跌倒，伴视物不清，休息 30 分钟后恢复，首先应考虑下述哪种疾病
A. 周期性麻痹
B. 间歇性跛行
C. 短暂性脑缺血发作
D. 缺血性脑卒中
E. 重症肌无力

A3 型题

患者李某，男，67 岁。大便后突然右手无力，构音不清，约 1 小时后昏迷。查体：浅昏迷，瞳孔等大，血压 220/100mmHg，右侧肢体瘫痪，腱反射未引出，右侧 Babinski 征阳性。

1. 患者最有可能的诊断是
A. 脑栓塞 B. 脑出血
C. 蛛网膜下腔出血 D. 脑血栓形成
E. 短暂性脑缺血发作

2. 哪种检查最有意义
A. 颅脑 X 片 B. 颅脑 CT

C. 肝功能　　D. 血脂

E. 血常规

B1 型题

A. 脑动脉硬化

B. 脑动脉炎

C. 心脏瓣膜病伴房颤

D. 高血压性动脉硬化

E. 脑底囊性动脉瘤

1. 脑栓塞最常见的病因是
2. 蛛网膜下腔出血最常见的病因是

A. 脑动脉硬化

B. 脑动脉炎

C. 高血压性小动脉硬化

D. 高血压性动脉硬化

E. 脑底囊性动脉瘤

3. 脑出血最常见的病因是
4. 腔隙性梗死最常见的病因是

A. 甘露醇　　B. 低分子肝素

C. 巴曲酶　　D. 阿司匹林

E. 组织型纤溶酶原激活剂

5. 治疗脑梗死，具有抗凝作用的药物是
6. 治疗脑梗死，具有降纤作用的药物是

A. 壳核出血　　B. 丘脑出血

C. 脑桥出血　　D. 小脑出血

E. 脑叶出血

7. 脑出血患者出现交叉性瘫痪、针尖样瞳孔和昏迷，判定出血部位是

8. 脑出血患者表现为眩晕、共济失调而无瘫痪，可能的出血部位是

A. 壳核出血　　B. 丘脑出血

C. 脑桥出血　　D. 小脑出血

E. 脑叶出血

9. 脑出血患者出现典型三偏征伴同向偏视，最可能的出血部位是

10. 脑出血患者表现为头痛、呕吐、脑膜刺激征及单肢瘫痪，最可能的出血部位是

A. 颈内动脉闭塞综合征

B. 大脑中动脉闭塞

C. 大脑前动脉闭塞

D. 大脑后动脉闭塞

E. 小脑后下动脉闭塞

11. 出现视力减退、一过性黑蒙、Horner 综合征及对侧偏瘫，最可能的诊断是

12. 出现对侧中枢性面瘫、舌瘫伴精神障碍及排尿障碍，最可能的诊断是

参考答案

A1 型题

1. D　2. A　3. C　4. B　5. A
6. E　7. D　8. D　9. D　10. E
11. A　12. E　13. D　14. D　15. B
16. D　17. D　18. C　19. C　20. E

A2 型题

1. B　2. A　3. A　4. B　5. A
6. E　7. C

A3 型题

1. B　2. B

B1 型题

1. C　2. E　3. D　4. C　5. B
6. C　7. C　8. D　9. A　10. E
11. A　12. C

第九单元　常见急危重症

A1 型题

1. 各类原因引起的休克的共同点是
A. 血压下降
B. 有效循环血量的急剧减少
C. 皮肤苍白
D. 四肢湿冷
E. 脉搏加速

2. 下列各型休克中属低血容量性休克的是
A. 创伤性休克　　B. 感染性休克
C. 过敏性休克　　D. 细胞性休克
E. 神经精神性休克

3. 休克患者的监护指标中，最重要的是
A. 血压　　B. 中心静脉压
C. 心电图　　D. 肺动脉楔压
E. 动脉血气

4. 休克早期患者的临床表现，错误的是
A. 面色苍白、出冷汗
B. 四肢湿冷
C. 轻度兴奋、烦躁不安
D. 收缩压<80mmHg 伴脉搏细速
E. 呼吸深快

5. 休克期患者的临床表现，错误的是
A. 皮肤黏膜苍白
B. 少尿甚至无尿
C. 淡漠、反应迟钝
D. 血压进行性下降
E. 呼吸衰竭

6. 除心源性休克外，休克患者应采取的体位是
A. 头低 15°，足高 25°
B. 半卧位
C. 头胸与下肢抬高 20°~30°
D. 头胸抬高 30°
E. 头部水平位，下肢抬高 30°

7. 休克代偿期微循环缺血缺氧的始动因素是
A. 动脉收缩压下降
B. 交感-肾上腺髓质系统兴奋
C. 外周血管阻力增加
D. 心脏每搏量下降
E. 代谢性酸中毒

8. 救治过敏性休克的最重要措施是
A. 皮下注射肾上腺素
B. 静脉注射糖皮质激素
C. 静脉注射葡萄糖酸钙
D. 静脉注射多巴胺
E. 静脉注射毛花苷 C

9. 判断休克患者补液充分的指标，错误的是
A. 收缩压正常或接近正常
B. 脉压≥30mmHg
C. 中心静脉压≥18cmH_2O
D. 尿量≥30mL/h
E. 临床症状好转

10. 治疗休克静脉补液时，晶体液与胶体液的使用比例是
A. 1∶1　　B. 2∶1
C. 3∶1　　D. 4∶1
E. 5∶1

11. 提示上消化道出血患者仍有活动性出血的表现，错误的是
A. 黑便增多
B. 肠鸣音减弱或消失
C. 网织红细胞计数持续增高
D. 血尿素氮持续增高
E. 充分补液周围循环衰竭表现无好转

12. 急性上消化道出血患者输用新鲜全血的指征是

A. 血红蛋白小于 100g/L，收缩压低于 90mmHg

B. 血红蛋白小于 90g/L，收缩压低于 90mmHg

C. 血红蛋白小于 80g/L，收缩压低于 90mmHg

D. 血红蛋白小于 70g/L，收缩压低于 90mmHg

E. 血红蛋白小于 60g/L，收缩压低于 90mmHg

13. 引起上消化道出血最常见的原因是

A. 食管胃底静脉曲张破裂出血

B. 胃、十二指肠溃疡

C. 胃癌

D. 慢性胃炎

E. 胃食管反流

14. 上消化道出血需紧急胃镜检查时，检查的时间一般是

A. 24 小时内　　B. 48 小时内

C. 72 小时内　　D. 24～48 小时

E. 48～72 小时

15. 上消化道出血患者仅有黑便，估计每天出血量至少是

A. 10～20mL　　B. 20～30mL

C. 50～100mL　　D. 250～300mL

E. ≥400mL

16. 治疗上消化道大量出血患者首要的措施是

A. 补充血容量　　B. 应用止血药物

C. 应用制酸剂　　D. 内镜下治疗

E. 冰盐水洗胃

17. 食管胃底静脉曲张破裂大出血患者首选的止血药是

A. 垂体后叶素　　B. 西咪替丁

C. 硝酸甘油　　D. 安络血

E. 止血敏

18. 控制食管静脉曲张破裂出血的首选方法是

A. 内镜下治疗　　B. 手术治疗

C. 气囊压迫止血　　D. 奥美拉唑静滴

E. 垂体后叶素静注

19. 上消化道出血最基本的临床表现是

A. 贫血

B. 呕血和黑便

C. 失血的全身表现

D. 周围循环衰竭表现

E. 发热

20. 上消化道出血病因诊断的首选检查是

A. 粪便隐血实验

B. 选择性腹腔动脉造影

C. 电子胃镜

D. 消化道 X 线钡餐检查

E. 腹部 B 超

21. 诊断由血管病变导致的上消化道出血的唯一方法是

A. 腹部 MRI

B. 选择性腹腔动脉造影

C. 电子胃镜

D. 消化道 X 线钡餐检查

E. 腹部 B 超

22. 不属有机磷杀虫药中毒毒蕈碱样表现的是

A. 流涎　　B. 大汗

C. 恶心　　D. 腹泻

E. 肌肉震颤

23. 有机磷杀虫药中毒时患者呼气的特异气味是

A. 烂苹果味　　B. 氨味

C. 肝臭味　　D. 大蒜臭味

E. 汗臭味

24. 重度有机磷杀虫药中毒时瞳孔的表现是

A. 针尖样大小　　B. 扩大

C. 两侧大小不等　　D. 形状不规则

E. 呈椭圆形

25. 治疗急性有机磷杀虫药中毒减轻毒蕈碱样症状的药物是

A. 氯磷定　B. 阿托品
C. 碘解磷定　D. 双复磷
E. 双解磷

26. 治疗急性有机磷杀虫药中毒解除烟碱样症状的药物是

A. 阿托品　B. 地塞米松
C. 氯磷定　D. 毛花苷 C
E. 尼可刹米

27. 经皮肤黏膜接触发生有机磷杀虫药中毒，一般潜伏期是

A. 10 分钟　B. 15 分钟
C. 30 分钟　D. 1 小时
E. 2 小时

28. 诊断有机磷杀虫药中毒的最有意义的表现是

A. 呼吸困难
B. 呼出气刺激性大蒜味
C. 血胆碱酯酶活力<70%
D. 毒蕈碱样症状
E. 烟碱样症状

29. 阿托品治疗急性有机磷杀虫药中毒达到阿托品化的表现，错误的是

A. 瞳孔较前扩大　B. 肺部啰音消失
C. 颜面潮红　D. 皮肤干燥
E. 心率较前减慢

30. 急性酒精中毒过度兴奋患者可用

A. 地西泮（小剂量）
B. 吗啡
C. 氯丙嗪
D. 苯巴比妥
E. 维生素 B_6

A2 型题

1. 男性患者，37 岁，十二指肠溃疡病史 5 年，近 1 周来持续有黑便，估计每天的出血量至少是

A. 5~10mL　B. 50~100mL
C. 100~200mL　D. 200~400mL
E. >400mL

2. 急性上消化道出血患者，查体心率 122 次/分，血压 70/50mmHg，估计患者出血量至少是

A. 500mL　B. 1000mL
C. 1200mL　D. 1500mL
E. 2000mL

3. 患者因呕血 6 小时急诊，既往病史不详，查体心率 108 次/分，血压 90/60mmHg，为明确诊断，首选检查方法是

A. 电子胃镜
B. 选择性腹腔动脉造影
C. X 线钡餐透视
D. 腹部 B 超
E. 肝功能检查

4. 男性患者，47 岁，慢性肝炎、肝硬化病史，进食较硬的食物后突发上消化道大出血 1 小时急诊，应首选的止血药是

A. 垂体后叶素　B. 西咪替丁
C. 奥美拉唑　D. 安络血
E. 止血环酸

5. 男性患者，37 岁，十二指肠溃疡病史 6 年余，近日劳累后频发上腹疼痛，食欲不振，乏力，2 小时前突感恶心，随后呕吐暗红色血性液体，量较大而急诊，应立即应用的止血药物是

A. 止血环酸　B. 垂体后叶素
C. 安络血　D. 奥美拉唑
E. 血小板悬液

6. 男性患者，29 岁，十二指肠溃疡病史 4 年余，近日劳累后频发上腹疼痛，食欲不振，乏力，2 小时前因上消化道出血急诊，经治疗未再呕血，提示患者仍有继续出血的表现是

A. 心率 108 次/分
B. 肠鸣音 5 次/分
C. 网织红细胞计数增高
D. 充分补液后血尿素氮持续增高
E. 血压 110/65mmHg

7. 男性患者，24 岁，服毒物后意识不清、

大汗淋漓，呼吸困难，呼气有刺激性大蒜味，最可能的中毒是

A. 镇静催眠药　B. 镇痛药
C. 一氧化碳　D. 有机磷杀虫药
E. 磷化锌

8. 男性患者，24岁，服毒物后意识不清，大汗淋漓，呼吸困难，呼气有刺激性大蒜味，拟诊为急性有机磷杀虫药中毒，最有助于诊断的改变是

A. 呼吸困难
B. 呼出气刺激性大蒜味
C. 血胆碱酯酶活力<70%
D. 毒蕈碱样症状
E. 烟碱样症状

B1 型题

A. 消化性溃疡　B. 血液病
C. 胰腺疾病　D. 肝硬化
E. 胃癌

1. 上消化道出血的最常见病因是
2. 食管胃底静脉曲张破裂出血最常见的原发病是

A. 50mL　B. 100mL
C. 400mL　D. 1000mL
E. 1500mL

3. 上消化道出血患者，仅有黑便，估计其出血量至少是
4. 上消化道出血患者，大量呕血，收缩压<80mmHg，估计其出血量至少是

A. 胃镜检查
B. 选择性腹腔动脉造影
C. X线钡餐检查
D. 血液检查
E. 粪便隐血实验

5. 明确上消化道出血病因的首选检查是
6. 疑为血管病变引起上消化道出血应选的检查是

A. 奥美拉唑静注　B. 冰盐水洗胃
C. 气囊压迫止血　D. 垂体后叶素静注
E. 手术治疗

7. 肝硬化并发上消化道出血，首选的治疗方法是
8. 消化性溃疡并发上消化道出血，首选的治疗方法是

A. 瞳孔缩小
B. 瞳孔扩大
C. 瞳孔对光反射迟钝
D. 瞳孔双侧不等大
E. 瞳孔呈不规则形

9. 有机磷杀虫药中毒时瞳孔的变化是
10. 急性一氧化碳中毒时瞳孔的变化是

A. 流泪、流涎　B. 瞳孔扩大
C. 呼吸浅缓　D. 心动过速
E. 四肢强直性痉挛

11. 属急性有机磷杀虫药中毒毒蕈碱样症状的是
12. 属急性有机磷杀虫药中毒烟碱样症状的是

A. 100%　B. 90%～70%
C. 70%～50%　D. 50%～30%
E. <30%

13. 轻度急性有机磷杀虫药中毒时全血胆碱酯酶活力测定是
14. 重度急性有机磷杀虫药中毒时全血胆碱酯酶活力测定是

A. 阿托品　B. 解磷定
C. 纳洛酮　D. 亚甲蓝
E. 洛贝林

15. 治疗急性有机磷杀虫药中毒缓解毒蕈碱样症状的药物是

16. 治疗急性有机磷杀虫药中毒缓解中枢神经系统症状的药物是

参考答案

A1 型题

1. B　2. A　3. A　4. D　5. A
6. C　7. B　8. A　9. C　10. C
11. B　12. D　13. B　14. A　15. C
16. A　17. A　18. E　19. B　20. C
21. B　22. E　23. D　24. A　25. B
26. C　27. E　28. C　29. E　30. A

A2 型题

1. B　2. D　3. A　4. A　5. D
6. D　7. D　8. C

B1 型题

1. A　2. D　3. A　4. E　5. A
6. B　7. D　8. A　9. A　10. C
11. A　12. E　13. C　14. E　15. A
16. A

传染病学

第一单元　传染病学总论

A1 型题

1. 传染病的基本特征为
A. 有传染性、免疫性和病原体
B. 有传染性、流行性、地方性和季节性
C. 有传染性、病原体、免疫性和流行性
D. 有传染性、传播途径和传染源
E. 有传染性、免疫性和流行性

2. 下列各项，可降低人群易感性的是
A. 新生儿增加
B. 非流行区人口迁入
C. 免疫人口死亡等
D. 新的传染病出现或传入
E. 接种疫苗

3. 下列各项，不属传染源的是
A. 患者　　B. 隐性感染者
C. 既往感染者　　D. 病原携带者
E. 受染动物

4. 潜伏期是指
A. 自病原体侵入机体至典型症状出现
B. 自病原体侵入机体至排出体外
C. 自病原体侵入机体至临床症状开始出现
D. 自接触传染源至患者开始出现症状
E. 自接触传染源至典型症状出现

5. 复发是指
A. 在感染某种病原体基础上再次感染同一病原体
B. 传染病患者进入恢复期后，已稳定退热一段时间，潜伏于组织内的病原体再度繁殖，使发热等初发症状再度出现
C. 传染病患者在恢复期，体温未稳定下降至正常，又再度升高
D. 人体同时感染两种或两种以上的病原体
E. 传染病痊愈以后再次发病

6. 再燃是指
A. 在感染某种病原体基础上再次感染同一病原体
B. 传染病患者进入恢复期后，已稳定退热一段时间，潜伏于组织内的病原体再度繁殖，使发热等初发症状再度出现
C. 传染病患者在恢复期，体温未稳定下降至正常，又再度升高
D. 人体同时感染两种或两种以上的病原体
E. 传染病痊愈以后再次发病

7. 病原体侵入人体后引起疾病的主要因素是
A. 机体的保护性免疫
B. 机体的天然屏障作用
C. 病原体的毒力与数量

D. 病原体的侵入途径与特异性定位

E. 病原体的致病力与机体的免疫机能

8. 传染病与感染性疾病的主要区别是

A. 有无病原体　　B. 有无感染后免疫

C. 有无发热　　D. 有无传染性

E. 有无皮疹

9. 病原体侵入人体后，局限在机体的某些部位，但机体免疫功能不足以将病原体清除，一旦机体免疫功能低下可发病。此种表现属于

A. 病原携带状态　　B. 潜伏性感染

C. 隐性感染　　D. 显性感染

E. 机会性感染

10. 病原体侵入人体后，仅引起机体发生特异性的免疫应答，而不引起或只引起轻微的组织损伤，临床上不显出任何症状、体征与生化改变，可通过免疫学检查发现。此种表现属于

A. 病原体被清除或排出体外

B. 隐性感染

C. 显性感染

D. 病原携带状态

E. 潜伏性感染

11. 在感染过程中，最常见的表现形式是

A. 病原体被消灭或排出体外

B. 隐性感染

C. 显性感染

D. 病原携带状态

E. 潜伏性感染

12. 隐性感染的发现主要是通过

A. 找到病原体

B. 发现体征

C. 特异性免疫检查

D. 病理检查

E. 生化检查

13. 传染病流行过程的基本条件是

A. 散发、流行、暴发

B. 病原体、人体、外环境

C. 自然因素、社会因素

D. 传染源、传播途径、易感人群

E. 患者、病原携带者、受感染的动物

14. 熟悉传染病潜伏期的目的是

A. 确定诊断　　B. 确定检疫期

C. 预测流行趋势　　D. 追踪传染来源

E. 指导治疗

15. 确定传染病检疫期的依据是

A. 隔离期　　B. 传染期

C. 最长潜伏期　　D. 最短潜伏期

E. 平均潜伏期

16. 根据演变过程，一般将急性传染病分为

A. 前驱期、出疹期、恢复期

B. 初期、极期、恢复期

C. 潜伏期、前驱期、症状明显期、恢复期

D. 体温上升期、极期、体温下降期

E. 早期、中期、晚期

17. 下列传染病常见出疹时间，错误的是

A. 水痘多在第1病日

B. 猩红热多在第2病日

C. 天花多在第3病日

D. 麻疹多在第4病日

E. 伤寒多在第5病日

18. 下列传染病，外周血白细胞正常或减少的是

A. 流行性出血热

B. 狂犬病

C. 流行性脑脊髓膜炎

D. 流行性乙型脑炎

E. 伤寒

19. 一般来说，对于肠道传染病起主导作用的预防措施是

A. 隔离患者　　B. 治疗带菌者

C. 预防性服药　　D. 预防接种

E. 切断传播途径

20. 对提高人群免疫力起关键作用的措施是

A. 加强营养

B. 锻炼身体

C. 注射丙种球蛋白

D. 预防接种

E. 预防服药

21. 下列各项，不属传染源的是

A. 患者　B. 病原携带者

C. 隐性感染者　D. 易感者

E. 受感染的动物

22. 下列制剂，不属主动免疫的是

A. 菌苗　B. 灭活死疫苗

C. 减毒活疫苗　D. 类毒素

E. 抗毒素

23. 下列传染病，根据传染病防治法要求，不按甲类传染病管理的是

A. AIDS　B. SARS

C. 肺炭疽　D. 鼠疫

E. 霍乱

24. 下列各项，与病原体致病作用无关的是

A. 侵袭力　B. 毒力

C. 数量　D. 大小

E. 变异性

25. 大流行是指

A. 某传染病流行范围广，甚至超过国界或洲界

B. 某种传染病在某地区近几年发病率的一般水平

C. 某种传染病在某地区的发病率高于一般水平

D. 某种传染病病例的发病时间分布高度集中于一个短时间之内

E. 某种传染病在某一地区的发病率明显增加

26. 下列感染中，没有传染性的是

A. 隐性感染

B. 显性感染的潜伏期

C. 显性感染的症状明显期

D. 病原携带状态

E. 潜伏性感染

27. 传染病流行过程的三环节是

A. 传染源、传播途径、易感人群

B. 病原体、传播途径、易感人群

C. 病原体、社会因素、环境因素

D. 人体、病原体、外环境

E. 人体、病原体、社会因素

28. 确定传染病隔离期的主要依据是

A. 最短潜伏期　B. 平均潜伏期

C. 最长潜伏期　D. 前驱期

E. 传染期

29. 下列各项，可致人群对某种传染病易感性增高的是

A. 该传染病流行过后

B. 人群中一般抵抗力的提高

C. 人群中自动免疫的推广

D. 病原体的变异

E. 抗生素的广泛应用

30. 下列保护易感人群的措施中，起关键作用的是

A. 改善营养　B. 锻炼身体

C. 预防接种　D. 西药预防

E. 中药预防

31. 病原体的致病作用包括侵袭力、毒力、数量和变异性，其中侵袭力是指

A. 病原体通过与细胞表面受体结合进入细胞内的能力

B. 病原体产生毒素、引起病变的能力

C. 病原体侵入机体并在机体内生长、繁殖的能力

D. 病原体通过伤口进入人体的能力

E. 病原体通过消化道或呼吸道进入人体的能力

32. 以下属于经消化道传播的传染病是

A. 鼠疫　B. 猩红热

C. 肺结核　D. 霍乱

E. 流行性乙型脑炎

33. 下列关于医源性感染的说法中错误的是

A. 是指在医疗工作中人为造成的某些传染病的传播

B. 是药品或生物制品受污染而引起的传播
C. 是指易感者在接受治疗、预防、检验措施时，由于所用器械受医护人员的手污染而引起的传播
D. 是指易感者在接受治疗、预防、检验措施时，由于所用器械受其他工作人员的手污染而引起的传播
E. 是指在医院中获得的感染

34. 下列不属于影响传染病潜伏期长短的因素的是
A. 病原体的种类　B. 所处环境
C. 机体的免疫力　D. 病原体的数量
E. 病原体的毒力

35. 流行病学资料在传染病的诊断中占有重要地位，其内容不包括
A. 传染病的传播途径
B. 传染病的地区分布
C. 传染病的人群分布
D. 传染病的时间分布
E. 传染病的接触史、预防接种史

36. 下列不属于传染病抗病毒治疗药物的是
A. 奥司他韦　B. 利巴韦林
C. 甲硝唑　D. 阿昔洛韦
E. 更昔洛韦

37. 对于各种传染病，切断传播途径通常是起主导作用的预防措施，不包括
A. 严密隔离　B. 预防性消毒
C. 终末消毒　D. 血液-体液隔离
E. 接种疫苗

B1 型题

A. 病原体被清除　B. 隐性感染
C. 潜伏性感染　D. 病原体携带状态
E. 显性感染

1. 感染过程的表现中最易识别的是
2. 感染过程的表现中最常见是

A. 初次感染某种病原体
B. 在感染某种病原体基础上再次感染同一病原体
C. 人体同时感染两种或两种以上的病原体
D. 在感染某种病原体基础上又被其他病原体感染
E. 原发感染后出现的病原体感染

3. 上述各项，属重复感染的是
4. 上述各项，属继发感染的是

A. IgA　B. IgD
C. IgE　D. IgG
E. IgM

5. 在传染病恢复期出现，持续时间较长的抗体是
6. 感染过程中首先出现，常为近期感染标志的抗体是

A. 体液传播
B. 吸血节肢动物传播
C. 消化道传播
D. 呼吸道传播
E. 土壤传播

7. 乙脑通过
8. 乙型肝炎通过

A. 飞沫传播
B. 水、食物、苍蝇传播
C. 蚊虫传播
D. 体液传播
E. 土壤传播

9. 流感主要经
10. 流脑主要经

A. 病原体被消灭或排出体外
B. 病原携带状态
C. 隐性感染

D. 潜在性感染

E. 显性感染

11. 人体与病原体处于相持状态，不出现临床症状，不排出病原体

12. 感染病原体后不出现临床表现，但产生了特异性免疫

A. 高热持续，24 小时内体温波动不超过 1℃

B. 24 小时内体温波动超过 2℃，但最低未达正常水平

C. 24 小时内体温波动于高热与正常体温之间

D. 高热骤起、持续数日后骤退，间歇无热数日，高热重复出现

E. 发热患者体温曲线无规律

13. 弛张热

14. 稽留热

A. 斑丘疹　　B. 丘疹

C. 出血疹　　D. 疱疹

E. 荨麻疹

15. 流行性出血热的皮疹属

16. 伤寒的皮疹属

参考答案

A1 型题

1. C　2. E　3. C　4. C　5. B
6. C　7. E　8. D　9. B　10. B
11. B　12. C　13. D　14. B　15. C
16. C　17. E　18. E　19. E　20. D
21. D　22. E　23. A　24. D　25. A
26. E　27. A　28. E　29. D　30. C
31. C　32. D　33. E　34. B　35. A
36. C　37. E

B1 型题

1. E　2. B　3. B　4. E　5. D
6. E　7. B　8. A　9. A　10. A
11. D　12. C　13. B　14. A　15. C
16. A

第二单元　病毒感染

细目一　病毒性肝炎

A1 型题

1. 感染 HBV 后最早出现的抗体是

A. 抗-HAV　　B. 抗-HBs

C. 抗-HBc　　D. 抗-HBe

E. 抗-HDV

2. 感染 HBV 后最早出现的血清学标志是

A. HBsAg　　B. 抗-HBs

C. HBeAg

D. 抗-HBe　　E. 抗-HBc

3. 下列各种病毒，属肝炎病毒的是

A. HGV　　B. TTV

C. HEV　　D. CMV

E. EBV

4. 下列肝炎病毒，属 DNA 病毒的是

A. HAV　B. HBV
C. HCV　D. HDV
E. HEV

5. 下列有关甲肝病毒的叙述，正确的是
A. 为嗜肝 DNA 病毒
B. 只有一个血清型
C. 60℃30 分钟可被灭活
D. 对紫外线照射不敏感
E. 只有 1 个基因型

6. 下列各项，表示 HBV 复制活跃的指标是
A. 抗-HBs　B. HBsAg
C. HBeAg　D. 抗-HBe
E. 抗-HBc

7. 下列 HBV 标志物，有保护作用的是
A. HBsAg　B. 抗-HBs
C. HBeAg　D. 抗-HBe
E. 抗-HBc

8. 下列血清标志物，急性乙型肝炎窗口期可检出的是
A. HBsAg　B. 抗-HBs
C. HBeAg　D. 抗-HBc
E. HBcAg

9. 下列各项，对确诊急性 HBV 感染最有意义的是
A. 抗-HBc 阳性　B. HBeAg 阳性
C. 抗-HBe 阳转　D. 抗-HBs 阳转
E. HBV DNA 阳性

10. 下列各项，不符合慢性 HBV 携带者诊断的是
A. 血清 HBsAg 阳性
B. 血 HBV DNA 阴性
C. 血清 HBeAg 阳性
D. 血清 ALT 在正常范围
E. 血清抗-HBe 阳性

11. 下列各项，不符合非活动性 HBsAg 携带者诊断的是
A. 血清 HBsAg 阳性
B. 血清 HBV DNA 阴性
C. 血清 HBeAg 阳性
D. 血清 ALT 在正常范围
E. 血清抗-HBe 阳性

12. 诊断甲型肝炎常用的实验室检查是
A. 抗-HAV　B. 抗-HAV IgM
C. 抗-HAV IgG　D. HAV RNA
E. HAVAg

13. 诊断戊型肝炎常用的实验室检查是
A. 抗-HEV　B. 抗-HEV IgM
C. 抗-HEV IgG　D. HEV RNA
E. HEVAg

14. 急性自限性 HBV 感染时血中 HBsAg 一般可持续
A. 11～12 周　B. 1～6 周
C. 1～2 周　D. 20 周
E. 1 个月以上

15. 下列有关 B 型超声检查临床意义的叙述，不恰当的是
A. 对急性肝炎有诊断意义
B. 对肝炎肝硬化有诊断意义
C. 对肝癌有诊断意义
D. 对肝大块坏死有诊断意义
E. 对脂肪肝有诊断意义

16. 乙肝疫苗的主要成分是
A. HBsAg　B. 抗-HBs
C. HBeAg　D. 抗-HBe
E. 抗-HBc IgG

17. 下列有关病毒性肝炎血清学的叙述，错误的是
A. 抗-HEV IgM 阳性可诊断为 HEV 近期感染
B. HBsAg 和 HDVAg 均呈阳性，可诊断为 HBV 及 HDV 联合感染
C. HCV-RNA 阳性可诊断为 HCV 现症感染
D. 单项抗-HBc 阳性时，可诊断为 HBV 现症感染
E. 抗-HAV IgM 阳性可诊断为 HAV 近

期感染

18. 下列有关病毒性肝炎的叙述，错误的是
  A. 妊娠后期合并戊肝病死率高
  B. 急性丙肝易转为慢性肝炎
  C. 甲型肝炎不转为慢性
  D. 丙肝病毒感染易致重型肝炎
  E. 慢性丙型肝炎可演变为肝硬化
19. 下列有关病毒性肝炎的叙述，正确的是
  A. 甲型肝炎可呈慢性经过
  B. 乙型肝炎一般无慢性经过
  C. 丙型肝炎易演变为慢性
  D. 丁型肝炎一般不演变为慢性
  E. 戊型肝炎可呈慢性经过
20. 下列有关甲型肝炎的叙述，错误的是
  A. 一般不转为慢性
  B. 主要经粪-口途径传播
  C. 可通过注射疫苗来预防
  D. 临床上黄疸型肝炎较多见
  E. 不会通过血液传播
21. 下列有关乙型肝炎的叙述，错误的是
  A. 重叠感染 HDV 易演变为重型肝炎
  B. 对慢性患者的治疗应以抗病毒为主
  C. HBV 感染是肝细胞癌的重要病因
  D. 婴幼儿感染 HBV 易演变为慢性乙肝病毒携带者
  E. 家庭聚集现象不明显
22. 有关肝炎病毒血清学标志物的描述，错误的是
  A. 慢性 HBV 感染抗-HBc IgM 也可阳性
  B. 抗-HAV IgM 阳性可诊断为急性 HAV 感染
  C. HBsAg 阳性表明患者有传染性
  D. 抗-HCV 阳性为 HCV 既往感染
  E. 抗-HBs 是保护性抗体
23. 诊断病毒性肝炎最可靠的依据是
  A. 发病季节　　B. 起病方式
  C. 症状及体征　　D. 接触史
  E. 病原学及肝功能检查结果
24. 下列各项，对急性重型肝炎诊断无提示意义的是
  A. 丙氨酸氨基转氨酶>1000U/L
  B. 肝性脑病
  C. 深度黄疸
  D. 肝脏迅速缩小
  E. 腹水、肠胀气
25. 下列各项，对诊断病毒性肝炎最有意义的是
  A. 病程的长短　　B. 病情的轻重
  C. 血清转氨酶检查　　D. 病原学检查
  E. 肝穿刺活检
26. 下列有关丙型肝炎的叙述，正确的是
  A. 丙型肝炎只通过输血传播
  B. 抗-HCV 属保护性抗体
  C. 丙型肝炎黄疸型发生率较高
  D. 丙型肝炎不易演变为慢性
  E. 急性丙型肝炎的治疗可使用干扰素
27. 重型肝炎的特征性表现是
  A. 血清转氨酶明显升高
  B. 肝脾肿大
  C. 精神神经症状
  D. 肝区疼痛明显
  E. 黄疸明显
28. 下列有关重型肝炎的叙述，正确的是
  A. 重型肝炎的病死率较低
  B. 急性重型肝炎的病程一般不超过 14 天
  C. 急性重型肝炎和亚急性重型肝炎的主要区别是后者肝性脑病出现较早
  D. 慢性重型肝炎是指重型肝炎的病程超过 24 周
  E. 在我国以 HBV 感染所致者最多见
29. 丙型肝炎的主要传播途径是
  A. 输血　　B. 性交
  C. 粪-口　　D. 日常生活接触
  E. 母婴传播
30. 下列各项，不属丙型肝炎传播途径的是

A. 静脉注射　B. 粪-口
C. 输血　D. 母婴传播
E. 性接触

31. 急性病毒性肝炎黄疸最早出现的部位是
A. 手（脚）掌皮肤　B. 四肢皮肤
C. 口腔黏膜　D. 面部皮肤
E. 巩膜

32. 对确定急性 HBV 感染最有意义的是
A. 抗-HBc IgM 阳性，抗-HBc IgG 阴性
B. HBsAg 阳性，抗-HBe 阳性
C. HBsAg 阳性，HBeAg 阳性
D. 抗-HBs 阳性，抗-HBc IgG 阴性
E. 抗-HBs 阳性，抗-HBc IgG 阳性

33. 有明显出血倾向的肝炎是
A. 急性黄疸型肝炎
B. 急性无黄疸型肝炎
C. 淤胆型肝炎
D. 重型肝炎
E. 慢性肝炎

34. 重型病毒性肝炎患者，出血倾向最主要的原因是
A. 维生素 K 吸收障碍
B. 凝血因子合成障碍
C. 凝血因子消耗增加
D. 血小板减少
E. 毛细血管脆性增加

35. 我国慢性肝炎主要为
A. 甲型肝炎　B. 乙型肝炎
C. 丙型肝炎　D. 丁型肝炎
E. 戊型肝炎

36. 下列各项，诊断重型病毒性肝炎最有意义的是
A. 血清胆红素明显升高
B. 酶胆分离
C. 凝血酶原活动度明显降低
D. A/G 比值倒置
E. 血清转肽酶活性明显升高

37. 诊断早期肝硬化的依据是
A. 临床症状　B. 生化改变
C. 蛋白电泳　D. 免疫学检查
E. 肝穿刺活组织学检查

38. 急性病毒性肝炎早期患者的饮食是
A. 多食糖　B. 高蛋白
C. 高脂肪　D. 清淡易消化
E. 尽量多食

39. 有关甲型肝炎的治疗，最重要的是
A. 休息　B. 保肝
C. 降酶　D. 抗病毒
E. 调节免疫

40. 下列急性肝炎治疗措施，最主要的是
A. 一般治疗及对症治疗
B. 抗病毒治疗
C. 调节免疫治疗
D. 保肝治疗
E. 抗肝纤维化治疗

41. 下列慢性乙型肝炎治疗措施，最主要的是
A. 一般治疗　B. 对症治疗
C. 抗病毒治疗　D. 保肝治疗
E. 抗肝纤维化治疗

42. 有明显出血倾向的病毒性肝炎是
A. 急性黄疸型　B. 慢性肝炎重度
C. 重型　D. 淤胆型
E. 慢性肝炎中度

43. 下列有关抗 HBV 药物核苷类似物的叙述，正确的是
A. 间接抑制 HBV 复制
B. 毒副作用明显
C. 患者依从性差
D. 抗病毒作用较强
E. 不能用于肝功能失代偿者

44. 下列有关干扰素治疗慢性乙型肝炎的叙述，正确的是
A. 可发生耐药变异
B. 毒副作用不明显
C. HBeAg 血清学转换率较高

D. 抗病毒作用较强

E. 可用于肝功能失代偿者

45. 预防 HBsAg 阳性母亲所生新生儿感染 HBV，最有效的措施是

A. 注射丙种球蛋白

B. 注射乙肝免疫球蛋白

C. 注射乙肝疫苗

D. 注射乙肝免疫球蛋白加乙肝疫苗

E. 注射乙肝疫苗加丙种球蛋白

46. 下列关于丙型肝炎病毒的说法，正确的是

A. 血清中 HCVAg 含量较高，很容易检出

B. 抗-HCV IgM 持续阳性，提示病毒持续复制

C. 抗-HCV IgM 在发病后即可检测到，一般持续 2 周

D. HCV 对氯仿等有机溶剂不敏感

E. HCV 2a 基因型在我国较常见

47. 下列关于丁型肝炎病毒的说法，错误的是

A. HDV 是一种缺陷的负链 RNA 病毒

B. HDV 归属于代尔塔病毒属

C. 临床上 HBV 和 HDV 可同时感染机体

D. 血清或肝组织中检出 HDV RNA 是诊断 HDV 的直接证据

E. 100℃10 分钟或 60℃10 小时可被灭活

48. 下列关于 HEV 基因型的说法正确的是

A. 基因 1 型和 3 型只感染人

B. 基因 2 型和 4 型既可感染人，又可感染动物

C. 基因 4 型分布于墨西哥及少数非洲国家

D. 基因 2 型流行于亚洲

E. 基因 3 型广泛分布于欧美和日本

49. 下列关于病毒性肝炎发病机制的说法，正确的是

A. 在甲型肝炎的发病机制中细胞免疫起重要作用，无体液免疫参与

B. 免疫应答既可清除病毒，还会导致肝细胞损伤，甚至诱导病毒变异

C. HCV 进入体内后，首先引起病毒血症，但很快消失

D. 乙型肝炎的肝外损伤主要是由缺血、缺氧和内毒素损伤引起

E. HDV 感染者常伴有自身免疫改变，如胆管病理损伤

50. 下列关于急性肝炎病理表现的说法，错误的是

A. 肝脏肿大，肝细胞气球样变和嗜酸性变

B. 如出现碎屑状坏死，提示极可能转为慢性

C. 汇管区炎症细胞浸润，坏死区肝细胞增生，网状支架和胆小管结构正常

D. 肝实质广泛破坏，弥漫性纤维增生

E. 甲型和戊型肝炎，在汇管区可见较多的浆细胞

51. 下列各项，可诊断 HAV 新近感染的指标是

A. HAV RNA　　B. HAVAg

C. 抗-HAV IgM　　D. 抗-HAV IgG

E. 抗-HAV

52. 下列各项，不属于急性肝炎临床表现的是

A. 起病较急，常有畏寒发热、乏力、食欲不振、恶心呕吐

B. 肝大，质偏软

C. ALT 显著升高

D. 肝掌、蜘蛛痣

E. 尿胆红素阳性

53. 下列关于核苷类似物治疗慢性乙型肝炎的叙述，错误的是

A. 皮下或肌内注射给药

B. 使用方便、安全、耐受性好，患者依从性好

C. 不良反应少而轻微
D. 肝功能失代偿者亦可使用
E. 长期应用可发生耐药变异，且用药时间越长耐药发生率越高

54. 下列对 HBV 感染育龄期及妊娠期妇女的管理，叙述正确的是
A. 妊娠中、后期如果患者 HBV DNA 载量>2×10^{6}IU/mL，即可予 TDF、LdT 抗病毒治疗，产后停药
B. 有生育要求的 CHB 患者，若有治疗适应证，应尽量在孕前应用 IFN 或 NAs 治疗
C. 如意外怀孕，应用 IFN-α 者，须立即停药
D. 如意外怀孕，应用 NAs 者，应终止妊娠
E. 有生育要求的 CHB 患者，若有治疗适应证，应尽量在妊娠中、后期应用 IFN 或 NAs 治疗

B1 型题

A. 呼吸道传染病 B. 肠道传染病
C. 人畜共患病 D. 虫媒传染病
E. 血液传播疾病
1. 乙型肝炎属
2. 甲型肝炎属

A. 杯状病毒 B. 嗜肝 DNA 病毒
C. 缺陷病毒 D. 黄病毒
E. 微小 RNA 病毒
3. 乙肝病毒属
4. 丙肝病毒属

A. 体液 B. 吸血节肢动物
C. 消化道 D. 呼吸道
E. 土壤
5. 戊型肝炎的主要传播途径是
6. 乙型肝炎的主要传播途径是

A. 呼吸道传染病 B. 肠道传染病
C. 人畜共患病 D. 虫媒传染病
E. 性传播疾病
7. 丙型肝炎属
8. 甲型肝炎属

A. 肠道病毒 B. 嗜肝 DNA 病毒
C. 缺陷病毒 D. 黄病毒
E. 微小 RNA 病毒
9. 甲肝病毒属
10. 丁肝病毒属

A. 肝炎病毒属 B. 嗜肝 DNA 病毒
C. 代尔塔病毒属 D. 黄病毒
E. 微小 RNA 病毒
11. 丁肝病毒
12. 戊肝病毒

A. 超过 2 周 B. 超过 1 月
C. 超过 2 月 D. 超过半年
E. 超过 1 年
13. 慢性肝炎的病程
14. 慢性菌痢的病程

A. HBcAg B. 抗-HBs
C. 抗-HBcIgG D. 抗-HBcIgM
E. 抗-HBe
15. 感染 HBV 后，最早出现的抗体是
16. 不游离存在于血液中的是

A. HBsAg B. 抗-HBs
C. HBeAg D. 抗-HBe
E. 抗-HBc
17. 能预防 HBV 感染的是
18. 表示病毒复制活跃的是

A. HBsAg　　B. 抗-HBs
C. 抗-HBc IgG　　D. 抗-HBc IgM
E. 抗-HBe

19. 乙肝疫苗的主要成分是

20. 病毒复制活跃的标志是

A. 甲型肝炎　　B. 乙型肝炎
C. 丙型肝炎　　D. 丁型肝炎
E. 戊型肝炎

21. 其流行特征有地区性差异的是

22. 常以水媒流行形式出现，多发生于雨季或者洪水泛滥之后的是

参考答案

A1 型题

1. C　2. A　3. C　4. B　5. B
6. C　7. B　8. D　9. D　10. B
11. C　12. B　13. B　14. B　15. A
16. A　17. D　18. D　19. C　20. E
21. E　22. D　23. E　24. A　25. E
26. E　27. C　28. E　29. A　30. B
31. E　32. A　33. D　34. B　35. B
36. C　37. E　38. D　39. A　40. A
41. C　42. C　43. D　44. C　45. D
46. B　47. E　48. E　49. B　50. D
51. C　52. D　53. A　54. B

B1 型题

1. E　2. B　3. B　4. D　5. C
6. A　7. E　8. B　9. E　10. C
11. C　12. A　13. D　14. C　15. D
16. A　17. B　18. C　19. A　20. D
21. B　22. E

细目二　流行性感冒

A1 型题

1. 下列有关流感的叙述，正确的是
A. 潜伏期长　　B. 起病较缓
C. 传播迅速　　D. 青壮年高发
E. 夏秋季多见

2. 下列有关流感流行病学的叙述，错误的是
A. 潜伏期即有传染性
B. 可经日常生活接触传播
C. 各型之间无交叉免疫
D. 感染后对同型病毒免疫力持久
E. 人类普遍易感

3. 流感传染性最强的时期是
A. 潜伏期　　B. 发病 3 日内
C. 发病 1 周内　　D. 发病 10 日内
E. 全病程

4. 流感的传染源主要是
A. 犬　　B. 猪
C. 禽类　　D. 患者
E. 旅行者

5. 流感的流行季节是
A. 春季　　B. 夏季
C. 秋季　　D. 冬季
E. 不定

6. 下列各项，不属流感病毒性肺炎病理特征性改变的是
A. 肺充血　　B. 肺水肿
C. 肺透明膜形成　　D. 支气管黏膜坏死
E. 呼吸道黏膜充血

7. 流感的潜伏期一般是
A. 24 小时　　B. 1~3 日

C. 3~5 日　　D. 5~10 日
E. 2 周

8. 下列有关流感的叙述，错误的是
A. 起病多急骤
B. 头痛多不明显
C. 体温可高达 39℃或以上
D. 呼吸道症状较轻
E. 少数有消化道症状

9. 流感患者发病后 12 小时出现高热、烦躁、呼吸困难、咳血痰和明显发绀，应考虑的临床类型是
A. 单纯型　　B. 肺炎型
C. 中毒型　　D. 脑炎型
E. 胃肠型

10. 抗流感病毒药奥司他韦作用机制是
A. 抑制 RNA 聚合酶
B. 阻滞离子通道 M2
C. 抑制血凝素
D. 抑制神经氨酸酶
E. 激活神经氨酸酶

11. 下列流感实验室检查结果，不符合单纯型流感的是
A. 白细胞总数减少
B. 中性粒细胞数减少
C. 淋巴细胞数相对增加
D. 血小板减少
E. 单核细胞数正常

12. 下列病毒，属正黏病毒科的是
A. 甲肝病毒
B. 冠状病毒
C. 流感病毒
D. 人类免疫缺陷病毒
E. 流行性出血热病毒

13. 流感病毒容易发生变异的原因是
A. 有两层包膜
B. 表面分布有血凝素
C. 表面分布有神经氨酸酶
D. 核酸分节段
E. 核心中含 RNA 多聚酶

14. 肺炎型流感最常见的人群是
A. 2 岁以下儿童　　B. 学龄前儿童
C. 青少年　　D. 老年
E. 孕妇

15. 流感病毒分型的依据是
A. 核蛋白　　B. 血凝素
C. 神经氨酸酶　　D. 基质蛋白 M1
E. 核酸

16. 下列有关流感的治疗，错误的是
A. 加强支持治疗
B. 发病初期即应抗病毒治疗
C. 奥司他韦成人每日剂量为 150mg
D. 甲、乙型流感均可用神经氨酸酶抑制剂
E. 使用抗菌药物预防继发感染

17. 下列流感病毒亚型，不属人流感病毒的是
A. H1　　B. H2
C. N1　　D. N2
E. N3

18. 下列关于流感与普通感冒相鉴别的叙述，错误的是
A. 流感起病更急
B. 普通感冒多为散发
C. 普通感冒不发热或低热
D. 流感全身症状明显
E. 流感咳嗽、咽痛等症状突出

B1 型题

A. 接种疫苗
B. 对密切接触者进行检疫
C. 管好食品
D. 隔离患者
E. 开窗通风

1. 霍乱的重要预防措施是
2. 流感的主要预防措施是

A. 干扰素　B. 利巴韦林
C. 奥司他韦　D. 拉米夫定
E. 沙奎那韦

3. 流行性出血热抗病毒治疗首选的药物是
4. 流感抗病毒治疗首选的药物是

A. 血培养　B. 血常规
C. 病毒分离　D. 影像学检查
E. 粪便培养

5. 上述检查，可确诊流感的是
6. 上述检查，可确诊流脑的是

A. 变异幅度小，出现频率低
B. 变异幅度小，出现频率高
C. 变异幅度大，出现频率低
D. 变异幅度大，出现频率高
E. 发生于乙型

7. 抗原漂移指的是
8. 抗原转换指的是

A. 24 小时内　B. 1~3 日
C. 3~4 日　D. 7 日
E. 10 日

9. 流感的潜伏期通常是
10. 流感发热持续时间通常是

A. 老年人　B. 婴幼儿
C. 发热患者　D. 免疫力低下者
E. 合并慢性基础病患者

11. 不属流感高危人群的是
12. 不属流感疫苗接种对象的是

参考答案

A1 型题

1. C	2. D	3. B	4. D	5. D
6. E	7. B	8. B	9. B	10. D
11. D	12. C	13. D	14. A	15. A
16. E	17. E	18. E		

B1 型题

1. D	2. A	3. B	4. C	5. C
6. A	7. B	8. C	9. B	10. C
11. C	12. C			

细目三　人感染高致病性禽流感

A1 型题

1. 引起人禽流感的主要病毒亚型是
A. H1N1　B. H3N2
C. H5N1　D. H7N5
E. H9N2

2. 下列关于禽流感病毒的叙述，错误的是
A. 属正黏病毒科
B. 加热可灭活
C. 人对其不易感
D. 包括甲型流感病毒的全部亚型
E. 在自然环境中存活时间短暂

3. 人禽流感的主要传播途径是
A. 血液　B. 虫媒
C. 消化道　D. 呼吸道
E. 母婴

4. 下列有关人禽流感的叙述，错误的是
A. 由禽流感病毒引起
B. 属人、禽、畜共患传染病
C. 病禽及带毒健康禽为传染源
D. 一年四季均可发生

E. 人群普遍易感

5. 下列各项，属人禽流感疑似病例的是

A. 1 周内有流行病学接触史，出现流感样症状

B. 有流行病学史和临床表现，呼吸道分泌物标本中分离出特定病毒

C. 出现高热、咳嗽等流感样症状

D. 有临床表现，急性期和恢复期双份血清抗禽流感病毒抗体滴度 4 倍以上升高

E. 有流行病学史和临床表现，呼吸道分泌物标本甲型流感病毒和 H5 型单克隆抗体抗原检测阳性

6. 确诊人禽流感的依据是

A. 血常规　B. 肝功能

C. 病毒分离　D. 骨髓穿刺

E. 胸部 X 线检查

7. 鉴别人禽流感与 SARS 的主要依据是

A. 流行病学史　B. 临床表现

C. 血常规检查　D. 病原学检查

E. X 线胸片检查

8. 预防人禽流感病情恶化有较高价值的是

A. 阿司匹林　B. 利巴韦林

C. 奥司他韦　D. 金刚烷胺

E. 干扰素

9. 下列有关人禽流感的叙述，错误的是

A. 由禽流感病毒引起

B. 也可感染其他哺乳动物

C. 12 岁以下儿童多见

D. 主要表现有高热、咳嗽、呼吸困难

E. 预后极差

10. 根据致病性，禽流感病毒分为

A. 甲、乙、丙三类

B. 高致病性和低致病性两类

C. 有致病性和无致病性两类

D. 高致病性、低致病性和非致病性三类

E. 高致病性、中致病性和低致病性三类

11. 下列各项，不属人禽流感传播方式的是

A. 接触病禽

B. 接触健康带毒禽

C. 接触被污染的羽毛

D. 接触被污染的水

E. 接触人禽流感患者

12. 下列关于人禽流感病理改变的叙述，错误的是

A. 支气管病变最明显

B. 肺泡内有透明膜形成

C. 少数患者有广泛肝小叶中心坏死

D. 少数患者有急性肾小管坏死

E. 少数患者有淋巴细胞功能衰竭

13. 下列关于人禽流感临床表现的叙述，正确的是

A. 潜伏期一般为 1 周

B. 起病缓慢

C. 早期表现类似流感

D. 患者均有消化道症状

E. 大多无肺实变体征

14. 下列关于人禽流感实验室检查的叙述，错误的是

A. 外周血白细胞减少

B. 外周血淋巴细胞减少

C. 外周血血小板减少

D. 骨髓穿刺检查示细胞增生低下

E. 可出现 BUN 升高

15. 下列各项，不属人禽流感并发症的是

A. 肺炎　B. 脑炎

C. 休克　D. 胸腔积液

E. ARDS

16. 下列标本，不用于人禽流感病毒分离的是

A. 鼻咽分泌物　B. 口腔含漱液

C. 气管吸出物　D. 血液

E. 呼吸道上皮细胞

17. 可确诊人禽流感的检查是

A. 血常规　B. 血生化

C. 血清学　D. 骨髓穿刺

E. 胸部影像学

18. 对人禽流感医学观察病例进行医学观察的时间是

A. 3 日　B. 7 日
C. 10 日　D. 2 周
E. 1 个月

19. 下列不属于人禽流感临床表现的是

A. 急性起病，早期表现类似流感
B. H7 亚型感染者症状较轻
C. H9N2 和 H10N7 感染者仅出现一过性流感症状
D. 可伴有结膜炎、流涕、鼻塞、咳嗽等
E. 重症患者病情发展迅速，可出现肺炎、ARDS 等并发症，但较少发生死亡病例

B1 型题

A. 肾　B. 肺
C. 脑　D. 肝
E. 心

1. 人禽流感病理改变最明显的脏器是
2. 流行性出血热病理改变最明显的脏器是

A. 高热、咳嗽、呼吸困难
B. 高热、腹痛、脓血便
C. 高热、抽搐、意识障碍
D. 高热、头痛、皮下出血
E. 高热、表情淡漠、相对缓脉

3. 流脑的表现是
4. 人禽流感的表现是

A. H1N1　B. H3N3
C. H5N1　D. H7N9
E. H9N2

5. 致病力最强的人禽流感病毒亚型是
6. 曾引起流感大流行的流感病毒亚型是

A. 人　B. 禽
C. 猪　D. 蚊
E. 鼠

7. 人禽流感的主要传染源是
8. 流行性出血热的主要传染源是

A. 有发热、咳嗽等典型流感样症状
B. 1 周内有接触史，出现流感样症状
C. 有流行病学史和临床表现，呼吸道分泌物标本甲型流感病毒和 H5 单克隆抗体抗原检测阳性
D. 被诊断为疑似病例，且与其有共同暴露史的人被诊断为确诊病例者
E. 被诊断为疑似病例，出现 ARDS 者

9. 属人禽流感医学观察病例的是
10. 属人禽流感临床诊断病例的是

A. 法昔洛韦　B. 扎那米韦
C. 利巴韦林　D. 恩替卡韦
E. 奈韦拉平

11. 用于丙型肝炎联合干扰素抗病毒治疗的药物是
12. 用于人禽流感抗病毒治疗的药物是

参考答案

A1 型题

1. C	2. E	3. D	4. E	5. C
6. A	7. D	8. C	9. C	10. D
11. E	12. A	13. C	14. D	15. B
16. D	17. C	18. B	19. E	

B1 型题

1. B	2. A	3. D	4. A	5. C
6. A	7. B	8. E	9. B	10. D
11. C	12. B			

细目四　艾滋病

A1 型题

1. 下列哪项不能传播 AIDS
A. 性接触　B. 输血
C. 母婴传播　D. 器官移植
E. 蚊虫叮咬
2. HIV 主要感染的细胞是
A. CD_4^+ 淋巴细胞　B. B 淋巴细胞
C. 单核细胞　D. 神经胶质细胞
E. 直肠黏膜上皮细胞
3. HIV 主要侵犯机体的部位是
A. 神经系统　B. 内分泌系统
C. 呼吸系统　D. 循环系统
E. 免疫系统
4. HIV 主要侵犯的靶细胞是
A. CD_3 细胞　B. CD_4 细胞
C. CD_8 细胞　D. CD_{27} 细胞
E. CD_{38} 细胞
5. AIDS 并发机会性感染和恶性肿瘤的机制主要是
A. 细胞免疫受损
B. 体液免疫受损
C. 非特异性免疫受损
D. 特异性免疫受损
E. 脾脏受损
6. AIDS 发生卡波西肉瘤主要是由于
A. 肺孢子菌感染
B. 人疱疹病毒 8 感染
C. 隐孢子虫感染
D. 巨细胞病毒感染
E. 弓形体感染
7. 下列各项，不属 AIDS 典型表现的是
A. 真菌感染　B. 卡波西肉瘤
C. 弓形虫感染　D. 肥胖
E. 肺孢子菌感染
8. AIDS 治疗的关键措施是
A. 防治机会性感染　B. 调节免疫
C. 支持疗法　D. 抗病毒治疗
E. 心理关怀
9. 下列消毒措施，HIV 不敏感的是
A. 高压蒸气消毒法　B. 75%乙醇
C. 0.2%次氯酸钠　D. 焚烧
E. 紫外线照射
10. 下列有关 AIDS 发病机制的叙述，错误的是
A. 对 CD_4^+ 淋巴细胞的直接破坏
B. 被感染的 CD_4^+ 淋巴细胞表面表达 gp120，可与其他 CD_4^+ 细胞相互融合，细胞被破坏
C. 骨髓干细胞感染 HIV，使免疫细胞生成减少
D. HIV 感染 B 细胞，能使其大量破坏，抗体生成减少
E. 感染 HIV 后诱发机体的免疫反应，使受感染细胞受到攻击而被破坏
11. 下列关于 HIV 急性感染期的叙述，错误的是
A. 通常为 HIV 复制开始阶段
B. 可以出现发热、全身不适、淋巴结肿大等表现
C. 临床表现较为典型，易识别
D. 血中可以检测出 p24
E. CD_4^+T 细胞降低明显
12. 下列关于 AIDS 无症状感染期的叙述，正确的是
A. 持续时间较长，可达数年或更长
B. 血中一般检测不出 HIV
C. 抗-HIV 阴性
D. 无传染性

E. 常出现口腔毛状白斑

13. 下列有关 AIDS 艾滋病期的描述，错误的是

A. 常有浅表淋巴结肿大

B. 可有持续性发热

C. 可出现脾肿大

D. 一般不出现精神神经症状

E. 盗汗常见

14. 下列有关 AIDS 艾滋病期的叙述，错误的是

A. 出现各种致命性机会感染

B. 肺孢子菌肺炎多见

C. 播散性分枝杆菌感染少见

D. 出现各种恶性肿瘤，如卡波济肉瘤等

E. 预后极差

15. 下列各项，无助于 AIDS 诊断的是

A. 体重下降 10%以上

B. 慢性咳嗽或腹泻 1 月以上

C. 口腔毛状白斑

D. 腹股沟淋巴结明显肿大

E. 反复出现带状疱疹

16. 下列有关 HIV 的叙述，错误的是

A. 为 RNA 病毒

B. 有包膜

C. 有两个抗原型（HIV-Ⅰ和HIV-Ⅱ）

D. 加热 56℃30 分钟仍有传染性

E. 为人类免疫缺陷病毒

17. 下述各项，不属艾滋病传播途径的是

A. 性接触

B. 注射及输血和血制品

C. 母婴传播

D. 器官移植

E. 消化道

18. 下列有关 AIDS 临床分期的叙述，正确的是

A. 潜伏期、前驱期、艾滋病期、恢复期

B. 急性感染期、慢性感染期、机会性感染期

C. 急性感染期、无症状感染期、艾滋病期

D. 窗口期、艾滋病前期、艾滋病期

E. 急性感染期、慢性感染期

19. 下列有关 HIV 感染的叙述，正确的是

A. HIV 只感染 CD_4^+T 淋巴细胞

B. 少部分感染者可以康复

C. 血清抗-HIV 阴性可除外 HIV 感染

D. 血清抗-HIV 阳性仍有传染性

E. 免疫球蛋白常减少

20. AIDS 患者肺部继发感染的常见病原体是

A. 肺炎球菌　　B. 葡萄球菌

C. 链球菌　　D. 军团菌

E. 肺孢子菌

21. AIDS 患者常见的恶性肿瘤

A. 卡波济肉瘤　　B. 淋巴瘤

C. 直肠癌　　D. 结肠癌

E. 鼻咽癌

22. 下列有关 AIDS 患者抗病毒治疗指征的叙述，正确的是

A. CD_4^+ 细胞数<0.35×10^9/L

B. CD_4^+ 细胞数<0.50×10^9/L

C. HIV-RNA 水平>1000 拷贝/mL

D. HIV-RNA 水平>3000 拷贝/mL

E. CD_4^+ 细胞数下降速率>每年 0.05×10^9/L

23. 下列关于艾滋病的叙述，错误的是

A. HIV 阳性孕妇中 11%～60%会发生母婴传播

B. 联合国艾滋病规划署提出了“90-90-90 策略”

C. 规范的艾滋病治疗方案为 HAART，俗称“鸡尾酒疗法”

D. 艾滋病的发病机制主要是 HIV 侵犯和破坏 CD_8^+T 淋巴细胞

E. 艾滋病无症状感染期的持续时间一般为 6～8 年，长可达 15 年

24. AIDS 急性感染期最常见的表现是

A. 发热　　B. 头痛
C. 腹泻　　D. 皮疹
E. 淋巴结肿大

B1 型题

A. 特异性抗原基因
B. 反式激活基因
C. 多聚酶基因
D. 病毒颗粒感染因子
E. 包膜蛋白基因
1. 属 HIV 调节基因的是
2. 属 HIV 辅助基因的是

A. CD_4^+T 细胞
B. 单核-吞噬细胞
C. 神经胶质细胞
D. 骨髓干细胞
E. 中性粒细胞
3. HIV 主要感染的细胞是
4. 可携带 HIV 通过血-脑屏障的细胞是

A. 性传播　　B. 母婴传播
C. 器官移植　　D. 输血
E. 蚊虫叮咬
5. AIDS 的主要传播途径是
6. 一般认为不能传播 AIDS 的是

A. 隐孢子虫感染　　B. 隐球菌感染
C. 肺孢子菌感染　　D. 口腔毛状白斑
E. 巨细胞病毒感染
7. AIDS 消化系统常见的并发症是
8. AIDS 呼吸系统常见的并发症是

A. 蛋白质芯片　　B. 病毒载量测定
C. 抗原检测　　D. 抗体检测
E. CD_4^+T 淋巴细胞计数
9. 临床上常用的诊断 HIV 感染的检查是
10. 有助于 AIDS 艾滋病期诊断的检查是

参考答案

A1 型题

1. E	2. A	3. E	4. B	5. A
6. B	7. D	8. D	9. E	10. D
11. C	12. A	13. D	14. C	15. D
16. D	17. E	18. C	19. D	20. E
21. A	22. A	23. D	24. A	

B1 型题

1. B	2. D	3. A	4. B	5. A
6. E	7. A	8. C	9. D	10. E

细目五　流行性出血热

A1 型题

1. 下列关于流行性出血热的叙述，错误的是
A. 由汉坦病毒引起
B. 具季节性和周期性
C. 鼠类是主要传染源
D. 皮疹多为出血性
E. 均有典型的五期经过
2. 流行性出血热病理损害最明显的器官是
A. 心脏　　B. 肝脏
C. 脑实质　　D. 肾脏
E. 肺
3. 流行性出血热早期低血压的主要原因是

A. 高热失水　　B. 小动脉痉挛
C. 呕吐致血容量下降　D. 严重腔道出血
E. 小血管通透性增加，大量血浆外渗

4. 流行性出血热的三大主症是
A. 发热、出血、腓肠肌疼痛
B. 发热、出血、皮疹
C. 发热、出血、肾损害
D. 发热、出血、昏迷
E. 发热、出血、低血压

5. 流行性出血热引起急性肾功能不全的最主要原因是
A. 肾小球滤过率下降和缺血性肾小管变性、坏死
B. 肾小球微血栓形成和缺血性坏死
C. 肾小管中管型形成
D. 肾间质水肿压迫肾小管
E. 肾素、血管紧张素的激活

6. 确诊流行性出血热的依据是
A. 鼠类接触史
B. 全身感染中毒症状
C. “三痛”和“三红”征
D. 特异性 IgM 抗体滴度升高
E. 异型淋巴细胞增多

7. 流行性出血热的“三痛”是
A. 头痛、眼眶痛和腹痛
B. 头痛、关节痛和腰痛
C. 头痛、腓肠肌痛和腰痛
D. 头痛、眼眶痛和腰痛
E. 头痛、腹痛和腰痛

8. 下列有关流行性出血热多尿期的叙述，错误的是
A. 一般出现在病程的第 9～14 日
B. 血中 BUN 和 Cr 开始下降
C. 多尿早期尿毒症症状加重
D. 每日尿量可多达 15000mL
E. 可发生休克

9. 下列各项，不属流行性出血热临床特点的是
A. 腰痛　　B. 蛋白尿
C. 眼眶痛　　D. 出血性皮疹
E. 热退症状缓解

10. 下列有关流行性出血热的叙述，正确的是
A. 患者为主要传染源
B. 热退后症状减轻
C. 血小板常减少
D. 外周血白细胞常减少
E. 临床上都有五期经过

11. 流行性出血热的病原体属于
A. 病毒　　B. 细菌
C. 支原体　　D. 螺旋体
E. 立克次体

12. 流行性出血热病毒属于
A. 逆转录病毒　　B. 副黏病毒
C. 肠道病毒　　D. 布尼亚病毒
E. 小 RNA 病毒

13. 我国城市流行性出血热的主要传染源是
A. 黑线姬鼠　　B. 褐家鼠
C. 鹿鼠　　D. 野兔
E. 患者

14. 传播流行性出血热可能性较小的途径是
A. 鼠排泄物污染的气溶胶
B. 破损伤口接触鼠排泄物
C. 患病孕妇经胎盘传播给胎儿
D. 患者打喷嚏的空气飞沫
E. 被鼠类身上的革螨叮咬

15. 野鼠型流行性出血热的流行特征是
A. 四季均有发病，无明显高峰
B. 春季是发病高峰
C. 发病高峰呈双峰状
D. 发病高峰仅见于秋冬季
E. 流行高峰在夏季

16. 流行性出血热的发病机制主要是
A. 病毒本身不致病
B. 病毒直接作用
C. 免疫损伤作用

D. 病毒直接作用及免疫损伤作用

E. 病毒产生毒素引发机体损伤

17. 流行性出血热常见的休克属

A. 心源性休克　B. 继发性休克

C. 低血容量性休克　D. 感染性休克

E. 过敏性休克

18. 流行性出血热原发性休克的原因主要是

A. 消化道大出血

B. 左心衰

C. 尿崩症且补液不足

D. DIC

E. 血管通透性增高，血浆外渗

19. 流行性出血热的基本病理改变是

A. 全身小血管和毛细血管内皮细胞变性坏死

B. 肾髓质充血水肿

C. 实质脏器的凝固性坏死

D. 心肌细胞变性坏死

E. 播散性血管内凝血

20. 流行性出血热早期出血的主要机制是

A. 尿毒症

B. DIC

C. 凝血因子缺乏

D. 毛细血管损伤、血小板减少

E. 纤溶系统功能亢进

21. 流行性出血热急性肾衰竭的主要机制是

A. 肾血流灌注不足

B. 肾小管管腔被蛋白、管型所阻塞

C. 肾小球微血栓形成和缺血坏死

D. 肾间质水肿出血压迫肾小管

E. 肾素分泌增加导致血管紧张素激活

22. 下列有关流行性出血热少尿期的叙述，错误的是

A. 可直接由发热期进入少尿期

B. 可与低血压休克期重叠

C. 可与发热期重叠

D. 主要是由低血压引起的

E. 重者可出现高血容量综合征

23. 在流行性出血热临床各期中，血肌酐浓度最高的是

A. 低血压休克期　B. 少尿期

C. 多尿早期　D. 多尿后期

E. 发热期

24. 流行性出血热患者进入多尿期的标志是

A. 24h 尿量>500mL

B. 24h 尿量>1500mL

C. 24h 尿量由 400mL 增至 2000mL

D. 24h 尿量>3000mL

E. 24h 尿量>4000mL

25. 下列关于流行性出血热实验室检查的叙述，错误的是

A. 血白细胞计数常减少

B. 血小板常减少

C. 外周血异型淋巴细胞增多

D. 尿蛋白常明显增多

E. 尿中出现膜状物有助于诊断

26. 流行性出血热治疗的关键是

A. “三早一少”　B. 早期抗病毒治疗

C. 及时肾透析　D. 积极防治 DIC

E. 积极防治继发感染

27. 下列流行性出血热的预防措施中，一般认为效果较差的是

A. 灭鼠防鼠

B. 早期隔离患者

C. 防止食物被鼠类污染

D. 注意灭螨

E. 疫区内高危人群接种疫苗

28. 流行性出血热五期临床经过的正确顺序是

A. 发热期、低血压期、少尿期、多尿期、恢复期

B. 发热期、少尿期、多尿期、低血压期、恢复期

C. 发热期、低血压期、多尿期、少尿期、恢复期

D. 发热期、多尿期、低血压期、少尿

期、恢复期

E. 发热期、少尿期、低血压期、多尿期、恢复期

29. 下列各项，不是流行性出血热出血原因的是

A. 血小板减少、形态异常和功能障碍

B. 尿毒症

C. 血管壁损伤

D. 凝血因子产生障碍

E. DIC 和继发性纤维蛋白溶解

30. 下列有关流行性出血热发热期治疗的叙述，错误的是

A. 发病 3 日内可给予利巴韦林

B. 及时给予解热镇痛剂

C. 给予低分子右旋糖酐

D. 纠正电解质紊乱

E. 中毒症状重者可给予糖皮质激素

31. 下列关于流行性出血热少尿期治疗原则的叙述，错误的是

A. 每日补液量为前日的出量加 500mL

B. 无消化道出血时可进行导泻疗法

C. 腹膜或血液透析

D. 促进利尿

E. 饮食宜高糖、高维生素、高蛋白

32. 下列关于流行性出血热恢复期临床表现的叙述，错误的是

A. 根据发热高低、中毒症状轻重和出血、休克、肾功能损害严重程度的不同，可分为五型

B. 轻型患者发热 38℃以下，中毒症状轻，皮肤黏膜可有散在出血点，肾损害轻，无休克和少尿

C. 中型患者中毒症状较重，有明显球结膜水肿，有明显出血和少尿期

D. 重型患者中毒症状及渗出体征严重，可出现中毒性精神症状，休克和肾损害严重

E. 危重型患者在重型基础上合并出现难治性休克，或有重要脏器出血

B1 型题

A. 高热、头痛、皮肤黏膜瘀斑、脑膜刺激征

B. 高热、惊厥、循环衰竭、呼吸衰竭

C. 头痛、腰痛、眼眶痛

D. 眼红、腿痛、淋巴结肿大

E. 高热、相对缓脉、脾大

1. 流脑表现为

2. 流行性出血热早期表现为

A. 汉城病毒　　B. 汉滩病毒

C. 普马拉病毒　　D. 辛诺柏病毒

E. 希望山病毒

3. 汉坦病毒Ⅰ型为

4. 汉坦病毒Ⅱ型为

A. 发热期　　B. 低血压休克期

C. 少尿期　　D. 多尿期

E. 恢复期

5. 流行性出血热出现“三红”征的病期是

6. 流行性出血热易发生高血容量综合征的病期是

A. 出现大量异型淋巴细胞

B. 嗜酸细胞计数降低或消失

C. 血小板增加

D. 淋巴细胞数增加

E. 白细胞计数减少

7. 流行性出血热血常规检查的特征性改变是

8. 伤寒血常规检查特征性改变是

A. 少于 400mL　　B. 少于 1000mL

C. 超过 1500mL　　D. 超过 2000mL

E. 超过 3000mL

9. 流行性出血热少尿期尿量为

10. 流行性出血热多尿早期尿量为

A. 特异性抗体 IgM 检测

B. 特异性抗体 IgG 检测

C. 血清特异性抗原检测

D. 白细胞内特异性抗原检测

E. RT-PCR 检测病毒 RNA

11. 流行性出血热临床常用的早期诊断依据是

12. 流行性出血热无早期诊断价值的检查是

参考答案

A1 型题

1. E　2. D　3. E　4. C　5. A
6. D　7. D　8. B　9. E　10. C
11. A　12. D　13. B　14. D　15. C
16. D　17. C　18. E　19. A　20. D
21. D　22. D　23. C　24. C　25. A
26. A　27. B　28. A　29. D　30. B
31. E　32. B

B1 型题

1. A　2. C　3. B　4. A　5. A
6. C　7. A　8. B　9. A　10. D
11. A　12. B

细目六　狂犬病

A1 型题

1. 下列有关狂犬病毒的叙述，正确的是
   A. 属弹状病毒科　B. DNA 病毒
   C. 野毒株毒力弱　D. 固定株毒力强
   E. 60℃10 分钟可灭活
2. 下列各项，不是狂犬病传染源的是
   A. 病犬　B. 蝙蝠
   C. 臭鼬　D. 浣熊
   E. 患者
3. 下列动物，不会传播狂犬病的是
   A. 犬　B. 猫
   C. 狼　D. 蝙蝠
   E. 蛇
4. 被狂犬病病兽咬伤后容易发病的因素是
   A. 手指被咬伤　B. 创口浅
   C. 及时清理创口　D. 素体康健
   E. 注射过狂犬疫苗
5. 有关狂犬病发病机制的叙述，正确的是
   A. 病毒进入机体后经血液进入中枢神经系统
   B. 病毒在单核吞噬细胞系统繁殖
   C. 主要侵犯脊髓神经元
   D. 心脏神经节受损可发生猝死
   E. 呼吸困难主要由脊髓运动神经受损引起
6. 有关狂犬病病理改变的叙述，正确的是
   A. 主要为急性神经炎改变
   B. 脑膜也多有改变
   C. 咬伤部位脊髓节段损伤较轻
   D. 病变的神经细胞浆中可见内基小体
   E. 小脑受损常不明显
7. 狂犬病的潜伏期一般是
   A. 1～3 日　B. 1 个月
   C. 1～3 个月　D. 3 个月
   E. 10 年以上
8. 狂犬病毒刺激周围神经元引起的症状是
   A. 头痛　B. 乏力
   C. 咽喉紧缩感　D. 对风敏感
   E. 伤口周围虫爬感
9. 狂犬病的特殊症状是

A. 发热　　B. 恐水
C. 失音　　D. 怕风
E. 伤口发痒

10. 狂犬病患者的死因主要是
A. 呼吸或循环衰竭
B. 吸入性肺炎
C. 严重脱水
D. 并发感染
E. 休克

11. 狂犬病的病程一般是
A. 24 小时　　B. 1~3 日
C. 不超过 6 日　　D. 1 周
E. 2 周

12. 狂犬病麻痹型的典型表现是
A. 兴奋期较长　　B. 恐水明显
C. 肢体瘫痪　　D. 腱反射亢进
E. 头痛明显

13. 下列外周血常规检查结果，符合狂犬病的是
A. 白细胞总数增加，中性粒细胞增多
B. 白细胞总数减少或正常，中性粒细胞降低
C. 白细胞总数正常
D. 白细胞总数减少或正常，淋巴细胞降低
E. 白细胞总数增加，单核细胞增多

14. 下列脑脊液检查结果，符合狂犬病的是
A. 压力明显升高
B. 蛋白明显增加
C. 细胞数多高于 200×10^6/L
D. 以淋巴细胞为主
E. 糖和氯化物降低

15. 下列有关狂犬病病原学检查，错误的是
A. 唾液分离病毒
B. 脑脊液分离病毒
C. 脑脊液涂片找内基小体
D. RT-PCR 测病毒 RNA
E. 角膜印片查病毒抗原

16. 传染病中最凶险的是
A. SARS　　B. 鼠疫
C. 狂犬病　　D. AIDS
E. 霍乱

17. 狂犬病的主要治疗措施是
A. 吸氧　　B. 镇静
C. 抗病毒　　D. 预防感染
E. 对症综合治疗

18. 下列有关狂犬病的预防措施，正确的是
A. 病犬加热处理后可食用
B. 疑似病犬应隔离 3 日
C. 被咬伤后预防接种 3 次即可
D. 被咬伤后伤口周围可注射免疫血清
E. 被咬伤后伤口应及时冲洗消毒并缝合

19. 下列关于狂犬病流行病学的叙述，正确的是
A. 猪、牛、马等家畜不属于狂犬病的传染源
B. 狂犬病患者的唾液中亦含有少量病毒，是传染源之一
C. 黏膜和皮肤也是病毒重要的入侵门户，可在宰杀病犬过程中被传染
D. 狂犬病主要通过被患病动物咬伤传播，未见经呼吸道传播的报道
E. 患病动物唾液中含有多量的病毒，发病即具有传染性

B1 型题

A. 拉沙病毒　　B. 汉坦病毒
C. 嗜肝 DNA 病毒　　D. 反转录病毒
E. 黄病毒

1. 狂犬病毒属
2. 流行性乙型脑炎病毒属

A. 病犬　　B. 家猪
C. 鼠　　D. 患者
E. 病禽

3. 狂犬病的传染源主要是
4. 流行性出血热的传染源主要是

A. 呼吸道传播　B. 性传播
C. 消化道传播　D. 接触传播
E. 虫媒传播
5. 狂犬病的传播途径主要是
6. AIDS 的传播途径主要是

A. 肠黏膜上皮细胞
B. 肠黏膜上皮细胞外
C. 呼吸道黏膜上皮细胞
D. 神经组织
E. 肺组织
7. 狂犬病毒主要侵犯
8. 流感病毒主要侵犯

A. 干酪样坏死　B. 脂肪变
C. 内基小体　D. 伤寒结节
E. 网状软化灶
9. 狂犬病的特征性病变
10. 伤寒的特征性病变

A. 皮肤黏膜瘀点瘀斑
B. 左下腹压痛
C. 恐水
D. 相对缓脉
E. 畏寒
11. 狂犬病的特征性表现
12. 流脑的特征性表现

参考答案

A1 型题

1. A　2. E　3. E　4. A　5. D
6. D　7. C　8. E　9. B　10. A
11. C　12. C　13. A　14. D　15. C
16. C　17. E　18. D　19. C

B1 型题

1. A　2. E　3. A　4. C　5. D
6. B　7. D　8. C　9. C　10. D
11. C　12. A

细目七　流行性乙型脑炎

A1 型题

1. 有关流脑和乙脑鉴别最有意义的是
A. 外周血白细胞明显升高
B. 脑膜刺激征明显
C. 高热、头痛、呕吐、昏迷
D. 皮肤瘀点瘀斑
E. 发病季节
2. 下列有关乙脑抽搐的处理，错误的是
A. 高热以物理降温为主
B. 中枢性呼吸衰竭者可用呼吸兴奋剂
C. 脑实质病变引起者首选巴比妥钠镇静剂
D. 脑水肿以甘露醇脱水治疗为主
E. 呼吸道分泌物堵塞者以吸痰、给氧为主
3. 下列有关乙脑临床表现的描述，不典型的是
A. 病理征常阳性
B. 发热越高，病情越重
C. 神志不清可于病程第 2 天出现
D. 呼吸衰竭以中枢性为主
E. 病程 2 周后出现肢体瘫痪

4. 乙脑的主要死因是

A. 高热抽搐　　B. 意识障碍

C. 循环衰竭　　D. 呼吸衰竭

E. 脑水肿

5. 下列有关乙脑的叙述，正确的是

A. 家庭聚集性明显

B. 我国北方地区多见于3~5月份

C. 抽搐者均伴有意识障碍

D. 抗原检测是临床最常用的诊断方法

E. 患者是主要的传染源

6. 下列有关乙脑脑脊液检查结果的叙述，错误的是

A. 压力常增高

B. 外观清

C. 白细胞计数（50~500）$\times10^6$/L

D. 蛋白明显增加

E. 糖正常

7. 下列有关中枢性呼吸衰竭的叙述，错误的是

A. 呼吸浅表　　B. 双吸气

C. 叹息样呼吸　　D. 潮式呼吸

E. 呼吸节律整齐

8. 下列有关乙脑临床分型的叙述，正确的是

A. 不典型、典型、重型

B. 轻型、普通型、重型、极重型

C. 轻型、中型、重型

D. 不典型型、典型、暴发型

E. 轻型、普通型、危重型

9. 下列有关中毒型菌痢脑型与乙脑鉴别的叙述，最有意义的是

A. 起病急骤

B. 呼吸衰竭

C. 早期出现休克

D. 高热、昏迷、抽搐

E. 粪便常规检查有无白细胞

10. 乙脑病程中最早出现的抗体是

A. 中和抗体　　B. 血凝抑制抗体

C. 补体结合抗体　　D. 特异性 IgM 抗体

E. “H”抗体

11. 下列有关乙脑周围性呼吸衰竭原因的叙述，错误的是

A. 呼吸道痰阻　　B. 缺氧

C. 膈肌麻痹　　D. 肋间麻痹

E. 肺部感染

12. 下列有关乙脑极期表现的叙述，错误的是

A. 高热、惊厥

B. 病理征阳性

C. 脑膜刺激征阳性

D. 瘫痪多不对称，肢体松弛

E. 颅高压表现及呼吸衰竭

13. 下列各种因素，与乙脑病毒侵入人体致病无关的是

A. 机体的免疫力　　B. 病毒的毒力

C. 脑寄生虫感染　　D. 侵入病毒的数量

E. 蚊虫叮咬部位

14. 乙脑患者出现瞳孔不等大、下颌呼吸等，应首先采取的救治措施是

A. 糖皮质激素

B. 20%甘露醇快速静脉滴注

C. 吸痰

D. 吸氧

E. 镇痉

15. 乙脑预防的关键措施是

A. 管理患者　　B. 防蚊和灭蚊

C. 管理猪等家畜　　D. 注射丙种球蛋白

E. 防蚊、灭蚊和预防注射

16. 下列有关乙脑流行病学叙述，错误的是

A. 我国新疆地区无本病流行

B. 呈高度散发

C. 流行高峰与当地蚊虫密度相一致

D. 温带和热带地区流行高峰在7~9月

E. 发病以10岁以下儿童为主

17. 早期诊断乙脑常用的实验室检查是

A. 特异性抗原　　B. 中和抗体

C. 补体结合抗体　　D. 血凝抑制抗体

E. 特异性抗体 IgM

18. 下列各项，不属乙脑中枢性呼吸衰竭原因的是

A. 缺氧　B. 脑水肿

C. 脑实质炎症　D. 低血钠性脑病

E. 脊髓病变致膈肌麻痹

19. 下列乙脑病变部位，损伤最轻的是

A. 大脑皮质　B. 脊髓

C. 中脑　D. 间脑

E. 脑实质

20. 下列有关乙脑病理改变的叙述，错误的是

A. 病变范围广泛

B. 胶质细胞增生

C. 脑实质中性粒细胞浸润

D. 神经细胞肿胀、变性及坏死

E. 脑实质及脑膜血管充血扩张

21. 下列乙脑后遗症，常可持续终生的是

A. 失语　B. 强直性瘫痪

C. 癫痫　D. 扭转痉挛

E. 精神失常

22. 下列有关乙脑极期瘫痪患者的叙述，错误的是

A. 常呈截瘫　B. 病理征阳性

C. 肌张力增高　D. 必有意识障碍

E. 深反射先亢进后消失

23. 下列有关乙脑呼吸衰竭的治疗，错误的是

A. 山梗菜碱　B. 阿拉明

C. 20%甘露醇　D. 二甲弗林

E. 尼可刹米

24. 乙脑死亡的主要原因是

A. 高热　B. 惊厥

C. 中枢性呼吸衰竭　D. 周围性呼吸衰竭

E. 休克

25. 下列有关流行性乙型脑炎临床表现的叙述，错误的是

A. 高热及惊厥

B. 呼吸衰竭常以周围性为主

C. 意识障碍及颅高压表现

D. 强直性瘫痪

E. 脑膜刺激征及病理征阳性

26. 下列有关应用糖皮质激素治疗乙脑的叙述，错误的是

A. 疗效肯定　B. 有退热作用

C. 可减轻脑水肿　D. 有抑制免疫作用

E. 重症患者可短期使用

27. 下列有关乙脑流行病学的叙述，错误的是

A. 属自然疫源性疾病

B. 猪是主要的传染源

C. 人作为传染源的意义也很大

D. 蚊虫既是传播媒介又是储存宿主

E. 母亲对乙脑的免疫力可传递给婴儿

28. 下列有关乙脑病毒的叙述，正确的是

A. 属肠道病毒

B. 为 DNA 病毒

C. M 蛋白是主要的抗原成分

D. 在蚊蝇虫体内可繁殖

E. 100℃ 2 分钟可灭活

29. 乙脑患者，高热 41℃，反复抽搐、深度昏迷，双侧瞳孔不等大，双吸气。其临床分型属于

A. 轻型　B. 普通型

C. 中型　D. 重型

E. 极重型

30. 乙脑患者病毒分离阳性率最高的标本是

A. 血液　B. 脑脊液

C. 尿液　D. 骨髓

E. 脑组织

31. 下列关于乙脑流行病学的叙述，错误的是

A. 人群对乙脑病毒普遍易感，且感染后多为隐性感染

B. 乙脑是人畜共患的自然疫源性疾病

C. 被感染的候鸟、蝙蝠也可作为乙脑病

毒的越冬宿主

D. 在我国，乙脑病毒的主要传播媒介是东方伊蚊

E. 东南亚和西太平洋地区是乙脑的主要流行地区

B1 型题

A. 高热、昏迷、惊厥
B. 高热、头痛、黄疸
C. 高热、头痛、腓肠肌压痛
D. 高热、抽搐、昏迷、休克
E. 高热、头痛、皮肤出血点

1. 乙型脑炎常出现
2. 中毒型菌痢常出现

A. 抗菌治疗　B. 抗病毒治疗
C. 抗毒素治疗　D. 补液治疗
E. 对症治疗

3. 乙脑首选的治疗是
4. 霍乱首选的治疗是

A. 病毒分离　B. 脑脊液检查
C. 血常规检查　D. 粪便常规检查
E. 特异性抗体 IgM 检查

5. 乙脑确诊常用
6. 流行性出血热确诊常用

A. 黄病毒科　B. 棒状病毒科
C. 布尼亚病毒科　D. 逆转录病毒科
E. 副黏液病毒科

7. 流行性出血热病毒属
8. 流行性乙型脑炎病毒属

A. 虫媒传播　B. 接触传播
C. 母婴传播　D. 消化道传播
E. 呼吸道传播

9. 乙型脑炎主要经
10. 戊型肝炎主要经

A. 12~2 月　B. 3~4 月
C. 5~7 月　D. 7~9 月
E. 10~12 月

11. 乙脑流行高峰是
12. 流脑流行高峰是

参考答案

A1 型题

1. D　2. C　3. E　4. D　5. C
6. D　7. E　8. B　9. E　10. D
11. B　12. D　13. E　14. B　15. E
16. D　17. E　18. E　19. B　20. C
21. C　22. A　23. B　24. C　25. B
26. A　27. C　28. E　29. E　30. E
31. D

B1 型题

1. A　2. D　3. E　4. D　5. E
6. E　7. C　8. A　9. A　10. D
11. D　12. B

第三单元　细菌感染

细目一　流行性脑脊髓膜炎

A1 型题

1. 下列关于流脑的叙述，错误的是
   A. 病原菌由鼻咽部侵入
   B. 病原菌为革兰染色阴性
   C. 属于化脓性脑膜炎的一种
   D. 病原菌侵入体内仅个别发展为流脑
   E. 皮肤瘀点主要是由于休克或 DIC 所致
2. 下列有关脑膜炎球菌的叙述，正确的是
   A. 能产生毒力较强的外毒素
   B. 目前我国流行株以 B 群为主
   C. 革兰染色阴性，体外抵抗力很强
   D. 其特异性抗原主要存在于细胞膜上
   E. 属奈瑟菌属，在机体内该菌多见于中性粒细胞内
3. 脑膜炎球菌致病的主要因素是
   A. 外毒素　B. 内毒素
   C. 荚膜　D. 菌毛
   E. 自溶酶
4. 流脑的主要传播途径是
   A. 日常生活接触　B. 蚊虫叮咬
   C. 呼吸道　D. 粪-口
   E. 体液
5. 流脑败血症期特征性的表现是
   A. 高热　B. 休克
   C. 病理征阳性　D. 皮肤黏膜瘀斑
   E. 脑膜刺激征
6. 流脑常呈周期性流行，其原因是
   A. 病菌毒力改变
   B. 菌群变迁
   C. 人群带菌率上升
   D. 人群易感性上升及新易感者增加
   E. 预防接种的普及
7. 流脑暴发型败血症型的发病机制是
   A. 高热，失水性休克
   B. 急性肾上腺皮质功能衰竭所致
   C. 外毒素引起的多脏器功能衰竭
   D. 内毒素所致的严重微循环障碍，引起感染性休克
   E. 血管内皮损伤血浆外渗所致低血容量休克
8. 普通型流脑的临床表现是
   A. 低热、头痛、瘀点
   B. 高热、循环衰竭、大片瘀癍
   C. 高热、瘀斑、昏迷、呼吸衰竭
   D. 高热、头痛、瘀癍、脑膜刺激征
   E. 间歇性发热、反复皮肤瘀点、血培养可阳性
9. 普通型流脑的临床诊断依据是
   A. 夏季、突起高热、惊厥、循环衰竭、白细胞增加
   B. 夏季、高热、惊厥、呼吸衰竭、颈项强直、白细胞增高
   C. 冬春季、高热、头痛、无瘀斑、脑膜刺激征阴性、白细胞增加
   D. 长程高热、剧烈头痛、无瘀斑、脑膜刺激征阳性、血白细胞不增加
   E. 冬春季发病、高热、剧烈头痛、有瘀斑、脑膜刺激征阳性、血白细胞增加
10. 下列有关流脑与其他化脓性脑膜炎鉴别的叙述，最有意义的是

A. 发病季节
B. 皮肤黏膜瘀斑瘀点
C. 发病年龄
D. 有无脑膜刺激征
E. 血白细胞升高

11. 典型流脑临床表现为
A. 剧烈头痛、频繁呕吐、抽搐、颈项强直、脑膜刺激征阳性
B. 剧烈头痛、恶心、嗜睡、肌肉僵硬，血压升高
C. 剧烈头痛、发热、腰背部疼痛、四肢麻木
D. 头痛、发热、口渴、烦躁不安、四肢发软
E. 头痛、发热、全身无力、昏迷

12. 流脑暴发型脑膜脑炎型对症治疗的关键是
A. 镇静，止惊
B. 降温，吸氧
C. 及时脱水治疗
D. 补充有效血容量
E. 使用肾上腺皮质激素

13. 暴发型流脑休克型迅速出现大片瘀斑，血小板减少，顽固性休克时，除抗休克外，其重要对症治疗是
A. 止血
B. 纠正酸中毒
C. 使用抗菌药物
D. 及早应用肝素抗凝治疗
E. 20%甘露醇脱水，预防脑疝

14. 流脑普通型病原治疗首选
A. 氯霉素　B. 青霉素
C. 磺胺药　D. 头孢菌素
E. 氨苄青霉素

15. 与流脑患者密切接触后的重要预防措施是
A. 隔离治疗　B. 注射青霉素
C. 口服磺胺药　D. 口服氯霉素
E. 菌苗预防注射

16. 流脑最重要的传染源是
A. 家畜　B. 带菌者
C. 现症病人　D. 恢复期病人
E. 病程极期病人

17. 普通型占流脑全部病例的比例是
A. 10%　B. 30%
C. 50%　D. 70%
E. 90%

18. 流脑的特征性临床表现是
A. 带状疱疹　B. 皮肤瘙痒
C. 皮肤荨麻疹　D. 皮肤斑丘疹
E. 皮肤瘀点或瘀斑

19. 流行性脑脊髓膜炎血象改变是
A. 白细胞总数下降，血小板增加
B. 白细胞总数升高，分类淋巴细胞为主
C. 白细胞总数升高，分类中性粒细胞为主
D. 白细胞总数下降，分类以淋巴细胞为主
E. 白细胞总数正常，分类中性粒细胞减少

20. 典型流脑脑脊液改变是
A. 白细胞减少，蛋白正常，糖含量正常
B. 白细胞增多，蛋白升高，糖含量明显降低
C. 白细胞增多，蛋白升高，糖含量轻度降低
D. 白细胞减少，蛋白升高，糖含量正常
E. 白细胞增多，蛋白降低，糖含量正常

21. 流脑的细菌学检查主要包括
A. 尿样沉渣、痰培养和血培养
B. 血培养、咽拭子、尿沉渣检查
C. 脑脊液培养、咽拭子、大便培养
D. 血培养、咽拭子、大便培养
E. 脑脊液涂片、皮肤瘀点涂片和血培养

22. 流行性脑脊髓膜炎的临床诊断依据是
A. 高热畏寒、头痛、呕吐、全身乏力、肌肉酸痛

B. 脑脊液氯化物含量、白细胞计数、尿沉渣镜检
C. 发热、剧烈头痛、频繁呕吐、抽搐、意识障碍
D. 临床特征、实验室检查、流行病学史、鉴别诊断
E. 剧烈头痛、频繁呕吐、烦躁不安、抽搐、颈项强直

23. 流行性脑脊髓膜炎的流行病学史是指
A. 与恢复期患者共用餐具，夏季流行
B. 发病前 7 天内与潜伏期或传染期患者密切接触
C. 与头痛发热患者密切接触
D. 20 天前曾经与流脑患者密切接触
E. 与昏迷抽搐患者密切接触

24. 下列有关流脑人群易感性的叙述，错误的是
A. 由于从母体获得抗体，6 个月内的婴儿很少发病
B. 在流行年发病年龄可向高年龄组移动
C. 非同种菌群间交叉免疫力持久
D. 6 个月至 2 岁的婴幼儿发病率最高
E. 因可在多次流行中隐性感染获得免疫力，故成人发病较少

25. 下列实验室结果，支持流脑诊断的是
A. 血液培养发现革兰阴性双球菌
B. 血液培养发现革兰阳性双球菌
C. 血液培养发现革兰阴性杆菌
D. 鼻咽分泌物发现革兰阳性细菌
E. 血液培养发现革兰阳性球菌

26. 下列有关脑膜炎奈瑟菌的叙述，正确的是
A. 革兰阴性杆菌，在体外存活力强
B. 革兰阴性双球菌，在体外存活力低
C. 革兰阴性球菌，在体外存活力强
D. 革兰阳性双球菌，在体外存活力低
E. 革兰阳性双球菌，在体外存活力强

27. 流脑的流行季节是
A. 全年散发，冬春季高发
B. 全年散发，夏秋季高发
C. 只有夏秋季节发生
D. 只有冬春季节发生
E. 全年散发，无高峰

28. 下列有关流脑传染源的叙述，正确的是
A. 人是唯一传染源
B. 人和感染的猪
C. 哺乳动物
D. 蚊子
E. 鼠

29. 流脑的潜伏期一般是
A. 2~3 日
B. 5~7 日
C. 10 日左右
D. 2 周
E. 2~3 周

30. 下列关于脑膜炎球菌的叙述，错误的是
A. 又称为脑膜炎奈瑟菌
B. 为革兰阳性双球菌
C. 体外能形成自溶酶
D. 为专性需氧菌
E. 可在带菌者鼻咽部及患者的血液、脑脊液和皮肤瘀点中发现

31. 关于流行性脑脊髓膜炎的叙述，错误的是
A. 病原菌自鼻咽部入侵
B. 感染者仅个别发展为败血症或脑脊髓膜炎
C. 外毒素是重要的致病因素
D. 病理损害为化脓性脑脊髓膜炎
E. 暴发型败血症型，即华佛氏综合征

32. 治疗流脑普通型首选的抗菌药物是
A. 青霉素
B. 磺胺药
C. 红霉素
D. 氨苄西林
E. 庆大霉素

33. 目前我国流脑流行的主要菌群是
A. A 群
B. B 群
C. C 群
D. D 群
E. W135 群

34. 下列各项，不属普通型流脑典型表现的是

A. 头痛　　B. 呕吐
C. 抽搐　　D. 出血点
E. 病理征阳性

35. 流脑典型脑脊液外观是
A. 透明　　B. 毛玻璃样
C. 绿色脓样　　D. 混浊
E. 血水样

36. 对诊断流脑最有意义的检查是
A. 血常规检查
B. 头颅 X 光片
C. 头颅 CT
D. 腰穿送脑脊液检查
E. 脑膜刺激征

37. 下列有关流脑暴发型败血症休克型的叙述，错误的是
A. 口唇发绀、低血压
B. 精神萎靡、意识障碍
C. 突发高热、头痛、呕吐
D. 皮肤瘀斑迅速扩大并融合成片
E. 脑膜刺激征明显、脑脊液呈化脓性改变

38. 下列关于流行性脑脊髓膜炎实验室检查的叙述，错误的是
A. 初起后休克型患者脑脊液多无改变
B. 若做细菌培养，应在使用抗菌药物前采集标本
C. 特异性抗原检测主要用于早期诊断
D. 可取患者的瘀斑组织液做病原菌培养
E. 特异性抗体检测多用于早期诊断，阳性率达 90%以上

39. 下列对于暴发型流脑休克型治疗的叙述，错误的是
A. 高度怀疑有 DIC，宜尽早应用肝素
B. 毒血症症状明显的患者应使用肾上腺皮质激素
C. 注意保护重要脏器的功能
D. 针对病原的治疗首选第三代头孢菌素或青霉素，忌联合用药
E. 在扩充血容量和纠正酸中的基础上，还可使用血管活性药物

B1 型题

A. 高热、出血、肾损害
B. 高热、惊厥、休克、呼吸衰竭
C. 心悸、气促、相对缓脉
D. 高热、瘀斑、休克、呼吸衰竭
E. 高热、皮疹、脾大

1. 暴发型流脑的临床特点是
2. 流行性出血热的临床特点是

A. 1、2 月　　B. 3、4 月
C. 5、6 月　　D. 8、9 月
E. 10~12 月

3. 菌痢多见于
4. 流脑好发于

A. 血培养及肥达反应
B. 特异性抗体 IgM 检测
C. 白细胞计数分类及尿常规
D. 脑脊液检查及白细胞计数
E. 白细胞计数及血涂片找病原体

5. 诊断乙脑常做的检查是
6. 诊断流脑常做的检查是

A. 高热、剧烈头痛、皮肤瘀斑、脑膜刺激征
B. 高热、休克、惊厥、呼吸衰竭
C. 高热、低血压休克、出血、肾损害
D. 高热、目红、腿痛、淋巴结肿大
E. 高热、相对缓脉

7. 流行性脑脊髓膜炎表现为
8. 流行性出血热表现为

A. 压力明显升高，外观混浊，细胞数明显增多，蛋白明显增加，糖明显降低，

氯化物降低

B. 压力升高，外观微混，细胞数增多，蛋白轻度增加，糖正常，氯化物正常

C. 压力明显升高，外观毛玻璃样，细胞数增多，蛋白明显增加，放置后可见膜状物，糖降低，氯化物明显降低

D. 压力正常，外观透明，细胞数正常，蛋白正常，糖正常，氯化物正常

E. 压力明显升高，外观透明，细胞数增多，蛋白增加，糖降低，氯化物降低

9. 流脑普通型脑脊液改变是

10. 流脑败血症期脑脊液改变是

A. 脑脊液涂片镜检

B. 血液涂片镜检

C. 胸水涂片镜检

D. 痰涂片镜检

E. 大便涂片镜检

11. 流脑实验室检查首选

12. 阿米巴痢疾实验室检查首选

A. 呼吸道传播　B. 消化道传播

C. 虫媒传播　D. 性传播

E. 母婴传播

13. 流行性脑脊髓膜炎的主要传播途径是

14. 流行性乙型脑炎的主要传播途径是

A. 伤寒　B. 乙脑

C. 流感　D. 流脑

E. 霍乱

15. 首选青霉素治疗的是

16. 首选氧氟沙星治疗的是

A. 血培养　B. 粪便培养

C. 尿培养　D. 临床表现

E. 肥达反应

17. 流脑确诊的依据是

18. 伤寒确诊的依据是

参考答案

A1 型题

1. E	2. E	3. B	4. C	5. D
6. D	7. D	8. D	9. E	10. B
11. A	12. C	13. D	14. B	15. C
16. B	17. E	18. E	19. C	20. B
21. E	22. E	23. B	24. C	25. A
26. B	27. A	28. A	29. A	30. B
31. C	32. A	33. A	34. E	35. D
36. D	37. E	38. E	39. D	

B1 型题

1. D	2. A	3. D	4. B	5. B
6. D	7. A	8. C	9. A	10. D
11. A	12. E	13. A	14. C	15. D
16. A	17. A	18. A		

细目二　伤　寒

A1 型题

1. 下列各项，不属伤寒典型表现的是

A. 发热　B. 皮疹

C. 腹泻　D. 脾肿大

E. 表情淡漠

2. 长期发热的患者，诊断伤寒最可靠的依据是

A. 玫瑰疹　B. 相对缓脉

C. 肥达反应阳性　D. 血嗜酸粒细胞消失
E. 血培养阳性

3. 伤寒慢性带菌者常见的带菌部位是
A. 血液　B. 肝脏
C. 肾脏　D. 胆囊
E. 胰腺

4. 伤寒肠穿孔多发生于
A. 病程的第1周，在小肠
B. 病程的第2周，在十二指肠
C. 病程的第3周，在回肠
D. 病程的第4周，在结肠
E. 恢复期，部位不定

5. 伤寒第一次菌血症相当于临床上的分期是
A. 潜伏期　B. 初期
C. 极期　D. 缓解期
E. 恢复期

6. 治疗伤寒慢性带菌者首选的药物是
A. 氯霉素　B. 磺胺嘧啶
C. 四环素　D. 氨苄西林
E. 红霉素

7. 伤寒患者解除隔离的标志是
A. 体温下降至正常
B. 血嗜酸粒细胞恢复正常
C. 临床症状消失后粪便培养连续2次阴性
D. 临床症状消失后2周
E. 自发病之日起已隔离满2周

8. 诊断伤寒血常规检查最有意义的是
A. 血白细胞计数　B. 红细胞计数
C. 嗜酸粒细胞计数D. 嗜碱粒细胞计数
E. 血小板计数

9. 伤寒出现肝脾肿大的主要原因是
A. 单核-巨噬细胞系统增生性反应
B. 合并肝硬化
C. Ⅱ型变态反应
D. Ⅲ型变态反应
E. 中毒性肝炎

10. 下列关于伤寒杆菌的病原学叙述，正确的是
A. 属沙门菌属的A群
B. 革兰染色阴性，有荚膜
C. 有菌体（O）抗原、鞭毛（H）抗原
D. Vi抗原抗原性强，Vi抗体滴度高，持续时间长
E. 目前在我国耐氯霉素的伤寒菌株不多

11. 引起伤寒不断传播或流行的主要传染源是
A. 潜伏期患者　B. 普通型患者
C. 顿挫型患者　D. 慢性带菌者
E. 恢复期患者

12. 伤寒的典型临床表现是
A. 持续性高热，肝脾肿大，外周血白细胞不高，肥达反应阳性
B. 长期低热，肝脾肿大，周围血象不高，肥达反应阳性
C. 长期弛张热，肝脾不大，外周血白细胞、中性粒细胞升高，肥达反应阳性
D. 长期间歇高热，肝脾肿大，全血细胞减少，消化道出血，肥达反应阳性
E. 长期间歇寒战、高热，肝脾肿大，外周血白细胞正常，贫血，肥达反应阳性

13. 曾用过抗菌药物疑为伤寒的患者，最有诊断价值的实验室检查是
A. 粪培养　B. 血培养
C. 骨髓培养　D. 肥达反应
E. 血嗜酸性粒细胞计数

14. 伤寒患者皮疹开始出现的时间是
A. 热退以后　B. 病程的第1天
C. 病程的第3天　D. 病程的第6天
E. 病程的第2周

15. 伤寒发病第1周，实验室检查阳性率最高的是
A. 大便培养　B. 尿培养
C. 血培养　D. 肥达反应
E. 补体结合试验

16. 下列属于伤寒特征性表现的是
A. 草莓舌　B. 玫瑰疹
C. 发热　D. 眼结膜充血
E. 肝脾肿大

17. 下列关于伤寒发病机制的说法，错误的是
A. 细菌致病性和宿主的防御能力是决定是否发病的关键
B. 只有摄入的伤寒杆菌达到一定数量才会发病
C. 未被胃酸杀灭的伤寒杆菌将到达回肠下段，形成出发病灶
D. 第一次菌血症发生时，临床上处于潜伏期
E. 第二次菌血症发生时，临床上处于初期和极期

B1 型题

A. 氟喹诺酮类　B. 复方磺胺甲噁唑
C. 头孢菌素类　D. 氯霉素
E. 阿莫西林

1. 伤寒病原治疗首选的抗菌药物是
2. 菌痢治疗首选的抗菌药物是

A. 血培养　B. 尿培养
C. 骨髓培养　D. 粪便培养
E. 玫瑰疹刮取物培养

3. 伤寒病程中阳性率最高且操作简便的实验室检查是
4. 伤寒病程中阳性率最高的实验室检查是

A. 骨髓炎　B. 伤寒
C. 伤寒带菌者　D. 慢性菌痢
E. 伤寒临床诊断病例

5. 表现为持续发热，脾大，粒细胞减少，骨髓培养伤寒杆菌阳性，其诊断是
6. 慢性胆囊炎患者大便培养伤寒杆菌阳性，其诊断是

A. 轻型　B. 普通型
C. 迁延型　D. 逍遥型
E. 顿挫型

7. 伤寒患者，起病急，症状典型，于 1 周左右迅速痊愈，其临床分型是
8. 伤寒患者，症状轻，可照常工作，因肠穿孔就医而被发现，其临床分型是

A. 轻型　B. 普通型
C. 迁延型　D. 逍遥型
E. 顿挫型

9. 伤寒患者，持续性高热，皮疹，相对缓脉，中毒血症状明显，其临床分型是
10. 伤寒患者，体温 38℃左右，症状较轻，2 周左右痊愈，其临床分型是

A. 氯霉素
B. 复方磺氨甲基异唑
C. 青霉素
D. 头孢曲松
E. 环丙沙星

11. 伤寒病原治疗首选
12. 小儿伤寒治疗首选

参考答案

A1 型题

1. C	2. E	3. D	4. C	5. A
6. D	7. C	8. C	9. A	10. C
11. D	12. A	13. C	14. D	15. C
16. B	17. A			

B1 型题

1. A	2. A	3. A	4. C	5. B
6. C	7. E	8. D	9. B	10. A
11. E	12. D			

细目三　细菌性痢疾

A1 型题

1. 下列针对可疑菌痢患者的检查项目，错误的是

A. 血常规检查　B. 大便常规检查
C. 大便细菌培养　D. 乙状结肠镜检查
E. 大便涂片找痢疾杆菌

2. 在我国最常见的痢疾杆菌菌群是

A. 志贺痢疾杆菌　B. 鲍氏痢疾杆菌
C. 福氏痢疾杆菌　D. 宋内痢疾杆菌
E. 舒氏痢疾杆菌

3. 下列检查，对鉴别慢性菌痢与直肠癌最简便而有意义是

A. 直肠镜　B. 大便潜血
C. X 线钡灌肠　D. 直肠肛门指诊
E. 大便常规

4. 诊断急性菌痢必做的检查是

A. 血常规　B. 粪便常规
C. 直肠镜　D. 血培养
E. 悬滴检查

5. 慢性菌痢的病程是

A. 超过 1 年　B. 超过 6 个月
C. 超过 2 个月　D. 超过 2 周
E. 病程不定，反复发作

6. 下列急性菌痢患者的表现不典型的是

A. 里急后重　B. 发热
C. 呕吐　D. 腹痛
E. 黏液便

7. 中毒型菌痢的基本病理生理改变是

A. 严重腹泻导致脱水
B. 代谢性酸中毒
C. 电解质严重紊乱
D. 微循环障碍
E. 脑水肿、颅内高压

8. 中毒型菌痢好发年龄是

A. 青壮年　B. 10~14 岁
C. 2~7 岁　D. 2 岁以下
E. 老年

9. 细菌性痢疾的病原体属于

A. 志贺菌属　B. 沙门菌属
C. 弧菌属　D. 弯曲菌属
E. 螺旋菌属

10. 细菌性痢疾散发流行的主要传播途径是

A. 集体食堂食物被污染
B. 供水系统被污染
C. 手或蔬菜、瓜果等被污染
D. 接触患者的分泌物
E. 接触患者的血液

11. 痢疾杆菌的主要致病机制是

A. 侵入的细菌数量
B. 外毒素
C. 神经毒素
D. 侵袭力和内毒素
E. 肠毒素

12. 细菌性痢疾的主要病变部位是

A. 回肠末端　B. 乙状结肠与直肠
C. 升结肠　D. 降结肠
E. 小肠

13. 目前菌痢的病原治疗首选

A. 氯霉素　B. 四环素
C. 磺胺药　D. 呋喃唑酮
E. 氟喹诺酮类

14. 细菌性痢疾的主要预防措施是

A. 隔离及治疗现症患者
B. 流行季节预防服药
C. 及时发现、治疗带菌者
D. 口服痢疾活菌苗
E. 切断传播途径

15. 菌痢的确诊依据是

A. 粪培养阳性
B. 粪检有巨噬细胞
C. 粪便免疫学检查抗原阳性
D. 粪便镜检有大量脓细胞
E. 典型菌痢临床症状

16. 下列哪项不是中毒型菌痢的临床特征
A. 急性高热，反复惊厥，昏迷
B. 腹痛、腹泻明显
C. 迅速发生休克，呼吸衰竭
D. 大便常规检查发现大量白细胞
E. 脑脊液检查正常

17. 菌痢急性期的基本病变是
A. 全身小血管内皮细胞肿胀，血浆渗出
B. 肠黏膜弥漫性纤维蛋白渗出性炎症
C. 肠黏膜水肿、增厚、溃疡形成
D. 肠壁形成口小底大的烧瓶样溃疡
E. 嗜酸性肉芽肿的形成

18. 鉴别细菌性痢疾和阿米巴痢疾最可靠的依据是
A. 潜伏期的长短
B. 毒血症状的轻重
C. 大便常规检查红白细胞的多少
D. 大便检出病原体
E. 抗生素治疗是否有效

19. 对于中毒型菌痢脑型和乙脑的鉴别最有意义的是
A. 起病急骤
B. 大便检查有无白细胞
C. 高热、昏迷、抽搐
D. 早期休克
E. 呼吸衰竭

20. 下列关于菌痢发病特点的说法，正确的是
A. 终年散发，夏季流行
B. 是由沙门菌感染引起的肠道传染病
C. 感染后可获得免疫，不易复发
D. 一般为急性，而后迁延成慢性
E. 主要表现为腹痛腹泻、排黏液脓血便和里急后重

21. 下列属于重型菌痢临床表现的是
A. 脓血便，每日 10~20 次
B. 起病急骤，发展快，病势凶险
C. 后期可出现严重腹胀及中毒性肠麻痹
D. 可有烦躁、嗜睡、昏迷或抽搐等
E. 面色苍白，四肢厥冷，皮肤花斑

B1 型题

A. 痢疾志贺菌　B. 福氏志贺菌
C. 宋内志贺菌　D. 鲍氏志贺菌
E. 舒氏痢疾杆菌

1. 抵抗力最强的痢疾杆菌是
2. 感染后易转为慢性的痢疾杆菌是

A. 痢疾志贺菌　B. 福氏志贺菌
C. 宋内志贺菌　D. 鲍氏志贺菌
E. 舒氏志贺菌

3. 感染后病情最重的痢疾杆菌是
4. 感染后病情较轻的痢疾杆菌是

A. 志贺菌属　B. 奈瑟菌属
C. 沙门菌属　D. 埃希菌属
E. 弧菌属

5. 脑膜炎球菌属
6. 痢疾杆菌属

A. 黏液便　B. 水样便
C. 蛋花样便　D. 豆渣样便
E. 果浆样大便

7. 霍乱多见
8. 菌痢多见

A. 中毒型菌痢　B. 急性菌痢轻型
C. 慢性菌痢隐匿型　D. 急性菌痢普通型
E. 慢性菌痢急性发作型

9. 急起发热，腹痛，腹泻，脓血便，可能的

诊断是

10. 突起高热，面色青灰，出冷汗及脉细数，尿少，可能的诊断是

A. 洗肉水样腹泻，伴发热，腹痛，无里急后重
B. 腹泻，黏液脓血样便，伴发热，腹痛，里急后重
C. 腹泻，大便呈果酱状，伴低热，腹痛，无里急后重
D. 剧烈腹泻，米泔样大便，无发热，无腹痛及里急后重
E. 发热，脐周痛，腹泻，大便呈水样，有少量黏液

11. 霍乱表现为
12. 细菌性痢疾表现为

A. 心源性休克
B. 失水性休克
C. 失血性休克
D. 内失血浆性休克
E. 感染中毒性休克

13. 中毒型菌痢的休克属于
14. 流行性出血热的休克属于

A. 伤寒
B. 中毒型菌痢
C. 流行性出血热
D. 流行性乙型脑炎
E. 急性病毒性肝炎

15. 血白细胞增多，血小板明显减少，多见于

16. 血白细胞增多，异型淋巴细胞比例常高于10%，多见于

参考答案

A1 型题

1. E	2. C	3. D	4. B	5. C
6. C	7. D	8. C	9. A	10. C
11. D	12. B	13. E	14. E	15. A
16. B	17. B	18. D	19. B	20. E
21. C				

B1 型题

1. C	2. B	3. A	4. C	5. B
6. A	7. B	8. A	9. D	10. A
11. D	12. B	13. E	14. D	15. C
16. C				

细目四　霍　乱

A1 型题

1. 引起霍乱泻吐的原因是
A. 内毒素　B. 外毒素
C. 菌群失调　D. 细菌的侵袭力
E. 细菌的直接作用

2. 霍乱典型症状是
A. 发热　B. 呕吐
C. 腹泻　D. 腹痛
E. 肌肉痉挛

3. 下列各项，对判断霍乱患者脱水程度最有意义的是
A. 皮肤黏膜弹性　B. 血压
C. 血细胞比容　D. 血钠
E. 血浆比重

4. 霍乱大流行最重要的传播形式是
A. 食物污染　B. 苍蝇传播

C. 接触患者　　D. 水源污染

E. 接触带菌者

5. 治疗霍乱首选抗菌药物为

A. 青霉素　　B. 黄连素

C. 环丙沙星　　D. 复方磺胺甲噁唑

E. 庆大霉素

6. 重型霍乱患者治疗的关键是

A. 大量口服补液　　B. 有效抗菌治疗

C. 短期应用糖皮质激素

D. 禁食　　E. 快速静脉补液

7. 霍乱最常见的临床类型是

A. 轻型　　B. 中型

C. 重型　　D. 暴发型

E. 无症状型

8. 霍乱的典型临床表现是

A. 只泻不吐　　B. 先泻后吐

C. 先吐后泻　　D. 腹泻伴腹痛

E. 吐泻同时发生

9. 下列有关霍乱弧菌的叙述，正确的是

A. 需氧，耐酸不耐碱

B. 产生的内毒素是重要的致病因子

C. 革兰染色阳性，有芽孢、荚膜和鞭毛

D. 革兰染色阴性，有鞭毛，运动极为活跃

E. 古典生物型比埃尔托生物型的抵抗力强

10. 下列有关霍乱弧菌的叙述，正确的是

A. 古典生物型属于 O_1 群

B. 埃尔托生物型属于非 O_1 群

C. 目前流行的以古典生物型为主

D. 古典生物型和埃尔托生物型均属于不凝集弧菌

E. 新发现的 O_{139} 霍乱弧菌属于 O_1 群的一个新血清型

11. 霍乱最主要的病理生理改变是

A. 微循环障碍　　B. 脑功能障碍

C. 急性肾功能衰竭　D. 急性心功能不全

E. 大量水分及电解质丧失

12. 下列霍乱的治疗措施，最重要的是

A. 补液　　B. 镇静

C. 止痛　　D. 降温

E. 止泻

13. 下列霍乱患者静脉补液的原则，不恰当的是

A. 早期，快速，足量

B. 先盐后糖

C. 先快后慢

D. 积极补钾

E. 及时补碱

14. 下列各项，属霍乱致病菌的是

A. 不凝集弧菌

B. O_2 群霍乱弧菌

C. 不典型 O_1 群霍乱弧菌

D. O_{200}群霍乱弧菌

E. O_{139}群霍乱弧菌

15. 霍乱弧菌分群的依据是

A. 鞭毛 H 抗原　　B. 菌体 O 抗原

C. 荚膜抗原　　D. 内毒素

E. 肠毒素

16. 下列各项临床表现，O_{139}霍乱不常出现的是

A. 发热　　B. 腹痛

C. 呕吐　　D. 里急后重

E. 腹泻

17. 下列各项，不属霍乱脱水期临床表现的是

A. 烦躁不安　　B. 表情淡漠

C. 血压下降　　D. 反应性发热

E. 深大呼吸

18. 霍乱最常见的死因是

A. 脱水　　B. 低钾血症

C. 急性肺水肿　　D. 急性肾衰竭

E. 代谢性酸中毒

19. 下列关于霍乱的叙述，错误的是

A. 是由霍乱弧菌引起的烈性肠道传染病

B. 属于我国乙类传染病

C. 起病急，腹泻剧烈，多伴呕吐
D. 严重者可发生循环衰竭和急性肾衰竭
E. 在亚、非、拉、美等地高发

20. O_{139}群霍乱的流行特征是
A. 家族聚集性
B. 发病以成人为主，女性多于男性
C. 现有霍乱疫苗对O_{139}群霍乱有效
D. 主要经水和食物传播
E. 人群对O_1群和O_{139}群霍乱弧菌存在交叉免疫

B1 型题

A. 扩容为主　B. 补液为主
C. 对症为主　D. 抗菌为主
E. 抗病毒为主

1. 霍乱的主要治疗是
2. 乙脑的主要治疗是

A. 血培养　B. 肥达反应
C. 粪便培养　D. 粪便镜检
E. 胆汁培养

3. 可确诊霍乱的实验室检查是
4. 确诊伤寒常用的实验室检查是

A. 病原体侵入血流，形成菌血症
B. 病原体侵入肠黏膜下层引起黏膜下脓肿
C. 由于病原体的过度繁殖，引起菌群失调
D. 病原体侵入肠黏膜上皮细胞和固有层引起病变
E. 病原体在肠道内产生的毒素与肠黏膜上皮细胞的受体结合致病

5. 霍乱的发病机制是
6. 菌痢的发病机制是

A. 抗菌治疗　B. 抗病毒治疗
C. 对症治疗　D. 补液治疗
E. 抗休克治疗

7. 霍乱治疗主要是
8. SARS 治疗主要是

A. 家畜　B. 患者
C. 蚊虫　D. 毛蚶
E. 鼠类

9. 霍乱的传染源主要是
10. 流行性出血热的传染源主要是

A. 水样便　B. 脓血便
C. 蛋花样便　D. 果酱样便
E. 柏油样便

11. 菌痢患者的粪便为
12. 霍乱患者的粪便为

A. <3000mL/d
B. 3000~4000mL/d
C. 4000~8000mL/d
D. 8000~12000mL/d
E. >15000mL/d

13. 霍乱中型患者补液量为
14. 霍乱重型患者补液量为

A. 抗菌治疗
B. 补液治疗
C. 强心治疗
D. 糖皮质激素的使用
E. 血管活性药物的使用

15. 霍乱治疗的关键是
16. 可减少霍乱腹泻量及缩短排菌时间的治疗是

A. 肠毒素　B. 内毒素
C. 类毒素　D. 细胞毒素
E. 神经毒素

17. 霍乱的主要致病因子是

18. 流脑的主要致病因子是

A. 急性肾衰竭　　B. 感染中毒性休克
C. 肠出血　　D. 肠穿孔
E. ARDS

19. 上述各项，属霍乱严重并发症的是
20. 上述各项，属伤寒严重并发症的是

参考答案

A1 型题

1. B　2. C　3. E　4. D　5. C
6. E　7. A　8. B　9. D　10. A
11. E　12. A　13. D　14. E　15. B
16. D　17. D　18. D　19. B　20. D

B1 型题

1. B　2. C　3. C　4. A　5. E
6. D　7. D　8. C　9. B　10. E
11. B　12. A　13. C　14. D　15. B
16. A　17. A　18. B　19. A　20. D

细目五　结核病

A1 型题

1. 下列关于结核病的叙述，错误的是
   A. 是由结核分枝杆菌引起的慢性感染性疾病
   B. 以肺结核最为常见
   C. 痰中排菌者称为传染性肺结核
   D. 除少数可急性起病外，临床上多呈慢性过程
   E. 临床表现为高热、咳痰、咯血
2. 下列有关结核分枝杆菌的叙述，正确的是
   A. 免疫接种的卡介苗来源于非洲分枝杆菌
   B. 结核分枝杆菌是专性厌氧菌
   C. 结核杆菌菌体含类脂质、蛋白质和单糖
   D. 在一定条件下，结核杆菌的形态、致病力和药物敏感性可发生改变
   E. 结核杆菌细长而直，两端微钝
3. 结核病的主要传播途径是
   A. 经上呼吸道直接接种
   B. 呼吸道传播
   C. 消化道传播
   D. 垂直传播
   E. 经皮肤伤口感染
4. 以下不属于结核病易感人群的是
   A. 糖尿病患者
   B. 慢性阻塞性肺疾病患者
   C. 营养不良者
   D. 艾滋病患者
   E. 冠心病患者
5. 下列关于结核病临床表现的叙述，错误的是
   A. 全身中毒症状
   B. 长期低热、盗汗
   C. 咳嗽轻微，干咳或仅有少量黏液痰
   D. 支气管结核患者可闻及局限性哮鸣音，于吸气末较明显
   E. 粟粒性肺结核偶可并发急性呼吸窘迫综合征
6. 下列属于结核性脑膜炎临床表现的是

A. 贫血　　B. 喷射性呕吐
C. 肝脾大　　D. 消瘦
E. 呼吸困难

7. 肺结核患者的哪种标本传染性最强
A. 痰液　　B. 血液
C. 尿液　　D. 汗液
E. 泪液

8. 结核病诊断的“金指标”是
A. 痰涂片抗酸染色阳性
B. 痰分离培养检出结核杆菌
C. X 线胸片见斑点状、密度较高、边缘清楚的结节影
D. 结核菌素试验阳性
E. 特异性结合抗原试验阳性

9. 关于结核杆菌，下列说法错误的是
A. 生长缓慢，2~4 周才有可见菌落
B. 抗酸染色镜检为蓝色细长的杆菌
C. 最适宜的生长温度为 37℃
D. 煮沸 1 分钟可杀灭
E. 无芽孢，无鞭毛，不能活动

10. 遇下列情况应高度警惕结核病，除外
A. 反复发作或迁延不愈的咳嗽咳痰
B. 痰中带血或咯血
C. 肩胛间区有湿啰音或局限性哮鸣音
D. 长期低热或所谓“发热待查”
E. 咳嗽，胸痛

11. 皮肤结核菌素试验或 γ 干扰素释放试验阳性而无活动性结核的临床表现和影像学改变，可诊断为
A. 肺外结核　　B. 原发性肺结核
C. 潜伏性结核感染　　D. 结核性胸膜炎
E. 气管、支气管结核

12. 肺结核临床诊断病例，即三次痰涂片阴性，同时需符合下列条件之一，除外
A. 胸部影像学检查显示与活动性肺结核相符的病变且伴有咳嗽、咳痰、咯血等肺结核可疑症状
B. 胸部影像学检查显示与活动性肺结核相符的病变且结核菌素强试验阳性
C. 胸部影像学检查显示与活动性肺结核相符的病变且肺外病灶的组织病理学检查提示为结核病变者
D. 胸部影像学检查显示与活动性肺结核相符的病变且有涂阳肺结核患者密切接触史
E. 三次痰涂片阴性的疑似肺结核病例经诊断性治疗或随访观察可排除其他肺部疾病者

13. 肺下叶空洞，脓肿周围的炎症浸润较严重，空洞内常有液平面，可诊断为
A. 肺结核
B. 非结核分枝杆菌肺病
C. 肺癌
D. 肺脓肿
E. 肺炎

14. 肺结核的基本病变是
A. 纤维化、钙化、结核结节
B. 浸润性病变、干酪样坏死
C. 干酪样坏死、支气管播散
D. 结核结节、血行播散性病变
E. 渗出、增生、干酪样坏死

15. 空洞性肺结核有巨大空洞时的听诊表现是
A. 带金属调的空瓮音
B. 支气管呼吸音
C. 细湿啰音
D. 呼吸音降低
E. 局限性哮鸣音

16. 关于原发性肺结核，下列说法正确的是
A. 好发于双肺锁骨上下
B. 多发生明显结核杆菌中毒症状
C. 肺门或纵隔淋巴结结核较原发综合征更为常见
D. 极少发生血行播散
E. 原发灶及淋巴结不会发生干酪样坏死

17. 预防肺结核的最主要措施是

A. 禁止随地吐痰

B. 隔离和有效治疗排菌患者

C. 健全防痨组织

D. 加强登记管理

E. 接种卡介苗，化疗

18. 患者女性，25 岁，5 年前曾患颈淋巴结结核，5 天前过劳后高热，体温 39～40℃，弛张热，午后明显，盗汗，不能进食，卧床不起，肝、脾肋下触及边缘，白细胞 11×10^9/L，X 线胸片心肺未见异常。临床诊断最可能是

A. 败血症

B. 伤寒

C. 急性白血病

D. 急性粟粒型肺结核

E. 急性胆囊炎

19. 患者女性，28 岁，近 2 月来常有低热、乏力、干咳、少量咯血、消瘦，使用抗生素和镇咳药未见明显效果，X 线胸片未见异常。可初步诊断为

A. 肺结核　　B. 支气管内膜结核

C. 支气管扩张　　D. 慢性支气管炎

E. 肺泡细胞癌

20. 患者男性，48 岁，5 年前曾患肺结核，近 2 月咳嗽，右胸痛，少量咳痰，间断咳痰带血，三次痰涂片阴性，X 线胸片示无活动性肺结核病变。进一步应首先检查

A. 胸部 CT

B. 血沉

C. 结核菌素试验

D. 右肺门 X 线断层

E. 支气管造影

B1 型题

A. 干酪样坏死　　B. 玫瑰疹

C. 脾肿大　　D. 高热

E. 皮肤瘀点瘀斑

1. 结核病的特征性表现是

2. 伤寒的典型表现是

A. 大片状阴影，呈肺叶或肺段分布

B. 大片状阴影，其内有空洞液平面

C. 空洞形成，同侧或对侧有小片状或条索状阴影

D. 空洞形成，空洞呈偏心性，内壁凹凸不平

E. 肺底有弧形阴影

3. 肺脓肿的 X 线表现是

4. 肺结核的 X 线表现是

5. 肺癌的 X 线表现是

A. 肺癌　　B. 自发性气胸

C. 支气管扩张　　D. 肺结核

E. 肺脓肿

6. 患者男性，45 岁，吸烟史 20 年，间断痰中带血 3 个月，伴消瘦，诊断首先考虑

7. 患者男性，18 岁，活动后突发胸痛，伴胸闷、干咳，诊断首先考虑

8. 患者女性，40 岁，既往糖尿病病史 3 年，未治疗，咳黄痰伴发热 10 天，消瘦，乏力，诊断首先考虑

A. 痰涂片镜检

B. 复查胸部 X 线片

C. 结核菌素试验

D. 纤维支气管镜刷检和灌洗液找结核杆菌

E. 胸部 CT

9. 患者女性，25 岁，低热，盗汗，乏力，胸部 X 线片可见右上肺密度不均阴影，未明确是否存在空洞，应采取的检查是

10. 患者男性，30 岁，诊断为肺结核，为了解是否有传染性，应选择的检查是

11. 患者男性，45 岁，发热，咳嗽，胸部 X 线片示片状阴影，抗感染治疗 2 周后，应采取的措施是

12. 患者女性，30 岁，有结核病患者的密切接触史，胸部 X 线片正常，还可采取的辅助检查为

参考答案

A1 型题

1. E　2. D　3. B　4. B　5. D
6. B　7. A　8. B　9. B　10. E
11. C　12. D　13. D　14. E　15. A
16. C　17. B　18. D　19. B　20. A

B1 型题

1. A　2. B　3. B　4. C　5. D
6. A　7. B　8. D　9. E　10. A
11. B　12. C

细目六　布鲁菌病

A1 型题

1. 下列对布鲁菌病种型的说法，正确的是
   A. 4 个种，16 个生物型
   B. 5 个种，18 个生物型
   C. 6 个种，19 个生物型
   D. 7 个种，20 个生物型
   E. 8 个种，21 个生物型

2. 下列对于布鲁菌病易感人群的说法，正确的是
   A. 老人和儿童易感染
   B. 男性易感染
   C. 身体衰弱或有慢性疾病的人易感染
   D. 人群普遍易感
   E. 女性易感染

3. 试管凝集试验阳性的判定标准是滴度大于或等于
   A. 1：500+　B. 1：50+
   C. 1：50++　D. 1：100+
   E. 1：100++

4. 关于布鲁菌病感染途径的描述，错误的是
   A. 经呼吸道吸入传播
   B. 经消化道食入传播
   C. 经体表皮肤黏膜接触传播
   D. 人与人之间相互传播
   E. 蚊虫叮咬传播

5. 下列关于布鲁菌病临床特征的描述，正确的是
   A. 发热并伴有寒战
   B. 血压升高
   C. 关节、肌肉疼痛
   D. 乏力，多汗，多疲劳不堪
   E. 眼结膜水肿

6. 下列属于乙类传染病的是
   A. 鼠疫　B. 流行性腮腺炎
   C. 麻风病　D. 布鲁菌病
   E. 霍乱

7. 下列不属于布鲁菌病急性感染治疗原则的是
   A. 高热者可用物理方法降温
   B. 合并睾丸炎者，可短期加用小剂量糖皮质激素
   C. 合并脑膜炎者，需给予脱水治疗
   D. 早期、联合、规律、适量、全程用药，必要时延长疗程
   E. 8 岁以下儿童可采用多西环素联合利福平治疗

8. 下列对布鲁氏菌的描述，错误的是
   A. 布氏菌属分为 6 个种

B. 没有鞭毛，可形成芽孢或荚膜

C. 革兰阴性短小杆菌

D. 在自然环境中生活力强，对常用化学消毒剂较敏感

E. 病后可获得一定免疫力，不同布氏菌间有交叉免疫

9. 下列关于布鲁菌病发病机制的叙述，错误的是

A. 不易复发

B. 内毒素在病理损伤、临床症状方面起着重要作用

C. 细菌、毒素以及变态反应不同程度地参与疾病的发生和发展

D. 病原菌可以多次进入血流导致临床症状反复加重

E. 慢性期以变态反应引起的病变为主

10. 针对成人布鲁菌病病原的治疗，首选用哪两种药物联用

A. 多西环素+复方新诺明

B. 多西环素+利福平

C. 链霉素+利福平

D. 三代头孢菌素类药物+复方新诺明

E. 链霉素+利福平

11. 下列关于布鲁菌病预防措施的叙述，错误的是

A. 对疫区的传染源进行检疫

B. 治疗或捕杀病畜

C. 消灭苍蝇、蟑螂，保护水源

D. 做好高危职业人群的劳动防护和菌苗接种

E. 对流行区家畜普遍进行菌苗接种可防止本病流行

12. 下列关于布鲁菌病病理特点的叙述，错误的是

A. 病理变化极为广泛，几乎所有组织器官均可被侵犯

B. 最常见的病变部位为单核-巨噬细胞系统

C. 急性期常有弥漫性细胞增生

D. 病变可累及多系统，以神经系统最为常见

E. 慢性期可出现由上皮细胞、巨噬细胞、浆细胞及淋巴细胞组成的肉芽肿

13. 布鲁菌病急性期的特点，叙述错误的是

A. 高热时伴有明显中毒症状

B. 关节痛主要在大关节，呈游走性

C. 典型热型为波状热

D. 主要为大神经的神经根、神经干病变

E. 半数患者有肝脾肿大和肝区病变

14. 慢性布鲁菌病的临床特征主要为

A. 间断低热

B. 精神抑郁

C. 失眠

D. 固定的关节和肌肉疼痛

E. 脾大

15. 体温正常，有布鲁菌病症状、体征，发病多久可以诊断为慢性感染

A. 5 个月　　B. 1 个月

C. 2 周　　D. 6 个月

E. 1 年

B1 型题

A. 不规则热　　B. 弛张热

C. 波状热　　D. 回归热

E. 稽留热

1. 布鲁菌病发热的典型热型是

2. 重症肺结核发热的典型热型是

3. 伤寒发热的典型热型是

A. 多西环素+利福平

B. 多西环素+利福平+复方新诺明

C. 链霉素+利福平

D. 三代头孢菌素类药物+复方新诺明

E. 利福平+复方新诺明

4. 8 岁以下儿童布鲁菌病治疗的首选方案是

5. 妊娠 2 周内孕妇布鲁菌病治疗的首选方案是

6. 布鲁菌病合并中枢神经系统并发症者治疗的首选方案是

A. 呼吸道传播　B. 消化道传播
C. 母婴传播　D. 接触传播
E. 虫媒传播

7. 布鲁菌病的主要传播途径是

8. 伤寒的主要传播途径是

9. 狂犬病的主要传播途径是

A. 大关节损害、肌腱挛缩
B. 贫血、白细胞和血小板减少
C. 腹痛、腹泻
D. 发热、多汗、乏力、肌肉和关节疼痛
E. 脱水、循环衰竭

10. 布鲁菌病急性感染的典型临床表现是

11. 布鲁菌病慢性感染的典型临床表现是

参考答案

A1 型题

1. C　2. D　3. E　4. D　5. C
6. D　7. E　8. B　9. A　10. B
11. C　12. D　13. A　14. D　15. D

B1 型题

1. C　2. B　3. E　4. E　5. D
6. B　7. D　8. B　9. D　10. D
11. A

第四单元　消毒与隔离

A1 型题

1. 下列有关医院感染的叙述，错误的是
A. 是指在医院内获得的感染
B. 出院之后的感染有可能是医院感染
C. 与上次住院有关的感染是医院感染
D. 入院时处于潜伏期的感染不是医院感染
E. 新生儿经胎盘获得的感染属医院感染

2. 下列各项，不属医院感染的是
A. 无明显潜伏期的感染，在入院 48 小时后发生的感染
B. 本次感染直接与上次住院有关
C. 有明确潜伏期的感染，自入院时算起没有超过其平均潜伏期的感染
D. 新生儿经产道时获得的感染
E. 肿瘤患者住院化疗期间出现带状疱疹

3. 下列有关医院感染的叙述，错误的是
A. 洗手是预防医院感染的重要措施
B. 滥用抗菌药物是医院感染的重要原因
C. 有部分医院感染的发生与消毒隔离缺陷有关
D. 所有医院感染是可以预防的
E. 新生儿经产道获得的感染属医院感染

4. 下列有关消毒的叙述，错误的是
A. 是切断传播途径，防止传染发生的重要措施
B. 可保护医护人员免受感染
C. 可防止患者再被其他病原体感染
D. 即使有了强有力的消毒措施，医护人员也必须采取防护措施
E. 对不同的传染病消毒效果相似

5. 下列有关消毒的叙述，正确的是
A. 消毒是针对有确定传染源存在的场所

进行的
B. 对传染病死亡患者的尸体按规定的处理也属消毒
C. 对传染病住院患者污染过的物品可待其出院后集中消毒
D. 对有病原体携带者（没有发病）存在的场所可以不消毒
E. 饭前便后的洗手不属消毒的范畴

6. 下列有关消毒方法的叙述，错误的是
A. 微波消毒属灭菌法
B. 异丙醇属中效消毒法
C. 通风换气属低效消毒法
D. 灭菌法可杀灭一切微生物
E. 病原体及消毒方法相同，在不同的物品上消毒效果相同

7. 下列有关隔离的叙述，错误的是
A. 是控制传染病流行的重要措施
B. 便于管理传染源
C. 可防止病原体向外扩散给他人
D. 根据传染病的平均传染期来确定隔离期限
E. 某些传染病患者解除隔离后尚应进行追踪观察

8. 下列有关标准预防的叙述，错误的是
A. 要防止血源性及非血源性疾病的传播
B. 强调双向防护
C. 所有的患者均被视为具有潜在感染者
D. 要根据疾病的主要传播途径，采取相应的隔离措施
E. 脱去手套后可以不洗手

9. 下列消毒目的错误的是
A. 防止并发症
B. 防止交叉感染
C. 防止传染病传播
D. 保护医护人员免受感染
E. 避免患者重复感染

10. 下列各项，不属预防性消毒的是
A. 日常卫生消毒
B. 饮用水消毒
C. 传染病室的卫生清洁
D. 垃圾无害化处理
E. 饭前便后的洗手

11. 下列各项，属终末消毒的是
A. 卫生敷料的消毒
B. 病室的通风
C. 菌痢患者的便后洗手
D. 对 SARS 患者居家的消毒
E. 霍乱患者粪便消毒

12. 下列各项，属随时消毒的是
A. 患者转科前的沐浴
B. 传染病死亡患者的尸体处理
C. 传染病室日常紫外线照射
D. SARS 患者全院后对其原办公室的消毒
E. 传染病患者转院后病室的消毒

13. 下列各项，不属标准预防技术的是
A. 洗手　　B. 戴手套
C. 穿隔离衣　　D. 戴防护眼罩
E. 病房的空气处理系统

14. 下列操作，不符合标准预防原则的是
A. 医生接触冠心病患者的体液时戴手套
B. 脱手套后立即洗手
C. 护士的手有伤口，护理患者戴双层手套
D. 用过的一次性针头套上针头套后放入锐器盒内
E. 诊疗中可能发生患者体液飞溅到医生面部时，医生应戴口罩

15. 下列不属于临床常见医院感染的是
A. 术后肺炎、尿路感染
B. 中心导管相关血流感染
C. 呼吸机相关肺炎
D. 尿管相关尿路感染
E. 手术部位感染

B1 型题

A. 对传染病住院患者床头柜的按时消毒

B. 传染病患者出院前的沐浴
C. 医院手术室的消毒
D. 剧院的通风
E. 餐馆餐具的消毒
1. 以上各项属终末消毒的是
2. 以上各项属随时消毒的是

A. 对传染病住院患者餐具的按时消毒
B. 传染病患者出院前的更衣
C. 医院手术室的消毒
D. 对传染病患者粪便的及时消毒
E. 对传染病患者床单的定时清洁消毒
3. 以上各项，属预防性消毒的是
4. 以上各项，属终末消毒的是

A. 过氧乙酸　　B. 臭氧
C. 乙醇　　D. 洗必泰
E. 新洁尔灭
5. 上述各项，属灭菌剂的是
6. 上述各项，属中效消毒剂的是

A. 电离辐射　　B. 紫外线
C. 超声波　　D. 洗手
E. 碘类消毒
7. 上述各项，属灭菌法的是
8. 上述各项，属高效消毒法的是

参考答案

A1 型题

1. E　2. C　3. D　4. E　5. B
6. E　7. D　8. E　9. E　10. C
11. D　12. C　13. E　14. D　15. A

B1 型题

1. B　2. A　3. C　4. B　5. A
6. C　7. A　8. B

医 学 人 文

医学伦理学

第一单元　医学伦理学与医学目的、医学模式

A1 型题

1. 在医学伦理学的研究内容中不包括以下哪项内容

A. 伦理学产生、发展及其规律
B. 医学伦理学的基本原则、规范
C. 医学伦理学的基本理论
D. 医学道德的教育、评价和修养
E. 医学道德中特殊问题

2. 属于医德意识现象的是

A. 医德教育　B. 医德修养
C. 医德信念　D. 医德评价
E. 医德行为

3. 属于医德活动现象的是

A. 医德情感　B. 医德意志
C. 医德理论　D. 医德修养
E. 医德原则

4. 医学道德意识现象和活动现象之间的关系是

A. 可以互相代替　B. 可以互相补充
C. 互不相干　D. 可以割裂
E. 相互依存、相互渗透、不可分割

5. 医学道德是一种职业道德，它不是

A. 只存在于从事医生职业活动的人们中间
B. 在内容上具有稳定性、连续性
C. 在形式上比较具体、生动
D. 医务人员容易理解、接受
E. 人道主义精神的集中体现

6. 符合医学伦理学研究的是

A. 研究人与人之间关系的科学
B. 研究人与社会之间关系的科学
C. 研究医学活动中的道德关系和道德现象的科学
D. 研究道德的形成、本质及其发展规律的科学
E. 道德科学或道德哲学

7. 下列关于医学模式的叙述，不正确的是

A. 是对医学本质的概括
B. 是在特定历史时期内，人们关于健康和疾病的基本观点
C. 是人们在观察和处理人类健康和疾病问题时的思维方式和行为方式
D. 是对医学实践的反映和概括
E. 是人类对医学的需求而形成的目标

8. 下列属于现代医学目的的是

A. 重治疗轻预防
B. 提高生命质量
C. 过度追求技术发展
D. 克服疾病
E. 避免死亡

9. 医学道德的作用不包括的是

A. 对医院人际关系的调节作用

B. 对经济效益的保障作用
C. 对医疗质量的保证作用
D. 对医学科学的促进作用
E. 对社会文明的推动作用

10. 道德是在人们社会生活实践中形成的，是由(　　)来决定的
A. 经济基础　B. 文化发展
C. 意识形态　D. 社会进步
E. 科技发展

11. 道德的评价标准是
A. 美与丑　B. 虚与实
C. 公与私　D. 善与恶
E. 人与物

12. 属于医学伦理学研究主题的是
A. 医疗行为　B. 医学道德
C. 科研方法　D. 法律规范
E. 行为方式

B1 型题

A. 医德观念、医德情感、医德意志、医德信念、医德理论
B. 评价和调整医务人员行为的准则
C. 医德教育
D. 医德评价
E. 医德修养

1. 属于医学道德意识现象的是
2. 属于医学道德规范现象的是

A. 神灵主义医学模式
B. 自然哲学医学模式
C. 机械论医学模式
D. 生物医学模式
E. 生物-心理-社会医学模式

3. 用机械观解释一切人体现象，把疾病是看作人体某部分零件失灵，是
4. 认为人的心理与生理、精神与躯体、机体内外环境相互作用的模式，是

参考答案

A1 型题

1. A　2. C　3. D　4. E　5. A
6. C　7. E　8. B　9. B　10. A
11. D　12. B

B1 型题

1. A　2. B　3. C　4. E

第二单元　中国医学的道德传统

A1 型题

1. “上以疗君亲之疾，下以救贫贱之厄”的中国古代医家是
A. 华佗　B. 扁鹊
C. 孙思邈　D. 李时珍
E. 张仲景

2. 提出的医德原则和医德规范成为中国传统医德的重要内容，并为后世医家行为的规范的医家和著作是
A. 宋国宾《医业伦理学》
B. 孙思邈《备急千金要方》
C. 帕茨瓦尔《医学伦理学》
D. 陈实功《外科正宗》
E. 张景岳《景岳全书》

3. 中国古代医德思想中不包括

A. 仁爱救人，赤诚济世的行医宗旨

B. 不图名利，清廉正直的道德品质

C. 探索研究，大胆创新的敬业精神

D. 普同一等，一心赴救的服务态度

E. 注重自律，忠于医业的献身精神

4. 被尊称为“万婴之母”的中国近代医家是

A. 林巧稚　　B. 岳美中

C. 张孝骞　　D. 王绍棠

E. 施今墨

5. 孙思邈主张医家必须具备“精”，指的是

A. 不断学习，提高医疗技术

B. 不断学习，对患者要一心赴救

C. 不断学习，对患者要普同一等

D. 不断学习，有高尚的医德

E. 不断学习，仁爱救人

6. 古代医家把医学称作是

A. 医术　　B. 仁术

C. 人术　　D. 技术

E. 艺术

7. “我们诊治病人就要有‘如临深渊，如履薄冰’的态度，一定要认真仔细，避免误诊漏诊、延误病情。病人以性命相托，我们怎能不诚惶诚恐”。他的临床思维和诊治模式是

A. 为病家谋利益　　B. 和病人在一起

C. 平等对待病人　　D. 不伤害病人

E. 不为妇人施堕胎术

8. 医学伦理学发展到生命伦理学阶段，其理论基础的核心是

A. 生命神圣论　　B. 美德论

C. 义务论　　D. 价值论

E. 人道论

9. 生命伦理学的含义是

A. 根据疗效标准和原则，对生命科学内的人类行为进行系统研究的科学

B. 根据医学价值和原则，对医学科学内的有关生命问题进行系统研究的科学

C. 根据社会价值和原则，对生命领域内的人类行为进行系统研究的科学

D. 根据道德价值和原则，对生命科学和卫生保健领域内的人类行为进行系统研究的科学

E. 根据道德价值和原则，对医学科学内的有关生命问题进行系统研究的科学

10. 下列著作中，属于张仲景所著的是

A.《伤寒杂病论》　　B.《外科正宗》

C.《备急千金要方》　　D.《医家十戒》

E. 以上都不是

B1 型题

A. “生平最爱听的声音，就是婴儿出生后的第一声啼哭”

B. “这是中医中药走向世界的一项荣誉，它属于科研团队中的每一个人，属于中国科学家群体”

C. “把重病人都送到我这里来”

D. “在患者面前，我们永远是个小学生”

E. “正确的知识、广博的经验、聪明的知觉及对患者的同情，是为医者的四德”

1. 以上名言为屠呦呦所述的是

2. 以上名言为钟南山所述的是

A. “每一个病例都是一个研究课题”

B. “医生要有一切必要的知识，要洁身自持，要使患者信赖”

C. “启我爱医术，复爱世间人”

D. “愿绝名利心，一切为患者，无分爱与憎，不问富与贫，凡诸疾病者，一视如同仁”

E. “人命至重，有贵千金，一方济之，德逾于此”

3. 以上名言为张孝骞所述的是

4. 以上名言为孙思邈所述的是

参考答案

A1 型题

1. E　2. B　3. C　4. A　5. A　6. B　7. B　8. D　9. D　10. A

B1 型题

1. B　2. C　3. A　4. E

第三单元　医学伦理学的理论基础

A1 型题

1. 判断生命价值的依据是
A. 内在价值　B. 外在价值
C. 生命质量　D. 健康程度
E. 内在价值与外在价值的统一

2. 生命神圣论的积极意义不包括
A. 对人的生命的尊重
B. 推行医学人道主义，反对非人道的医疗行为
C. 反对不平等的医疗制度
D. 合理公正分配卫生资源
E. 实行一视同仁的医德规范

3. 生命质量的衡量标准不包括
A. 个体生命健康程度
B. 个体生命德才素质
C. 个体生命优化条件
D. 个体生命治愈希望
E. 个体生命预期寿命

4. 医院以医学人道主义精神服务于人类社会，主要表现为
A. 经济效益　B. 社会效益
C. 功利并重　D. 功利主义
E. 优化效益

5. 医学人道主义的核心内容不包括
A. 尊重患者的生命
B. 尊重患者的义务
C. 尊重患者的生命价值
D. 尊重患者的人格
E. 尊重患者的权利

6. 医德品质是以下几方面的和谐统一，其中不包括
A. 高尚的思想　B. 医德认识
C. 医德行为　D. 情感
E. 医德意志

7. 医学人道主义在历史发展时期中不包括
A. 古代朴素的医学人道主义时期
B. 现代平等的人道主义时期
C. 实行革命的人道主义时期
D. 近代医学人道主义时期
E. 现代医学人道主义时期

8. 不属于医德品质内容的是
A. 仁爱　B. 严谨
C. 诚挚　D. 公正
E. 幸福

9. 生命价值论指的是
A. 生命神圣与人道论的统一
B. 生命神圣与生命质量的统一
C. 美德论与义务论的统一
D. 生命质量与生命价值论的统一
E. 义务论与公益论的统一

10. 功利论是指
A. 关于责任、应当的理论
B. 以人们行为的效果作为道德价值基础
C. 考虑个别主体利益需求
D. 主张医护人员遵守既定的原则规范
E. 以人们的动机为道德价值基础

11. 不属于道义论在医学伦理中的局限性的是
A. 忽视了动机
B. 忽视了医学行为自身价值和后果
C. 忽视了医学道德责任
D. 忽视了对患者尽义务与对他人和社会尽义务
E. 难以回答在现代医疗条件下产生的复杂问题

12. 医学道义论要求医生
A. 从医学自身规律和治疗疾病的内在要求出发，尽到一切医者应尽的职责
B. 尽到法律法规所要求的职责
C. 从良心出发尽职尽责
D. 从规则出发尽职尽责
E. 重视行为的后果

B1 型题

A. 尊重患者的生命
B. 尊重患者的人格
C. 尊重患者平等的医疗与健康权利
D. 注重对社会利益及人类健康利益的维护
E. 患者的法律地位

1. 医学人道主义的核心内容中不包括
2. 医学人道主义的根本思想是

A. 仁爱　　B. 严谨
C. 诚实　　D. 公正
E. 奉献

3. 以人道主义精神关心爱护患者的医学道德品质是
4. 对待患者一视同仁，在医疗资源分配等问题上公平公正的医学道德品质是

参考答案

A1 型题

1. E　2. D　3. C　4. B　5. B
6. C　7. B　8. E　9. B　10. B
11. A　12. A

B1 型题

1. E　2. A　3. A　4. D

第四单元　医学道德的规范体系

A1 型题

1. 我国卫生部于 1988 年制定的医务人员医德规范 7 条内容中，不直接涉及医患关系的是
A. 第 2 条　　B. 第 3 条
C. 第 4 条　　D. 第 5 条
E. 第 6 条

2. 医生义务和权利中不包括
A. 保证治疗效果
B. 保证患者平等的医疗权
C. 保证患者医疗权的实现
D. 促进和维护患者身心健康
E. 履行自己的义务

3. 下列义务中患者应该知情同意后才能合理履行的是

A. 如实提供病情信息
B. 尊重医务人员的劳动
C. 避免将疾病传播给他人
D. 遵守住院规章制度
E. 支持医学生实习和见习

4. 作为医学伦理学基本范畴的良心指的是

A. 医学关系中的主体在道义上应享有的权利和利益
B. 医学关系中的主体在道义上应履行的职责和使命
C. 医学关系中的主体在道义上对周围人、事及自身的内心体验和感受
D. 医学关系中的主体对自己应尽义务的自我认知和评价
E. 医学关系中的主体在表现出行为前的周密思考和行为中的谨慎负责

5. 违背了不伤害原则的做法是

A. 有证据证明，生物学死亡即将来临而患者痛苦时，允许患者死亡
B. 强迫患者进行实验室检查
C. 不对患者做与诊断无关的检查
D. 糖尿病患者足部有严重溃疡，有发生败血症的危险，予以截肢
E. 妊娠危及孕妇生命时，应中止妊娠

6. 在医疗行为中良心的重要作用不包括

A. 医疗行为之前的选择作用
B. 医疗行为之中的监督作用
C. 医疗行为之中的判断作用
D. 医疗行为之后的评价作用
E. 医疗行为之后的激励作用

7. 下列不属于医学伦理学的医学道德范畴的是

A. 医德幸福　　B. 医德荣誉
C. 医德审慎　　D. 医德功利
E. 医德情感

8. 医学伦理学的尊重原则主要包括以下几方面，除了

A. 尊重患者及其家属的自主权或决定
B. 尊重患者的一切主观意愿
C. 治疗要获得患者的知情同意
D. 保守患者的秘密
E. 保守患者的隐私

9. 权利和义务在医疗活动中，对医患都不可或缺，因为

A. 没有权利就无从谈义务，反之亦然
B. 这是法律规定的
C. 医患双方的权利与义务是相辅相成、互为条件的
D. 权利与义务可以互相转化
E. 这是义务论的要求

10. 医患双方都具有独立人格，要求医生做到

A. 钻研医术　　B. 廉洁奉公
C. “患者是上帝”　　D. 平等对待患者
E. 团结协作

B1 型题

A. 无伤原则　　B. 行善原则
C. 公正原则　　D. 尊重原则
E. 平等原则

1. 在医疗服务中一视同仁，公平、正直地对待每一位患者，体现的是

2. 在诊治、护理过程中，不使患者受到身心损害，体现的是

A. 体现了患者对医务人员的无比信任
B. 体现了医务人员对患者人格和权利的尊重
C. 有利于保护医务人员个人的权利
D. 有利于医护工作的开展和医护质量的提高
E. 可以避免因泄密而给患者带来危害和发生医患纠纷

3. 医学道德保密作用最核心的是
4. 医学道德保密作用中提法不正确的是

参考答案

A1 型题

1. E　2. A　3. E　4. D　5. B
6. C　7. D　8. B　9. C　10. D

B1 型题

1. C　2. A　3. B　4. C

第五单元　处理与患者关系的道德要求

A1 型题

1. 医患之间要做到真诚相处，最主要的是
   A. 关系和谐　B. 尽职尽责
   C. 平等相待　D. 互相尊重
   E. 互相信任
2. 下列医患关系中，属于技术关系的是
   A. 医务人员对患者良好的服务态度
   B. 医务人员对患者高度的责任心
   C. 医务人员对患者的同情和尊重
   D. 医务人员以精湛医术为患者服务
   E. 患者对医务人员的尊重
3. 下列属于与患者沟通的原则的是
   A. 自律原则　B. 平等原则
   C. 信任原则　D. 无伤原则
   E. 和谐原则
4. 下列各项中不属医患之间非技术关系的是
   A. 道德关系　B. 心理关系
   C. 价值关系　D. 经济关系
   E. 法律关系
5. 下列属于与患者沟通的方法的是
   A. 了解患者受教育程度
   B. 在沟通中深入分析、及时判断
   C. 快沟通，忙而不乱，快速把握疾病的症状和性质
   D. 以签署知情同意书的方式确认沟通结果
   E. 理解患者和患者家属
6. 与患者沟通的尊重原则内容，不包括
   A. 尊重患者是与患者沟通的前提
   B. 同情是尊重的基础，理解是尊重的前提
   C. 与患者沟通的目的是正确诊断、及时治疗，因而必须严谨、规范、有序
   D. 医务人员之间的相互尊重是与患者沟通的重要保障
   E. 医务人员上下级之间，同级医务人员之间，不同科室、部门之间，院内、院外医务人员之间都要相互尊重
7. 与患者沟通时要有针对性地说明，体现在
   A. 与患者沟通要从诊断、治疗的实际出发，针对患者、患者家属受教育程度、认知水平、工作情况、年龄差异，做出认真、客观、通俗地说明
   B. 老年患者感官能力降低，思维不够敏捷，言语迟缓，医务人员要与其监护人沟通
   C. 对重症患者要快沟通，忙而不乱，快速把握疾病的症状和性质

D. 对急症患者要细沟通，及时对患者家属讲清危险，研究、协商救治方案

E. 患者出院，要以关切的问候方式沟通

8. 下列关于医患冲突的防范的叙述，正确的是

A. 公平、公开、公正地处理纠纷

B. 发现矛盾，尽快向上级和有关部门报告，有效处置

C. 出现纠纷，及时沟通化解

D. 完善医院管理体制

E. 理解患者、患者家属的紧张焦虑心情，避免误解

9. 对于所谓“久病成医者”，最适合采用何种模式

A. 主动-被动型　B. 指导-合作型

C. 共同参与型　D. 教士模式

E. 工程模式

10. 尊重患者的自主权，就应该

A. 满足患者提出的一切要求

B. 让精神患者自主选择医疗方案

C. 允许任何患者拒绝治疗

D. 为患者选择医疗方案提供必要的信息

E. 拒绝患者的选择

11. 下列属于处理与患者关系的道德原则的是

A. 信任原则　B. 无伤原则

C. 和谐原则　D. 一视同仁

E. 自律原则

B1 型题

A. 良好的医患沟通保证了医学信息的可靠性和治疗手段的科学性

B. 疾病诊断的前提是对患者疾病起因、发展过程的了解

C. 医疗活动的有效性和高质量，必须有医患双方的共同参与

D. 医患沟通体现了医疗活动中浓浓的人文情愫

E. 患者对医疗内容和方式的理解与医务人员不一致，容易导致医疗纠纷

1. 上述内容体现医患沟通中医学目的需要的是

2. 上述内容体现医患沟通中临床治疗需要的是

A. 医患双方不是双向作用，而是医生对患者单向发生作用

B. 医患双方在医疗活动中都是主动的，医生有权威性，充当指导者

C. 医生和患者具有近似同等的权利

D. 长期慢性病患者已具有一定医学知识水平

E. 急性病患者或虽病情较重但他们头脑是清醒的

3. 指导-合作型的特点是

4. 主动-被动型的特点是

参考答案

A1 型题

1. E　2. D　3. A　4. B　5. B
6. C　7. A　8. E　9. C　10. D
11. D

B1 型题

1. A　2. C　3. B　4. A

第六单元　处理医务人员之间关系的道德要求

A1 型题

1. 正确处理医务人员关系的意义是
   A. 实现正确诊断、有效治疗
   B. 有利于提高医疗服务水平
   C. 取他人之长，补己之短
   D. 使医务人员之间相互尊重
   E. 互相监督，避免疏漏

2. 正确处理医务人员之间关系的道德原则，不包括
   A. 互相尊重　　B. 互相支持
   C. 互相爱护　　D. 互相监督
   E. 互相学习

3. 正确处理医务人员关系有利于医务人员成才，体现在
   A. 良好的医务人员之间关系可以提高诊断、治疗水平
   B. 医务人员之间关系不和谐会贻误患者疾病的诊治，甚至造成不可挽回的后果
   C. 各个岗位上的医务人员互相配合、共同努力才能完成诊断、治疗等工作
   D. 青年医务人员职业素养、知识技能的提高离不开高年资医务人员的悉心指导，传帮带
   E. 在医疗活动中，互相监督，可以避免疏忽，防范差错和事故

4. 医务人员之间互相支持的意义是
   A. 只有互相支持，形成合力，才能实现正确诊断、有效治疗
   B. 青年医务人员职业素养、知识技能的提高离不开高年资医务人员的悉心指导，传帮带
   C. 医务人员的资历、专业、技能、经验不尽相同，虚心向他人学习，可以取他人之长补己之短
   D. 在医疗活动中，互相支持，可以避免疏忽，防范差错和事故
   E. 医务人员之间互相支持可以避免造成不可挽回的后果

B1 型题

A. 互相尊重　　B. 互相爱护
C. 互相支持　　D. 互相监督
E. 互相学习

1. 医务人员之间虽然在职务上有上级和下级之别，在专业分工上有差异，但为患者服务的目标是一致的，体现的道德原则是

2. 分工明确、相互依赖是现代医疗活动的鲜明特点，体现的道德原则是

参考答案

A1 型题

1. B　　2. C　　3. D　　4. A

B1 型题

1. A　　2. C

第七单元　临床诊疗的道德要求

A1 型题

1. 下述内容不属于临床诊疗道德原则的是
A. 知情同意原则　B. 身心统一原则
C. 最优化原则　D. 保密原则
E. 生命价值原则

2. 中医四诊的道德要求是
A. 安神定志　B. 认真负责
C. 保守秘密　D. 知情同意
E. 尊重患者

3. 为患者进行体格检查时医生首先应做到的是
A. 态度热情诚恳　B. 客观求实公正
C. 保守患者秘密　D. 尊重患者人格
E. 态度认真负责

4. 在使用辅助检查时应遵循下述要求，但不包括
A. 严格掌握适应证
B. 广泛依赖辅助检查
C. 简单的检查先于复杂的检查
D. 应从实际需要决定做什么检查
E. 结合临床症状应用辅助检查

5. 下列符合药物治疗的道德要求的是
A. 对症下药、合理配伍
B. 联合用药、尽量周全
C. 知情同意、免担风险
D. 灵活用药、观察疗效
E. 少用药物、减少费用

6. 在手术前的道德要求中不正确的是
A. 医生必须先判断手术对患者的治疗是最优选择
B. 必须做到知情同意
C. 必须认真做好术前各项准备工作
D. 在抢救的情况下，患者不能签字又没有家属在场的情况下医生可以暂时不做手术
E. 医生在术前应尽量把可能发生的术后并发症如实列在知情同意书上

7. 心理治疗道德要求中不正确的做法是
A. 运用心理学知识和技巧给患者以心理支持
B. 要以健康的心理状态去帮助患者
C. 患者有自伤或伤害他人行为时，不必通知家属
D. 要以稳定的心理状态影响和帮助患者
E. 要为患者的隐私保密

8. 下列不属于康复治疗的道德要求的是
A. 理解患者
B. 热爱康复工作
C. 躯体康复与心理康复并重
D. 保守秘密和隐私
E. 密切合作

9. 在问诊过程中，做法错误的是
A. 使患者理解无误
B. 不打断患者的思路
C. 对患者的不良情绪立即批评
D. 不强迫患者回答有关隐私问题
E. 认真倾听，适当反馈

10. 当有必要选择辅助检查时，医生恰当的做法是
A. 全面进行辅助检查，以避免遗漏相关信息
B. 选择必要的辅助检查，以帮助确诊
C. 为了帮助患者节约费用，尽量避免使用辅助检查手段
D. 征求患者的意见，由患者决定
E. 配合相关研究，选择对研究有利的检

查方法

11. 下列不属于中医治疗道德要求的是
A. 帮助患者建立对中医治疗的认知
B. 医生要尊重患者的隐私
C. 尽量减轻患者痛苦
D. 确保疗效的前提下尽量节约患者的费用
E. 确保患者安全

12. 在使用药物进行治疗的过程中，医生恰当的做法是
A. 使用能为医院和医生带来较高回报的药物
B. 药物使用与选择是医生的权利，不用征求患者的意见
C. 为了尽快取得效果，加大药物剂量
D. 公正分配，秉公处方
E. 联合使用多种药物，力求最佳效果

13. 医生在器官移植问题上的道德责任，错误的是
A. 对活体的捐献，要保证供者的利他动机
B. 杜绝任何商业目的的器官移植活动
C. 对尸体捐献需要有亲属签订的知情同意书
D. 对器官分配应遵循医学与社会标准
E. 医生在被抢救的患者病故后，可立即摘取器官

14. 基因工程的伦理原则中不正确的是
A. 集中用于疾病的治疗，而不是用于“优生”
B. 知情同意或知情选择
C. 保护基因隐私和反对基因歧视
D. 利用基因进行胚胎克隆
E. 努力促进人人平等、民族和睦和国际和平

15. 关于人类胚胎干细胞研究的伦理原则不正确的是
A. 尊重原则
B. 知情同意原则
C. 安全和有效原则
D. 防止商品化原则
E. 保密原则

16. 以下哪项会引起基因工程的遗传信息隐私权的伦理问题
A. 是否应该把研究结果告诉提供样本的人群
B. 携带“不良”遗传基因的人可能受到歧视
C. 有关疾病的遗传检测信息是否可以泄露给保险公司或用人单位
D. 如何保障提供样本的人的利益
E. 样本提供者应该是自愿地参与基因工程研究

17. 下列不符合人类辅助生殖技术道德原则的是
A. 夫妻双方自愿和知情同意的原则
B. 维护社会公益的原则
C. 互盲和保密的原则
D. 确保后代健康的原则
E. 商品化的原则

B1 型题

A. 合理配伍、细致观察
B. 节约费用、公正分配
C. 对症下药、剂量安全
D. 关心体贴、细致入微
E. 知情同意、保守医密

1. 明确疾病的诊断和药物的性能，选择治本或标本兼治的药物符合

2. 根据病情的轻重缓急，进行全面考虑，合理使用药物符合

A. 中医治疗的道德要求
B. 临终关怀的道德要求
C. 药物治疗的道德要求
D. 手术治疗的道德要求
E. 诊治急症病人的道德要求

3. 争分夺秒，全力抢救，体现的是

4. 照护为主，缓解患者的疼痛，体现的是

参考答案

A1 型题

1. B　2. A　3. D　4. B　5. A　6. D　7. C　8. D　9. C　10. B　11. D　12. D　13. E　14. D　15. E　16. C　17. E

B1 型题

1. C　2. A　3. E　4. B

第八单元　医学研究的道德要求

A1 型题

1. 医学科研中的人体试验必须坚持
A. 使受试者的疾病得到治疗
B. 使受试者获得经济利益
C. 必须使受试者知情同意
D. 要保证受试者的绝对安全
E. 要保证受试者无任何不适

2. 人体试验的医学目的原则中不包括
A. 为了提高医疗水平，改进预防、诊断、治疗、康复措施
B. 为了加深对疾病发病机理的了解
C. 为了更好地增进人类健康
D. 为了获取更大的经济利益
E. 为更好地维护人类的健康

3. 人体试验中应放在首位的是
A. 社会利益　B. 科学利益
C. 受试者利益　D. 实验者利益
E. 经济利益

4. 下列临床科研成果应用的道德要求中不包括
A. 不谋私利，以人民利益为重
B. 立志献身医学科研工作
C. 科研成果应用为社会负责
D. 科研成果应用增加经济效益
E. 科研成果应用对全人类负责

5. 人体试验中知情同意原则中不包括
A. 如实向受试者讲明实验的目标、方法
B. 如实向患者说明实验潜在的危险
C. 受试者可以随时退出实验
D. 如实向受试者讲明预期的好处
E. 患者退出实验后会影响到合理的治疗

6. 人体试验必须坚持的原则中不包括
A. 知情同意原则　B. 经济利益原则
C. 科学对照原则　D. 医学目的原则
E. 维护患者利益原则

7. 下列关于人体试验中伦理审查与科学审查统一原则的叙述，不正确的是
A. 保障受试者安全，维护受试者权益
B. 在伦理审查中要注重对研究内容科学性的审查
C. 在中医药研究伦理审查中，要在伦理审查中弘扬中医药文化
D. 正确判定试验结果的客观性
E. 在中医药研究伦理审查中，要注重对项目落实整体观念、辨证论治的审查

8. 人体试验的实施过程
A. 不是必须由受过严格训练的人员指导监督
B. 受试者在实验过程中不能取消承诺
C. 必须在医院进行
D. 是受试者必须绝对服从实验者的过程
E. 要遵守减轻对受试者肉体及精神上伤害的原则，必要时可中断实验

9. 人体试验的知情同意原则主要内容不包括

A. 告诉受试者实验目的
B. 告诉受试者属于实验组还是对照组
C. 告诉受试者实验方法
D. 告诉受试者预期效益
E. 告诉受试者可能出现的不适和潜在危险

10. 人体试验中切实保护受试者利益的体现，下列哪一项除外
A. 人体试验前必须经过动物实验
B. 人体试验前必须制定严密科学的计划
C. 人体试验前必须有严格的审批监督程序
D. 人体试验前必须详细了解患者身心情况
E. 人体试验结束后必须作出科学报告

B1 型题

A. 维护病人利益原则
B. 知情同意原则
C. 伦理审查与科学审查统一原则
D. 科学对照原则
E. 医学目的原则

1. 受试者利益第一，医学利益第二，体现的是
2. 为了提高医疗水平，改进预防和治疗措施，体现的是

参考答案

A1 型题

1. C　2. D　3. C　4. D　5. E
6. B　7. D　8. E　9. B　10. E

B1 型题

1. A　2. E

第九单元　医学道德的评价与良好医德的养成

A1 型题

1. 医学道德评价的标准是
A. 疗效标准、社会标准、科学标准
B. 科学标准、实践标准、疗效标准
C. 疗效标准、医学标准、科学标准
D. 疗效标准、行为标准、科学标准
E. 经济标准、社会标准、科学标准

2. 医学道德评价中自身评价是医务人员
A. 对自己的心理感受所进行的反思
B. 对自己的职业行为所作的评价
C. 对周围同事的错误行为进行的批评
D. 对行业内的不正之风所进行的评价
E. 对所发生的医疗差错事故进行的分析

3. 医学道德评价的方式是依靠
A. 社会舆论、内心信念、传统习俗
B. 社会舆论、内心信念、媒体介入
C. 内心信念、传统习俗、自我认识
D. 社会舆论、媒体介入、传统习俗
E. 自我认识、媒体介入、传统习俗

4. 关于医学道德教育意义的叙述，不包括
A. 医务服务水平的提高
B. 促进卫生健康事业发展
C. 形成良好的医德医风
D. 形成稳定的人格倾向
E. 形成良好的医德行为和习惯

5. 医学道德教育的过程不包括

A. 提高医德认识
B. 培养医德情感
C. 坚定医德信念
D. 形成医德行为和习惯
E. 要学会“慎独”

6. 医学道德修养的根本途径是
A. 医疗实践　B. 理论学习
C. 自我反省　D. 慎独
E. 自律

7. 医学道德自我表现评价的方式是
A. 社会舆论　B. 内心信念
C. 医德传统　D. 实行奖励
E. 省悟

8. 在医学道德品质诸要素中，居于主导和核心地位的是
A. 医德认识　B. 医德情感
C. 医德信念　D. 医德意志
E. 医德活动

9. 在医学道德评价中，我们应坚持
A. 目的决定论
B. 手段决定论
C. 目的决定手段论
D. 目的手段统一论
E. 目的手段对立论

10. 评价医学道德行为善恶的根本标准是
A. 患者的意见
B. 患者家属的意见
C. 新闻媒体的认定
D. 有利于患者、有利于医学发展、有利于生存环境的改善
E. 社会主义医德规范体系

B1 型题

A. 经济标准　B. 疗效标准
C. 社会标准　D. 行为标准
E. 科学标准

1. 评价医务人员医疗行为善恶标准的出发点和根本标准是
2. 评价医疗行为是否有利于人类生存和改善，是否有利于人类健康符合

A. 医德教育　B. 医德修养
C. 医德实践　D. 医德情操
E. 医德评价

3. 培养全面合格的医学人才的重要手段是
4. 对医疗单位的医务人员行为进行善恶评价的方式是

参考答案

A1 型题

1. A　2. B　3. A　4. D　5. E
6. A　7. B　8. C　9. D　10. D

B1 型题

1. B　2. C　3. A　4. E

第十单元　医学伦理学文献

A1 型题

1. 在西班牙召开的 2000 年世界生命伦理学大会上由国际生命伦理学会科学委员会通过的宣言是
A.《苏联医生宣言》
B.《吉汉宣言》

C.《夏威夷宣言》

D.《东京宣言》

E.《迈蒙尼提斯祷文》

2.《赫尔辛基宣言》最初制定时间是

A. 1959 年　　B. 1962 年

C. 1964 年　　D. 1988 年

E. 2001 年

3. 下列关于《中医药临床研究伦理审查管理规范》（2010）的叙述，错误的是

A. 该文件对开展中医药临床研究的医疗机构、科研院所、高等院校的伦理委员会建设作出了规定

B. 涉及人的中医药临床研究伦理审查工作按照本管理规范执行

C. 该文件对在中药临床研究中尊重受试者权益、保护受试者安全作出了具体要求

D. 该文件对受试者有直接受益前景的研究，预期受益与风险应当至少与目前可获得的替代治疗的受益与风险相当

E. 该文件补充了伦理审查的原则、规程、标准和跟踪审查的相关内容

4. 下列关于《涉及人的生物医学研究伦理审查办法》（2016）的叙述，错误的是

A. 该文件进一步明确了医疗卫生伦理委员会的职责和任务

B. 该文件适用于各级各类医疗卫生机构开展涉及人的生物医学研究伦理审查工作

C. 该文件补充了伦理审查的原则、规程、标准和跟踪审查的相关内容

D. 该文件对在临床研究中尊重受试者权益、保护受试者安全作出了具体要求

E. 该文件进一步阐述了知情同意的基本内容和操作规程

B1 型题

A.《贝尔蒙报告》　　B.《东京宣言》

C.《吉汉宣言》　　D.《悉尼宣言》

E.《赫尔辛基宣言》

1. 涉及人类受试者医学研究的伦理准则是

2. 坚持主张科技必须考虑公共利益的是

A. 提供已确定的有效治疗作为对照

B. 禁止买卖人类配子、受精卵、胚胎

C. 研究人员、机构与商业实体有权利获得公平回报

D. 科技必须考虑公共利益

E. 应该保护个人、家庭与社群，防止歧视和侮辱

3. 属于《国际性研究中的伦理与政策问题：发展中国家的临床试验》（2001 年）的内容的是

4. 属于《人胚胎干细胞研究伦理指导原则》（2003 年）的内容的是

参考答案

A1 型题

1. B　　2. C　　3. E　　4. D

B1 型题

1. E　　2. C　　3. A　　4. B

卫生法规

第一单元　卫生法概述

A1 型题

1. 我国进行卫生立法活动的基础和依据是
   A.《中华人民共和国刑法》
   B.《中华人民共和国宪法》
   C.《中华人民共和国食品安全法》
   D.《中华人民共和国执业医师法》
   E.《中华人民共和国传染病防治法》

2. 卫生法的概念是指
   A. 国家立法机关颁布的卫生法律
   B. 国家行政机关颁布的卫生法规
   C. 国务院卫生行政部门颁布的规章
   D. 卫生行政部门颁布的技术规范
   E. 全部上述保障人体健康的法律规范的总和

3. 我国制定颁布基本法律的立法机关是
   A. 中华人民共和国国务院
   B. 中华人民共和国国务院法制局
   C. 全国人民代表大会
   D. 全国人民代表大会常委会
   E. 全国人民代表大会法制委员会

4. 下列卫生法规范性文件中属于卫生法律的是
   A.《中华人民共和国执业医师法》
   B.《中华人民共和国药品管理法实施办法》
   C.《医疗机构管理条例》
   D.《医疗事故处理条例》
   E.《麻醉药品管理办法》

5. 我国卫生法律体系的内容是指
   A. 地方卫生法规、规章
   B. 卫生行政法规
   C. 卫生法律
   D.《宪法》和基本法律
   E. 上述全部法律部门有机组成

6. 在整个卫生法律体系中享有最高法律效力的规范性文件是
   A.《中华人民共和国宪法》
   B.《中华人民共和国食品安全法》
   C.《中华人民共和国民法典》
   D.《中华人民共和国刑法》
   E.《中华人民共和国执业医师法》

7. 卫生行政法规是指
   A. 国务院卫生行政部门依法制定的行政法规文件
   B. 国务院依据宪法和法律制定行政法规，由总理签署国务院令公布
   C. 国务院各部委制定的解决卫生问题的行政法规文件
   D. 国家中医药管理局依法制定的行政法规文件
   E. 省级卫生部门颁布的卫生行政规范性

文件

8. 下列规范性文件中由国务院颁布的是
A.《中华人民共和国药品管理法》
B.《医疗机构管理条例实施细则》
C.《医疗事故处理条例》
D.《中华人民共和国执业医师法》
E.《中华人民共和国传染病防治法》

9. 下列哪部法律属于卫生法范畴
A.《中华人民共和国商标法》
B.《中华人民共和国专利法》
C.《中华人民共和国著作权法》
D.《中华人民共和国药品管理法》
E.《中华人民共和国合同法》

10. 卫生法所调整的法律关系是
A. 卫生技术人员在医疗中发生的关系
B. 所有医药卫生人员在技术服务中的关系
C. 医疗机构的服务关系
D. 在卫生活动过程中所发生的社会关系
E. 国家行政机关管理活动中的关系

11. 卫生法中基本特征显示，随着社会的发展，在世界各国卫生立法中的共识是关注
A. 卫生标准　B. 技术规范
C. 社会公众利益　D. 卫生人员行为
E. 加强卫生管理

12. 法律渊源是指法的各种具体表现形式，也叫
A. 法律形式　B. 法律责任
C. 立法权　D. 法律规范
E. 法定标准

13. 人们在从事卫生活动过程中必须遵守的各种准则是
A. 卫生行政文件
B. 卫生法的基本原则
C. 卫生行政规章
D. 卫生技术操作规范
E. 卫生监督标准

14. 卫生法基本原则中的卫生保护原则，其主要内容之一是
A. 人人有获得卫生保护的权利
B. 维护医务人员的合法权益
C. 维护患者的合法权益
D. 维护社会公共卫生秩序
E. 提高群众自我保健意识

15. 医学对人类发展延续和进步发挥着重大作用，卫生法的作用之一在于通过卫生法的制定和实施，能够
A. 保证卫生法的贯彻落实
B. 使广大人民群众提高健康意识
C. 保障公共卫生利益
D. 保证卫生监督工作进行
E. 实现经济的发展

16. 医学对人类发展发挥着重大作用，而卫生立法的前提条件是
A. 医学的存在和发展
B. 医学教育的发展
C. 科学技术的发展
D. 法律制度的建立
E. 加强法制建设

17. 我国国家的根本大法是
A.《中华人民共和国宪法》
B.《中华人民共和国民法典》
C.《中华人民共和国合同法》
D.《中华人民共和国婚姻法》
E.《中华人民共和国刑法》

18. 我国由全国人民代表大会通过和颁布的规范性文件称为
A. 法律　B. 基本法律
C. 行政法规　D. 规章
E. 地方法规

19. 由国务院发布的关于卫生行政管理方面的规范性文件称为
A. 卫生法律　B. 卫生行政法规
C. 卫生规章　D. 基本法律
E. 行政法

20. 国务院卫生行政部门依法制定的规范性

文件称为

A. 卫生法律　　B. 卫生法
C. 卫生行政法规　　D. 卫生规章
E. 行政法规

21. 由省、自治区、直辖市人民代表大会及其常委会制定的医疗卫生方面的规范性文件称作

A. 卫生行政法规　　B. 卫生规章
C. 地方卫生法规　　D. 卫生法
E. 行政法

22. 下述内容中属于卫生法律的是

A.《医疗事故处理条例》
B.《医疗机构管理条例》
C.《中华人民共和国中医药法》
D.《中华人民共和国执业医师法》
E.《药品管理法实施条例》

23. 下述规范性文件中属于卫生行政法规的是

A.《中华人民共和国执业医师法》
B.《中华人民共和国传染病防治法》
C.《中华人民共和国食品安全法》
D.《中华人民共和国药品管理法》
E.《中华人民共和国中医药条例》

24. 下述规范性文件中属于全国人民代表大会制定和颁布的基本法律是

A.《中华人民共和国刑法》
B.《中华人民共和国执业医师法》
C.《中华人民共和国药品管理法》
D.《中华人民共和国食品安全法》
E.《中华人民共和国传染病防治法》

B1 型题

A. 卫生法律　　B. 卫生行政法规
C. 地方卫生法规　　D. 基本法律
E. 卫生规章

1. 全国人民代表大会制定颁布的是
2. 全国人民代表大会常委会制定颁布的是

A. 地方卫生法规　　B. 基本法律
C. 卫生法律　　D. 卫生规章
E. 卫生行政法规

3. 省级人民代表大会制定颁布的是
4. 国务院卫生行政部门颁布的是

A. 法律的渊源　　B. 法律的规范
C. 卫生法　　D. 卫生法律
E. 卫生法规

5. 法的各种具体表现形式是指
6. 法律形式也叫作

A. 卫生法律　　B. 卫生法规
C. 卫生法　　D. 法律的渊源
E. 法律的规范

7. 由国家制定或认同，并以强制力保证实施的保障人体健康的法律规范的总和是指
8. 由全国人大常委会制定颁布的规范性文件称作

A. 保护人民身体健康
B. 维护医务人员合法权益
C. 维护医疗机构权益
D. 维护医患双方权益
E. 维护社会卫生秩序

9. 卫生法立法目的在于
10. 卫生法的作用之一是

A. 卫生法基本原则　　B. 卫生法的作用
C. 卫生法律体系　　D. 国家卫生监督
E. 卫生法规文件

11. “保障公共卫生利益”属于
12. “保护社会健康”属于

A. 国家卫生监督　　B. 卫生法规文件
C. 卫生法律体系　　D. 卫生法的作用
E. 卫生法基本原则

13. “规范卫生行政行为”属于

14. “预防为主”属于

A. 卫生法基本原则 B. 法的规范作用
C. 卫生法的立法目的D. 法的社会作用
E. 卫生工作社会化

15. 法作为一种特殊社会规范，自身所具有的、对人们的行为发生影响的性能称为

16. 法为达到一定的社会目的或政治目的而对一定的社会关系产生的影响称为

A. 法的社会作用
B. 法的规范作用
C. 卫生法的立法目的
D. 卫生法基本原则
E. 卫生工作社会化

17. 人们在从事卫生活动过程中必须遵守的各种准则称为

18. 保护人民身体健康，维护社会公共卫生秩序是

参考答案

A1 型题

1. B 2. E 3. C 4. A 5. E
6. A 7. B 8. C 9. D 10. D
11. C 12. A 13. B 14. A 15. C
16. A 17. A 18. B 19. B 20. D
21. C 22. D 23. E 24. A

B1 型题

1. D 2. A 3. A 4. D 5. A
6. A 7. C 8. A 9. A 10. E
11. B 12. A 13. D 14. E 15. B
16. D 17. D 18. C

第二单元 卫生法律责任

A1 型题

1. 违反法律规定，依法追究刑事责任是依据
A.《中华人民共和国宪法》
B.《中华人民共和国卫生法》
C.《中华人民共和国药品法》
D.《中华人民共和国刑法》
E.《中华人民共和国食品安全法》

2. “危害公共卫生罪”是依据哪部法律定罪
A.《中华人民共和国宪法》
B.《中华人民共和国刑法》
C.《中华人民共和国传染病防治法》
D.《中华人民共和国食品安全法》
E.《中华人民共和国执业医师法》

3. 对违反卫生法律法规施行行政处罚的机关是
A. 各级行政监察机关
B. 各级党的纪律检查部门
C. 各级人民法院
D. 各级人民检察院
E. 各级卫生行政主管部门

4. 卫生法所涉及的民事责任主要形式是
A. 行政处罚 B. 刑事处罚
C. 损害责任 D. 赔偿损失
E. 侵害自由权

5. 下列哪项属于行政处罚
A. 赔礼道歉 B. 降级
C. 撤职 D. 罚款
E. 赔偿损失

6. 法律责任是指

A. 国家机关对违法者所给予的惩罚措施

B. 违法主体所应承担的法律后果

C. 违反行政法规的行为

D. 违反民事法规的行为

E. 违反刑事法规的行为

7. 卫生法中民事责任的主要特征是

A. 既包括财产处罚，也包括人身处罚

B. 只能由特定的国家机关依照法律赋予的权力和程序而实施

C. 只能由人民法院依法适用

D. 可以剥夺其政治权利、人身自由甚至生命

E. 是补偿当事人的损失

8. 卫生法中的行政责任主要是指

A. 单位和个人在国家行政管理工作中应尽的义务

B. 单位和个人违反《民法》规定应承担的责任

C. 单位和个人违反《刑法》规定应承担的责任

D. 单位和个人违反行政管理法规规定义务应承担的责任

E. 单位和个人违反《行政诉讼法》应承担的法律责任

9. 对违法者追究行政责任的机关是

A. 一般单位领导机关

B. 人民法院审判机关

C. 刑事审判机关

D. 民事审判机关

E. 国家行政机关或企事业单位行政领导机关

10. 《刑法》规定的犯罪行为是指

A. 危害社会行为　B. 思想活动行为

C. 犯罪的客体　D. 犯罪的对象

E. 犯罪的社会关系

11. 依照法律规定剥夺犯罪人某种权益的强制方法是

A. 行政处分　B. 行政处罚

C. 民事处罚　D. 刑罚

E. 吊销执业证

12. 违法主体因其违法行为所应承担的法律后果称为

A. 法律制裁　B. 法律责任

C. 违法行为　D. 制裁措施

E. 依法制裁

13. 国家保障法律实施的重要手段和强制措施是

A. 追究责任　B. 依法制裁

C. 法律制裁　D. 违法行为

E. 惩罚

14. 由国家特定的专门机关对违法者依其应负的法律责任所给予的惩罚措施是

A. 违法主体　B. 责任行为

C. 民事行为　D. 法律后果

E. 法律制裁

15. 我国《民法》主要调整平等主体之间所发生的

A. 财产关系　B. 社会关系

C. 因果关系　D. 公民关系

E. 经济关系

16. 违反卫生法中有关行政管理方面的法律规定应承担的法律责任称为

A. 刑罚　B. 民事责任

C. 刑事责任　D. 行政责任

E. 道德责任

17. 行政责任的追究机关的行政行为

A. 具有强制性　B. 具有讨论性

C. 具有义务性　D. 可以协商解决

E. 可以剥夺人身自由

18. 当事人对追究的行政责任不服，可以依法向上一级行政机关提出

A. 不执行行政处理

B. 申请行政复议

C. 对行政处理拖延

D. 要求协商处理

E. 申请民事诉讼

19. 只能由司法机关代表国家依照法定程序予以追究的是

A. 民事责任　　B. 行政责任
C. 刑事责任　　D. 行政行为
E. 纪律处分

20. 统治阶级以国家的名义对行为人进行严厉惩罚的一种手段是

A. 进行批评教育
B. 采取行政制裁措施
C. 给予民事制裁
D. 依照《刑法》给予刑罚
E. 给予行政处分

21. 行为人实施违反刑事法律的行为必须承担的法律责任称为

A. 危害行为　　B. 行政行为
C. 民事责任　　D. 行政责任
E. 刑事责任

B1 型题

A. 财产关系　　B. 财产赔偿
C. 民事责任　　D. 行政责任
E. 刑事责任

1. 可以由当事人协商解决的是
2. 由国家行政管理机关依法追究的是

A. 民事责任　　B. 刑事责任
C. 行政责任　　D. 财产赔偿
E. 财产关系

3. 由国家授权的企事业单位领导机关追究的是
4. 恢复被违法行为侵害的财产权利是实现

A. 行政责任　　B. 行政处分
C. 行政行为　　D. 行政复议
E. 行政处罚

5. 依据行政管理法规而产生的是
6. 国家主管机关对违反行政管理法规的公民或法人采取强制性措施是

A. 行政处分　　B. 行政处罚
C. 行政责任　　D. 行政行为
E. 行政复议

7. 公民、法人对处理不服，可以向上一级行政机关提出的是
8. 国家机关企事业单位对内部人员的制裁性处理是

A. 犯罪主体　　B. 犯罪客体
C. 刑事责任　　D. 刑事处罚
E. 犯罪行为、违法行为

9. 危害社会，触犯刑律是
10. 实施犯罪行为，依法应负刑事责任者是

A. 犯罪客体　　B. 犯罪客观
C. 犯罪主体　　D. 犯罪主观
E. 犯罪对象

11. 受《刑法》保护而为犯罪行为所侵害的社会关系是
12. 犯罪行为和由这种行为所引起的危害社会结果是

A. 行政行为　　B. 行政处分
C. 行政处罚　　D. 行政复议
E. 行政责任

13. 行政管理机关对违法公民、法人的制裁性处理是
14. 公民、法人对处理不服，可以向上一级行政机关提出的是

A. 犯罪主体　　B. 犯罪客体
C. 犯罪主观　　D. 犯罪客观
E. 犯罪行为

15. 违反《刑法》、危害社会的是
16. 犯罪自然人具有刑事责任能力的是

A. 犯罪对象　B. 犯罪行为
C. 犯罪客体　D. 犯罪主体
E. 犯罪主观

17. 实施犯罪行为，依法应负刑事责任的自然人是
18. 犯罪行为侵害的具体事物或具体的人是

A. 没收财产　B. 撤职
C. 赔偿损失　D. 恢复名誉
E. 责令停产停业

19. 属于行政处分的是
20. 属于行政处罚的是

A. 赔偿损失　B. 没收非法财物
C. 开除　D. 吊销许可证
E. 罚金

21. 以上选项属于刑事责任的是
22. 以上选项属于民事责任的是

A. 支付违约金　B. 开除
C. 管制　D. 没收财产
E. 罚金

23. 承担民事责任方式的是
24. 承担行政责任方式的是

参考答案

A1 型题

1. D	2. B	3. E	4. D	5. D
6. B	7. E	8. D	9. E	10. A
11. D	12. B	13. C	14. E	15. A
16. D	17. A	18. B	19. C	20. D
21. E				

B1 型题

1. C	2. D	3. C	4. E	5. A
6. C	7. E	8. A	9. E	10. A
11. A	12. B	13. C	14. D	15. E
16. A	17. D	18. A	19. B	20. E
21. E	22. A	23. A	24. B	

第三单元　《中华人民共和国医师法》

A1 型题

1. 《中华人民共和国医师法》中医师是指
A. 取得医师资格的人
B. 依法取得医师资格，经注册在医疗卫生机构中执业的专业医务人员
C. 医疗卫生机构中的医务人员
D. 医学院校中的教授
E. 医疗卫生机构中的工作人员

2. 以下哪项不是医师的职责
A. 坚持人民至上、生命至上，发扬人道主义精神
B. 弘扬敬佑生命、救死扶伤、甘于奉献、大爱无疆的崇高职业精神
C. 恪守职业道德，遵守执业规范，提高执业水平
D. 履行防病治病、保护人民健康的神圣职责
E. 从事医学教育、研究、学术交流

3. 参加医师资格考试的条件是
A. 具有高等学校相关医学专业本科以上学历，在医师指导下，在医疗卫生机构中参加医学专业工作实践满一年

B. 取得执业助理医师执业证书后，具有高等学校相关医学专业专科学历，在医疗卫生机构中执业满一年

C. 具有高等学校相关医学专业专科以上学历，在医师指导下，在医疗卫生机构中参加医学专业工作实践满一年

D. 以师承方式学习中医满二年或者经多年实践医术确有专长的，经县级以上人民政府卫生健康主管部门委托的中医药专业组织或者医疗卫生机构考核合格

E. 以师承方式学习中医或者经多年实践，医术确有专长的，由至少二名中医医师推荐，经省级人民政府中医药主管部门组织实践技能和效果考核合格

4. 参加执业助理医师资格考试的条件

A. 具有高等学校相关医学专业本科以上学历，在医师指导下，在医疗卫生机构中参加医学专业工作实践满一年

B. 取得执业助理医师执业证书后，具有高等学校相关医学专业专科学历，在医疗卫生机构中执业满二年

C. 具有高等学校相关医学专业专科以上学历，在医师指导下，在医疗卫生机构中参加医学专业工作实践满一年

D. 以师承方式学习中医满三年或者经多年实践医术确有专长的，经县级以上人民政府卫生健康主管部门委托的中医药专业组织或者医疗卫生机构考核合格

E. 以师承方式学习中医或者经多年实践，医术确有专长的，由至少二名中医医师推荐，经省级人民政府中医药主管部门组织实践技能和效果考核合格

5. 取得医师资格的，可以向所在地哪级以上地方人民政府卫生健康主管部门申请注册

A. 乡镇级　　B. 县级
C. 市级　　D. 省级
E. 国家卫生健康委

6. 除《医师法》规定不予注册的情形外，受理申请的卫生健康主管部门应当自受理申请之日起几个工作日内准予注册，将注册信息录入国家信息平台，并发给医师执业证书

A. 5　　B. 10
C. 15　　D. 20
E. 25

7. 受理申请的卫生健康主管部门对不予注册的，应当自受理申请之日起几个工作日内书面通知申请人和其所在医疗卫生机构，并说明理由

A. 5　　B. 10
C. 15　　D. 20
E. 25

8. 以下哪项不是不予注册的情形

A. 无民事行为能力或者限制民事行为能力

B. 受刑事处罚，刑罚执行完毕不满二年，或者被依法禁止从事医生职业的期限未满

C. 被吊销医师执业证书满二年

D. 因医师定期考核不合格，被注销注册不满一年

E. 法律、行政法规规定不得从事医疗卫生服务的其他情形

9. 以下哪项不是医师的权利

A. 在注册的执业范围内，按照有关规范进行医学诊查、疾病调查、医学处置、出具相应的医学证明文件，选择合理的医疗、预防、保健方案

B. 获取劳动报酬，享受国家规定的福利待遇，按照规定参加社会保险并享受相应待遇

C. 获得符合国家规定标准的执业基本条件和职业防护装备

D. 从事医学教育、研究、学术交流

E. 尊重、关心、爱护患者，依法保护患者隐私和个人信息

10. 下列哪项不是医师的义务
A. 参加专业培训，接受继续医学教育
B. 树立敬业精神，恪守职业道德，履行医师职责，尽职尽责救治患者，执行疫情防控等公共卫生措施
C. 遵循临床诊疗指南，遵守临床技术操作规范和医学伦理规范等
D. 尊重、关心、爱护患者，依法保护患者隐私和个人信息
E. 努力钻研业务，更新知识，提高医学专业技术能力和水平，提升医疗卫生服务质量

11. 以下哪项医师执业规则表述欠妥
A. 医师实施医疗卫生措施，签署有关医学证明文件，必须亲自诊查、调查，并按照规定及时填写病历等医学文书，不得隐匿、伪造、篡改或者擅自销毁医学文书及有关资料。医师可以出具医学证明文件
B. 对需要紧急救治的患者，医师应当采取紧急措施进行诊治；不得拒绝急救处置
C. 医师应当使用经依法批准或备案的药品、消毒药剂和医疗器械。除按照规范用于诊断治疗外，不得使用麻醉药品、医疗用毒性药品、精神药品和放射性药品
D. 医师在诊疗活动中应当向患者说明病情、医疗措施和其他需要告知的事项
E. 医师应当坚持安全有效、经济合理的用药原则，遵循药品临床应用指导原则、临床诊疗指南和药品说明书等合理用药

12. 在执业活动中，除哪项情形之外，医师应当按照有关规定及时向所在医疗卫生机构或者有关部门、机构报告
A. 发现传染病、突发不明原因疾病或者异常健康事件
B. 发生或者发现诊断错误
C. 发现可能与药品、医疗器械有关的不良反应或者不良事件
D. 发现假药或者劣药
E. 发现患者涉嫌伤害事件或者非正常死亡

13. 按照《医师法》规定，以下哪项负有民事责任
A. 违反《医师法》规定造成人身、财产损害
B. 在医师资格考试中有违反考试纪律等行为
C. 在提供医疗卫生服务或者开展医学临床研究中，未按照规定履行告知义务或者取得知情同意
D. 对需要紧急救治的患者，拒绝急救处置，或者由于不负责任延误诊治
E. 泄露患者隐私或者个人信息

14. 按照《医师法》规定，以下除哪项负有行政责任
A. 出具虚假医学证明文件，或者未经亲自诊查、调查，签署诊断、治疗、流行病学等证明文件或者有关出生、死亡等证明文件
B. 隐匿、伪造、篡改或者擅自销毁病历等医学文书及有关资料
C. 未按照规定使用麻醉药品、医疗用毒性药品、精神药品、放射性药品等
D. 利用职务之便，索要、非法收受财物或者牟取其他不正当利益，或者违反诊疗规范，对患者实施不必要的检查、治疗造成不良后果
E. 违反《医师法》规定，构成犯罪的

15. 按照《医师法》规定，以下哪项负有刑事责任
A. 违反《医师法》规定，医师未按照注册的执业地点、执业类别、执业范围执业的

B. 严重违反医师职业道德、医学伦理规范，造成恶劣社会影响的

C. 违反《医师法》规定，非医师行医的

D. 违反《医师法》规定，医疗卫生机构未履行报告职责，造成严重后果的

E. 违反《医师法》规定，构成犯罪的

B1 型题

A. 具有高等学校相关医学专业本科以上学历，在执业医师指导下，在医疗卫生机构中参加医学专业工作实践满一年

B. 具有高等学校相关医学专业专科学历，取得执业助理医师执业证书后，在医疗卫生机构中执业满一年

C. 具有高等学校相关医学专业专科以上学历，在执业医师指导下，在医疗卫生机构中参加医学专业工作实践满一年

D. 以师承方式学习中医满三年，或者经多年实践医术确有专长的，经县级以上人民政府卫生健康主管部门委托的中医药专业组织或者医疗卫生机构考核合格

E. 以师承方式学习中医或者经多年实践，医术确有专长的，由至少二名中医医师推荐，经省级人民政府中医药主管部门组织实践技能和效果考核合格

1. 执业助理医师资格考试的条件

2. 执业医师资格考试的条件

参考答案

A1 型题

1. B	2. E	3. A	4. B	5. B
6. D	7. D	8. C	9. E	10. A
11. A	12. B	13. A	14. E	15. E

B1 型题

1. C　2. A

第四单元　《中华人民共和国药品管理法》

A1 型题

1. 《中华人民共和国药品管理法》规定：执业医师收受药品生产经营企业给予财物或其他利益的违法行为情节严重的，由卫生行政部门给予的行政处罚是

A. 警告、降职

B. 处分、没收违法所得

C. 吊销执业医师证书

D. 吊销执业许可证

E. 记过、没收违法所得

2. 下列情形的药品中按假药论处的是

A. 不注明或者更改生产批号

B. 超过有效期的

C. 未标明有效期或者更改有效期的

D. 直接接触药品的包装材料和容器未经批准的

E. 所标明的适应证或者功能主治超出规定范围的

3. 《中华人民共和国药品管理法》明确规定

A. 祖国传统医学与现代医学相结合

B. 中医药是中华民族的传统文化
C. 传统医药与现代医药互相补充
D. 国家发展医药卫生事业
E. 国家发展现代药和传统药

4.《中华人民共和国药品管理法》规定的药品是指用于

A. 防病、治病的特殊商品
B. 预防、治疗人的疾病的物质
C. 预防、诊断人的疾病的物质
D. 预防、治疗、诊断人的疾病的物质
E. 预防、治疗、诊断人及动物疾病的物质

5. 依据《中华人民共和国药品管理法》规定，合法的药品生产企业必须持有

A. 药品生产许可证、营业执照
B. 药品生产许可证、药品经营许可证
C. 药品生产许可证、制剂许可证
D. 药品经营许可证、制剂许可证
E. 制剂许可证、营业执照

6. 依据《中华人民共和国药品管理法》规定，合法的药品经营企业必须持有

A. 药品经营合格证、营业执照》
B. 药品制剂许可证、营业执照
C. 药品经营许可证、制剂许可证
D. 药品经营许可证、营业执照
E. 药品经营许可证、药品生产许可证

7. 依据《处方管理办法》，为门（急）诊癌症疼痛患者开具的麻醉药品注射剂每张处方不得超过

A. 二日常用量　　B. 三日常用量
C. 四日常用量　　D. 五日常用量
E. 七日常用量

8.《医疗用毒性药品管理办法》规定，毒性药品每次处方剂量不得超过

A. 五日极量　　B. 四日极量
C. 三日极量　　D. 二日极量
E. 一日极量

9.《中华人民共和国药品管理法》立法的核心目的是

A. 保证药品质量　　B. 加强药品监督
C. 药品价格管理　　D. 药品广告管理
E. 保护和促进公众健康

10. 药品作为特殊商品，其特殊性之一是具有两重性，而两重性主要体现在

A. 药品质量　　B. 用药后果
C. 诊断、治疗　　D. 功能主治
E. 针对性

11. 药品是特殊商品，限时性的特性主要体现在人们

A. 生产药品需要保证质量时
B. 经营药品追求经济效益时
C. 加强药品质量监督时
D. 治疗疾病需要用药时
E. 需要保健时

12. 药品质量直接关系到人们用药的安全有效，所以进入流通渠道的药品

A. 应是优质产品　　B. 只能是合格品
C. 可以是等外品　　D. 分为等级产品
E. 是二级产品

13. 中医临床诊断治疗的“辨证用药”“对症下药”反映了药品作为特殊性商品的哪项特殊性

A. 专属性　　B. 两重性
C. 均一性　　D. 严格性
E. 限时性

14. 药品必须符合法定的要求，在质量控制方面我国法定的标准是

A. 发达国家药品标准
B. 国际先进药品标准
C. 国家药品标准
D. （省级）地方药品标准
E. 国家推荐标准

15. 药品所标明的适应证或者功能主治超出规定范围属于

A. 可使用药品　　B. 不能使用药品
C. 不合格药品　　D. 假药

E. 劣药

16. 超过有效期的药品

A. 按假药论处　B. 按劣药论处

C. 可使用药品　D. 不能使用药品

E. 不合格药品

17. 医疗机构配制的制剂

A. 可以在市场销售

B. 不得在市场销售

C. 可以自行配制

D. 标明功能主治可以在市场销售

E. 经批准在市场销售

18. 医疗机构配制制剂必须取得省级药品监督管理部门批准发给的

A. 药品生产许可证

B. 药品经营许可证

C. 医疗机构制剂许可证

D. 营业执照

E. 医疗机构执业许可证

19.《中华人民共和国药品管理法》规定，医疗机构购进药品必须建立并执行

A. 药品购进计划

B. 招标采购计划

C. 不得在市场销售的规定

D. 进货检查验收制度

E. 药品广告管理规定

20.《中华人民共和国药品管理法实施条例》规定，医疗机构购进药品必须有

A. 签订的购进合同

B. 编制采购计划和记录

C. 价格清单记录

D. 经过检验的记录

E. 真实、完整的药品购进记录

21. 医疗机构药剂人员调配药剂时，应当凭

A. 国家药品标准

B. 执业医师的诊断证明

C. 执业助理医师医嘱

D. 执业医师或者执业助理医师处方

E. 执业药师的处方

22. 按照《处方管理办法》文件，处方是医师为患者开具的一种

A. 医疗诊断证明

B. 患者用药凭证的医疗文书

C. 用药的标准规范

D. 用药的技术规范

E. 资质证明文件

23. 保护患者的隐私权是医师在执业活动中必须

A. 重视的权利　B. 履行的法定义务

C. 告之患者的义务　D. 关注的社会责任

E. 审方配药的内容

24. 医师的处方权取得是

A. 大学毕业后即取得

B. 医师资格考试合格后取得

C. 实习 1 年后即取得

D. 到医疗单位工作即取得

E. 按照注册医师的执业地点取得

25. 执业医师的合法处方权

A. 大学毕业后即取得

B. 实习一年后即取得

C. 医师资格考试合格后取得

D. 在经注册的执业地点取得

E. 到任何聘用单位就有处方权

26.《处方管理办法》实施的日期是

A. 2005 年 5 月 1 日　B. 2006 年 5 月 1 日

C. 2006 年 7 月 1 日　D. 2007 年 5 月 1 日

E. 2007 年 7 月 1 日

27. 每张处方常用量一般

A. 不得超过七日　B. 不得超过五日

C. 不得超过三日　D. 应为二日

E. 应为三日

28. 处方药品名称书写应以

A. 英文名称为准

B.《中国药典》名称为准

C. 商品名称为准

D. 缩写名称为准

E. 简写名称为准

29. 在药品价格管理中，医疗机构必须执行并不得擅自提高价格的药品是

A. 企业定价　B. 企业指导价

C. 市场调节价　D. 政府指导价

E. 政府定价、政府指导价

30. 医疗机构应为用药者提供

A. 进口药品　B. 知名品牌药品

C. 价格合理药品　D. 国产药品

E. 价格贵的药品

31.《中华人民共和国药品管理法》明确规定，处方药不得在

A. 医疗期刊上发布广告

B. 药学期刊上发布广告

C. 健康报上发布广告

D. 医药报上发布广告

E. 大众传播媒介上发布广告

32.《中华人民共和国药品管理法》中明确禁止医师等人员以任何名义收受药品生产企业、经营企业或者代理人给予的

A. 药物研究试验内容

B. 药品临床试验申请

C. 委托研发项目

D. 合作开发课题

E. 财物或者其他利益

33. 依照《中华人民共和国药品管理法》规定，执业医师收受药品生产经营企业或者代理人给予的财物或者其他利益的，应由本单位或卫生健康主管部门给予

A. 处分

B. 处分，没收违法所得

C. 行政处罚

D. 罚款

E. 吊销执业证书

B1 型题

A. 药品生产过程的时间性

B. 药品使用的专属性

C. 需要用药的限时性

D. 用药后果的两重性

E. 质量控制的严格性

1. 药品作为特殊商品其不可替代作用及针对性强是指其特殊性的

2. 药品既能防病治病，又能危及人身安全是指其特殊性的

A. 药品使用的专属性

B. 需要用药的限时性

C. 用药后果的两重性

D. 质量控制的严格性

E. 药品生产过程的时间性

3. 加强药品质量的监督管理体现的是药品特殊性的

4. 人们在需要用药时，时间就是生命，它体现了药品特殊性中的

A. 药品经营许可证

B. 药品生产许可证

C. 医疗机构制剂许可证

D. 药品注册商标

E. 药品批准文号

5. 企业生产中药饮片应具有

6. 生产中成药应有国务院药品监督管理部门发给的

A. 药品注册商标

B. 药品注册证书

C. 药品生产许可证

D. 药品经营许可证

E. 医疗机构制剂许可证

7. 医疗机构配制制剂应取得的合法证件是

8. 医疗机构从批发企业购进药品应验明是否具有

A. 新药　B. 处方药

C. 非处方药　D. 劣药

E. 假药

9. 必须凭医师处方销售、调剂和使用的药品是

10. 由消费者自行判断、购买和使用的药品是

A. 戒毒药品　B. 麻醉药品
C. 精神药品　D. 放射性药品
E. 医疗用毒性药品

11. 毒性剧烈、治疗剂量与中毒剂量相近，使用不当会致人中毒或死亡的药品是

12. 连续使用后易产生生理依赖性、能成瘾癖的药品是

A. 二日极量　B. 四日极量
C. 二日常用量　D. 三日常用量
E. 七日常用量

13. 毒性药品每次每张处方不超过

14. 第一类精神药品除注射剂、控缓释制剂外，其他剂型每次每张处方不得超过

A. 二日极量　B. 一次常用量
C. 三日常用量　D. 四日极量
E. 七日常用量

15. 麻醉药品片剂、酊剂、糖浆剂每张处方不得超过

16. 为门（急）诊患者开具的麻醉药品注射剂每张处方为

A. 责令停产、停业　B. 吊销执照
C. 追究刑事责任　D. 承担民事责任
E. 给予行政处分

17. 违反特殊管理的药品管理办法规定，医疗机构医生为自己开具麻醉药品应当由单位

18. 违反特殊管理的药品管理办法规定，情节严重，造成犯罪的应当

A. 处方药品名称
B. 君、臣、佐、使
C. 前记、正文、后记
D. 中成药书写规则
E. 药品剂量与数量

19. 中药饮片处方的书写顺序一般是

20. 处方应以国家批准的名称书写的是

A. 仿制药品　B. 残次药品
C. 特殊管理的药品　D. 假药
E. 劣药

21. 麻醉药品是国家实行

22. 精神药品是国家明文规定实行

A. 劣药　B. 假药
C. 残次药品　D. 仿制药品
E. 特殊管理的药品

23. 医疗机构未取得医疗机构制剂许可证，配制的制剂品是

24. 精神药品是国家实行

A. 药品零售价
B. 药品市场调节价
C. 药品国家价
D. 药品政府定价、政府指导价
E. 企业零售价

25. 由药品生产、经营企业按国家规定制定的价格称为

26. 医疗机构必须执行的价格是

A. 前记、正文、后记
B. 处方药品名称
C. 药品剂量与数量
D. 中药饮片处方
E. 中成药书写规则

27. 处方一律用阿拉伯数字书写的是

28. 按“君、臣、佐、使”顺序书写的是

参考答案

A1 型题

1. C 2. E 3. E 4. D 5. A
6. D 7. B 8. D 9. E 10. B
11. D 12. B 13. A 14. C 15. D
16. B 17. B 18. C 19. D 20. E
21. D 22. B 23. B 24. E 25. D
26. D 27. A 28. B 29. E 30. C
31. E 32. E 33. B

B1 型题

1. B 2. D 3. D 4. B 5. B
6. E 7. E 8. D 9. B 10. C
11. E 12. B 13. A 14. D 15. C
16. B 17. E 18. C 19. B 20. A
21. C 22. C 23. B 24. E 25. B
26. D 27. C 28. D

第五单元 《中华人民共和国传染病防治法》

A1 型题

1. 疫情报告是传染病管理的重要组成部分，也是有关机构及人员的法定职责和义务，法定疫情责任报告人是指执行职务的

A. 患病病人

B. 社会公众

C. 社会团体及其人员

D. 社会福利机构及其人员

E. 医疗卫生人员

2. 下列的乙类传染病中依法采取甲类传染病的预防控制措施的是

A. 病毒性肝炎

B. 伤寒和副伤寒

C. 淋病、梅毒

D. 淋病、艾滋病

E. 肺炭疽、传染性非典型性肺炎、新型冠状病毒肺炎

3. 《中华人民共和国传染病防治法》列入管理的传染病分甲、乙、丙三类共计

A. 37 种　B. 36 种

C. 35 种　D. 34 种

E. 33 种

4. 违反《传染病防治法》规定，造成甲类传染病传播或有传播危险的，依据《刑法》规定应

A. 处二年以上有期徒刑或拘役

B. 处三年以下有期徒刑或拘役

C. 处二年以上七年以下有期徒刑

D. 处五年以上七年以下有期徒刑

E. 处七年以上有期徒刑

5. 第十届全国人大常委会第十一次会议通过修订的《中华人民共和国传染病防治法》正式施行日期是

A. 2004 年 8 月 28 日

B. 2004 年 12 月 1 日

C. 2005 年 1 月 1 日

D. 2005 年 10 月 1 日

E. 1989 年 2 月 28 日

6. 《中华人民共和国传染病防治法》的立法目的是为了预防、控制和消除传染病的发生与流行

A. 保证社会发展

B. 保障人体健康

C. 保证正常的社会秩序

D. 保障人体健康和公共卫生

E. 保障公共卫生秩序

7.《中华人民共和国传染病防治法》中“医源性感染”的含义是指

A. 在从事医学实验中，因病原体传播引起的感染

B. 在从事实验室工作中，因接触病原体所致的感染

C. 在从事医学服务中，因病原体传播引起的感染

D. 感染病原体、无临床症状、能排出病原体

E. 人与脊椎动物接触病原体而感染

8. 医院工作人员在医院内获得的感染属于

A. 医院感染　　B. 医源性感染

C. 病媒生物感染　　D. 病原体感染

E. 潜伏体感染

9. 按照《中华人民共和国传染病防治法》，属于乙类传染病分类，但依法采取甲类传染病预防、控制措施的是

A. 肺结核　　B. 肺炭疽

C. 艾滋病　　D. 病毒性肝炎

E. 流行性出血热

10. 按照《中华人民共和国传染病防治法》，属于乙类传染病分类，但依法采取甲类传染病预防、控制措施的是

A. 肺结核　　B. 艾滋病

C. 猩红热　　D. 淋病

E. 感染高致病性禽流感

11. 国家实行预防接种证制度的对象是

A. 儿童　　B. 在校学生

C. 未成年人　　D. 成年人

E. 全体社会公民

12. 国家对儿童实行预防接种证制度。具体办法的制定是由

A. 国务院制定

B. 国务院卫生行政部门制定

C. 省级卫生行政部门制定

D. 县级卫生行政部门制定

E. 各级疾病预防控制机构制定

13. 医疗机构在传染病预防控制中的职责是

A. 实施传染病预防控制计划

B. 预测传染病的发生、流行趋势

C. 开展传染病实验室检测

D. 严格执行国务院卫生行政部门规定的管理制度、操作规范

E. 实施免疫规划

14.《中华人民共和国传染病防治法》明确规定的传染病防治方针是

A. 防治结合　　B. 预防为主

C. 依靠科学　　D. 分类管理

E. 控制为主

15. 发现传染病疫情应及时按照规定内容、程序、方式和时限报告，报告疫情应遵循的原则是

A. 系统控制原则　　B. 系统通报原则

C. 属地管理原则　　D. 隶属关系原则

E. 直接向上级领导报告

16. 发现甲类传染病病人、传染性非典型性肺炎的病人或疑似病人，在城镇中的责任报告单位法定报告时限为

A. 2 小时之内进行报告

B. 2 小时后即可报告

C. 3 小时后即可报告

D. 4 小时后即可报告

E. 6 小时后即可报告

17. 发现甲类传染病病人、传染性非典型性肺炎的病人或疑似病人，在农村的责任报告单位法定报告时限为

A. 6 小时之内进行报告

B. 7 小时后即可报告

C. 8 小时后即可报告

D. 10 小时后即可报告

E. 12 小时后即可报告

18.《中华人民共和国传染病防治法》规定，国家建立传染病疫情

A. 预防接种制度
B. 全民预防措施
C. 信息公布制度
D. 菌种运输管理制度
E. 鉴定制度

19. 医疗机构发现甲类传染病时，对疑似病人应依法及时采取的措施是
A. 采取预防措施
B. 进行医学观察
C. 予以隔离治疗
D. 在指定场所进行医学观察
E. 确诊前在指定场所进行单独隔离治疗

20. 医疗机构发现甲类传染病时，对病源携带者、疑似病人的密切接触者，应依法及时采取的措施是
A. 在指定场所进行医学观察
B. 进行医学观察
C. 采取预防措施
D. 予以隔离治疗
E. 确诊前在指定场所进行单独隔离治疗

21. 县级以上人民政府报经上一级人民政府决定，可以采取紧急控制措施的情况是
A. 发现传染病病人时
B. 发现流行病时
C. 发现疑似病人时
D. 传染病暴发、流行时
E. 对传染病病人隔离时

22. 对已经发生甲类传染病病例的场所，所在地的县级以上地方人民政府可以
A. 采取强制隔离措施
B. 实施隔离措施
C. 采取必要的预防措施
D. 予以隔离治疗
E. 在指定场所进行医学观察

23. 由县级以上人民政府报经上一级政府决定可以在传染病流行时采取的紧急措施是
A. 隔离治疗
B. 强制隔离
C. 指定场所进行医学观察
D. 停工、停业、停课
E. 实施交通检疫

24. 对传染病实施医疗救治活动，医疗机构应当实行传染病
A. 检疫制度　　B. 预警制度
C. 监测制度　　D. 情况通报制度
E. 预检、分诊制度

25. 单位和个人违反《中华人民共和国传染病防治法》，导致传染病传播、流行，给他人人身造成损害的，应依法
A. 恢复原状　　B. 进行治疗
C. 承担社会责任　　D. 承担民事责任
E. 承担道德责任

26. 医疗机构及其人员违反《中华人民共和国传染病防治法》规定的情形，由其所在单位对直接责任人员
A. 追究民事责任　　B. 追究刑事责任
C. 吊销执业证书　　D. 给予行政处分
E. 给予行政处罚

27. 省、自治区、直辖市人民政府对本行政区域内常见、多发的其他地方性传染病，可以
A. 根据情况决定按照甲类传染病管理并予以公布，报国务院卫生行政部门备案
B. 根据情况决定按照丙类传染病管理并予以公布，报国务院卫生行政部门备案
C. 根据情况决定按照乙类或者丙类传染病管理并予以公布，报国务院卫生行政部门备案
D. 根据情况决定按照乙类传染病管理并予以公布，报国务院卫生行政部门备案
E. 根据情况决定按照乙类或者丙类传染病管理并备案

28. 下列关于各级医疗机构和疾病预防控制机构在传染病预防控制中的职责的说法，错误的是
A. 国家、省级疾病预防控制机构负责对传染病发生、流行以及分布进行监

测，对重大传染病流行趋势进行预测，提出预防控制对策

B. 省、自治区、直辖市疾病预防控制机构负责传染病预防控制规划、方案的落实

C. 设区的市和县级疾病预防控制机构负责组织实施免疫、消毒、控制病媒生物的危害，普及传染病防治知识

D. 设区的市和县级疾病预防控制机构负责本地区疫情和突发公共卫生事件监测、报告，开展流行病学调查和常见病原微生物检测

E. 国家、省级疾病预防控制机构开展传染病病原学鉴定，建立检测质量控制体系，开展应用性研究和卫生评价

29. 甲类、乙类传染病暴发、流行时，各级政府应采取的紧急措施的叙述，错误的是

A. 县级以上地方人民政府报经上一级人民政府决定，可以宣布本行政区域部分或者全部为疫区

B. 国务院可以决定并宣布跨省、自治区、直辖市的疫区

C. 省、自治区、直辖市人民政府可以决定对本行政区域内的甲类传染病疫区实施封锁

D. 疫区封锁的解除，由原决定机关决定并宣布

E. 大、中城市的人民政府可以决定对本行政区域内的甲类传染病疫区实施封锁

B1 型题

A. 传染病通报

B. 传染病监测

C. 传染病责任报告人

D. 传染病义务报告人

E. 传染病疫情公布

1. 任何单位和个人发现传染病病人或疑似病人向疾病预防控制机构报告属于

2. 疾病预防控制机构及其执行职务的人员发现传染病病人或疑似病人向有关部门的报告属于

A. 疫点　　B. 疫区

C. 疫情通报　　D. 疫情报告

E. 疫情措施

3. 医疗机构及其执行职务的人员发现传染病疫情应按规定和时限进行

4. 县级以上人民政府有关部门发现传染病疫情时应当及时向同级人民政府卫生行政部门进行

A. 疫情通报　　B. 疫情报告

C. 疫情措施　　D. 疫点

E. 疫区

5. 病原体从传染源向周围播散的范围较小或者单个疫源地是

6. 传染病在人群中爆发、流行，其病原体向周围播散时所能波及的地区是

A. 病原携带者　　B. 自然疫源地

C. 病媒生物　　D. 菌种、毒种

E. 人畜共患传染源

7. 能够将病原体从人或者其他动物传播给人的生物，如蚊、蝇、蚤类等是

8. 可能引起本法规定的传染病发生的细菌、病毒是

A. 病媒生物　　B. 菌种、毒种

C. 病原携带者　　D. 自然疫源地

E. 人畜共患传染源

9. 某些可引起人类传染病的病原体在自然界的野生动物中长期存在和循环的地区是

10. 感染病原体，无临床症状，但能排出病原体的人是

A. 鼠疫、霍乱

B. 流行性乙型脑炎、风疹

C. 流行性感冒、麻风病

D. 传染性非典型性肺炎、肺炭疽

E. 传染性非典型性肺炎、流行性感冒

11. 丙类传染病是

12. 甲类传染病是

参考答案

A1 型题

1. E　2. E　3. A　4. B　5. B

6. D　7. C　8. A　9. B　10. E

11. A　12. A　13. D　14. B　15. C

16. A　17. A　18. C　19. E　20. A

21. D　22. B　23. D　24. E　25. D

26. D　27. C　28. B　29. E

B1 型题

1. D　2. C　3. D　4. C　5. D

6. E　7. C　8. D　9. D　10. C

11. C　12. A

第六单元　《突发公共卫生事件应急条例》

A1 型题

1. 突发公共卫生事件严重危害

A. 公众权益　B. 社会公众利益

C. 经济秩序　D. 社会秩序

E. 社会公众健康

2. 突发公共卫生事件是指突然发生，造成或者可能造成社会公众健康严重损害的重大

A. 传染病疫情事件　B. 社会治安事件

C. 公众安全事件　D. 领导责任事件

E. 医疗机构事故

3. 突发公共卫生事件是指突然发生，造成或者可能造成社会公众健康严重损害的重大

A. 医疗机构事故　B. 社会治安事件

C. 消防安全事件　D. 领导责任事件

E. 群体不明原因疾病的事件

4. 突发公共卫生事件是指突然发生，造成或者可能造成社会公众健康严重损害的重大

A. 公众安全事件　B. 矿山安全事件

C. 食物中毒事件　D. 医疗机构事故

E. 领导责任事件

5. 突发公共卫生事件是指突然发生，造成或者可能造成社会公众健康严重损害的重大

A. 食物中毒和职业中毒事件

B. 社会治安事件

C. 公众安全事件

D. 消防安全事件

E. 领导责任事件

6. 县级以上人民政府卫生行政部门，具体负责组织突发公共卫生事件的

A. 社会治安维护工作

B. 正常的社会经济运行

C. 调查、控制和医疗救治工作

D. 应急处理指挥部

E. 统一领导工作

7. 各级人民政府及其有关部门应当建立严格的突发事件

A. 应急处理指挥部

B. 调查控制领导小组

C. 医疗救治指挥部

D. 防范和应急处理责任制

E. 信息通报制度

8. 国务院卫生行政主管部门按照分类指导、

快速反应的要求，制定

A. 突发事件医疗救助方案
B. 突发事件应急处理培训
C. 突发事件日常监测
D. 全国突发事件应急预案
E. 本行政区域的突发事件应急预案

9. 国家建立统一的突发事件

A. 预防控制体系　B. 医疗救助方案
C. 日常监测　D. 应急演练
E. 技能培训

10. 县级以上人民政府卫生行政主管部门应当指定机构负责开展突发事件的

A. 医疗救助方案　B. 预防控制体系
C. 应急演练　D. 技能培训
E. 日常监测

11. 卫生行政部门应当定期组织医疗卫生机构进行突发事件的

A. 日常监测　B. 应急演练
C. 技能培训　D. 预防控制体系
E. 医疗救助方案

12. 医疗卫生机构和有关单位发现有突发卫生事件情形的，向所在地卫生行政主管部门报告的时限要求是在发现

A. 6 小时后　B. 4 小时后
C. 3 小时后　D. 2 小时后
E. 2 小时内

13. 突发事件发生后，医疗机构在医疗救治中为防止交叉感染和污染应当

A. 采取应急技术指导
B. 采取卫生预防措施
C. 保证医疗器械供应
D. 及时供应药品
E. 及时治疗病患者

14. 突发公共卫生事件应急工作的方针是

A. 统一领导、分级负责
B. 反应及时、措施果断
C. 预防为主、常备不懈
D. 依靠科学
E. 加强合作

15. 下列不属于突发公共卫生事件应急工作原则内容的是

A. 统一领导、分级负责
B. 反应及时、措施果断
C. 预防为主、常备不懈
D. 依靠科学
E. 加强合作

16. 在突发公共卫生事件预防控制体系中，县级以上人民政府卫生行政主管部门应

A. 定期对医疗卫生机构和人员开展突发事件应急处理相关知识、技能的培训
B. 建立和完善突发事件监测与预警系统
C. 开展突发事件的日常监测
D. 收集、分析、报告突发事件的信息
E. 组织突发事件应急处理专业退伍建设和培训

17. 突发事件的报告时限要求，省、自治区、直辖市人民政府的报告时限是

A. 接到报告 2 小时内
B. 接到报告 1 小时内
C. 接到报告 0.5 小时内
D. 接到报告 3 小时内
E. 接到报告 1.5 小时内

B1 型题

A. 预防为主
B. 预防为主、常备不懈
C. 统一领导、分级负责
D. 统一领导、统一指挥
E. 调查、控制和医疗救治

1. 县级以上地方人民政府卫生行政主管部门具体负责突发事件的

2. 全国突发事件应急指挥部负责对全国突发事件应急处理的

A. 调查、控制和医疗救治

B. 预防为主
C. 预防为主、常备不懈
D. 统一领导、统一指挥
E. 统一领导、分级负责
3. 传染病防治的方针是
4. 突发事件应急工作应当遵循的方针是

A. 制定全国突发事件应急预案
B. 制定行政区域应急预案
C. 预防控制体系
D. 监测与预警系统
E. 开展突发事件日常监测
5. 县级以上人民政府建立和完善突发事件
6. 县级以上人民政府卫生行政主管部门指定机构负责

A. 预防控制体系
B. 监测与预警系统
C. 制定行政区域应急预案
D. 全国突发事件应急预案
E. 开展突发事件日常监测
7. 国家建立统一的突发事件
8. 国务院卫生行政主管部门按照分类指导、快速反应的要求，制定并报请国务院批准的是

A. 信息报告系统
B. 监测与预警系统
C. 预防控制体系
D. 制定全国突发事件应急预案
E. 制定行政区域应急预案
9. 省级人民政府根据全国应急预案，结合本地实际情况，应
10. 国务院卫生行政部门建立重大、紧急疫情的

参考答案

A1 型题

1. E　2. A　3. E　4. C　5. A
6. C　7. D　8. D　9. A　10. E
11. B　12. E　13. B　14. C　15. C
16. A　17. B

B1 型题

1. E　2. D　3. B　4. C　5. D
6. E　7. A　8. D　9. E　10. A

第七单元　《医疗纠纷预防和处理条例》

A1 型题

1. 因紧急抢救未能及时填写病历的，有关义务人员应当据实补记，其时限是在抢救结束后
A. 10 小时内　B. 9 小时内
C. 8 小时内　D. 7 小时内
E. 6 小时内
2. 解决医疗纠纷的途径不包括
A. 协商　B. 诉讼
C. 仲裁　D. 人民调解
E. 行政调解
3. 病历资料封存后医疗纠纷已经解决，或者患者在病历资料封存时限内未提出解决医疗纠纷要求的，医疗结构可以自行启封，其封存期限是
A. 2 年　B. 3 年
C. 4 年　D. 5 年
E. 1 年

4. 申请医疗纠纷人民调解的，医疗纠纷人民调解委员会应当完成调解的时限是

A. 自受理之日起 30 个工作日

B. 自受理之日起 15 个工作日

C. 自受理之日起 20 个工作日

D. 自受理之日起 30 天

E. 自受理之日起 60 天

5. 医患双方申请医疗纠纷行政调解的，应当参照人民调解的规定向医疗纠纷发生地有关部门提出申请，其受理部门是

A. 国务院卫生主管部门

B. 省级人民政府卫生主管部门

C. 市级人民政府卫生主管部门

D. 县级人民政府卫生主管部门

E. 县级以上卫生主管部门

6. 疑似输液、输血、注射、用药等引起不良后果的，医患双方应当共同对现场实物进行封存、启封，封存的现场实物由医疗机构保管。需要检验的，应当委托具有检验资格的检验机构进行，委托方是

A. 医疗结构　　B. 患者

C. 第三方　　D. 医患双方

E. 法院

7. 卫生主管部门作出是否受理行政调解的时限是

A. 自收到申请之日起 7 个工作日

B. 自收到申请之日起 6 个工作日

C. 自收到申请之日起 5 个工作日

D. 自收到申请之日起 4 个工作日

E. 自收到申请之日起 3 个工作日

8. 患者死亡，医患双方对死因有异议的，应当在死亡后进行尸检，其时限是

A. 死亡后 12 小时内

B. 死亡后 24 小时内

C. 死亡后 60 小时内

D. 死亡后 72 小时内

E. 死亡后 48 小时内

9. 医疗机构篡改、伪造、隐匿、毁灭病历资料的，对直接负责的主管人员和其他直接责任人员，由县级以上人民政府卫生主管部门给予或者责令给予降低岗位等级或者撤职的处分，对有关医务人员责令

A. 暂停 1 个月以上 6 个月以下执业活动

B. 暂停 6 个月以上 1 年以下执业活动

C. 暂停 1 年以上 3 年以下执业活动

D. 暂停 3 年以上执业活动

E. 吊销执业证书

10. 医疗机构及其医务人员拒绝为患者提供查阅、复制病例资料服务的，由县级以上人民政府卫生主管部门责令改正，给予警告，并处

A. 1 万元以上 5 万元以下罚款

B. 3 万元以上 10 万元以下罚款

C. 5 万元以上 10 万元以下罚款

D. 10 万元以下罚款

E. 1 万元以下罚款

11. 下列不属于医疗纠纷处理原则的是

A. 公平　　B. 公正

C. 公开　　D. 实事求是

E. 及时

12. 以下属于县级以上人民政府在医疗纠纷的合作共治中承担的责任是

A. 做好医疗纠纷预防和处理的有关工作

B. 查处、打击侵害患者和医务人员合法权益以及扰乱医疗秩序等违法犯罪行为

C. 指导医疗纠纷人民调解工作

D. 指导、监督医疗机构做好医疗纠纷的预防和处理工作

E. 加强对医疗纠纷预防和处理工作的领导、协调

13. 预防医疗纠纷，医疗机构及其医务人员在诊疗活动中，不应当

A. 以患者为中心

B. 加强人文关怀

C. 严格遵守医疗卫生法律、法规、规章

D. 以自身安全为先
E. 恪守职业道德

14. 患者有权查阅、复制的病历资料，不包括

A. 手术同意书
B. 护理记录
C. 疑难病例讨论记录
D. 病理资料
E. 住院志

15. 医学会、司法鉴定机构出具虚假医疗损害鉴定意见的，由县级以上人民政府卫生、司法行政部门依据职责没收违法所得，并处

A. 1 万元以上 3 万元以下罚款
B. 3 万元以上 5 万元以下罚款
C. 10 万元以上罚款
D. 5 万元以上 10 万元以下罚款
E. 1 万元以下罚款

B1 型题

A. 加强对医疗纠纷预防和处理工作的领导、协调
B. 按照各自职责做好医疗纠纷预防和处理的有关工作
C. 查处、打击侵害患者和医务人员合法权益以及扰乱医疗秩序等违法犯罪行为
D. 指导、监督医疗机构做好医疗纠纷的预防和处理工作
E. 指导医疗纠纷人民调解工作

1. 医疗纠纷的合作共治中，司法行政部门的责任是
2. 医疗纠纷的合作共治中，卫生主管部门的责任是
3. 医疗纠纷的合作共治中，公安机关的责任是
4. 医疗纠纷的合作共治中，财政、民政、保险监督管理等部门和机构的责任是

A. 在诊疗活动中应当向患者说明病情和医疗措施
B. 互相尊重，维护自身权益，应当遵守有关法律、法规的规定
C. 对其医务人员进行医疗卫生法律、法规、规章和诊疗相关规范、常规的培训，并加强职业道德教育
D. 遵守医疗秩序和医疗机构有关就诊、治疗、检查的规定，如实提供与病情有关的信息，配合医务人员开展诊疗活动
E. 改善医疗服务，提高医疗质量

5. 预防医疗纠纷，医疗机构应当
6. 预防医疗纠纷，医务人员应当
7. 预防医疗纠纷，患者应当

A. 6 个月以上 1 年以下
B. 1 个月以上 6 个月以下
C. 3 个月以上 1 年以下
D. 1 年以上 3 年以下
E. 3 个月以上 6 个月以下

8. 医学会、司法鉴定机构出具虚假医疗损害鉴定意见的，对其责令暂停鉴定业务
9. 医疗机构篡改、伪造、隐匿、毁灭病历资料的，对有关医务人员责令暂停执业活动
10. 医务人员未按照规定告知患者病情、医疗措施、医疗风险等，情节严重的，对有关医务人员可以责令暂停执业活动
11. 尸检机构出具虚假尸检报告的，对该尸检机构和有关尸检专业技术人员责令暂停尸检业务

参考答案

A1 型题

1. E　2. C　3. B　4. A　5. D
6. D　7. C　8. E　9. B　10. A
11. C　12. E　13. D　14. C　15. D

B1 型题

1. E　2. D　3. C　4. B　5. C
6. A　7. D　8. C　9. A　10. B
11. C

第八单元　《中华人民共和国中医药法》

A1 型题

1. 制定《中华人民共和国中医药法》的目的是

A. 保护、支持、发展中医药事业
B. 继承和弘扬中医药，保障和促进中医药事业发展，保护人民健康
C. 保障和促进中医药事业发展，保护人民健康
D. 继承和发扬中医药，保障和支持中医药事业发展，保护人民健康
E. 继承和发扬中医药，保护人民健康

2.《中华人民共和国中医药法》施行的日期是

A. 2017 年 9 月 1 日
B. 2017 年 10 月 1 日
C. 2017 年 1 月 1 日
D. 2017 年 7 月 1 日
E. 2017 年 12 月 1 日

3. 国家大力发展中医药事业 ，实行中西医并重的方针，鼓励中医、西医

A. 相互支持，相互帮助，共同发展
B. 相互学习，相互补充，共同提高
C. 相互学习，相互补充，协调发展
D. 相互交流，相互学习，共同提高
E. 相互交流，同步发展

4. 合并、撤销政府举办的中医医疗机构或者改变其中医医疗性质，应当征求

A. 县级以上人民政府中医药主管部门
B. 省、自治区、直辖市人民政府中医药主管部门
C. 国务院中医药管理部门
D. 国务院卫生行政主管部门
E. 上一级人民政府中医药主管部门

5. 举办中医诊所的，将诊所的名称、地址、诊疗范围、人员配备情况等报(　　)备案后即可开展执业活动

A. 县级人民政府中医药主管部门
B. 国务院中医药主管部门
C. 省、自治区、直辖市人民政府中医药主管部门
D. 县级人民政府工商管理部门
E. 上一级人民政府工商管理部门

6.《中华人民共和国中医药法》规定，依法设立的社区卫生服务中心（站）和乡镇卫生院等城乡基层卫生服务机构，应当能够

A. 开展各项中医药业务活动
B. 提供中医医疗服务
C. 提供康复服务活动
D. 进行现代设备诊断服务
E. 提供保健咨询业务

7. 医疗机构发布中医医疗广告，应当经所在地(　　)部门审查批准

A. 省级人民政府广告监督管理
B. 省级任命政府卫生行政
C. 省级人民政府中医药主管
D. 省级药品监督管理
E. 县级中医药管理

8. 中医诊所被责令停止执业活动的，其直接负责的主管人员自处罚决定作出之日起(　　)不得在医疗机构内从事管理工作

A. 3 年　　B. 5 年
C. 10 年　　D. 20 年
E. 终身

9. 医疗机构应用传统工艺配制中药制剂未依照本法规定备案，或者为按照备案材料载明的要求配制中药制剂的，按(　　)给予处罚

A. 生产劣药　　B. 生产假药
C. 过期药品　　D. 质量不合格药品
E. 不合格药品

10. 下列情形不属于采取备案管理的是

A. 中药新药上市
B. 医疗机构配制仅应用传统工艺配制的中药制剂品种
C. 委托配制中药制剂
D. 在本医疗机构内炮制、使用市场上没有供应的中药饮片
E. 举办中医诊所

11.《中华人民共和国中医药法》规定，以下医疗机构可以不设置中医药科室的是

A. 政府举办的综合医院
B. 政府举办的妇幼保健机构
C. 有条件的乡镇卫生院
D. 个人诊所
E. 有条件的专科医院

12. 下列关于道地中药材的说法，错误的是

A. 经过中医临床长期应用优选出来的
B. 产在特定区域内
C. 具有较高知名度
D. 与其他地区所产同种中药材相比，品质和疗效更好，且质量稳定
E. 产量较高

13. 下列关于中医药传承与文化传播的叙述，不正确的是

A. 中医药传统知识持有人对他人获取、利用其持有的中医药传统知识知情同意权但不享有利益分享权
B. 组织遴选传承项目
C. 组织遴选传承人
D. 可以开展传承活动
E. 鼓励组织和个人创作中医药文化和科普作品

14. 社会力量举办的中医医疗机构在很多方面享有与政府举办的中医医疗机构同等的权利，其中不包括

A. 准入、执业
B. 财政投入
C. 基本医疗保险
D. 科研教学
E. 医务人员职称评定

15. 中医诊所超出备案范围开展医疗活动的，由所在地县级人民政府中医药主管部门责令改正，没收违法所得，并处

A. 三万元以上五万元以下罚款
B. 二万元以上四万元以下罚款
C. 一万元以上三万元以下罚款
D. 一万元以上五万元以下罚款
E. 五万元以上十万元以下罚款

B1 型题

A. 医疗机构设置规划
B. 中医药专业技术职务任职资格评审
C. 中医药人员培训计划
D. 与中医药有关的评审或鉴定活动
E. 获得定点资格的中医医疗机构

1. 县级以上人民政府应当将中医医疗机构建

设纳入

2. 应当按照规定向参保人员提供基本医疗服务的是

A. 以中药制剂为基础研制的中药新药
B. 应用传统工艺配制的中药制剂
C. 医疗机构配制的中药制剂
D. 委托配制的中药制剂
E. 来源于古代经典名方的中药复方制剂

3. 在申请药品批准文号时，可以仅提供非临床安全性研究资料的是

4. 不需要取得制剂批准文号即可配制的中药制剂是

参考答案

A1 型题

1. B	2. D	3. C	4. E	5. A
6. B	7. C	8. B	9. B	10. A
11. D	12. E	13. A	14. B	15. C

B1 型题

1. A　2. E　3. E　4. B

第九单元　医疗机构从业人员行为规范

1. 医师是指依法取得执业医师资格或执业助理医师资格，经注册在医疗机构从事(　　)工作的人员。

A. 医学物理工程　B. 护理
C. 医疗器械检验　D. 医疗
E. 药学

2. 管理人员是指在医疗机构及其内设各部门、科室从事(　　)工作的人员。

A. 医学物理工程
B. 医疗器械检验
C. 医疗器械维护
D. 临床、科研、教学
E. 组织协调

3. 护士是指经执业注册取得护士执业证书，依法在医疗机构从事(　　)工作的人员。

A. 医疗　B. 临床教学
C. 护理　D. 医疗器械检验
E. 协调

4. 医疗机构从业人员应坚持的宗旨是

A. 救死扶伤，防病治病
B. 救死扶伤，预防为主
C. 尊重患者，关爱生命
D. 优质服务，医患和谐
E. 遵纪守法，依法执业

5. 以下各项，属于管理人员行为规范的是

A. 认真执行医疗文书制度
B. 竭诚协助医生诊治
C. 加强医疗质量管理
D. 不违规签署医学证明文件
E. 加强药品不良反应监测

6. 以下各项，属于医师行为规范的是

A. 加强医疗质量管理
B. 严格落实医疗机构各项内控制度
C. 合理采集、使用、保护、处置标本
D. 严格遵循临床诊疗规范和技术操作规范
E. 加强药品不良反应监测

7. 以下各项，属于护士行为规范的是

A. 严格执行医嘱
B. 使用适宜诊疗技术和药物
C. 不过度医疗
D. 严格遵循临床诊疗规范和技术操作

规范

E. 不违规签署医学证明文件

8. 以下各项，属于医技人员行为规范的是

A. 竭诚协助医生诊治，密切观察患者病情

B. 不违规进行试验性医疗

C. 严格遵循临床诊疗规范和技术操作规范

D. 使用适宜诊疗技术和药物

E. 合理采集、使用、保护、处置标本

9. 以下各项，属于药学技术人员行为规范的是

A. 使用适宜诊疗技术和药物

B. 认真履行处方审核调配职责

C. 严格执行医嘱

D. 规范书写，妥善保存病历材料

E. 不违规签署医学证明文件

10. 以下对医疗机构从业人员行为规范表述不正确的是

A. 遵纪守法，依法执业

B. 优质服务，医患和谐

C. 以医疗为中心，全心全意为人民健康服务

D. 尊重患者的知情同意权和隐私权

E. 不索取和非法收受患者财物

参考答案

1. D	2. E	3. C	4. A	5. C
6. D	7. A	8. E	9. B	10. C

第十单元 《基本医疗卫生与健康促进法》

A 型题

1. 以下哪项不是《基本医疗卫生与健康促进法》立法目的

A. 发展医疗卫生与健康事业

B. 保障公民享有基本医疗卫生服务

C. 提高公民健康水平

D. 促进经济发展

E. 推进健康中国建设

2.《基本医疗卫生与健康促进法》自哪天起施行

A. 2020 年 2 月 1 日

B. 2020 年 3 月 1 日

C. 2020 年 4 月 1 日

D. 2020 年 5 月 1 日

E. 2020 年 6 月 1 日

3. 关于《基本医疗卫生与健康促进法》中对中医药事业的方针，以下叙述哪项不妥

A. 大力发展中医药事业

B. 促进医学科技成果的转化和应用

C. 坚持中西医并重

D. 坚持传承与创新相结合

E. 发挥中医药在医疗卫生与健康事业中的独特作用

4. 国家加大对医疗卫生与健康事业的财政投入，通过增加转移支付等方式重点扶持除哪一项外的地区发展医疗卫生与健康事业

A. 革命老区　　B. 民族地区

C. 边疆地区　　D. 经济欠发达地区

E. 新设置的经济特区

5. 以下哪项不是基本医疗卫生服务的内容

A. 维护人体健康所必需

B. 与经济社会发展水平相适应

C. 公民可公平获得

D. 采用适宜药物、适宜技术、适宜设备

E. 独特疗法

6. 县级以上人民政府通过除以下哪种方式提供基本公共卫生服务

A. 举办专业公共卫生机构

B. 举办基层医疗卫生机构

C. 举办医院

D. 属地摊派营利性医疗卫生机构

E. 从其他医疗卫生机构购买服务

7. 关于基层医疗卫生机构主要提供的基本医疗卫生服务，以下哪项叙述不妥

A. 预防、保健、健康教育、疾病管理，为居民建立健康档案

B. 常见病、多发病的诊疗

C. 留观超出自身服务能力的患者

D. 部分疾病的康复、护理

E. 接收医院转诊患者

8. 关于医院提供的服务，以下哪项叙述不妥

A. 提供疾病诊治，特别是急危重症和疑难病症的诊疗

B. 突发事件医疗处置和救援

C. 食品安全风险监测评估

D. 开展医学教育、医疗卫生人员培训、医学科学研究

E. 对基层医疗卫生机构的业务指导

9. 专业公共卫生机构提供公共卫生服务，以下哪项叙述不妥

A. 传染病、慢性非传染性疾病、职业病、地方病等疾病预防控制和健康教育

B. 妇幼保健、精神卫生

C. 突发事件医疗处置和救援

D. 食品安全风险监测评估

E. 出生缺陷防治

10. 国家和社会尊重、保护公民的健康权。国家实施健康中国战略，通过以下方式提升公民全生命周期健康水平，但哪项叙述不妥

A. 普及健康知识　　B. 优化健康服务

C. 完善健康保障　　D. 建设健康环境

E. 发展健康产业

11. 国家加强职业健康保护。哪一级人民政府应当制定职业病防治规划，建立健全职业健康工作机制，加强职业健康监督管理，提高职业病综合防治能力和水平

A. 省级以上　　B. 县级以上

C. 镇级以上　　D. 乡级以上

E. 村级以上

12. 应当控制职业病危害因素，采取工程技术、个体防护和健康管理等综合治理措施，改善工作环境和劳动条件的主体是

A. 省级以上人民政府

B. 县级以上人民政府

C. 乡（镇）以上人民政府

D. 居委会

E. 用人单位

13. 应当优先开展残疾儿童康复工作，实行康复与教育相结合的主体是

A. 省级以上　　B. 县级以上

C. 镇级以上　　D. 乡级以上

E. 村级以上

14. 主要提供基本医疗服务的医疗卫生机构是

A. 营利性医疗卫生机构

B. 非营利性医疗卫生机构

C. 政府举办的医疗卫生机构

D. 社会力量举办的医疗卫生机构

E. 私立医院

15. 国家推进基本医疗服务实行分级诊疗制度，引导非急诊患者首先到基层医疗卫生机构就诊，实行首诊负责制和转诊审核责任制，逐步建立相关机制，并与基本医疗保险制度相衔接。以下哪项机制表述不妥

A. 基层首诊　　B. 双向转诊

C. 急慢分治　　D. 上下联动

E. 急诊优先

16. 公民接受医疗卫生服务，对相关事项依法享有知情同意的权利。以下哪项权利表述不妥

A. 胎儿性别　　B. 病情

C. 诊疗方案　　D. 医疗风险

E. 医疗费用

17. 国家建立健全符合医疗卫生行业特点的人事、薪酬、奖励制度，体现医疗卫生人员

A. 职业特点和技术劳动价值

B. 医德医风和技术劳动价值

C. 劳动价值和医疗技术价值

D. 奉献精神和医疗技术价值

E. 医德医风和奉献精神

18. 执业医师晋升为副高级技术职称的，应当有在县级以下或者对口支援的医疗卫生机构提供医疗卫生服务的经历，累计时间为

A. 3 个月　　B. 6 个月以上

C. 1 年以上　　D. 2 年以上

E. 3 年以上

19. 国家公布的目录，根据药品临床应用实践、药品标准变化、药品新上市情况等，对目录进行动态调整

A. 基本药物　　B. 常用药物

C. 保险药物　　D. 平价药物

E. 特殊药物

20. 国家合理规划和配置医疗卫生资源，采取多种措施，优先支持医疗卫生机构发展，提高其医疗卫生服务能力

A. 以基层为重点，优先支持县级以下医疗机构发展

B. 以基层为重点，优先支持乡（镇）级以下医疗机构发展

C. 以基层为重点，优先支持社区卫生服务中心发展

D. 以基层为重点，优先支持公共卫生机构发展

E. 以基层为重点，优先支持三级医疗机构发展

B 型题

A. 预防、保健、健康教育、疾病管理，为居民建立健康档案，常见病、多发病的诊疗以及部分疾病的康复、护理，接收医院转诊患者，向医院转诊超出自身服务能力的患者等

B. 疾病诊治，特别是急危重症和疑难病症的诊疗，突发事件医疗处置和救援以及健康教育等医疗卫生服务，并开展医学教育、医疗卫生人员培训、医学科学研究和对基层医疗卫生机构的业务指导

C. 传染病、慢性非传染性疾病、职业病、地方病等疾病预防控制和健康教育

D. 食品安全风险监测评估

E. 妇幼保健、精神卫生、院前急救、采供血、出生缺陷防治等

1. 基层医疗卫生机构主要提供的服务

2. 医院主要提供的服务

A. 非营利性医疗卫生机构

B. 营利性医疗卫生机构

C. 政府举办的非营利性医疗卫生机构

D. 社会力量举办的非营利性医疗卫生机构

E. 社会力量举办的医疗卫生机构

3. 医疗卫生服务体系的主体

4. 在基本医疗卫生事业中发挥主导作用，保障基本医疗卫生服务公平可及

A. 违法所得 5~20 倍

B. 违法所得 5~15 倍

C. 违法所得 2~10 倍

D. 违法所得 5~10 倍

E. 违法所得 10~20 倍

5. 未取得医疗机构执业许可证擅自执业的，由县级以上人民政府卫生健康主管部门责令停止执业活动，没收违法所得和药品、医疗器械，并处罚款

6. 伪造、变造、买卖、出租、出借医疗机构执业许可证的，由县级以上人民政府卫生健康主管部门责令改正，没收违法所得，并处罚款

A. 违法所得 5~20 倍
B. 违法所得 5~15 倍
C. 违法所得 2~10 倍
D. 违法所得 5~10 倍
E. 违法所得 10~20 倍

7. 医疗卫生机构对外出租、承包医疗科室的，由县级以上人民政府卫生健康主管部门责令改正，没收违法所得，并处罚款

8. 政府举办的医疗卫生机构与其他组织投资设立非独立法人资格的医疗卫生机构的，由县级以上人民政府卫生健康主管部门责令改正，没收违法所得，并处罚款

参考答案

A 型题

1. D　2. E　3. B　4. E　5. E
6. D　7. C　8. C　9. C　10. A
11. B　12. E　13. B　14. C　15. E
16. A　17. A　18. C　19. A　20. A

B 型题

1. A　2. B　3. A　4. C　5. A
6. B　7. C　8. C